顾氏外科

百年传薪

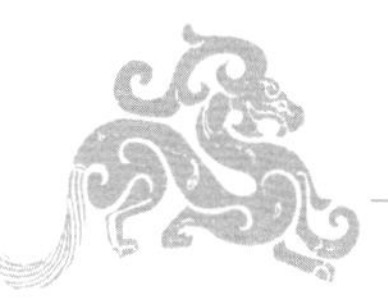

本书编写组

上海科学技术出版社

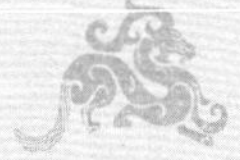

图书在版编目（CIP）数据

顾氏外科百年传薪 / 本书编写组编. -- 上海 : 上海科学技术出版社, 2022.11
ISBN 978-7-5478-5980-3

Ⅰ. ①顾… Ⅱ. ①本… Ⅲ. ①中医外科学－中医流派－上海 Ⅳ. ①R26

中国版本图书馆CIP数据核字(2022)第208634号

顾氏外科百年传薪

本书编写组

上海世纪出版(集团)有限公司
上 海 科 学 技 术 出 版 社 出版、发行
(上海市闵行区号景路159弄A座9F-10F)
邮政编码201101 www.sstp.cn
上海雅昌艺术印刷有限公司印刷
开本 889×1194 1/16 印张 37.75
字数 650千字
2022年11月第1版 2022年11月第1次印刷
ISBN 978-7-5478-5980-3 / R · 2645
定价：668.00元

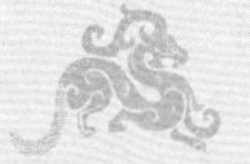

内容提要

本书是一部反映上海中医顾氏外科历史渊源、流派文化、传承发展、学术思想以及历代成就的综合性图书。顾氏外科创建于1862年，至今已有160年历史。通过七代人的努力，顾氏外科逐步形成了疮疡、乳腺、皮肤、肛肠及急腹症等具有中医特色和优势的中医外科学术体系，是目前国内唯一具有完整的传统中医外科学术体系和建制的临床学科。学科自20世纪80年代起先后被列为国家级重点学科。顾氏外科流派已成为上海市海派中医流派传承研究基地及第一批64家全国中医药学术流派传承工作室建设单位。顾氏外科疗法因其独特疗效已被列为第三批上海市非物质文化遗产名录及第四批国家级非物质文化遗产代表性项目名录。

本书共分为七篇。以传承为经，时间为纬，以图文并茂的形式，阐述上海中医顾氏外科的传承发展，如代表性人物传略、文化风采、优势病种、历代成果、追思先贤、后学感悟，以及传承图录等方面。全书对上海中医顾氏外科百年传承进行详细梳理，并汇聚了综合性、系统性的珍贵历史资料照片，内容包括获奖图录、流派传人从医经历、医事照片、代表性医著、医案手稿、处方笺、传人题写的字词及匾额、诗词书画作品、学术交流，以及历代获得的科研立项、专利证书、义诊等，具有较高的学科交流、借鉴研究价值。

本书可供中医临床医师、中医院校在校学生，以及中医爱好者参考阅读。

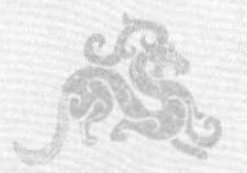

本书编写组

编写组成员

陆德铭　唐汉钧　顾乃强　朱培庭　顾乃芬
顾乃芳　陆金根　陈红风　阙华发　刘　胜
李咏梅　曹永清　张静喆　王奇明　王　琛
程亦勤　秦悦农　宋　瑜　章学林　顾宏刚
高　炬　梁宏涛　易　进　王云飞　叶媚娜
姚一博　邢　捷　李晓睿　许阳贤　仲芫沅
郝　炜　侯佳伟

执行编委

梁宏涛　邢　捷　李晓睿

序一

时光飞逝，光阴荏苒。

海派中医之“顾氏外科”自1862年创立，迄今已有160年了。作为“流派”传承至今，也已到了第七代。

上海中医药大学附属龙华医院（简称“龙华医院”），是“顾氏外科”流派传承发展的主干线、主基地。自第三代传人顾伯华先贤始，共有三、四、五、六、七代传人，前赴后继、精神振奋、群情奋发地共襄“顾氏外科”流派之传承、创新与发展。

在龙华医院的这62年间，所取得的无论是医、教、研的学术成就，还是所培养的中医外科人才，抑或是各类荣誉称号，既举世瞩目，也可彪炳院史、科史、流派史。若对标国内中医外科学界，也可称得上是唯一、是样板、是标杆。

纵观160年“顾氏外科”的辉煌历程，实乃令人仰望，感慨万千。

自先祖顾云岩公创立“顾氏外科”嗣后。

第二代杰出代表顾筱岩公是“顾氏外科”流派的奠基人，夯实了“顾氏外科”的根基，逐步形成了“顾氏外科”的规模，疗效奇好。“疔疮大王”的名号由此而来。

第三代杰出代表顾伯华公是“顾氏外科”流派腾飞的领军人物，他医教研并进，充实了“顾氏外科”的学术思想，丰富了中医外科理论。

第四代以陆德铭为代表性传承人的众弟子，是“顾氏外科”流派实力超强的群体。全面秉承了“顾氏外科”学术精髓，是“顾氏外科”可持续发展的中流砥柱。

第五代传人更是一批以硕士、博士居多的高学历、高学位优秀后学群体，优才、专才、全才一应俱全，是新期推进“顾氏外科”承上启下的枢纽群体。他（她）们所开展的基础实验研究，探清、阐明了“顾氏外科”临诊高度疗效的机制，从而将传统疗法上的“临床经验”“学术观点”“学术思想”循序上升到了“理论”，有力地佐证了中医的科学性。

历史始终在不断地向前发展，横跨三个世纪的“顾氏外科”流派也必将随着历

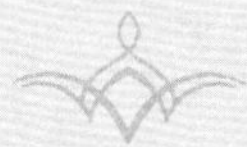

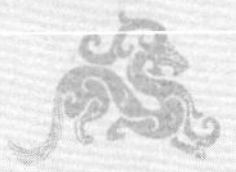

史的潮流，不断地创新，可持续发展。

我坚信不疑的是，“顾氏外科”流派已深深地镌刻在每一代、每一个后学的心中；在每一代、每一个后学的同心同德、用心用情、奋发努力下，一定能成功地铸就顾氏外科之魂，从而也带动与推进整个中医药事业的发展！

2022年10月

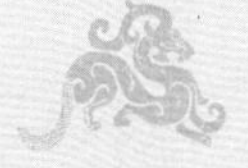

序二

历史是最好的教科书，从中医药传承发展的历史中汲取营养，对中医人学习贯彻习近平总书记关于中医药发展“传承精华、守正创新”的重要指示精神，高质量发展中医药事业，更好守护人民健康和建设健康中国，具有重要的作用。

岐黄之学，源远流长。根植于中医药沃土、秉海派中医之风，创立于1862年的顾氏中医外科独树一帜、名医辈出、世人瞩目，历经百余年的深耕发展，今天更加枝繁叶茂、生机勃发。至2022年，顾氏外科已走过了160年春华秋实，顾氏外科的传人们精心挖掘、编纂《顾氏外科百年传薪》，开展学术交流。以此明志，继往开来，意义深远。

作为龙华医院的老职工，伫立在香樟树下的八位建院元老的群像、远志楼内一排排数十年如一日活跃在一线的名中医组照、身穿白衣手持书本穿梭忙碌的青春身影，永远是我心中“薪火传承、志存高远”的最美风景。而风景之中，又有一个特别“酷”的名医大家群体，他们有着共同的传承故事和不同的奋斗传奇，像一束耀眼的光芒，总能照亮我前行的路，指引我前行的方向，那就是现代中医外科学的奠基人和开拓者顾伯华老先生和他的弟子——陆德铭、马绍尧、唐汉钧、朱培庭、陆金根等名老中医们。曾何其有幸，在陆金根院长的直接领导下，跟随各位老师学做中医人、做中医事，没齿不忘。今天，带着崇敬之情学习《顾氏外科百年传薪》，仿佛聆听到顾氏先辈悬壶济世的匆忙脚步声，又仿佛看到先辈们望闻问切、处方手术时全神贯注的神情，而摆在面前的，尽是以龙华医院顾氏外科为核心的全国各地中医外科的第四代、第五代、第六代传人接续奋斗取得的厚重成绩单，无不深受震撼和教育。脑海中不禁在想，160年的光阴里，全国乃至世界各地，到底会有多少个患者因为他们的妙手回春获得新生，又有多少个家庭因为他们的仁心仁治得以平安渡过难关、重新获得欢声笑语，无以计数，但每个患者一定都会记着，是顾氏外科的医生治好了我的病。深深地向一代又一代坚守中医宗旨、敢担当、有作为的顾氏中医外科人致敬！

这本书，不仅是发展脉络清晰、构架最为系统完整的顾氏中医外科的传薪史，

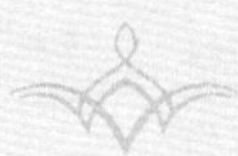

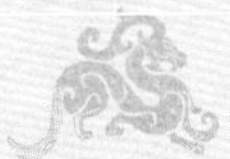

也是底蕴深厚、立足临床、海纳百川、敢为人先、勇于创新的海派中医流派发展的典范，更是我国近现代中医外科学医疗、教学、科研现代化发展的历史回眸。是一本史书，也是一本催人奋进的教科书，值得中医同道用心去读、去感悟、去思考，对中医的流派传承、学术发展、学科建设、人才培养等都会大有助益。同时，也会滋养我们的精神，开阔我们的胸襟，坚定我们的中医自信，明白怎样做一个有志气、有骨气的中医人，勇于主动承担新时代中医发展的使命，与时俱进、守正创新。

长江后浪推前浪，一代更比一代强。在党和政府的高度重视下，我国中医药事业迎来前所未有的发展机遇，新一代顾氏中医外科人不仅拥有深厚的中医底蕴，还具有开阔的国际视野，熟练掌握现代西医学在内的先进技术和理念，相信他们必将不断超越前辈，进一步拓宽中医外科发展的内涵和外延，走向更加辉煌的明天。

2022 年 10 月

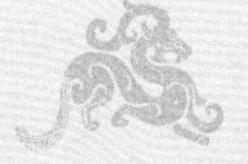

序三

值此顾氏外科流派创立160周年这个有特殊纪念意义的时刻，我非常荣幸受顾氏外科流派代表性传承人、全国名老中医药专家陆金根教授之邀，为《顾氏外科百年传薪》一书作序。顾氏外科流派是我国一支极为重要的近代中医流派，形成了国内唯一具有完整中医外科学术体系和建制的国家重点学科，学术影响力辐射全国，誉满世界。在流派160年的发展历程中，人才辈出，星汉灿烂，创新发展，绵延不绝，始终以人民健康为中心，为维护人民群众健康发挥着独特作用。

《顾氏外科百年传薪》共分为代表传人、文化风采、传承发展、成果展示、追思先贤、后学感悟和传承图录七大篇章，无疑是顾氏外科流派传承发展的光辉凝聚，让我们全方位地了解流派发展壮大历程和领略流派医德人文风采。顾氏外科流派迄今已传承至七代，形成了疮疡、乳腺、皮肤、肛肠、急腹症等具有中医特色和优势的中医外科学术体系，其之所以能在西医外科日新月异发展的同时历久弥新，开枝散叶，我想离不开也不止于以下几点：一是秉持传统中医药疗法，融会新知，不断求新求变；二是贴合现代疾病谱变化，彰显优势，不断拓展内涵；三是重视内外合治，中医疗法术式和中医制剂相辅相成，不断推陈出新；四是重视人才队伍建设，厚植沃土，不断汇聚动能。很高兴与大家分享本书，希望大家与我一起，通过《顾氏外科百年传薪》一书深入探寻顾氏外科流派持续发展的奥秘。

近年来，顾氏外科流派还不断创新发展模式，积极探索以高质量党建引领学科高质量发展之路，通过成立党建联盟，搭建交流平台，加强支部联动，将党建工作与学科建设相融合，积极推动学科发展，中医外科第一党支部也入选为全国党建工作样板党支部培育创建单位。此外，作为国家非物质文化遗产代表性项目，顾氏外科流派也非常注重流派文化的推广传播工作，在每年的“文化和自然遗产日”，都会开展系列宣传活动，同时通过推出科普代言人“小龙宝”卡通形象、创建新媒体传播平台、建立中医外科科普传播项目等，不断讲好顾氏外科流派文化故事和中医外科科普知识，以文化人，以科普服务人民健康，让更多的人走近、了解、受益于顾氏外科流派的百年发展。

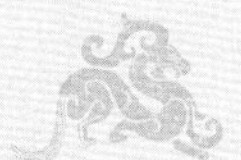

我们正处于新的历史发展时刻，要有历史使命感和紧迫感，紧紧围绕国家提出的“健康中国”战略目标，更加努力，持续贡献中医药力量。160 年发展历程为顾氏外科流派的进一步发展夯实了深厚的基础。衷心祝贺顾氏外科流派创立 160 周年！借此机会，也祝愿顾氏外科流派的广大传承人继往开来，与时俱进，谱写出顾氏外科流派更加辉煌和壮丽的发展新篇章。

上海中医药大学附属龙华医院党委书记

2022 年 10 月

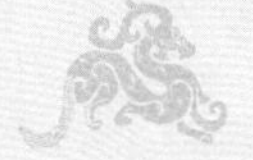

序四

作为中医外科学悠久发展历史中的璀璨明珠，顾氏外科创建至今已整整160年历史，其学术绵延流长，英才辈出。第一代顾云岩开创了顾氏外科流派。第二代顾筱岩以治疗疔疮、乳痈、疡科、外科杂症等誉满沪上，有“疔疮大王”之称，他善于总结，勇于创新，充实发展了顾氏外科学术内涵，形成了顾氏外科。第三代传人顾伯华融汇中西，基于中医传统理论，创新发展了顾氏外科学术思想，成为现代中医外科学的奠基人与开拓者；第四代传人陆德铭、马绍尧、唐汉钧、朱培庭、陆金根、顾乃强、顾乃芬、顾乃芳等，全面秉承顾氏外科精髓，确立了顾氏外科在现代中医外科学的领军地位，其中不乏全国名老中医药学术经验继承工作的指导老师、上海市名中医等，是顾氏外科可持续发展的中流砥柱。第五代传人以下，佼佼学子均已陆续成为我国中医外科学领域的领军人才，是现代中医外科学尤其是顾氏外科承上启下的中坚力量。

从20世纪60年代顾伯华主编我国第一部国家统编教材《中医外科学》始，顾氏外科团队先后领衔多次主编了《中医外科学》教材，为培养中医外科人才打下了良好的基础。20世纪80年代，我们这批中医药专业的大学生正是读着顾伯康老师统编教材1983版《中医外科学》入门的，尤其是《实用中医外科学》，更成了临床必备的经典参考书目，外科内治心要、临床验方及外用药的配制方法等，浅显易懂，医理清楚，实用性强。至今，即使国家统编教材经历了30年多版修订、重新编撰，一代代学子仍然传诵着经典的1983版教材《中医外科学》，足见其流派学术思想影响之大之远。

顾氏外科体系是中医外科学发展的重要标志，自20世纪80年代起先后被列为国家级重点学科、国家中医药管理局重点学科、上海市重点学科、国家中医重点专科、上海市临床医学中心等。顾氏外科疗法被列为第三批上海市非物质文化遗产名录及第四批国家级非物质文化遗产代表性项目名录。顾氏外科的发展壮大堪称中医外科学发展的里程碑。

值此顾氏外科流派创立160周年庆典之际，《顾氏外科百年传薪》一书华丽出

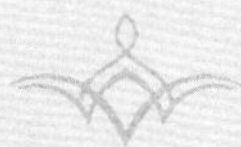

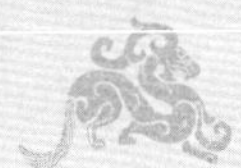

炉，成为顾氏外科学术思想发展的重要总结，相信也将成为顾氏外科乃至中医外科学的创新发展新起点。衷心祝愿顾氏外科英才辈出，赓续精华，历久弥坚，为健康中国作出更大贡献。

陈昕来

上海中医药大学附属龙华医院院长

2022 年 10 月

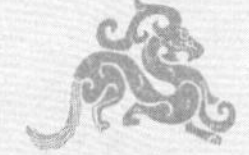

前言

顾氏外科创建于1862年，肇始者顾云岩祖籍上海崇明，后迁居浦东悬壶济世，至今已有160年历史。第一代顾云岩开创了顾氏外科流派。第二代顾筱岩以治疗疔疮、有头疽、乳痈、疡科、外科杂症誉满沪上，主张“外之症实根于内”，创研芩连消毒饮及“苍耳子虫”治疗疔疮，在没有抗生素的年代，抢救了许多患者的生命，被封为“疔疮大王”，与当时伤科名医石筱山、妇科名医陈筱宝并称“上海三筱”；他总结实践经验，勇于创新，充实发展了顾氏外科学术内涵，逐步发展、成熟并形成了顾氏外科。第三代传人顾伯华勇于创新，融通中西，创新发展了顾氏外科学术思想，夯实了中医外科临床实践和理论的基础，成为顾氏外科最杰出的继承者和发展者；20世纪60年代主编我国第一部中医院校外科统编教材《中医外科学》，20世纪80年代出版了《实用中医外科学》，毫无保留地将顾氏外科内治心要、验方、秘方及外用药的配制方法、手术操作方法全部奉献出来，同时构建了中医外科学的学术体系。而正是这个不同凡响的举动，成为顾氏外科实现巨大跨越的关键的第一步，顾伯华成为现代中医外科学的奠基人与开拓者。第四代传人陆德铭、马绍尧、唐汉钧、顾乃强、朱培庭、顾乃芬、顾乃芳、陆金根等，全面秉承顾氏外科精髓，确立了顾氏外科在现代中医外科领域学术界的领军地位。他们成为中医外科界的泰斗，是全国名老中医药学术经验继承工作的指导老师、上海市名中医，是顾氏外科可持续发展的中流砥柱。第五代传人阙华发、陈红风、刘胜、曹永清、李咏梅、张静喆等，“优才、专才、全才”一应俱备，以传承顾氏外科学术思想与临证经验为己任，以专科专病诊治研究为重点，不断拓展顾氏外科的学术内涵，成为新时期推进顾氏外科承上启下的中坚力量。第六、第七代传人正着手从宏观到微观全面开展顾氏外科流派学术内涵的传承、创新、发展工作。

通过七代人的努力，顾氏外科逐步形成了疮疡、乳腺、皮肤、肛肠、急腹症等具有中医特色和优势的中医外科学术体系，是目前国内唯一具有完整的传统中医外科学术体系和建制的临床学科。学科自20世纪80年代起先后被列为国家级重点学科（全国中医外科界唯一）、国家中医药管理局重点学科、上海市重点学科、上海市医学领先专业重点学科、国家临床重点专科、国家中医重点专科（外科协作组牵头单位）、上海

市临床医学中心，所属中医外科实验室被认定为国家中医药管理局中药药理三级实验室。顾氏外科流派成为上海市海派中医流派传承研究基地及第一批64家全国中医药学术流派传承工作室建设单位。顾氏外科疗法因其独特疗效已被列为第三批上海市非物质文化遗产名录及第四批国家级非物质文化遗产代表性项目名录。

值此顾氏外科流派创立160周年庆典之际，谨以《顾氏外科百年传薪》一书献礼华诞。笔墨书香，书中所载皆乃顾氏外科160年兴荣历程精粹，点滴汇聚，涓流成河。传承先辈风范，展示吾辈风貌，冀望后辈风采。赓续百年，初心不改；风华正茂，历久弥坚。

编者

2022年9月

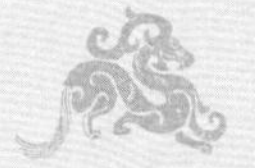

目录

第四篇 | 成果展示 — 183

第六篇 后学感悟 — 333

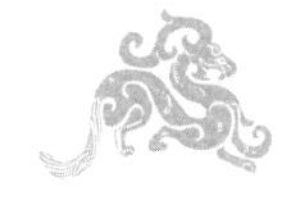

第一篇

代表传人

第一章

前四代传承人传略

顾云岩 顾氏外科肇始者。由崇明迁徙浦东后，从事中医外科，在浦东、南市等地开设诊所，诊治外科疾病，开创了顾氏外科。

顾筱岩（1892—1968） 字鸿贤。秉承家学，幼承庭训，继承家业，从师于父兄，先后悬壶于浦东和南市城里，以治疗疔疮、乳痈、疡科、外科杂症誉满沪上，被封为“疔疮大王”，与当时伤科名医石筱山、妇科名医陈筱宝并称“上海三筱”。1948 年至香港，曾悬壶九龙。1956 年率先返回上海，任职于上海中医文献研究馆，潜心著作。60 年代上海中医学院编著全国统一外科教材时，他支持子侄门人，毫无保留地将顾氏内治心要、外治秘法全部收录到教材，得到了全国同道的赞许。他既深研经典理论，更重视临床实践，以先贤孙思邈“行欲方而智欲圆，心欲小而胆欲大”为行医指南，师古而不泥古，学今而能化裁，独具胆识，不断创新，形成了自己的学术思想，如提出“外之症实根于内”立论，重视整体治疗，治疗时时顾及胃气；在疮疡论治中十分重视脾胃及饮食调摄在治疗疮疡中的作用，时以食疗和药物相结合，每每取效，而起着相得益彰的作用；强调疮疡论治首辨阴阳，善辨阴阳虚实，掌握阴阳转化规律；强调疮疡初起以消为贵。创研了不少行之有效的验方和颇有独到的外治疗法，如芩连消毒饮治疗疔疮，“疔疮虫”外治疔疮等，逐步形成和奠基了顾氏外科流派。著有《外科外敷选方歌括》，并将数十年临床上擅长的疔疮走黄、乳部疾病、委中毒、骨槽风等疾病，以医案、医话发表于《上海中医药杂志》及“文献馆丛刊”中，如《疔疮走黄辨证施治》《乳部疾病谈》《穿骨流痘治疗体会》《委中毒的病因及治疗》《痄腮证治》《漫谈对口疽》《治愈形成空腔窦道的瘰疬一例体会》《骨槽风临证心要》《发背兼消渴治疗体会》《垫棉压迫法治疗耳后发》《外治疗法经验》《漫谈大头瘟的治疗》等。

顾伯华（1916—1993） 字铭章。自幼随父顾筱岩习医，1936 年毕业于私立上海中医学院，即设诊所于上海。1952 年参加上海市公费医疗第五门诊部工作。历任上海中医学院专家委员会副主任委员，上海中医学院外科学教授，上海中医学院中医外科教研室主任，上海曙光医院、上海中医药大学附属龙华医院（简称“龙华医院”）中医外科主任，上海中医学会外科分会副主任委员，中华医学会上海分会外科学会副主任委员，中华医学会理事，中华中医药学会副理事长，外科分会主任委员，第五届、第六届、第七届全国政协委员，享受国务院政府特殊津贴。1978 年晋升为教授，1979 年被选为全国中华中医学会理事，上海中医药杂志编委会常委，上海市教卫高校教授职称评审组成员，1980 年任全国高等医药院校中医外科师资进修班班主任。曾荣获上海市劳动模范、卫生部全国卫生系统建设文明先进工作者。顾伯华悉心钻研中医理论，结合临床实践并加以融会贯通，并有所发展和创新，继承和发扬了顾氏外科的独特学术观点和临证经验。对疮疡、皮肤病、肛门病、乳腺病、血管病及急腹症等具有丰富的临床经验。总结出走黄与内陷的辨证施治的规律，在临床很有指导意义。在20世纪50年代致力于中西医结合治疗急腹症研究，采用清热解毒、通里攻下为大法，创制了锦红片治疗急性阑尾炎、胆道感染等各种炎性急腹症均有显效。对乳房病论治方面独具匠心，指出中医文献中的乳癖，包括现代医学乳房纤维腺瘤和乳腺增生症两种疾病。并提出将乳癖分为肝郁气滞和冲任不调两型，对冲任不调型治则除疏肝理气外，着重加用调摄冲任药物如仙茅、仙灵脾、锁阳、肉苁蓉、菟丝子之品，收到了满意疗效。另外，乳晕部瘘管一病，在古代及近代医著中均无记载，在临床上亦较为罕见。顾伯华早在1954年首先发现了此病，并命名为慢性复发性伴有乳头内缩的乳晕部瘘管，详尽了描述了临床表现及与乳腺癌鉴别诊断，创立了挂线和切开等法治疗，疗效颇佳。在继承中医传统的一些外治法外，在临床实践中，创造了许多新的治疗方法，如橡皮筋挂线治疗肛瘘和乳晕部瘘管，气囊袋压迫止血法治疗内痔结扎术后并发大出血，热烘疗法治疗神经性皮炎、慢性湿疹，垫棉疗法，不但用于溃疡新肉已生、皮肤与皮下组织不能黏合者，还用于溃疡脓出不畅、有蓄脓现象者，以及窦道蓄脓，避免了扩创手术，加速和促使疮口早日收敛。对外科常用成药进行了改革，如把小金丹改成小金片；醒消丸改成新消片；六神丸改为解毒消炎丸，又改为六应丸。创立新药清解片、复黄片、痔宁等。这些成药，均按新的方法制成，节约了药材，提高了疗效，方便了患者。先后主编我国第一部中医院校外科统编教材《中医外科学》和《中医外科临床手册》《外科经验选》《中医外科学讲义》《中医外科学中级讲义》，以及在中医外科学术界颇具影响的近100万字的《实用中医外科学》等著作，毫无保留地将顾氏外科流派学术奉献出来，使传统中医外科形成系统的医学体系，为丰富中医外科的临床实践和理论作出了卓越的贡献。顾伯华创制的锦红新片获上海市政府重大科技成果奖（1977），浆细胞性乳腺炎形成瘘管的治疗获卫生部重大科技成果奖甲级奖（1986）。顾伯华是顾氏外科最杰出的继承者和发展者，又是现代中医外科学的奠基人。

陆德铭（1935— ） 主任医师，上海中医药大学终身教授、博士研究生导师，上海市名中医，上海市老中医学术经验继承班指导老师，全国老中医专家学术经验继承班指导老师。历任上海中医药大学附属龙华医院副院长，上海中医学院党委副书记、常务副校长、校长，上海市中医药研究院临床一所乳房病研究室主任，上海市中医药研究院院长，国家教育委员会重点学科龙华医院中医外科学科带头人，国家卫生部政策与管理专家委员会委员，中华全国中医学会上海分会副理事长，上海市中医药专业委员会副主任委员，上海市气功科学研究会副理事长，全日本气功学会名誉顾问，《上海中医药杂志》主编等。现兼任上海市中医药学会顾问、上海市中医药学会外科分会顾问、中华中医药学会乳腺病专业委员会顾问、国家教育部重点学科中医外科顾问等职。

陆德铭1962年毕业于上海中医学院，1960年起师从中医外科名家顾伯华教授，深得其传，从事中医外科临床、科研及教学工作50余年，对乳房病、甲状腺病、痈疽、皮肤病、蛇咬伤、急腹症等疾病的治疗具有丰富的经验。首倡调摄冲任法治疗乳癖，研制“乳宁冲剂”治疗乳腺增生病有效率达93%以上，并已完成新药三期临床研究；以益气养阴、调摄冲任为大法辨治乳腺癌术后，可抑制复发转移的发生，5年生存率达90%以上。首先确立粉刺性乳痈（浆细胞性乳腺炎）病名、病因病机，阐释诊治规律，改进手术方法，总结治疗方案，具有复发率低、外形损伤小等特点，治愈率达95%以上。以清热解毒、通腑利尿

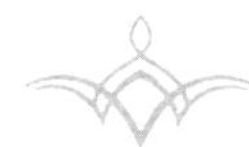

为总则，内外合治救治毒蛇咬伤，每挽危急于一线，并为龙华医院开设“毒蛇咬伤救治绿色通道”打下坚实基础。他提出的毒蛇咬伤中毒程度评估要点，已成为救治毒蛇咬伤患者临床准绳。主编、参编《中医外科学》（普通高等教育中医药类规划教材）和《实用中医乳房病学》《关节痛》《中医外科诊疗图谱》《实用中医外科临床手册》《实用中医外科学》（第一版、第二版）等多部专著。他主持完成的“浆细胞性乳腺炎瘘管期的中医治疗”获国家中医药管理局重大科技成果甲等奖，“调和冲任法治疗乳腺小叶增生症临床与实验研究”获上海市科技进步二等奖以及国家中医药管理局科技进步三等奖。陆德铭还被美国的《世界著名领导者辞典》、英国的《世界名人辞典》及《当代中国科技名人成就大典》收录。

马绍尧（1939—2021） 主任医师、教授、博士研究生导师，上海市名中医，上海市老中医学术经验继承班指导老师，上海市高级西医学习中医研修班指导老师，上海市培养后备学术专家导师，马绍尧工作室导师，全国老中医专家学术经验继承班指导老师。1962 年毕业于上海中医学院，1960 年拜顾伯华教授为师。曾任上海中医药大学附属龙华医院皮肤科主任、上海市中医药学会皮肤科分会顾问、上海市中西医结合学会皮肤性病专业委员会顾问。

马绍尧以藏象学说为指导，提出从脏腑论治慢性、疑难复杂性皮肤病，从肝论治银屑病，从脾论治湿疹，从肾论治脱发等，把皮肤病的辨证论治从风湿热虫毒，深化到脏腑，开阔了深度和广度，进一步提高了疗效。主编《现代中医皮肤性病学》《现代中医皮肤性病诊疗大全》《实用中医皮肤病学》《中医皮肤病手册》等 12 部专著。参编《中医外科学》第五版教材、《实用中医外科学》《皮肤病研究》等 10 余部书籍，发表文章 60 余篇，主要有《阴阳学说在中医外科临床的运用》《皮肤病的辨证分型施治》《红花草日光性皮炎的中医治疗》《辨证治疗系统性红斑狼疮 96 例临床总结》等。由他验方创制的院内制剂“除湿止痒合剂”治疗急性，亚急性湿疹具有良好临床疗效，其学术理念“心肺脾三脏同调理论指导下的湿疹防治研究”获第六届上海中医药科技奖二等奖。

唐汉钧（1938— ） 主任医师，上海中医药大学教授、博士研究生导师，中国中医科学院博士后合作导师，上海市名中医，上海市劳动模范，享受国务院政府特殊津贴；全国第三、第四、第五、第六批名老中医药专家学术经验继承班指导老师。

唐汉钧 1963 年毕业于上海中医学院，师从顾伯华先生。曾任上海中医药大学附属龙华医院中医外科主任、中医外科教研室主任、副院长，中华中医药学会外科疮疡专业委员会副主任委员，中华中医药学会外科乳腺病专业委员会副主任委员，上海市中医外科学会主任，上海市中医乳房病协作中心主任。现任上海中医药大学外妇儿五官专业学位评定委员会主任。曾获上海市劳动模范、上海市十佳医师、第三届高尚医德奖、上海市职业道德先进个人、全国卫生系统先进工作者等荣誉称号，并被载入英国剑桥国际传记中心《国际名人录》、美国国际名人传记中心《世界名人录》。

唐汉钧内科功底深厚，外科诸法（敷贴、熏洗、垫棉、缠缚、结扎、药捻、挂线、拖线、切开、针砭等）精通。崇尚“治病必求其本”“治外必本诸内”的学术思想，主张辨证与辨病相结合，外病内治，内外结合。重视调整脏腑、阴阳、气血、经络的平衡，治本尤重脾肾，视健脾益肾为扶正根本，祛邪则善用清热解毒、和营活血、化痰软坚、祛瘀消肿等法。擅治中医外科诸疾，对疮疡、乳腺病、甲状腺病、周围血管病、肛肠病、皮肤病等，均有精深、丰富的治疗经验。对于乳癌术后调治及抗复发转移，主张扶正祛邪，以扶正为主，祛邪为标，正气充实，邪不可干。对于乳腺增生病的治疗，除辨证选用疏肝理气、化痰散结、调摄冲任法外，还擅用益气健脾、疏肝活血法治疗。对于小腿慢性溃疡之经久不愈或愈后复发，认为与疮周之“瘀”、体质之“虚”有关，在“祛腐生肌”理论基础上，在国内首先提出“祛瘀生新”“补虚生新”的学术观点，丰富了祖国医学愈创治则与理论。据此研制的“复黄生肌愈创油膏”在临床取得了满意疗效。在继承传统的中医外治药捻（线）法基础上创用中药推注、灌注法，在“祛腐、祛瘀、补虚”学术理论指导下治愈了各种难愈性窦瘘。先后承担国家自然科学基金、国家中医药管理局基金等课题20余项，获卫生部重大科技成果奖甲级奖、国家教育部科技成果奖二等奖、国家中医药管理局科技成果奖三等奖、上海市科技进步奖二等奖、上海市临床医疗成果奖二等奖等奖励10余项。发表有关疮疡、疔疮、发背、脱疽、乳痈、乳癌、甲状腺肿、丹毒、烫伤、复杂性窦瘘、浆细胞性乳腺炎等的辨证论治论文100余篇，主编卫生部“十一五”研究生规划教材《中医外科临床研究》以及《中医外科常见病证辨证思路与方法》《现代中医乳房病学》《中国民间外治独特疗法》《现代中医药应用与研究大系・外科》《中国大百科・传统医学卷・外科》等著作20余部。

唐汉钧教授十分重视培养中青年医师，教书育人，扶持后学，先后培养博士、硕士研究生30余名，博士后2名，国家名老中医学术继承人8名，上海市高层次中医、中西医结合学员7名，百人计划、启明星、医苑新星、大学后备专家、上海市优青10余名，这些学生中现在已有多位成为硕士生导师、博士生导师、教授、主任医师、市名中医，并成为各所属专业领域的学术和管理骨干，多人担任全国专业学会的主委、副主委。

顾乃强（1938—　）主任医师，上海市名中医，享受国务院特殊津贴。1963年毕业于上海中医学院。曾任上海市长宁区中心医院及天山中医院中医外科主任医师、上海中医药大学兼职教授、上海中医药学会常务理事、上海市中医药学会外科学会主任委员、上海市卫生局系统高评委中医学科委员、中华中医外科学会副主任委员、中华中医外科学会乳腺病专业委员主任委员。现定居美国洛杉矶，受聘为黄帝中医药大学、加州中医药大学及友三中医药大学兼职教授。承担上海市科委、上海市卫生局等课题多项，获上海市卫生局中医药科技进步三等奖等奖励。主编《实用中医乳房病学》《乳房百问》和《外科医话趣录》，发表论文30余篇。

朱培庭（1939—　）上海市名中医，博士生导师，博士后合作导师，全国卫生系统模范工作者，享受国务院特殊津贴。1965年毕业于上海中医学院，师从已故著名外科专家顾伯华、徐长生教授。曾任上海中医药大学附属龙华医院西医外科教研室主任、医教科副科长、胆道疾病研究室主任、国家中医药管理局全国中医胆石病中心主任及中医外科实验室（国家三级）主任等职。现任国家中医药管理局全国中医胆石病主任，教育部重点学科中医外科学科带头人，上海市医学领先专业重点学科中医外科负责人和学科带头人，中国中西医结合学会普外科专委会顾问，上海中西医结合学会外科专委会名誉主任委员，上海中医药大学教授及专家委员会委员等职。曾获上海市第二届科技精英提名奖、全国卫生系统模范工作者、上海中医学院优秀科技工作者、上海中医药大学突出贡献科研工作者、上海中医药大学“三育人”先进个人及上海市中西医结合学会“高级荣誉会员”、上海市中医药杰出贡献奖等荣誉，并被载入英国剑桥国际传记中心《国际名人录》。

朱培庭长期致力于外科疾病的临床、教学和科研，硕果累累。尤其是对胆道结石和胆道感染，

走产学研结合之路，在全国处于领先地位，并多次荣获国家及省部级奖励。成功研发了一系列防治胆道疾病的中药新药（如胆宁片、升清胶囊及芍杞颗粒）。先后承担和参与各级各类科研课题近40项，其中国家自然科学基金资助4项。获各级奖项近20项（主要包括上海市科技进步一等奖、二等奖，上海市首届优秀产学研工程一等奖，2002首届全国中医药优秀科技著作一等奖，第四届徐光启科技金奖，中国中西医结合学会科学技术二等奖等）。在核心期刊发表有关胆石病、胆道感染等学术论文200余篇，主编《实用中医胆病学》为代表的学术论著及编写教材9部，申请国家专利2项。

主要学术思想及成就包含以下四个方面：① 国内首创“胆病从肝论治”理论。该理论通过国家中医药管理局胆石病医疗协作网辐射至全国。② 国内率先规范慢性期胆道感染、胆石病辨证分型并制定规范。首次发现“肝阴不足”是该病临床主要分型。同时将该病主要辨证分型归纳为肝胆气郁型和肝阴不足型，制定《胆石病辨证诊疗规范》。该规范于2002年被国家食药监局收录于《中药新药临床试验指导原则》沿用至今。③ 基于“胆病从肝论治”理论，践行产学研一体化。遵循“循证医学”和“转化医学”，研发符合中医辨证规律中药新药3项（胆宁片、升清胶囊和芍杞颗粒）。其中胆宁片是上海地区首个国家级中药新药。④ 胆宁片实现中药国际化，走向国际舞台。胆宁片上市后经二次开发，于2016年获得加拿大天然药品注册（No：80073325）。

顾乃芬（1941— ） 副主任医师。上海市非物质文化遗产顾氏外科疗法项目代表性传承人。自20世纪60年代即随父亲从事临床医疗，尽得顾氏外科真传。1967年大专毕业，1980年于上海中医学院师资班结业，1993于第一届全国名老中医学术继承班结业。在肛肠病、乳房病、甲状腺瘤、皮肤科和疮疡病的治疗上有独到之处，发表学术论文多篇。

顾乃芳（1941— ） 主任医师、第五届上海市名中医，从事中医工作55年。

自1959年开始跟随父亲顾伯华抄方学习顾氏外科，1967年上海中医学院医疗系（六年制）毕业，后曾任安徽中医学院外科教研室副主任、安徽中医学院附属中医院皮肤科主任、上海市中医医院中医皮肤科主任。临床诊治经验丰富，效果显著。2001年6月参加第二届世界牛皮癣大会，向大会提交《天然草药治疗牛皮癣临床分析》论文。

现任上海市名老中医诊疗所特邀专家，“国家级非物质文化遗产、海派中医、顾氏外科、顾乃强顾乃芳传承工作室”传承导师，国家级非物质文化遗产“顾氏外科疗法”上海市传承人，上海市海派中医流派“顾氏外科”嫡系传承人，上海市中医药学会聘任“第四届皮肤科分会顾问”。

参编或主审《实用中医外科学》《中医临床诊疗规范》《中华中医昆仑 · 顾伯华卷》《顾筱岩方笺存真》《中医皮肤科顾乃芳》等多部著作。

2022年创建“上海市名中医顾乃芳工作室”，目前正在进一步发掘、整理和传承顾氏外科疗法，不断进行传承和创新。

顾乃芳坚持顾氏外科“从整体出发，治病求于本”的治则，专注于中医皮肤科领域，提出和建立了顾氏中医皮肤科“其病在外、实根于内、治病求本、以内治外”的理论和治疗方法，取得显著的临床疗效。

陆金根（1947— ） 上海中医药大学教授、上海中医药大学附属龙华医院终身教授，博士研究生导师、上海市名中医、上海工匠、上海中医药大学学术委员会委员，享受国务院特殊津贴。国家教育部及国家中医药管理局重点学科中医外科学学科带头人。顾氏外科第四代传人，全国名老中医药专家传承工作室指导老师，全国第五批、第六批、第七批老中医药专家学术经验继承人导师。国家级非物质文化遗产顾氏外科疗法项目负责人，全国中医学术流派传承工作室——顾氏外科负责人，上海市海派中医流派传承研究基地——顾氏外科负责人。曾任上海中医药大学附属龙华医院院长、世界中医药学会联合会肛肠病专业委员会会长、世界中医药学会联合会外科专业委员会副会长兼秘书长、上海市中医药学会副会长兼秘书长、上海市中西医结合学会副会长。现任中华中医药学会常务理事、世界中医药学会联合会肛肠病专业委员会名誉会长、上海医师协会肛肠专业委员会顾问。

1973年毕业后至龙华医院从事临床工作，即师承中医外科名家顾伯华教授。于1990年确定为卫生部、人事部、国家中医药管理局确定的顾伯华名中医学术继承人，曾获首届中医药传承高徒奖。医学生涯深得著名中医外科泰斗顾伯华教授亲传，全面继承顾氏外科精髓。从事中医外科工作的40余年间，尤其擅长中医肛肠病专业，通晓理论，精于手术。在继承导师经验的基础上，也逐步形成了自己的学术思想和观点：外科病之治疗务必“以消为贵，内治贵早”“腐脱新生之效必系气血之盛衰”。在长期的临床实践中，陆金根总是践行“临证为上，衷中参西”的医学实践模式，在洞悉疾病的西医学病因、病理、治则治法的同时，借助于深厚扎实的中医理论根底，融入中医的整体观念、辨证论治；践行古为今用、西为中用。在临床实践中注重继承，注重研究，注重创新，崇尚“治病必求其本”“治外必本诸内”的学术思想，主张外病内治，内治与外治相结合，辨证与辨病相结合。治法尤重调整阴阳、脏腑、气血、经络的平衡。确立了两个新的中医病名（瘘痈、肛疽），并被编入统编教材。创立“拖线引流术”治疗多支管性复杂性肛瘘，疗效确切，患者痛苦小，又无肛门失禁、肛门移位、肛管皮肤大片缺损等后遗症。创立“痔外静脉丛剥离术”治疗血栓外痔，远期疗效达到国内领先水平。先后承担国家“863”计划、“973”计划、国家自然科学基金、国家博士点科研基金、上海市科技攻关项目等国家级省部级课题15项，先后获得上海市科技进步奖二等奖、高等学校优秀科技成果奖二等奖、中华中医药学会科学技术进步奖一等奖、上海市医学科技奖三等奖奖、上海市临床医疗成果三等奖等奖励20项。发表了论文120余篇，主编、主审《实用中医外科学（第二版）》《中西医结合肛肠病学》《中医痔病百问》《实用中医肛肠病学》《肛肠病中西医治疗学》等专著与教材10余部。

（本书编写组）

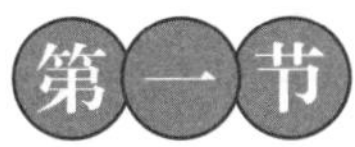

第二章

各科室主要传承人传略

第一节

中医外科传承人传略

阙华发（1968— ）博士，主任医师，二级教授，博士研究生导师，上海中医药大学学术荣誉体系特聘教授，温州医科大学客座教授。国家中医药管理局重点学科学科带头人，上海市顾氏外科流派第五代学术传承人，上海市医务工匠。国家区域中医外科诊疗中心主任、国家中医药管理局重点专科外科协作组组长。现任上海中医药大学附属龙华医院中医外科主任，上海中医药大学、上海市中医药研究院中医外科研究所所长。为农工党上海市委员会委员，上海市“医苑新星”“启明星”，上海市卫生系统优秀学科带头人及上海市中医药领军人才。兼任中华中医药学会外科分会副主任委员、中国中西医结合学会疡科专业委员会副主任委员、中国中西医结合学会周围血管病专业委员会常委、中华中医药学会外科疮疡专业委员会及蛇伤与蛇毒专业委员会副主任委员、中华中医药学会外治分会常务委员、中国医疗保健国家交流促进会创面修复与再生分会常务委员、上海市中西医结合学会周围血管病专业委员会主任委员、上海市中医药学会流派分会及周围血管病分会副主任委员等职，上海市微量元素学会理事。师从陆德铭、唐汉钧教授。擅长中医药防治慢性创面、糖尿病性足病、下肢溃疡、下肢淋巴水肿等周围血管病、复杂性窦瘘、疮疡、甲状腺疾病、乳腺疾病、痛风等以及毒蛇咬伤的救治等。提出慢性难愈性创面当从络病论治以及“煨脓湿润法”“煨脓祛腐法”“祛瘀化腐法”“活血生肌法”治疗慢性创面，清热活血扶正托毒通里攻下法治疗疮疡，解毒排毒补肾活血法及箍围疗法救治毒蛇咬伤。建立了益气化瘀为主内外合治综合方案治疗慢性创面，在国内率先将“拖线技术”治疗糖尿病足坏疽、有头疽、手部疔疮、瘰疬等形成的窦瘘，创制中药滴灌法治疗复杂性窦瘘，成为国家中医药管理局农村中医适宜技术。负责“十一五”“十二五”国家科技支撑计划、国家自然科学基金（3 项）等课题 37 项，获国家教育部科技进步奖二等奖、中华中医药学会科技进步奖一等奖、上海市科技进步奖二等奖等科技奖励 18 项。以第一作者或通讯作者发表学术论文 117 篇，出版专著 39 部。

王云飞（1979— ）主任医师，硕士研究生导师，上海中医药大学学术荣誉体系特聘教授。上海市顾氏外科流派第六代学术传承人，现任上海中医药大学附属龙华医院中医外科副主任，党支部副书记。上海市杰出青年医学人才，英国南安普敦大学医院访问学者，上海中医药大学后备业务专家，唐汉钧教授“名师工作室”成员。兼任上海市中西医结合学会周围血管病专业委员会常委、秘书、青委组长，中华中医药学会外科疮疡专业委员会委员，中华中医药学会膏方委员会委员，中国中医药信息学会创面修复分会理事，上海市中医药学会中医周围血管病分会委员，上海市中医药学会学术流派分会委员，上海市中医药学会外科分会委员，世界中医药学会联合会外科专业委员会委员，中医整形美容协会中医美容分会创伤与修复专业委员会常委等。师从阙华发教授。擅长中医药防治慢性创面、糖尿病足等周围血管病，甲状腺炎、甲状腺癌术后等甲状腺疾病，重症有头疽等感染性疾病，以及传统及微创手术治疗下肢静脉功能不全等。主张将微创手术与顾氏外科特色疗法相结合，一站式治疗下肢静脉性溃疡，并取得良好效果。以第一作者或通讯作者发表 SCI 论文及国家级核心期刊文章 20 余篇，作为主编、副主编参编专著 3 部。负责国家自然科学基金青年基金、上海市科委自然科学基金等多项课题。以第三完成人获得上海医学科技奖二等奖、上海市科学技术进步奖三等奖、中国中西医结合学会科学技术奖三等奖等，授权发明专利 1 项。

（阙华发，王云飞）

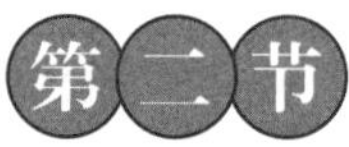

第二节 中医乳腺科传承人传略

陈红风（1964— ）上海市名中医，主任医师，二级教授，博士生导师。为顾氏外科第五代传承人，师从中医外科名家陆德铭教授，续其薪火。从医 30 余年，弘扬中医特色，作为全国中医流派工作室——顾氏外科流派乳腺学组负责人开展传承和建设工作，发扬顾氏外科特色，综合运用内服、手术及多种外治法治疗乳腺良恶性疾病。在实践中创新、发展，传承顾氏外科学术思想和诊疗经验，善于治疗乳腺疾病，综合运用内服、手术及多种外治法治疗乳腺癌、浆细胞性乳腺炎、肉芽肿性乳腺炎、急性乳腺炎、乳腺增生病、乳腺纤维腺瘤等乳腺疾病，开展中医药防治乳腺良恶性疾病的临床和实验研究，疗效显著，多有建树。主持国家科技部“十一五”支撑计划、国家自然科学基金等课题 20 余项，成果获上海市科技进步二等奖等 10 余项。培养硕博士研究生 40 余名。主编全国高等中医院校规划教材和著作等 14 部、副主编 16 部，发表论文 90 余篇。2001—2019 年任上海中医药大学附属龙华医院乳腺科主任，现任中医外科教研室主任、上海中医药大学中医外科研究所乳腺病研究室主任。为全国优秀中医临床人才，国家中医药管理局重点学科中医乳腺病学学科带头人、第七批全国老中医药专家学术经验传承工作指导老师、上海中医药大学中医外科学学术带头人，全国名中医工作室——陆德铭工作室负责人，国家级精品课程、国家精品资源共享课、国家一流本科——中医外科学课程负责人。任中华中医药学会乳腺病分会副主任委员、中国中医药研究促进会乳腺病专业委员会副主任委员、中华中医药学会外科分会常委、上海市中医药学会乳腺病分会主任委员等。

程亦勤（1969— ）主任医师，硕士生导师，中医乳腺科科主任。从事中医外科临床、教学、科研工作近 30 年，全国第三批名老中医学术继承班学员，师承上海市名中医唐汉钧教授，海派顾氏外科第五代传人，全国名中医唐汉钧工作室主要成员。2001 年起专攻乳腺疾病，尤擅长中医药内

外结合治疗非哺乳期乳腺炎（浆细胞性乳腺炎、肉芽肿性乳腺炎）、乳腺增生、乳房异常发育症、乳腺癌术后及其术后创面不愈/淋巴水肿等各种并发症；并善于乳腺炎性疾病及良、恶性肿瘤的手术。

2019年起任中医乳腺科科主任，现担任中华中医药学会乳腺病分会委员、上海市中医药学会中医乳腺病分会常务委员、上海中西医结合学会乳腺病分会委员、上海市中医药学会外科分会委员、世界中医药学会联合会外科专业委员会理事等职务。发表论文40余篇，副主编教材1部，参编卫生部"十一五"规划研究生规划教材等10部，主持及参与国家自然科学基金、国家"十二五"/"十一五"支撑项目等课题8项，获国家教育部科学技术进步奖二等奖、中华中医药学会科学技术奖一等奖等荣誉7项，参与申请专利2项。

叶媚娜（1978— ） 医学博士，主任医师，硕士生导师，中医乳腺科副主任。师从上海市名中医陈红风教授，为全国名中医工作室——陆德铭工作室成员及上海市名中医陈红风工作室主要成员，专注于乳腺良恶性疾病的诊治和研究，擅长乳腺癌术后调治及乳腺良恶性肿瘤、乳腺增生病、急性乳腺炎、浆细胞性乳腺炎、肉芽肿性乳腺炎等疾病的手术及中医药治疗。主持参与国家自然科学基金、上海中医药大学中西医结合一流学科创新基金项目、上海高校选拔培养优秀青年教师科研专项基金、龙华医院自然科学研究基金人才项目等课题20项，发表论文10余篇，其中SCI期刊收录2篇，副主编教材1部，参编教材及专著7部，拥有专利3项。

2019年入选国家中医药管理局全国中医药创新骨干人才培训项目，为上海市科学技术专家库成员，曾入选上海市教委高校中青年教师国外访学进修计划、第四批"上海中医药大学后备业务专家培养计划"等。曾赴美国贝勒医学院进行乳腺癌基础研究，担任中华中医药协会乳腺病分会委员、上海市中医药协会中医乳腺病分会委员及秘书、上海市中西结合学会乳腺病学专业委员会常务委员、上海市医学会普外科分会乳腺学组委员、世界中医药学会联合会外科专业委员会委员、上海中西医结合学会甲乳外科专业委员会委员等职务。

（仲芜沅）

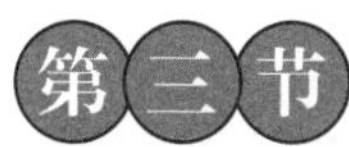

第三节 中西医结合乳腺科传承人传略

刘胜（1968— ） 主任医师、博士生导师，上海中医药大学研究生院常务副院长，国家中医药管理局三级实验室——中药药理（外科）实验室主任，上海中医药大学中医外科学学术带头人，上海中医药大学附属龙华医院学术委员会委员。兼任国家自然科学基金同行评议专家，世界中医药学会联合会乳腺病专业委员会主任委员，中华中医药学会外科分会副主任委员，中华中医药学会外科分会乳腺病专业委员会副主任委员，上海市中医药学会外科分会主任委员，香港大学中医学院特聘教师，第三批全国优秀中医临床人才上海市高层次中医临床人才培养计划培养对象，上海市优秀学科带头人。主编、副主编《乳房病研究进展》《全国硕士研究生入学指导丛书》等著作10部，作为编委编写《现代中医乳房病学》《简明中医外科处方手册》等著作，共发表学术论文百余篇。近3年发表文章27篇，其中SCI论文7篇，国家核心期刊20篇。10余年来，以乳腺癌术后、乳腺增生病和浆细胞性乳腺炎中医药防治的临床和基础研究为中心，先后主持、参加国家“十五”“十一五”科技攻关项目各1项，主持国家自然科学基金项目5项，主持上海市科委、教委、上海市卫生局等省部级项目6项，参加科技科研课题10余项。研究成果先后获1995年国家中医药管理局中医药科技进步奖三等奖，1996年上海市卫生局科技进步奖二等奖，1996年上海市中医药科技成果二等奖，1997年上海市临床医学成果奖二等奖，1998年上海市临床医学成果二等奖，2005年上海市医学科技成果三等奖，2007年上海市科技进步三等奖和教育部高等学校科学技术进步奖二等奖等国家级、省部级科技进步奖，以及2020年上海市中医药科技进步奖一等奖、2021年中华中医药学会科技进步奖三等奖、2021年上海市中医药科技进步奖二等奖。

秦悦农（1970—　）主任医师，硕士研究生导师，上海中医药大学附属龙华医院中西医结合乳腺科主任。世界中医药学会联合会乳腺病专业委员会副会长，上海交通大学国家健康产业研究院自然医学与健康研究所专业委员会副主任，中国中医药研究促进会乳腺病专业委员会常务委员，上海市中西医结合学会甲乳外科专业委员会常务委员，全国名老中医药专家（陆德铭）传承工作室成员，海派中医顾氏外科第五代传人。

毕业于上海第二医科大学（现上海交通大学医学院）医疗系临床医学专业，先从事普外科工作后专攻乳腺疾病。曾在美国马萨诸塞州立大学医学院进修学习乳腺癌的早期诊断和综合治疗，擅长乳腺良恶性肿瘤的各类手术，尤其是规范化保乳手术；完成上海市2004年高级“西学中”研修班课程，师从上海中医药大学陆德铭终身教授和上海名中医奚九一教授，对乳腺疾病能应用中西医两套方法诊断治疗，国内为数不多的西医和中医技术兼具的乳腺科专家。先后主持、参加国家自然科学基金、上海市科委、上海市卫健委、申康医学发展中心等省部级项目多项，参加科技科研课题10余项。近5年发表医学论文18篇，其中SCI论文9篇，国内核心期刊9篇。

重视医学科普工作，主编出版科普书籍《非常医患对话——乳房那些事》《健康生活完全指南——乳腺疾病》，其中《非常医患对话——乳房那些事》获得第33届华东地区科技出版社优秀科技图书二等奖。

（刘胜，秦悦农）

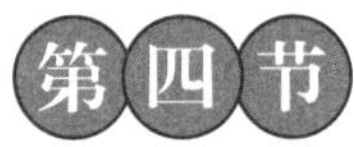

第四节 皮肤科传承人传略

李咏梅（1961—　）主任医师，硕士生导师，国家非物质文化遗产名录“顾氏外科”第五代传人，1999年至2019年任上海中医药大学附属龙华医院皮肤科主任，中医皮肤病教研室主任，曾任中华中医药学会皮肤科分会常务委员，第一至第五届中国医师协会皮肤科分会委员，中国中西医结合学会皮肤性病专业委员会委员，上海中西医结合学会皮肤性病专业委员会常务委员，上海中医药学会皮肤科分会副主任。

2003年3月—2006年6月为国家中管局第三批全国名老中医药学术经验继承班学员，师从马绍尧教授，继承与发扬中医药论治皮肤病的优势。在总结整理导师“从肝论治银屑病”方面进行了系统的临床观察与分析评估，同时通过总结导师经验方——“除湿止痒合剂”遣方用药特点，率先提出了“风湿热三邪俱清，心肺脾三脏同调”“肺

脾相互为用，相互协调”治疗过敏性湿疹的中医理论。主编《龙华名医临证录——马绍尧学术经验撷英》《跟名医，做临床》《当代中医皮肤科临床家——马绍尧》等专著。

宋瑜（1973— ）主任医师，硕士生导师，国家非物质文化遗产名录“顾氏外科”第五代传人，皮肤科主任，中医皮肤病学教研室主任，上海市中医药领军人才，上海市首届中医科普巡讲团讲师，上海中医药大学“金牌教师”；兼任中华中医药学会免疫学分会委员、精准医学分会委员，中国民族医药学会皮肤科分会常务理事，中国人体健康科技促进会皮肤病专业委员会委员，上海中西医结合学会皮肤性病专委会副主任委员，上海中医药学会美容分会副主任委员，上海中医药学会皮肤分会委员，中整协中医美容分会常务理事，中整协中医美容分会中西医专业委员会副主任委员等。

1997年进入龙华医院工作，2012年起任中医皮肤病学教研室主任，2019年起任皮肤科主任。先后主持和参与国家级科研项目3项，上海市科委等省部级科研项目4项，上海市卫生局重点等局级以上科研项目6项。作为第一作者和通讯作者在核心期刊发表论文20余篇。作为第三完成人获2016年上海中医药科技奖二等奖。主编及参编专著8部，副主编国家卫健委“十三五”中医住院医师规范化培训教材《中医皮肤科学》，参编规划教材3部等。先后培养硕士生12名。

李晓睿（1974— ）医学博士，副主任医师，硕士生导师，上海中医药大学附属龙华医院皮肤科副主任，国家非物质文化遗产名录“顾氏外科”第六代传人，全国名老中医经验传承研究项目马绍尧工作室成员。中国中西医结合学会皮肤性病专业委员会委员，上海市中西医结合学会皮肤性病专业委员会秘书，上海市中医药学会美容分会委员，上海市医学会皮肤性病学分会青年委员，上海市中医药学会皮肤病分会青年委员。2019年7月至2020年8月，作为上海市第五批“组团式”援藏医疗队队员在日喀则市人民医院执行援建任务，被评为日喀则市人民医院最佳援藏干部，被西藏自治区聘为“组团式”援藏医疗首席专家，被日喀则市人民政府评为优秀援藏干部人才。主持省部级、局级课题3项，核心杂志发表论文20余篇，发表SCI论文2篇，参编论著4部。

（宋瑜，李晓睿）

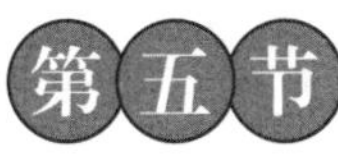

第五节 肛肠科传承人传略

曹永清（1961— ）主任医师、二级教授、博士研究生导师，顾氏外科第五代传人，上海市名中医。上海中医药大学附属龙华医院肛肠科原主任，中医管理局中医药重点学科、国家临床重点专科和国家中医药管理局“十二五”重点专科中医肛肠学科带头人，上海市中医肛肠临床基地负责人和上海市中医专业质控组中医肛肠组组长。兼任世界中医药学会联合会肛肠病专业委员会第三届会长，中国中西医结合学会大肠肛门病专业委员会第四、五届副主任委员，上海市中西医结合学会大肠肛门病专业委员会第三、四届主任委员等职。

从事中医外科的医疗、教学和科研工作30余年，擅长运用中医中药治疗各种疑难危重肛肠疾病。获得省部级奖励9项，医学发明专利9项。主编（主审）《实用中医肛肠病学》《肛肠病中西医结合治疗学》等专著4部，发表医学论文27篇，培养硕、博士研究生30余名，带领科室团队先后荣获“上海市模范集体”“上海市医务职工科技创新优秀团队”及“全国青年文明号”等称号。

王琛（1977— ）医学博士，主任医师，教授，博士研究生导师，肛肠科主任。师从上海市名中医陆金根教授。现担任世界中医药学会联合会肛肠病专业委员会副会长、中国民族医药学会肛肠科分会副会长、上海市医师协会肛肠专业委员会会长、中国中西医结合学会大肠肛门病专业委员会副主任委员。作为顾氏外科第五代传人，将“肛肠良性疾病的微创治疗和生物力学研究”作为主攻方向，擅长蹄铁型脓肿、复杂性肛瘘、重度混合痔、克罗恩病肛周病变、婴幼儿肛周病变、直肠脱垂等肛肠良性疾病。2010年入选“上海市科技启明星计划”，2012获上海市教委高级访问学者资助，2013年获上海市银蛇奖二等奖，2015年评为上海市先进工作者。2018年被评为上海市卫生计生系统优秀学科带头人、上海市中医药领军人才、上海市杰出专科医师。先后至英国St Mark肛肠医院和美国Cleveland Clinic Florida访问学习。近年来作为课题负责人承担了国家教育部、国家自然科学基金委、上海市科委、上海市教委和上海市卫健委等科研基金项目13项。发表论文45篇，其中SCI 8篇，参编著作7部，参编国家规划教材2部，主译、副主译国际肛肠外科学著作3部。申报并获得专利授权13项，其中发明专利3项。作为主要完成人获得中华中医药学会科技进步奖一等奖、上海市科技进步奖二等奖、上海医学科技奖二等奖等8项。

易进（1965— ）学士学位，副主任医师，肛肠科副主任。作为顾氏外科第五代传人，将“肛肠良性疾病的微创治疗”作为临床治疗主攻方向，对蹄铁型高位脓肿、复杂性肛瘘、重度混合痔、尾骶部藏毛窦等肛肠良性疾病有心得。曾至英国St Mark肛肠医院短期交流学习。近年来作为课题负责人承担上海市卫健委等基金项目2项。发表论文6篇，担任世界中医药学会联合会肛肠病专业委员会理事，上海市中医药学会肛肠分会委员，上海市中医肛肠医疗事故鉴定组成员。

姚一博（1978— ）医学博士，副主任医师，肛肠科副主任，顾氏外科第五代传人。2007年毕业于上海中医药大学并获硕士学位，2015年毕业于上海中医药大学并获博士学位，2014—2015年在美国克利夫兰医学中心（Cleveland Clinic）从事访问学者工作，2016年赴日本大肠肛门病高野病院（Takano Hospital）短期访问。主要研究方向为中医药治疗便秘的生物学机制研究、肛肠良性疾病的微创手术治疗。现任上海中医药大学附属龙华医院肛肠科副主任、副主任医师、医学博士、硕士生导师。为上海市中医药学会肛肠分会副主任委员、世界中医药学会联合会肛肠病专业委员会常务理事、上海市中西医结合学会大肠肛门病专业委员会常务委员、上海医师协会肛肠专业委员会秘书，DCR杂志官方中文版编译者。已发表学术论文30余篇。负责和参与国家自然科学基金项目5项，其他国家级、省、部、局级科研项目10余项。作为执行副主编及副主编出版专著2部，参与编写国家规划教材3部。入选上海中医药大学“杏林学者”及“杏林学者”追踪、第七批全国老中医药专家学术经验继承工作继承人等人才项目。

梁宏涛（1981— ）医学博士，副主任医师，硕士研究生导师，顾氏外科第五代传人。上海市“杏林新星”，第六批全国老中医药专家学术经验继承工作继承人，澳大利亚悉尼科技大学、英国St Mark肛肠医院访问学者。主攻肛周窦瘘类疾病的防治，将顾氏外科特色疗法与现代微创技术结合运用于肛肠疾病。并积极参与国家级非遗“顾氏外科疗法”推广保护与科普工作。现任中华

中医药学会流派传承分会青年委员、世界中医药学会联合会肛肠病专业委员会理事、上海市医师协会肛肠专业委员会委员、上海市中医药学会肛肠分会委员兼秘书、上海市中医药学会学术流派分会青年委员、上海市中西医结合学会大肠肛门病专业委员会委员。*Colorectal Disease* 与 *Frontiers in Public Health* 杂志审稿人。主持国家自然科学基金等各级课题5项，副主编出版专著3部，参与编写国家规划教材1部，发表学术论文15篇。授权实用新型专利5项；申报国家发明专利2项，国际发明专利1项。近5年曾荣获上海市科学技术奖二等奖、上海市医务职工科技创新星光计划二等奖、“创新之星”提名奖等各级奖励7项。

（王琛，易进，姚一博，梁宏涛）

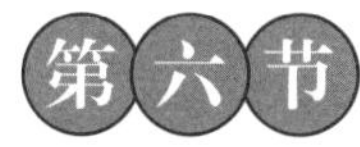

第六节

肝胆外科传承人传略

张静喆（1955— ）二级教授，主任医师，博士生导师、博士后合作导师。顾氏外科第五代传人。第五批全国名老中医药传承工作室（朱培庭）负责人。上海市卫生局跨世纪“百人计划”培养对象，上海市医学领军人才、上海市领军人才、上海市重点学科中医外科学术带头人、龙华医院首批中青年名中医。曾获上海市优秀青年医师、上海市“新长征突击手”等光荣称号及两度获上海市卫生系统“银蛇奖”表扬提名奖。历任上海中医药大学附属龙华医院中西医结合大外科主任、普外科及胆道外科主任、西医（中西医结合）外科教研室主任、中医外科研究所副所长等职。兼任中国中西医结合学会普外专业委员会顾问（原副主任委员）、胆道疾病专家委员会副主任委员，中国胆石病防治专科医联体（联盟）华东地区主任委员，上海中西医结合学会外科专业委员会主任委员、围手术期专业委员会副主任委员，上海医师协会普外科分会胆道学组副组长，上海市普外临床质控中心专家委员会委员，上海市医药行业协会特殊感染防治专业委员会名誉主任及《中国中西医结合外科杂志》副主编等职。

从事中西医结合外科医教研工作40余年，致力于普通外科尤其是外科急腹症、胆胰疾病及围手术期处理的中西医结合临床与应用基础研究及理论创新研究。

主持及参与省部级及以上科研项目20余项，获各级科技奖励20余项，主编及副主编论著及教材6部，发表学术论文150余篇，培养硕、博士研究生30余名。

主要学术思想及成就包含三个方面：① 传承“胆病从肝论治”思想，领衔开展中医药防治胆病的临床辨证客观化研究、“方—证”研究及系列药物物质基础研究，为丰富和完善以中医理论为指导、中医辨证论治为基础的胆病综合防治体系提供科学依据，推动胆病中医药防治高水平发展。② 攻坚外科炎性急腹症，倡导中医“从肠论治”，临床上用现代循证医学方法对锦红片治疗急性胆源性感染的疗效再评价，科学研究验证肠黏膜屏障功能在急性胆道感染中的重要作用，揭示锦红片保护和修复肠黏膜屏障功能的重要作用环节和物质基础。③ 基于术后患者病理生理学特点，在脏器秩序重建、体内平衡重构过程中，创新性采用“八纲辨证”体系进行辨证论治，分型简单、疗效显著。

顾宏刚（1973— ）主任医师，副教授，上海中医药大学附属龙华医院普外科（肝胆外科）主任，西医外科学兼中西医结合外科学教研室主任，医学博士，硕士生导师，顾氏外科第五代传人。兼任上海市中西医结合学会外科分会委员兼青年主任委员，中国中西医结合学会外科分会委员，上海市中西医结合学会外科专业委员会腔镜与内镜学组副组长，上海医师协会普外分会委员，上海医药行业协会中西医结合快速康复外科专业委员会副主任委员，上海市中西医结合学会内镜专业委员会委员，上海市中西医结合学会胰腺疾病专业委员会委员，上海市中西医结合学会理事等职务。长期从事中西医结合诊治普外科疾病的临床、科研及教学工作，专攻肝胆胰、胃肠肿瘤、甲状腺疾病的诊治、微创手术、术后调治。曾入选并完成上海市青年科技启明星、上海市名中医朱培庭工作室、上海中医药大学杏林学者、上海中医药大学后备业务专家等培养计划。作为访问学者于美国耶鲁大学医学院进修2年。主持完成科研课题7项，发表论文50余篇，获医学奖项8项，授权专利2项。

（梁晓强，余奎）

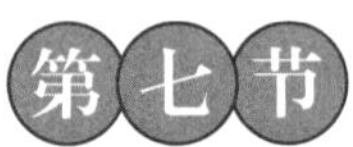

第七节 胃肠外科传承人传略

章学林（1965—　）主任医师，硕士研究生导师，龙华医院胃肠外科主任，顾氏外科第五代传人。1993年师从唐汉钧教授攻读硕士学位，1996年师从朱培庭教授攻读博士学位，2004年成为朱培庭名中医工作室成员，2016年入选为龙华医院第三批中青年名中医培养对象，拜师朱培庭教授、陆金根教授，系统全面地继承了顾氏外科学术思想。学术上提倡三个结合：“中医与西医相结合、手术与非手术相结合、微创技术与传统手术相结合”；依据疾病谱的变迁，创新地拓展了顾氏外科领域，以胃、结直肠肿瘤为主攻方向，传承顾氏外科学术精华，提出“防重于治、早诊早治、中西协同、规范诊疗”的学术理念，开发“肠安无忧”大肠癌早期筛查结合中医体质辨识智能小程序，为居民的胃肠健康提供技术支撑和中医指导，提升了学科在胃肠癌防治领域的学术地位和影响力。主编专著《肠癌无忧》、副主编“十三五”规划教材《外科学》、参编《中国大百科全书》（第三版）、《顾氏外科临证经验集萃》等，发表论文30余篇，培养硕士研究生5名。

2000年参加上海青年志愿者赴滇扶贫接力队；2008年四川汶川“5.12”大地震发生后，担任国家中医药管理局抗震救灾医疗队队长；2010年成为龙华医院援建云南省安宁市中医院医疗队首任队长。获中国农工党中央“抗震救灾优秀党员”、上海市卫生局“先进工作者”、上海中医药大学“优秀共产党员”等荣誉。荣获上海市科技进步奖、中国中西医结合学会科技奖、上海银蛇奖提名奖等奖项。

现任中国中西医结合学会普通外科及围手术期专委会委员、中国标准化协会理事、上海市中西医结合学会外科及围手术期专委会常务委员、加速康复专委会副主任委员、上海市肿瘤防治联盟结直肠专业组委员、上海市人身伤害司法鉴定专委会专家。

许阳贤（1971—　）主任医师，硕士研究生导师，顾氏外科第五代传人。1995年毕业于浙江医科大学（现浙江大学）临床医学系，1997年毕业于上海中医药大学第二学士学位西学中班，于1998年起师从顾氏外科第四代传人朱培庭教授，获中西医结合临床硕士学位。1997年至今在上海中医药大

学附属龙华医院普外科工作，2015 年晋升普外科主任医师。2005 年至 2008 年担任普外科行政副主任。

临床工作擅长各种普外科常规手术，主攻胃肠道良恶性肿瘤、甲状腺肿瘤、胆道系统疾病的手术和中医药治疗，2002 年起长期带领医疗团队进行中西医结合诊疗工作，目前年门诊近 2 000 人次，年手术量逾 200 台，临床业务能力突出。迄今参加国家和省部级科研课题 10 余项，参编著作 2 部，以第一作者及通讯作者发表国内核心期刊文章十余篇，SCI 论文 4 篇（影响因子 26.1 分），目前主持上海市科学技术委员会面上项目 1 项，培养硕士研究生 5 名。具有丰富的中医药科研工作经验和成绩。2014 年入选并于 2017 年完成上海市新三年行动计划中西医结合高级人才培养项目，师从全国名老中医朱培庭教授，继承顾氏外科学术经验，对中医药防治消化道恶性肿瘤、中医药干预围手术期各类并发症及其他外科疾病的中医辨证论治具有大量临床经验。

现担任中国抗癌协会大肠癌专委会 TEM 学组委员、中国医师协会肛肠医师分会转化医学专委会委员、中国中西医结合学会普外科专委会直肠癌防治专委会委员、上海市抗癌协会胃肠肿瘤腔镜专委会、肿瘤精准医疗专委会、早诊早治学组及肿瘤微创治疗专委会腔镜外科学组委员、上海市肿瘤防治联盟结直肠专委会委员等学术职务。

（侯佳伟，蒋增华）

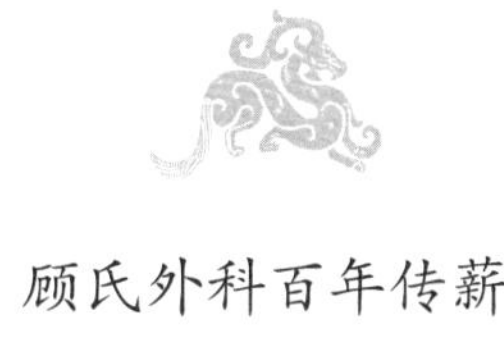

第二篇

文化风采

一、治学精神

顾氏外科是近代沪上著名中医外科名家流派，该派家学肇起于顾云岩，成熟于顾筱岩，而光大于顾伯华。传世以来，以擅治疔疮闻名，对外科诸般疾病都有独特经验。顾氏子孙相继操持外科世业，至顾筱岩成了名冠沪上的疡科名医，以“疔疮大王”而誉满沪上。至今顾氏外科传承百余年，六代医者薪火相传，始终坚持勤求古训、传承家学、发展创新的治学精神，不断磨砺精进，从而更好地悬壶济世，他们热爱中医、钻研中医，留下不少经典著作和篇章[1]。如顾筱岩早年曾著《医家传心集》，后因诊务繁忙，无暇论述。迨入文献馆后，出于对中医学之热爱，抱病工作，著述《外科外敷选方歌括》及医案、医话多篇，如《疔疮走黄辨证施治》《乳部疾病的论治》等，大多口述后由文献馆同仁及孙儿顾乃强协助整理，发表于“文献馆丛刊”和《上海中医药杂志》。他晚年病卧床褥，仍置书籍于榻旁，不时翻阅。同道来望，则畅谈医学，互相切磋。顾筱岩曾拟以自传体裁，论述数十年临床经验，留贻于后人，憾因病于1968年11月逝世，未能完稿，幸尚存早年亲笔留存方笺百余帧，定名《顾筱岩方笺存真》，虽一鳞半爪，弥足珍贵，已付剞劂，以资流传。而其子顾伯华曾培养出全国第1个中医外科博士研究生，先后主编全国中医学院中医外科学讲义等多种著作[2]。

（一）勤求古训，博采众方

顾氏祖籍原在崇明堡镇港，后迁徙到一江之隔的浦东，落户在东昌池家村，从此这里便成为顾家第二故乡。人们将浦东作为后来顾氏外科的发祥地，称之为“浦东顾家”。顾氏数代业医，至顾云岩已以外科誉满桑梓[3]。

顾筱岩幼承庭训，除继承家业外，苦学岐黄，先学《医学三字经》《本草便读》《药性赋》等入门书籍，后学《黄帝内经》《难经》《伤寒论》诸经典，并精研陈实功的《外科正宗》等。随着医术精进，门诊业务也愈加繁忙。

顾筱岩是一个思想开明、善于钻研学习的人。他深深懂得开展中医外科并非只是靠着几个常用的验方、几套拿手的手术技巧、几种祖传的外用药，而要真正弄懂中医外科，解决各种疾病证候，一定要学好中医基础理论，尤其要以中医阴阳脏腑气血理论为基础，做到“通内而精外”。于是顾筱岩有意识地决定在自己的子侄辈学医者和弟子中进行一次中医理论的再学习。此时顾筱岩已经是誉满申城的名医，每日诊号一二百人，实在没有时间和精力再给子女们进行系统讲课了。于是他特意邀请上海中医专门学校的第1届毕业生、私立上海中医学院的教务长黄文东任家教，每周两次到家里来专门为顾氏子弟和他的门生们讲解《黄帝内经》《难经》《伤寒论》《金匮要略》以及其他中医经典。由此顾氏一派行医基础皆传承古训，夯实稳固[3]。

顾筱岩勤奋钻研，谦逊好学，不尚空论，不耻下问，他曾向天主教神父求索秘方，甚至向病家博采民间验方良法。他师古而不泥古，学今而能化裁，学习不分中外，触类旁通，结合临床实践，独抒己见。在辨证施治和外用药的研制配方中，发明了许多有很好疗效的经验良方。每逢疑症，往往出奇制胜，拯救危难患者，逐渐形成顾氏外科学术流派特色[2]。

（二）发展创新，薪火相传

顾筱岩深研经典理论，勇于实践，敢于创新，技术精益求精，他不但汲取先辈同道经验，广征博采，不耻下问，甚至对患者提供的验方也经验证后予以吸收，并在临床实践中化裁应用，创研了芩连消毒饮等验方及苍耳子虫等外用药物，在抗生素尚未普及的时代，挽救了无数生命，被称为“疔疮大王”，逐步形成和奠定了顾氏外科流派的基础[4]。

顾伯华在父亲顾筱岩支持下，毫无保留地将顾氏外科诊病心要、验方、秘方及用药心得，外用药的配制方法、手术操作方法全部奉献出来，20世纪60年代主编我国第1部中医院校外科统编教材《中医外科学》，80年代出版了《实用中医外科学》，同时构建了中医外科学的学术体系，成为顾氏外科实现巨大跨越的关键的第一步。顾伯华成为现代中医外科学的奠基人与开拓者。他勇于创新，融通中西，创新发展了顾氏外科学术思想，成为顾氏外科最杰出的继承者和发展者[4]。

顾伯华事业至上，一心为公，提携后学，不遗余力。1978年，党中央把继承和发扬中医事业提到议事日程，为解决中医后备乏人问题，为顾老配备助手和接班人，当时顾老的长子在长宁区中心医院，两个女儿，一个远在安徽合肥，一个在南汇，但顾老出于公心，首先想到的接班人是原来师徒结对的学生——在奉贤工作的陆德铭教授，在多次政协会议上要求把陆德铭从郊县奉贤公社调上来，他认为他们是最佳配对，事实证明陆德铭教授等第四代顾氏外科传人开创了中医外科医道新篇章[4]。

二、医德风采

（一）仁心待人，不畏敲诈

顾氏外科尊崇“医乃仁术，济世救贫”的宗旨，认为生命对每个人均只有一次，患者虽有贫富贵贱之分，但疾病是不分富贵和贫贱的，应当尊重生命，敬畏生命，因此，接待患者只看病不看人，对患者无论贫富贵贱均一视同仁，细心听取患者主诉，从不厌怠，并悉心解惑。顾筱岩、顾伯华悬壶济世，对待贫苦劳众从不计诊金有无多寡，并在诊疗中必定要亲自查验疮口，不嫌脏臭，亲自换药，甚至施诊馈赠外用疮药，深得患者信赖及交口称誉[4]。

顾筱岩认为做医生第一要心仁，遇有贫贱者必当救助。早年设诊所于南市万裕码头时，就诊者多是贫困民众，来诊时多已病重，东借西凑，筹得诊金来看病。久之，先生知情，乃制“红包诊金”规矩，每次诊后，病家只要送一个红纸包作酬谢，有钱时可以包上几角钱，困难者可以包几枚铜板，甚至空包一张红纸，算是酬谢。先生一概不计较，又给患者留了面子[5]（图2-1-1）。

顾筱岩平时温恭谦让，对病家态度十分和蔼，但对恶势力则不畏惧，十分坚强。1931年夏，先生治一神志昏糊男孩诊为疔疮走黄症情危急，急投药救治，药力未及，当夜而死。病家闹上门来，陈尸堂前，诬先生药误致死。时卫生局未加调查，竟吊销了先生的开业执照。为了应变，故临时挂起门人沈楚翘的牌子，照常应诊。但诊所门前每天挤满闹事者，有人也趁机前来敲诈。朋友劝先生花钱消灾，私下了结。先生镇静自若，正色说：“死人在

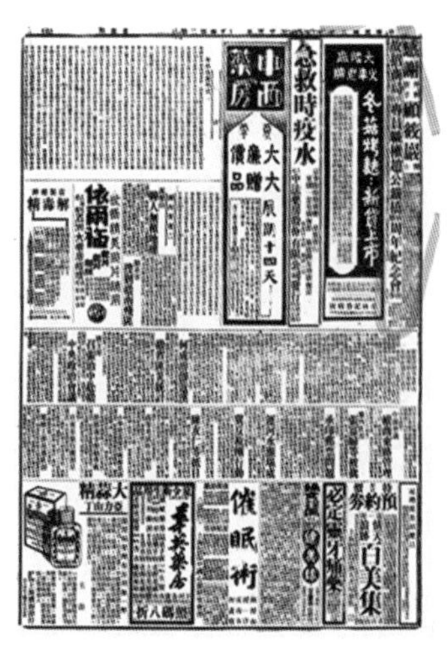

图2-1-1　1931年7月《申报》刊登“外科圣手顾筱岩”启事

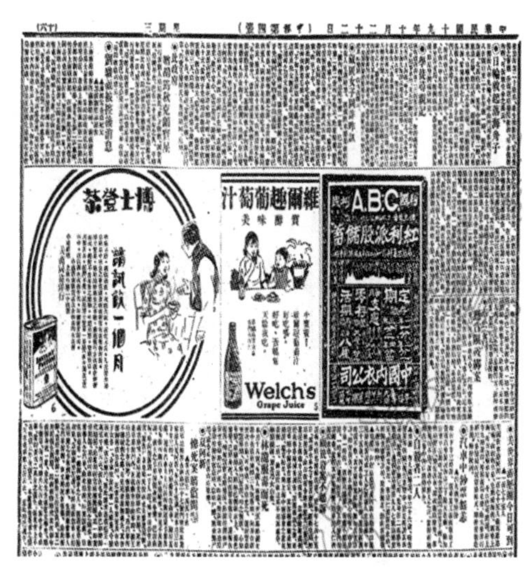

1930年《申报》

◉顧筱岩案不起訴

滬南外科名醫顧筱岩、於本年七月十五日、爲房永泰之子雙喜治病、經衛生局勒吊執照後、由市政府令將執照先行發還、案送上海地方法院偵查、茲悉檢察處對於此事亦極慎重調查、詳閱傳訊之後、更送吳縣中醫協會鑑定、其答稱顧醫並無錯誤、鑑定結果、與上海中醫協會之意見並無一致、故法院依法爲不起訴處分、顧醫被誣、至是乃大白矣、

图 2-1-2　1930 年《申报》

病在，方在，药对，我无错。我一生不做鬼祟事，救济贫病我从不吝啬，若要敲诈冤枉钱，我顾筱岩是铁公鸡——一毛不拔！”斩钉截铁，决不含糊，令来者瞠目结舌，悻悻而退。后来，沪上中医学会等组织联合出面，向各界说明真相，法院不得不以“不起诉处分”了结此案，卫生局也只得发还开业执照，顾筱岩的不畏强暴由此出名[5]（图 2-1-2）。

（二）患者为师，提携后辈

顾筱岩以患者为师，认为患者是医生了解病情、掌握各种信息的老师，常说“医生只有一个，患者可以无数。民间有一字师，患者是我们方药的第一品尝者，从服药的第一口开始，他就有资格对医生进行评论，有资格检验方药灵还是不灵。他确确实实是我们的老师，切莫轻慢对待”，对待患者和蔼可亲，即使遇到凶险之症，从不危言耸听，而是解释安慰，竭尽自己的能力给予救治。同时十分注重方药治疗与心理治疗相结合，患者常有“尚未服药，病已轻一分”之感[4]。

顾筱岩医名既盛，多有求入门下学徒者，他都着意栽培。学生满徒之时，先生都亲自赶到学生诊所，为其举办隆重的满师酒，挂上亲笔书写的“顾筱岩门人”招牌，并向大家打招呼：“我的学生某某已经满师，今后这儿附近如患外科病，不必找我，我的学生完全和我一样看得好。”遇到病号来自学生门诊附近者，常介绍到其处就医。学生碰到疑难病症来求教时，先生都热情指点。先生虽然减少了业务收入，但方便了病家，提携了后学。先生的弟子沈楚翘、顾伯平、徐精良、顾伯华等，皆在上海各大医院以疡医著称，学生们到耄耋之年仍念念不忘他的高风亮节[5]（图 2-1-3）。

三、业余生活

中医的业余生活是丰富的。中医医师爱好广泛，无论是书法绘画，还是收藏古玩等方面，都能反映出他们的兴趣所在。顾筱岩清雅淡泊，不嗜烟酒，不近女色，不理钱财，不求名利，闲来种兰花、饲鸟雀、养鸽子、逗蟋蟀以怡心养性。遇有名种兰花，常不惜重金购买，精心调养。

顾筱岩授徒有个规矩，凡入门者，一律住宿于诊所，以便早晚课读。每天黎明洒扫之后，学生先习字，后读书，不容稍怠。先生尝云：字是一张方子的门面，是一个医生学识才华的外露，亦是医疗效果的保障。很多病家。延医之先，常常先借你的方子看看，以度学问深浅，医道高低。字

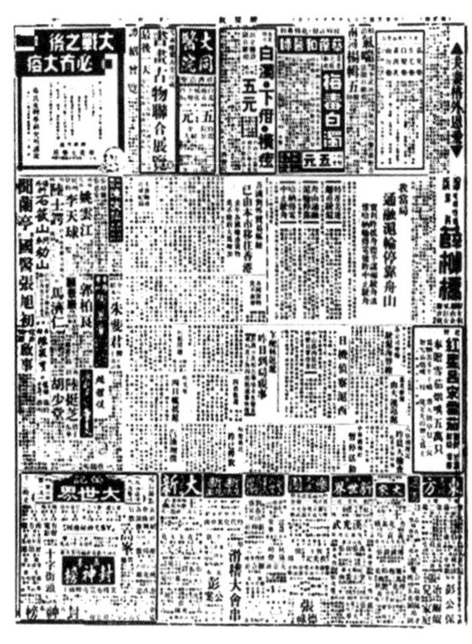

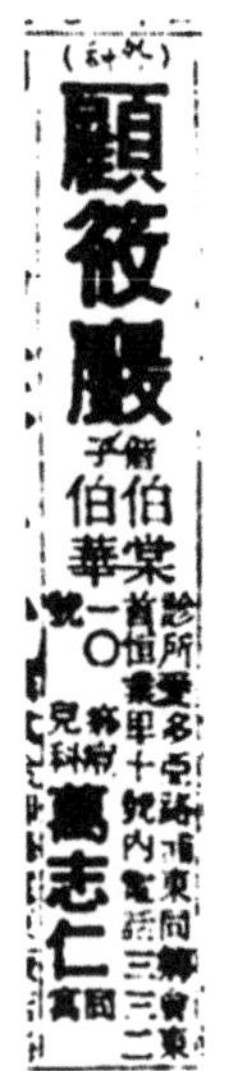
顧筱巖
子伯華
伯棠
葛志仁

民国27年5月18日

《新闻报》

图 2-1-3　1938 年上海《新闻报》

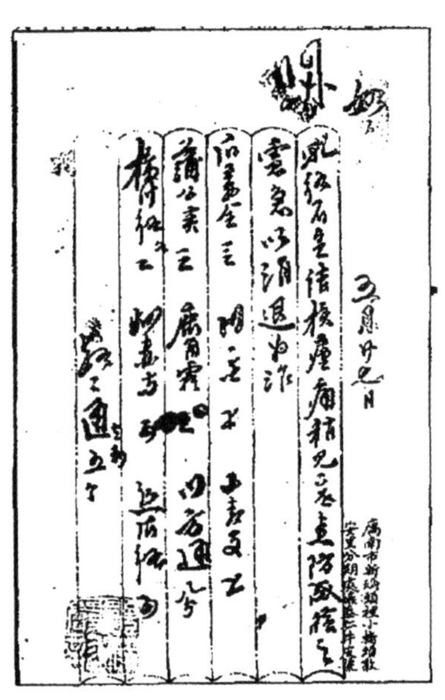

图 2-1-4　顾筱岩方签墨迹

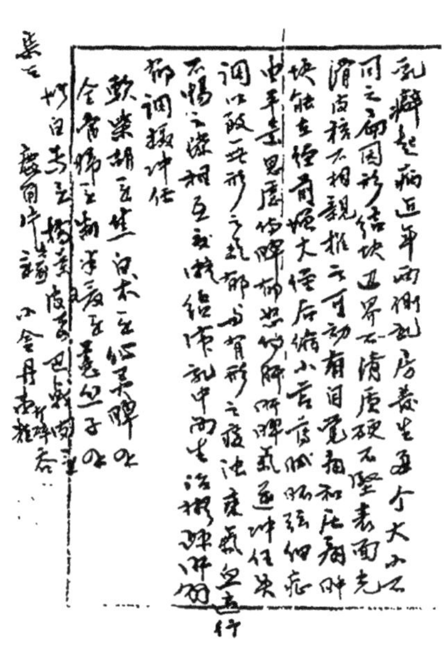

图 2-1-5　顾伯华方签墨迹

写得不好，业务少还是小事，字写得不规范，药师错配，贻误人命，危害极大。学生入门，先教其临写颜真卿《家庙碑》《告身自叙》帖，每天写完给先生批阅合格后，才能去读指定的书。先生说：“大楷练得好，小楷字自然跟上。”一年左右，先生认为大楷根底差不多了，才可以学行书。先生自己则喜欢颜氏的《争座位》帖，书法颇有颜氏韵味。书画大家吴湖帆誉先生“方笺之书有颜氏大将风度”[5]。故其子弟门人书法皆有功夫（图 2-1-4、图 2-1-5）[6-7]。

20 世纪 40 年代，医师群体作为都市中间阶层的特征，出行的交通工具也发生了一些变化，由 20 世纪二三十年代的坐轿或雇黄包车等，到了出诊备有自备车。比如 1984 年登记在册的上海市汽车车主就有顾筱岩（小型马立斯）、顾伯华（小型奥斯丁），并明确其配车用途为出诊。一方面反映

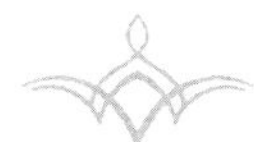

了被称为自由职业群体的医师，以及其相对丰厚的经济收入以及较高的社会地位[8]。

顾氏外科流派特质鲜明，历代传人济济，传承完善，学术创新不断，学术传人各领风骚，誉满海内外，成为中国传统医学的一枝奇葩，外科的一大流派，与胸怀博大、勤于思考、勇于创新，攻坚克难、不计名利、不秘师传、融通中西的顾氏外科文化密不可分。顾氏外科流派在传承、发展过程中，打破家族和师徒范围传承以及“传子不传女，传徒留三分”的传统模式，不秘私传，知无不言，倾心授教，并且“量体裁衣”培养传人，“不怕我不教，就怕你不学”，打造了一支学术团队；不墨守成规，善于汲取西医之长，拿来为我所用，中西医融合，取长补短；富于创新，尤重原创，攻克疑难危急重症。创新造就了成功，彰显了特色，凸显了优势。正是这些，为顾氏外科流派的学术繁荣及可持续发展开辟了无限广阔的前景和空间（图 2-1-6、图 2-1-7）[4]。

正由于顾氏外科流派文化的影响，中医外科先后获得上海市文明班组（2003）、上海市劳模集体（2004）、全国五一劳动奖状（2004）等集体荣誉，肛肠科获上海医务职工科技创新团队（2009）、上海市劳模集体（2010）、全国青年文明号（2016）、上海市工人先锋号（2020）。朱培庭、唐汉钧、陈红风先后获得上海市劳动模范、全国卫生系统先进工作者荣誉，唐汉钧获得上海市高尚医德奖（2002），陆金根获得上海工匠称号（2018）等荣誉。王琛获上海市劳动模范（2015）。陆德铭、唐汉钧、朱培庭、陆金根荣获上海市中医药杰出贡献奖称号（2020）[4]。

顾筱岩

顾筱岩(1892～1968)，字鸿贤。上海浦东人。出身中医外科世家，少年从父兄习医。民国元年(1912年)，在其兄开设的益生春诊所应诊，后在上海南市自设诊所开业，以治疗疮乳痈成名。抗日战争爆发后，诊所迁至福煦路(今延安中路424弄18号)，求诊者每日数百。民国37年至香港九龙开业，在海外颇有影响。1956年回沪定居，任上海市中医文献馆馆员。

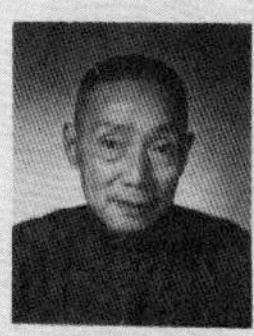

顾筱岩

顾氏精疮疡外科，其学奠基于《内经》、《难经》，宗明代医学家陈实功，取法于《外科正宗》。深研《疡科心得集》及《外科全生集》。临床融会贯通，治病重视整体观念，认为疮疡“形之于外，病源必根于内”，“脾胃气血生化之源，亦疮疡化毒之本”，善于掌握阴阳转化之理，不拘成法，形成顾氏独特的学术观点和临床经验。凡疮疡须出脓者，顾氏不用麻醉，常用暗刀，骤然刺入，当其发觉，脓已大泄，手术准、快、轻、灵，尽在指下。顾氏博采众长，钻研创新，用“蜩虫”做药以聚毒起疮头治疗，用小公鸡炖汤频饮以生发胃气，托毒外出治愈对口疽症者等独特的治疗方法。并继承和改进家传验方，创制芩连解毒汤、红灵丹、黑退消、青黛散、青吹口等治疗特效药。

顾氏崇尚医德，在悬壶于南市万裕街时，地近水陆码头，遇贫苦求诊者，常施诊给药不收诊金。顾教育临诊子弟，诊务越忙，临诊应越细，审诊用药，殚思极虑，对病家要和蔼可亲，解释病情戒危言耸听，戒自炫其术，治病治心，足为后世取法。

顾氏教子带徒，教学严谨。自编教材，将自己独特的学术见解、验方和外治方法悉心传授子侄门人，培养出一批顾氏外科流派的优秀中医。60年代，他支持子侄门人毫无保留地将验方、秘方汇编于中医学院全国统编教材的外科讲义中。

顾氏任职上海市中医文献馆后，先后编写《疔疮走癀之辨证施治》、《乳部疾病谈》、《穿骨流注治疗体会》、《漫谈对口疽》、《骨槽风临证心要》、《外治疗法经验》、《漫谈大头瘟的治疗》等10余篇医学作品，发表于《上海中医药杂志》和《临证心得集》。晚年编著《外科外敷选方歌括》，并拟写诊疗回忆录，未果而卒。

图 2-1-6 1996 年《静安区志》对顾筱岩的介绍，静安区地方志编纂委员会编

顾筱岩(1892～1968)

名鸿贤。上海人。出身于中医疡医世家，少年从父习医。后在东门外万裕街行医，后又迁至紫霞路。不久以治疗疮、乳痈闻名，每日门诊达三四百人。抗日战争开始后，顾将诊所移至延安中路。

顾筱岩宗明代医学家陈实攻法，医技精湛。他遵循疔疮由五脏蕴毒从内而起的观点，在外用提毒拔疔的同时，更重视从内而治，清解脏腑蕴毒。顾氏熟读前人著述，博采百家，并勤于思考，每逢疑症，往往出奇制胜，拯救危难病人。

顾筱岩曾任上海中医文献馆馆员，先后编写《疔疮走癀的辨证施治》、《乳部疾病谈》、《穿骨流治疗体会》、《委中毒的病因及治疗》、《漫谈对口疽》、《外治疗法经验》等10余篇专论。晚年拟写诊疗回忆录，未果而卒。

图 2-1-7 1997 年《南市区志》对顾筱岩的介绍，南市区地方志编纂委员会编

参考文献

[1] 韩运帷，杨胜兰．中国当代医界精英辞典：第一卷［M］．北京：中国社会出版社，1992：117.

[2] 顾伯华．医学生活史略［M］// 上海中医药大学．近代中医流派经验选集．3 版．上海：上海科学技术出版社，2011：294-295.

[3] 徐皖生．中医药治学经验录［M］．北京：中国中医药出版社，1993：132-135.

[4] 张怀琼．海派中医流派传略图录［M］．上海：上海科学技术出版社，2018：46-49.

[5] 张存悌．欣赏中医：顾筱岩轶事［M］．天津：百花文艺出版社，2008：146-147.

[6] 顾乃强．顾筱岩处方赏析［J］．医古文知识，1998（3）：23.

[7] 顾乃强，顾乃芬．顾伯华处方赏析［J］．医古文知识，1999，16（1）：18-19.

[8] 邵雍．社会史视野下的近代上海［M］．上海：学林出版社，2013：187-189.

（本书编写组）

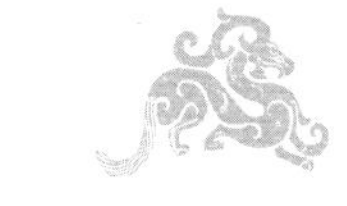

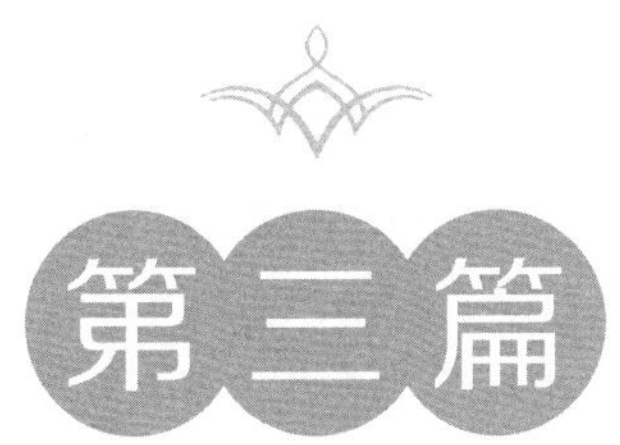

第三篇

传承发展

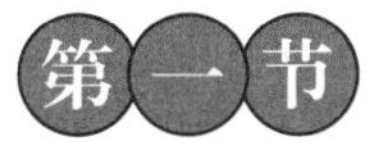

第一章

科室团队简介

第一节

中医外科科室

上海中医药大学附属龙华医院中医外科由全国外科大家顾伯华教授创建，自1984年起，中医外科所在学科先后被确立为国家教育部重点学科（全国中医外科领域唯一）、国家中医药管理局重点学科（中医疮疡）、上海市重点学科、上海市医学领先专业重点学科，国家区域中医（外科）诊疗中心、国家临床重点专科（国家卫健委）、国家中医重点专科（国家中医药管理局）（外科协作组及皮肤溃疡协作分组牵头单位）、上海市中医外科临床医学中心、上海市临床重点专科、上海市海派中医流派传承研究基地（顾氏外科）、国家中医药管理局中医学术流派传承工作室（顾氏外科）、上海市创面修复研究中心临床基地，国家华东区域中医（外科）诊疗中心、长三角区域外科专科联盟暨创面修复专科联盟、上海市中医外科专科联盟会长单位，国家食品药品监督管理局中药新药临床试验基地。科室被艾力彼评为中国中医医院最佳临床型专科外科（2019—2021），中华中医药学会联合中国中医科学院发布的《2021年度中医医院学科（专科）学术影响力评价研究报告》中科室名列榜首。

60多年来，龙华医院中医外科在历任科主任顾伯华、唐汉钧、阙华发的带领下，以提高临床疗效，提升诊治疑难、复杂及危重疾病的救治能力，创新和推广外科特色适宜技术为核心目标，以提高慢性难愈性创面等疾病防治水平为突破口，在始终坚持弘扬和创新中医特色和优势基础上，博采国内各家之长，并与现代技术相结合，不断拓展外科学术范围，形成了临床中心—重点学科/重点专科—研究所（实验室）—名中医工作室“四位一体”的发展模式，科室学术内涵与学术水平稳步提升。目前拥有床位33张，年床位使用率超100%，年门诊量4万余人次，开设上海中医药大学A级专病专科——血管病专科以及甲状腺结节、慢性皮肤溃疡、糖尿病性足病、淋巴水肿等专病门诊。科室现有专业技术人员医师12名，拥有教授、主任医师6名，博士生导师2名、硕士生导师7名，博士4名，硕士7名，上海市名中医1名，全国名老中医药学术经验继承班导师1人。唐汉钧教授为科室顾问。

中医外科是顾氏外科流派的重要组成部分。首任科主任顾伯华教授是顾氏外科最杰出的继承者和发展者，又是现代中医外科学的奠基人与开拓者。第二任科主任唐汉钧教授，提出“从虚、瘀论治慢性创面”，丰富了中医外科愈创理论与方法，并研制“复黄生肌愈创油膏治疗慢性创面”“清热败毒合剂治疗外科感染”；提出“扶正清瘿法治疗甲状腺炎”“扶正祛邪法治疗乳腺癌及甲状腺癌”“祛腐化瘀生肌中药灌注等治疗复杂性窦道或瘘管”，均在临床取得了满意疗效。第三任科主任阙华发教授，提出“清热活血扶正托毒通里攻下法治疗疮疡”“煨脓湿润法（煨脓祛腐、煨脓生肌）”及“祛瘀化腐法、活血生肌法”治疗慢性难愈性创面。率先采用“拖线技术”治疗糖尿病足坏疽、有头疽、手部疔疮、瘰疬等形成的窦瘘，采用中药熏洗法治疗慢性难愈性创面，均取得显著疗效。科室已逐步形成疮疡、甲状腺疾病、周围血管病及中医外治技术等稳定的研究方向。

科室拥有清热败毒饮、清解片、复黄生肌愈创油、九一丹、生肌散、金黄膏、红油膏、白玉膏、冲和膏、青黛膏、清凉油乳剂、青石软膏等口服及外用院内制剂32个，开展中药熏蒸技术、中药脱管技术、中药涂擦治疗、药线（捻）引流技术、拖线疗法、缠缚疗法、垫棉疗法、蚕食疗法、箍围疗法、溻渍疗法、煨脓湿润法、砭镰法等中医特色技术项目25种，引进开展气压治疗仪、负压引流技术、皮肤牵张技术、冲击波治疗仪、微创治疗下肢静脉曲张、甲状腺细针穿刺技术与甲状腺结节微创消融技术、骨水泥技术治疗慢性创面等新技术。

中医外科先后承担如国家科技部“十一五”“十二五”科技支撑计划、国家自然基金、国家中医药管理局基金、国家教育部博士点基金、上海市科技攻关计划、上海市科委启明星基金项目等科研项目20余项，发表学术论文200余篇，出版相关专著30余部。先后获得卫生部甲级成果奖、中华中医药学会科学技术进步奖一等奖、高等学校科学研究优秀成果奖（科学技术）科技进步奖二等奖、上海市科学技术进步奖二等奖及三等奖、上海市医学科技奖二等奖及三等奖、上海市临床医学成果二等奖等各级奖励20余项。

（阙华发）

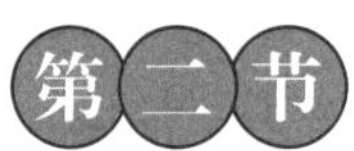

中医乳腺科科室

上海中医药大学附属龙华医院中医乳腺科是我国知名的中医外科流派——顾氏外科的重要分支。作为全国最早的中医乳腺病专科，国家级重点学科下属专科，1978年起开设乳房病专科门诊，2001年起设立病房，发展至今享誉于乳腺病专业领域。目前由陆德铭、唐汉钧等名老中医担任顾问，程亦勤教授任科主任。科室拥有主任医师4名，副主任医师2名，主治医师4名，博士5名，硕士6名。

学术带头人陈红风教授及团队长期从事乳腺良恶性疾病的治疗和研究，始终坚持从临床实际问题出发，运用中医药理论为指导，吸纳现代诊疗手段和实验技术。团队继承顾氏外科的学术思想和临床经验，数十年如一日坚守流派的学术思想和临床经验的活态传承，注重辨病与辨证相结合、内外兼治，以疏肝解郁、化痰散结、清热凉血、调摄冲任、提脓祛腐、活血生肌等为调摄大法，在乳腺癌、乳腺纤维腺瘤、导管内乳头状瘤、浆细胞性乳腺炎、肉芽肿性乳腺炎、急性乳腺炎，以及乳汁淤积、乳腺增生病、男性乳房异常发育等疾病的治疗中取得了良好的疗效。

科室长期开展炎性疾病中医综合外治法、恶性肿瘤保乳及改良根治术、前哨淋巴结活检术，良性肿瘤切除术，手法排乳等、乳管镜检查、空心针穿刺活检、钼靶引导下导丝定位活检等技术及B超、钼靶、

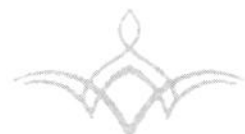

核磁共振等检查项目，目前病员辐射至全国多省市。

中医乳腺科为上海市卫生局中医乳房病特色专科、卫生部“十二五”国家重点专科、国家中医药管理局重点学科，上海市级中医乳腺病专科联盟项目的牵头单位，是上海市临床医学中心、上海市重点学科、国家中医药管理局重点专科、国家级重点学科——龙华医院中医外科的重要组成部分。拥有全国名中医工作室、市级 / 院级 / 校级名中医工作室、上海中医药大学名师工作室、上海市中医药研究院中医外科研究所乳腺病研究室、国家级精品课程、国家精品资源共享课程建设项目。

中医乳腺科团队先后牵头开展科研项目 40 余项，其中国家科技支撑项目 1 项、国家自然科学基金 6 项、省部级课题 10 余项，在研课题 13 余项。20 年来发表主要研究者论文 90 余篇，其中第一 / 通讯 SCI 论文 14 篇（累计 IF > 48）。主编 / 副主编教材专著 15 部、行业标准 2 项。获国家中医药管理局科研成果奖、上海市科技进步奖等 10 余项。授权专利 8 项、转化生产 1 项，软件著作权 1 项。科室还曾荣获上海市文明班组、上海市劳模集体、全国五一劳动奖章集体等称号。

（程亦勤，仲芫沅）

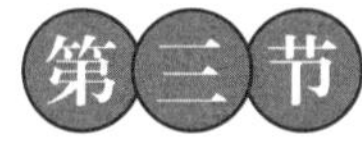

第三节 中西医结合乳腺科科室

上海中医药大学附属龙华医院中西医结合乳腺科是上海市教委确立为上海市第一批重点学科，国家教委批准为国家教委重点学科，上海市医学领先专业重点学科，教育部重点学科、上海市重点学科、上海市临床医学中心。上海市中医乳房病医疗协作中心建设单位，上海市卫生局中医乳房病特色专科。

科室始终坚持发挥中西医结合、中西医并重，以提高临床疗效，提升诊治疑难疾病、复杂和危重病的综合能力，规范中西医疗法诊治乳腺病为核心目标，以提高乳腺癌等疾病防治水平为突破口，在传承顾氏外科流派的临证经验与学术思想的基础上，创新及完善中医理论，建立和优化中医药治疗优势病种的诊疗方案，并不断优化；规范及推广中医特色技术，引进新技术，提升疾病救治能力和技术水平。目前科室有 9 名成员（2 名主任医师，2 名副主任医师，5 名主治医师），形成了比较合理的阶梯配置。

科室以三阴性乳腺癌、浆细胞性乳腺炎等优势病种为纽带，联合多学科协作诊疗，充分发挥优势，实施资源整合，凸显中医药对乳腺恶性肿瘤复发转移的防治能力和难治性乳腺炎保守治疗的优势。并在临床中逐步开展核素淋巴结显像法术中定位前哨淋巴结、B 超或者钼靶引导下空心针活检术等新技术，进一步提升乳腺癌的救治能力和技术水平，从而制定中西医结合临床路径，打造国内一流中西医结合乳腺癌诊治中心，并完善、推广、应用方案。科室医疗设备先进，配置有高频彩色超声诊断仪、麦默通活检系统、乳腺导管镜、X 线钼靶摄片及立体定位系统等。“垫棉绑缚法治疗传囊乳痈”“中医综合外治法治疗浆细胞性乳腺炎”入选上海中医药大学特色中医诊疗项目。荣获 2007 年医院医疗先进奖，2008 年医院病史质量优胜奖、医疗指标出色完成奖。

科室积极开展教学改革及教材建设，中医外科学于 2007 年获上海市精品课程，于 2008 年获国家教育部精品课程。主编了国家教育部“十五”规划教材《中医外科学》（七年制）、全国高等中医药院校精编教材《中医外科学》(五年制)、“十一五”卫生部全国研究生规划教材《中医外科临床研究》《中医外科常见病证辨证思路与方法》;副主编新世纪中医药规划教材《中医外科学》及配套习题集。2004年荣获上海市劳模集体和全国五一劳动奖状集体;2008年获上海中医药大学“共青团号”。

科室成立以来,培养在职硕士生1人,晋升高级职称3人,硕博士学历占比超85%。1人获上海市“医苑新星”青年医生人才培养计划,1人获市级优秀规培医师,2人获院级卓越规培医师。科内培养的研究生获国家级优秀博士毕业生1人、赴美国哈佛大学交流访学1人。

(秦悦农,郝伟)

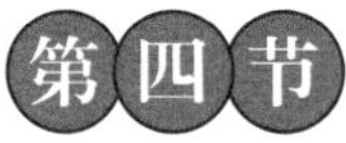

第四节 皮肤科科室

上海中医药大学附属龙华医院皮肤科是集医、教、研为一体的临床一级科室,源于沪上顾氏外科。1990年,上海市名中医马绍尧教授担任首任科主任。1999年,李咏梅教授担任第二任科主任。2019年,宋瑜主任医师担任第三任科主任。30余年来,经过科室全体成员不懈努力,科室诊疗能力显著提升。目前,皮肤科全年收治住院患者达700余人次,年门诊量逾10万人次。科室拥有门诊独立诊疗室10余间,开设湿疹、银屑病、痤疮、脱发、激光等专病门诊及名老专家工作室门诊。拥有755 nm翠绿宝石激光治疗仪、CO_2点阵激光治疗仪、飞顿复合彩光治疗仪、308 nm准分子激光治疗仪、红蓝光治疗仪、NB-UVB紫外光治疗仪、中药熏蒸治疗仪、中药冷喷治疗仪、高频电刀等医疗设备。开展中药蒸汽浴、中药塌渍、中药涂擦、中药熏洗、中药面膜、滚针、梅花针、火针、穴位贴敷、穴位注射、耳穴、拔罐等多项中医特色治疗及真菌荧光镜检、液氮冷冻、皮肤赘生物电灼、浅表肿物切除等皮肤科常规治疗项目。科室目前有主任医师3名,副主任医师5名,主治医师3名,住院医师1名。其中博士后1名,博士5名,硕博士比例接近90%。

科室不断继承和发扬顾氏外科学术思想,以全国名老中医马绍尧工作室为学术建设平台,坚持以中医药治疗各类难愈性皮肤病,拥有湿疹、银屑病、带状疱疹、痤疮等中医药特色优势诊疗病种。先后总结提出“从肝论治”银屑病、“从脾论治”湿疹、“从肾论治”脱发等学术思想。目前是上海中西医结合皮肤性病专委会及上海市中医药学会皮肤分会副主任委员单位,长三角皮肤病联盟单位,开设全国银屑病专病门诊。拥有除湿止痒合剂、三参活血合剂、青石软膏、湿疹膏、黄连素冷霜、痤疮洗剂等有效自制内服中成药制剂及外用中药散剂、洗剂、膏剂等30余种,有效验方、科室协定处方10余张。先后毕业硕士研究生20余名,博士生5名,有来自马来西亚、韩国等国家及中国香港、台湾地区的留学生多名,为中医药人才国际化作出了贡献。承担国家自然科学基金项目、上海市科委项目、上海市卫生局重点课题等局级以上科研课题20余项,发表学术论文近百篇,主编专著《当代中医皮肤科临床家丛书——马绍尧》《马绍尧治疗皮肤病临证经验医案集要》等10余部。2015年“心肺脾三脏同调理论指导下湿疹的防治研究”曾获得第六届上海中医药科技成果二等奖。科室有可行的、完善的人才培养计划,每年都有医师外出进修,赴市内外参加全国性学

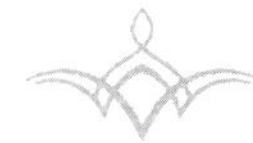

术会议，并定期举办院内讲座。建立全国、上海市、上海中医药大学附属龙华医院“名老中医马绍尧传承工作室”1个，拥有全国第三、第五、第六批老中医药专家学术经验继承班及上海市老中医药专家学术经验继全国名老中医传承工作室成员6名，上海市马绍尧名老中医工作室成员4名，先后有全国名老中医药专家学术经验继承人3名，上海市名老中医学术经验继承高级研修班培养对象1名、上海市中医药领军人才1名；有全国二级学会委员4人，市级学会副主任委员2人、委员以上8人次。

（宋　瑜）

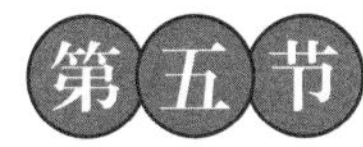

第五节 肛肠科科室

上海中医药大学附属龙华医院肛肠科是海派中医顾氏外科的重要组成部分，是国家临床重点专科、国家中医药管理局重点学科和重点专科，是上海市中医肛肠临床基地和上海市中医肛肠质控中心，是世界中医药学会联合会肛肠病专业委员会、上海市中西医结合学会大肠肛门病专业委员会、上海市医师协会肛肠专业委员会挂靠单位。2021年度科室被评为中华中医药学会中医医院中医肛肠专科学术影响力全国排名第一、艾力彼中国医院最佳临床型肛肠专科，还被国家中医药管理局通报表扬为中医药系统改善医疗服务先进典型临床路径管理制度科室。

科室目前有东西两院共3个病区，开放床位90张，年门诊量6.5万人次，年手术量4 000台。现有医师25名，其中高级职称13名，研究生学历15名，博士后流动站合作导师1名，博士研究生导师3名，硕士研究生导师8名，上海市名中医2名，上海工匠1名。科室拥有全国名老中医药专家传承工作室1个、上海市名中医工作室2个。科室骨干共计21人次先后前往英国圣马克医院、美国克利夫兰医学研究中心、耶鲁大学、约翰·霍普金斯医院、明尼苏达大学医学中心、密歇根大学、澳大利亚墨尔本皇家理工大学、悉尼科技大学、日本高野病院等国际知名学术中心访学，吐故纳新，不断促进中医药事业的可持续发展。

科室坚持传承创新“顾氏外科”精髓，植根肛肠疑难病种开展临床及基础研究，建立和完善了肛肠良性疾病、盆底功能障碍性疾病、炎症性肠病等相关的现代中医外科特色临床诊断和治疗体系；建立了复杂性肛瘘微创治疗数字化诊断和一体化治疗方案。尤其，科室对于首创的“拖线疗法治疗复发性肛瘘”这一重点研究领域，不断改良各类诊疗器械，优化诊疗方案，提升临床疗效，实现中医药的精准、微创治疗。目前，肛瘘拖线疗法相关成果先后荣获国家教育部、上海市政府、中华中医药学会、中国中西医结合学会、上海市卫生局、上海市医学会等奖励7项，是国家“十一五”科技支撑计划项目研究，该项目已入选国家级推广技术，在全国广泛运用，并被4部国家级教材收录。

科室先后主持国家“863”项目、“973”项目、国家自然科学基金、国家科技支撑计划等国家级课题23项，荣获省、部、市级奖励31项，主编、副主编教材与专著13部，研发临床新药1个。拥有国家专利24项，其中发明专利4项。发表核心期刊及SCI论文246篇。培养博士后1人，博士研究生42人，硕士研究生107人，各级师承22人。团队注重中西医并重，拥有12项顾氏外科特色技术，并开展11项国际前沿诊治技术。荣获“全国青年文明号”“上海市劳模集体”“上海市工人先锋号”等荣誉。

近5年，科室先后承办国际学术会议6次，全国学术会议18次，各类培训班4次，吸引来自8个国家（地区）的，近万人次医务人员和学者参加，为全球同道搭建交流平台，也为我国结直肠肛门外科专业走向世界创造机遇。团队推广学术的同时，大力开展科普工作，原创卡通形象“小龙宝”，作为科室科普形象代言人，广受群众喜爱。更培养了一批优秀的青年科普达人，有上海市卫生健康委员会授予的“科普担当”，有上海申康医院发展中心授予的“首席科普官”。团队科普推文通过“学习强国”“上海发布”“龙华肛肠”微信平台公众号等途径推广传播，增进群众肛肠疾病科普知识普及，促进医患紧密交流沟通。团队原创的科普舞台剧荣获第七届上海市青年医学科普能力大赛二等奖。

上海中医药大学附属龙华医院肛肠科是一个年轻、富有生机的团体，坚持“一切为了患者”的服务理念，坚持对肛肠外科事业的执着追求，重视青年的培养，注重青年的发展，传承创新，锐意进取，励志焕发中医肛肠的勃勃生机。

（王琛，陶晓春）

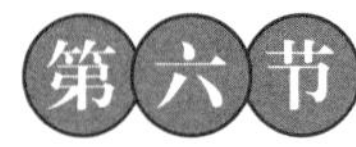

第六节 肝胆外科科室

顾氏外科急腹症学组（肝胆外科）是国家教育部重点学科、上海市重点学科、国家中医药管理局重点学科，上海市医学领先专业和上海市中医外科临床医学中心及非物质文化遗产顾氏外科流派的重要学组，是全国中医胆石病防治协作中心负责单位，上海市中医胆石病专病联盟主持单位，上海中医药大学博士后流动站之一。

在上海市名中医朱培庭教授指导下，学科首倡“胆病从肝论治”理论，在国内最先创建中医为主、中西医结合防治胆系疾病的“碎、排、溶、防、切、取”综合体系，并率先践行产学研转化医学，成功研发包括胆宁片（上海地区首个国家级中药新药）、芍杞颗粒、升清胶囊、锦红片等防治外科炎性急腹症和胆系疾病的中成药，极大丰富了肝胆胰难治性疾病和腹部外科重症的中西医结合综合治疗。

学科坚持中、西并重，不仅擅长现代外科经典手术治疗普外科常见疾病如肝胆胰、胃肠、甲状腺和软组织良恶性疾病以及腹外疝等，并在我院最先成功引进、吸收和开展以腹腔镜、十二指肠镜、胆道镜等为代表的多镜联合微创手术技术，凸显“精准和微创”对普外科良恶性疾病的治疗优势。学科在围手术期采用颇具特色的中西医结合快速康复综合医护措施，最大限度确保患者术后疼痛轻、创伤小、并发症少、恢复快。

科室近年在历任主任朱培庭教授关心和张静喆教授的指导下，现主任顾宏刚带领团队充分发挥科室集体智慧和力量，在肝胆胰良恶性疾病诊治方面取得了长足的进步，各类复杂胆道手术、肝脏肿瘤切除术、胰十二指肠切除术等大型高难度手术量逐年增高，继续提升围手术期中西医结合综合处理优势的发挥，不断取得更好的临床疗效。

学科坚持“整体观”“以人为本”和“以患者为中心”的行医理念，针对肝胆胰、胃肠、甲状腺等普外科良恶性疑难疾病，围绕手术治疗轴心

联合相关学科组织多学科（MDT）诊治模式，聚焦外科治疗的近远期疗效，为患者的“标本兼治”与“防治结合”提供个体化方案，实施规范化、系统化治疗。

学科目前各类人才齐聚，包括全国名老中医1人、上海市领军人才和上海医学领军人才1人、留美留日国外访问学者4人、博士生和博士后合作导师2人、硕士生导师4人，团队成员绝大部分为医学硕博士。学科具备坚实的医疗、教学、科研综合实力，承担过40余项包括国家级、省部级在内的各级各类科研项目，获得包括上海市科技进步一等奖在内的省部级以上奖项20余项。学科在中西医结合普通外科领域居国内领先水平。

（顾宏刚，倪效）

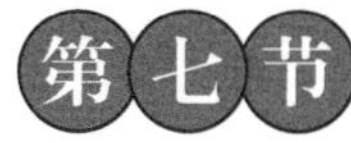
第七节

胃肠外科科室

上海中医药大学附属龙华医院普外科（胃肠外科）是顾氏外科的重要组成部分，是中国抗癌协会“晚期结直肠癌靶向治疗规范化试点”、中国抗癌协会和中国医师协会“结直肠癌筛查科普教育基地”、上海市药品监督管理局“‘十三五’国家重点监测疝补片哨点单位”。胃肠外科现有医师10名，全部具有研究生学历，其中医学博士1名、医学硕士9名。高级职称专家4名，其中主任医师2名，副主任医师2名；硕士研究生导师3名；龙华名中医1名；“上海市新三年行动计划中西医结合高级人才”培养对象1名；“上海市优秀青年医师”培养对象1名；“上海市海派中医流派传承人才”培养对象1名；“龙华医院育苗计划”培养对象2名。目前拥有床位24张，年床位使用率超100%，年出院约1 500人次，门急诊量近1万人次，开设有慢性腹痛、甲状腺及体表肿块、疝等专病门诊。

胃肠外科源于顾氏外科急腹症学组，在临床工作中依据疾病谱变迁，挖掘顾氏外科对肿瘤的治疗优势和特色，承载着传承顾氏外科防治恶性肿瘤的经验的重任而生，赓续着顾氏外科防治恶性肿瘤的基因。正因为携带顾氏外科的优良基因，建立在顾氏外科的宝藏之上，胃肠外科创立之初，即以胃肠道肿瘤等恶性肿瘤作为主攻疾病，短短几年的发展，将顾氏外科防治恶性肿瘤的理论、方法、经验应用于胃肠道恶性肿瘤的防治领域，薪尽火传，取得了骄人的成绩。倘若顾氏先贤在天有灵，一定会为自己的防治恶性肿瘤方面的丰富经验仍在造福于黎民苍生而含笑。传承、弘扬顾氏外科防治亚性肿瘤的精华，是胃肠外科的初心和使命。

胃肠外科以胃、大肠（结肠、直肠）肿瘤为主攻疾病，以微创、精准、联合内镜手术为核心技术，植根于顾氏外科，汲取其营养，凝练其精华，形成胃肠肿瘤防治新理念：“防重于治、早诊早治、中西协同、规范诊疗。”秉承顾氏外科“开放、创新”的学术风格，将人工智能、网络科技等先进技术与顾氏外科传统有机融合，成功开发“肠安无忧”大肠癌早期筛查结合中医体质辨识智能小程序，构建完成具有顾氏外科特色的胃肠癌防控平台，为胃肠癌高危人群、肠癌癌前病变、肠癌患者制定个体化筛查、预防、治疗、随访、健康指导整体方案，中西协同解决胃肠之忧，为胃肠平安保驾护航。学科继承顾氏外科学术精髓，将诊治慢性腹痛的经验凝练，成立“慢性腹痛MDT中心”。

胃肠外科自2018年创立以来主持省部级课题上海市自然基金1项、局级课题3项、其他各类课题6项。承办区域性学术会议2次，培训班1次。

主编肠癌科普专著《肠癌无忧》、副主编“十三五”规划教材《外科学》，获国家实用新型专利1项。发表SCI论文4篇、中文期刊论文十余篇，培养硕士研究生、顾氏外科第六代传人6名。

上海中医药大学附属龙华医院胃肠外科是一个正在茁壮成长的团队，是顾氏外科这颗参天大树上一条年轻的分支。胃肠外科将秉承“为患者服务”的理念，坚持“仁爱、求实、团结、创新”的精神，努力为健康中国、健康上海作出更大更多的贡献。

（章学林，许阳贤）

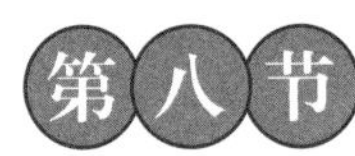

第八节 中医外科研究所

上海中医药大学、上海市中医药研究院中医外科研究所（简称中外研究所）成立于2002年6月，是依托国家教委重点学科、国家中医药管理局重点学科、上海市重点学科及国家区域诊疗中心、国家临床重点专科、国家中医重点专科、上海市临床重点专科、上海市中医外科临床医学中心等平台开展工作。在首任所长陆金根教授的领导下，突出临床与基础深度融合的研究模式，构建临床科研教学转化一体化创新平台，致力于中医药防治中医外科优势病种的研究。下设疮疡研究室、乳房病研究室、胆道疾病研究室、肛肠病研究室、皮肤病研究室，并拥有中医外科实验室，即国家中医药管理局三级实验室——中药药理实验室，开展研究工作，形成抗肿瘤复发转移的研究、外科炎症性疾病的研究、创面修复的研究、中医外治法的关键技术研究、外科流派学术传承研究等研究方向。

中医外科研究所拥有13人，其中专职研究人员10人，博士学位10人，教授4人，副教授5人，助理教授4人。中医外科研究所形成以中医外科病证动物模型的研制为特色，生化、免疫学、组织形态学、细胞学、电生理、分子生物学、药物分析等技术为支撑的实验技术平台，为学科建设、高层次人才队伍建设及研究生培养提供了高效的实验技术平台，并向院内外开放。拥有HPLC-MS、共聚焦显微镜、IVIS光谱系统、多导电生理记录仪、BD流式细胞仪、双通道荧光定量PCR仪等先进研究设备，满足临床和科学研究的需要。承担“973”、“863”、国家科技支撑计划、国家自然科学基金及国家中医药管理局、上海市科委、上海市卫健委、上海市教委等百余项科研项目，获得各级成果奖30余项，并与哈佛医学院、渥太华医学院等一流科研机构合作，开展国际学术研究工作。发表学术论文300余篇，其中SCI论文60余篇，出版专著30余部。已培养博士后、博士、硕士研究生200余名。

（阙华发）

第二章

优势病种

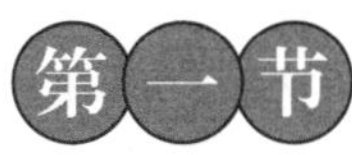

中医外科优势病种

顾氏外科诊治疮疡的传承创新发展

一、疾病概说

疮疡广义上是指一切体表外科疾病的总称；狭义是指发于体表的化脓性疾病。本篇所指的是狭义疮疡，是中医外科最常见的疾病。相当于西医学的“体表外科感染”。

疮疡的致病因素分为外因（外感六淫邪毒、感受特殊之毒、外来伤害等）和内因（情志内伤、饮食不节、房事损伤等）两大类。外因病因以“热毒”“火毒”最为多见，常起病急，发展快，多属于阳证，如疔疮、痈、发等；内伤因素引起的疮疡大多因虚致病，起病缓，发展慢，多属阴证，如流痰、瘰疬等。一般认为，疮疡的发生，从外受者轻，从内发外者重。各种致病因素侵袭人体后，影响气血运行，引起局部气血凝滞、营卫不和、经络阻塞，产生红、肿、热、痛、溃脓及功能障碍。

二、疾病诊治的传承与创新

顾氏外科是我国著名的中医外科世家，以疡医名誉申江，在百余年的传承过程中，顾氏外科诊治疮疡，形成疮形于外，实根于内；论治首辨阴阳；注重部位辨证、经络辨证及局部辨证；分期辨证；疮疡以消为贵；重视脾胃；内外合治[1]；辨证论治与辨病论治结合，全身辨证与局部辨证结合，用药因时制宜等学术思想[2]。养阴法治疗有头疽、瘰疬、骨痨[3]，活血化瘀法治疗慢性迁延性炎症等疑难病症[4]，凉血清热解毒法治疗疔疮走黄[5]，托毒法治疗有头疽及疽毒内陷[6-7]，益气养阴清热解毒法治疗多发性疖病[8]，清热活血法治疗丹毒[9]，清热解毒和营通络法治疗流注[10]，补益气血和营通络补肾壮骨法治疗慢性骨髓炎[11]，垫棉压迫法治疗溃疡袋脓、溃疡皮肤与肌肉一时不易黏合、慢性窦道等[12]，均取得良好疗效。

（一）整体调节，改善局部

顾氏外科认为，“疮形于外，实根于内”，疮疡多发生于体表皮、肉、筋、脉、骨的某一局部，一般有比较明显的外在表现，但与脏腑功能失调密切相关。内在因素引起的脏腑功能失调或病变，可导致体表某一部位的气血壅滞而发生疮疡，局部疮疡往往是脏腑内在病变在局部的反应。因此，辨治多以局部症状为要点，但绝不能孤立地以局部症状为依据，必须从整体观念出发，局部辨证与全身辨证结合，外在表现与脏腑内在病变结合，综合参看，审证求因，才能抓住病证本质。

疮疡治疗，有内治和外治两大类，轻浅小病可纯用外治取效，但大部分疮疡必须立足整体，分清主次，外治与内治结合。在内治整体调节以改善局部的情况下，外治直达病所以改善局部而取得佳效。如疮疡溃后，疮面色淡红而不鲜，脓出稀薄，新肌不生或难生，伴面色无华，神疲乏力等，在单从局部疮面着手，用生肌敛疮收口药物不能取得较好疗效时，就当考虑整体。“脓为气血所化”，生肌长肉有赖于气血充足，才易收口，当内服补益气血、健运脾胃，托里生肌方药。又如消渴、有头疽、疽毒内陷、酮症酸中毒，局部疮顶塌陷，根脚散漫，疮色紫滞，病情危重，首当以整体调节为重点，采用中西医结合治疗，积极控制血糖、控制感染、纠正酸中毒等，切不可孤立地只注重局部疮肿而行切开引流术，否则易引起毒邪扩散，出现内陷，甚则危及生命[13]。但若局部病灶影响全身稳定，则应先治其局部后调节整体。如体表痈，局部红肿热痛，痛如鸡啄，按之波动感明显，但全身高热持续不退等，此时当局部治疗为先，即行切开引流术，使毒随脓泄，邪去正复，疾病向愈。

（二）引温病学说，截断扭转病势

在温病学说引入外科以前，《外科正宗》《外科大成》《医宗金鉴·外科心法要诀》等外科名著对急性疮疡的辨证，常分为表证、里证、表里俱实证，采用非汗即下，或汗下并用的攻伐之剂；在热毒内攻之际，用护心散、内固清心散等方。《疡科心得集》首先将温病学说应用于外科临床，《外证医案汇编》收集了叶天士、薛生白等温病学者运用卫气营血学说的外科案例，多采用辛凉解表、清气泄热、清凉解毒、凉营清热、清心开窍等法[14]。温病学说认为，温热病邪入侵人体，其发生发展变化有一定规律性，“卫之后方言气，营之后方言血”。外科疮疡发生发展变化过程符合温病卫气营血的辨证规律，逐步由表入里、由浅入深、由轻到重、因实致虚的次第传变。疮疡初起，局部肿痛结块，伴发热，微恶寒等，病在卫分。疮疡中期，局部肿痛加重，皮肤焮红灼热，伴寒战高热，口渴，便秘，溲黄等，乃毒入气分，多见于热盛肉腐成脓之际。疮疡后期，若皮肤斑疹且其色紫滞，伴高热，烦躁，神昏谵语，乃病在营分，多见于正虚邪盛，邪毒扩散或内陷之际；若皮肤瘀斑且其色深红，或疮面渗流血水，或见尿血、便血、吐血、皮肤黏膜出血，伴高热，烦躁，谵语发狂，乃病在血分，多见于邪毒扩散或内陷之极期。其治疗原则按卫、气、营、血辨证立法，如《叶香岩外感温热篇》云：“在卫汗之可也，到气才可清气，入营犹可透热转气……入血就恐耗血动血，直须凉血散血。”

顾氏外科认为，疮疡，尤其是颜面部疔疮、烂疔、有头疽、锁喉痈、走黄内陷等急性疮疡，毒热之邪势猛力峻，极易入侵营血，灼阴耗津。主张根据温病卫气营血的传变规律，先安未受邪之地，早期加生地、赤芍、牡丹皮等凉血散血药物，截断疮毒深入营血的传变，扭转病势发展。宗《温疫论》“温病下不厌早”及温病学“存得一分津液，便有一分生机”学术思想，主张“急下存阴”，早用大黄、玄明粉等通腑攻下，使毒从下泄，邪有出路，釜底抽薪以熄火[15]；并对温病养阴法尤有心得，认为外疡、内痈、皮肤病等，凡口干咽燥、舌质红、舌苔光剥、脉细数者，皆可用养阴法，常用生地黄、玄参、麦冬、石斛、沙参等滋阴增液之品以生津护阴[11]。

（三）顾护脾胃与辨证“忌口”

脾胃是后天之本，气血生化之源，气血为疮疡化毒之本，脓为气血所化。脾主肌肉，脾主四肢。

疮疡多发生于人体肌表及四肢。顾氏外科认为，脾胃和气血盛衰与疮疡的发生、发展、变化与顺逆转化密切相关。脾胃健盛则正气充足，内外之邪不易入侵，疮疡无从发生，或易于起发、破溃及生肌收口；脾胃损伤，则生化乏源，气血津液不足，疮疡难以起发、破溃及溃后疮面难敛。尤其在疮疡七恶辨证中，更注重脾胃是否衰败，如虽患重症，脾胃未败，乃“得谷者昌”，尚有起死回生之机；如脾胃已败，则百药难施，乃“绝谷者亡”，多凶险难治[16]。

疮疡致病因素中，以“火毒”“热毒”多见，清热解毒法为大法。然清热解毒药物多为苦寒之品，可短期使用，大量或长期使用则必损伤脾胃，或伤及阳气，或冰凝血脉，脾胃伤败，毒不得发，必致僵持不化，甚者内攻，导致疮疡难消、难脓、难溃，或变生他证等；尤其是疮疡溃后，脓血大泄，更耗气血津液，致使疮面难以收口。宗《外科正宗》“盖疮全赖脾土，调理必要端详”思想，顾氏外科治疗疮疡时总以顾护脾胃为本，使生化有源，气血充足，化腐溃脓，载毒外泄，生肌收口，或截断疮毒传变入里，或纳谷旺盛，药物能最大限度地吸收，并使药达病所。临证主张甘寒清热为宜，慎用大寒大苦之品，常用金银花、天葵子、蒲公英、白花蛇舌草、土茯苓、生地黄等，并处处注意健脾和胃，常佐党参、白术、茯苓、姜半夏、陈皮、苍术、厚朴、木香、砂仁、紫苏梗、谷芽、麦芽等，同时指出一旦脓出毒泻，即应渐减苦寒药物。并倡导药疗与食疗结合。

顾氏外科认为，饮食宜忌，与疮疡发生、发展和预后密切相关。其关键在于辨证。辛辣刺激、煎烤炙煿助火生热之物、肥甘厚腻之品及鸡肉、羊肉、牛肉、鹅肉、狗肉及无鳞鱼、虾、蟹、海参、香椿等发物，为疮疡大忌。急性发作期，凡见局部红肿热痛，或伴发热等全身症状，主张忌口，诸发物当避忌。疮疡后期，凡见精神萎靡，呕逆频作、饮食难进、入药即吐，疮口平塌，肿势散漫，时流清稀脓水等症，此乃气血津液大量耗伤，胃气将败，正气不支，邪毒内陷之象，百药难施，主张当务之急乃扶助胃气，培补后天生化之本。常嘱患者停止进药，以食疗代药，并大胆突破禁忌，采用发物，每天给予“小公鸡”一只，蒸汁，频频饮服，每使危重患者精神好转，胃纳渐馨，疮口肿势渐聚，脓水变稠，正气来复，气血充沛，化腐溃脓，载毒外泄，为进一步调治创造条件[1]。

（四）清热活血扶正托毒通里攻下法治疗疮疡

顾筱岩、顾伯华先生认为疮疡系火毒为患，治疗宜凉血清热解毒，创研芩连消毒饮治疗疔疮等疮疡，疗效卓著。然局部气血凝滞，营气不从，经络阻隔是疮疡发病的关键。气血凝滞，日久成瘀，瘀久化火成毒，热毒内蕴又熬血成瘀，热毒与瘀血相互搏结形成疮疡，久则热盛肉腐，血肉腐败成脓。宗《灵枢·痈疽》中“营气不从，逆于肉里，乃生痈肿”及《医宗金鉴·外科心法要诀》之“痈疽原是火毒生，经络阻隔气血凝”思想，顾氏外科治疗上除用清热法外，还重视和营活血法，两者相伍，促使热毒清解，经络疏通，气血调和通畅，则毒疏邪散，每多使肿疡消散于无形，或疮肿限局而透脓，或移深出浅，或截断疮疡瘀久化热的病机演变，扭转肿疡向脓疡转化，即使部分初期脓疡亦能吸收消散，或溃后易敛。临证常用生地、赤芍、丹参、虎杖、大黄、红藤、蒲公英等既清热解毒又活血化瘀，并注重用当归、赤芍、丹参、川芎、桃仁、泽兰等和营活血，用忍冬藤、丝瓜络、桑枝等和营清热，橘络化痰通络，乳香、没药等和营止痛，炙麻黄、鹿角等和营温通，王不留行、路路通等和营通乳络，水蛭、地龙、蜣螂虫等虫蚁搜剔[1]。热极易动风者，常用祛风清热化痰散结的僵蚕。此外，疮疡热毒炽盛，热毒入腑，内结不散，当用通里攻下法。常用代表药物为生大黄。大黄的用量应据火毒程度，大便状况及体质的强弱综合考虑，一般6～15 g（后下）为宜，大便次数在日行1～3次，便后无精神不振，神疲乏力，口干及站立时腿软，头晕眼花等为宜。

顾氏外科认为，疮疡多有火热之毒导致，“壮火食气”（《素问·阴阳应象大论》），气血的盛衰直接关系着疮疡的起发、破溃、收口等。素体体虚，或患疮疡，耗伤气血，更使气血不足，正不胜邪，或易发疮疡，或疮毒壅滞不散，结聚成形，久则热盛肉腐成脓，或不能托毒外达，甚则疮毒走散，内入营血，或疮疡脓血泄后，更伤气血，气血不足，无力生肌收口，而表现为难肿、难脓、难溃、难敛，预后多逆。顾氏外科提出，治疗疮疡，不论阴阳、寒热、虚实，均应以扶正托毒，补养气血，顾护正气，透表达邪外出为宗旨，并贯穿始终。常用生黄芪、皂角刺、白芷、桔梗、薏苡仁、败酱草等。并根据症状、病程、发病部位以及邪毒的轻重，气血的盛衰等情况而各异。病之初，火热之毒炽盛呈蔓延之势，当袪邪为先，用大剂凉血清热解毒祛邪之品制邪保津存阴，截断扭转病势，并佐以黄芪、皂角刺等扶正托毒，使毒邪移深就浅，易于化脓，毒随脓泄。病之中，毒邪十去七八，正气亏耗，正虚难以鼓邪外出和推动血行，当递减凉血清热解毒之品，和营活血、扶正托毒之品渐增。病之末，应视正气不足的程度而用扶正培本托毒之法，如益气托毒、养阴托毒、温补托毒，使正气渐复，气血充盈，托毒外达，正胜邪退而收功[17, 18]。

（五）特色方药

1. 特色方剂　顾氏外科认为疮疡乃火毒之证，临证总以清热解毒作为基本治则，兼用消痈散结之品，并汲取古籍名方“七星剑汤”“五味消毒饮”“黄连解毒汤”等，创制了“芩连消毒饮”，用之临床，治疗一切疮疡实热之症，尤其是疔疮，疗效显著。其组成为：黄连3 g、黄芩9 g、紫花地丁15 g、金银花9 g、野菊花9 g、半枝莲9 g、蚤休9 g、赤芍9 g、生甘草4.5 g。方中以黄连、黄芩为君，直折心肺火毒；紫花地丁泻火解毒；金银花清热泻火解毒，消痈散结；野菊花清热解毒；半枝莲，清热解毒，利尿消肿；蚤休清热解毒，消肿散结；赤芍清热凉血散血；生甘草解毒。加减：托毒透脓，加皂角刺；大便干硬，加生大黄；小便不畅，加赤茯苓；壮热口渴，加生石膏、知母；泛恶，加竹茹、陈皮。走黄内陷，加犀角地黄汤，并加服安宫牛黄丸[5, 13]。

2. 特色药对　顾氏外科认为用药轻灵，贵在法度，不仅辨病辨证要合法度，并且药物配伍更须注重法度。临证把握疾病规律，善用药对，提高疗效。

（1）半枝莲＋紫花地丁/蒲公英：半枝莲，辛、寒，入肺、肝、肾。功能清热解毒，活血化瘀，利尿消肿。紫花地丁，苦、辛、寒，入心、肝经。功能凉血清热，解毒消肿，尤以治疗毒为优。蒲公英，苦、甘、寒，入肝、胃经。功能清热散结，解毒消痈，利尿缓泻。两者或三者均性寒清热，主入肝经，伍用后功能凉血清热散结，解毒消肿。常为阳性疮疡通用之品，常用于热毒证。

（2）金银花＋菊花/野菊花＋黄芩：金银花，甘、寒。入肺、胃、心、脾。功能清血分及气分热毒，又可疏散透表，炒炭能凉血治痢，为治疗阳证疮疡之要药。菊花，甘、苦、微寒，入肺、肝经。功能疏散风热，清热解毒，平肝明目，其中白菊花，味甘，平肝明目的作用比较强，黄菊花，强于疏散风热，野菊花，苦、辛、凉，味较苦，强于清热解毒。黄芩，苦、寒，入心、肺、胆、大肠、小肠。能清热燥湿，泻火解毒。两者或三者伍用，功能疏散风热，清热泻火解毒。常用于热毒较盛或火毒证，发于上部者更宜。

（3）金银花或/忍冬藤＋连翘：金银花，甘、寒。入肺、胃、心、脾。功能清血分及气分热毒，又可疏散透表，炒炭能凉血治痢，为治疗阳证疮疡

之要药。忍冬藤功近金银花，清热解毒作用弱于金银花，又能疏通经络，行血脉。连翘，苦，微寒，入心、胆经。功能清上焦诸热毒，长于清心热，尤能消痈散结。两者或三者伍用，既能清热泻火解毒，消痈散结，又能透热达表，疏散风热。常用于火毒证。

（4）牛蒡子＋蝉蜕：牛蒡子，辛、苦、寒，入肺、胃经。能外散风热，内清热毒，利咽透疹，祛痰止咳，滑肠通便，善解毒消肿。蝉蜕，甘、寒，入肺、肝经。既能入肺经，疏散风热，善利咽开音，又能入肝经，明目退翳，息风定惊。两者相伍，疏风清热，解毒消肿，利咽，并有一定透邪之功。常配合薄荷，薄荷除疏散风热，利咽透疹之功外，尚能善行头面，疏肝解郁，并且发汗力强，被称为"为温病宜汗解者之要药"。常用于风热火毒证。

（5）生地黄＋赤芍药：生地黄，甘、苦、寒，入心、肝、肾经。性凉不滞，质润不腻，清热凉血，养阴生津，且能止血不留瘀，既清血分实热，又清虚热。赤芍药，苦、微寒，入肝经。性散而泄，既能泻肝火，又能清血分实热，凉血，以活血散瘀见长。二者均入肝经，伍用，能清热凉血，活血散瘀，养阴，使活血而不耗血动血，凉血不留瘀，清热凉血又截断热毒伤津病机，邪热清而瘀无所成，瘀血去而热无所附。常配合牡丹皮、水牛角、紫草等加强凉血散血之力。常用于阳证疮疡，血热妄行或热入营血更宜。

（6）当归＋赤芍：当归，甘、辛、温，入肝、心、脾经。能补血活血，调经止痛。赤芍，苦，微寒。入肝经。既能泻肝火，又能清血分实热，凉血，以活血散瘀见长。两者相伍，和营活血，营气营血调和，络脉通畅，则瘀热毒邪自退，疮肿自能消散于无形。常伍用泽兰，清香辛散，疏肝气和营血，消散痈肿有奇功；或伍忍冬藤、丝瓜络，加强清热通络和营之用。常用于疮疡。

（7）生地黄＋玄参：生地黄，甘、苦、寒，入心、肝、肾经。性凉不滞，质润不腻，清热凉血，养阴生津，且能止血不留瘀，既清血分实热，又清虚热。长于凉血止血。玄参，苦、咸、寒，功能清热凉血，滋阴生津，长于泻火解毒，又能解毒利咽，咸寒软坚散结。二药伍用，清热凉血，养阴生津之力倍增。常与麦冬、石斛、沙参、百合等同用增强滋阴增液之功。常用于疮疡，或热入营血，伤阴劫液，或阴虚火旺者。

（8）生黄芪＋皂角刺：甘、微温，入肺、脾经。益气健脾，升阳举陷，托疮生肌，固表止汗，利水退肿。皂角刺，辛、温，入肝、胃经。托毒排脓，消肿散结，《本草经疏》："第其锐利能直达疮所。"两者伍用，未成脓能消散，已成脓能促其早溃，托毒外出，余毒未消者能清解余毒。常用于各期疮疡。

（9）茯苓＋薏苡仁：茯苓，甘、平，入心、肺、脾、胃、肾经。能淡渗利湿，健脾和中，宁心安神，其中赤茯苓以清热利湿见长，白茯苓以健脾利湿见长，带皮茯苓以利水消肿见长。薏苡仁，甘、淡、微寒。入脾、胃、肺经。有排脓，健脾渗湿作用。常用赤茯苓与薏苡仁相伍，两者均味甘淡薄，补而不峻，利而不猛，起到健脾淡渗利湿之用，茯苓健脾作用较强，薏苡仁祛湿作用较强，尚能除湿、利关节、缓和筋脉挛急。或佐车前子、泽泻，促使湿热毒邪从小便而解；或佐土茯苓、黄柏、萆薢加强解毒、利湿作用。常用于水湿停滞或湿热内蕴之证，脾虚者更宜。

（10）僵蚕＋白蒺藜：僵蚕，咸、辛、平，入肝、肺经。既能入肺经疏风散热，化痰散结，入肝经息风解痉，又能透火热之邪外达。白蒺藜，辛、苦，微温。入肝经，功能疏肝开郁散结，祛风，行气活血，《本经》："主治恶血，破癥瘕积聚，喉痹。"顾氏外科认为疔疮大症，易动风，欲散风邪，当用僵蚕祛风清热化痰散结。伍以白蒺藜，则祛风散结，镇惊止痛之功更著。或伍清热平肝息风之钩藤，效用更显。常用于疮疡痈肿。

（11）桔梗或／薏苡仁＋浙贝母：桔梗入肺经，既能开宣肺气，肺为水上之源，肺气宣达，则水气通达，又能祛痰排脓；薏苡仁，甘、淡、微寒。入脾、胃、肺经。有排脓，健脾利湿，缓急作用。浙贝母，苦、寒，入心、肺经。功能化痰止咳，又以清热散结见长。两者或三者相伍，能排脓消痈，散结消肿，清热解毒。常用于疮疡痈肿。

（12）夏枯草＋连翘/浙贝母：夏枯草，辛、苦、寒。入肝、胆经。功能清肝火，散郁结。连翘，苦，微寒，入心、胆经。功能清上焦诸热毒，长于清心热，尤能消痈散结。浙贝母，苦、寒，入心、肺经。功能化痰止咳，又以清热散结见长。两者或三者伍用，功能清热消肿，化痰散结。常用于疮疡痈肿、瘰疬、痰毒、臀核、瘿病。

（13）瓜蒌＋浙贝母：浙贝母，苦、寒，入心、肺经。既能化痰止咳，又长于清热散结。瓜蒌，甘、寒。入肺、胃、大肠经。功能清热化痰，宽胸散结，润肠通便。《重庆堂随笔》记载，瓜蒌能“舒肝郁，润干燥，平肝逆，缓肝急”，《药性类明》有“甘合于寒，能和、能降、能润，故郁热自通”的记载。两者相伍，清热散结，化痰消肿。常用于疮疡痈肿、瘰疬、痰毒、臀核、瘿病。

3. 特色用药　顾氏外科制方用药，切合病机，注意选择针对性用药，强调“药性专长”，每在临床取得殊效。

（1）苍耳子：甘、苦、温。入肺经。能祛风湿，通鼻窍，上达巅顶，下走足膝，外透皮肤。每遇疔疮疮顶下陷欲举者，喜用苍耳子，促使毒邪外达，透脓出毒而解，不致内陷。苍耳子辛温表散之功不及麻黄，但有透邪达表散结之功，为麻黄所不及。而麻黄发表作用明显，但辛温之性有助火毒鸱张之虑。

（2）蜣螂虫：咸、寒，有毒，入肝、胃、大肠经。能走窜经脉，破癥积，解毒消肿，通二便，出死骨。对局部肿胀难消，或有损骨之象，均可予1.5～3 g内服，或研末外用，功效卓著。

（3）益母草：辛、微苦、微寒，入心、肝经。功能活血调经，利水消肿。《本草汇言》：“益母草行血养血，行血而不伤新血，养血而不滞瘀血，性善行走，能行血通经，消瘀逐滞甚捷”，顾伯华先生宗此论，认为益母草兼蓄攻补之功，伍用其他活血化瘀药物，更体现攻中有补，祛邪不伤正。常用于各种慢性迁延性炎症，肿块经久不消，或各种外科疾病水肿。

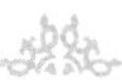

参考文献

［1］上海中医学院中医文献研究所．外科名家顾筱岩学术经验集［M］．上海：上海中医学院出版社，1987：179-184，195-196.

［2］唐汉钧工作室．唐汉钧学术经验撷英［M］．上海：上海中医药大学出版社，2009：8-22.

［3］陆德铭，马绍尧．著名老中医顾伯华教授在外科临床应用养阴法的经验［J］．上海中医药杂志，1980（5）：6-9.

［4］陆德铭，马绍尧．著名老中医顾伯华应用活血化瘀法治疗某些疑难病的经验［J］．上海中医药杂志，1984（5）：6-8.

［5］上海中医药大学中医文献研究所．外科名家顾伯华学术经验集［M］．上海：上海中医药大学出版社，2002：20-22.

［6］唐汉钧．著名老中医顾伯华治疗重症有头疽的经验［J］．上海中医药杂志，1983（9）：8-9.

［7］阙华发，刘晓鸫，向寰宇，等．唐汉钧教授治疗重症有头疽的经验［J］．陕西中医，2004，25（3）：245-247.

［8］阙华发，吴娟飞．陆德铭治疗疖病的经验［J］．吉林中医药，1999，19（1）：6-7.

［9］李艳芬．阙华发教授论治丹毒经验介绍［J］．世界感染杂志.2009，9（5-6）：338-339，344.

［10］顾乃强．顾伯华论治流注与流痰的经验［J］．中医文献杂志，1996，3：29-31.

［11］唐汉钧，潘群，吴恒亚．撷采众家　治法灵活——读顾伯华《外科经验选》［J］．吉林中医药，1984，4：47-48.

［12］唐汉钧．顾伯华教授运用“垫棉压迫疗法”的经验［J］．上海中医药杂志，1981（10）：9-11.

［13］王云飞，阙华发．糖尿病、背痈并发弥漫性血管内凝血病案［J］．中医杂志，2010，51（S2）：113-115.

［14］朱仁康．中医外科学［M］．北京：人民卫生出版社，1987：54-55.

［15］顾伯华．外科经验选［M］．上海：上海科学技术出版社，

2010：123-136.

［16］顾伯华，顾乃强．中医外科专家顾筱岩的学术思想与临证经验［J］．上海中医药杂志，1983（1）：4-6.

［17］阙华发，程亦勤，向寰宇，等．唐汉钧治疗糖尿病疮疡的经验［J］．辽宁中医杂志，1998，25（11）：501-502.

［18］阙华发，唐汉钧，邢捷，等．扶正托毒清热活血法治疗糖尿病合并有头疽62例［J］．中西医结合学报，2008，6（10）：1065-1067.

（阙华发，王云飞，徐杰男，张臻，邢捷，单玮，肖文，沈义婷，郭树豫，梁越，王轩宇，主审：阙华发）

顾氏外科治疗慢性创面的传承与发展

一、疾病概说

慢性疮面是指各种原因引起的，发生2周以上而未愈合局部组织缺损，相当于西医学慢性皮肤溃疡，是外科临床常见病、多发病，具有病因复杂、病程长，反复发作，治愈难，少数可能癌变，医疗负担重等特点，极大降低了患者的生活质量，是疮面修复亟待解决的难题。因此，促进慢性疮面的修复愈合是当今医学领域研究重要课题之一。顾氏外科流派在百余年的传承创新发展过程中，一直致力于慢性创面的临床与实验研究，采用分期辨证论治，全身整体治疗与局部外治相结合，在加速创面愈合同时，减少了瘢痕形成，从而提高创面愈合质量。

二、疾病诊治的传承与创新

（一）病机阐微

顾筱岩、顾伯华先生认为慢性创面为湿热毒邪瘀滞而成，湿热毒邪为标，瘀滞为本。唐汉钧教授认为"久病必虚""久病必瘀"，慢性创面经久不愈，必然有"虚""瘀"的存在，且常常"因虚致瘀，因瘀致虚"，互为因果，成为疮面难以愈合的两大原因。以"虚""瘀"为本，"腐"为标，"虚甚瘀重""瘀甚虚重"作为基本病机。腐在早期起主要作用，虚决定了瘀、腐的发展程度，同时也是疾病后期的必然结果和主要矛盾，而瘀贯穿于疾病治疗始终。阙华发认为慢性创面的病机特点是"因虚感邪，虚邪致瘀，瘀阻伤正，化腐致损"，形成了"虚、邪、瘀、腐"相互作用，互为因果的变化，从而出现各种病证。"虚""瘀"为慢性创面难以修复的关键，为本；"邪""腐"是创面难愈合的重要因素，为其标，损为果。虚、邪、瘀为关键因素，在不同阶段有所侧重。起病之初以标实为主，湿、热、毒、风、瘀血、气滞、寒凝、痰浊等邪实较为突出，湿热毒瘀是关键，后期多虚实夹杂，气虚、血虚、阴虚、阳虚等虚象逐渐显现，多出现脾胃虚弱，肾精不足。并提出从络病论治慢性创面[1，2]。

（二）重视整体

慢性疮面多发生于机体体表局部，局部表现明显。但局部病变往往是脏腑内在病变在局部的表现，因此，慢性疮面，常常呈现整体辨证多属虚、局部辨证多属实的状态。临证必须重视整体的调节，注重局部与整体兼顾，着眼于局部，重视整体，求其本源，从内而治，内治与外治结合，整体调节与局部综合外治兼顾，通过多个途径创造了一个在不同阶段局部疮面达到愈合的实际需求和条件的疮面微环境，促使腐去肌生，疮面愈合，减少瘢痕形成。例如，慢性创面的治疗，外治法为主要治疗方法。在患者全身情况往往较好，有时可以专用外治收功。但对大部分慢性创面，腐肉已尽，新肌难生或不生，脓少清稀，疮面不敛，患者多伴面色不华、神疲乏力、纳少等症。单从局部疮面着手、单纯使用生肌敛疮收口的外治药物无法取得良好疗效，应考虑到整体，“脓为气血所化”“脾为气血生化之源”“脾主肌肉”，生肌长皮、敛疮收口有赖于气血充足，给予内服补益气血、健运脾胃、托里生肌的方药，以加速疮面愈合[3，4]。

（三）重视气血

慢性创面，多发于老年人或素体亏虚的患者，多病程长，创面经久不愈合，局部多见创面疮口下陷，肉色苍白或淡红不鲜，新肌难生或不生，脓液清稀，淋漓不尽以及全身多有神疲乏力，少气懒言，面色不华等气血不足之象，同时脓液淋漓不尽，耗损气血。气血不足，无力托毒外泄或生肌收口乏力，致使创面腐肉难脱，新肌难生或不生。《外科宝鉴》曰：“治痈久不合……此气血俱虚，不能潮运，而疮口冷涩也。”《外科铃》：“凡脓溃而清，或疮口不合……皆气血俱虚也。”《外科理例》：“夫肌肉，脾之所主也，溃后收敛迟缓者，乃气血盛衰使然。”可见气血不足是形成慢性创面的主要因素。临证重视补养气血，达邪外泄，以期腐肉易脱，新肌生长，创面加速愈合。常选用当归补血汤等，药物如生黄芪、当归、皂角刺等[5]。

（四）注重脾肾

慢性疮面，“虚”是创面难以愈合的根本及始动环节，依据《素问》“虚者补之，损者益之”的原则，确立补益虚损，促进机体正气恢复，修复组织缺损为治病求本之大法。创面经久不敛，终必损及脏腑。脾胃为后天之本，气血生化之源，五脏六腑皆受其荣养。脾主四肢，脾主肌肉，脾胃旺则元气足，气血生化充盛，肌肉得其濡养而发达、丰满、健壮，疮面易于修复。临证治疗，顾护脾胃贯穿于治疗始终。常选用四君子汤等，药物如生黄芪、党参、白术、茯苓、薏苡仁等。有疮口下陷，根据“下者举之”“陷者升之”等治则，重视升阳举陷之品使用，选用补中益气汤，药物如柴胡、升麻、葛根、荷叶等。

慢性创面，经久不敛，新肌不生，疮周色暗，为肾精不足之象。肾为先天之本，肾藏精，主生长发育，“五脏之阳气，非此不能发，五脏之阴气，非此不能滋”，以及“久病及肾”“五脏之伤，穷必及肾”，补益虚损中，尤其重视补肾益精之品使用，选用桂附地黄丸等，药物如仙灵脾、鹿角片、熟地黄、山萸肉、黄精等[6]。

（五）注重局部辨证

慢性疮面的中医辨证，以局部辨证为主。局部辨证，包括疮面与疮周辨证。疮面区主要诊察脓、腐、肌、溃疡深浅等要素，疮周区域主要诊察肤温、肤色、肿胀、肿势、结块、疼痛、瘙痒、麻木、皮损等要素。临证当权衡疮面与疮周病情的性质、轻重和主次等，辨证施治。一般应在疮面辨证为主的基础上，同时重视疮周辨证，如疮周合并丹毒或发，或湿疹样皮炎，影响疮面愈合，当急则治其标，以疮周辨证为主。

局部辨证，结合疮面溃疡色泽、溃疡深浅等辨证用药，对精准用药，进一步提高临床疗效，缩短疗程有重要意义。溃疡色泽，如疮面色泽苍白无华，分泌物稀薄者为气血虚弱，可加鸡血藤、丹参等补益气血。疮面色泽紫暗，疮周皮色黯黑者，或有青筋怒张，为络脉瘀阻，可加水蛭、地鳖虫、地龙等虫类搜剔通络。疮面色泽青暗，脓水清稀，疮周不温的，为脾肾衰败，或阳虚有寒，可加仙灵脾、熟地黄、山萸肉、黄精补肾益精，或附子、肉桂、桂枝等扶阳。疮面色暗，局部肉芽水肿，滋水淋漓而不臭，疮周水肿，多有湿邪，可加薏苡仁、赤小豆、泽泻等利湿消肿。疮面色暗，滋水淋漓，或上附脓苔，或有臭味，疮周红肿灼热，或伴水疱、湿疹，为湿热毒邪流注，可加土茯苓、

萆薢、虎杖等清热利湿解毒。溃疡深浅，如深及肌腠，加黄芪、麻黄、桔梗、白芷。深及肉里，加四君子汤、葛根；深及血脉，加荆芥、皂角刺。深及筋脉，加柴胡、麦芽、白芍。深及骨骼，加补骨脂、骨碎补[7-9]。

三、特色治法的传承创新

顾氏外科治疗慢性创面，一般分急性进展期、好转缓解期和修复愈合期三个阶段及祛腐阶段、生肌阶段，以及湿热毒蕴证、湿热瘀阻证、热毒伤阴证、余毒未清证、气虚血瘀证（气血两虚或气阴两虚证）六型辨证论治。顾筱岩、顾伯华先生认为，慢性创面，早期有急性感染者，宜清热解毒利湿，后期一般不必内治，若营血不足者，宜养血和营，通络止痛。唐汉钧教授认为，在疾病的不同阶段，随着"腐—瘀—虚"三者主次偏盛，消长转化，制定相应的"清"（清热解毒利湿类）、"通"（活血化瘀类）、"补"（补虚类）之法。阙华发教授认为，内治，益气化瘀贯穿治疗始终，临证分期分型论治，各有所侧重。早期湿热毒邪为重，注重清热解毒，并以温病学说指导，重视凉血清热法及通里攻下法的应用，截断扭转病势。中期湿热瘀为主，注重清热利湿化瘀。后期虚瘀为主，注重益气化瘀，尤重健脾补肾[10]。

（一）祛瘀生新

慢性创面的发生发展转化过程中，"瘀"为关键病机，为疮面难愈合的关键。审证求机，确定活血化瘀，祛瘀生新为主要治则，贯穿治疗始终。同时主张内外并举，内治、外治中均需注重"瘀"的治疗。如此，整体与局部兼顾，内治与外治结合，通过多个途径有效"祛瘀"改善机体和肢体的血供，主动创造在不同阶段局部创面达到愈合的实际需求和条件的微环境，促使腐肉组织逐渐化脱，新物渐长，加速疮面修复重建。内治，首先当正确选用活血化瘀、祛瘀生新的药物。常用中药主要有：养血活血药，活血化瘀药，破血逐瘀药，虫类搜剔通络，藤类、络类通络；一般血瘀轻症，瘀血不畅或新病、病位浅者，应用作用和缓的活血化瘀之品；血瘀重症，形成结块或久病、病位深者，宜用破血逐瘀、虫类搜剔药物，以及藤类、络类通络之品；化瘀止痛药，有化瘀与止痛双重作用，如乳香、没药、玄胡、五灵脂等。其次，当审因论治，当据致"瘀"病邪的不同，配合应用清热、温经、益气、行气、化痰、利湿、通络、通下、养血、滋阴、止血、祛风、补肾诸法，及时祛除瘀的成因，促使经脉运行气血畅通，功能恢复。同时应用时当注意调和气血、辨明虚实、分清寒热等。再次，临证当分"虚""邪""瘀"的性质、轻重和主次等病机特点，在疾病不同阶段应有所侧重。急性进展期，疮面腐肉未尽，脓水淋漓，疮周皮肤红肿，此时邪毒炽盛为主，正邪相争剧烈，急则治其标，治标以固本，治宜从祛邪入手，治疗除使用大剂清热解毒之品外，重视和营活血祛瘀生新之品的应用，两者相伍，促使热毒清解，经络疏通，气血调和通畅，则毒疏邪散，以截断瘀久化热的病机演变，扭转病势的转化。缓解期，腐肉渐尽，正虚邪退为主，治当清解之品递减并渐停，和营活血祛瘀生新之品渐增。恢复期，腐肉已尽，新物难生或不生，正虚血瘀为主，当据虚和瘀的性质和程度，或补虚为主兼以祛瘀生新，或祛瘀生新为主兼以补虚，使脉道气血充盈，宿邪陈瘀清除，正胜邪退而收功。血得寒则凝，得温则行，瘀血非温不通，活血化瘀常常与温阳散寒兼行，促使气血流通，经脉通利。常用药物熟附子、桂枝、肉桂、干姜等[11]。

（二）通络生新

久病必虚，久病入血，久瘀入络。络脉既是营卫气血津液输布贯通的枢纽和通道。气血不足，络脉失于荣养而空虚下陷，致使邪毒乘虚内袭犯络，影响络脉中气血的运行及津液的输布，致络中气滞、血瘀、痰阻、湿聚，阻碍络道，创面难敛。《素问·调经论》:“病在脉，调之血；病在血，调之络”“络以通为用。”邪毒入络中，草木药物之攻逐难以取效，虫类通络药性善走窜，搜剔疏拔，最能追拔沉混气血之邪，善除络中沉痼之邪，以松透病根，使络脉通利，血行畅达，药如水蛭、虻虫、土鳖虫、地龙、僵蚕、全蝎、蜈蚣、露蜂房、穿山甲等。此外，藤类缠绕蔓延，犹如网络，纵横交错，无所不至，其形如络脉，故根据取类比象的原则，认为藤类药物有通络之功，即如《本草便读》所说：“凡藤类之属，皆可通经入络。”常用藤类药物有忍冬藤、鸡血藤、络石藤、夜交藤等，而丝瓜络、橘络、路路通等络状物以其象形，亦有通络之功。

（三）顾护阴津

慢性创面，经久不敛，脓水淋漓不尽，势必耗伤气血阴津，影响创面愈合；同时发病之初，湿热毒邪是关键，热毒最易伤阴。《洄溪医案》云：“脓流肉腐，皆伤于阴。”临证当顾护阴津，根据创面渗出液、舌苔润滑干燥等状况判断伤阴程度，选用滋阴药物，注意滋阴不碍湿。常选用增液汤，药物如生地黄、玄参、麦冬、石斛、玉竹、沙参、山药、天花粉、芦根等生津滋阴增液之品。

（四）审因论治

慢性疮面病因复杂，常继发或伴发于感染、血管性病变（静脉曲张、闭塞性动脉硬化症）、代谢异常（糖尿病、痛风）、免疫性疾病（血管炎）、外伤（毒蛇咬伤、烧伤等）、放射损伤、神经病变、营养不良、局部压力性改变、药物影响（激素、化疗药物、免疫抑制剂、羟基脲等）、恶性肿瘤等。病因不同，发病机制有异，治疗方法及治理机制亦不同。临证必须重视慢性疮面的病因学治疗，审证求机，审机论治，才能促进创面愈合，缩短疗程，减少复发。如臁疮（静脉曲张性溃疡），下肢静脉曲张与静脉壁薄弱、深静脉瓣膜功能不全、腓肠肌泵功能不足以及静脉高压、静脉郁血密切相关。前者中医辨证为气虚下陷，“脾主肌肉”，临证当重视益气健脾、升阳举陷之品使用，如生黄芪、党参、柴胡、升麻、葛根、荷叶等，在一定程度上可改善静脉壁、腓肠肌泵及深静脉瓣膜的功能；后者中医辨证为瘀血，当注重通络生新之品使用，配合缠缚疗法，以期改善静脉高压及郁血的病理状态，加速疮面修复，减少复发，同时积极治疗下肢静脉曲张，有助于缩短疗程，减少复发。又如，脱疽（糖尿病性足病），其病机的特点是“因虚感邪，邪气致瘀，瘀阻伤正，化腐致损”，“虚”“瘀”为本，“邪”“腐”为标。确立益气化瘀治疗法则，建立“益气化瘀法”贯穿疾病治疗始终的观点，形成益气化瘀法为主治疗糖尿病性足病内外结合的综合治疗方案。临证当分清虚、瘀、邪（毒）的性质、轻重和主次等，在疾病不同阶段应有所侧重。外治细化局部辨证，动态运用祛腐化瘀补虚活血生肌中药外治，注重煨脓湿润法保持疮面湿润及拖线疗法的应用，同时积极治疗糖尿病。再如，脱疽（下肢动脉硬化闭塞症），脾肾阳虚，痰瘀互结为核心病机，温肾健脾，化痰活血为治疗大法；局部多呈干性坏疽，缺血严重，不宜过早清创，否则易于导致坏死范围扩大，甚至有截肢危险。当注重煨脓湿润法（煨脓祛腐）的适时应用，可用油膏厚敷，或油性制剂外敷，使局部疮面脓液分泌增多，干性坏死组织或焦痂软化，出现溶解、脱落，促使疮面基底部暴露，再行蚕食清创治疗；或用清热利湿解毒中药煎剂或复方黄柏液等湿敷，保持局部充分干燥，待其坏死端自行脱落，创面结痂或再使用祛腐生肌敛疮药物。同时积极改善肢体血供。

四、特色技术的传承创新

顾氏外科治疗慢性疮面，以疮面的局部辨证

为主，根据疾病不同阶段或不同证候，动态联合应用去腐祛瘀补虚活血生肌的外治序贯疗法。如此，创造在不同阶段局部疮面达到愈合的实际需求和条件的微环境，促进疮面愈合，减少瘢痕形成。顾筱岩、顾伯华先生治疗以外治法为主，主张“祛腐生肌”。唐汉钧教授在“祛腐生肌”的基础上，提出“补虚生肌”“祛瘀生肌”。研制复黄生肌愈创油，取得显著疗效。阙华发教授认为外治细化创面局部辨证，确立祛瘀化腐、活血生肌及煨脓湿润等外治系列治疗方案及中药熏洗、砭镰法、火针疗法、艾灸疗法等外治方法[12, 13]。

（一）祛瘀化腐，活血生机

慢性创面，局部疮面由浅入深一般可分为脓腐层、瘀滞层、正常层。腐在浅表，瘀在深里，腐乃瘀所化，腐易祛而瘀难除。瘀滞层局部组织的发展变化是治疗关键。局部经络瘀滞，一则瘀久化火，热盛肉腐，血肉腐败，则液化成脓，瘀滞区向里发展，溃疡进一步加深。二则妨碍气血运行，阻碍气血生化之机，脏腑功能失常，以致新血不生，血气不足则脉道空虚，脉失濡养，终必脉络受损。久则易致气血亏损，血行推动无力，加重瘀血，或正气无由恢复，不能化生充足的精气，精气不能随气血运行全身，滋润濡养皮肉筋脉骨脏腑等组织，以致不能生新。如此，腐肉不脱，新肌不生，导致疮面久不愈合。因此，只有局部溃疡疮面气血运行正常，经络疏通，才能恢复正气，托毒外出，化腐排脓，生新敛疮收口。提出“祛瘀化腐”“活血生肌”观点，贯穿治疗始终。在腐肉未尽时，能祛除局部瘀积，流通气血，疏通经络，恢复正气正常运行，促使局部化腐排脓，毒随脓泄，邪去而正复，从而清除阻碍疮面修复的腐，并截断生腐之源，为生新创造条件。在腐肉已尽，新肌不生或难生之际，能使络脉畅通，血能载气，血流则气行，气血运行通畅，精气津液随气血运行至患部，滋润濡养皮肉筋骨，化生新血、新脉、新物，修复组织缺损。如此，调整局部功能状态，恢复局部气血正常运行整体环境，促使腐肉组织逐渐化脱，新物化生，激活失活的受损组织，从而促进组织的再生修复。可见活血化瘀，祛瘀生新能促使瘀去新生，既能断生腐之源，祛瘀不致化腐，促使腐肉化脱，又能促使新物化生，祛瘀有利生新，加速疮面愈合，从而避免祛腐生肌的去腐伤正，生肌敛邪之弊[14]。

外治法中，药物外用难以速效，对腐肉组织多者，应适时采用外科蚕食清创的处理方法，清除腐肉，达到直接去除局部“瘀”的作用，促使局部气血运行通畅，精、气、津液等精微物质及药物有效成分能运到病所，新物得生而“瘀”自去。一般而言，对已明确无活性的黑色死组织宜及早适时彻底的清除，对有碍肉芽、上皮生长的组织逐步修除即可，对难以确定是否完全坏死的组织、有部分活性或恢复活性可能的组织可暂时保留，可能通过祛瘀生新药物的内外合治，确保瘀去新生，活性再复，组织再生修复并达到愈合。同时应尽量避免过度的手术清创，因可进一步损伤“瘀滞层组织”，又因创伤、出血，进而启动凝血机制，促使微血管内血栓形成，加重“络脉瘀滞”（微循环障碍），常常会促使脓腐化生，引发新的组织坏死，导致溃疡扩大加深，产生较大范围的难愈合的创面。对腐肉难脱，新物难生者，可配合中药熏蒸疗法，通过熏蒸使祛瘀生新药物从皮肤腠理而入，能够直达病所，有助于促进新物化生，加速疮面愈合[15-17]。

（二）煨脓湿润

“煨脓长肉”，首见于申斗垣《外科启玄·明疮疡宜贴膏药论》，主要用于疮毒脓泻后，新肉不长，经外敷膏药，托脓拔毒外出，促进疮口生长愈合。“煨脓湿润”法，是指运用外敷中草药膏（散），经皮肤和创面对药物的吸收作用，促进局部的气血通畅，使创口脓液渗出增多，保持疮面湿润，从而达到促进疮面修复愈合目的的方法。

不但运用于疮面愈合的后期，促进肉芽及上皮的生长，而且可运用于疮面愈合的早期，能拔毒提脓祛腐，促进腐肉组织的脱落。包括煨脓祛腐及煨脓生肌/煨脓长肉[18-20]。

溃疡创面修复需要一个有津液的湿性环境，津液有滋润和濡养皮肤肌肉等作用，疮面干性，津液不足，则皮毛、肌肉、骨骼、脏腑失其濡润之功，一切药物难以到达靶组织，创面修复难以进行；津液过多而不化，则水湿内生，产生各种病理改变，阻碍创面修复进行。因此，临证时应注意保持创面湿润，以主动创造一个在不同阶段适宜局部创面生理性修复愈合的条件或微环境，以促使腐脱肌生，加速疮面愈合。在祛腐阶段，若创面牢固覆盖较多黑色、干性坏死组织或焦痂，宜用油膏厚敷，或油性制剂清凉油乳剂以煨脓祛腐，促使局部创面脓液分泌增多，干性坏死组织或焦痂软化，出现溶解、脱落，促使创面基底部暴露；若创面渗出液多，创周水肿较明显，可清热利湿解毒收敛的中药煎液湿敷，减少渗液，促进新肌生长；在生肌阶段，若创面渗出液少，呈干性，肉芽组织及上皮组织生长缓慢，换药时疼痛较剧，创面易再受损伤，宜油性制剂，如复黄生肌愈创油等以煨脓生肌[21-23]。

（三）其他疗法

1. 熏洗疗法　适用于各种创面。根据创面不同阶段选用不同药物煎汤，加入中药熏蒸治疗仪上进行患处熏蒸的治疗方法，促使腐脱肌生，创面愈合。

2. 冲洗疗法　适用于创面边缘有潜行性空腔者。将药液缓慢注入管腔，借着药物作用及液体特性，促使腐肉加速脱落，腔隙闭合。

3. 箍围疗法　适用于慢性创面，创周红肿热痛，肿势散漫不聚或疮肿经久不消者。一般用金黄散、清凉油乳剂等调敷局部。箍围疗法有箍集围聚，收束疮毒的作用，可促使局部肿胀消退，肿势局限，护场形成。

4. 砭镰法　适用于慢性创面，创面触之坚硬或疮周皮肤瘀滞暗黑等。一般常规消毒下，用三棱针或刀锋直刺创面基底部或疮周局部，迅速移动击刺，以患部少量出血为度。砭镰法促毒外泄及疏通经脉，流通气血之功，有助于创面愈合。

5. 拖线疗法　适用于各种难愈性窦瘘类创面。用球头银丝探针导引，到达管腔基底部，以粗丝线或纱条贯穿于瘘管、窦道管腔中，将祛腐药物掺于丝线上，通过拖拉引流，排净脓腐，从而治疗瘘管、窦道。常常需配合冲洗疗法及垫棉加压疗法。

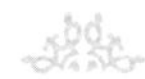

参考文献

[1] 阙华发，王云飞，邢捷，等．从络病论治慢性难愈性创面[J]．中西医结合学报，2008，6（10）：995-999.

[2] 阙华发，唐汉钧，王林扬，等．益气化瘀法促进慢性难愈性创面修复愈合的机制研究[J]．中西医结合学报，2005，3（3）：243-246.

[3] 代红雨，唐汉钧．"提脓祛腐法"浅析[J]．上海中医药大学学报，2002，16（1）：35-36.

[4] 阙华发，陆德铭，唐汉钧．外科煨脓长肉湿润法研究[J]．中华中医药学刊，1999，18（2）：3-5.

[5] 韩会学．唐汉钧辨治下肢慢性溃疡学术思想探源[J]．江苏中医，1998，19（12）：5-7.

[6] 阙华发，徐杰男，王云飞，等．中医外治法治疗糖尿病足—附153例临床报告[J]．中国中西医结合外科杂志，2007，13（2）：103-106.

[7] 阙华发，唐汉钧，向寰宇，等．中医药内外合治合并铜绿假单孢菌、甲氧西林耐药金黄色葡萄球菌感染之慢性难愈性创面251例[J]．上海中医药大学学报，2006，20（4）：51-53.

[8] 郑勇．唐汉钧教授辨证治疗臁疮规律拾萃[J]．中医药学刊，2005，23（3）：404-406.

[9] 阙华发，徐杰男，张臻，等．顾氏外科诊治慢性下肢溃疡学术思想及临证经验[J]．中医杂志，2014，55（18）：1601-1604.

[10] 阙华发．慢性皮肤溃疡的中医诊治[J]．环球中医药，2010，3（2）：96-100.

[11] 阙华发，唐汉钧，向寰宇，等．益气化瘀为主综合方案

治疗糖尿病性足溃疡临床观察［J］. 上海中医药杂志，2010，44（1）：14-17.
［12］阙华发，唐汉钧，王云飞，等. 拖线技术、垫棉法治疗难愈性窦瘘类疾病的临床研究［J］. 中医外治杂志，2012，21（6）：5-7.
［13］阙华发. 糖尿病性足溃疡创面处理的中医外治法［J］. 中医外治杂志，2013，22（1）：58-60.
［14］阙华发，张臻，王云飞，等. 下肢静脉曲张性溃疡的中医治疗策略［J］. 北京中医药，2016，35（10）：95-97.
［15］阙华发. 祛瘀生新法在下肢静脉性溃疡治疗中的应用［J］. 北京中医药，2017，36（11）：973-976.
［16］阙华发，张臻，肖秀丽，等. 唐汉钧教授中医外科学术思想探微［J］. 时珍国医国药，2017，28（4）：942-943.
［17］阙华发. 中医外科临床思维备要［J］. 上海中医药杂志，2017，51（9）：15-18.
［18］阙华发. 祛瘀生新法在下肢静脉性溃疡治疗中的应用［J］. 北京中医药，2017，36（11）：973-976.
［19］阙华发. 顾氏外科中医外科学术思想探微［J］. 中华中医药杂志，2018，33（2）：477-480.
［20］阙华发. 慢性难愈性创面的中医外治策略［J］. 中医外治杂志，2018，27（1）：3-5.
［21］阙华发. 国家中医药管理局农村中医适宜技术推广专栏（147）灌注法联合垫棉法治疗窦道技术［J］. 中国乡村医药，2019，26（13）：78-79.
［22］王云飞，阙华发，王军，等. 祛腐化瘀补虚生肌外治法治疗慢性下肢溃疡的临床研究［J］. 世界中西医结合杂志，2020，15（1）：29-35.
［23］胡晓杰，阙华发. 基于数据挖掘阙华发教授治疗糖尿病足溃疡气虚血瘀型组方用药规律［J］. 四川中医，2021，39（11）：13-18.

（阙华发，张臻，徐杰男，王云飞，邢捷，单玮，肖文，沈义婷，郭树豫，梁越，王轩宇；主审：阙华发）

顾氏外科诊治臁疮的传承创新发展

一、疾病概说

臁疮是发生于小腿下部的慢性皮肤溃疡。俗称“老烂脚”“裙边疮”“裤口疮”。其临床特点是多有下肢静脉曲张及外伤史，多发于小腿下1/3处，溃疡经久难愈，或愈后每因损伤而复发。相当于西医的下肢慢性溃疡。

《医宗说约》云：“臁疮，红者多热，肿者多湿，痒者多风，痛者属实，早宽而暮肿者属气虚下陷”，本病多因先天禀赋素虚，脾胃不足，中气下陷，致使筋脉弛缓薄弱；加之后天失养，或久行、久立、久坐等，或久负重物，劳倦伤气，或素患筋瘤，致使气血运行不畅，瘀血阻络，肌肤失养；瘀久化火，加之气虚津液不化，或脾失运化，湿浊内生，湿性下趋，湿热瘀阻，复因局部损伤（皮肤搔抓、碰伤、虫咬、烫伤、湿疹等）染毒，湿热蕴结于下，热盛肉腐而成。治疗上以分期辨证、内外合治，促进疮面愈合为主。大部分患者经治疗后病情向愈，预后较好。发于内侧者，为足三阴经所主，较难愈合，发于外侧者，为足三阳经所主，较易愈合，如溃疡损骨或发生癌变的患者，预后较差。

二、疾病诊治的传承与创新

顾氏外科长期致力于下肢慢性溃疡的临床研究，开展了中医药促进下肢慢性溃疡创面愈合的全面、系统的临床和实验研究，取得了一系列丰硕的成果。采用分期辨证，内外合治的序贯综合治疗方案，治疗下肢慢性溃疡，能加速创面愈合，减少瘢痕形成，提高创面愈合质量，取得显著的临床效果。

（一）辨证求因，“虚”“瘀”为本

下肢慢性溃疡属于中医学“臁疮”“溃疡”“顽疮”范畴。顾氏外科第二代传人顾筱岩先生认为[1, 2]，臁疮为湿热瘀滞凝聚而成，下肢瘀滞湿阻，气血不能畅通为其本。顾氏外科第三代传人

顾伯华先生认为，本病多因经久站立或担负重物，劳累耗伤气血，中气下陷、络脉失畅，影响局部气血的运行，瘀血稽留于络脉之中，肌肤遂失所养，复因湿热下注，气滞血瘀而成，或因小腿皮肤受破伤、虫咬、湿疹等染毒而诱发。顾氏外科第四代传人唐汉钧教授[3]认为“久病必虚”“久病必瘀”，臁疮经久不愈，必然有“虚”“瘀”的存在，且常常“因虚致瘀，因瘀致虚”，互为因果，成为疮面难以愈合的两大原因。以“虚”“瘀”为本，“腐”为标，“虚甚瘀重”“瘀甚虚重”作为基本病机。“虚”“瘀”“腐”既是致病因素，又是病理产物。认为“腐”在本病的早期起主要作用，而“虚”决定了“瘀”“腐”的发展程度，同时也是疾病后期的必然结果和主要矛盾，而“瘀”贯穿于疾病治疗始终。近年来顾氏外科[4]认为下肢慢性溃疡的病机特点是“因虚感邪（风、湿、热、毒），邪气致瘀，瘀阻伤正，化腐致损”的过程，形成了“虚、邪、瘀、腐”相互作用，互为因果的变化，从而出现各种病证。其中“虚”“瘀”为下肢溃疡难以修复的关键，为本；“邪”“腐”是疮面难愈合的重要因素，为标。并提出[5]当从络病论治下肢慢性溃疡等难愈性创面，认为正气虚损、络虚失荣、络脉瘀滞、邪毒损络为其基本病机。

（二）审因论治，内外结合

顾筱岩先生、顾伯华先生[6]主张臁疮一般以外治法为主，主张“祛腐生肌”，配合缠缚疗法。对早期有急性感染者，宜清热利湿，后期一般不必内治，若营血不足者，宜养血和营，通络止痛。唐汉钧[7, 8]教授在治疗上注重全身与局部的辨证论治，主张内外合治。认为[9]下肢慢性溃疡，腐去肌不生或难生，关键在于“虚”“瘀”的存在，故在“祛腐生肌”的基础上，提出“补虚生肌”“祛瘀生肌”。内治，在疾病的不同阶段，随着“腐—瘀—虚”三者主次偏盛，消长转化，制定相应的“清”（清热利湿类）、“通”（活血化瘀类）、“补”（益气健脾类）之法。早期疮面脓腐较多，湿热毒盛，宜清热利湿解毒为先，以“清”为主；后期疮面腐肉脱尽，新肌不生，属气虚血瘀证，宜益气健脾、祛瘀通络，以“补”“通”为主，并辅以少量“清”之品，以清除残存的湿热毒邪，防止疾病复发。外治方面则根据创面所处阶段不同，采用贴敷疗法、祛腐生肌、补虚祛瘀生肌、煨脓长肉、熏洗疗法、溻渍疗法、热烘疗法、缠缚疗法等多种疗法综合治疗。近年来顾氏外科[10]认为下肢慢性溃疡的治疗当以补虚、祛瘀、祛邪为大法，通过去除“虚”“瘀”“邪”的关键因素，使气血运行流畅，推陈致新，既助气血生化，又利邪毒清解，则疮面得到精气津血的濡养滋润，修复得以进行，如此腐去肌生，疮面愈合。结合《医林改错》“元气既虚，必不能达于血管，血管无力，必停留而瘀”等理论，确立益气化瘀治疗法则，主张益气化瘀贯穿治疗始终。确立内治与外治相结合的分期辨证的序贯治疗方案，主张在同一治疗原则指导下，适时应用内治、外治法。通过内治，以调节整体而达改善局部的目的；通过外治，药力直接作用于局部而达改善局部的目的。然临证当分清虚、邪、瘀的性质、轻重和主次等，在疾病不同阶段应有所侧重。急性感染期，邪毒（湿热邪毒）炽盛，当用大剂清热利湿解毒之品祛邪外出为先，迅速截断扭转病势。好转缓解期，正虚邪退，当中病即止，清热利湿解毒之品渐减，益气化瘀生肌之品渐增。修复愈合期，正虚血瘀为主，当益气健脾、升阳举陷、补肾填精、活血通络药物为重。外治宜应用祛腐祛瘀补虚活血生肌的序贯疗法，同时注重煨脓湿润、煨脓祛腐、祛瘀化腐、活血生肌、煨脓生肌的应用。

（三）分期分型论治

顾氏外科治疗下肢慢性溃疡，一般辨证分型论治。唐汉钧教授分湿热瘀阻证、气虚血瘀证、脾虚湿盛证三型论治，其中气虚血瘀证，选用补阳

还五汤、六君子汤治疗。近年来顾氏外科[11, 12]分湿热毒蕴证、湿热瘀阻证、气虚血瘀证三型论治。其中气虚血瘀证，选用补阳还五汤、六君子汤、补中益气汤、六味地黄丸、附桂地黄丸等加减。

1. 湿热毒蕴证　见于急性感染期。局部痒痛兼作，疮面腐肉较多，脓水浸淫，或秽臭难闻，疮周皮肤漫肿灼热。伴恶寒发热，口干苦，小便黄赤，大便秘结，舌质红，舌苔黄腻，脉数。治宜清热利湿，和营解毒。方用三妙丸、五味消毒饮加减。常用药物，如苍术、黄柏、薏苡仁、蒲公英、紫花地丁、当归、生地黄、赤芍药、丹参、皂角刺、生黄芪、牛膝、生甘草等。

2. 湿热瘀阻证　见于好转缓解期。局部疮面腐肉未脱，脓水淋漓。伴口干，口苦，小便黄赤，大便秘结，舌质偏红，舌苔薄黄腻，脉数。治宜清热利湿，化瘀通络。方用三妙丸、萆薢渗湿汤加减。常用药物，如苍术、黄柏、薏苡仁、萆薢、土茯苓、虎杖、当归、赤芍药、丹参、葛根、忍冬藤、生黄芪、皂角刺、牛膝、生甘草等。

3. 气虚血瘀证　见于修复愈合期。疮面腐肉已尽，肉芽色暗淡不鲜，脓水清稀，新肌难生或不生。可伴神疲乏力，舌质淡，或有瘀斑，舌苔薄，脉细。治宜益气化瘀，托里生肌。方用补阳还五汤、四君子汤、补中益气汤、六味地黄丸、桂附地黄丸等加减。常用药物，如生黄芪、党参、白术、茯苓、当归、赤芍药、丹参、桃仁、葛根、熟附子、仙灵脾、熟地黄、牛膝、炙甘草等。

4. 脾虚湿盛证　溃疡日久，疮面脓少而腐肉多，肉芽肿胀不泽，疮周肿硬，纳食腹胀，口中黏腻，口干不欲饮，身重乏力，大便溏薄。舌淡，舌苔白腻，脉滑或沉细无力。治宜益气健脾利湿。方用参苓白术散合三妙散等加减。常用药物，如生黄芪、党参、白术、茯苓、姜半夏、陈皮、苍术、薏苡仁、丹参、黄柏、升麻、炙甘草等。

此外，下肢慢性溃疡，多有下肢静脉曲张。下肢静脉曲张[13]与静脉壁薄弱、深静脉瓣膜功能不全、腓肠肌泵功能不足以及静脉高压、静脉郁血密切相关。顾氏外科[14]认为，前者中医辨证为气虚下陷，根据“脾为后天之本”“肾为先天之本”“脾主肌肉”“肝主筋”“肾藏精”和“久病及肾”“下者举之”“陷者升之”等理论，临证当重视益气健脾、补肾填精、升阳举陷之品使用，如生黄芪、党参、柴胡、升麻、葛根、荷叶、仙灵脾、熟附子、熟地黄、黄精、山萸肉等，在一定程度上可改善静脉壁、腓肠肌泵及深静脉瓣膜的功能；后者中医辨证为瘀血，根据“久病入络”“久瘀入络”及“络以通为用”理论，当注重通络生新之品使用，如水蛭、地龙等虫类，忍冬藤、鸡血藤等藤类以及丝瓜络、路路通等络状物，以期改善静脉高压及郁血的病理状态，加速疮面修复，减少复发。

（四）注重疮面辨证及部位、经络辨证

顾氏外科注重局部辨证，以进一步提高临床疗效，缩短疗程[15]。疮面溃疡色泽是指导局部用药的重要依据。疮面色泽淡红、苍白无华，分泌物稀薄者为气血虚弱，可加鸡血藤、丹参等补益气血。疮面色泽紫暗，皮肤瘀黑，或有青筋怒张，为络脉瘀滞，可加水蛭、地鳖虫、地龙等虫类搜剔通络。疮面色泽青暗，脓水清稀，疮周不温的，皮色黯黑者，为脾肾衰败，或阳虚有寒，可加仙灵脾、熟地黄、山萸肉、黄精补肾益精，或附子、肉桂、桂枝等温阳通络。疮面色暗，局部肉芽水肿，滋水淋漓而不臭，疮周水肿，多有湿邪，可加薏苡仁、赤小豆、泽泻等利湿消肿。疮面色暗，滋水淋漓，或上附脓苔，或有臭味，疮周红肿灼热，或伴水疱、湿疹，为湿热毒邪流注络脉，可加土茯苓、萆薢、虎杖等清热利湿解毒。此外，临证可据脓的形质、色泽、气味，结合脓液培养结果，选用提脓祛腐药。脓色黄白稠厚，多为金黄色葡萄球菌、溶血性链球菌等革兰氏阳性细菌感染，可外用九一丹、八二丹。脓色绿黑，稀薄如

水，或有气泡，或腥秽恶臭，多为绿脓杆菌、大肠埃希菌等革兰阴性细菌，或厌氧菌、霉菌生长，抗生素常不敏感，可外用七三丹、五五丹，或一枝黄花、葎草、马齿苋、黄连、蚤休等煎汤，待温浸洗湿敷患处，常有显效。

顾氏外科认为，溃疡发于外侧，属多气多血的足三阳经，宜注重行气活血通络之品应用，如香附、三棱、莪术等。发于内侧，属多血少气的足三阴经，宜注重益气扶正、活血通络的应用，重用生黄芪。发于皮肤肌腠，加黄芪、麻黄、桔梗、白芷。发于肉里，加四君子汤、葛根。发于血脉，加荆芥、皂角刺。发于筋脉，加柴胡、麦芽、白芍药。发于骨骼，加补骨脂、骨碎补。

（五）最重外治，动态应用综合的序贯外治疗法

下肢慢性溃疡位置表浅，局部用药为主要的治疗方法。顾氏外科主张细化疮面的局部辨证，根据腐肉组织多少及脱落难易，疮面脓液的形质、色泽、气味以及量的多少，疮周组织红肿热痛以及溃疡色泽，肉芽生长及创周上皮爬生的情况等不同阶段局部疮面的特点，辨证动态应用祛腐祛瘀补虚活血生肌的序贯外治疗法。祛腐阶段，予拔毒提脓祛腐之升丹制剂外用，或清热利湿解毒中药煎剂湿敷、溻渍或熏洗，外敷清热解毒消肿的油膏为主提脓祛腐、祛瘀化腐、煨脓祛腐、配合蚕食疗法等；生肌阶段，予生肌长皮的生肌散等外用，或扶正养荣、活血生肌中药煎剂熏洗、湿敷，外敷扶正活血生肌之油膏为主煨脓生肌，配合缠缚疗法、热烘疗法、艾灸疗法等。顾筱岩先生认为，臁疮每经久不愈，疮口四周紫黑僵硬，疮口凹陷，四周起缸口，徒用生肌，肉芽浮起而新肉不长，局部垫棉加压[16]，可以使肉芽平伏，同时加用缠缚，用绑腿布层层加叠，绑扎整个小腿，必使气血畅通，疮面才全愈合。绑腿必须持之以恒，日久才能见效收功。顾伯华教授认为，下肢慢性溃疡的治疗，除给予外敷药物外，并应配合缠缚疗法及热烘疗法，可有助于患肢肌肉收缩，避免患肢发生水肿，促使血液流动通畅，加快局部血液循环，对提高临床疗效，缩短溃疡愈合的时间有一定的作用。唐汉钧教授指出，“虚”“瘀”“腐”为下肢慢性溃疡难愈合的关键要素，腐在浅表，瘀在深里，腐乃瘀所化，腐易祛而瘀难除。外用祛腐之法，必须中病即止；腐去之后，仅用生肌，疗效不显，在于腐脱将尽、正气亦虚，气血瘀滞，必须补虚祛瘀生肌并用，才能断生腐之源，促使肌生皮长。故提出“补虚生肌”“祛瘀生肌”与“祛腐生肌”相辅相成，使得祛瘀有利生肌，祛瘀不致化腐，祛瘀不致成瘢。研制[17, 18]复黄生肌愈创油膏，治疗下肢慢性溃疡，疗效显著。近年来顾氏外科认为下肢慢性溃疡由浅入深一般可分为脓腐层、瘀滞层、正常层。其中瘀滞层局部组织的发展变化是治疗关键。指出邪毒与气血相互搏结，瘀阻经络是瘀滞层的病机关键。只有局部气血运行正常，经络疏通，才能恢复正气，托毒外出，化腐排脓，生肌敛疮收口。根据《血证论》“祛瘀即是化腐之法，活血即是生肌之法”等理论，提出“祛瘀化腐”“活血生肌”观点，将活血祛瘀药物直接外用于局部疮面。通过活血祛瘀，疏通经络，调整局部功能状态，恢复局部气血正常运行的整体环境，促使毒随脓泄，邪去而正复，则腐肉组织逐渐化脱，新肌渐长，疮面愈合。同时指出[19]，溃疡疮面修复需要一个有津液的湿性环境，津液不足，则皮毛、肌肉、骨骼、脏腑等失其濡润之功，一切药物难以到达靶组织，疮面修复难以进行。在传统“煨脓长肉”理论的基础上，提出“煨脓湿润法”“煨脓祛腐”“煨脓生肌”观点。临证应用油膏厚敷或油性制剂外用，保持创面湿润，创造一个适宜在不同阶段局部创面达到愈合的实际需求和条件的环境，加速创面愈合。在祛腐阶段，煨脓湿润法促使局部疮面脓液分泌增多，干性坏死组织或焦痂软化，出现溶解、脱

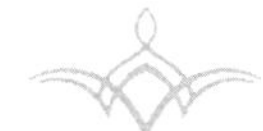

落，促使疮面基底部暴露；在生肌阶段，煨脓湿润法可促进上皮、肉芽组织生长。

顾氏外科重视骨与肌腱裸露创面的处理。对没有明显坏死的肌腱和骨骼，可在裸露处外用生肌散、脉血康胶囊、红油膏纱布、复黄生肌愈创油、康复新溶液等补虚化瘀生肌的中药，慎用含汞的祛腐剂；对明显坏死的肌腱和骨骼，可在失活的组织处外用九一丹、八二丹等提脓化瘀祛腐中药，应用“蚕食疗法”逐步清除坏死组织，并注意保留肌腱和骨骼周围尚未失活的组织，如此，促进新生肉芽组织生长，将裸露的骨质或肌腱覆盖，然后续用补虚化瘀生肌中药，促进新生上皮组织的生长，促使创面完全愈合。

此外，下肢慢性溃疡，多有下肢静脉曲张，顾氏外科重视缠缚疗法的运用或鼓励患者穿弹力袜[20]，以纠正下肢静脉高压的病理状态，提高腓肠肌的张力而改善肌肉泵的功能，利于肌肉收缩，加强血液回流，祛除瘀血，促进皮肤血运，有利于疮面的愈合和防止溃疡的复发。即使溃疡愈合后，亦应坚持，既避免外伤，又减少复发。同时重视下肢慢性溃疡的病因治疗，如积极治疗静脉曲张及穿通支瓣膜功能不全等疾病，以减少复发，缩短疗程，并注意抬高患肢，避免长时间的行走、站立及端坐。

参考文献

[1] 上海中医学院中医文献研究所．外科名家顾筱岩学术经验集［M］．上海：上海中医学院出版社，1987：149-150.

[2] 顾伯华．实用中医外科学［M］．上海：上海科学技术出版社，1985：396.

[3] 唐汉钧．中医外科临床研究［M］．北京：人民卫生出版社，2009：108-118.

[4] 阙华发．下肢慢性溃疡的中医诊治［J］．世界中医药，2013，8（2）：148-151.

[5] 阙华发，徐杰男，王云飞，等．从络病论治慢性难愈性创面［J］．中西医结合学报，2008，6（10）：995-999.

[6] 顾伯华．中医外科临床手册［M］．第2版．上海：上海科学技术出版社，1983：166-167.

[7] 郑勇．唐汉钧教授辨证治疗臁疮规律拾萃［J］．中医药学刊，2005，23（3）：404-406.

[8] 唐汉钧工作室．唐汉钧学术经验撷英［M］．上海：上海中医药大学出版社，2009：66-68，161.

[9] 李斌，韩会学．唐汉钧教授治疗臁疮的经验［J］．辽宁中医杂志，1997，24（8）：342-343.

[10] 徐杰男，刘安民，阙华发．阙华发辨治下肢慢性溃疡经验［J］．新中医，2012，44（12）：168-171.

[11] 阙华发，徐杰男，王云飞，等．中医外治法治疗糖尿病足—附153例临床报告［J］．中国中西医结合外科杂志，2007，13（2）：103-106.

[12] 王云飞，阙华发，徐杰男，等．“祛腐化瘀补虚生肌外治法治疗下肢慢性溃疡的临床示范性研究”的研究方案［J］．中西医结合学报，2012，10（2）：166-175.

[13] 王沛，张耀圣，王军．今日中医外科（第2版）［M］．北京：人民卫生出版社，2011：565-588.

[14] 顾伯华．外科经验选［M］．上海：上海科学技术出版社，2010：32.

[15] 韩会学．唐汉钧辨治下肢慢性溃疡学术思想探源［J］．江苏中医，1998，19（12）：5-7.

[16] 唐汉钧．顾伯华教授应用“垫棉压迫疗法”的经验［J］．上海中医药杂志，1981，10：9-11.

[17] 唐汉钧，章学林，李斌．复黄生肌膏治疗下肢静脉曲张性溃疡［J］．辽宁中医杂志，1997，24（1）：28.

[18] 唐汉钧，张士云，程亦勤，等．复黄生肌愈创油膏对减少慢性皮肤溃疡瘢痕形成的临床观察［J］．上海中医药杂志，2001，35（8）：26-27.

[19] 阙华发，陆德铭，唐汉钧．外科煨脓长肉湿润法研究［J］．中医函授通讯，1999，18（2）：3-5.

[20] 顾伯康．缠缚法治疗臁疮（小腿溃疡）［J］．上海中医药杂志，1965，9：1-2.

（阙华发，徐杰男，张臻，王云飞，邢捷，单玮，肖文，沈义婷，郭树豫，梁越，王轩宇；主审：阙华发）

顾氏外科治疗毒蛇咬伤的传承与发展

一、疾病概说

毒蛇咬伤是指人体被毒蛇咬伤后，其毒液由伤口进入人体内而引起的一种急性全身中毒性疾病。其临床特点是发病急、变化快、病势凶险；咬伤部位有明显的牙痕；往往在短时间内出现一系列全身中毒症状，如不及时救治，常危及患者生命，导致死亡[1]。神经毒者，疼痛不剧烈，常因呼吸麻痹，造成重要器官缺氧而导致死亡；血循毒者，疼痛剧烈，患处易坏死，甚至会导致功能障碍；混合毒者则兼而有之。中医认为蛇毒系风、火二毒。风者善行数变；火者生风动血，耗伤阴津。风毒偏盛，每多化火；火毒炽盛，极易生风。风火相煽，则邪毒鸱张，必客于营血或内陷厥阴，形成严重的全身性中毒症状[1]。本病多因毒蛇咬伤后，风火邪毒壅滞不通，入于营血，内传脏腑而发病。《外科证治全生集》云："凡被蛇伤，即以针刺伤处出血，以绳扎伤处两头，庶不致毒气内攻，流布经络。"治疗首当急救，以解毒排毒，促毒外泄，防毒内攻为治疗的核心，并根据蛇毒的特性及传变规律，辨证施治，同时根据"二便不通，蛇毒内攻""治蛇不泄，蛇毒内结"，临证中重视解毒、利尿、通便药物的应用。大部分患者经治疗后病情向愈，预后较好。病情严重者必须中西医结合治疗，如不及时救治，常危及生命，导致死亡。西医亦称"毒蛇咬伤"。

二、疾病诊治的传承与创新

顾氏外科流派一直致力于毒蛇咬伤的临床与实验研究，应用顾氏外科流派特色疗法治疗毒蛇咬伤，疗效显著，每挽危急于一线，取得了良好的临床疗效及一系列丰硕的成果[2]。

（一）病因病机

顾氏外科认为毒蛇咬伤后，蛇毒内侵，内攻脏腑是毒蛇咬伤的基本病机。"毒"是蛇伤的共性，然其性质，致病特点及其病理作用机制却有区别。蛇毒有风毒、火毒、风火毒三种类型。风毒致病，风为阳邪，"善行而数变"，易犯经络，病情变化快而多，每多化火；尤重者，风毒闭肺至呼吸麻痹，或风毒传肝而引动肝风至抽搐、昏迷。火毒致病，火属阳邪，易生风、耗血、动血，耗伤阴津，或迫血妄行，血溢脉外，更有甚者火毒内陷脏腑。风火毒致病，具风、火之性，但有偏重，或以风毒为主，或以火毒为重，或风火毒并举，随蛇之所含毒性而定[3]。第五代传承人阙华发认为毒瘀互结为其基本病机，蛇毒内侵，致使局部气血凝滞，经络阻隔，则毒瘀互结，致使诸证发生[3]。

（二）重视蛇伤中毒程度及病势的判断

毒蛇咬伤后，首先应根据病史、伤口局部情况、全身状况及实验室检查结果，确诊是否被毒蛇咬伤。其次根据咬伤部位局部牙痕情况，包括牙痕排列方式，牙痕数目的多少、大小、深浅，牙痕间的距离，牙痕渗血等，并依据蛇伤流行病学资料，患者的局部肿胀、压痛的程度以及伤口周围有无水疱、血疱、瘀点、瘀斑、坏死等现象，结合全身中毒症状以及理化检查等一系列临床表现综合分析而判断是何种毒蛇咬伤。再次，判断毒蛇咬伤的中毒程度及预后转归。第四代传承人陆德铭教授提出根据毒蛇咬伤中毒程度评估要点，如蛇咬伤人体的季节、蛇体大小、蛇咬伤人体时的状态、蛇咬伤人体的频率、被咬的次数、咬伤

部位、咬伤时人体的状况（体质强弱及有无呼吸系统、心血管系统、神经系统和泌尿系统等慢性疾病史）、咬伤后出现临床表现及其发展变化情况、咬伤后人体实验室指标的改变（血常规、尿常规、肝肾功能、心肌酶谱、凝血纤溶功能、血气分析等）、咬伤后是否及时准确的救治等，已成为判断蛇伤中毒程度的轻重及病势的发展的临床准绳[4]。

（三）解毒排毒与补肾活血

蛇毒是发病关键，其治疗无论内治、外治均应以解毒排毒为治疗的核心，临证常选用半枝莲、半边莲、蚤休、白花蛇舌草、鸭跖草、野菊花、蒲公英等具有解蛇毒作用的中药。同时蛇毒为阳邪，极易传里化热，内蕴阳明之腑，应根据中医“治蛇不泄，蛇毒内结”“二便不通，蛇毒内攻”之说，注意通腑利尿，使邪有出路，导毒下泄，如《外科证治全生集》云“毒尽从大、小便排出”，一般可选用大承气汤、猪苓汤等。此外，蛇毒内陷攻心最为危险，故必须时时护心解毒，一般选用黄连解毒汤等[5]。并根据蛇毒的特性，进行辨证施治。风毒证以神经毒症状为主，局部不红、不肿、不痛，麻木，头晕，目糊，眼睑下垂，复视，加当归、川芎，及白芷、僵蚕、蝉衣、蜈蚣、全蝎等虫类药物的应用，因其走窜搜剔通络祛风，且有“以毒攻毒”作用。火毒证以血循毒症状为主，可动血、动风、伤阴，伤口疼痛剧烈，肿胀严重，蔓延迅速，出血，伤口周围有血疱、瘀斑，加犀角地黄汤。瘀斑甚者，加仙鹤草、生蒲黄、白茅根、大蓟、小蓟、旱莲草和生地榆。后期注意养阴通络之品应用。风火毒证以混合毒症状为主，加生地黄、赤芍、牡丹皮、白芷、蝉衣、僵蚕。此外，上肢咬伤者，加桑枝；下肢咬伤者，加牛膝；局部肿胀者，加泽兰、路路通；咽痛者，加射干、桔梗。第四代传承人唐汉钧教授认为，在解毒排毒同时，兼顾脏腑功能，根据蛇毒内传脏腑及脏腑损害之不同，结合宏观和微观辨证情况随症加减辨证施治[6]。如咬伤后患者意识不清、烦躁、心悸，为蛇毒攻心，扰乱神明，上蒙清窍，可加制南星、石菖蒲、天麻、灯芯草、白芷及安宫牛黄丸鼻饲等。若出现小便量少，血尿，为蛇毒传肾，肾功能受损，可加玉米须、六月雪、车前草、泽泻、薏苡仁根等。心功能受损者，可加麦冬、五味子、苦参。肝功能受损，可加茵陈蒿、虎杖、栀子。恶心呕吐者，为蛇毒传脾，加姜半夏、竹茹。蛇毒传肺，出现咳喘，痰中带血，加桑白皮、鱼腥草、鲜竹沥、白茅根、藕节炭等[6]。

第五代传承人阙华发教授认为，蛇毒内侵，致使局部气血凝滞，经络阻隔，则毒瘀互结，出现局部肿痛明显，血疱、水疱、瘀斑等证候。提出毒瘀互结为毒蛇咬伤基本病机，临证宜在大剂解毒排毒、通利二便基础上，加用当归、川芎、泽兰、丹参等和营活血通络的药物，常能迅速截断扭转病势，促使局部肿痛消退[3, 5]。毒蛇咬伤后，机体多处于惊恐状态，根据《素问·阴阳应象大论》中“恐伤肾”“急病及肾”理论，损伤肾气，肾中精气亏耗，温煦濡养功能不足，邪毒内生[7]，加之蛇毒侵袭，结合李时珍提出的“蛇虽阴物，却为火口”，《素问·阴阳应象大论》的“壮火食气”，蛇毒耗伤人体正气，使正气易虚，即因邪伤正，邪愈甚则正愈损，正愈损则病愈甚，则内侵之邪无力清除，邪毒留恋，入于营血，内攻脏腑，使疾病进展恶化。可见正气盛衰，蛇毒轻重是决定毒蛇咬伤病情轻重、顺逆、陷与不陷的关键。因此在解毒排毒同时，应注意攻邪勿伤正，中病即止，重视扶正培元，顾护正气应贯穿于毒蛇咬伤治疗过程始终，以顾护急症进程中正气之耗损，以防蛇毒内陷之变。临证注重生黄芪、仙灵脾、熟附子、肉苁蓉、生地的运用。此外，毒蛇咬伤具有来势急骤、变化迅速，病势严重等特点，毒邪势猛力峻，极易入侵营血，灼阴耗津，内入脏腑。治疗可根据温病纲要论治，急投重剂凉血清热解毒之品，并根据温病传变规律，先安未受邪之地，应早期加用生地、赤芍、牡丹皮等犀角地黄汤凉血散血，截断蛇毒传变深入营血，扭转病势的发展，达到缩短病程、避免疾病传变、加重的目的[3]。

（四）注重外治法的综合应用

毒蛇咬伤是一种危害较大的临床危急重症[8]。毒蛇咬伤后，病情进展迅速，处理是否及时，预后差异很大。因此，救治患者必须分秒必争。一经确诊，可先行结扎、冲洗、局部扩创、针刺、贴敷、吸吮、环形封闭等疗法，对直接祛除毒素，或延缓毒素的吸收，减轻、延缓全身中毒症状，防止病情加重和发展，减少对机体多系统器官功能的损害，或减少患肢伤残率有至为关键的作用，为以后治疗争取时间[9]。宜根据疾病的不同阶段或不同症状采用不同的外治法，如贴敷疗法、箍围疗法、切开扩创、拔罐、负压吸引、针刺和灌肠等。蛇伤初期，局部肿胀处用季德胜蛇药片，或金黄散、清凉油调敷或行箍围疗法，有箍集围聚蛇毒、清热解毒、散结定痛等作用，能减轻疼痛，促使局部红肿迅速局限、消退。在咬伤处，用拔罐疗法、负压吸引疗法，有助于蛇毒外出。肿胀甚者，在八风穴、八邪穴处针刺或切开减压，以开泄腠理、外泄毒邪、解毒消肿，既有减轻压力的作用，又可加速消肿，防止和减少组织因肿胀、瘀血而坏死，减少继发感染的机会；保持患肢下垂位，使蛇毒外泄。陆德铭教授认为，局部扩创，只需在牙痕上循经直开，深度达皮下即可，既有利排毒，且不易损伤血管。对肢体高度肿胀者，可选用八邪穴或八风穴针刺排毒，不应在肿胀肢体作过多过深切开排毒，有增加感染机会，且蛇毒中含有一种蛋白分解酶，能分解蛋白质，破坏组织，再并发感染，可引起局部组织严重坏死溃烂，最后形成巨大溃疡，不易愈合。如发生指（趾）骨坏死，不要轻易作截指手术，只需用中药外敷，可使死骨分离脱落而愈合，一般不影响伤指功能[4]。阙华发教授认为，蛇伤中后期，局部外用玄明粉、三七粉及冲和膏以活血通络消肿，并抬高患肢。若伤口有瘀暗，有坏死，形成溃疡之虞，可用水蛭粉外用祛瘀生新，常能减少肢体坏死发生，促使伤口愈合[3, 5]。

（五）重视中西医结合治疗

毒蛇咬伤，对于轻症者，可单纯用中药治疗；重症者，应强调中西医结合治疗。抗蛇毒血清的使用为蛇伤治疗，尤其是危重患者提供了一种疗效确切的药物，能明显提高治愈率，降低病死率。但抗蛇毒血清只对体内游离的蛇毒有中和效应，对已经被吸收并与靶器官结合的蛇毒，以及蛇毒引起的机体损害并无治疗作用。因此，临床上对已明确诊断，全身中毒症状严重的患者，应根据病情严重程度选择抗蛇毒血清的剂量，一般不宜超过咬伤后24 h，应用越早，疗效越好。同时宜早期足量应用肾上腺皮质激素治疗。陆德铭教授指出，对被判断为中毒严重的患者，尽管早期中毒症状还不明显，亦应大剂量使用，在一定程度上可阻止病情发展。选用对肝、肾功能毒性较小的抗生素如青霉素、先锋霉素等以预防创口感染等[4]。此外，积极对症支持治疗，纠正酸中毒和维持电解质平衡，并积极防治休克、脑水肿和心、肝、肾功能衰竭及呼吸中枢麻痹等[10]。

顾伯华先生认为，毒蛇咬伤，一般在3日左右能控制毒势，稳定病情。病情控制后，仍需仔细观察疾病的变化。对蛇毒毒性较强，蛇伤程度较重的患者，解毒药物不能递减太快、太多，以防止病情的反复及减少应用抗蛇毒血清约1周后可能出现的药物反应。

参考文献

[1] 阙华发.中医外科学[M].上海：上海科学技术出版社，2016：236-240.

[2] 张怀琼.海派中医流派传略图录[M].上海：上海科学技术出版社，2018：3-11，15-71.

[3] 阙华发，唐汉钧，王云飞，等.解毒排毒泄毒消肿法内外合治蝮蛇咬伤的临床研究[J].蛇志，2012，24(3)：244-246.

[4] 陆德铭，沈友云.中西医结合治疗蝮蛇咬伤205例的体会[J].上海中医药杂志，1979(5)：38-41.

[5] 阙华发，唐汉钧，邢捷，等.解毒排毒法内外合治毒蛇咬伤的临床研究[J].上海中医药大学学报，2006，26(3)：24-26.

[6] 唐汉钧.毒蛇咬伤救治心得[J].天津中医药，2010，27(5)：353-355.

[7] 匡调元，沈燕，张伟荣，等."急病及肾"的病理研究[J].中国危重病急救医学，1992，4(4)：198-202.

[8] 谢锐光，余培南.毒蛇咬伤中西医救治指南[M].山西：山西科学技术出版社，2008：130-142.

[9] 肖文，唐汉钧，阙华发.顾氏外科救治毒蛇咬伤的特色传承与创新[J].上海中医药杂志，2020，54(10)：35-37.

[10] 向寰宇，阙华发，刘晓鸫，等.综合治疗毒蛇咬伤75例.江苏中医药，2012，44(7)：47-48.

（阙华发，单玮，徐杰男，张臻，王云飞，邢捷，肖文，沈义婷，郭树豫，梁越，王轩宇；主审：阙华发）

顾氏外科流派治疗难愈性窦瘘的传承创新发展

一、疾病概说

中医外科范围内多种疾病，如各种先天性发育异常形成窦瘘、皮肤感染性疾病、糖尿病性足坏疽、坏死性筋膜炎、浆细胞性乳腺炎、肛瘘等疾病都有窦瘘病灶存在。随着西医学外科手术进展，各种手术的难度和复杂程度越来越高，并且手术治疗范围得到极大拓展，使接受手术治疗的患者人数显著上升；同时随着广谱抗生素广泛使用，耐药细菌越来越多，一旦患者发生手术后伤口感染，手术后形成窦瘘人数也显著增加。窦瘘是中医外科的一个独立疾病，又是中医外科疾病常见体征。窦道是指深部组织通向体表，只有外口而无内口与空腔脏器相通的病理性盲管；瘘管是指空腔器官或体腔与体表间形成的病理性管道：难愈性窦瘘类疾病是指病程长（≥1个月），病位深，管腔多形性，或狭长，或弯曲，或深部膨大成腔，或分支多，或走向复杂，或疮肿巨大，或邻近重要脏器以及骨骼、肌肉、血管而造成手术扩创有高端难度的窦瘘病灶的疾病。难愈性窦瘘是中医外科临床的疑难复杂疾病，具有病因复杂，病程较长，治疗难度极大，创面难敛，或愈合后极易复溃等特点。西医学一般行局部病灶切除术、扩创引流术、创面换药、抗感染等治疗措施。但窦瘘创面的顽固多重耐药的细菌感染和复杂的病灶结构等，导致积极有效的治疗方法仍缺乏，有一定的治疗瓶颈。

难愈性窦瘘属中医学"漏"的范畴。本病发生以气血不足为本，而疮面引流不畅，或医治不当或手术异物留滞为其诱发原因。本病以外治为主，内治以补益气血，和营托毒生肌为原则。本病不与内脏相通者，预后较佳；凡与内脏相通者，不易治愈。

二、疾病诊治的传承与创新

（一）特色疗法的传承与创新

中医学在治疗难愈性窦瘘方面历史悠久，形成蚀管化管、拔毒提脓、提脓祛腐、生肌收口、药捻引流、挂线疗法、切开疗法、扩创引流、搔刮疗法、垫棉疗法、拔罐疗法、贴敷疗法等特色疗法，取得了一定疗效[1-3]。顾氏外科诊治难愈性窦瘘，在既往应用球头银丝探针探查、X线造影检查等基础上，首先将X线造影、螺旋CT造影三维重建、腔内超声、超声造影、腔内内镜探查等技术进行优化组合，综合应用，精准判断窦瘘病灶的体积、深度、走向、内口的方位、支管状况和窦瘘管腔内创面情况及是否有异物存在，以及管腔与附近组织结构的关系等状况，既提高了病灶整体形态诊断正确率，减少了漏诊率及术后复发率，又为诊治和疗效评价提供了新途径、新方法和新技术，诊治更有精准性，能进一步提高临床疗效，同时促进外科诊治技术的客观化、科学化[4-7]。治疗主张以外治法为主。一般分化管—祛腐—生肌三个阶段[8]，灵活组合运用滴灌疗法、冲洗疗法、拖线技术、置管引流、负压引流、中药熏蒸疗法、热烘疗法等顾氏外科特色疗法，能加速窦瘘创面闭合，缩短疗程，减少复发。既有适合范围广、治愈率高、组织损伤轻、痛苦少、后遗症少、复发率低及治愈后形态及功能恢复良好的优势，又避免了再行大手术的风险。

1. 特色疗法的传承　在化管及祛腐阶段，顾氏外科均主张先予白降丹、千金散、五五丹、七三丹等升丹浓度高的药粉蚀净管壁，尤其是结核性窦瘘，须待腐肉组织大部分脱落，脓液由稀薄转为稠厚后，再予八二丹、九一丹等提脓祛腐，直至腐肉脱尽。窦瘘管道狭长者，一般可将掺药外蘸在药线上插入窦瘘管腔中，要选用粗细长短合适的药捻，确保药捻粗细较窦瘘外口小，以保持引流畅通，促邪外出，给邪出路，否则堵塞外口，出现脓液潴留，腐蚀好肉，甚则邪毒扩散或内陷。对发生于乳房部、腋部、尾骶部、腘窝部等部位，较易出现袋脓或空腔形成，致使疮口难愈合或愈合后易再溃，故宜早期应用垫棉法。有朽骨者，外掺出骨拔毒散脱出朽骨，或待朽骨松动后，取出朽骨。对局部异物所致的窦瘘，须先清除死骨、线头等异物。对窦瘘外口小，深里形成较大空腔者，可配合扩大外口，以脓液畅泄为度，或扩创引流，充分暴露窦瘘腔隙，予油膏纱条填塞管腔，并且宜紧，以促使坏死组织充分脱落。腐肉组织多、肉色灰暗不鲜者，配合搔刮疗法，促使腐肉组织排出；窦瘘外口皮肤暗紫者，可配合拔罐疗法，既促使局部经络气血畅通，又能吸出腔内腐肉组织及分泌物，促使腐去肌生，管腔加速闭合[9]。局部脓液排出不畅而袋脓者，可配合垫棉疗法，减少脓液潴留。顾氏外科第三代传承人顾伯华先生认为应依据窦瘘病灶的部位及性质，选择的特色技术和使用药物应有所异同，对发生于耳前部、乳房部、肛门部等部位的窦瘘，如部位浅者，可选用切除手术；部位深者，可选用丝线或橡皮筋挂线；窦瘘结构复杂者，可选用手术切开加橡皮筋挂线等多种方法组合运用[10, 11]。特别是在挂线疗法治愈肛瘘[12]后，将挂线疗法拓展应用于乳房部瘘管的治疗中，取得了良好疗效[13]。"顾伯华老中医治疗浆细胞性乳腺炎形成瘘管期的经验"获得全国中医药重大科技成果甲级奖（1986年）。

在生肌阶段，顾氏外科流派主张在窦瘘出现新鲜肉芽组织，先出黄白色的稠厚脓液，色泽明净，其气不臭或略有腥味，次出黄稠滋水，用棉花蘸之可以拉成丝状的阶段，即是敛疮收口的佳象，可选用生肌散，一般可配合选用补虚活血生肌的中药滴灌、灌注冲洗、熏蒸疗法以及垫棉压迫疗法、热烘疗法等疗法，促使窦瘘管腔皮肤与新生肉芽组织得以黏合而管腔闭合。即使窦瘘外口闭合，亦需局部垫棉加压再治疗2周，避免遗留残腔导致复发。顾伯华先生认为垫棉压迫法在热邪已清、脓液转为清稠时用之为最佳时机[14]。同时必须根据窦瘘发生的部位，选用不同的方法和材料加压，如项部用四头带、腹部多用多头带、会阴部用丁字带等加压。顾氏外科第四代传承人唐汉钧教授认为，垫棉压迫疗法须审视疮疡的局部病灶情况，灵活运用，并应内治与外治相结合，才能取得佳效[15]。

2. 特色疗法的创新　顾氏外科第四代传人陆德

铭、唐汉钧、陆金根等汲取药捻疗法与挂线疗法的优势，借助“微创”治疗理念，创制了拖线技术[16]。20世纪80年代，拖线技术首先被运用于肛漏[17]和粉刺性乳痈[18]的治疗中，以后又在各种先天性窦瘘或邻近脑、心、肝重要脏器以及肌肉、骨骼、血管等部位所形成的手术后难愈性复杂性窦瘘且再行手术扩创有极大风险的患者治疗中推广应用[19]。自21世纪起，顾氏外科第五代传人阙华发教授等将拖线技术应用于合并有窦瘘病灶的急性化脓性腱鞘炎、糖尿病性坏疽伴穿通性窦道或溃疡、肺外结核形成的窦瘘、巨大痈疽等疾病，配合灌注冲洗疗法、负压引流、垫棉加压等疗法，治疗193例体表难愈性窦瘘类疾病，痊愈91.2%（176例），复发率3.6%（7例），复发病例经治后均获痊愈[20-22]。建立拖线技术的技术操作规范及疗效评价标准，被列为国家中医药管理局首批中医临床适宜技术推广项目，在全国推广应用[23]。

唐汉钧教授分拔毒蚀管—提脓祛腐—化瘀生肌三个阶段，内治与外治结合，内治内服清热解毒—益气托毒—活血生肌中药，外治在窦瘘管腔内应用祛腐化瘀生肌中药灌注冲洗等，将掺药蘸在药捻或拖线上置入管腔内，外加油膏盖贴，配合垫棉加压、绑缚、热烘等疗法，治疗43例患者，均获痊愈，复发2例（4.7%），经药线引流而愈[8]。灌注疗法尤适用于管道弯曲、走向复杂者。并提出运用外治技术必须把握的关键要素，保持窦瘘外口脓液或腐肉组织畅泄是治愈窦瘘的前提，必须防止治疗过程中外口过早快速缩小，导致“闭门留寇”，窦瘘难敛；各种异物残留（补片、线头等）是手术后形成窦瘘和窦瘘极难愈合的重要因素，治疗时须彻底去除异物；窦瘘管壁的坚硬纤维增生组织是治疗中的关键点及难点，常采用蚀管化管、搔刮等方法消除管壁，必要时手术清除；治疗过程中注意使用垫棉法的适宜时机，需在腐肉已尽，脓液明净，疮周无红肿热痛等提示毒邪已尽后方可使用，同时避免压迫过紧，导致局部气血瘀滞，发生变证；探查时手法要轻柔，灌注冲洗等操作时注意既保持一定的压力，又应避免过度加压，以免出现医源性损伤[24]。

顾氏外科第五代传人阙华发分化管—祛腐—补虚活血生肌等阶段论治，运用祛腐生肌滴灌法治疗难愈性窦瘘，利用药液无隙不入的特性，根据窦瘘深度选用滴注、灌注方法，利用操作时产生的机械性压力，将化管、祛腐、补虚活血生肌等中药药液注入管腔。滴灌疗法，一则给邪出路，引邪外泄，促使管腔内的脓液及腐肉组织得以排出；二则稀释降低管腔内邪毒；三则可保留药液的缓慢渗透，并且形成一个自然流动的代谢循环，可以创造一个不利于细菌过度繁殖的微环境，从而起到拔毒祛腐生肌之功。滴灌疗法，尤适用于管腔位置位于深层次者，必要时加压以利药液充分进入管腔基底部，以局部作胀为度，并根据情况选用药线引流、切开引流、扩创引流、拖线、置管引流、负压引流、垫棉压迫等方法，配合内治，治疗各种复杂性窦瘘184例，总有效率90.22%，痊愈率53.26%（98例），复发率9.2%（9例），复发病例经治后均获痊愈，并能改善局部及全身症状[22]。灌注法联合垫棉法治疗窦道的技术，成为国家中医药管理局中医适宜技术推广项目，在全国推广应用[25]。

（二）理论与机制的传承与创新

1. 理论的传承　难愈性窦瘘属中医“漏”的范畴，历代医家各有卓见，使中医学对窦瘘的认识逐渐完善。顾氏外科认为，难愈性窦瘘的形成多由先天禀赋不足，或病久或手术伤正，致使气血阴津阳气不足、无力推动血行或托毒外出，或无力卫外，感受邪毒，或无力生肌敛疮，久而成漏，或疮疡不溃，邪毒入里，浸淫而成，或疡医失治、误治所致，或手术后异物留滞局部，气血瘀滞，郁久化火成毒，进而出现皮损、肉腐、筋烂、骨伤、髓消等变化。

可见，难愈性窦瘘的病机，正气虚损为本，湿热毒邪壅滞，余毒未尽为标。

2. **理论与机制的创新** 唐汉钧教授认为窦瘘发病，正气虚损为发病之本，湿热火毒及气血壅滞为发病之标[24, 26-28]。

阙华发教授认为气血壅滞经络是窦瘘创面难以愈合的关键病机和主要的病理基础。气血壅滞经络，一则阻碍气血生化之机，久则生化乏源，气血不足，经络失于濡养而受损，或无力行血，导致瘀血加重，或不能化生充足的精气津液，精气不能滋润和濡养皮、肉、筋、骨、脏腑等，津液不足，则一切治疗药物均难以到达靶组织，以致不能生新而影响自我修复；二则瘀久化火成毒，加重火热毒邪壅滞；三则瘀血化水，变生湿浊之邪，湿、瘀郁久化热，热盛肉腐，血肉腐败而成。只有窦瘘创面局部气血运行的微环境得以修复正常，才能正气来复，邪去正复，祛瘀生新，促使窦瘘疮面腐肉化脱，新物化生，激活失活的受损组织，从而促进组织的再生修复。审证求机，提出"祛瘀化腐，活血生机"观点，运用活血祛瘀生新药物直接外用，或通过拖线疗法、滴灌疗法、熏蒸疗法等方法直接作用于窦瘘创面，祛瘀生新，在临床取得显著疗效[16, 21, 22]。

顾氏外科流派第五代传承人王琛采用金黄色葡萄球菌和大肠杆菌混合菌液注入埋置的弹簧纱条内的方法成功制备了瘘管大鼠模型[29]。采用该模型，观察了拖线技术促进大鼠体表瘘管创面愈合的疗效及对局部组织生长因子、胶原、微血管数目等水平的影响。结果提示拖线技术瘘管愈合时间（16.25 ± 1.96 日）较切开疗法愈合时间（23.75 ± 0.96 日）明显缩短（$P < 0.01$）[30]，拖线技术通过调控窦瘘创面修复过程中内源性碱性成纤维细胞生长因子的水平以及Ⅰ型 / Ⅲ型胶原的含量及其比值，诱导血管新生，促进瘘管闭合，减少瘢痕形成的机制。并通过动态观察体表瘘管局部分泌物性状，瘘管愈合过程中造模后不同时相局部组织的表皮生长因子、转化生长因子、Ⅰ型胶原、Ⅲ型胶原、成纤维细胞数量等表达水平以及组织病理学的变化，论证了拖线最佳撤除时间在第 10 ± 1 日[31]。

（三）小结与讨论

在 160 年的传承创新发展过程中，顾氏外科流派代有名家，长期致力于中医药防治难愈性窦瘘的全面、系统的临床和实验研究，在传承中创新，在创新中深度传承，在坚守中深化发展，取得了一系列丰硕的成果。

在传统"正气不足、余毒未尽"的基础上，提出"气血壅滞经络"为关键病机的学术观点；在传统祛腐生肌的基础上，提出祛瘀化腐、活血生机的观点；在传统切开疗法、药捻引流、挂线疗法、垫棉疗法、祛腐生肌法等治疗难愈性窦瘘的基础上，创制滴灌疗法、灌注冲洗疗法、拖线技术、置管引流、负压引流、中药熏蒸疗法等特色疗法。进一步提高了临床疗效，形成了融顾氏特色理论、特色技术、特色诊治、特色方药等于一体的诊治难愈性窦瘘的学术体系，对中医外治理论的发展、临床疗效提高、学术内涵提升及中医流派的传承和推动流派学术繁荣和可持续发展均具有重要的意义。

要精准应用顾氏外科诊治难愈性窦瘘的学术体系，取得显著的临床疗效，首先必须重视外治法的辨证辨病，外治法临证运用遵循辨证施治原则，以局部证候（创面脓、腐、肌以及疮周肿、痛、痒，皮损，肤温、肤色等）作为辨证的主要依据，同时结合病因（风、寒、湿、热等）、病位（皮、肉、筋、脉、骨）、病性（阴证、阳证、半阴半阳证）等辨证，精准把握祛腐与生肌的时机。其次，注重多种外治疗法的综合应用，当根据窦瘘不同阶段的局部状态将多种外治疗法分阶段加以灵活组合使用。再次，注重与内治疗法联合运用[32]。窦瘘疾病，单纯从局部入手，只使用外治法治疗，多是取效缓慢，不能迅速取得良好疗效，就必须立足整体，内外合治，局部与整体结合，内治十分注重扶正，尤其是益气健脾、补肾益精、疏通气血经络以及温通经脉、升阳举陷药品的选用，才能明显提高疗效，缩短疗程，减少复发。

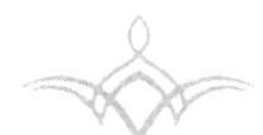

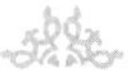

参考文献

[1] 上海中医药大学.上海中医药大学特色诊疗技术[M].上海：上海中医药大学出版社，2004：65-73.

[2] 张怀琼.海派中医流派传略图录[M].上海：上海科学技术出版社，2018：3-11，15-71.

[3] 王永灵，篑纲，阙华发，等.中医外治疗法治疗体表窦道及瘘管[J].中医外治杂志，2011，20(6)：41-43.

[4] 银浩强，彭欣，肖沪生，等.经直肠超声诊断肛瘘的价值[J].上海医学影像，2007，16(2)：149-153.

[5] 银浩强，梁宏涛，王琛，等.腔内超声造影对复杂性肛瘘的诊断价值[J].医学影像学杂志，2020，30(10)：1872-1875.

[6] 王嵩，马海峰，王夕富，等.浆细胞性乳腺炎的多层螺旋CT诊断[J].中西医结合学报，2005，3(3)：199-202.

[7] 王嵩，马海峰，王夕富，等.多层螺旋CT瘘管造影在肛瘘中的应用价值[J].中华放射学杂志，2007，41(5)：507-509.

[8] 唐汉钧，陈红风，阙华发，等.中医药治疗复杂性窦瘘的临床研究[J].上海中医药大学学报，1999，13(3)：29-32.

[9] 陆德铭，陆金根.实用中医外科学[M].2版.上海：上海科学技术出版社，2010：425-427.

[10] 顾伯华.直肠癌根治术后并发会阴部窦道的治疗[J].上海中医药杂志，1979，23(5)：31-32.

[11] 陆德铭，顾伯华.临证医案札记[J].上海中医药杂志，1965，9(3)：16-18.

[12] 顾伯华，左景鉴，孟承伟.挂线疗法治疗肛瘘的初步报告[J].上海中医药杂志，1956，1(2)：18-21.

[13] 陆德铭，唐汉钧.顾伯华治疗浆细胞性乳腺炎形成瘘管的经验[J].上海中医药杂志，1986，30(9)：9-11.

[14] 唐汉钧.顾伯华教授运用"垫棉压迫疗法"的经验[J].上海中医药杂志，1981，25(10)：9-11.

[15] 单玮，唐汉钧，张崇裕.唐汉钧教授治疗外科手术后遗留窦瘘的临床经验[J].中西医结合学报，2005，3(3)：235-237.

[16] 陆金根，阙华发，陈红风，等.拖线疗法治疗难愈性窦瘘的优势[J].中西医结合学报，2008，6(10)：991-994.

[17] 陆金根，曹永清，何春梅，等.隧道式拖线术治疗单纯性肛瘘的临床研究[J].中西医结合学报，2006，4(2)：140-146.

[18] 阙华发，唐汉钧，陆德铭，等.内外合治浆细胞性乳腺炎109例临床研究总结[J].上海中医药杂志，1997，31(12)：35-37.

[19] 郑勇.唐汉钧运用拖线疗法治疗复杂性窦瘘[J].浙江中医杂志，2000，2：35-36.

[20] 阙华发，唐汉钧，向寰宇，等.扶正活血法为主分期辨证治疗糖尿病足坏疽71例[J].上海中医药杂志，2003，37(10)：30-33.

[21] 王永灵，阙华发，向寰宇，等.祛腐生肌滴灌法为主治疗体表复杂性窦瘘的临床研究[J].中医外治杂志，2018，27(4)：3-4.

[22] 阙华发，唐汉钧，王云飞，等.拖线技术、垫棉法治疗难愈性窦瘘类疾病的临床研究[J].中医外治杂志，2012，21(6)：5-7.

[23] 陆金根.国家中医药管理局农村中医适宜技术推广专栏(62)：主管拖线法治疗单纯性肛瘘技术[J].中国乡村医药，2012，19(4)：92-93.

[24] 邢捷，阙华发.基于数据挖掘的唐汉钧治疗复杂性窦道经验研究[J].上海中医药杂志，2020，54(9)：27-31.

[25] 阙华发.国家中医药管理局农村中医适宜技术推广专栏(147)：灌注法联合垫棉法治疗窦道技术[J].中国乡村医药，2019，26(13)：78-79.

[26] 向寰宇，唐汉钧，阙华发，等.运用祛腐生肌法为主治疗复杂性窦瘘103例[J].上海中医药杂志，2005，39(4)：34-36.

[27] 邢捷，唐汉钧.唐汉钧教授辨治复杂性窦瘘心法撷英[J].上海中医药杂志，2013，47(12)：1-3.

[28] 篑纲，唐汉钧.唐汉钧教授治疗复杂性窦瘘的经验[J].上海中医药杂志，2004，38(1)：26-28.

[29] 王琛，曹永清，郭修田，等.体表瘘管大鼠模型的建立[J].上海中医药大学学报，2007，21(6)：62-65.

[30] 王琛，陆金根，曹永清，等.隧道式拖线术结合九一丹对大鼠体表瘘管的治疗作用[J].上海中医药大学学报，2009，23(3)：56-59.

[31] 王琛，陆金根，曹永清，等.隧道式拖线法对瘘管大鼠Ⅰ型和Ⅲ型胶原表达的影响[J].中国中西医结合外科杂志，2009，15(4)：428-432.

[32] 阙华发.顾氏外科外治疗法在中医外科临床的运用[J].中医外治杂志，2020，29(1)：74-76.

（阙华发，邢捷，徐杰男，张臻，王云飞，单玮，肖文，沈义婷，郭树豫，梁越，王轩宇；主审：阙华发）

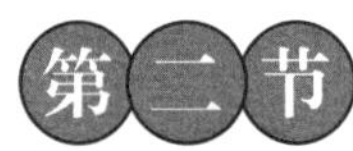

中医乳腺科优势病种

顾氏外科治疗粉刺性乳痈的传承与发展

一、疾病概说

粉刺性乳痈是发生于非哺乳期和非妊娠期妇女的慢性化脓性乳腺疾病。其临床特点是常有乳头凹陷或溢液，化脓溃破后脓液中夹有粉刺样物质，易反复发作，形成瘘管，经久难愈，全身症状较轻。相当于西医的浆细胞性乳腺炎、肉芽肿性乳腺炎、乳腺导管扩张症等。

本病多发生在非哺乳期、非妊娠期的女性。单侧乳房发病多见，也可双侧发病。偶见男性。部分患者伴有先天性乳头全部或部分凹陷，并有白色带臭味的粉刺样分泌物或淡黄色油脂样分泌物溢出。本病的临床表现复杂多样，常分肿块期、脓肿期、瘘管期。初起结块发于乳房一处，多伴疼痛，逐渐出现红肿，容易由一个象限蔓延到多个象限，形成多灶脓肿。溃破后脓液中夹杂白色粉刺样分泌物或淡黄色油脂样分泌物，久不收口，形成瘘管；乳晕区病灶常与输乳孔相通；或反复红肿，溃口相继增多。病程长达数月或数年。大多数患者恶寒发热等全身症状较轻。部分患者急性发作期可有高热，少数可见下肢皮肤结节红斑，极少数可见顽固性的咳嗽、头痛。

西医认为由于乳头凹陷或乳腺导管堵塞，乳腺导管上皮细胞脱落及大量脂类分泌物积聚于导管内而导致其扩张，积聚物分解产生的化学性物质刺激导管壁而引起管壁炎性细胞浸润和纤维组织增生。病变逐渐扩展累及部分腺叶而形成肿块，炎症呈急性发作时可形成脓肿，脓液中常夹有脂质样物质，脓肿破溃后可形成通往输乳孔的瘘管。

本病的病名“粉刺性乳痈”是1985年由顾伯华和陆德铭先生在顾伯华教授主编的《实用中医外科学》中首次提出的，形象地概括了本病的临床特点，并一直沿用至今。病因病机多因素有乳头凹陷畸形，乳络不畅。或因情志抑郁，肝气失疏，气血瘀滞，经络阻塞，聚结成块，郁蒸腐肉酿脓而成，溃后容易成瘘。若气郁化火，迫血妄行，可致乳头溢血。

二、疾病诊治的传承与创新

粉刺性乳痈是顾氏外科中医乳腺学组的优势病种及重点研究方向，是极具中医特色和治疗优势的病种之一。通过顾氏外科几代人的传承和发展，经历了从不认识到认识，从知之不多到知之较多，从单一瘘管期手术治疗发展到疾病各个阶段内外治和各种手术方式相结合综合治疗的不断发展过程，曾获得国家级、省市级奖项。近20年来陈红风学术团队在本病的发病机制、病因探索，以及复杂性病例手术、外治和创面修复方面取得新的进展，并形成了“内治—外治—手术”三位一体互为补充的整体化诊疗格局，在此基础上主持修订了中华中医药学会发布的粉刺性乳痈的中医外科诊疗指南。

（一）粉刺性乳痈的命名和诊治探索

1958年，顾伯华先生在国内首先将本病形成瘘管时命名为“慢性复发性伴有乳头内缩的乳晕部瘘管”，并用挂线法治愈12例[1]，后报道30例，

采用中医挂线疗法，切开法和外用药治疗，均取得满意疗效[2]。至20世纪80年代，顾伯华、陆德铭等根据本病乳头孔或溃口分泌粉刺样物的特点将本病命名为粉刺性乳痈，并对本病的病因病机、临床表现、治则方药等作了较详细的阐述。他们采用手术切开脓腔后，充分刮除坏死组织，并将通往乳头孔的瘘管壁切开，创面用外用药换药直至愈合等方法，共治疗本病116例，其中112例痊愈，2例好转，总结出一套手术简单，痛苦少，瘢痕小，疗效好的治疗方法，并在临床上推广应用[3]。其成果获国家中医药管理局重大科研成果甲级奖。

（二）粉刺性乳痈的诊疗进展

随着社会的发展，人们生活方式、饮食结构的改变，本病的发生率逐年升高，疾病的临床表现也从最初的局限于乳头乳晕部逐渐发展到累及乳房部，甚至累及全乳的化脓性炎症。从病程来看，从比较典型的慢性炎症逐渐发展成兼有急性、亚急性和慢性不同表现的乳房部化脓性炎症。我们对本病的认识也经历了从不认识到认识，从知之不多到知之较多，从单一瘘管期手术治疗到疾病不同阶段综合治疗的不断发展的过程。中医药治疗本病具有临床疗效好、损伤范围小、痛苦少、乳房外形改变小、复发率低等优点，取得了一系列令人瞩目的成果。

1987年以后我们先后举办两期全国性成果推广班和数届高校中医外科专业师资进修班，推广中医药治疗浆细胞性乳腺炎形成瘘管的经验，全国各地的患者纷纷前来龙华医院诊治，也引发了全国范围的中医药诊治浆细胞性乳腺炎的临床研究。对于本病的治疗，我们也在实践中不断发展，采用拖线法治疗本病，既能通过拖拉排净脓腐而优于药线引流，又无须切开或挂开管道以减少组织损伤，尽可能保持乳房外形。有关乳腺疾病的专著也都编写专门章节叙述浆细胞性乳腺炎的诊治，进一步补充完善了对浆细胞性乳腺炎的认识。1997年出版的普通高等教育中医药类规划教材《中医外科学》收录了中医药治疗浆细胞性乳腺炎的成果。

针对临床上本病患者的病情较以往复杂、病变范围也较前扩大的情况，对本病的治疗范围已从瘘管期扩展到各个不同时期，治疗方法也从单纯外治、内治发展到多种方法综合治疗。在辨证论治的基础上，未溃偏重内治，已溃偏重外治，而且药物外治法和切开、挂线、拖线等手术外治法，及垫棉、绑缚等其他外治方法根据具体情况选择使用，对本病复杂病例尤有优势。相关研究成果获1998年上海市临床医学成果二等奖[4]。2000年龙华医院报道内外合治本病148例[5]，在外治方面全部病例均采用切开法和祛腐生肌法，其中16例还采用挂线法、58例还采用拖线法、107例还采用乳头楔形切开法、98例还采用垫棉法；内治分为肝经郁热、余毒未清、痰瘀凝滞三型辨证治疗。结果治愈140例（95.2%），好转8例（4.8%），随访6～12个月，复发12例（8.1%），经再次治疗而愈，平均疗程48日。总结诊治体会是：把握本病的临床特点，配合辅助检查尤其是病理检查以明确诊断，重视临床辨证分期，强调中医药综合治疗等。2001年、2002年我们相继举办了两期国家级继续教育学习班介绍了本病的诊治进展。随着对本病认识的不断深入，临床分型、分期、辨证分型日益细化，2002年我们将几经修订的浆细胞性乳腺炎的诊断、辨证及疗效评价标准（草案）提交全国中医乳腺病专业委员会讨论通过。2005年“切开拖线、灌注（介入）与垫棉绑缚法相结合综合治疗浆细胞性乳腺炎”获上海市医学科技成果奖三等奖。2012年牵头制订、2020年主持修订了《中医外科临床诊疗指南》中的粉刺性乳痈中医诊疗指南，由中华中医药学会发布。

（三）粉刺性乳痈相关实验研究的开展

国家“七五”攻关期间，开展了本病发病机

理的研究，用雌性新西兰兔进行模拟实验以探讨浆细胞性乳腺炎的发病机制。实验分为单纯丝线结扎兔乳头后导管汇集部、单用雌性激素刺激、结扎加激素刺激等几组，分别观察其乳腺导管在光镜和电镜下的组织形态学表现。结果认为异常激素刺激能使导管上皮产生异常分泌、导管明显扩张，这是本病发生的主要因素；单有阻塞存在而无异常激素刺激不至于发生导管扩张；导管排泄不畅是本病由溢液期发展到肿块期的主要因素。研究发现中药“溢液方”组病变程度明显轻于模型组[6]。

基于本病的中医外科传统外用制剂九一丹的急慢性毒性，及其促进慢性难愈性疮面愈合的作用机制的研究也在“十一五”期间和近年陆续开展。通过观察连续给予家兔九一丹1个月后，家兔血汞、尿汞及肝肾功能的变化，以及停药后家兔的恢复情况。结果发现与煅石膏组比较，九一丹组给药第十四、第二十八日以及停药第七、第四十日血汞浓度均升高（$P < 0.01$）；停药第一、第四十、第七十一日九一丹组尿汞含量升高明显；但对肝肾功能指标未见明显影响。提示连续1个月给予家兔2倍临床量的九一丹，血汞及尿汞明显升高，但血汞于停药71日、尿汞于停药3个月可恢复至正常水平，该剂量对家兔肝肾功能指标未产生明显影响[7]。通过观察单次外用含汞制剂九一丹及升丹后对家兔急性毒性的影响，评价受试物的安全性。结果发现与煅石膏组比较，90、180 mg升丹组给药后24、72 h CREAT升高，24 h至7日BUN升高（$P < 0.01$或$P < 0.05$）；与给药前比较，180 mg升丹组给药后24，72 h AST升高；九一丹组及90、180 mg升丹组给药后24 h至72 h血汞浓度升高（$P < 0.01$）；90、180 mg升丹组可引起家兔肝、肾病理性改变。提示升丹组对家兔肝肾指标有一定影响，同时引起肝脏及肾脏的病理性变化，而九一丹对家兔肝肾未产生明显影响[8]。进一步研究家兔外用九一丹后，汞在皮肤、肝、肾、脑组织中的变化。发现家兔外用2倍人临床剂量的九一丹4周，皮肤及肾组织汞升高，停药后可恢复至正常水平。动物实验的急慢性毒性实验都验证了九一丹外用的安全性，为九一丹在本病的临床应用提供了可靠的研究依据[9]。临床研究中也发现九一丹外用治疗乳房慢性炎症性创面，用药后患者血汞、尿汞水平上升，但在停药后可恢复至正常水平[10]。在机制探讨上，我们通过观察九一丹及其有效组分对慢性难愈性疮面模型大鼠疮面细菌培养以及巨噬细胞表型因子的影响，分析九一丹祛腐生肌的作用机制。研究发现九一丹能够改善慢性难愈性疮面炎症情况，并有一定抑菌、祛腐、生肌的作用，而其潜在的作用机制可能与抑制疮面局部巨噬细胞M1表型极化有关[11]。

粉刺性乳痈的实验研究相较于临床研究和临床诊疗进展来说相对滞后，很重要的原因在于本病一直未能建立能有效模拟临床发病机制且稳定性强的疾病动物模型，我们的研究团队从临床发病机制入手，目前已建立重复性较好的粉刺性乳痈动物模型，相关研究成果待发表。

（四）顾氏后学的传承与创新

除了对本病中医综合治疗的全面发展之外，顾氏传人在对本病的认识上各有独到见解。

顾氏外科第四代传人陆德铭教授认为本病首重辨病求因，总结本病的主要病因有：先天性乳头凹陷畸形、七情内伤肝郁气滞、冲任失调、乳络失和、外感湿热等。通过实验研究发现异常激素刺激能使导管上皮产生异常分泌、导管明显扩张是本病发生的主要因素，导管排泄不畅是本病由溢液期发展到肿块期的主要因素。提出已病辨期辨证相结合，内外合治。认为本病患者素有乳头凹陷畸形，复因肝气郁滞，营气不从，气滞血瘀，聚而成块，郁久化热，蒸酿肉腐而为脓肿溃破成漏。临床内治常分肝经蕴热和余毒未清两个证型进行治疗。治疗中充分把握本病临床特点，辨期与辨证相结合，全身辨证和局部辨证相结合，抓

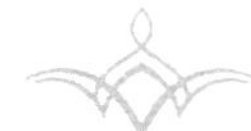

住具体病例在疾病发展过程中的主要矛盾，灵活运用内治和外治法，尤其是多种具体治疗方法的有序配合使用，临床取得了较好的疗效。未溃重内治，根据导管扩张期、肿块形成期和肿块为成脓期分期论治，分别以疏通乳络、化痰散结和解毒消肿为主要治则。已溃重外治。对于肿块未消，病变扩大、加重或破溃者，则需手术治疗，并注重配合合适的贴敷、引流、搔刮、抽吸、冲洗等外治法，而及时恰当的手术是获得满意疗效及乳房外形的不可忽视关键手段。除手术切开外，临床应根据疾病不同特点灵活选用相适应的外治法，如拖线、冲洗、药捻、垫棉、绑缚、敷贴、使用祛腐和生肌外用药等。对于较浅的瘘管，在银丝球头探针引导下，用剪刀剪开管道。复杂性瘘管有多个外口及空腔者，均需剪开以暴露创面。管道切开后用刮匙搔刮已变性、坏死的脂肪组织。每日应用祛腐生肌法换药，创口内予九一丹药棉红油膏纱布填塞，提脓祛腐，拔毒生肌。2周左右待腐脱新生时，用生肌散生肌收口，直至创口愈合[12]。

顾氏外科第四代传人唐汉钧教授[13]主张内从肝脾论治，急则清之，缓则运之。认为粉刺性乳痈绝大部分发于女性，女子乳头属肝，乳房属胃，乳房疾病多从肝胃入手，脾胃互为表里。临床上又每每见到本病患者患侧乳头或脓液中多有白色脂质样分泌物，正是由于此类物质堵塞乳络，结而成块，郁久化热而发病。只有通过让已产生的脂质样物顺利排出，或减少其产生两种途径才能解决内因，当从肝脾施治。肝经舒畅，乳络排泄顺畅，分泌物不再内积；脾气健运，饮食入胃，运化充分，大部化为水谷精微正常输布全身，津沫痰涎不过多产生，乳络中的分泌物也随之减少。本病临床上一般分为隐匿期、肿块期、脓肿期和瘘管期[14]。隐匿期没有临床症状不能被发现；肿块期以中医药内治为主，西医大多选择手术切除；对于脓肿期和瘘管期的患者，西医大量的抗生素应用效果不佳，不能治愈，若选择西医的清创或乳房象限切除手术，则造成的创伤较大，复发率也高，病变范围大的只好选择患乳单纯全切，则更不能被患者接受，而此期中医药治疗疗效较好，治疗原则以手术、外治为主，中草药内治为辅。对于脓肿期和瘘管期的浆细胞性乳腺炎，手术方法和手术后中医药换药同等重要，只要有一方面做得不够，就直接影响疗效。多种手术方法（如切开、乳头楔形切开、乳头矫形等）配合使用是清除本病病灶的关键，术后不同阶段选用相适应的外治法（如拖线、冲洗、敷贴、药捻、垫棉、祛腐和生肌外用药等），每日仔细换药是对手术的有力保证。唐汉钧教授率先将乳头矫形术运用于本病的治疗，并在临床实践中加以改进。乳头矫形法、拖线法的采用，大大减轻了乳房的外形损伤，但拖线法必须和冲洗、垫棉绑缚法适时地结合才能发挥其最佳的效果。内治方面术前及术后祛腐阶段，当以疏肝清热、透脓托毒为主，术后腐祛新生阶段当以益气健脾、活血祛脂为主。只有做到内外结合、各有侧重才能取得痊愈率高、乳房损伤小的良好疗效。“外科之法，最重外治”，唐汉钧教授[5]认为合理及时的外治对浆细胞性乳腺炎具有重要的意义，其中主要是手术疗法和祛腐生肌法。手术疗法是清除病灶的主要手段，其关键在于探查瘘管时必须细致耐心、动作轻巧，忌暴力，防止形成假道；必须切开通向乳头孔的瘘管及扩张的乳腺导管，切开自浅层至深层所有坏死空腔，切除变性坏死组织。术后创面填嵌红油膏纱布掺八二丹，使创面脓腐彻底清除，不遗留病灶，待脓腐渐尽改用九一丹、生肌散，使创面肉芽从基底部长起，勿使假性愈合。单个脓灶及瘘管，多以切开法为治，若为多个脓灶及多枚瘘管、复杂窦道，如切开或挂线术常遗留多处瘢痕与乳房严重变形，应用拖线法治疗，就可避免或减轻变形和瘢痕。乳头凹陷是本病发生及愈合后复发的关键，凹陷者经乳头楔形切开等手术疗法后，乳头下乳导管仍有扭曲、粘连、梗阻，因此必须在手术时纠正乳头凹陷，换药时注意使乳头外翻，以避免复发。本疗法的优点是治愈率高，复发率低，瘢痕小，能保持乳房外形。本病患者90%以上必将进展到脓肿期，若未经过有效治疗，大多转为瘘管期。故切、拖、冲、垫诸外治法的灵活组合使用是治愈本病的必要手段。敷贴、药捻引流、纱条引流、切开、拖线、冲洗（滴灌）、垫棉绑缚及乳头矫形法等诸法的选用，必须依据疾病分期，病灶的范围、部位、数目等灵活配合使用。另外，本病80%以上病灶均与乳头乳晕有关，故正确处理好乳晕乳头部，可大大减少复发。总的来说，本病的治疗，溢液期和肿块期一般以内治为主、外用中药敷贴为辅，脓肿期和瘘管期则当以手术、外治为主，中医药内治为辅。多种手术方法配合使用是清除本病变性灶和瘘管的关键，术后不同阶段选用相适应的外治法，每天细心处理是对手术的有力保证，其中乳头矫形法、拖线法的采用，大大减轻了乳房的外形损伤。内治方面术前及术后祛腐阶段，当以疏肝清热为主，术后腐祛新生阶段当以益气健脾、活血祛脂为主。内外结合、各有侧重才能取得痊愈率高、乳房损伤小的良好疗效。

顾氏外科第五代传人陈红风教授在传承前人经验的基础上，对肿块范围超过两个以上象限，涉及乳头乳晕区，已行脓肿引流或手术治疗，甚至多次脓肿引流或手术，但仍有多发脓肿或坏死灶、急慢性炎性肿块并存的复杂性粉刺性乳痈患者，在临床实践中传承并发展顾氏外科治疗粉刺性乳痈的外治法，临证时施以中药内服，结合“切扩—拖线—熏洗—垫棉”四联外治法治疗复杂性粉刺性乳痈，具有创伤小、乳房外形改变小、瘢痕少、疗程短、复发率低等优点。

对于该病的治疗，陈教授根据其病因病机特点，内治肿块期施以疏肝清热、和营托毒；瘘管期施以益气健脾、和营托毒；外治肿块期以油膏外敷，成脓后予以引流，以排出脓液而祛毒邪为目的[15]。通过临床研究观察四联外治法联合中药内服治疗肉芽肿性乳腺炎（GM）的临床疗效，探讨其作用机制。运用“切扩—拖线—熏洗—垫棉”四联外治法联合中药内服综合治疗60例肉芽肿性乳腺炎患者[16]，检测治疗前后血清白细胞介素（IL）-2、可溶性白细胞介素-2受体（sIL-2R）、IL-4、IL-6、γ-干扰素（IFN-γ）、转化生长因子β（TGF-β）水平，评价临床疗效，并进行随访，评估预后。结果：60例患者治愈57例，好转1例，未愈2例，有效率96.67%。未愈的2例患者在出院后3个月内出现同侧乳房复发炎性肿块，复发率为3.33%。术后1周时，血清IL-6、TGF-β水平较治疗前上升（$P < 0.05$），sIL-2R水平较治疗前下降（$P < 0.05$）。术后3周时的血清IL-6、sIL-2R水平较治疗前降低（$P < 0.05$），而IL-2、IL-4、IFN-γ、TGF-β水平较治疗前无明显变化（$P > 0.05$）；sIL-2R/IL-2比值较治疗前减小（$P < 0.05$），TGF-β/IL-6、IL-2/IL-6比值较治疗前增大（$P < 0.05$），提示Treg/Th17、Th1/Th2比值增大。提示中医药内外合治在肉芽肿性乳腺炎的临床治疗中有良好疗效，其机制可能与调节免疫细胞的功能及细胞间平衡有关。对采用顾氏外科综合外治法治疗120例粉刺性乳痈患者（其中既往经历多次手术治疗未愈者占85.00%；病变范围在2个象限及以上者占71.67%）的临床资料及疗效进行总结[17]。发现顾氏外科综合外治法治疗粉刺性乳痈的治愈率为100.00%（120/120），复发率为3.33%（4/120），平均愈合时间为（42.72 ± 9.22）日。顾氏外科综合外治法术后疮口面积小于疮腔面积，且术前皮损面积> 10 cm^2的患者术后疮口面积小于术前破损面积（$P < 0.05$）。提示顾氏外科综合外治法对病变范围和皮损面积较大且多次治疗未愈的复杂性粉刺性乳痈患者的治疗取得较好的疗效，整体治愈率较高，复发率低，对乳房损伤范围小。通过比较72

例非哺乳期乳腺炎患者（非哺乳期乳腺炎组）和30例健康体检者（正常对照组）的外周血T淋巴细胞（$CD3^+$、$CD4^+$、$CD8^+$、$CD56^+$、$CD16^+$）、免疫球蛋白（IgG、IgA、IgM）和补体（C3、C4、B因子）的水平，探讨非哺乳期乳腺炎患者外周血T淋巴细胞、免疫球蛋白及补体水平的变化情况[18]。结果发现非哺乳期乳腺炎患者$CD3^+$T细胞、$CD8^+$T细胞水平均低于正常对照组（P均<0.010），而$CD56^+16^+$NK细胞、IgM、C3、C4及B因子水平均高于正常对照组（P均<0.050）。生育高峰年龄组（25～34岁）和非生育高峰年龄组（21～24岁及35～44岁）$CD3^+$T细胞、$CD8^+$T细胞水平均低于正常对照组（$P<0.050$），C3、B因子水平则高于正常对照组（$P<0.050$）；生育高峰年龄组C4水平高（$P<0$），于正常对照组（P均<0.050）。生育状况对$CD3^+$T细胞水平的变化有影响（$P<0.050$）；分娩后≤2年发病组$CD4^+$T细胞水平低于正常对照组（$P<0.050$）；未生育组$CD8^+$T细胞水平分别低于正常对照组、分娩后≤2年发病组和>2年发病组（P均<0.050）；分娩后≤2年发病组和>2年发病组$CD8^+$T细胞水平均低于正常对照组（P均<0.050），C3水平均高于正常对照组（P均<0.050）；分娩后>2年发病组B因子水平高于正常对照组（$P<0.050$）。炎性结块面积$>27.00\ cm^2$组$CD3^+$T细胞和$CD4^+$T细胞水平均低于炎性结块面积$\leq 27.00\ cm^2$组和正常对照组（P均<0.050），$CD56^+$、$CD16^+$、NK细胞、IgA、C4及B因子水平则高于后两组（P均<0.050），$CD8^+$T细胞水平低于正常对照组（$P<0.050$），C3水平高于正常对照组（$P<0.050$）；炎性结块面积$\leq 27.00\ cm^2$组$CD3^+$T细胞和$CD8^+$T细胞水平均低于正常对照组（P均<0.050），C3水平高于正常对照组（$P<0.050$）。有先天性乳头畸形组C3、B因子水平高于正常对照组（P均<0.050）；无先天性乳头畸形组$CD3^+$T细胞和$CD8^+$T细胞水平均低于正常对照组（P均<0.050），C3、C4和B因子水平则高于后者（P均<0.050）；有无先天性乳头畸形两组间各免疫指标比较差异却无统计学意义（$P>0.050$）。结论提示非哺乳期乳腺炎患者存在着免疫功能紊乱，其紊乱程度与发病年龄、生育状况及乳房炎性结块面积有关系。

通过对270例粉刺性乳痈患者进行发病相关因素调查探讨粉刺性乳痈发病的可能相关因素[19]，发现发病的可能相关因素由高到低依次是以下五个方面：乳络（乳腺导管）不通畅，局部外伤，饮食不节，月经周期和产后哺乳状态，其他相关因素有高泌乳素血症、精神类疾病、多囊卵巢综合征等病史，还有压力、劳累等。提示粉刺性乳痈发病相关因素包括致病因素和诱发因素两个方面，致病因素当属乳络内分泌物（似粉刺样分泌物）的积聚，诱病因素以乳络不通畅、外伤、饮食不节最常见。

顾氏外科第五代传人程亦勤主任在继承前人经验的基础上，在粉刺性乳痈的外治上有着独到见解。

程主任认为手术时机、手术方式、外治手段的合理选择，是充分发挥中医治疗本病疗效好、乳房变形小的关键。结块红肿期以贴敷、箍围为法；成脓期以切扩、切开引流为法。对于乳头楔形切开矫形术的应用进一步优化，配合乳头根部荷包缝扎的方法塑造更好的乳头外形，有效地减少了术后乳头塌陷回缩、裂开的发生[20]。通过对切开加拖线和垫棉法相结合治疗30例粉刺性乳痈进行临床分析[21]，认为切开加拖线疗法能保证在切开所有能探查到的脓腔基础上，最大限度保留基本正常的乳腺组织和皮肤，然后通过拖线把提脓祛腐的外用药物引入腔道内，使之紧密接触创面，发挥祛腐拔毒的作用，弥补了扩创暴露不充分的弱点，每日换药也方便，为减轻换药时的疼痛，一般选用丝线或红油膏纱条（凡士林纱条也行）作为拖线。拖线剪除的时机主要是依据每天换药时纱线上引出的脓腐量的多少，并结合时间，一般7～14日脓腐大多脱净，若剪除拖线后发现腔道内脓腐未尽，可运用祛腐生新药物冲洗治疗。拖线法必须与垫棉或加绑缚法相结合，才能促使腔道及时黏合，否则容易成漏。垫棉加压法应用要点是：① 创面及腔道内脓腐已尽；② 必须在拖线腔道部位从上向下，从中间到两端拖线口逐步施行，能利于腔道内渗液排除。

此外，顾氏外科的后学在粉刺性乳痈的发病机制研究、发病规律研究、临床疗效改进等方面不断努力，在提高疗效、缩短病程的基础上，也不断发扬发展顾氏外科的学术思想，充分兼顾疗效和美观，为无数罹患本病的年轻女性治愈了疾病，也留住了乳房，赢得了广大患者的赞誉。

参考文献

[1] 顾伯华.採用掛线疗法治愈慢性复发性乳腺漏管伴有乳头内缩12例病例报告[J].上海中医药杂志，1958（9）：18-20.

[2] 顾伯华，陆德铭.治愈30例慢性复发性伴有乳头内缩的乳晕部漏管临床分析[J].中医杂志，1964（9）：4-5+9.

[3] 陆德铭，唐汉钧.顾伯华治疗浆细胞性乳腺炎形成瘘管的经验（附116例病例）[J].上海中医药杂志，1986（9）：9-11.

[4] 陈红风，唐汉钧，陆德铭.中医药治疗浆细胞性乳腺炎四十五年回顾[J].上海中医药大学学报，2004（1）：59-61.

[5] 唐汉钧，阙华发，陈红风，等.切开拖线祛腐生肌法治疗浆细胞性乳腺炎148例[J].中医杂志，2000（2）：99-100.

[6] 李道坊.乳腺导管扩张综合征的中医治疗和病理机制的研究[J].上海中医学院、上海市中医药研究院学报，1987，1（1）：7.

[7] 曹玉娥，陈小森，符胜光，等.外用九一丹1个月对家兔血汞、尿汞及肝肾功能的影响[J].中国中药杂志，2012，37（6）：719-722.

[8] 曹玉娥，陈小森，周志兰，等.不同剂量的含汞制剂对家兔急性毒性的研究[J].中国中药杂志，2012，37（6）：723-727.

[9] 曹玉娥，叶媚娜，金惜雯，等.外用九一丹对家兔组织汞的影响[J].中成药，2016，38（10）：2274-2276.

[10] 陈豪，程亦勤，金惜雯，等.九一丹外用治疗乳房慢性炎症性创面的血汞、尿汞观察[J].辽宁中医杂志，2014，41（6）：1209-1211.

[11] 殷玉莲，孟畑，马丽娜，等.九一丹及其有效组分抑制巨噬细胞M1表型极化对MRSA感染慢性难愈性疮面的作用机制[J].海南医学院学报，2022，28（5）：326-331.

[12] 胡升芳，陈红风，陆德铭.陆德铭辨治粉刺性乳痈经验[J].中医文献杂志，2011，29（4）：40-42.

[13] 程亦勤.唐汉钧治疗粉刺性乳痈经验[J].山东中医杂志，2005（7）：437-439.

[14] 程亦勤，陈红风，刘胜，等.中医药治疗浆细胞性乳腺炎脓肿及瘘管期149例[J].辽宁中医杂志，2005（6）：507-508.

[15] 吴晶晶，陈红风.陈红风以“切扩—拖线—熏洗—垫棉”四联外治法为主辨治复杂性粉刺性乳痈经验[J].上海中医药杂志，2018，52（6）：21-23.

[16] 陈豪，程亦勤，陈莉颖，等.疏肝清热法结合外治法治浆细胞乳腺炎60例[J].陕西中医，2014，35（2）：194-195.

[17] 孟畑，程亦勤，仇闻群，等.顾氏外科综合外治法治疗120例粉刺性乳痈的临床研究[J].中华中医药杂志，2021，36（6）：3728-3731.

[18] 夏亚茹，陈红风，叶媚娜，等.非哺乳期乳腺炎患者外周血T淋巴细胞、免疫球蛋白及补体水平的变化[J].中华乳腺病杂志（电子版），2012，6（5）：504-514.

[19] 吴晶晶，程亦勤，陈红风，等.270例粉刺性乳痈发病的可能相关因素调查与分析[J].云南中医学院学报，2019，42（4）：52-56.

[20] 程亦勤.中医扩创引流术及药物外治在粉刺性乳痈脓肿、瘘管期的应用[J].中医外治杂志，2013，22（1）：3-4.

[21] 程亦勤，叶媚娜，陈豪，等.九一丹外用治疗粉刺性乳痈30例安全性分析[J].上海中医药大学学报，2012，26（1）：45-48.

（叶媚娜；主审：程亦勤）

顾氏外科治疗乳岩的传承与发展

一、疾病概说

乳岩是发生在乳房部的恶性肿瘤，因肿块质地坚硬如石，故称乳岩。包括西医学的乳腺癌、乳腺肉瘤、乳腺恶性淋巴瘤等[1]。临床特点是乳房肿块，质地坚硬，凹凸不平，边界不清，或乳头溢血，晚期可见溃烂凸如泛莲或菜花。多因情志失调、饮食失节、冲任不调或先天禀赋不足引起机体阴阳平衡失调，脏腑失和致乳岩的发生。目前乳腺癌已成为女性最常见的恶性肿瘤[2]。2020年全球女性新增癌症病例中，乳腺癌的发病率位居第一位（11.7%），其死亡率也居于女性癌症首位（15.0%）[3]。

关于本病的最早描述见于东晋葛洪所著《肘后备急方》八卷。其卷五治痈疽、妒乳诸毒肿方中有“痈结肿坚如石，或如大核，色不变，或做石痈不消”，“若发肿至坚而有根者，名曰石痈”等描写。在南宋陈自明所著之《妇人大全良方》中首次出现“乳岩”之名：“若初起，内结小核，或如博棋子，不赤不痛，积之岁月渐大，巉岩崩破，如熟石榴或内溃深洞，血水滴沥，此属肝脾郁怒，气血亏损，名曰乳岩。”关于本病临床记载，以明陈实功《外科正宗》论述最详，其曰“初如豆大，渐若棋子，半年、一年、二载、三载，不痛不痒，渐长渐大，始生疼痛，痛则无解。日后肿如堆栗，或如覆碗，紫色气秽，渐渐溃烂，深者如岩穴，凸者如泛莲，疼痛连心，出血则臭，其时五脏俱衰，遂成四大不救，名曰乳岩”。《医宗金鉴·外科心法要诀·乳岩》描述了乳岩后期发生转移的情况：“乳岩初结核隐疼，肝脾两损气郁凝，核无红热身寒热……时流污水日增疼，溃后翻花怒出血，即成败证药不灵。”可见，中医学在大量临床实践中已对本病有一定认识。

二、乳岩诊治的传承与创新

乳岩是顾氏外科中医乳腺学组的优势病种及重点研究方向。随着乳腺癌手术的广泛开展，中医药的干预治疗亦得到发展，积极参与到围手术期、放化疗、内分泌靶向等各个西医治疗周期，以及晚期转移性乳腺癌解救治疗过程。具有我国乳腺癌防治研究的特色和优势[4-5]。历经数十年的发展，顾氏外科在乳腺病治疗声名鹊起，乳岩术后临床诊治与实验研究成为顾氏外科传承与发展的亮点之一，经过顾氏外科几代人的传承与创新，对乳岩的认识、对乳岩病因病机拓展、运用益气扶正理论治疗乳腺癌术后的实验研究、中药逆转三阴性乳腺癌多药耐药的系列实验研究等方面取得了新成果。

（一）乳岩病因病机探索

综合顾氏外科几代人的观点，总体认为乳岩乳房局部肿物虽属“痰瘀互结”有形之邪，但乳岩病机特点并非单纯的痰瘀互结之证，而是以正气亏虚为本，气滞、痰瘀互结为标，并在病理因素长期影响和积累下由量变到质变，最终导致癌毒内生。不同时期学术带头人在承接岐黄薪火的同时，又形成了自己独具特色的学术体系。

1. 痰毒留滞，冲任失调　顾伯华教授认为乳腺病发生与“冲任失调，痰毒留滞”有关。《内经》有云：“男子乳头属肝，乳房属肾，女子乳头属肝，乳房属胃。”冲任为气血之海，冲任二脉起于胞中，冲脉夹脐上行，至胸中而散，乳房居于冲任二脉循行所过之处，因此乳岩的发生一方面是由于肝郁气滞等原因导致气血凝结、痰瘀互结于乳房，另一方面乳房与冲任关系密切。顾老强调冲任失调在本病发生中的重要性。

2. 发病之本，正虚毒滞　陆德铭教授在秉承顾老对乳岩病机认识基础上，进一步指出，乳岩的发生与正气不足有关，正气不足包括肝肾不足，或肾气不充，天癸涸竭，气虚血弱，冲任二脉空虚等，致气血运行失常，气滞血瘀，久则聚痰酿毒，相互搏结于乳房而生癌瘤。也有部分患者因饮食不调，情志不畅，肝郁气滞，冲任失调，气血痰瘀凝滞于乳络，日久瘤化而癌变。乳岩患者经手术治疗后，气阴、气血亏虚，复因化疗、放疗，更加耗竭阴液。故乳岩的发生是因虚致实，因实更虚，虚实夹杂的过程，其病本虚而标实，其中，冲任失调、痰毒瘀结又是其常见的基本病机。在临床上术前患者多见肝郁气滞，而术后患者多伴气阴两虚。

3. 正虚、邪滞均是乳岩发病之本　唐汉钧教授根据患者临床表现，认为乳岩发病机理可概括为虚实夹杂。正虚不仅指正气亏虚，还包括脏腑功能减退，气血阴阳失调，机体抗病能力的降低等内环境失衡。邪实指各种致病因素导致机体脏腑经络、阴阳气血功能障碍，引起气滞、血瘀、痰凝、热毒、湿聚等互相交结。“正虚、邪滞”均是本不可缺一[6]。唐教授指出乳癌患者经手术创伤气血受损，正气更是受挫，又兼放化疗毒素对脏腑的损害、放化疗对残余癌细胞杀伤的同时正气亦受损严重，故而乳癌术后辨证之本，整体属虚是其基本的一个方面。乳腺癌手术不仅将局部之癌灶切除还将其最易转移侵蚀的腋淋巴结亦一并手术切除，然而癌毒已侵袭或滞留于血液之中、蛰伏于脏腑之中是为邪滞之一，术后放化疗其药毒续扰为邪滞之二，患者体内代谢不断产生湿热浊痰、瘀蕴胶结为毒是为邪滞之三，故而“邪滞”亦是乳癌术后辨证之本。正气亏虚是发病的内在条件，唐教授在发病机制中亦重视内因作用，尤其重视脾胃的作用。认为脾胃为后天之本，气血生化之源，五脏六腑皆受其荣养。中医的脾胃不单是解剖上的概念，更重要的是生理和病理上的概念，涉及机体多方面系统，如消化系统，免疫系统等，一旦脾胃功能失调，不仅气血生化乏源，而且气血运行及防御功能减弱，不能监控体内“癌毒”之邪，致使邪毒内盛，且脾为生痰之源，脾虚不能为胃行其津液，津液凝聚而为痰，最终致使“虚”“瘀”“痰”“毒”等病理产物集积于一体。

4. 以虚为主，虚实夹杂，但虚总不离肝肾脾　陈红风教授认为乳岩患者病机特点以虚为主。但陈教授亦指出，乳岩术后患者虽经手术，实性肿瘤已切除，但结合癌毒稽留难去、易走易窜，加之手术及放化疗后，脏腑功能受损，会进一步产生湿浊痰瘀等病理产物，阻碍气血运行，出现虚实夹杂局面。因此其总的病机特点为：以虚为主，虚实夹杂。陈教授认为乳岩患者脏腑功能失调、正气不足、气血亏虚影响了乳岩的治疗及预后。临床应审证求因，需重视气血之羸弱，根据患者个体体质及患者所处现代医学治疗阶段不同，因人因时调摄，另兼顾肝脾肾三脏之盛衰。

（二）对乳岩术后治疗对策的传承与发展

1. 顾伯华教授指出应在祛邪同时注重调摄冲任　一般认为乳岩为有形之邪，是痰瘀互解的产物，因此治疗上需用一些活血化瘀，化痰散结之品。但早在顾伯华老先生起，对乳腺病的诊治就指出“调摄冲任，调补肝肾”的重要性，顾老认为乳岩虽由痰瘀互结形成，但冲任失调是乳岩发生的重要病机之一，因此治疗上要重视调摄冲任，调补肝肾，不主张一味使用祛邪攻毒之品。

2. 陆德铭教授提出“扶正祛邪”治疗大法　陆德铭教授继承顾老的观点，并根据长期的临床实践，认为乳岩患者虚实夹杂，本虚标实。本虚体现在气阴两亏和冲任失调两个方面，标实表现为气、血、痰、毒胶结为害。乳岩的治疗上遵循扶正祛邪大法，创乳癌术后方，以益气养阴、调摄冲任、活血破瘀消癥。方中以生黄芪、党参、白术、茯苓健脾益气；南沙参益气养阴；肉苁蓉、淫羊藿、巴戟天调摄冲任，共奏扶正之功；石见穿、莪术

活血破瘀消癥达祛邪之效。并且陆教授认为癌毒毒性凶烈、稽留难去、易走易窜，故在扶正的同时亦非常重视祛邪之法的应用，扶正与祛邪并重。陆德铭教授在临床治疗中，常根据病情、病位、病势，在乳癌术后方基础上增加祛邪药物以清余毒。

3. 唐汉钧教授提出乳岩术后调治宜扶正祛邪，健脾和胃贯穿始终 唐教授认为正虚与邪滞均是乳癌术后之“本”，然而孰重孰轻所占比重是不同的，权衡“扶正”与“祛邪”法亦有偏倚，而治疗原则“扶正祛邪”大法是不会改变的。“扶正祛邪”不是各占50%，应重在“扶正”，使机体阴阳、气血、脏腑、经络达到平衡与协调，达到正胜邪消目的，从而提高患者生活质量及总生存率。唐教授认为乳癌术后机体气血亏虚，阴阳平衡失调，而人是一个不断运动的统一整体，机体的各脏腑之间相互影响，如果机体脏腑经络、气血阴阳功能失调，即机体的平衡被破坏，可导致疾病发生。唐教授采取调补气血，平衡阴阳之法，恢复脏腑经络功能平衡，达到调动机体抗病能力，调整机体免疫功能以抗病。他认为扶正法不单纯是应用补益强壮方药，更重要的是调节人体气血、阴阳平衡，恢复脏腑经络功能，提高机体抗病能力。唐教授认为脾胃与五脏关系密切，脾胃为后天之本，运化水谷，化生精微，洒陈六腑，调和五脏。并且胃经经过乳房，与乳房关系密切。脾胃位于中焦，为气机运化之枢纽，脾主阴，胃主阳，脾升胃降，脾胃功能失调可以导致气机升降失常，阴阳失调。故治疗始终注意保护脾胃功能。又因为术后患者胃气本已虚弱，加之放化疗及中药苦寒伤胃，使胃气更加虚弱。健脾和胃，使胃气旺，则气血运行畅达，药力借胃气以达病所。

4. 陈红风教授提出术后调治以扶正为主，兼以祛邪，扶正“健脾为先，调肝为要，补肾为本” 陈教授认为乳岩术后治疗需要察其缓急，治其标本，提倡以“扶正培本”为主，强调“气血双补，健脾为先，调肝为要，补肾为本”，以增强机体抗癌作用，正气来复，邪毒自去。健脾为先：脾为后天之本，“脾气一伤，四脏皆无生气”，故针对正气不足，首当调补脾胃之气，脾气足则生化气血功能旺盛，四脏皆可煦育。从陈教授多年治疗乳岩术后临证用药规律中，发现其善于重用黄芪、党参、白术、茯苓之类健脾扶正[7]，临床遣方多联合山药、莲肉等顾护中州，益气健脾；加鸡内金、焦四仙（炒谷芽、炒麦芽、焦山楂、焦六曲）等健胃消滞。调肝为要：陈教授认为调肝要不同程度地贯穿于整个疾病过程，治疗时从肝郁气滞出发，以疏肝理气为要；补肾为本：肾为先天之本，后天之脾胃运化水谷精微需借助于肾之温煦，肝的疏泄及调畅气机亦有赖于肾精滋养。且肾与任脉、冲脉关系密切，肝肾同源，故陈教授认为乳岩患者论证应重视固护先天之本，常用仙灵脾、肉苁蓉、鹿角片、巴戟肉、补骨脂等温阳益肾；熟地、生地、山萸肉、枸杞、天冬、麦冬、石斛等滋阴生津。

（三）“扶正抗癌”理论的相关实验研究

自顾伯华教授开始，经过陆德铭、陈红风等传承与创新，对乳岩的中医病因病机的分析及乳岩中医治疗相关实验研究有了全面深入的发展。顾氏外科第四代传承人、全国名老中医陆德铭教授秉承“扶正抗癌”的学术思想，在50余年诊治乳岩的临床实践中积累了丰富经验，临证以益气扶正为治法拟定“乳癌术后方”等协定方，方中常用生黄芪、党参、白术、茯苓等益气健脾之品，取得良好临床疗效[7]。陈红风教授领导的课题组一直致力于“扶正抗癌”理论，即益气扶正中药治疗乳腺，防治乳腺癌复方转移的作用的机制探索，以期为中药扶正抗癌提供实验依据及为扶正抗癌药物研发提供新思路。黄芪是补中益气代表药物，大量研究发现，黄芪具有增强免疫功能、抗肿瘤、保肝、增强心肌收缩力及广泛的抗菌等药理作用。早在2000年初期陈红风教授课题组研究发现黄芪注射液及其主要成分黄芪甲苷、黄芪多糖、芒柄花素等均能抑制乳腺癌细胞株MDA-MB-468、MDA-MB-231增殖，诱导凋亡，下调癌基因p-AKT[8-10]表达。以黄芪及党参组成的益气小复方干预乳腺癌细胞株MDA-MB-231和SK-BR-3，发现益气小复方能抑制乳腺癌细胞增殖，诱导细胞G1期监控，促进肿瘤细胞凋亡，下调癌基因p-EGFR、p-AKT蛋白水平，增加抑癌蛋白PTEN表达水平；联合靶向药物特罗凯和拉帕替尼能降低乳腺癌移植瘤的侵袭能力，增加靶向药物的抗肿瘤作用[11]。陈红风教授从细胞及动物研究层面，有力地验证了"扶正抗癌"理论的科学性及有效性，并探索了益气扶正中药抑制乳腺癌细胞增殖的可能作用靶点。

（四）中药及中药小复方逆转三阴性乳腺癌多药耐药的系列研究

三阴性乳腺癌是乳腺癌的一个亚型，该类型乳腺癌具有复发早、进展快、生存短的特点。由于三阴性乳腺癌患者无法从常规内分泌治疗和针对人表皮生长因子受体2阳性的靶向治疗中获益，化疗和中医药治疗成为其主要的全身治疗手段。但是三阴性乳腺癌对化疗药物容易产生耐药，一旦出现耐药，特别是多药耐药，后续药物选择受限，严重影响患者预后[12-13]。因此中医药在三阴性乳腺癌术后患者治疗中占发挥着协同增效的重要作用。如何通过中药防治三阴性乳腺癌复发转移及逆转三阴性乳腺癌化疗耐药，成为顾氏外科乳腺病专科长期研究探索的方向。

近年来我们针对三阴性乳腺癌开展了一系列的研究，探索益气扶正法影响三阴性乳腺癌细胞增殖、凋亡、耐药的作用机制。通过逐步增加三阴性乳腺癌常用化疗药物之一顺铂浓度、间歇诱导的方法建立了人三阴性乳腺癌MDA-MB-231/DDP体外多药耐药细胞株[14]，采用顺铂（DDP）低剂量诱导及体内外交叉致瘤结合的方法建立三阴性乳腺癌耐药小鼠模型[15]。并通过研究发现益气小复方（黄芪、党参）促进人三阴性乳腺癌MDA-MB-231/DDP凋亡，影响ABC转运蛋白超家族成员表达水平下调，从而逆转MDA-MB-231/DDP耐药性[16]。说明以"益气扶正"为治疗大法的益气小复方临床上不仅能增强机体抗邪能力，实验研究更是发现可以促进三阴性乳腺癌MDA-MB-231/DDP耐药细胞的凋亡，一定程度上逆转耐药细胞耐药。还通过研究发现益气小复方可以通过抑制IKKα的活性，阻滞了IKKα/NF-κB信号通路，从而下调了转运蛋白成员P-gp、BCRP和MRP2的表达，最终增加了DDP在耐药细胞株的含量。这可能是益气小复方逆转乳腺癌顺铂耐药的作用机制之一。三阴性乳腺癌耐药的发生是多靶点，多作用通道的复杂过程。因此，对三阴性乳腺癌耐药的发生机制研究及中药逆转三阴性乳腺癌的机制研究也需要多靶点，多作用途径的综合研究。陈红风教授课题组近期从分子生物学层面发现益气小复方可以通过调控机体一些关键长链RNA及调控负责转运细胞间生物信息的纳米级载体外泌体所携带的miRNA发挥阻滞三阴性乳腺癌耐药细胞株耐药的作用。多层面、多途径、多靶点地探究了扶正抗癌理论及益气小复方防治三阴性乳腺癌复发转移，阻滞三阴性乳腺癌耐药的可能作用机制。

此外，在治疗乳岩术后及放化疗常见并发症如术后创面愈合不良、化疗后肝脏损伤、胃肠道反应等方面及术后康复方面顾氏外科亦有不断完善的认知及良好的临床疗效。如唐汉钧教授指出术后创面愈合不良局部外治更为重要，应以生肌收口类药物为主，如生肌散、白玉膏等，不主张大范围的清创修剪。化疗后出现恶心呕吐等胃肠道反应认为此系化疗之毒损伤脾胃，升降失调运化失职所致。药用生黄芪、白术、陈皮、姜半夏、姜竹茹、紫苏梗、砂仁、川朴、旋覆花、代赭石等健脾和胃，降逆止呕。化疗后肝损常用柴胡、白芍、陈皮、紫苏梗、生熟地、枸杞子、垂盆草

等柔肝和胃[17]。顾氏外科还不断探索运用中国传统功法如八段锦及太极拳等帮助乳腺癌术后患者提高机体抗邪能力、缓解患者的紧张和焦虑情绪，改善患者睡眠，提高患者生存质量。

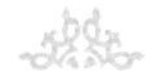

参考文献

［1］陈红风．中医外科学［M］．北京：中国中医药出版社，2016.

［2］Bray F, Ferlay J, Soerjomataram I, et al. Global cancer statistics 2018: GLOBOCAN Estimates of Incidence and Mortality Worldwide for 36 Cancers in 185 Countries［J］. CA Cancer J Clin, 2018, 68(6)：394–424.

［3］SUNG H, FERLAY J, SIEGEL R L, et al. Global cancer statistics 2020: GLOBOCAN estimates of incidence and mortality worldwide for 36 cancers in 185 countries［J］. CA Cancer J Clin, 2021. Epub ahead of print.

［4］谷雨，华海清．中医药干预乳腺癌复发转移的临床研究［J］．南京中医药大学学报，2015，31（3）：295–297.

［5］孙飞．中医药联合化疗治疗乳腺癌临床疗效的 Meta 分析［D］．南京：南京中医药大学，2013.

［6］唐汉钧．乳腺癌术后的临证思考［J］．上海中医药杂志，2005（1）：3–6.

［7］张玉柱，陈红风．顾氏外科第四代传人治疗乳腺癌术后经验浅析［J］．中华中医药杂志，2015，30（11）：3968–3970.

［8］叶媚娜，陈红风．黄芪注射液对 Basal-like 型乳腺癌细胞 MDA–MB–468 增殖的影响［J］．中西医结合学报，2008，6（4）：399–404.

［9］邓樱，陈红风．黄芪注射液及其有效成分对乳腺癌细胞增殖和 Akt 磷酸化的影响［J］．中西医结合学报，2009，7（12）：1174–1180.

［10］叶媚娜，陈红风，周瑞娟，等．黄芪多糖对基底细胞样乳腺癌细胞增殖和 Akt 磷酸化的影响［J］．中西医结合学报，2011，9（12）：1339–1346.

［11］Liao MJ, Ye MN, Zhou RJ, et al. Yiqi Formula Enhances the Antitumor Effects of Erlotinib for Treatment of Triple-Negative Breast Cancer Xenografts［J］. Evid Based Complement Alternat Med, 2014, 2014: 628712. doi: 10.1155/2014/628712.

［12］Quereda V, Bayle S, Vena F, Frydman SM, Monastyrskyi A, Roush WR, Duckett DR. Therapeutic Targeting of CDK12/CDK13 in Triple-Negative Breast Cancer［J］. Cancer Cell, 2019, 36(5): 545–558.

［13］张玉柱，周悦，时百玲，等．陈红风运用扶正法改善 TNBC 患者生存质量及其基于数据挖掘的经验研究（英文）［J］. Digital Chinese Medicine，2018，1（4）：272–279.

［14］盛佳钰，时百玲，陈红风．三阴性乳腺癌 MDA–MB–231 顺铂耐药细胞株的建立及鉴定［J］．肿瘤防治研究，2016，43（3）：175–180.

［15］盛佳钰，陈红风．顺铂诱导三阴性乳腺癌 4T1 耐药小鼠模型的建立［J］．中国实验动物学报，2015，23（5）：466–473.

［16］Zhang Y, Wu J, Ye M, et al. ETS1 is associated with cisplatin resistance through IKKα/NF–κB pathway in cell line MDA–MB–231［J］. Cancer Cell Int, 2018, 18: 86.

［17］程亦勤．唐汉钧治疗乳腺癌手术及放化疗并发症的临证经验［J］．辽宁中医杂志，2011，38（6）：1062–1063.

（王冰；主审：程亦勤）

顾氏外科治疗乳痈的传承与发展

一、疾病概说

乳痈是发生在乳房的最常见的急性化脓性疾病，相当于西医的急性乳腺炎。多发生于产后哺乳期的妇女，尤其是产后未满月的妇女更为多见。本病根据发病的时期不同，将发生在哺乳期者，称为“外吹乳痈”，占到全部乳痈病例的 90% 以上；发生于怀孕期（妊娠期）的称“内吹乳痈”。

中医对于乳痈的认识，历史悠久。乳痈之名首见于晋代皇甫谧的《针灸甲乙经·卷十二·妇人杂病》：“乳痈有热，三里主之。”古代文献中有称“妒乳”“吹乳”“乳毒”等。其临床特点为初起乳房局部红、肿、热、痛，乳汁排出不畅，或有结块。可伴有全身恶寒发热，头痛骨楚，或胸闷不舒，纳少泛恶，大便干结等。成脓期乳房结块逐渐增大，疼痛加重，或焮红灼热，同侧腋窝淋巴结肿大压痛等。部分患者伴见壮热不退，口渴喜饮，便秘溲赤。本病7～10日成脓。本病发病急骤，短期内发生，若及时处理，预后较好。若处置失当，可导致乳房脓肿，严重者可出现一个乳房同时或先后存在数个脓腔（中医称为“传囊乳痈”），脓肿溃破后乳汁自疮口溢出（中医称为“乳漏”），甚至脓毒败血症。本病病因病机总因肝郁胃热，或夹风热毒邪侵袭，引起乳汁淤积，乳络闭阻，气血瘀滞，热盛肉腐而成脓。内吹乳痈多由妊娠期胎气上冲，结于阳明胃络而成，色红者多热，色白者气郁而兼胎旺。西医学认为，本病多因产后乳汁淤积，或乳头破损，细菌沿淋巴管、乳管侵入乳房，继发感染而成。其致病菌多为金黄色葡萄球菌[1]。

二、疾病诊治的传承与创新

乳痈是顾氏外科中医乳腺学组的优势病种，作为乳腺科的常见病，其发病初期多内治为主，成脓期多选择手术切排引流等外治进行干预。随着当下饮食结构的改变以及社会对母乳喂养的重视程度越来越高，本病发病率增加的同时对治疗方式也向精准、微创、个体化的目标发展。学组始终坚持走中医药可持续发展路线，在顾氏外科顾伯华老师提出的“乳痈论治，贵在早治，以通为顺”的学术观点指导下，一代代学组成员传承发展与创新并举，先后提出“三期三证”乳痈辨证论治思路，“垫棉压迫”治疗传囊袋脓等变症，“慎用苦寒，甘寒为宜”的论治要点，陈红风学术团队首创并推广“通乳外治法”等中医特色疗法，逐渐形成了顾氏外科特有的中医药特色治疗乳痈的治疗理论及技术。

（一）乳痈初期内治的经验传承与发展

1. 顾伯华提出乳痈初起善用中药从内而治 顾伯华老师作为顾氏外科第三代传人，在治疗乳痈初起阶段中提出“内治贵早，以通为顺”的治疗观点，临证见本病可因乳头破碎，风邪入络的外因而得，也可由厥阴气滞，阳明蕴蒸的内因所发。无论外因、内因，都会导致乳汁郁结，乳络失宣，乳窍闭塞。因此，顾老师指出：乳痈论治，贵在早治。外吹乳痈病者，尤多见于初产妇女、产后未满月者，抓紧早治，重用通法中疏表邪以通卫气，是立法用药的关键。顾伯华老师又指出：乳痈论治，以通为顺。通者，疏表邪以通卫气，通乳络以去积乳是通，和营血以散瘀滞，行气滞以消气结，通腑实以泄胃热，也均属通。现今论治乳痈，医者均效法于古方“瓜蒌牛蒡汤”。顾伯华老师剖析此方，认为用药清热寒凉有余，疏散通络不足，所以取用本方只能会其意，不可拘其药。顾老自拟的新瓜蒌牛蒡汤，取名“乳痈消散方”，组成为柴胡、苏梗、荆防风、牛蒡子、全当归、炒赤芍、全瓜蒌、蒲公英、王不留行、鹿角霜、青陈皮、丝瓜络、路路通。本方取柴胡、苏梗同荆防、牛蒡疏散卫气以通；当归合赤芍和营血使通，丝瓜络、路路通宣乳络助通；鹿角霜、王不留行温散行血消肿使通；蒲公英活血之功寓于清热之中，清中有通。总之全方贯穿于“通”。顾伯华老师治疗乳痈“以通为顺”的经验是：① 疏散通络，重点突出。② 清热解毒，忌用寒凉。③ 托药应用，不宜过早。④ 行气活血，意在和营。外吹乳痈内治贵在早治，以通为顺，体现了顾伯华老师治疗乳痈立法用药学古而不泥于古，更重化裁发扬的学术观点[2]。

2. 陆德铭认为乳痈早期内治“以消为贵，以通为顺” 陆德铭老师在顾老治疗乳痈初期内治的基础上，认为乳痈早期内治“以消为贵，以通为顺”。在传承通法的基础上，补充了乳痈初期治疗消法的应用。初期乳痈多数表现为乳房出现痛性结块，伴有乳汁排出不畅，全身症状不明显或仅有发热、周身不适、胃纳欠佳、大便干结等中医辨证为气滞热壅证，治拟疏肝清热，通乳消肿。多数产后未满月的患者，体虚易感外邪，邪壅滞于

卫表之间，表现为乳痈明显伴有发热，其中通乳尤为重要，通法中疏表邪以通卫气，是立法用药的关键。宗于陈实功《外科正宗》中所言："乳子之母……初起必烦渴呕吐，寒热交作，肿痛疼甚，宜瓜蒌牛蒡子汤主之。"陆德铭老师拟定"乳痈方"，其是在顾伯华老师"乳痈消散方"的基础上增加了炮山甲促进温通乳络行血消肿。整方贯穿于"通"，疏散通络，重点突出，佐以行气活血，意在和营。多数患者服用上方一剂而体温平，3剂而乳痈得消，乳络得通。但临床中陆德铭老师也着重强调乳痈用药要注意避免过用寒凉中药或抗生素，抗生素属偏寒之品，寒性凝滞，易闭阻血脉，不利痈肿消散，相反使病程迁延，给治疗增加难度，常可见肿块消散缓慢或形成僵块，迁延难愈[3]。

3. 唐汉钧对乳痈初期肝失疏泄证的治疗　顾氏外科第四代传人唐汉钧老师认为乳痈初期发病主要因肝失疏泄，乳汁郁积而成，辨为肝郁气滞证，治以疏肝理气，解郁通乳。唐师临证认为乳痈治疗应"慎用苦寒之品，甘寒清热为宜"。乳痈初期至酿脓期为实热之证，法应清热解毒，但亦不能妄用寒凉之品，一则过用寒凉之药会使乳房结块"欲消不消，欲脓不脓"，继而形成僵块转化成慢性或亚急性迁延性乳腺炎，难以消散；二则大苦大寒之品易苦寒败胃，脾胃居于中焦，水谷精微赖其输化，乃气血生化之源。脾胃健旺，气血旺盛，则五脏六腑四肢百骸皆得所养。乳痈在初期以乳汁郁积为主，细菌感染不明显，通过手法按摩排乳及内服疏肝清热通络中药等适当的治疗，使阻塞的乳管重新通畅，一般二三日即可痊愈，故不主张使用抗生素。酿脓期脓肿逐渐形成，此时若运用大量不敏感抗生素，则易形成僵块，迁延难愈，给治疗带来困难。但是在乳痈严重感染，出现肿胀迅速向周围蔓延，高热寒战、头痛、烦躁，甚则神昏惊厥等败血症、脓毒血症表现时，则应配合运用足量敏感抗生素加强抗感染作用[4]。

4. 陈红风乳痈"内治七法为'通'"的总结　至顾氏外科第五代传人陈红风老师，乳痈的内治内涵进一步丰富和补充。陈红风老师总结了"内治七法为'通'"的乳痈内治原则。内治主旨虽总括为"通"，但具体施治时，结合辨证，"通"法又各有不同，包括疏通乳络、疏通肝气、通络化痰、疏通表邪、通利血脉、通腑泻实、温通辛散等。疏通乳络，陈红风老师常用通草、丝瓜络、路路通、漏芦、王不留行、枳壳等，使壅塞之乳络迅即通畅，有利于积乳排出，肿消结散。疏通乳络为陈教授"通"法之核心，贯穿应用于各种证型患者。疏通肝气，陈教授常选用柴胡、郁金、八月札、青皮、苏梗、香附等，疏肝理气，通达乳络之郁，使肝气调达，乳络通畅而避免乳汁蓄积，辨证乳痈患者有肝气郁结证时可应用，如伴有情绪抑郁、易哭易怒，脉弦等。通络化痰，陈红风老师喜用贝母、瓜蒌、白术、茯苓、夏枯草、茵陈、藿香、佩兰等，化痰祛湿，避免痰阻气滞，乳络不畅，结块酿脓，多应用乳痈证见乳房结块，舌苔厚腻，脉滑者。进食肥甘厚腻者，多有痰滞征象，当结合辨证选用清热、温通、健脾等法使得痰化肿消。疏通表邪，陈红风老师喜用牛蒡子、金银花、连翘、荆芥、防风等，使得邪位移深居浅，从表、从外而解，邪有出路而痈消毒败，多用于乳痈兼有发热等全身症状，舌红或边尖红，脉浮数。通利血脉，陈红风老师多用当归、赤芍、丹参、益母草、川芎等，可截断气血进一步壅滞，而免除化腐成脓之弊，促使乳痈消散吸收，多应用于乳痈肿块皮色正常，无明显疼痛，质地中等偏硬，舌象淡紫或见瘀斑，脉弦者。陈红风老师常提醒，临床上运用通利血脉药物时需兼顾产后恶露情况，如恶露淋漓不尽，当减少通利血脉之品。通腑泻实，喜用生石膏、知母、蒲公英、瓜蒌等清阳明经热，枳实、玄参等泻阳明腑实，如此腑通热清，起釜底抽薪之效，多应用于乳痈发热，兼有口臭、大便秘结等症状。陈教授强调，通腑泻实之品多属寒凉，不可过用或妄用，避免损伤脾胃、乳房局部形成僵块等。温通辛散，常选用皂角刺、白芷、白芥子、鹿角片等，温阳通络，使得乳汁、气血得温则行，避免乳汁、气血凝滞，形成“僵块”，经久不消，多应用乳痈肿块皮色不红，兼有怕冷，舌淡，脉弱等征象。

临床研究显示，陈红风老师乳痈经验方——消痈方（全瓜蒌、柴胡、牛蒡子、蒲公英、丝瓜络、青皮、橘叶、赤芍、鹿角霜、王不留行、路路通）配合金黄膏外敷随证加减治疗外吹乳痈初期患者，与对照组西药头孢地尼胶囊对比，治疗组总有效率为 90.7% 明显高于对照组 74.1%，差异有统计学意义（$P < 0.05$）。治疗前后组内比较，两组乳痈症状体征量化总积分均降低（$P < 0.05$）；组间治疗后比较，治疗组乳痈症状体征量化总积分低于对照组（$P < 0.05$）。细菌定性培养结果显示，治疗组、对照组治疗前的细菌阳性率分别为 22.2%、25.9%，治疗后分别为 16.7%、22.2%，两组治疗后细菌阳性率均有下降趋势，治疗组细菌阳性率低于对照组（$P < 0.05$）[5]。

（二）乳痈外治的传承与发展

1. 源于临床，勇于创新 顾伯华老师观察到哺乳期患者伴有乳头破碎或皲裂时疼痛剧烈，通过临床探索，勇于创新，提出“改良生肌散”配方。顾师认为乳头破碎或皲裂是导致乳络感染，风邪入络，发生乳痈的重要因素。生肌散是传统用于长皮生肌的有效外用散剂，也常用于乳头的破碎、皲裂。方中冰片一味，芳香走窜，可起引药的作用，用量适中可以助一长收敛生肌。但原方中该药用量过大，对创面产生刺激，既增加乳头破损的疼痛，又因疼痛而造成局部血管痉挛，使血供减少而影响创面的愈合。顾老通过临床探索，配方改良生肌散，将原方冰片含量 3 g，减少至 0.3 g，克服了古方生肌散对创面的疼痛刺激，加速了疮面的愈合。在生肌散油膏的赋形剂上，顾伯华老师用熟猪油、蛋黄油替代凡士林油膏，提高了生肌收敛的功效，不但使乳头破碎和皲裂加速了愈合，同时又阻止了乳络感染，对防止乳痈的发生起到了重要的预防作用。在手术切开引流方面，顾伯华老师明确提出“切排时机要得宜，深浅要适度”。乳痈酿脓已成，势必要切开引流，但掌握适宜的切开时机和适度的切口大小及深浅是十分重要的。顾伯华老师主张外吹乳痈脓成切开宜熟不宜生，偏生切开不但改善肿痛不多，甚者尚可造成传囊乳痈的发生。切口大小要适宜，以达到引流通畅为尺度。顾老指出，既要选择适度的皮肤切口大小，更要注意脓肿壁切口的大小。每多术者只注意了皮肤切口大小，而忽视脓肿壁的切口，往往因脓肿壁切口过小，而致术后脓液、宿乳引流不畅，而致长期袋脓，迁延疮口愈合，甚至脓壁切口闭合，再度肿痛发热，而不得不再次扩创手术，增加病者痛苦。脓肿壁切口太小，还会影响术后药线的引流。顾伯华老师指出，手术成功与否是重要的方面，而术后药线引流也同等重要。药线是否真正插入脓腔底部，还是未达脓腔中，如果反留置于皮下，就会前功尽弃。所以，顾伯华老师对乳痈术后的引流换药是高度重视的。对乳痈脓肿切开深浅的掌握，他指出必须视脓肿部位的深浅而定。乳痈脓肿部位的深浅差别很大。浅表者只需表皮皮下稍稍切开就可脓泄如注。但有的乳痈，脓肿部位很深，对此类脓肿，顾老的经验是，切开时刀锋不宜直插脓壁，这样容易发生损伤血络产生大出血的流弊。顾老的手术操作是皮肤、皮下切开后，用中号血管钳插入，钝性顶破脓肿壁，然后再用血管钳撑开脓腔，使脓液和宿乳引流畅通，待脓液基本排尽，脓中伴见血溢时就不再挤脓，不求一次排尽，不然欲速则不达。硬挤排脓近则会因挤脓伤络出血，远则会因挤脓损伤而导致医源性的传囊乳痈。这些容易被忽视的方面，正是手术后成功与失败的试金石。顾伯华老师常引证《外科正宗》：“若脓生而用针，气血反泄，脓反难成。若脓深而针浅，内脓不出，气血反泄；脓浅而针深，内脓虽出，良内受伤。”

陈实功辨脓生熟深浅和切开时机和对各类痈症，尤其外吹乳痈很有现实意义，值得借鉴[2]。

2. 脓成引流易早，丹散结合　陆德铭老师认为乳痈成脓偏外治，外吹乳痈患者出现壮热，肿块继续增大，疼痛加剧，搏动性跳痛，皮肤焮红灼热，肿块变软，按之有波动感等中医辨证为热毒炽盛证，内治清热解毒、托里透脓佐回乳。乳痈酿脓已成，需结合外治，亦尽早进行切开引流，后以外敷九一丹或八二丹加药线提脓引流、金黄膏（青黛膏）外敷，脓尽改用生肌散、白玉膏外敷。此类乳痈患者必须掌握好辨脓生熟深浅和切开时机，减少并发症的发生。陆师认为切开过早，则并发症发生概率大大增大。李东垣《东垣十书》中指出："夫疮肿之疾，毒气已结者，不可论内消之法，即当辨脓生熟浅深，不可妄开视之可否，不至于危殆矣。"陆德铭老师认为脓熟则当及早切开，否则养脓为患，不利伤口愈合。对于辨脓熟透与否，陆德铭老师提出其临床辨脓法：对于肿块较大的应用双手指按脓肿两边，较小者用一手二指按，应指则为熟。如脓生或体虚未能脓熟，则当以内治托毒，临床托里透脓托毒药分二种，为补托如参、芪类，临床最常用黄芪，如对黄芪过敏则可选用党参，二为清托，用穿山甲、皂角刺类药物。切口大小要适宜，以达到引流通畅为尺度。既要选择适度的皮肤切口大小，更要注意脓肿壁切口的大小。如果只注意皮肤切口大小，忽视脓肿壁的切口，如脓肿壁切口过小，可致术后脓液或宿乳引流不畅，而致长期袋脓，疮口迁延难愈，甚至脓壁切口闭合，再度肿痛发热，不得不再次扩创手术，增加患者痛苦。脓肿壁切口太小，则会影响术后药线的引流，如药线未真正插入脓腔底部，或未达脓腔中，反留置于皮下，都会引流失畅，影响疗效。同时陆师提出回乳需节流。外治切开引流后，邪有所出，同时用生山楂、生麦芽以减少乳汁生成，意在节流。根据乳为血化，血乳同源，山楂、麦芽多用可耗伐胃气，胃气受伐，中焦受气取汁，复化为血必少，血少乳少，截流先堵其源。回乳时也可配合外用皮硝防止乳房过于胀痛，避免将皮硝直接接触皮肤，防止引起瘙痒、皮疹等过敏现象，使用时暴露乳头，以利乳汁通畅。为尽快回乳，陆德铭老师常嘱患者应避免接触婴儿及看婴儿照片；饮食应忌食催乳及荤腥的汤汁如蹄膀汤、鲫鱼、火腿汤；情绪应避免紧张、忧思和郁怒，促使病情向顺证转化[3]。

唐汉钧老师认为乳痈脓肿成熟后应及时切开引流，切口拟选放射状低位，并以八二丹、九一丹药线插入疮口引流。溃后期一般肿消痛减，若脓出不畅，红肿热痛不消，则可能形成"袋脓"或"传囊乳痈"。亦有溃后乳汁从创口溢出，形成"乳漏"，久不收口等变证。《疡科心得集》对"传囊乳痈"有较详尽的论述："妇人乳头有数孔，一孔又有一络，络于乳房。其始生痈也，只患一络，迨其脓血出尽，又患一络，逐络递及，遂至满乳，则危而不救者多矣。"《诸病源候论》中则明确提出"乳漏"之名，指出"乳痈久不瘥，因变为瘘"。可见乳痈一旦出现变证，临证治疗较为棘手。此阶段辨为正虚邪恋，治以补益气血，清解余毒。常用生黄芪、党参、当归、赤芍、白芍、金银花、蒲公英。"袋脓"者可以垫棉法治疗，在脓腔下部加用棉垫，绷带缚紧，使脓液不致潴留。"传囊"者也可在创口一侧垫棉加压，若引流不畅则需在按之应指处作辅助切口。"乳漏"亦可取垫棉法加压治疗，以防止乳汁溢入疮口，促进愈合。对于乳痈溃后或切排后脓血外泄，唐汉钧老师认为必须靠水谷之营养，以助气血恢复，加速疮口愈合；另外，产妇"产前一盆火，产后一盆冰"，过用寒凉药会使恶露淋漓不净。故临证多选用金银花、黄芩、蒲公英等甘凉清热或苦寒较轻之药，并适当加入鹿角片等温通散结之品，概因气血得寒则凝，得温则行[4]。

3. 继承创新，规范并推广"通乳外治法"　顾氏外科第五代传人陈红风老师在外治方面认为外治"通"法以手法排乳、药物外敷为主，还可结合耳穴贴压、穴位按压等。陈红风老师完善、规范并推广了以手法排乳、药物外敷为主的“通乳外治法”，纳入郁滞期乳痈患者211例，观察“通乳外治法”临床疗效，结果临床疗效总有效率为99%，积分疗效总有效率为98.3%；临床研究显示通乳法综合治疗早期外吹乳痈疗效优于单纯使用内服通乳方，不仅可使乳痈患者病情好转，而且可以维持哺乳；“通乳外治法”在患乳排乳情况、症状体征积分明显降低、乳房结块缩小等方面较单纯内治有显著临床改善（$P < 0.05$）[6]。规范提出“通乳外治法”具体操作步骤为：① 患者取坐位，清洁乳头。② 取适量冬青油或石蜡油，涂抹于整个患乳。③ 示指、拇指分别从上下左右各个方向交替进行提捏乳头、推压乳晕，打开乳窦，扩张乳导管，缓解乳晕区压迫。④ 根据乳房结块大小取适量冬青油在结块的部位进行环形按摩1 min，以皮肤发热为宜。⑤ 实施手法单元排乳：冬青油环形按摩1 min、从乳根部向乳头方向挤排乳汁5～10次，提捏乳头、推压乳晕3～5次为一单元。根据患者情况实施2～5个单元。⑥ 油膏外敷：局部肿块未完全消散者，可予以金黄膏外敷；局部乳头水肿或破溃者可予以青吹口油膏外敷。提出“通乳外治法”注意点包含：① 以石蜡油或冬青油等时无刺激介质涂抹患乳，减少患乳与医者之手之间摩擦，保护患乳皮肤。② 医者施以手法治疗前当修剪指甲，以指腹均匀用力，避免指尖抠抓刮伤皮肤和乳头。③ 排挤郁积乳汁时，当由结块处沿乳络方向乳头方向推挤。④ 手法治疗的时间、力量大小要适中。时间过久或力量过大可能造成局部损伤，造成皮下水肿、血肿等问题；时间太少或力量过小则不能起到疏通乳络、排除宿乳的功效。⑤ 患者避免空腹接受手法治疗，以防发生低血糖晕厥等。⑥ 若乳痈已至成脓期，不可施以手法排乳，以防炎症扩散。⑦ 若患者皮肤对油膏过敏，停止使用。⑧ 需对患者进行健康教育，纠正其哺乳不良习惯[7]。

随着母乳喂养逐步得到重视，越来越多的家庭选择母乳喂养，但由于缺乏喂养知识、排乳手法不恰当等因素的影响，使外吹乳痈的发病率居高不下。陈红风老师治疗该病，注重分期论治，结合中医辨证，外治法丰富而灵活，并时时注意保护泌乳。疾病初期灵活应用乳头清洗、手法排乳、药物外敷等治疗方法，排乳通畅，则积乳消散；成脓期根据脓肿范围、皮肤条件等具体情况行脓肿抽吸、切开引流等方法治疗；脓已溃后，则选择应用熏洗、垫棉绑缚、中药湿热敷等外治法。分期选用不同的外治法治疗外吹乳痈，具有起效快、疗效佳、对哺乳影响小等优势，被众多患者接受，尤其是手法排乳已作为适宜技术在多家医院推广使用，其经验得到了进一步总结和推广。

（三）诊治乳痈变证等复杂情况的传承与发展

1. 垫棉压迫法治疗袋脓、传囊乳痈和乳漏　明代薛己《外科发挥》言：“夫乳之为物，各有囊，若有一脓，即针之，否则遍溃诸囊矣。”顾氏外科总结出初产妇体虚气血未复，解毒未尽，脓腔复杂，加之刀针不慎临床可常见三变证：一者，切口在上，脓腔在下形成袋脓；或脓腔太大，溃后脓出不畅，肿势不消，身热不退可能形成“袋脓”；二者，若脓肿过早切开或手术操作切开时刀锋直插囊壁伤及他囊，均可使脓液侵及其他乳络、孔囊而致使肿势不消，疼痛不减，身热不退，而成“传囊乳痈”；三者，乳痈脓肿位于乳络，脓成切开，损伤乳络，未回尽之乳汁可从创口溢出，久治不愈形成“乳漏”。三变证之间又互有关联：“传囊乳痈”久溃不收，多处脓腔，分次（处）穿溃，脓水淋沥不尽，可致成漏。“袋脓”溃口在上，脓腔在下，引流不畅，溃口内漏乳不止成漏。针对以上三变证顾伯华老师指出有效外治法是垫棉压迫法。垫棉加压，可使脓腔及窦道内减少脓液潴留容易发生纤维性黏合，从而促使疮口愈合。即用几层纱布棉垫覆盖于疮口，绷缚扎紧，借助加压的作用，使破损的乳络自然黏合，同时嘱患者用胸罩或毛巾端托乳房，以利乳汁从乳腺管畅通地由乳头溢出。

脓腔在下的袋脓者，可用纱布折叠成小块直接垫压于袋脓处再用胶布拉紧。一般用至10至15日，但注意用力不可过猛，以免损伤乳络。

用此法应掌握好合适的时机，先用药线引流10～14日，因药线引流，可保持疮口排脓通畅，使潴留的脓液沿药线排出，防止疮口假性闭塞，导致积脓再次横走旁窜，形成新的脓腔和窦道。脓腔已基本干净，药线带出的液体较黏稠呈拉丝状，脓腔上方加用垫棉压迫绑缚使脓腔慢慢闭合。垫棉压迫的范围根据脓腔大小深浅具体情况掌握。每天实施垫棉压迫时要抬高乳房，便于积脓排出通畅，尤其对下垂型乳房更为重要。同时要观察用此法后的疗效，如发现垫棉移位应及时调整位置。如传囊乳痈脓毒不能顺利排出时，则还需在传囊乳痈部位按之应指处，作一切口引流进行治疗。

2. 外敷消散，寒温并用痈肿结块　采用药物外敷治疗，可以使药物直达病所，起到活血定痛、消肿散结的功效。乳痈属于阳症中广义痈范畴，阳症的外敷药，大多是选用药性清凉的金黄膏或玉露膏之类。顾伯华老师认为，乳痈既有属于阳症痈的一般共性，同时又具病在乳络，内有积乳的个性。乳汁为气血所化，血乳同源，根据气血特性，得温则行，得寒则凝，故外敷也应忌寒凉，不然亦会引起局部炎性僵块，造成迁延性乳腺炎的流弊。所以顾伯华老师主张寒温并用，注重和营消肿，常在金黄膏和玉露膏上掺以红灵丹（顾氏经验方，由雄黄、乳没、火硝、朱砂等组成，具有温通消散功效）。寒温并用以外敷，不但提高了消块止痛的效果，也避免了迁延性乳痈结块的流弊。顾老还常加入捣烂如泥的葱白。《本草纲目》："葱白：通乳汁，散乳痈之功效。"顾伯华老师根据乳痈肿块的独特个性，将葱白泥和入金黄散或玉露散中合用，以减轻寒凉之性，达到寒温并用，和营消肿之功效。

至陆德铭老师，创新提出"活血化瘀，软坚通络，内外兼治僵块"。陆师认为急性乳腺炎早期因失治或误治，尤其是过用苦寒药者或是大量使用抗生素后形成炎性包裹，使乳房结块质硬不消，微痛不热皮色不变或暗红，欲消不消，欲脓不脓，俗称"僵块"。这类乳房僵块，可以持续很久，局部结块而胀痛不适；或又出现急性发作局部成脓需再作切开引流者。陆德铭老师根据多年的临床经验认为，僵块的治疗中医辨证为气血壅滞证最多见，主张重用活血化瘀，软坚通络内服中药，并兼外治。内服常用药物：柴胡、当归、丹参、桃仁、三棱、莪术、益母草、王不留行、炮山甲、土贝母、牡蛎等。其中益母草兼蓄攻补之效，它破瘀血而不伤新血，补新血而不滞瘀血，互同其他活血化瘀药，更能体现攻中有补，祛邪而不伤正之效。若患者为体虚难消者则采用益气和营托毒法扶助正气，不但有利于托毒外出，也有利于行气消瘀，促进疾病的向愈。外治则以外敷冲和膏治疗为主，可使药物直达病所，起到活血定通，消肿散结的功效。

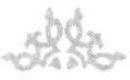

参考文献

[1] 陈红风．中医外科学［M］．北京：中国中医药出版社，2016.
[2] 顾乃强，顾乃芬．顾伯华治疗外吹乳痈的经验［J］．上海中医药杂志，1992（10）：28-30.
[3] 杨新伟．陆德铭教授辨治乳痈经验撷萃［J］．陕西中医，2017，38（3）：382-383.
[4] 郑勇．唐汉钧治疗乳痈经验述要［J］．浙江中医杂志，2005（9）：378-379.
[5] 林晓茹，陈红风，胡升芳，等．消痈方内服联合金黄膏外敷治疗外吹乳痈初期患者的临床疗效及对乳汁菌群的影响［J］．上海中医药杂志，2020，54（12）：54-58.
[6] 陈莲娟，顾本宏，陈红风．通乳法应用于外吹乳痈早期临床疗效观察［J］．四川中医，2015，33（1）：121-122.
[7] 吴晶晶，陈红风．陈红风以外治法治疗外吹乳痈经验［J］．上海中医药杂志，2019，53（5）：40-41.

（孟畑；主审：程亦勤）

顾氏外科治疗乳癖的传承与发展

一、疾病概说

乳癖，相当于西医乳腺增生病，是多种内分泌激素周期性变化失去规律，造成乳腺过度增生或经后不能复原出现乳房部结块、疼痛等之症[1]。其特点为乳房单侧或双侧疼痛，并（或）出现肿块，与月经周期和情志相关。西医认为乳腺增生病既非炎症又非肿瘤，又称乳腺结构不良，是乳腺主质和间质不同程度的增生与复旧不全所致的乳腺结构在数量和形态的异常。本病病理学上有从轻度乳腺增生病、到乳腺不典型增生（癌前病变）及乳腺癌等病理变化，对有乳癌家族史的尤应重视。

中医对乳癖的认识，始见于华佗《中藏经》，但并非我们现今所指乳癖。历代文献中，"乳癖""乳痞""乳核""乳中结核"等常混称，通指乳房部有肿块的疾病。《疡科心得集·辨乳癖乳痰乳岩论》中说："有乳中结核，形如丸卵，不疼痛，不发寒热，皮色不变，其核随喜怒为消长，此名乳癖。"《外科真诠》认为："乳癖……年少气盛、患一二载者……可消散。""若老年气衰，患经数载者不治，宜节饮食，息恼怒，庶免乳岩之变。"《疡医大全》引陈实功言："乳癖乃乳中结核，形如丸卵，或坠重作痛，或不痛，皮色不变，其核随喜怒消长。"从以上各医家的描述来看，乳癖与西医学的乳腺增生病和乳腺纤维腺瘤相似，但未能作出区别。1982年顾伯华主编的《实用中医外科学》将"乳腺增生病"与"乳腺纤维腺瘤"同归属于"乳癖"范畴。全国中医院校统编教材《中医外科学》第五版，则在"乳癖"病名下论述"乳腺纤维腺瘤"，本病直接用"乳腺增生病"为病名，并认为属中医学"乳癖"范畴。中医历代医家多认为情志不畅、肝郁气滞是本病的主要原因[2, 3]；顾氏认为冲任失调也是本病致病中的重要因素。

二、疾病诊治的传承与创新

乳癖是顾氏外科中医乳腺学组的优势病种。20世纪90年代龙华医院顾氏外科就开设了乳腺增生专病门诊，直至2001年成立乳腺科，历经数十年的发展，在乳腺增生病的临床治疗和实验研究中体现了传承和创新，研制的乳宁冲剂获得国家新药临床试验批文。

（一）奠基人顾筱岩以"疏肝理气，开郁散结，化痰通络"为法治乳癖

顾氏外科第二代传人顾筱岩尝谓，乳癖症见乳房部结核，此气郁痰凝，流入胃络，积聚不散所致。总宜疏肝理气，开郁散结，化痰通络为法。今人治法，多宗于此[4]。

（二）顾伯华开创"调摄冲任，疏肝活血"法治乳癖

顾氏外科治疗乳癖的特色从顾伯华开始。20世纪50年代，顾伯华临床实践中观察到大量的乳腺增生病患者，除有乳房部结块外。常伴有月经来前两乳房胀痛或肿块变大，月经过后疼痛减轻或消失，肿块缩小等症状，有些患者伴有月经不调或婚后不育等病史。显然与冲任不调有关。提出在疏肝理气的基础上，加用调摄冲任的二仙汤来治疗乳腺增生病，临证有较好疗效。

顾伯华提出将乳癖分为肝郁气滞和冲任不调两型。认为治癖先治肝，气调癖自平。乳癖发于胸胁，乃是厥阴肝经之脉循行之地。肝气失疏泄则气结于乳络发为结块胀痛。除乳癖的结块随月经周期和喜怒而消长外，常伴见烦躁易怒、胸胁胀满等全身症状。顾伯华在论治此病中首重疏肝理气，认为此乃论治各型乳癖的核心。凡乳癖发于年轻女子者，每见有月经提前，月经量少、色淡等症候。这些症候是由先天肾气

不足，天癸未充，胞宫、乳房时受累之故。乳癖之症见于中年妇女者，每多出现经期紊乱，经前乳痛，经量少而淋漓不尽，腰膝酸软等症。这是由于后天肾气虚衰，下不能充实胞宫，上不能滋养乳房经络，肾气冲任俱衰。冲任为病之本，治癖亦重冲任。在乳癖论治中，凡见肾虚症候，常取用仙茅、仙灵脾、苁蓉、锁阳等温补肝肾，调摄冲任之品。并主张服用鹿角粉血肉有情之品，温补肝肾、调摄冲任，从治本着手，每使乳癖顽症取得满意效果[5]。

（三）陆德铭发展“益肾调摄冲任”法治乳癖

陆德铭从顾伯华先生处传承了调摄冲任的观点，首倡调摄冲任法。陆德铭认为乳癖之为病，当首责冲任失调。冲任失调为病之本，气滞、血瘀、痰凝为病之标，调摄冲任乃治病求本之大法。故提出了温补肾阳、疏肝理气、活血化瘀、养血和营等治法，均可调摄冲任。

陆德铭发展益肾调摄冲任法治疗乳癖之病，若先天肾气不足或者后天劳损伤肾，肾气虚衰，不能充盈冲任二脉，则冲任无以上滋乳房，乳络凝滞闭阻，气血壅滞结聚成核，而经络阻滞又影响肝气疏泄条达，导致肝气郁结；若忧思恼怒，抑郁寡欢，肝气不舒，疏泄失常，不仅可因气滞而致血瘀，瘀阻乳腺而成肿块，而且肝之疏泄失常也可影响冲任气血的调达[6]。因此，冲任失调和肝气郁结在乳腺增生病的发病过程中可认为是两个互为因果的方面。冲任失调，肝气郁结两者最终皆可影响以肾为中心的肾—天癸—冲任性轴的功能[7]。拟定小叶增生方的基本方：仙茅、仙灵脾、肉苁蓉、巴戟天、鹿角片、莪术、制香附、延胡索、郁金等，随症加减治疗取得满意效果[8]。

陆德铭在以往应用调摄冲任法治疗乳腺增生病也取得了疗效基础上，以温补肾阳、调摄冲任、疏肝活血为治法，筛选仙灵脾、肉苁蓉、莪术、制香附等7味中药制成乳宁冲剂应用于临床治疗，发现其疗效显著，并能调节患者的内分泌紊乱和减少病情反复[9]。并开展乳宁冲剂在乳腺增生病、乳腺癌癌前病变及乳腺癌方面的临床和实验研究。2005年，乳宁冲剂获得国家新药临床试验批文，更名为“复方仙蓉颗粒”。

开展乳宁冲剂治疗乳腺增生病的临床研究，发现乳宁冲剂能调摄冲任、疏肝活血，治疗乳腺增生病取得了较好的疗效，临床观察总有效率可达93.88%[10]。观察调摄冲任中药乳宁冲剂对乳腺增生病患者激素水平的影响。结果发现，乳宁冲剂降低泌乳素的机制可能是由于补肾药提高了下丘脑多巴胺含量，使泌乳素分泌受到抑制；也可能是由于补肾药自身的激素样作用使睾丸酮升高，通过抑制下丘脑—垂体，抑制了泌乳素分泌所致。同时睾丸酮的升高可以拮抗有效雌二醇对乳腺组织的刺激，对乳腺组织细胞起到一定的保护作用。用乳宁冲剂治疗后多项激素测定值进入正常范围的例数增加，也充分体现了补肾中药对机体内调节机制的改善作用。调摄冲任中药乳宁冲剂对乳腺增生病患者黄体期激素失调具有一定的调整作用[11]。动物实验也表明，乳宁冲剂对异常雌、孕激素刺激造成的兔乳腺组织增生有明显的抑制作用[12]。复方仙蓉颗粒功能为调摄冲任，疏肝理气，活血散结。方中用淫羊藿味甘辛性温，补肾壮阳；肉苁蓉味甘咸性微温，温补肾阳而不峻不燥，为平补阴阳之品；二药合用，补肾温阳而益精血，为固补冲任之要药。配伍郁金味辛苦性寒，入气分行气解郁；更用莪术味辛苦性温，行气破血。诸药并用，攻补兼施，使冲任血海充盈，气血调顺，经脉畅通，共奏调摄冲任之功，从而达到消除乳房结块肿痛的作用，临床治疗乳腺增生病疗效显著[13]。

开展乳宁冲剂治疗乳腺癌前病变和乳腺癌的研究，发现其可以使不典型增生细胞向正常细胞转化，使浸润癌的发生率减少，发展过程减缓；亦可以抑制体外培养乳腺癌细胞株的增殖、模型裸鼠移植瘤的生长和远处转移。陈红风科研团队在国内首先成功建立乳腺癌癌前病变MCF-10AT动物模型。并以调理冲任、疏肝活血中药乳宁冲剂对其进行干预治疗。结果表明乳宁冲剂对 MCF-10AT 乳腺癌癌前病变模型裸鼠移植瘤的生长有一定的抑制作用，可使非典型增生细胞向正常细胞转化，使浸润癌的发生率减少、发展过程减缓。在体外实验中研究发现乳宁冲剂对 MCF-10AT 细胞株的生长有一定抑制作用和诱导凋亡作用。上述结果为中医药阻断和逆转乳腺癌癌前病变提供了实验与理论依据[14]。陈红风团队还选用复方仙蓉颗粒进行干预 MCF-10AT 乳腺癌癌前病变模型的实验研究中发现，复方仙蓉颗粒能抑制或减缓 MCF-10AT 乳腺癌癌前病变的增殖，作用优于三苯氧胺。

（四）唐汉钧继承“从肝脾肾调治”法治乳癖

唐汉钧继承了顾伯华先生从肝脾肾调治乳癖的学术观点。唐汉钧崇尚“治病必求其本，治外必本主内”的学术思想。重视调整脏腑阴阳、气血经络的平衡。对于乳腺增生的治疗，除选用疏肝理气、化痰散结、调摄冲任等法外，还善用益气健脾、疏肝活血法治疗。唐汉钧在认同乳腺增生症从肝肾论治的基础上，提出从脾论治的理论。认为乳房与脏腑、经络、气血关系甚密，见证于经络之循行、脏腑气血之相系。足阳明胃经行贯乳中；足太阴脾经络胃上膈布于胸中；足厥阴肝经上膈布胸胁绕乳头而行；足少阴肾经贯肝膈而与乳联；冲任两脉起于胞中，任脉循腹里上关元至胸中，冲脉夹脐上行至胸中而散。从经络循行可以看出乳房除了与肝肾、冲任相关外，与脾胃的关系也很密切。治疗从脾入手，治则以健脾化痰为主，方选香砂六君汤、参苓白术散加减。

唐汉钧认为对于乳房胀痛以情绪波动变化而加剧的患者，对于年轻乳房增生结节不明显，单纯因情绪抑郁、心烦易怒而有乳房疼痛的患者辨证从肝论治，归属于肝郁气滞型，治则以疏肝理气为主，方选逍遥散加减、小柴胡汤等；对于肝郁日久化火的，如见易怒、烦躁、乳房胀痛的同时伴有胁肋胀满，舌红苔黄腻症状者，认为在疏肝理气的基础上加用清肝火的药物，常用黄芩、栀子、虎杖、青皮、白花蛇舌草等药物。对于经前乳胀结块加重，腰酸不适，或伴月经不调者，归属冲任失调型，治疗应从补肾活血、调摄冲任入手，方选二仙汤加四物汤；在绝经期出现乳房胀痛伴有烦热汗出者，也多归属为肝肾亏虚所致，当拟补益肝肾为主，方选金匮肾气丸、六味地黄丸加减。临床还常见乳腺增生症和甲状腺结节、桥本甲状腺炎等同时出现的情况。唐汉钧认为甲状腺位于颈前喉结两侧，为任脉和肝肾两经所系，其病亦与肝郁、痰凝、血瘀有关，其辨证原则与乳腺增生症有共同之处。唐汉钧临床运用中医整体辨证的优势，三病同治，在药物选择上常使用健脾化痰、疏肝解郁、调摄冲任的药物，如党参、白术、茯苓、半夏、苍术、夏枯草、浙贝母、白花蛇舌草、淫羊藿、灵芝、丹参、当归等药物。唐汉钧提出的从肝、脾、肾-冲任论治乳腺增生症的治疗思路，在传统治疗方法疏肝理气、调摄冲任的基础上，善于运用清肝泻火和健脾化痰的治疗方法[15, 16]。

（五）陈红风发扬以“疏肝益肾、调摄冲任”法治乳癖

陈红风作为顾氏外科的第五代传人，对陆德铭治疗乳癖的思想进行了传承及发扬，陈红风以“疏肝益肾、调摄冲任”法治疗乳腺增生取得良好疗效。综前人要义，结合多年临床经验，陈红风提出乳癖发生的主要病机为：肾、肝、脾、胃等脏腑功能失调，均可导致冲任二脉气滞、血瘀、痰凝，而为乳癖之疾，冲任二脉气血运行在对乳癖的发生、发展及预后中发挥重要作用。

冲任二脉的气血运行多与肾、肝、脾三脏功能相关；冲任气血的不足多与脾、肾相关，运行盈亏失度多与肝、肾相关。陈红风立足于冲任二脉，结合具体的病症特点，合理选择温肾、疏肝、健脾之法，以权衡三法的主次关系，多选用巴戟天、续

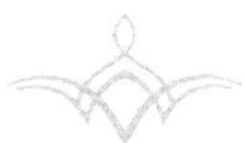

断、肉苁蓉、淫羊藿、鹿角片等药物以温肾助阳；柴胡、白芍、郁金、丝瓜络、佛手、八月札、九香虫以疏肝理气；生黄芪、白术、党参、怀山药以益气健脾。另乳腺局部的"肿块""疼痛"认为多与痰、瘀阻络有关，常以石见穿、山慈菇、蛇六谷、白花蛇舌草、莪术等消痰、化瘀之品，治疗冲任气血异常运行所形成的病理产物[17]。

进一步的实验研究也证实了疏肝益肾、调摄冲任法治疗乳腺增生病的机制。陈红风等采用放射免疫法、高效液相电化学法分别检测56例乳腺增生病患者治疗前后黄体期血清催乳素（PRL）、血浆去甲肾上腺素（NE）和肾上腺素（E）水平。结果发现患者血清PRL水平显著高于正常，服用乳宁冲剂140包后，患者血清PRL、血浆NE和E水平均显著低于治疗前。56例临床总有效率为96.4%。说明在乳腺增生病的发病中，催乳素、儿茶酚胺的异常也起着重要作用，温肾助阳，调摄冲任法治疗乳腺增生病临床疗效良好，并有纠正患者催乳素和儿茶酚胺水平失调的作用[18]。

在逍遥蒌贝汤加减配合中医情志疗法治疗乳腺增生的疗效的研究中，发现治疗后血清雌二醇（E2）及泌乳素（PRL）水平均较治疗前降低，血清孕酮（P）水平较治疗前升高，提示逍遥蒌贝汤加减联合中医情志疗法可有效调节乳腺增生患者雌激素水平，从根本上抑制疾病进展，达到治疗疾病的目的。治疗后QOL-BERF评分升高，敌对、人际敏感、抑郁、焦虑等项目SCL-90评分均降低，观察组临床有效率较对照组显著升高，提示逍遥蒌贝汤加减联合中医情志疗法可有效改善乳腺增生患者心理状态，有助于提高患者临床疗效及生命质量[19]。

顾氏外科治疗乳癖传承从来都不是一成不变，始终伴随着发展与创新。顾氏外科每一代传人都秉承顾氏治疗乳癖的精髓，善于吸纳新知、不断发展变化、勇于创新。

参考文献

[1] 林毅，唐汉钧主编. 现代中医乳房病学[M]. 北京：人民卫生出版社，2003：101-135.

[2] 陆德铭主编. 实用中医乳房病学[M]. 上海：上海中医学院出版社，1993，7：164.

[3] 胡升芳，陈红风乳癖证治浅析[J]. 中医药研究，2002，18（6）：6-8.

[4] 顾乃强，潘群，杨军. 外科名家顾筱岩学术经验集[M]. 上海：上海中医学院出版社，1987，5：60-61.

[5] 顾乃芬. 顾伯华治疗乳癖经验[J]. 中国医药学报，1994，9（1）：60-61.

[6] 陆德铭工作室. 陆德铭学术经验撷英[M]. 上海中医药大学出版社，2010，7：39-46.

[7] 吴菊生. 陆德铭调摄冲任法治疗乳腺增生病[J]. 中医文献杂志，2005，3：47-48.

[8] 阙华发. 陆德铭治疗乳腺增生病的经验[J]. 上海中医药杂志，1994，40（2）：6-7.

[9] 陆德铭，唐汉钧，吴建新，等. 乳宁冲剂治疗乳腺增生病的临床研究[J]. 中国医药学报，1995，10（4）：18-20.

[10] 刘轩，陆德铭. 乳宁冲剂治疗乳腺增生病临床疗效观察[J]. 湖南中医学院学报，1997，17（3）：29-30.

[11] 刘轩，陆德铭. 调摄冲任中药乳宁冲剂对乳腺增生病患者激素水平的影响[J]. 中国中西医结合杂志，1998，18（8）：475-476.

[12] 刘轩，陆德铭. 中药乳宁冲剂对实验性兔乳腺组织增生的影响[J]. 同济医科大学学报，1997，26（4）：303-305.

[13] 洪日，陈红风，邓樱. 复方仙蓉颗粒抑制MCF-10AT乳腺癌癌前病变的研究[J]. 中华中医药学刊，2010，28（3）：567-570.

[14] 李永健. 乳宁冲剂干预MCF-10AT细胞及其乳腺癌癌前病变模型的实验研究[D]. 上海：上海中医药大学，2006.

[15] 唐汉钧. 乳腺增生病辨证论治述要[J]. 上海中医药杂志，2007，41（6）：49-51.

[16] 吴雪卿. 唐汉钧从肝、脾、肾-冲任治疗乳腺增生症[J]. 山东中医杂志，2017，36（3）：221-222.

[17] 尹剑云. 陈红风教授运用调摄冲任法治疗乳癖的经验[J]. 广西中医药，2014，37（6）：50-51.

[18] 陈红风，陆德铭，唐汉钧，等. 乳腺增生病患者血中催乳素及儿茶酚胺的变化[J]. 辽宁中医学院学报，1999，1（3）：153-154.

[19] 王冰，陈红风. 逍遥蒌贝汤加减配合中医情志疗法治疗乳腺增生的疗效[J]. 世界中医药，2020，15（16）：2466-2469.

（胡升芳；主审：程亦勤）

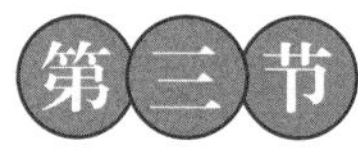

第三节

中西医结合乳腺科优势病种

顾氏外科治疗乳腺癌的传承与发展

一、疾病概说

乳岩相当于西医学的乳腺癌，是发生在乳房部的恶性肿瘤，其临床特点是乳房肿块质地坚硬，边界不清，推之不移，按之不痛，表面凹凸不平，或见乳窍溢血，晚期溃烂则凸如泛莲或菜花。乳腺癌在分子水平上特异性明显，目前治疗手段以手术、放化疗、内分泌及靶向治疗为主，不同类型乳腺癌预后存在差异。乳腺癌术后患者经规范化综合治疗后，仍有部分发生复发转移，尤以术后5年内多见。乳腺癌术后复发、转移，尤其是内脏转移是导致治疗最终失败甚至死亡的主要原因。

中医对乳腺癌认识历史悠久，在历代中医文献中一般称为“乳岩”“乳石痈”“奶岩”“石榴翻花发”“石奶”等。《外科正宗》论述最详：“初如豆大，渐若棋子，半年、一年、二载、三载，不痛不痒，渐长渐大，始生疼痛，痛则无解。日后肿如堆栗，或如覆碗，紫色气秽，渐渐溃烂，深者如岩穴，凸者如泛莲，疼痛连心，出血则臭，其时五脏俱衰，遂成四大不救，名曰乳岩。”本病多因阴阳、气血、津液、脏腑、经络失调而引起乳房生理功能异常；或因正气不足，痰毒瘀结留滞；“痰毒瘀结，余毒旁窜”是术后复发转移的关键病机。

二、疾病诊治的传承与创新

对于乳腺癌的治疗，顾氏外科第四代传人陆德铭教授尤其重视早期诊断及综合治疗。陆老认为，有手术指征的患者应以手术为先，术后选择规范的放疗、化疗或内分泌治疗，再配合中药，不仅可以对放化疗起到减毒增效的作用，扶正祛邪中药还可一定程度减少乳腺癌复发转移。陆德铭教授在临证中重视辨病与辨证相结合，在国内首先提出“冲任失调”是乳腺癌不同于其他肿瘤的病机关键，以益气养阴、调摄冲任法研制协定方“乳癌术后方”治疗乳腺癌术后转移复发的患者，缓解了西医治疗的副作用，显著改善了患者的生活质量和生存期[1]。

在陆老诊治观念的基础上，顾氏外科第五代传人刘胜教授深化乳腺癌复发转移治疗中“治未病”思想、提出基于“从化学说”论治乳腺癌复发转移、从不同分子分型论治乳腺癌、从放化疗毒副反应论治乳腺癌，在陆德铭教授“乳癌术后方”基础上进行精简，总以“健脾补肾、解毒化痰散结”为主，形成以“仙灵脾、党参、白术、茯苓、莪术、石见穿”六味药组成的乳癌术后方，并加减形成乳腺术后三阴方、乳移平等，临床每获良效[2]。

临床上，陆师还十分注重忌口，常常告诫患者，应该饮食清淡，营养合理，对鸡、黄鳝、甲鱼等膏粱厚味及西洋参、蛋白粉、天花粉、蜂王浆、哈士蟆油、胎盘制剂、燕窝等保健食品要忌口，因为这些可能含有雌激素样作用。鼓励患者适当运动，注意劳逸结合。建议术后半年恢复较好的患者可从事轻体力劳动，不主张过分静养。患者可在体力允许的条件下，每天保持半小时的运动量，既能控制体重，又可增强体质，减少复发转移率。第五代传人刘胜教授更加重视乳腺癌患者术后的全方位管理，构建人工智能对乳腺癌术后全程管

理智慧云平台，实现乳腺癌术后的智能化、系统化、有效化全程全方位智能管理，推动人工智能在医学领域的应用。

（一）薪火相传，燮理阴阳，坚持辨病与辨证相结合

自顾老起对于外科疾病诊治坚持首辨阴阳、辨病辨证相结合的治疗思路。对于乳腺癌的诊治陆师具有独到见解，他认为乳腺癌发生与正气不足，邪毒留滞有关。肝肾不足，或肾气不充，天癸涸竭，气虚血弱，冲任二脉空虚，故气血运行失常，气滞血瘀，久则聚痰酿毒，相互搏结于乳房而生癌瘤。也有部分患者因饮食不调，情志不畅，肝郁气滞，冲任失调，气血痰瘀凝滞于乳络而为乳癖，日久瘤化而癌变。乳腺癌患者，经手术治疗后，气阴、气血亏虚；复因化疗、放疗，更加耗竭阴液。故乳腺癌的发生，是因虚致实，因实更虚，虚实夹杂的过程，其病本虚而标实，冲任失调、痰毒瘀结是其常见基本病机。在临床上，术前患者多见肝郁气滞；而术后患者多伴气阴两虚。

对于乳腺癌转移、复发的认识，陆师也有独到的经验。他认为，影响癌瘤复发走窜的因素很多，与病灶局部或全身状况密切相关。其基本因素是残存癌毒，残存癌毒即中医之谓“伏邪”“余毒”。乳腺癌患者虽经手术治疗，癌毒去之八九，但体内仍有残留之“余毒”。由于癌毒具有性质隐缓、毒性猛烈、易于扩散、易耗正气、易致痰瘀凝滞等特点，所以其易于沿络脉、经脉或随气血旁窜他处发生转移。而“余毒”强弱又是其能否旁窜他处的决定性因素，余毒之性，有轻有重，余毒轻，则正能胜邪，余毒不外窜；余毒盛，则正不胜邪，余毒旁窜于脏腑经络而成转移病灶[3]。

顾氏外科第五代传人刘胜教授秉承流派底蕴，传承学派精髓，对于乳腺癌诊治坚持燮理阴阳，他认为八纲辨证，总纲为阴阳，气血津液运行周布；提出以人为本，着眼于人，形神并治，提倡天人合一，精气神、气血水同调。刘胜教授归纳乳腺癌术后患者主诉常为：睡不着、拉不出、吃不下、没力气，他认为这四点是互相关联、循序渐进的。“睡不着”导致患者“元神”失养，精、气夜间无以回归而濡养五脏，气机升降在五脏，夜间五脏功能不得恢复，气机升降失常，故而“拉不出”，“拉不出”自然导致“吃不下”，纳谷失司，后天精气生化乏源，昼间造成精气化生、运行失常输布，五脏失和，气血失调，无以滋养四肢形骸，故而出现神疲乏力、心慌心悸等一系列“没力气”临床表现。治疗上遵循“清积、和中、养元”，使人体精气运行变化顺应自然规律而愈。

（二）承前启后，治法延续与创新

对于乳腺癌的治疗，陆师尤其重视早期诊断及早期的综合治疗。他认为，有手术指征的患者应以手术为先，术后选择放疗、化疗，再配合中药，不仅能够增强患者的体质，对放、化疗也起到减毒增效的作用，同时还能一定程度减少乳腺癌的复发转移。而对于晚期乳腺癌患者来说，中药治疗也能延缓甚至阻止病程进展，提高生存质量，延长生命。

陆师临证，主张治病求本，审证求因，采用辨病与辨证相结合、扶正与祛邪相结合的原则，同时又以扶正培本为主，祛邪抗癌为辅。在乳腺癌治疗过程中应重视扶正，只有调整脏腑、气血、阴阳平衡，使内环境达到稳定，才能做到所谓的“正气内守”。同时，更应认识到患者“余毒”尚在，结合现代临床实践，特别对于那些具有病理组织学分化较差、腋下淋巴结转移较多等不良预后指征的患者。

顾氏外科第五代传人刘胜教授继承陆老学术经验，在此基础上完善“先安未受邪之地”“截断扭转”思想理论：“截断”是指掌握辨证规律，在准确辨证的基础上，采取果断措施和特殊功效方药，直捣病巢，迅速祛除病原。如不能急速祛除

病因，也要断然救危截变，拦截病邪深入，尽可能阻止疾病恶化，为进一步治疗争取时间，创造条件；必要时，可以先证而治，迎头痛击病邪，掌握主动，使疾病早期痊愈。“扭转”是指扭转病势，使之向好的方向发展。具体来讲，是通过调整邪正比势和病体动态，使病情由危转安，由重转轻，由急转缓，由逆转顺，进而邪退正复，转入坦途。“截断”好比摧陷廓清，扫荡无遗；“扭转”就像逆流挽舟，化险为夷。而先证而治是截断扭转的重要措施，就是先要掌握疾病整个发展过程中的变化规律，料知预后，超前一步，在相应的证出现之前预先落实治疗措施，是对“治未病”思想中既病防变内容应用的具体指导。

其次，在陆老师总结乳腺癌转移“痰毒瘀结，余毒旁窜”的核心病机的基础上，刘胜教授于2009年首次提出乳腺癌不同转移脏器“从化学说”，应用于乳腺癌不同器官转移的辨证治疗中，对审证求因、病机分析、预测疾病之转归、提高辨证论治水平等，都具有重大指导意义。基于上述理论指导，刘胜教授提出具体治疗原则：益气养阴、养血疏肝、温肾助阳，先安未受邪之地；活血化瘀、化痰软坚、清热解毒，截断扭转杜旁窜；针对不同脏腑的转移，在从痰、从毒、从瘀三者治疗中各有侧重[4]。

用药方面，第四代传人陆德铭、唐汉钧教授总结出治疗乳腺癌的专方，乳腺术后方即乳宁Ⅱ号方（生黄芪30 g，太子参30 g，天冬12 g，枸杞子12 g，当归12 g，淫羊藿12 g，鹿角片12 g，莪术12 g，生薏苡仁12 g，山慈菇12 g，露蜂房12 g，八月札9 g），在临床取得了延长患者生存期，提高生命质量，防止复发转移的明显效果。在陆师指导下，第五代传人刘胜教授带领顾氏外科研究团队进而选取临床应用的乳癌术后方即乳宁Ⅱ号方中具有截断作用的中药（莪术、生薏苡仁、山慈菇、露蜂房、八月札）组成乳移平，临床研究服用含有乳移平中药的患者，2年的肿瘤复发转移率仅为5.41%[5]，刘胜教授以此开发形成第一个乳腺癌院内制剂“乳移平（仙灵慈房颗粒）”，两个经验协定方“温肾壮骨方、乳癌术后三阴方”及桔梗单味药减少蒽环类化疗药心脏毒的临床应用规范，效果显著，已获得广泛认可。后代学者以此为鉴，继往开来，传承、坚持流派底蕴，丰富学术内涵，拓展学术维度，发扬创新顾氏外科思想精髓。

1.“治未病”思想在乳腺癌术后抗复发转移治疗中的应用 刘胜教授带领后代传人，继承流派底蕴，通过多年临床实践研究，丰富学术内涵，率先提出“治未病”思想应用的具体指导原则，即益气养阴、养血疏肝、温肾助阳，先安未受邪之地；活血化瘀、化痰软坚、清热解毒，截断扭转杜旁窜，其次遣方用药别具一格，既考虑中医理法方药，又结合现代药理学研究成果，力争一药多用，通过临床运用及实验研究拓展学术维度。

（1）先安未受邪之地防转移：“益气养阴”以安肺、“养血疏肝”以安肝、“温肾壮骨”以安骨、“祛风通络”以安脑肺为乳腺癌最常见转移脏器，占所有转移的半数以上。女子乳房属胃，乳头属肝，足阳明胃经与足厥阴肝经均与肺脏相联系，肝为木，胃为土，肺为金。乳腺癌为病，母病及子，土病传金，肺脏受累。肝强肺弱，反侮于金，即为肝木刑金，可见肿瘤易转移于肺脏。《素问·灵兰秘典论》又曰：“肺者，相傅之官，治节出焉。”肺在呼吸的过程中，全身血流流经于肺，而癌毒与瘀血胶结，余毒易从血行传播入脏，“肺为娇脏”，也易于被乳房转移来的癌毒侵袭和占据。“肺为贮痰之器”，易成为痰湿停留之所，肿瘤多为痰毒之邪，同气相求，因此“贮痰之器”的肺易成为乳腺癌的转移之所。根据肺的“肺为娇脏”，位于胸中，虚如蜂巢的特点，应用益气养阴的中药先安未受邪之地。刘胜教授临床习用生黄芪、党参、白术、茯苓补气健脾以“补土生金”，陈皮、半夏燥湿化痰，莪术、石见穿、蜈蚣、天龙活血化瘀。

乳腺癌肝转移仅次于肺转移，也可多灶性发

生，早期不易察觉。肝经与乳房密切相关，肝脏的主要功能是藏血主疏泄。乳腺癌的发生与转移与情志有密切的关系，若人情志不畅，气机不通，气滞血瘀，则肝内血行缓慢，易于转移肿瘤的生长。根据肝脏主藏血、主疏泄的特点，在活血化瘀、化痰软坚、清热解毒的基础上应用养血疏肝的中药先安未受邪之地。刘胜教授临床习用柴胡、郁金、八月札、延胡索疏肝理气，当归、白芍养血柔肝，垂盆草、田基黄，鸡骨草保肝养肝。

骨亦是乳腺癌好发转移部位。乳腺癌手术后，若癌瘤未能尽除，又加放化疗继续戕伐正气，损及肝肾，肾虚髓空，骨失荣养，骨枯髓虚，脉络不畅，瘀阻筋骨，复因癌瘤旁窜，痰毒蕴结，腐骨蚀络，聚结成瘤。瘀阻气血运行不畅，不通则痛。根据肾为先天之本，藏精，生髓，主骨的特点，应用温肾壮骨中药以扶正先安未受邪之地。刘胜教授临证习用附子、淫羊藿、蛇床子、补骨脂、杜仲、狗脊、骨碎补温肾助阳生髓。

脑居颅内，由髓汇聚而成，为元神之腑，元神本自先天，精髓所化。《素问·五脏生成》云："诸髓者，皆属于脑。"乳房相关的经脉从巅入络脑：《灵枢·经脉》认为"足厥阴之脉……上贯膈，布胁肋，循喉咙之后，上入颃颡，连目系，上出额与督脉会于巅"。《灵枢·寒热病》也认为足阳明胃经"循咽，上走空窍，循眼系，入络脑"；其次，脑为诸阳所会，气血通过经络运行会聚于脑，因此乳腺癌也常常发生颅内转移。脑髓至柔，其血脉丰富，质性柔松，从脑髓之结构来看，脑也易成为肿瘤转移的巢穴。据此，脑转移应用祛风通络中药以扶正先安未受邪之地。刘胜教授临床习用石菖蒲、羚羊角、钩藤、川芎、蜈蚣、全蝎祛风通络、化痰活血。

（2）截断扭转杜旁窜：活血化瘀、化痰软坚、清热解毒，乳腺癌发展的主要病机为"痰毒瘀结"，而"余毒旁窜"是术后复发转移的关键病机。华佗在《中藏经》中谓"夫痈疽疮肿之所作也，皆五脏六腑蓄毒不流则生矣，非独因荣卫壅塞而发者也"，指出肿瘤的发生乃因"脏腑蓄毒"。因此，乳腺癌的发生可以认为是在"蓄毒"病因的长期刺激下"脏腑蓄毒不化"而致"癌毒内生"的过程。"蓄毒"不仅可以影响脏腑气血，导致脏腑失调，长期反复则成脏腑蓄毒，而且还影响气血津液的运行，导致痰、瘀内生。痰、瘀、毒相互影响、转化，三者胶着共同促进了乳腺癌的发展。在影响乳腺癌转移的诸多因素中，"余毒未清"是最基本也是最重要的因素。如《温疫论》中说："若无故自发者，以伏邪未尽。"乳腺癌患者虽经手术治疗，癌毒去之八九，但体内仍有残留之"余毒"。由于癌毒具有性质隐缓、毒性猛烈、易于扩散、易耗正气和易致痰瘀凝滞等特点，所以易于沿络脉、经脉、气血旁窜他处发生转移。

陆老师根据多年临床经验总结的乳腺癌"痰毒瘀结"病机较全面地总结了乳腺癌的特点，也更加符合临床实际。第五代传人刘胜教授进一步阐述癌毒内生是乳腺癌发生的核心变化，术后仍有余毒残留体内，余毒内积日久伤及脏腑功能，导致津液不得正常输布代谢，滞留体内，凝聚而为痰，形成痰毒交结；余毒内积，阻滞气机，气不行血，血脉凝滞为瘀。痰瘀同源，相互影响，易凝聚成毒，痰滞体内，血行受阻，而成瘀血；瘀血乃有形之物，易滞气机，阻滞络道，致络中之津不能渗出脉外，络外之津亦不能入于脉中，而津液聚积化生痰浊，痰瘀互结，郁久腐化，久则凝聚成毒。痰、毒、瘀三邪相互影响，形成痰瘀毒相互交结，促进了乳腺癌病情的发展。因此，在乳腺癌的抗复发转移的治疗中，根据"治未病"思想中"截断扭转"治法，即根据病邪之特点，先于病邪传变趋势而祛邪，达到廓清余毒，防止复发转移的作用，根据乳腺癌痰毒瘀结病机特点，临床多用活血化瘀、化痰软坚、清热解毒中药。

现代药理研究报道清热解毒中药能够直接抑制肿瘤，抗癌活性最强，如白花蛇舌草、山豆根、半枝莲、穿心莲、龙葵等均有不同程度的抑瘤作用，还可调节机体免疫功能、抗炎排毒、调节内分泌、阻断致癌和反突变。化痰软坚中药山慈菇、制半夏、鳖甲、藤梨根、石见穿、莪术、八月札、海藻、地龙、土鳖等直接杀伤癌细胞而抗癌，预防复发转移。临床常用的活血化瘀药物丹参、五灵脂、王不留行、桃仁、红花、赤芍、三棱、莪术、乳香、没药、当归、泽兰、石见穿、全蝎等可抑制癌细胞生长、抗凝与纤溶、减少癌栓形成、防止转移、改善微循环及局部缺氧状态，且对放化疗有增效作用。

2. 基于“从化学说”论治乳腺癌复发转移　从化，又称从类化，是指病邪侵入机体，随人之体质差异，邪气侵犯部位不同，治疗不当等各种条件变化而发生性质的改变，形成与原来病邪性质相反而与机体的素质一致的病理变化。又称“病之阴阳，因人而变”“邪气因人而化”。“从化”的发生，取决于邪正盛衰及相争的形势和性质、邪气侵犯脏腑经络部位、治疗是否得当等。因“从化”现象的存在，不同个体虽患同一病邪，其疾病发展、转归和治疗用药各不相同。

乳腺癌转移常发生于肺、肝、骨、脑等部位，其转移脏腑功能状态和邪气性质的寒热虚实变化与“从化”密切相关。因个体体质不同、治疗方式不同等，“余毒”从脏而化则表现出不同脏腑转移的临床病证表现，以及“余毒”在不同脏腑毒邪性质的变化。因癌毒邪气流注不同脏腑，不同转移脏腑的病理生理特点各不相同，邪气从脏而化，则可致癌毒性质的变化。乳腺癌术后复发转移，痰毒瘀结是乳腺癌发展的核心病机，因此整体从痰、从毒、从瘀论治。因此，针对不同脏腑的转移，在从痰、从毒、从瘀三者治疗中各有侧重[6-9]。

（1）肺转移之痰毒瘀结，宜“从痰、从毒”论治。“肺为娇脏”，位于胸中，谓之华盖，虚如蜂巢，肺组织疏松，结构抵抗力弱，利于从乳房转移来的肿瘤细胞的侵袭和占据。同时，“肺主行水”“肺为水之上源”“肺为贮痰之器”，若肺失宣肃，则易成为痰湿停留之所。中医认为，肿瘤多为痰毒之邪，同气相求，因此“贮痰之器”的肺易成为乳腺癌的转移之所。痰毒瘀结，旁窜入肺，从脏而化，结合肺脏生理病理特点，则侧重于从痰、从毒论治，治宜化痰解毒。又因痰毒蕴结于肺，影响肺正常宣发肃降的生理功能，久则伤及胸中之气；乳腺癌患者经手术、化疗、放疗后，耗伤阴津，加之痰毒日久，蕴而化热，耗伤肺阴。故治宜化痰散结、解毒、益气养阴。如山慈菇、蜂房、莪术、白英、制南星、石见穿、蛇六谷、天冬、麦冬、南沙参等。其中，山慈菇、蜂房为君药，两者化痰散结，且蜂房有小毒，兼具中医学“以毒攻毒”“取类比象”之意，莪术为臣药，破瘀攻积，协君药共奏消瘤散结之效；现代研究表明，白英、石见穿、蛇六谷等具有抗肿瘤活性成分，天冬、麦冬、南沙参则益气养阴，故以之为佐使。全方袪邪不伤正，化痰不留邪。前期实验研究发现乳移平对乳腺癌肿瘤的生长和前转移微环境的形成都有很好的抑制作用，通过下调 Angpt2、VEGF、IL6、IL1β 的表达、保护脉管系统的完整性、阻碍前转移微环境的形成，最终抑制肺转移的发生。体外研究结果显示，乳移平可通过抑制促转移关键蛋白 SLUG 表达，逆转乳腺癌细胞 EMT 过程，上调上皮标志蛋白 E-Cadherin 表达而下调间质标志蛋白 N-Cadherin 表达，进而抑制肿瘤细胞侵袭迁移能力；miRNA-134 受到乳移平诱导并制 SLUG 蛋白翻译。体内研究获得相同结论，证明乳移平通过调控 microRNA-134-SLUG 信号轴阻止乳腺癌肺转移进程。

（2）肝转移之血瘀、毒邪，宜“从瘀、从毒”论治。肝，主疏泄，主藏血。即肝能调畅全身气机使其通而不滞，具有储藏血液和调节血量的生理功能。中医学认为，乳腺癌的发生大多与肝失疏泄、冲任失调、情志不畅有关。若患者情志不

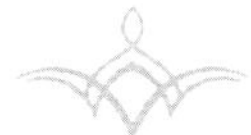

畅，疏泄失司，气滞血瘀，则冲任不调，影响肝藏血的生理功能，出现烦躁易怒、口苦、月经延期等临床表现。若邪毒入肝，则为癌毒的生长提供前提条件，故而发生肝转移。因此肝转移应“从瘀、从毒”论治。治宜疏肝理气、化瘀解毒。常用药物如柴胡、八月札、绿萼梅、川楝子、广郁金、岩柏、半枝莲、虎杖、茵陈、垂盆草、莪术等，同时选择具有养肝柔肝，调补肝肾功效的中药，如生鳖甲、炙龟甲、生地、白芍、枸杞子、黄芪、白术等以扶正。

（3）骨转移之虚瘀互结，宜“从虚、从寒、从痰、从瘀”论治。《医精经义》曰“肾藏精，精生髓，髓生骨，故骨者肾之所和也，髓者，肾精所生，精足则髓足，髓在骨内，髓足者骨强”认为骨之强劲与脆弱是肾中精气盛衰的重要标志。肾中精气充盈则骨髓生化有源，骨才能得到髓的滋养而强健有力。乳腺癌手术后，肾气不足，阳气不化，肾虚髓空，骨质脆弱，骨枯髓虚，脉络不畅，瘀阻筋骨，复因癌瘤旁窜，痰毒蕴结，腐骨蚀络，聚结成瘤，气血运行不畅，不通则痛。骨转移应从虚、从寒、从痰、从瘀论治，治宜温阳补肾、化痰活血、散结止痛。临床常用药物如炙乳香、徐长卿、土鳖虫、蜈蚣、全蝎以活血止痛，并加重补骨脂、蛇床子、骨碎补、杜仲、续断等补肾之品，以壮骨通阳。现代研究表明温肾壮骨方显著抑制失巢 BMSCs 诱导的乳腺癌骨转移，减少骨转移灶数目，减轻骨中肿瘤负荷，保护骨结构及降低溶骨性损伤；温肾壮骨方通过下调 CCL5/CCR5、IL17B/IL17BR 信号轴及 TGF-β/Smads 信号途径，阻止 BMSCs 与乳腺癌细胞的交互作用，发挥抗骨转移的效应。

（4）脑转移之痰瘀互结，宜“从痰、从风、从瘀”论治。脑为奇恒之腑，《灵枢·海论》云：“脑为髓之海，其输上在于其盖，下在风府。”《道枢·黄庭篇》云：“肾者，其左少阴，其右太阳，上通诸气，常随呼吸而出焉，内灌于生门，上入于泥丸，上下流通，如日月之运行。”故肾气随呼吸出入，上潮于脑，使脑保持神明清醒。乳腺癌脑转移常在病程的终末阶段出现。转移灶多发生在大脑半球顶枕叶，常为多发性，病灶倾向于脑皮质和脑白质的交界处，该处是从供血丰富到供血贫乏的过渡线，癌栓容易停留。患者出现头痛、恶心呕吐、耳鸣、肢体麻木、抽搐、精神障碍、视物不清重影等症状。《素问·奇病论》谓“当有所犯大寒，内至骨髓，髓者以脑为主，脑逆故令头痛”。盖由脑髓空虚，脉络不畅，癌毒留滞生长，痰瘀互结所致。且头为诸阳之会；风为百病之长，清扬开泄，易袭阳位，故乳腺癌脑转移应“从痰、从风、从瘀”论治。治宜祛风通络、化痰活血。常用的药物有石菖蒲、川芎、蜈蚣、全蝎、黄芪等。方中石菖蒲擅治痰湿秽浊之邪蒙蔽清窍所致的神智昏乱，为君药；川芎上行头目，祛风止痛；蜈蚣、全蝎攻毒散结，通络止痛；佐以黄芪补气健脾，巩固后天之本，扶助正气。全方“祛邪”与“扶正”并举，共奏化痰、祛风、活血之效。

3. 从不同分子分型论治——三阴性乳腺癌诊疗独具特色 因乳腺癌具有高度异质性，不同分子分型乳腺癌的疾病特点及西医治疗方案各不相同，预后往往有所差别。其中三阴性乳腺癌占所有类型乳腺癌的 12%～17%。此类型乳腺癌细胞分化差、有高度侵袭性，远处转移风险高，更倾向于内脏转移，有研究显示复发转移性 TNBC 中位生存期仅 13 个月，5 年生存率不到 30%。三阴性乳腺癌患者不能应用内分泌治疗，且缺乏针对 Her-2 的分子靶向治疗靶点，其治疗手段受到限制，中医药已在三阴性乳腺癌的治疗中得到了应用，并在治疗中获得成功，应用中西医结合方法治疗三阴性乳腺癌是临床医学的进步和发展，是我国在三阴性乳腺癌防治领域的特点，是独具中国特色的创新实践。顾氏外科第五代传承人刘胜教授根据多年的临床经验总结三阴性乳腺癌的主要病机为“脾肾亏虚，痰毒瘀结”，故治以健脾益肾、化痰散结，刘胜教授在顾氏外科第四代传人基础上加减化裁，形成了以此为主方原则的乳腺三阴方（以下简称三阴方），用于三阴性乳腺癌的临床治疗和研究，取得了很好的抗肿瘤和抑制转移的作用[10]。

前期随机对照临床研究纳入 229 例患者进行了疗效分析，其中安慰剂组 120 例，三阴方治疗组 109 例，两组患者 2 年的 EFS 差异有统计学意义（P=0.045）。采用前瞻性队列研究，暴露组在西药规范治疗基础上给予三阴方，非暴露组单纯西药治疗。共纳入分析 148 例，暴露组 73 例，非暴露组 75 例。有 6 例脱落，脱落率 3.9%。2 年无病生存率暴露组较非暴露组提高 6.2%，未见明显统计学差异（$P > 0.05$）。Logistic 多因素回归分析，预测乳腺术后三阴方可降低疾病相关复发转移率 11%（OR=0.89，95%CI 0.37～0.956）。对 70 例三阴性乳腺癌患者进行单组目标值法探讨三阴方加减对患者 3 年无病生存率的影响，其 3 年无病生存率为 94.3%，与目标值组 86.4% 比较差异有统计学意义（P=0.027），说明三阴方加减可以提高三阴性乳腺癌的 3 年无病生存率。采用回顾性队列研究，纳入于 2013—2017 年行乳腺癌手术治疗后的 TNBC 患者共 348 例。非暴露组采用单纯西医治疗，中药暴露组患者在采用西医治疗的基础上，持续接受本中药治疗 ≥ 6 个月，或间断服用本中药 9 个月及以上；两组患者均定期复查，其中非暴露组 192 人，中药暴露组 156 人。术后 1.5 年内，中药暴露组的无病生存率为 98.08%，非暴露组为 92.19%，提高约 5.89%，差异有统计学差异（$P < 0.05$）；术后 2 年内，中药暴露组的无病生存率为 98.08%，非暴露组为 89.06%，提高约 9.02%，差异有统计学差异（$P < 0.05$）[11-13]。

刘胜教授通过观察中西医结合治疗难治性三阴性乳腺癌的临床疗效，减少其复发转移，明确中医药治疗的优势环节、获益人群，获得高级别循证医学证据，形成国际领先的中西医结合治疗三阴方乳腺癌的专家共识，并进一步推荐诊疗规范及指南的形成。

（三）仁心仁术，关注治疗副反应

肿瘤医学发展到今天，在追求延长生存期的同时，如何减轻放化疗副作用，提高生活质量越来越受到临床医师的关注。乳腺癌患者就诊时主诉较冗长而凌乱，常常伴有焦虑等不良情绪，顾氏外科流派秉承诚实正直，实事求是，敢于担当救治风险，仁心仁爱，常以有效沟通，繁多话语中“抓主症”，临床思考中“抓变症”，从患者角度出发，关注治疗副反应，常获良效。

1. 蒽环类化疗药、靶向药心脏毒性　心脏毒性因缺乏安全有效的防治手段而降低了患者的生活质量。美国国家健康与营养机构的调查了 1 807 名带瘤生存者，跟踪随访 7 年，结果显示其中有 33% 的患者死于心脏疾病，而 51% 的患者死于肿瘤本身。在中国，因肿瘤而化疗的患者每年都在迅速增长，如何保护化疗患者的心脏免受化疗药物损害是临床医生必须面对的问题，靶向药物心脏毒性往往较轻且部分可逆，故尤以蒽环类药物为重。

蒽环类化疗药物在目前乳腺癌的辅助化疗中发挥着不可替代的作用。含蒽环类的联合化疗方案常被作为乳腺癌辅助化疗的首选方案。但其化疗时引起的毒副反应限制了其临床应用，如脱发、骨髓抑制和心脏毒性等，其中心脏毒性为最严重的毒副作用，若发展为左心衰，死亡率可达 50%。这在很大程度上限制了蒽环类抗肿瘤药物的应用，影响其疗效。近年来一些最新研究表明即使接受低剂量蒽环类药物治疗的患者（多柔比星累积剂量 ≤ 50 mg/m^2），长期随访后同样观察到相当比例的心功能损害。越来越多的研究证实蒽环类抗肿瘤药物对心脏的损害从第一次使用就已经出现，且病情呈进行性加重，不可逆转。

现代医学对于蒽环类心脏毒性的防治做了大量研究，然而就目前来看，无论是传统的抗氧化

剂如维生素C、维生素A、维生素E和乙酰半胱氨酸等，或是具有心脏保护作用的如辅酶Q10、ACEI、ARB类等药物，均未在临床试验中发现其能降低蒽环类药物心脏毒性的发生率。目前临床上唯一能预防多柔比星心脏毒性的药物为右丙亚胺（dexrazoxane，DZR）。但其同样具有影响化疗疗效，肝肾功能损害等副作用，昂贵的价格也限制了其临床应用[14]。

海派中医顾氏外科第五代传人刘胜教授在长期临床实践中发现乳腺癌术后药物所致心脏毒性可纳为中医学“心悸”“胸痹”范畴，然其与一般内科病之“心悸”“胸痹”相比较有其特别之处。其症候可归纳为“气虚血瘀”。刘胜教授根据“以气为主，以血为先，心肺同治”的中医理念，提出了“益气生血”“活血化瘀”治疗多柔比星心脏毒性的治法。刘胜教授在总结了多年临床经验后，发现中药桔梗在治疗乳腺癌术后多柔比星心脏毒性上具有良好的疗效[15]。并开展了大型临床前瞻性双盲随机对照研究，研究发现桔梗能有效改善乳腺癌术后多柔比星急慢性心脏毒性（HR=0.38，95%CI=0.15 to 0.94，*P*=0.046），同时并没有降低多柔比星抗肿瘤活性（HR=1.09，95%CI=0.45 to 2.62）。研究成果为桔梗用于治疗乳腺癌术后多柔比星心脏毒性提供了高质量的循证学依据[16]。

2. 乳腺癌化疗相关认知障碍 乳腺癌化疗相关认知障碍（chemotherapy related cognitive impairment，CRCI）即“化疗脑”代表了一种以记忆下降、学习力减弱和执行力注意力减退为代表的新型临床综合征，给患者带来心理、生理上的痛苦，并且对工作生活质量造成不良影响，甚至影响后续治疗的信心。该现象1983年由Silberfarb等首次提出，在化疗结束后5～10年仍然持续存在，甚至给大脑带来不可逆的器质性损伤。

现代医学认为乳腺癌CRCI属于神经心理学范畴，包括焦虑、抑郁等不良情绪和认知功能障碍两方面，其症状表现是多维度的，故难以归为某一类中医病证。关于乳腺癌CRCI所指病证中医历代文献中对此症状未有明确描述，但根据其具体临床表现大多归为中医情志病、神志病，有学者根据CRCI伴随出现的强迫、抑郁表现认为其属于“百合病”“脏躁病”的范畴，抑或根据CRCI出现的记忆力减退表现将其归为“善忘”“脑髓消”范畴。尽管如此，乳腺癌CRCI较其他类型认知障碍仍具有特殊性，其为乳腺癌化疗群体中出现的一系列躯体化、情志、神志异常综合征，且各症状是循序渐进发生亦互相关联的，故以单一的病名定义有失偏颇。

基于此，我们对经病理学检查明确诊断为乳腺癌，病理分期为Ⅰ～Ⅲ期、术后采用标准方案及剂量，初次进行化疗的患者进行自评SCL-90测试，总结出乳腺癌化疗患者主要不适为三类症状（社会躯体化症状，神经心理学症状，心理学症状），单因素分析显示，三阴性乳腺癌患者、使用蒽环类化疗药患者、距离化疗1年内患者症状因子评分相对较高，评分筛查阳性率达到60.00%，各因子并非完全独立存在，症状因子之间具有显著相关性[17]。

顾氏外科第四代传人陆德铭教授认为乳腺癌发病与五脏不调密切相关，故主要则之于肝、脾、肾三脏，因脾气失于健运，肝气失于疏泄，肾失调摄，致使痰瘀毒互结于乳房部，日久形成乳岩，顾氏外科第五代传人刘胜教授在前人的基础上提出“痰毒瘀结”是乳腺癌发展的核心病机，“余毒未清”是术后的主要病机，“余毒旁窜”是术后复发转移的关键病机。其首创的乳腺术后三阴方在临床上常获良效。对于三阴性乳腺癌患者前期研究发现更易出现化疗认知障碍，该症状与不良情绪以及躯体化不适症状密切相关，患者就诊时往往主诉纷繁而杂乱，刘胜教授继承开拓前派思想，拓展阴阳、脏腑辨证维度，提出乳腺癌CRCI治疗新思路：

第一，燮理阴阳是治疗一切疾病的总纲，通过对阴阳的调和、顺理使之归于平衡，各归其位以调整五脏功能。五脏藏神亦藏志，情志、神志异常是五脏功能失调的表现，其本质是脏—腑、脏—脏或者是同一脏阴阳的失调，因而调五脏即是调阴阳，调阴阳亦是调五脏。第二，脑为元神之府，隶属于五脏，其生理病理与五脏休戚相关。五脏是统一整体，脑之为病可脏腑论治，关乎于肾又不独责于肾，关乎于心而不归结于心。最后，精、气、神是人的立命之本，精是维持人体生命活动的最基本的物质，气是机体生命活动的动力，神是人体生理、病理的外在表现，亦是人体的思维活动。故而治疗上亦当形神并治，精、气、神同调。

基于以上观点，在前期临床流调的基础上，我们对 130 例三阴性乳腺癌患者进行前瞻性队列研究，通过乳腺术后三阴方对三阴性乳腺癌化疗脑症状的干预观察，从调整五脏功能入手，旨在观察三阴方对认知障碍相关症状的影响。结果发现服用中药的患者因躯体不适明显缓解、生活质量显著提高，进而自觉认知情况有所好转，抑郁焦虑相关的症状亦较前好转[18]。

至此，乳腺癌 CRCI 的防治是顾氏外科传统理论的自我革新与现代科学研究的碰撞，在刘胜教授的指导下后代学者坚持理论自信，不断丰富发展顾氏外科理论内涵，拓展理论维度，在中西方医学并进的时代亦能立于不败之林。

3. 放、化疗副反应调摄　紫杉类化疗多出现手足麻木，刘胜教授以黄芪桂枝五物汤加减，方中黄芪、桂枝、芍药、生姜、大枣合用，共奏益气温经、和血通痹之功；桂枝加当归汤，方中桂枝、赤芍、当归、甘草、生姜、红枣合用，以和营祛寒、温经通络。化疗后胃肠功能紊乱、胃脘作胀者，加以川朴、枳壳等；食欲不振者，加砂仁、炒谷芽、神曲等；腹泻者，加黄芩汤、黄芩芍药汤以及健脾药物生薏苡仁、怀山药、芡实等；恶心呕吐者，加陈皮、半夏、姜竹茹等；药物性肝损伤者，加鸡骨草、茵陈、片姜黄、田基黄；骨髓功能抑制、白细胞降低者，加怀牛膝、制黄精、生地榆；化疗后心肌损伤、胸闷不适者，加麦冬、五味子、瓜蒌皮等。

放疗后放射性肺炎，胸闷气短、咳嗽痰多者，刘胜教授认为可加用北沙参、天冬、麦冬、玄参、黄芩、象贝母、川石斛；放射性口腔炎，咽喉肿痛、口腔黏膜溃疡者，可用生地、川石斛、龟甲、蜈蚣；局部皮肤出现放射性溃疡者，可用生地、川石斛、天花粉，同时外用清热利湿类外洗方或者清凉油涂剂，治疗不拘泥于一方一证之中。

4. 内分泌治疗副作用调摄　Luminal 型乳腺癌占全部乳腺癌的 60%～70%，此型患者往往需要接受 5～10 年的内分泌治疗，该类型患者因服药周期较长，副反应表现较多，就诊时主诉往往散碎凌乱，刘胜教授认为于患者繁多的主诉中“抓主证”，即抓住主要病机，进行分析，进一步处方用药而获良效。

Luminal 型乳腺癌患者进行内分泌治疗后，脂代谢紊乱、肥胖、脂肪肝者，加生山楂、决明子、黄精、泽泻等；子宫内膜增厚、月经延期未潮者，加当归、益母草、水蛭、红花等；出现潮热汗出、心烦易怒等症状者，予百合知母汤联合耳穴贴压“神门、皮质下、内分泌、内生殖器、心或肝”等；使用芳香化酶抑制剂后引起骨节疼痛者，加鸡血藤、牡蛎；夜寐不安者，加夜交藤、灵芝、酸枣仁养心安神，磁石、珍珠母等重镇安神；有恐惧感，惶惶不安者，加生铁落；对侧乳房增生者，加海藻、桃仁等。

（四）学贯中西，传统融入新“智慧”

乳腺癌作为“慢性病”已逐渐被患者接受并成为共识，生存时间的延长不仅需要提高乳腺癌患者的生存质量，更需要对乳腺癌患者从发病—治疗—康复整个过程，进行全程管理，尤其是患者术后较长的随访期，尚缺乏规范化、智能化的管理平台。

在我国，传统的中医药治疗已经成为乳腺癌多学科综合治疗中的一个重要组成部分。在乳腺癌全程管理过程中，术后随访阶段是发挥中医治疗优势的一个最佳切入点，通过中医辨证施治，调理体质，使阴阳平衡，改变肿瘤生长的内环境，提高患者免疫功能，对于预防肿瘤复发转移，延长患者的带瘤生存期具有非常重要的意义。乳腺癌患者作为社会中一个庞大的特殊人群，针对乳腺癌疾病本身和乳腺癌术后患者建立具有中医特色的慢病管理模式正逐渐受到社会各界人士的关注。

随着云计算和人工智能技术的发展，建立以患者为中心的智能患者管理平台，通过智能机器人监测乳腺癌术后患者日常饮食运动及应激症状等，给予患者个性化的健康管理、指导和长期监测，盘活具有医学价值的健康数据，让医院“健康管理和院外随访”可以落到实处，方便医生为患者提供基于互联网的个性化诊疗。减轻医护人员工作负担的同时提高乳腺癌患者生存质量。因此，建立一套智能化、系统化、有效的乳腺癌术后全程管理智慧云平台迫在眉睫。因而，刘胜教授汲取现代科学发展技术成果，与人工智能平台跨界合作，在乳腺癌全程全方位管理中进行积极探索。

在中医诊疗中，人工智能已渗入乳腺癌中医诊疗的各个方面，例如，运用支持向量机（support-vector machine，SVM）、反向传播神经网络等算法实现基于眼神特征的望神客观化；运用 SVM、随机森林、CNN 等算法实现舌象的客观分类；运用 CNN 算法对声学信号研究实现闻诊的虚实辨证；运用梯度推进、随机森林结合 K 均值聚类算法实现脉冲波对脉诊的客观分类。同时聚类、分类、关联规则、逻辑回归等传统算法已广泛用于基于医疗文本数据的乳腺癌证型的识别和处方分析。顾氏外科第六代传人高秀飞等应用聚类分析 184 例乳腺癌伴抑郁症患者发现，肝郁气滞、肝郁脾虚、肝肾阴虚、心脾两虚为其主要证型，同时初步构建乳腺癌伴抑郁症患者的中医辨证模型[19]。还有研究采用关联规则、聚类分析等研究中医古籍处方治疗乳腺癌的用药规律，以期根据临床肿瘤负荷的不同，提供不同的用药思路。

乳腺癌全程管理涉及对乳腺癌相关身心疾病的监测以及乳腺癌复发风险的预测。科学家和研究者们也积极将人工智能渗透于上述领域。例如，运用人工神经网络结合极限学习算法可实现对乳腺癌术后抑郁症高危患者的早期识别。以及借助人工智能技术，从乳腺病理组织图像判别患者的雌激素受体状态、PAM50（prediction analysis of microarray 50）评分和复发评分风险。开发出更具泛化性的乳腺癌预后模型可使乳腺癌相关信息的获取由基础、简便向更高级、更复杂的层级跨越，以更低的成本完成对患者预后的精准预测，减少整个社会在基因层面检测治疗的支出，使更多患者获益。

1. 顾氏外科运用人工智能在乳癌术后的全程全方位管理中的探索　顾氏外科对于人工智能在乳癌术后的全程全方位管理做了下述几方面的架构搭建及相关探索：

（1）建立标准化和结构化的乳腺癌数据库：课题组与信息科共同对海量病历、检查报告和科研文献构建的乳腺癌病种量表，抽取的医疗记录中基于上下文和治疗历史判定语义的特征描述，提取标准化概念和可控词汇列表，利用语义网连接成概念组，结合国内标准规范和广泛应用的字典码表等构建了基于中医临床相关的行业团体标准，涉及“中医医院综合统计网络直报接口技术规范”“中医临床搜索引擎建设指南”“中医药综合统计信息基本数据集”“中医特色治疗项目信息分类与代码”等，从而建立符合乳腺癌研究维度的标准化和结构化数据库。该数据库可包括从患者入院到出院过程中产生的各维度数据，如患者特征、病理、治疗方案与费用数据、治疗状态等数据，也包括存储随访报告结局、饮食、中医、运动等数据。

（2）构建乳腺癌术后随访和预警全方位数据的预后风险评估预测模型：目前临床应用最普遍

的乳腺癌术后风险预测模型仍遵循 St. Gallen 会议共识，该风险预测模型构建的知识体系基础为：乳腺癌患者术后的复发风险与乳腺癌术后病理情况息息相关。

刘胜教授带领后代学者为挖掘除传统病理之外的其他因素，判别这些因素对乳腺癌术后风险的影响及权重进行了相关研究探索。研究共纳入了 484 例龙华医院乳腺癌手术病例，并对癌症类型，手术时间、围手术期相关检验报告等研究变量进行机器学习，通过 Logistics Regression、SVM、Xgboost 等各种机器学习方法，最终确定有意义的危险指标和变量。研究结果显示，运用 Xgboost 算法模型输出的 ROC AUC=89.27%。Xgboost 的建模效果优于 Logistics Regression（LR）、SVM 两种算法模型。相关主要特征权重为：T 分期（权重比 1.60）、ER 状态（权重比 1.24）、糖类抗原 15-3（权重比 0.10）、平均血小板体积（权重比 0.95）、活化部分凝血活酶时间（权重比 0.66）。从而建立基于真实世界的乳腺癌、龙华医院乳腺癌患者特征群体的乳腺癌患者术后 2 年的无复发风险预测模型。同时根据制定的风险指标，该预测模型可结合在医生端、患者端等产品应用，实时监测患者的危险程度，根据新采集的结果重新评估危险程度并给予相应的提醒，从而降低乳腺癌术后风险发生率。值得注意的是，研究数据主要为单中心的小的样本量，也不排除该算法模型本身对小样本量建模的高性能表现，后续仍需对模型进行大样本验证及优化。

通过构建基于知识体系的模型和基于数据上的模型，即通过两个 AI 医生辅助一起决策，当任何一个 AI 医生报警说风险高的时候，都应该提醒患者进行更加合适的随访计划，在项目后续应用及推广的同时，也保障了乳腺癌术后风险预测系统在应用上的安全性。

（3）乳腺癌全程健康管理平台的构建：刘胜教授结合《中国抗癌协会乳腺癌诊治指南与规范》《乳腺癌随访及伴随疾病全方位指南》《中国成人血脂异常防治指南》等指南要求，构建乳腺癌全程健康管理平台。旨在以患者为中心，全方位管理乳腺癌患者伴随疾病，定期随访关注乳腺癌患者。健康管理平台内容涵盖：乳腺癌随访及伴随疾病的随访路径，随诊随访管理，伴随疾病管理，不良反应管理四个内容。具体纳入患者个人基本信息；乳腺恶性肿瘤病理及治疗情况、个体用药依从性等信息，并可个性化加入乳腺癌相关中医症状量表，课题组同期开发“乳腺癌门诊智慧云软件 V1.0”（登记号 2021SR0478788）[20] 动态记录线下就诊处方、舌脉的情况，实现就诊时患者症状及四诊采集，证型归纳，处方记录。通过门诊住院相结合、中西医相结合的模式，共同架构乳腺癌全程健康管理平台。平台实现定期自动随访；针对不同类型乳腺癌定期随访项目自动提示；对中危、高危患者双向提示；疾病进展一键推送等功能。同时平台对信息的精准定位例如乳腺癌分期、定位乳腺癌分子分型、定位治疗状态、定位症状，为后续人工智能辅助乳腺癌中医治疗奠定了基础。

（4）乳腺癌术后全方位管理的自动答疑技术的构建及优化：为实现乳腺癌患者术后出现对于疾病本身、治疗方案、生活作息、心理健康等方面产生的疑惑实现实时交互的需求，同时免去往返医院及医生向不同患者反复科普的心力，本研究运用基于 Chatterbot 即简化聊天机器人实例训练过程的工具实现乳腺癌术后全方位管理的自动答疑技术。相关知识库信息来源于日常对话及通过 python 获取近 5 年公众平台中乳腺癌相关咨询话题。知识库涵盖：基础交流语料库、病理信息语料库、围手术期相关语料库、化疗语料库、内分泌治疗语料库、靶向治疗语料库、放疗治疗语料库、中医药治疗语料库、术后随访语料库、饮食作息语料库、伴随疾病语料库等。基于此知识库，通过自动问答技术建立自动答疑系统，为患者提供精准的医学问答和健康科普。

（5）中医健康管理乳腺癌的系统性应用：通过

对上述各环节的整合，课题组探索性开发了“一种乳腺癌术后全程全方位智能管理系统”（专利号：202110776006.8）[21]。该系统包括采集环节；风险预测评估环节，生成乳腺癌术后风险评估结果；智能随访环节，对患者进行分级管理，生成术后随访方案指示，远程随访患者进行自动回复，对线下围诊疗期患者的症状体征、检查报告、中医症候、望闻问切四诊及综合治疗信息进行采集统计分析。旨在为乳腺癌提供一种“精准治疗 + 慢性病管理”智能随访模式，快速获取患者乳腺癌术后的治疗阶段、疾病进展情况、饮食作息、情绪压力的变化等，便于智能化实时跟踪观察疾病进展及患者身心健康，提供适当的医疗建议和帮助，进而改善患者术后随访效率[22]。

2. 前景展望 乳腺癌的全程全方位管理涵盖了以肿瘤规范化治疗为基础的“精准治疗”和早期乳腺癌治疗后“慢病化管理”两大模块，同时也带来了更多量级、多维度、高度复杂性、异质性的乳腺癌相关诊疗数据。然而，受限于医疗资源分配不均、人力资源的有限性以及不同临床评估标准体系的差异等因素，未来将乳腺癌的全程全方位治疗管理理念高效地应用于临床还面临诸多挑战。

鉴于医疗行业的精密要求，必须控制过失误差、系统误差在极小范围内。一个新的模型算法信任度多高，能否真正能运用于临床实践需要慎重考量每一个因素。受限于乳腺癌精准治疗指南的更迭、中医个体化辨证施治、患者生物信息等相关伦理问题，目前的人工智能担负着辅助医师完成临床决策的重任。我们相信计算机处理数据的高效能将逐步改变乳腺癌临床诊疗中简单重复的工作流程，为乳腺癌等疾病的诊治及全方位管理带来全新的体验。

参考文献

[1] 陆德铭，陆金根．实用中医外科学［M］．2版．上海科学技术出版社，2010：172-177.

[2] 刘胜，孙霃平，花永强，等．试论“治未病”思想在乳腺癌术后抗复发转移治疗中的应用［J］．上海中医药大学学报，2008（6）：3-6.

[3] 张帅，刘胜．顾氏外科乳腺癌治验［J］．吉林中医药，2017，37（3）：241-244.

[4] 刘胜，花永强，孙霃平，等．试论乳腺癌痰毒瘀结病机的理论基础与临床应用［J］．中西医结合学报，2007（2）：122-125.

[5] 刘胜．基于痰毒瘀结病机及散结解毒治则的乳移平抗乳腺癌复发转移的临床实践和应用［EB/OL］．（2010-04-17）［2022-10-26］. https://kns.cnki.net/KCMS/detail/detail.aspx?dbname=SNAD&filename=SNAD000001219445.

[6] 杨瑞，史有阳，张洋，等．基于“从化学说”浅析乳腺癌复发转移的证治规律［J］．中华中医药杂志，2022，37（1）：187-189.

[7] 刘胜，刘玲琳．对“从化”理论的认识及其在乳腺癌转移治疗中的应用［C］// 第十一届全国中医及中西医结合乳腺病学术会议论文集．中华中医药学会，2009：60-63.

[8] 孙霃平，刘胜．陆德铭扶正祛邪法治疗乳腺癌经验［C］// 第十一届全国中医及中西医结合乳腺病学术会议论文集．中华中医药学会，2009：26-29.

[9] 刘胜，赵婧，刘佳，等．乳癌术后方对乳腺癌术后5年复发转移率的影响［J］．中西医结合学报，2008（10）：1000-1004.

[10] 张帅，刘胜．从“风痰瘀毒”论治三阴性乳腺癌［J］．中国中医基础医学杂志，2018，24（1）：31-33.

[11] 王怡，刘胜．刘胜教授治疗三阴性乳腺癌经验［J］．浙江中医药大学学报，2019，43（7）：675-678.

[12] 刘静，陆德铭．中医药治疗三阴性乳腺癌的临床研究进展［J］．山东中医杂志，2016，35（11）：1015-1017.

[13] 王怡．“乳腺术后三阴方”防治三阴性乳腺癌术后复发转移的临床疗效观察［D］．上海：上海中医药大学，2019

[14] 刘胜．桔梗防治乳腺癌术后蒽环类抗肿瘤药物所致心肌损伤的临床研究［EB/OL］．（2019-07-16）［2022-10-26］. https://kns.cnki.net/KCMS/detail/detail.aspx?dbname=SNAD&filename=SNAD000001795197.

[15] 郝炜，刘胜．桔梗防治乳腺癌术后蒽环类药物所致心脏毒性的探讨［J］．河南中医，2017，37（6）：1116-1118.

[16] 郝炜，刘胜．中医药防治蒽环类抗肿瘤药物所致心脏毒性研究进展［J］．上海中医药杂志，2016，50（6）：99-102.

[17] 陈佳静，孙霃平，陈力新，等．乳腺癌化疗患者 SCL-90评分及其影响因素［J］．中国临床研究，2019，32（2）：184-189.

[18] 陈佳静．乳腺术后三阴方干预三阴性乳腺癌“化疗脑”症状临床研究［D］．上海：上海中医药大学，2019.

[19] 高秀飞，朱翔贞，曹志坚，等．乳腺癌伴抑郁症患者中

医辨证分型初探[J].浙江中医药大学学报，2019，43(2)：122-130.
[20] 中国中医药信息学会.中国中医药信息学会团体标准：[2019]001号[S].北京：中国中医药信息学会，2019.
[21] 中国中医药信息学会.中国中医药信息学会团体标准：[2020]002号[S].北京：中国中医药信息学会，2020.
[22] 徐一云，陈佳静，秦悦农，等.机器学习在乳腺癌全程全方位管理中的研究进展[J].医学综述，2021，27(22)：4465-4469.

（陈佳静，李斐斐，杨小娟，郝炜，徐一云；主审：刘胜）

顾氏外科治疗粉刺性乳痈的传承与发展

一、疾病概说

粉刺性乳痈是发生于非哺乳期和非妊娠期妇女的慢性化脓性乳腺疾病。其临床特点是常有乳头凹陷或溢液，化脓溃破后脓液中夹有粉刺样物质，易反复发作，形成瘘管，经久难愈，全身症状较轻。历代文献中并无与之相符的疾病记载。1985年顾伯华首次将本病形成瘘管时命名为“慢性复发性乳头内缩的乳晕部瘘管”[1]，此后将本病名命名为“粉刺性乳痈”。本病相当于西医学的浆细胞性乳腺炎（Plasma Cell Mastitis，PCM）、肉芽肿性乳腺炎（Granulomatous Mastitis，GLM）、乳腺导管扩张症等。直至顾氏外科第五代传人——刘胜教授，提出疾病的诊断应以病理诊断为“金标准”，并基于病理诊断对GLM及PCM区分，并采用不同的治疗方法。

GLM在病理表现为病变表现为肉芽肿性炎性反应，以乳腺终末导管小叶单位为中心，可以发现有小叶结构，小叶中末梢导管有扩张表现，内衬上皮萎缩甚至完全消失，腔内空洞，部分充盈，存在核屑性分泌物，管壁之内、腺泡纸巾有不少单核细胞、中性粒细胞、淋巴细胞、嗜酸性粒细胞浸润。PCM则多以乳腺导管扩张、导管周围出现以大量浆细胞、淋巴细胞浸润为主要病理基础。

本病多发生在非哺乳期、非妊娠期的女性。单侧乳房发病多见，也可双侧发病。偶见男性。病变呈慢性经过，病程长达数月或数年。其中典型的PCM以乳头凹陷伴以乳腺导管为中心的红肿或反复溃破，易形成窦道，反复不愈。而GLM伴或不伴乳头凹陷，乳房肿块波及多个象限。乳腺超声和磁共振检查有助于明确诊断，判断病变范围。

粉刺性乳痈在急性炎症期易误诊为炎性乳腺癌。炎性乳腺癌多见于妇女妊娠期及哺乳期，乳房迅速增大，发热，皮肤呈红色或紫红色弥漫性肿胀，无明显肿块，同侧腋窝淋巴结明显肿大，质硬固定。病变进展迅速，预后不良，甚至于发病数周后死亡。PCM常被误诊为乳晕部一般痈或疖，根据素有乳头凹陷，反复发作的炎症及切开排脓时脓液中夹有脂质样物等特点，可与发生在乳晕部疖相鉴别。PCM还常被误诊为乳衄（乳腺导管内乳头状瘤），乳头溢液多呈血性及淡黄色液体，或在乳晕部触到绿豆大小圆形肿块。但无乳头凹陷畸形，乳窍无粉刺样物排出，肿块不会化脓。此外，还应注意与乳痨、乳癖及乳核相鉴别。

中医药治疗本病有良好的疗效，在辨证论治的同时，注意内治与外治相结合。未溃偏重内治，已溃偏重外治，而且药物外治、手术外治及其他外治方法根据具体情况配合使用。乳头溢液患者宜寻找病因，适当对症处理。

二、疾病诊治的传承与创新

（一）开创先河，衣钵相传

顾氏外科不仅对本病的诊断作出了贡献，并提出较多建设性的治疗方法。20世纪50年代，对于

此类疾病的诊断还并没有先进的病理学支撑，也缺少相关诊治经验，各大医院都将其误诊为乳腺癌。第三代顾氏外科传人顾伯华教授于 1953 年首次接诊该病患者，并开创了挂开乳腺瘘管疗法。1958 年，顾伯华教授根据该病临床表现将该病命名为“慢性复发性乳腺瘘管伴有乳头内缩”，并在国内做了公开报道[1]。自 1978 年至 1986 年 3 月，随着临床实践的增多，顾伯华教授团队对本病的病因病机、临床表现、诊断、鉴别诊断及治疗手段，积累了较完整的经验[2, 3]。顾伯华教授认为本病的病因病机是先天素有乳头凹陷畸形，加之后天肝郁气滞、营血不从、气血疲滞，结而成块；肝气郁久化热，蒸酿肉腐而为脓肿；溃后成瘘；乳头溢血者，乃因肝气郁久化火，迫血妄行所致。因此，治疗上顾伯华教授提出未溃偏重内治，已溃偏重外治治疗理念，以疏肝清热为基本治疗原则。其中内治适用于早中期乳晕部有僵块、红肿疼痛或脓成未熟者，治以疏肝清热，活血软坚，选用柴胡、当归、赤芍、青皮、生山楂、丹参、蛇舌草、虎杖、蒲公英、金银花、半枝莲；若伴有乳头溢液，溢液呈血性者可加茜草炭、生地榆、仙鹤草等药物；溢液呈水样者加生薏苡仁、泽泻、猪苓等药物，脓成未熟者加皂角刺，穿山甲等破血消瘕药物。外治方面，初起未溃者用金黄膏外敷；已经成脓者可在局麻下行切开排脓术，术后用二宝丹药线引流，红油膏纱布盖贴；已成瘘管者则待急性炎症消退后，用挂线疗法和切开法进行治疗。为避免创口桥形愈合让其从基底部长起，瘘管切开后需根据瘘管的深浅进行不同的操作，对于较深的瘘管应采用挂线法，即在消毒及局麻下，取球头银丝从患部溃疡口轻轻探入，顺管道由乳头孔穿出，再取丝线或橡皮筋系于银丝球端，然后由创口端徐徐退出银丝，将创口端与乳孔端之线拉紧打成外科结（或平结），用胶布固定。对于较浅的瘘管则采用切开法，即在消毒及局麻下，取有沟槽探针贯通瘘管后，用剪刀剪开。两种方法均需每日换药，换药初期 3 日内，在创口内撒以五五丹，并用药棉嵌塞以腐蚀管壁，外盖红油膏纱布；换药中期改用二宝丹提脓祛腐；后期待腐脱新生时，改用生肌散收口[4]。

（二）与时俱进，继往开来

该病的治疗在以陆德铭、唐汉钧教授等第四代传人的不懈努力下迎来了突飞猛进的发展。陆德铭教授在前者认识的基础上，认为本病起病迅速、且波及范围较大，与“风”邪的特性相似[5]。并根据患者的临床表现特点，陆老提出临床辨证可大致分为肝经郁热型和余毒未清型，治疗中充分把握本病的临床特点，应辨期与辨病相结合，全身辨证和局部辨证相结合，灵活运用内治和外治的方法，尤其是多种具体治疗方法有序配合使用，临床取得了较好的疗效[6]。陆德铭教授在辨期时，提出将其分为 3 个阶段，每一阶段再详细辨其证进行防治。在导管扩张期，一般不需要特别治疗，若伴有乳腺增生、乳头溢液的患者，先生常以仙灵脾、肉苁蓉、巴戟肉、山茱萸等品补肾调冲；在乳房肿块形成期时，提出不必抗菌治疗。用药时，对结块未掀红疼痛时常用柴胡、当归，赤芍、丹参、桃仁、生山楂等疏肝活血；山慈菇、全瓜蒌、象贝母、夏枯草化痰，消肿散结。但不宜苦寒过重，越用凉药，肿块越不消。若肿块出现红肿热痛，但未脓成时则加用蒲公英、虎杖、白花蛇舌草、鹿衔草、黄芩、半枝莲、金银花、红藤等清热解毒消肿。如能及时控制其热毒之势，则可达使肿块消散。

唐汉钧教授根据粉刺性乳痈多因乳头凹陷，乳管狭窄，导致排泄不畅有关，女子乳头属肝，乳房属胃，肝郁气滞，营气不从，气血瘀滞，结聚成块；郁久化热，蒸酿肉腐而成脓，溃后成脓灶、脓瘘。根据本病的临床特点，将本病分为溢液期、肿块期、脓肿期和瘘管期。上工治未病，未溃重内治，应从肝脾入手。肝主疏泄，肝经乳络排泄顺畅，分泌物不再内积；脾气健运，饮食入胃，运化充分，大部化为水谷精微正常输布全身，津沫痰涎不过度产生，乳络中的分泌物也随之减少。在脓肿期或祛腐阶段，属于肝经蕴热证，当拟疏肝清热，和营消肿，透脓外出为主。选用柴胡清肝汤加减：柴胡、黄芩、连翘、夏枯草，蒲公英皂角刺、当归、生地、栀子、白芍、生甘草等。乳头内或脓液中有较多脂质样分泌物者，加生山楂、王不留行；瘘管期或腐去新生阶段、属于余毒未清证，当拟益气健脾、活血祛脂为主，选用八珍汤加减：生黄芪、太子参、白术、茯苓、苏梗、陈皮、姜半夏、生谷麦芽、乌梅生山楂、白花蛇舌草、丹参、当归、生甘草等；创面愈合，局部残留硬结肿块者，属于痰瘀凝滞证，当拟疏肝活血，软坚散结，处方：柴胡、当归、赤芍、丹参、桃仁、生山楂、蒲公英、山慈菇、全瓜蒌、象贝母、夏枯草、姜半夏、生黄芪、莪术等。

两位对于已溃的患者，则均重外治的方法，外治采用中医手术联合祛腐、拖线、灌注、敷贴、垫棉、生肌诸法综合治疗，有创伤小，痛苦轻，乳房外形改变少的优点，同时能提高疗效、降低复发，易被患者接受[7]。患者所处的时期不同，外治方法亦不相同。肿块期，对于乳房肿块红肿热痛明显的患者可采用金黄膏外敷，对于肿块红肿不明显的患者则采用冲和膏外敷。若肿块溃破，形成瘘管则不是单纯外敷药物可以解决的了，多采用手术的方法来解决。对于单纯性、复杂性的瘘管多在球头银丝的引导下，切开瘘管和脓腔。若病灶范围较大，或病灶与乳头孔相通则采用拖线疗法，用4～5根4号丝线，配合八二丹进行治疗，既能发挥提脓祛腐的作用，又起到引流的作用。在恢复期时多使用脱腐生肌的药物，改用生肌散、白玉膏、复黄生肌愈创油。对于深层的瘘管、创腔较大者，在创面脓腐已净则选用垫棉垫压空腔处，再予以加压绑缚，使患处乳房压紧，促进腔壁黏合与愈合。

（三）一脉相承，蓬勃发展

顾氏外科第五代传人刘胜教授对本病进行了全面的梳理，首先，在疾病诊断阶段进行创新。以往在临床诊断及治疗阶段并未对GLM和PLM提出明确的区分，但通过临床观察，两者有明显的区别，并且对药物治疗反应不同。因此，刘胜教授提出应以病理诊断为金标准，对两者进行区分，并由此进行不同的治疗方法。在治疗方面，刘胜教授继承并创新了“清热”药物的用法，提出以“清消”为原则来治疗粉刺性乳痈。即以“消”为目的，反对滥用针刀，提倡药物治疗为主，外治为辅[8]。“清消”不是单纯的拘泥于“清”，而是根据临证时患者的具体情况进行“阴阳辨证”，在“清”的基础上灵活穿插运用清热解毒或温阳化痰散结的药物。具体在治疗时，根据GLM和PLM临床特点的不同，GLM在清热解毒的基础上，多以活血散结为重，药物在柴胡清肝汤联合五味消毒饮的基础上，多选择天葵子、茵陈、垂盆草；PCM则以消脂通络为要，药物前者的基础上，多用生山楂、鹿衔草之品。

外治方法的选择上，刘胜教授对以往的外治进行了梳理，将多种外治方法联合使用。对脓肿已经形成的患者多采用切开联合拖线的方法，为勿使创口桥形愈合，让其从基底部长起，瘘管切开后具体操作和外用药如下。拖线法：在消毒及局麻下，取球头银丝从患部溃疡口轻轻探入，顺管道由乳头孔穿出，再取丝线或橡皮筋系于银丝球端，然后由创口端徐徐退出银丝，将创口端与乳孔端之线拉紧打成外科结（或平结），用胶布固定。此法适用于较深的瘘管。切开法：在消毒及局麻下，取有沟槽探针贯通瘘管后，用剪刀剪开。此法适用于较浅的瘘管。管道在挂开或切开后，需每日换药。前两三日内，在创口内撒以八二丹，药棉嵌塞，以腐蚀管壁，外盖红油膏纱布；以后改用九一丹提脓祛腐；待腐脱新生时，改用生肌散收口。可根据情况选用乳头矫形法、拖线法及垫棉法等。这种方法不仅有效地保护了乳房的外形，并且有效降低了粉刺性乳痈的复发率[9, 10]。对于小范围的脓肿、脓肿自行溃破肉芽增生、创面不愈的患者，刘胜教授临床上多采用火针的治疗方法，但在操作上有所区别。以

脓肿为主时，火针进针点可以透脓点为中心，同时可在周围选择多处穿刺口，形成“品”字。而且在进针后应顺着脓腔方向进行探查，打开脓腔间的分隔，以便引流；若脓液黏稠，引流不畅时应注意“疾进缓出”，即快速进针后可徐徐转动针体以形成光滑的引流通道，也可以选择一处多次进针。当以肉芽增生或溃疡面为主时，可以浅疾刺使疮面微微渗血为宜；肉芽组织增生的疮面进针深度以无落空感为宜，同时对其深部的窦道进行探查并灼烧。我们通过临床随机对照研究，证实了火针在脓肿期GLM中的临床疗效，并且火针相较于传统的手术切排在小范围脓肿的GLM有明显的优势[11]。对于溃破创面难敛的患者，刘胜根据疮面的特点，多采用蒲公英、五倍子等收湿敛疮之品助创面愈合，目前该项目的临床研究正在进行。

（四）衷中参西，取长补短

顾氏外科第五代传人孙霈平医生在中药内外治法基础上融入手术治疗，手术摒弃常规乳房扩大切除术术式，采用小切口病灶切除缝合术，于治愈疾病和保护乳房外形之间取最佳平衡点。该治疗方法首先需要选择合适的手术时机：将临床经验、影像学辅助检查与患者的乳房条件相结合，对是否适合手术做出及时判断，并抓住手术治疗最佳时机，最大程度上减少了不必要的手术机械损伤，减少肿块反复破溃概率；其次是手术切口的选择：由于要最大程度上保证乳房较完整的外观，所以针对肿块位于乳晕附近的切除手术，均在乳晕外围边缘处做弧形手术切口，巧妙与乳晕线重合，拆线后伤口几乎看不出，对于离乳晕较远且曾有乳房破溃的肿块，手术切口尽可能选在乳房破溃瘢痕处，在不增加新的瘢痕前提下选择性地对外形不美观的瘢痕进行修剪、缝合。前期进行清消法配合小切口病灶切除缝合术治疗肉芽肿性小叶性乳腺炎的回顾性队列研究，共随访102例患者，研究结果表明清消法中医药治疗配合小切口病灶切除缝合术治疗肉芽肿性小叶性乳腺炎可以短期内提高治愈率，缩短临床痊愈时间，同时也能保持乳房外形，降低复发率[12]。

参考文献

[1] 顾伯华.采用挂线疗法治愈慢性复发性乳腺漏管伴有乳头内缩12例病例报告[J].上海中医药杂志，1958（9）：18.

[2] 顾伯华，陆德铭.治愈30例慢性复发性伴有乳头内缩的乳晕部漏管临床分析[J].中医杂志，1964（9）：4.

[3] 陆德铭，唐汉钧.顾伯华治疗浆细胞性乳腺炎形成疾管的经验（附116例病例）[J].上海中医药杂志，1986（9）：9.

[4] 陆德铭.著名中医外科专家顾伯华诊治浆细胞性乳腺炎[J].上海中医药杂志，1983（2）：15-17.DOI：10.16305/j.1007-1334.1983.02.010.

[5] 陈丽颖，陆德铭.陆德铭运用清热祛风活血法治疗难治性粉刺性乳痈经验[J].上海中医药杂志，2015，49（1）：45-48.

[6] 瞿文超，万华，吴雪卿.陆德铭教授辨证论治粉刺性乳痈的经验[C]// 中国中药杂志2015/专集：基层医疗机构从业人员科技论文写作培训会议论文集.北京：中国中药杂志社专题资料汇编，2015.

[7] 张帅，刘胜.顾氏外科三代传承治疗浆细胞性乳腺炎[J].浙江中医药大学学报，2016，40（10）：747-749.

[8] 胡啸明，王瑞，刘胜.刘胜治疗粉刺性乳痈经验撷取[J].辽宁中医杂志，2016，43（4）：546-549.

[9] 郑金洲，宋晓耘，刘胜，等.清消法结合拖线疗法治疗浆细胞性乳腺炎和肉芽肿性乳腺炎的临床研究[J].辽宁中医药大学学报，2021，23（7）：165-169.

[10] 王瑞，周细秋，刘胜，等.清消法治疗118例肉芽肿性乳腺炎临床研究[J].辽宁中医药大学学报，2019，21（11）：115-118.

[11] 王怡，孙霈平，刘胜，等.火针联合柴葵清消方干预脓肿期热盛肉腐证非哺乳期乳腺炎的随机对照研究[J].中国中西医结合杂志（网络首发），2022-05-05 16：44：06.

[12] Sawuer R, Wu C, Sun Z, et al. The Effectiveness of Traditional Chinese Medicine Combined With Surgery to Treat Granulomatous Mastitis: A Propensity-Matched Analysis. Front Oncol. 2022 Feb 10; 12: 833742.DOI: 10.3389/fonc.2022.833742. PMID: 35223513; PMCID: PMC8866696.

（王怡，蒋可心；主审：刘胜，孙霈平）

顾氏外科治疗乳痈传承与发展

一、疾病概说

乳痈是指发生于乳房部的急性化脓性炎症，多为产后哺乳的妇女，以初产妇多见，往往发生在产后3～4周。其中，发生于哺乳期的称为“外吹乳痈”，占全部乳痈病例90%以上；发生于妊娠期的称为“内吹乳痈”[1]。其发病多因乳汁淤积、细菌入侵，相当于西医的急性乳腺炎。临床表现为乳房疼痛、局部红肿、发热。随着炎症的发展，可有寒战、高热、脉搏加快，常有病侧淋巴结肿大、压痛，白细胞计数明显增高[2]。

乳痈之病名，出自晋代《肘后方》，又名妊毒、乳毒、吹乳、乳根痈、乳疯等，书中云：“凡乳汁不得泄，内结名妒乳，乃急于痈。”隋唐后，医家对于本病的病因病机又有了新认识，见《诸病源候论》：“亦有因乳汁蓄结，与血相搏，蕴积生热，结聚而成乳痈者。”北宋《圣济总录》指出：“疼痛有核，皮肤掀赤，寒热往来，谓之乳痈。”明代《寿世保元》中首辨“内吹”“外吹”之名。《外科正宗》中又提出：“妇人平日不善调养，以致胃汁浊而壅滞为脓。”清代《医宗金鉴》《外科理例》不仅描述乳痈症状较为具体，而且指出脓成宜早期切开，否则有传囊之变[3]。

二、疾病诊治的传承与创新

顾氏外科治疗哺乳期乳腺炎疗效显著。对于本病，西医治疗原则是早期应用抗生素，脓肿形成后切开引流。但疗效往往不尽如人意，存在患者痛苦多、伤口愈合时间长、影响母乳喂养等缺点。顾氏外科将内治与外治有机结合，形成了具有患者痛苦小、病程短、对哺乳影响小、乳房外形破坏小等特点和优势的特色诊疗经验[4]。

（一）云程发轫，内外合法治疔疮

顾氏外科第二代传人顾筱岩老先生，自幼从父云岩、兄筱云习医，早年便以活疔疮、愈乳痈、疡科誉满沪上。先生治疗乳痈，效验突出，可谓百发百中。

1. 内治以消为贵　先生善于运用消法治疗外科疾病，创立“贵乎早治、以消为贵”的学术观点，他说：“治疡之要，贵乎早治，未成者必求其消，治之于早，虽有大证，也有消散于无形。”时医家论治外吹乳痈多取法于《外科正宗》之“瓜蒌牛蒡汤”，先生认为此方寒凉之药有余，消散之品不足，乃以鹿角霜代替方中鹿角，存其散热行血消肿之能，而去温补助邪之弊，并创研外消红灵丹，内外合治，以求其消。在乳痈初起未成之际，不论阴证阳证，贵乎早治，力求其消，以消为贵的观点，实有防微杜渐之功，免除刀圭之苦，而收事半功倍之效[5]。

2. 外治重在辨脓，巧在刀法　先生所接治的乳痈病例，半数是经其他医生看过的，大病已三日之多，业已成脓或将成脓，消退无望，必待刀针决脓，其要在辨脓，巧在刀法，先生对此深有所得。

乳痈的辨脓，尤其是对于深部的脓肿，要达到精确颇为困难。先生曾说过：“妇人新产，气血已大伤，治乳痈，指下须明辨是乳、是血、是脓，如乳痈未熟，刀下脓少、乳多、血多，必其损伤血络，而致传囊，术后痛反加。”其辨定，出刀之后皆是熟脓，多可盈碗，出血极少，且术后顿爽，身热亦渐退。对于乳痈成脓后切开的时机，“既成必等成熟，不可生开”，尚嫌生者坚决不开。

先生决脓刀技高超，其常用暗刀不用麻药，不事先告诉病家，验准之后乘其不备，骤然刺入，转手即出，当其知时，脓已大泄，胀痛顿减，遂不

知痛楚，其手法达到准、轻、灵。准是位置要准，深浅要准，大小要适度。深则伤好肉，浅则脓不出；大则徒耗气血，小则脓出不畅；位置高则易袋脓，低则利于排泄；切口宜远乳晕，近乳晕则易伤乳络；术后必待脓自出，忌挤脓。

（二）造炬成阳，古法新用医痼疾

顾氏外科第三代传人顾伯华教授，根据产妇的生理气血特性和乳腺组织的病理特点，从整体观出发，以脏腑经络学说为理论指导论治本病。同时立足于临床，巧妙地化用古法，使治疗中出现的难题一一被攻克，取得了卓著的疗效。

1. 内治贵早，以通为顺　本病可因乳头破碎、风邪乳络的外因可得，也可由肝郁气滞、阳明蕴蒸的内因所发，两者皆可引起乳汁郁结，乳络失宣，乳窍闭塞。因此，顾老指出：乳痈论治，以通为顺。外吹乳痈多见于初产妇女、产后未月者，在早期，重用通法之疏表之法以通卫气，是立法用药的关键。在此基础之上，顾老化裁古方瓜蒌牛蒡汤，认为取方只能会其意，不可拘其药，自拟新瓜蒌牛蒡汤，取名为“乳痈消散方”，方选柴胡、苏梗、荆芥、防风、牛蒡子、全当归、炒赤芍、全瓜蒌、蒲公英、王不留行、鹿角霜、青皮、陈皮、丝瓜络、路路通。通者，疏表邪以通卫气，通乳蓄以去积乳，和营血以散瘀滞，行气滞以消气结，通腑实以泄胃热。方中，柴胡、苏梗、荆芥、防风、牛蒡疏散卫气以通；当归、赤芍和营血使通；丝瓜络、路路通宣乳络助通；鹿角霜、王不留行温散行血消肿使通；蒲公英活血之功寓于清热之中，清中有通。可归纳顾老“以通为顺”之经验为：疏散通络，重点突出；清热解毒，忌用寒凉；托药应用，不宜过早；行气活血，意在和营[6]。

2. 外治得宜，防治两利

（1）改良生肌散配方，谨防外邪侵袭：乳头破碎或皲裂是致使乳络感染、风邪入络甚而发生乳痈的重要因素。生肌散是传统用于生皮张肌的有效外用散剂，也可常用于乳头的破碎、皲裂。方中冰片一味，芳香走窜，可起到引药的作用，用量适中可以助长收敛生肌。原方中该药用量过大，对创面产生刺激，增加乳头破损的疼痛，也使局部血管痉挛而影响创面愈合。顾老通过临床探索，将原方冰片含量从 3 g 减少至 0.3 g，克服了古方生肌散的劣势，加速了创面的愈合。此外，在生肌散油膏的赋形剂上，顾老用熟猪油、蛋黄油替代凡士林油膏，提高了生肌收敛的功效，不仅使乳头破碎及乳头皲裂加速愈合，又阻止了乳络感染，对截断乳痈的病程进展起到了重要的预防作用。

（2）外敷消散，寒温并用：痈肿结块，采用药物外敷治疗，可以使药物直达病所，起到活血定痛，消肿散结的功效。乳痈属于阳证中广义痈的范畴，阳证中的外敷药，大多选用药性清凉的金黄膏或玉露膏一类。顾老认为，乳痈既有阳证痈的一般共性，同时又有病在乳络，内有积乳的个性。乳汁为气血所化，血乳同源，根据气血特性，得温则行，得寒则凝，故外敷也应禁忌寒凉，不然亦会引起高部炎性僵块，造成迁延性乳腺炎的流弊。因此，顾老主张寒温并用，注重和营消肿，常在金黄膏或玉露膏上掺以顾氏经验方红灵丹，该药以雄黄、乳没、火硝、朱砂组成，具有温通消散的功效。寒温并用以外敷，不仅提高了肿块止痛的效果，也避免了迁延性乳痈结块的流弊。《本草纲目》云：“葱白，通乳汁，散乳辅之功效。”顾老根据乳痈肿块的独特个性，或加用捣烂如泥的葱白于金黄膏或玉露膏之中，减轻其寒凉之性，达到寒温并用，和营消肿之功效。

（3）手术切开时机要得宜，深浅要适度：乳痈酿脓已成，势必要切开引流。掌握适宜的切开时机和适度的切口大小及深浅是十分重要的。顾伯华教授传承顾筱岩老先生的基本学术观点，主张乳痈脓成切开宜熟不宜生，肿块偏生时就切开不仅改善肿痛不多，甚者可造成传囊乳痈的发生。对于切口大小上，顾老主张切口大小要适宜，以达到引流通畅为尺度。其中，既要选择适度的皮肤切口大小，更要注意脓肿壁切口的大小。时医家多只重视皮肤切口大小，往往因脓肿壁切口过小，导致术后脓液，宿乳引流不畅，并发袋脓，疮口迁延愈合，甚则脓壁切口闭合，再度肿痛发热，而不得不再次手术，增加患者痛苦。脓肿壁切口太小，还会影响术后药线的引流。顾老指出，术后药线引流也是治疗成功与否的重要方面。药线是否真正插入脓腔底部，还是未达到脓腔中，如果反留置于皮下，就会前功尽弃。对于脓肿切开深浅的掌握，顾老指出，必须视脓肿部位的深浅而定，脓肿部位的深浅差别很大。浅表者只需表皮下稍稍切开就可脓泻如注，但对于深部脓肿，顾老认为，切开时刀锋不宜直插脓壁，这样容易损伤血络而产生大出血的流弊。应在皮肤、皮下切开后，用中号血管钳插入，钝性顶破脓肿壁，然后再用血管钳撑开脓腔，使脓液和宿乳引流畅通，待脓液基本排尽，脓肿伴见血溢时不再挤脓，欲速则不达，不求一次排尽。硬挤排脓则近会因挤脓伤络出血，远会因挤脓损伤导致医源性的传囊乳痈。这些被忽视的种种细节，正是术后成功与失败的试金石。

顾老常引用明代医家陈实功《外科正宗》辨脓之言教引后学："若脓生而用针，气血反泄，脓反难成；若脓深而针浅，内脓不出，气血反泄；脓浅而针深，内脓虽出，良内受伤。"对各类痈证，尤其外吹乳痈很有现实意义。

（4）垫棉压迫法是乳漏和袋脓的有效外治法：乳痈脓肿位于乳络，一旦脓成切开排脓，每易损伤乳络，创口可以经久不断的漏乳，而致疮口不愈。每当喂乳奶阵来时，乳孔泌乳减少而疮口溢乳不断，病者敷料及内衣均会被奶水浸湿，因此而着凉感冒者屡见不鲜。病者为此感到十分苦恼，医者也对溢乳的疮口换药感到颇为棘手，往往要求病者终止哺乳，以求疮口愈合。为了解决疮口漏乳这个难题，顾老将《外科正宗》中背疮垫棉法，移植用于乳痈疮口漏乳和疮口下方袋脓。垫棉压迫绷缚背疮法，是陈实功首创用于对口、发背痈疽内肉不合，顾老吸收陈氏特色，更善发扬。其要领为，用几层纱布棉垫覆盖疮口，崩缚缠紧，借助加压的作用，使破损的乳络自然黏合，同时嘱患者用胸罩或毛巾端托乳房，以列乳汁从乳腺管畅通地从乳头溢出。倘若是切口在上，脓腔在下的袋脓患者，可用纱布折叠成小块直接垫压于袋脓处，再用胶布拉紧。顾老将陈氏垫棉法移花接木，用于乳痈创面的较大缺损，或乳络损伤乳漏不断者，或袋脓疮口不愈者，均取得较好效果，解决了乳痈术后漏乳和袋脓的一大难题。

3. 化瘀软坚，内外兼治　本病迁延不愈，或是由于患者急性期过多地使用了性味寒凉清热的中药，或是大量使用抗生素，抑或是在郁积性乳腺炎的基础上发展而来。其乳房肿块特点为质中偏硬，欲消不消，欲脓不脓，既不消散，又不化脓，俗称僵块。大则影响患者乳汁分泌和哺乳，小则引起患者胀痛不适，时有患者担忧肿块迁延病变，而要求行手术治疗。顾老认为，此类僵块，乃乳汁和痰瘀阻于乳络而成，主张活血化瘀、软坚通络、内外兼治。常用柴胡、当归、丹参、桃仁、三棱、莪术、益母草、王不留行、炙山甲、牡蛎。其中，益母草攻补兼蓄，破瘀血不伤新血，补新血不滞瘀血，体现攻中有补，驱邪而不伤正，用于乳痈最为相宜。

由于僵块之乳房肿块质地坚实，内服及外用药物不易渗透入里，顾老在本病治疗中，常用辅以砭刺法，掌握"刺其皮而不伤其络"的原则，在肿块的表皮砭刺放血，既能改善局部淋巴回流，使肿块局部由高张转为低张，再在肿块上敷涂用适量蜂蜜和醋调成糊状的大黄粉，有助于外敷药的吸收。

4. 通络药和回乳药异途同归　乳痈的病程中，乳汁淤积与乳络失宣可互为因果，顾老形象地提出开源节流，将通络药与回乳药并用。取丝瓜络、路路通、漏芦等疏通乳络的药物，意在开源，同时使用生山楂、生麦芽减少乳汁生成，意在节流。用药巧思工匠，别具一格。

（三）赓续前行，分期论治显疗效

顾氏外科第四代传人陆德铭教授临证将乳痈分为“三期”，即初期、成脓期、溃脓期；“三证”，即气滞血瘀证、热毒炽盛证、正虚毒恋证。辨证论治、内外结合，取得了良好的临床效果。

1. 乳痈初期以消为贵，以通为顺　多数产后未满月的患者，体虚易感外邪，邪壅滞于卫表之间，表现为乳痈明显伴有发热，其中通乳尤为重要，法当疏表邪以通卫气，宗陈实功《外科正宗》之言：“乳子之母……初起必烦渴呕吐，寒热交作，肿痛疼甚，宜瓜蒌牛蒡汤主之。”拟乳痈方，药用柴胡、苏梗、防风、牛蒡子、当归、赤芍、全瓜蒌、炮山甲、王不留行、丝瓜络、路路通、蒲公英等为组成。配合手法操作，排除蕴积宿乳，对早期乳痈的消肿止痛，往往有立竿见影的效果[7]。

2. 乳痈成脓偏外治　乳痈患者出现壮热，肿块继续增大，疼痛加剧，搏动性跳痛，肿块变软，按之有波动感等应辨证为热毒炽盛证，内治以清热解毒、托里透脓佐以回乳。酿脓已成，需结合外治，切开引流，以外敷九一丹或八二丹加药线引流、金黄膏外敷；脓尽改用生肌散、白玉膏外敷。此类患者应注意辨脓成熟深浅和切开时机，以减少并发症的发生。

3. 乳痈溃脓期多变证需多种手段综合治疗　乳痈手术切开排脓或脓熟时自行破溃出脓后，患者身热渐退，纳少寐短，肢软乏力，面色少华，证属“正虚毒恋证”，治以清热解毒、活血理气，佐以清补。药用生黄芪、当归、川芎、金银花、黄芩、连翘、蒲公英、瓜蒌、皂角刺、王不留行、丝瓜络等，其中重用黄芪，因其既益气养血生肌，又清解余毒。

溃脓期若毒邪过剩或治疗失当可出现低热不退、心烦潮热、乳汁自疮口溢出而形成一系列并发症，临床上常见有僵块、袋脓、传囊乳痈、乳漏、脓毒败血症五种。

乳痈早期失治误治，尤其是过用苦寒药或大量使用抗生素，致使形成炎性包裹，导致乳房结块质硬不消，微痛不热，皮色不变或暗红，欲消不消，欲脓不脓，称“僵块”。陆老认为，僵块的中医辨证以气血壅滞证最为多见，主张重用活血化瘀、软坚通络的内服中药，佐以外治。常用柴胡、当归、丹参、桃仁、三棱、莪术、益母草、王不留行、炮山甲、土贝母、牡蛎等。其中，益母草兼蓄攻补之效，破瘀血不伤新血，祛邪而不伤正。外治以冲和膏为主。

初产妇体虚气血未复，邪毒未尽，脓腔复杂，加之针刀不慎，临床可见三变证：一者，切口在上，脓腔在下，形成“袋脓”，或脓腔太大，溃后脓出不畅，形成“袋脓”；二者，脓肿过早切开或手术操作切开时刀锋直插囊壁伤及他囊，均可使脓液侵及其他入乳络孔囊，形成“传囊乳痈”；三者，乳痈脓肿位于乳络，弄成切开，损伤乳络，未回尽之乳汁可从创口溢出，久治不愈形成“乳漏”。三变证之间又互有关联，“传囊乳痈”久溃不收，多处脓腔，分次穿溃，脓水淋漓不尽，可致成漏；“袋脓”溃口在上，脓腔在下，引流不畅，溃口内漏乳可致成漏。三变证皆可用垫棉压迫法，使脓腔及窦道内减少脓液潴留，容易发生纤维性黏合，从而促使创面愈合。

乳痈在成脓期治疗不善，可能使邪毒走散入血，引起邪毒内陷，即西医败血症，治疗急当抽血化验，根据脓培养、血培养结果及早应用大剂量抗生素，防止病情恶化。中药治疗以清瘟败毒饮为主方以清热凉血解毒。

（四）履践致远，贯通融汇创新方

外吹乳痈，每因产后气血大伤，脾运不健，阳明蕴热；或产后情志不畅，肝郁化火；加之乳儿吮吸咬破乳头，产妇畏哺，乳汁留而不去，阳明厥阴之火蒸酿，致使经络阻隔，营气不和，成脓而发病。刘胜教授作为顾氏外科第五代传承人，继承顾氏外科几代前辈经验，在乳痈的治疗上，强调“以通为用”之大法，通壅塞之乳络，通瘀滞之营血，通不和之卫气，散成结之气滞，泻阳明之胃热。同时又有经验创新，现将刘胜教授治疗哺乳期乳腺炎的学术思想总结如下。

1. 乳痈验方　明代外科医家陈实功在《外科正宗》里记载瓜蒌牛蒡汤为治疗乳痈的专方。刘胜教授在总结顾氏外科前人经验的基础上，依据自己多年的临床经验总结，续沿“以通为用”之大法，疏表邪以通卫气，通乳络以去积乳，和营血以散瘀滞，改进瓜蒌牛蒡汤，取名“乳痈方”。药选柴胡、当归、鹿角胶霜、益母草、路路通、忍冬藤、蒲公英、瓜蒌子、瓜蒌皮、牛蒡子、王不留行。其中，柴胡、牛蒡子通卫气，丝瓜络、路路通通乳络，当归和营血，鹿角胶霜、王不留行温散行血，蒲公英活血之功寓于清热之中，清中有通。全方贯穿于“通”，疏散通络，重点突出，佐以和营。

2. 回乳验方　外吹乳痈既多见于产后未月，更好发于产妇乳房丰满、乳汁分泌旺盛者。乳痈的发生，每每与乳汁壅滞、滞久化热有关。刘胜教授在此临床观察的基础上自拟回乳方，药用皂角刺、蒲公英、稻芽、麦芽、生山楂，以通络清热之药与回乳药并用。山楂、谷麦芽可耗伐胃气，中焦受气取汁，复化为血必少，血乳同源，血少乳少，故可回奶。配合皂角刺托毒排脓，蒲公英清热通络。两类药物各尽所长，相得益彰。

3. 排乳手法　乳痈的发病与乳汁蕴积休戚相关。手法操作排除宿乳，对早期乳痈的消肿止痛，往往有立竿见影的效果。刘胜教授重视手法排乳，经常指导早期患者及家属在口服中药的基础上掌握正确的人工排乳手法：手法前在乳头与宿乳之间的痛处热敷，用拇指与示指搓捻乳头，并轻轻向外牵引乳头。对疏通乳头的乳孔堵塞及开口于乳头的乳腺大导管堵塞大有裨益。

参考文献

［1］陆德铭，陆金根．实用中医外科学［M］.2 版．上海：上海科学技术出版社，2010：151-155.

［2］陈孝平，汪建平，赵继宗．外科学［M］．人民卫生出版社，2018：240-241.

［3］秦楠．关于乳痈的中医文献综述［D］．北京：北京中医药大学，2010.

［4］李琼，陆德铭，薛晓红，等．顾氏外科治疗哺乳期乳腺炎学术思想探析［J］．中华中医药杂志，2020，35（9）：4311-4313.

［5］上海中医学院中医文献研究所．外科名家顾筱岩学术经验集［M］．上海：上海中医学院出版社，1987：53-60.

［6］朱世增．顾伯华论外科［M］．上海：上海中医药大学出版社，2009：295-302.

［7］陆德铭工作室．陆德铭学术经验撷英［M］．上海：上海中医药大学出版社，2010：27-35.

（吴文钰；主审：刘胜）

顾氏外科治疗乳癖的传承与发展

一、疾病概说

乳癖相当于西医学的乳腺增生症，是一种因情志内伤，冲任失调，痰瘀凝结所致，以乳房有形状不一的肿块、疼痛，与月经周期相关为主要表现的乳房疾病[1]。其临床特点是单侧或双侧乳房疼痛并出现肿块，乳痛和肿块与月经周期及情志变化密切相关。本病好发于 25～45 岁的中青年妇女，其发病率占乳房疾病的 75%，是临床上最常见的乳房疾病。

乳癖之名，首见于《中藏经》。有关乳癖的具体症候、病因病机等在明清外科专著中均有详尽的记载。《外科正宗》中陈实功描述了本病的特点：“乳癖乃乳中结核，形如丸卵，或坠重作痛，

或不痛，皮色不变，其核随喜怒消长。”窦汉卿在《疮疡经验全书》中认为乳癖的发生与女子月经失调有关，这与现代医学认为本病是由内分泌失调、性激素代谢紊乱相一致。清代余听鸿在《外科医案汇编》中强调乳癖的发生与肝气郁结有关：“乳症，皆云肝脾郁结，则为癖核。”《外科真诠》认为：“乳癖……年少气盛、患一二载者……可消散。”“若老年气衰，患经数载者不治，宜节饮食，息恼怒，庶免乳岩之变。”盖本病的发生与肝气疏泄、冲任二脉关系密切，且有存在癌变的可能。

二、疾病诊治的传承与创新

乳癖作为乳房疾病中的常见疾病，表现为乳房胀痛或刺痛、结块，易带给女性生理和心理的两重痛苦。不少学者认为，少部分乳腺增生病会发展到乳腺上皮高度增生，甚至不典型增生，最终癌变，故乳腺增生病受到越来越多的重视。历代医家治疗乳癖多从疏肝理气论治，常用逍遥散等。顾氏外科独辟蹊径，提出了冲任失调在治疗本病中的关键作用，认为冲任为之本，治癖重冲任[2]，创立了小叶增生方、乳宁颗粒等经验方，从肝肾、冲任论治，重视情绪对本病的影响，逐渐形成了顾氏外科治疗乳癖的特有经验，使乳癖的治疗疗效更进一步。

（一）一脉相承，凝集独特理念

20世纪50年代以前，临床上此病多以乳部结核，形如丸卵，不疼痛，不发热，推之可移，其核随喜怒消长为主要表现，众多医家认为多由气郁痰凝，流入胃络，积聚不散而致，总宜疏肝理气，开郁散结，化痰通路为法。顾筱岩先贤认为对于本病重在理气，但防疏泄太过，耗散正气，临证治疗以开解肝气郁滞为主，在柴胡清肝汤的基础上疏肝化痰散结，常用药物有柴胡、当归、赤芍、制香附、青皮、陈皮等[3]。

至20世纪50年代，顾伯华先生继承并发挥了顾氏外科的学术思想，精研医籍，结合临床，观察到大量的乳癖患者除有乳房部结块外，常伴有月经来前两乳房胀痛或肿块变大，月经过后疼痛减轻或消失，肿块缩小等症状，有些患者伴有月经不调或婚后不育等病史，显然与冲任不调有关，并提出冲任失调与肝气郁滞共同致病的观点，认为乳房病的病因病机首重冲任失调，冲任失调是发生乳房疾病的最主要的致病因素。《圣济总录》言“妇人以冲任为本，若失于将理，冲任不和，或风邪所客，则邪壅不散，结聚乳间，或硬或核，痛病有核”。一旦冲任失调，肝郁气滞，血络瘀滞，积聚于乳房，就可导致乳癖的发生。顾老对于冲任失调型乳癖的治疗[4]，在逍遥散基础上加用温阳药，首创二仙汤治疗乳癖，以调理冲任，温补肾阳，开郁化痰，方以逍遥散合二仙汤加减，常用药物如柴胡、当归、白术、赤芍、仙茅、仙灵脾、巴戟天等；对于肝郁气滞型者，宜疏肝解郁，化痰散结，在逍遥散的基础上加用昆布、海藻、乌药、香附等软坚理气之品。

步入20世纪90年代，顾氏外科第四代传人唐汉钧教授结合先贤经验，在调理冲任的基础上，重视肝脾肾与冲任失调的辨证论治[5]，除选用疏肝理气、化痰散结、调摄冲任诸法外，注重用健脾化痰、补益肝肾之法治疗本病。教授认为乳癖还应重视局部的辨治，对于乳房局部仅有疼痛与触痛而无肿块的，为无形，属气滞，拟选用疏肝理气的中药，如柴胡、郁金、香附、延胡索、佛手等；对于乳房局部有肿块的为有形，气滞久郁而成形，手诊时肿块有软韧的多为乳腺囊性增生，质硬韧的多为纤维化增生或为纤维瘤化，应分别加用活血化瘀，软坚散结的中药，如丹参、参三七、赤芍、桃仁、益母草、象贝母、海浮石、龙葵、煅牡蛎等。

顾氏外科对于治疗乳癖的认识，从肝郁气滞，宜疏肝理气，到率先提出冲任失调的相关性，以及重视肝脾肾的联系，均体现了顾氏外科在治疗上的辨病论治与辨证论治的相结合，“治病必求于本”的治疗理念。

（二）融会新知，开创特色治法

20世纪90年代，顾氏外科第四代传人陆德铭教授继承并发展了顾老的经验[6]，认为乳癖之为病，当首责冲任失调，冲任失调为发病之本，肝郁痰凝为发病之标，调摄冲任乃治病求本之大法。但冲任无本脏，不能独行经，故临证要辨冲任与肾、肝、脾胃、气血的关系。采用补肾益气，疏肝理气，健脾和营，活血化瘀等多途径调摄冲任法治疗乳腺增生病，可调整性激素的不平衡。在遣方用药中，拟定了调摄冲任、疏肝活血的基本方，方中基本药物包括仙茅、淫羊藿、肉苁蓉、莪术、桃仁、制香附、延胡索、郁金等[7]。先生遣方用药别具一格，既考虑中医的理法方药，又善于吸收现代中药药理的研究成果，力争一药多用、药少精专。先生治疗乳腺增生病的经验方小叶增生方和中成药验方乳宁颗粒应用于临床实践均取得了良好的疗效[8, 9]。

1. 温肾助阳，调节阴阳以摄冲任　肾气化生天癸，天癸源于先天，藏于肾，激发冲任的通盛，肾气不足则天癸不充，冲任二脉不盛，乳房受累而致乳癖。肾气—天癸—冲任相互影响，构成一个性轴，其以肾为中心，冲脉与肾脉相并而行，得肾阴滋养。故云“冲任之本在肾”，先天禀赋不足、后天劳伤均可导致肾气受损、肾阴阳失调。

温肾助阳亦即补益冲任，故先生认为以温补肾阳来调摄冲任是治病求本之法，不仅能使乳腺肿块缩小、疼痛减消，同时胞宫不充和肾虚诸症均可得以纠正。在用药上宜温和为贵，慎用寒凉药物。故临证常选用性温而质润的仙茅、仙灵脾、肉苁蓉、鹿角片等补肾温阳、调补精血、充盈冲任的药物。并在助阳药中酌加山萸肉、天冬、枸杞子、生首乌等滋阴益肾药，以收阴生阳长，阴阳平补之功。

研究表明，在乳腺增生病的良性病变过程中，使用温阳调摄冲任法调节 Bcl-2、Bax 的高表达可以缩短细胞周期，从促进细胞凋亡方面缓解乳腺增生病的发生及发展，以达到治疗本病的目的[10]。

2. 疏肝活血，化痰散结以调冲任　《疡医大全》记载：“乳癖乃乳中结核，其核随喜怒消长。”临床观察，乳腺增生病患者中常见情志过度，如多怒善郁，思虑过度，故肝郁气滞在乳腺增生病发病上具有重要的意义。先生认为疏肝理气、调畅气机亦可调摄冲任，所谓调乙增癸，是治疗乳腺病的重要方法。

“气为血之帅，血为气之母”，血能生气，亦能载气，血盛则气旺，血衰则气少。先生常强调理气药与活血药同用，气行则血行，气血通畅，则瘀结自消。并从众多的理气药中选出了郁金、川芎、丹参等血中之气药，及香附、柴胡等气中之血药，以桃仁、三棱、莪术、泽兰、益母草等活血化瘀；王不留行、丝瓜络、路路通等疏通乳络，使气血通畅则肿块消散于无形。

对于思虑伤脾，或肝郁气滞，横犯脾土，均可导致脾失健运，痰湿内生；肾阳不足，不能温煦脾阳，则津液不运而聚湿成痰；痰、气、瘀互结而成的乳房肿块。临床多选用海藻、昆布、牡蛎、夏枯草等化痰软坚，散结消肿。

研究表明，乳腺增生病的发生是以神经内分泌免疫网络功能失调或紊乱为中心的多因素共同作用的结果；调摄冲任、疏肝活血法治疗乳腺增生可以有良好疗效的重要机制可能在于从整体上多环节、多途径、多层次地调整了失调或紊乱的神经内分泌免疫网络状态提高了机体内环境的稳定能力[11]。

3. 健脾益气，养血生津以调冲任　脾为后天之本，脾胃为气血生化之源，脾主运化水谷精微。冲任血海之盈亏又与脾胃后天之本有关，脾胃虚损则气血生化乏源，不能温养肝肾、濡养冲任，致使冲任两脉空虚，产生乳癖。故养血和营也是调理冲任之法。临证常选用当归、川芎、赤芍、鸡血藤等使气血充盛，冲任得以自调。对于阴虚患者，先生也忌用甘寒养阴之品，当伴有口干欲饮、舌红苔少、口腔溃疡等阴虚症状，适当辅以生地、生首乌、天冬等养阴补肾的药物，宗阴阳互根互用，以达燮理阴阳之目的，阴平阳秘，调整机体

阴阳平衡，取得良好的疗效。

（三）致知力行，继往开来

随着现代社会生活节奏的加快，乳癖的发病率越来越高，且越来越趋向低龄化。顾氏外科第五代传人刘胜教授撷取先贤的治疗经验，以中为主，中西合用，探究乳癖的发病机制，将乳腺增生病名加以规范，对诊断及疗效评价体系加以更新，制定了《中西医结合诊治乳腺增生共识方案》，逐渐形成了系统的乳癖诊疗规范。刘胜教授坚持“秉承传统、开拓创新”的理念，不断突破中医药发展的瓶颈，将中医外科学成就向前推进，展示了中医药的无限生命力。

刘胜教授认为本病的发生与雌激素和孕激素的分泌紊乱相关。并在调摄冲任的基础上，更加重视于疏肝理气，结合现代医学主张的生物—心理—社会医学模式，对陆老的小叶增生方加以改进，以调摄冲任、疏肝理气散结为治疗大法，常用药物为：莪术、三棱、郁金、香附、延胡索、淫羊藿、桃仁、海藻等。教授在临床用药上精巧化裁，从精神情志等角度出发，擅长疏肝理气佐以安神定志之法治疗本病，且善于结合现代药理学作用机制，制定多种途径外治给药，如神阙穴透皮给药、散结止痛膏等在临床上均取得了良好的疗效。

1. 重视肝脾与冲任的辨证论治 刘胜教授继承和发展了陆老的治疗理念，认为乳癖之本与冲任及肝脾关系密切，并发现肝郁、痰凝者多见于青壮年女性；冲任不调及痰瘀互结型多见于中年女性。由于乳癖患者的症状轻重不一，具有复杂性、多变性，且与月经关系密切，使得临证辨治增加了难度。教授从临床出发将乳癖分为三型施治。

（1）冲任失调型。冲任同起于胞中，调节月经，共司乳房的发育衰微。基于现代药理学机制，刘胜教授认为本病的发育和生理功能受到以性激素为中心环节的下丘脑—垂体—卵巢轴的综合调控[12]，尤其是雌激素和孕激素的分泌有关。通过调摄冲任法治疗本病，选用仙茅、淫羊藿等药温育肾阳，充盈冲任；香附、郁金、延胡索等疏肝解郁；配合莪术、丹参等活血化瘀，可使冲任血海充盈，肝气疏畅条达，血行畅通，从而达到临床良好疗效，其作用基础可能在于调整其紊乱的血清激素，对乳腺组织中的激素受体（ER、PgR）起调节作用，抑制乳腺组织的增生，从而达到治疗目的。

（2）肝郁气滞型。《外科医案汇编》言“乳症，皆云肝脾郁结，则为癖核”，癖由痰瘀凝，肝气郁结，气机留阻乳房经络而成乳癖。现代女性承担压力较大，易精神紧张，心烦易怒，有所愿不得志者，易积聚在心，忧郁伤肝，肝气郁滞于乳络，凝结成块，不通则痛。刘教授尝谓，治疗乳癖的关键一是消散乳部结块，二是缓解乳房疼痛。此类肝郁气滞型患者，多以乳房胀痛为主要表现，乳房结块亦随情志变化忽有忽无。故临床治疗上应从肝入手辨治，治则以疏肝理气为主，选用莪术、三棱、郁金、香附、延胡索、淫羊藿、海藻等药物。同时可配合服用乳癖散结胶囊、舒肝颗粒等中成药疏肝理气、解郁散结。

（3）痰瘀互结型。乳癖之“癖”“痛”“核”等表现缘为血气不通，痰瘀互结于乳，忧思抑郁，劳思伤脾，脾失健运，木旺乘脾，停湿为痰，痰浊内生，终致痰瘀互结，乳中生核。对于此类乳房刺痛，痛处固定不移，苔腻脉弦滑者，应归属痰瘀互结型，治宜活血祛瘀，化痰散结。在小叶增生方的基础上合用桃红四物汤加减；对于肿块固定不移，经久不消的患者，可在化瘀散结的基础上加用虫类药物如僵蚕、蜈蚣、水蛭等起到搜剔深在经络的瘀结的作用。可配合服用小金丸或红金消结等活血化瘀，软坚散结的中成药。

2. 重视兼症的临证治疗 在临床中，乳癖患者常常兼见妇人癥瘕、月经不调、痛经；或兼有瘿疾；或单纯乳痛症兼见情志抑郁等，临床兼症复杂多样，刘胜教授秉持“治病必求于本”的理念，从气血运行出发，均取得了较好的临床疗效。

（1）乳癖患者同时伴有子宫肌瘤、卵巢囊肿：妇人癥瘕与乳癖共系于冲任二脉，冲任之气血上行为乳，下行为月水，故两者治则大致类同，均从气血水运行出发，刘教授常常在疏肝理气的基础上，加用活血化瘀，散结消癥之品，方选小叶增生方合桂枝茯苓丸加减，方中郁金、香附等疏肝理气，桃仁、牡丹皮活血化瘀，桂枝温通血脉、调和气血，佐以茯苓等之淡渗，利而行之。诸药合用，共奏行气活血，化瘀生新之效。对于乳癖伴有痛经的，重用生蒲黄、当归、益母草等。

（2）单纯乳痛症兼有情绪抑郁、焦虑：肝主疏泄，恼怒、忧虑致使气机不畅、肝失条达，从而造成肝气郁结、忧思郁怒。乳癖多发于30～50岁年龄段，近年来发病年龄有所下降，为妇女产后至更年期前后，易悲忧多虑，情绪起伏较大，易情志不遂。现代临床多项研究证实了女性不良的情绪因素可以影响乳腺疾病的发生[13]，故临床防治可从精神情志角度入手。此类患者多自觉乳房胀痛，乳房结块不显，急躁易怒，夜寐欠佳，治宜安神定志、缓急止痛、活血化瘀，方选百合知母甘麦大枣汤加减[14]。《金匮要略》中对此方进行了详尽的描述："百合病，发汗后者，百合知母汤主之。""妇人脏躁，喜悲伤欲哭，象如神灵所作，数欠伸者，甘麦大枣汤主之。"在运用此方时，应注重临床辨证，从症状及体征、精神症状、饮食方面、舌脉方面进行辨证，并根据患者情况，进行辨证加减。乳房胀痛明显者，加八月札、川楝子、延胡索、郁金；心烦不寐者，加酸枣仁、合欢皮；心悸者，加丹参以镇静安神；神疲乏力者，加党参、黄芪；口干口苦者加石斛、麦冬、生地黄等。

（3）乳癖兼有瘿病：由于现代人们生活作息不规律，嗜食油腻辛辣之品，易导致瘿病的发生。瘿病发于颈前结喉两侧，与情志不畅密切相关，肝经气血失调，或水土失宜、饮食不节，进而影响脾胃生理功能，生湿成痰，日久而导致气滞痰凝血瘀于颈前。临证多数可见烦躁易怒、口目干涩、舌红少苔，脉弦细或细数等，治疗应当益气养阴为主。刘胜教授善于应用白头翁治疗瘿疾，《本草崇原》中描述白头翁"治癥瘕积聚，瘿气，逐血者，禀金气则能破积聚而行瘀也。"可见白头翁可消瘰疬，散瘿瘤[15]。配合玄参、丹参、浙贝母、郁金、柴胡、莪术、牡蛎等达益气养阴，化痰散结之效。

3. 重视内外合治，辨证选用　本病的外治法包括针刺疗法、推拿疗法、中药外敷疗法、穴位贴敷疗法、耳穴疗法、刺络拔罐疗法等[16]，目前最常用的是中药外敷疗法，是一种无创伤性给药方式。

（1）散结止痛膏：针对单纯内服药物干预疼痛缓解欠佳的患者，可在内服药的基础上联合中药外敷法。刘胜教授以缓解疼痛为主要目的，针对具有周期性经前乳痛症的乳腺增生病患者，拟定了由蚤休、白花蛇舌草、夏枯草、生川乌、生天南星、冰片等组成的散结止痛膏。该膏药具有消肿止痛，软坚散结之功效，并应用于临床研究，其结果表明散结止痛膏外敷治疗乳腺增生病，在缓解乳房疼痛，改善中医证候积分方面有良好的疗效，与治疗前比较有统计学意义（$P < 0.05$）[17]。可见散结止痛膏可作为治疗乳腺增生病的常用外治药物。

（2）经神阙穴透皮给药：中医学认为，外用药物切近皮肤，通彻于肌肉纹理之中，将药物的气味经皮肤透达至肌肉纹理而直达经络，传入脏腑，以调节脏腑气血阴阳，从而调节人体一身气机。现代研究表明，乳房部药物的透皮吸收可以通过淋巴途径和血运途径[18]。

王群等[19]结合陆德铭教授小叶增生方，选用淫羊藿、巴戟天、制香附、莪术、水蛭、郁金、丁香七味中药制成敷贴剂，比较神阙穴位敷贴结合口服中药、单用神阙穴位敷贴及单用口服中药3种方法治疗患者乳腺增生病的临床疗效，发现内外合治组总有效率可达93.33%，在一定程度上缓解疾病的临床症状。

（3）其他：除此之外，还有"乳腺贴"巴布剂贴敷于乳房增生病变部位治疗乳腺增生[20]，也取

得了较好的临床疗效。其他外治法包括穴位贴敷、耳穴、针灸等，在缓解乳腺增生引起的疼痛等症状也有独特的优势。针灸可采用毫针补泻、揿针、颊针或经穴位药物导入的方式，穴位多选在膻中、期门、乳根、内关，但具体穴位应根据患者证型进行选择或加减。

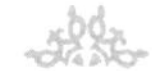

参考文献

[1] 陆德铭，陆金根．实用中医外科学［M］.2 版．上海：上海科学技术出版社，2010：163-166.

[2] 顾乃芬．顾伯华治疗乳癖经验［J］．中国医药学报，1994：60-61.

[3] 陆德铭．实用中医乳房病学［M］．上海：上海中医学院出版社，1993：183-190.

[4] 上海中医药大学中医文献研究所．外科名家顾伯华学术经验集［J］．上海：上海中医药大学出版社，2002：48-74.

[5] 唐汉钧工作室．唐汉钧学术经验撷英［J］．北京：化学工业出版社，2009：38-40.

[6] 薛晓红，陈红风．陆德铭教授治疗乳房病的学术思想及临证经验［J］．中西医结合心脑血管病杂志，2002（5）：1-2.

[7] 陆德铭工作室．陆德铭学术经验撷英［M］．上海：上海中医药大学出版社，2010：39-46.

[8] 陆德铭，唐汉钧．乳宁冲剂治疗乳腺增生病的临床研究［J］．中华中医药杂志，1995，10（4）：18-19.

[9] 刘轩，陆德铭．调摄冲任中药乳宁冲剂对乳腺增生病患者激素水平的影响［J］．中国中西医结合杂志，1998，（8）：475-476.

[10] 孙贻安．温阳散结法对乳腺增生病 Bcl-2、Bax 表达的影响研究［C］// 中华中医药学会.2011 年中医外科学术年会论文集，2011：193-197.

[11] 阙华发，陈红风，陆德铭，等．乳宁冲剂对乳腺增生病神经内分泌免疫网络及淋巴细胞 DNA 修复功能调节作用的观察［J］．中国中西医结合杂志，1999（9）：529-532.

[12] 刘胜，陆德铭，唐汉钧．调摄冲任法治疗乳腺增生病的机理研究［J］．辽宁中医杂志，2000（10）：444-445.

[13] 赵乐，张董晓，裴晓华，等．基于情绪轴及性腺轴探讨疏肝补肾法治疗乳腺增生症的机制［J］．中华中医药杂志，2022，37（1）：150-154.

[14] 孙霃平，刘胜，高秀飞．百合知母甘麦大枣汤治疗乳腺增生病临证体会［J］．新中医，2006，38（8）：82-84.

[15] 王智民，高天舒，杨潇．中药白头翁治疗甲状腺疾病的潜在功用探究［J］．辽宁中医杂志，2016，43（9）：2.

[16] 谭玉培，张董晓，付娜，等．中医外治法治疗乳腺增生症的临床研究进展［J］．世界中西医结合杂志，2020，15（2）：5.

[17] 孙小慧，李志远，刘胜．散结止痛膏外敷治疗乳腺增生病（冲任失调证）的大样本、多中心、随机对照临床研究［J/OL］．辽宁中医杂志，2015，42（3）：449-452.

[18] 常征．顾氏外科治疗乳腺增生病的传承与突破［J］．中医学报，2014，29（12）：2.

[19] 王群．经神阙穴透皮给药治疗乳腺增生病的临床研究［J］．辽宁中医杂志，2011，38（5）：3.

[20] 王小平，粟文娟，王群，等．“乳腺贴”巴布剂治疗乳腺增生病的疗效观察［C］// 中华中医药学会.2011 年中医外科学术年会论文集，2011：203-209.

（叶贞；主审：刘胜）

顾氏外科治疗乳疬的传承与发展

一、疾病概说

乳疬是指乳晕部一侧或两侧出现疼痛性结块的疾病[1]。相当于西医学的乳房发育症。好发于青春发育期前女性（10 岁以前）、青春发育期男性（13～17 岁）以及中老年男性（50～70 岁），男女皆可罹患本病。临床表现为一侧或两侧乳晕区隆起，局部可触及一盘状块物，界限清楚，质地柔韧，有轻压痛，边缘清楚，其肿块常在无意中发现。有的男子乳房变大增厚，状如妇乳，有时乳头亦有乳汁样分泌物。

本病的发生，有生理性和病理性之分。生理性者，多见于新生儿时期、青春期；病理性者，多因下丘脑—垂体疾病、甲状腺疾病、糖尿病、肺部疾病（肺癌、肺结核）、肾衰透析后、性发育分化异常、慢性结肠炎、心血管疾病（冠心病、高血压)、B族维生素缺乏症、手术创伤、睾丸外伤、肿瘤病变、肝脏疾病、药物使用不当等诱发。若发生于青春期，与先天性睾丸发育不全有关者，则患者可具有女性化征象，如声音变尖、面部无须、臀部宽阔等；有时伴有生殖器畸形。性早熟女性可伴有第二性征提早出现、月经来潮等表现；中老年男性患者往往有睾丸疾病、肝脏疾病史；或长期使用激素等药物史等。药物引起者，一般停药数月后常能自愈。

“乳疬”之名源于《疮疡经验全书》，当时称之为“奶疬”，认为“此疾因女子十五六岁，经脉将行，或一月两次，或过月不行，致生此疾”，当时指女子月经初潮前后，乳晕部出现疼痛性结块的现象，多由先天不足，气血不和，冲任失调，气郁痰凝所致；因乳头属肝，乳房属肾，故男子乳疬的发病常与肝肾有关。肝气郁结，肾脏亏损，是发生本病的主要病因病机。《医学入门》说：“盖由怒火房欲过度，以致肝虚血燥，肾虚精怯，不得上行，痰瘀凝滞亦能结核。”此外，外伤、手术、睾丸肿瘤、药物影响等，导致体内阴阳失衡，阴精偏亢，阳气不足，天癸失衡，也可致乳疬。正如余听鸿《外证医案汇编·乳胁腋肋部》中说：“乳中结核……虽云肝病，其本在肾。”

二、疾病诊治的传承与创新

乳疬是顾氏外科乳腺病组的优势学科，曾开设专病门诊，疗效收获颇高。顾氏外科对乳疬的诊治经几代传承发展，根据病因对此进行分类而辨证论治，经内治、外治及手术等多种疗法后，成为与现代医疗背景良好结合的具有顾氏外科流派特色的优势病种。

(一)流派底蕴，内外合治显特色

顾氏外科第三代传人顾伯华认为乳疬多由于肝郁血燥、痰瘀凝滞而形成结块，治疗注重疏肝化痰、活血解毒，方用丹栀逍遥散以疏肝泻火。常用药物如牡丹皮、山栀、香附、橘叶、夏枯草等。顾氏外科强调外治与内治相结合。乳疬外用阳和解凝膏掺黑退消或桂麝散敷贴，若乳房发育并发感染，可外用金黄膏。

(二)乳之为病，调摄冲任为大法

顾氏外科第四代传人陆德铭认为乳房病的发生，首当责之冲任失调，故调摄冲任为治疗乳房病的求本之法。陆德铭教授治疗乳疬常以调摄冲任，理气活血化瘀为治疗大法，临床除用逍遥散疏肝理气，或丹栀逍遥散以疏肝清火外，针对主要表现为起病较慢，疼痛不甚，多伴腰酸神疲、遗精等症的患者，认为此类为肾虚精怯，致肝阴失养，疏泄失职，痰湿停聚而成，在之前的基础上尤其注重运用二仙汤加减以调摄冲任，常用药物如：仙茅、仙灵脾、肉苁蓉、当归等[2]。针对发育提早且发育不佳者，治拟温阳化痰散结，常用牡蛎、海藻、夏枯草以软坚散结。在药物治疗的同时，还需重视精神调摄，先生认为情绪的异常变化，常造成忧思伤脾，惊恐伤肾，如此反复脾肾虚弱失调则免疫功能低下，故常嘱咐患者保持心情愉快，避免恼怒忧思，常佐以柴胡、佛手、八月札、合欢皮等调畅气机[3]。

(三)探求病因，辨证论治增疗效

顾氏在外科疾病诊治理论上倡导首辨阴阳，重视整体治疗。辨清外科疾病的阴阳属性，才能抓住疾病本质，临证中以局部证候为主，结合全身证候，立足于整体分析局部征象，以抓住疾病本质及主证。顾氏外科第五代传人刘胜传承先贤思想，强调乳疬也有可能是一个症状，而非某一特定疾病，临床诊断要判断发病的原因，除了因性早熟等与发育相关因素可导致其症状，现代社会背景下，更多因肝脏、甲状腺、胸部手术、肾脏的疾病等与发病密切相关。如因服用某些药物所

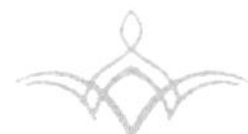

导致的乳房异常发育情况，在停药后观察乳房是否逐渐消退的基础上，临床多用疏肝解毒利湿药物以保肝。辨证论治有助于提高疗效，故临床应找准病因后，以去除病因为主进行治疗。

临床诊治过程中刘胜教授根据发病原因、结合舌脉及患者全身症状，经辨证论治将乳疬的诊治分为三型：

1. 肝郁化火证　多因情志不遂，或暴怒伤肝，致肝气郁结不畅，气滞则血瘀，郁久则化火，灼伤肝肾之津液，炼液成痰，津不上承，脉络失和而成本病。临床表现：乳房增大，内有结块，质地较硬，按之肿块胀痛，表面不红不热，胸胁胀痛，急躁易怒，心烦，病后更加焦虑不安，口苦咽干，舌尖红，苔白或薄黄，脉弦。多见于性早熟而有心理变化者或原发性男性乳房发育症、甲状腺疾病等引起者。治宜疏肝清火，散结化痰，方用丹栀逍遥散合蒌贝二陈汤加减。常用药物如牡丹皮、栀子、香附、橘叶、夏枯草、茯苓、柴胡、当归、白芍、青皮、陈皮（各）、制半夏、牡蛎等[4]。

2. 冲任失调证　冲为血海，任为胞胎，冲任失调，精血不足，则肝失濡养，脾胃受损，痰浊内生，气滞痰凝，上结乳络，虽二脉空虚，月事不下，而乳房发育。临床表现：乳房肥大，内有结块，疼痛不甚，伴有腰酸，身体短小，体质虚弱，经行或经未行，舌淡胖而嫩，苔薄，脉弦细无力。多见于某些单纯乳房发育患者或原发性甲状腺机能减退者。或年老体衰，久病及肾，肾之阴阳两虚，不能涵养肝木，肝木失荣，木气不舒，疏泄失职，则痰湿停聚，上结乳络而发为本病。临床表现：起病较慢，病程长，乳房肥大，疼痛不甚，乳中结核较大，但质地不甚硬，多伴有腰酸神疲，舌胖嫩或瘦薄，苔薄腻，脉弦细无力。多见于因久病或年老体虚引起者。治宜调慑冲任，化痰散结，或温补肾阳，化痰活血，方用二仙汤加减。常用药物如仙茅、仙灵脾、肉苁蓉、当归、制香附、海藻、昆布、牡蛎、莪术等[4]。

3. 脾虚湿盛证　“肥人多痰湿”，内有痰湿，痰湿困脾，脾胃受损，又复致痰浊内生，阻碍气机，气滞痰凝，上结乳络而发为本病。此类多为肥胖女性患者。治宜健脾化痰为主。常用药物如太子参、白术、茯苓、薏苡仁、制南星、三棱、莪术、郁金、香附、砂仁等。

刘胜教授提倡适时手术，乳疬一般不采取手术，若乳房过大，胀痛明显，甚至引起患者精神上焦虑不安，同时药物治疗无效，而患者坚持要手术者，或男性乳房明显肥大影响外观者，可考虑手术，采取保留乳头的乳腺组织单纯切除术。

传承至今，已形成完整系统的辨证论治思路。乳疬尤其强调疾病的分类，注重探求病因，以病因为主展开进行辨证论治，体现顾氏外科先辨病后辨证的诊疗特色。乳疬临床主要有生理性、病理性、性早熟相关、性早熟无关之别。生理性乳房发育一般不需治疗；病理性的应针对其病因，积极治疗原发病，同时进行对症治疗；如保守治疗无效，乳房过大，胀痛剧烈，或疑有癌变可能者，可以手术切除，但女性早熟性的乳房发育不宜手术。

参考文献

［1］顾伯华．实用中医外科学［M］．上海：上海科学技术出版社，1985：166-167.

［2］舒扬．陆德铭乳房病验案3则［J］．江西中医药，2004，（5）：10-11.

［3］陆德铭工作室．龙华名医临证录：陆德铭学术经验撷英［M］．上海：上海中医药大学出版社，2010：188-189.

［4］陆德铭．实用中医乳腺病学［M］．上海：上海中医药大学出版社，1993：215-246.

（华辞怡；主审：刘胜）

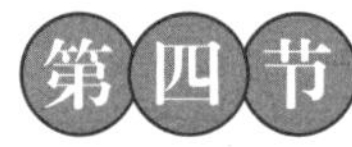

第四节 皮肤科优势病种

顾氏外科治疗湿疮及四弯风的传承及发展

一、疾病概说

湿疮是一种过敏性炎症性皮肤疾患。因皮损总有湿烂、渗液、结痂而得名。其临床特点是皮损对称分布，多形损害，剧烈瘙痒，有渗出倾向，反复发作，易呈慢性等。

根据病程可分为急性、亚急性、慢性三类。急性湿疮以丘疱疹为主，炎症明显，易渗出；慢性湿疮以苔藓样变为主，易反复发作。本病男女老幼皆可发病，但以先天禀赋不耐者为多，无明显季节性，但冬季常复发。根据皮损形态不同，名称各异。如浸淫全身、滋水较多者，称为浸淫疮；以丘疹为主者，称为血风疮或粟疮。

根据发病部位的不同，其名称也不同。如发于耳部者，称为旋耳疮；发于手足部者，称为瘑疮；发于阴囊部者，称为肾囊风；发于脐部者，称为脐疮；发于肘、膝弯曲部者，称为四弯风；发于乳头者，称为乳头风。《医宗金鉴·外科心法要诀》记载："浸淫疮……此证初生如疥，搔痒无时，蔓延不止，抓津黄水，浸淫成片，由心火、脾湿受风而成。"该书中还指出："血风疮……此证由肝、脾二经湿热，外受风邪，袭于皮肤，郁于肺经，致遍身生疮，形如粟米，瘙痒无度。抓破时，津脂水浸淫成片，令人烦躁、口渴、瘙痒，日轻夜甚。"

本病相当于西医学的湿疹。由于禀赋不耐，饮食失节，或过食辛辣刺激荤腥动风之物，脾胃受损，失其健运，湿热内生，又兼外受风邪，内外两邪相搏，风湿热邪浸淫肌肤所致。急性者以湿热为主；亚急性者多与脾虚湿恋有关；慢性者则多病久耗伤阴血，血虚风燥，乃致肌肤甲错。发于小腿者则常由经脉弛缓、青筋暴露，气血运行不畅，湿热蕴阻，肤失濡养所致。

西医学认为，本病病因尚不清楚，发病机制与各种外因（食物、吸入物等）、内因（慢性感染病灶、内分泌及代谢改变等）相互作用有关，某些患者可能由迟发型变态反应介导。

本病以清热利湿止痒为主要治法，中医将本病大致归结为湿热蕴肤、脾虚湿蕴、血虚风燥三个证型。急性者以清热利湿为主，慢性者以养血润肤为主。外治宜用温和的药物，以免加重病情。

湿热蕴肤证多见于急性湿疮。发病突然，病程短，皮损面积大。皮疹以红斑、丘疹、丘疱疹、小水疱为主，灼热瘙痒，抓破滋水淋漓，浸淫成片。伴心烦口渴、身热不扬，胸闷纳呆，腹胀便溏，小便短赤。舌质红，舌苔黄腻，脉滑数。治拟清热利湿，解毒止痒，代表方为龙胆泻肝汤合萆薢渗湿汤加减。若水疱糜烂、渗出明显时，外治宜选用清热解毒收敛的中药，如黄柏、生地榆、马齿苋、野菊花等煎汤，或10%黄柏溶液冷敷。后期流滋减少时，外治宜保护皮损，避免刺激，可选用黄连膏外搽或青黛散麻油调搽。

脾虚湿蕴证多见于亚急性湿疮。发病较缓，病程较长。皮损潮红，有丘疹、水疱、鳞屑、瘙痒，抓后糜烂渗出。伴纳差，便溏，易疲乏。舌质淡胖，舌苔白腻，脉濡缓。治拟健脾利湿止痒，代表方为除湿胃苓汤或参苓白术散加减。外治原则为燥湿、收敛、止痒，选用三黄洗剂、黄连膏等外搽。

血虚风燥证多见于慢性湿疮。病程长久，反

复发作。皮损为暗红色斑或斑丘疹，色素沉着，粗糙肥厚，剧痒难忍，遇热或肥皂水洗后瘙痒加重。伴口干不欲饮，乏力，纳差，腹胀。舌质淡，舌苔白，脉弦细。治拟养血润肤，祛风止痒，代表方为当归饮子或四物消风饮加减。外治以止痒、润肤为主要治疗原则，可选用各种软膏剂等，可外搽青黛膏、硫黄膏[1, 2]。

四弯风相当于西医的特应性皮炎，又称为异位性皮炎、遗传性过敏性皮炎，是皮肤科常见的瘙痒性炎症性皮肤病，其临床表现为剧烈瘙痒并有湿疹样表现，以往多与湿疹混淆。除皮肤表现外，患者常同时伴有其他特应性疾病，故被认为是一种以皮肤表现为主的系统性疾病。典型的AD除了具有湿疹的临床表现，还容易出现对异类蛋白过敏；有哮喘、过敏性鼻炎、湿疹等过敏性疾病的家族性倾向；血常规检查中嗜酸性粒细胞增多；血清中IgE增高等特点。特应性皮炎好发于儿童及青少年，1998年第一次进行全国大规模流行病学调查，当时我国特应性皮炎的患病率为0.69%，2002年患病率提升至3.07%，到2014年我国特应性皮炎的患病率已升高到12.94%。特应性皮炎病因复杂，目前公认的特应性皮炎经典发病途径是Th1/Th2失衡，除免疫因子外，遗传、心理、感染和环境对AD发病造成影响。

特应性皮炎的临床表现与发病年龄相关。3个月至2岁的婴儿皮损常见于面颈部、头皮，也可见于四肢伸侧及躯干，急性湿疹样表现的皮损更加多见；2岁至12岁的儿童皮损常见于四弯处、面部五官开口周围，常见皮损表现为皮肤干燥、肥厚苔藓样变。12岁至60岁的青少年期和成人皮损常见于头颈部及屈侧部位。60岁以上的老年常表现为广泛的湿疹损害，且常伴有严重的瘙痒。由于其是一种慢性复发性疾病，缺乏特效疗法，缓解症状、减少复发、提高生活质量是治疗的主要目的。国内外多项指南均认为AD重要的基础治疗是充分足量润肤剂的使用。避免过敏原及加重因素也被列为主要治疗方法之一，其内容包括避免食入致敏食物，避免特异性的吸入性过敏原，尽量避免接触可能导致过敏的物品等。用药方面，局部使用糖皮质或非糖皮质类激素、口服抗组胺药、抗菌和抗真菌治疗、抗病毒治疗、系统应用抗炎药物如口服激素和免疫抑制剂、光疗等传统治疗方法被广泛地应用于各国的治疗指南中。近年来，生物制剂逐渐被应用于AD的治疗[3]。

中国古代没有特应性皮炎的对应病名。常将其根据发病原因及特点归于“浸淫疮”“血风疮”“奶癣”“四弯风”等疾病诊断。中医对特应性皮炎的辨证分型尚无统一标准，其临床证型表现为多种证候兼杂并见，例如急性发作期表现为湿热证兼有脾虚证，缓解期及慢性病程中表现出阴血虚兼风燥。

基于古籍及近现代中医家对特应性皮炎的认识，目前对特应性皮炎的治疗原则主要集中在清热解毒、健脾祛湿、滋阴养血等几方面。治疗手段除口服中药外，还有外涂中药药膏、针灸、推拿、针刺放血等方法。中医因治疗手段多样，副作用小，能有效减少疾病复发，获得了越来越多国家的认同，出现在多个国家的治疗指南中。

二、疾病诊治的传承与创新

（一）从脾论治湿疹源起

顾氏外科第四代传人，上海市名中医马绍尧教授继承导师顾伯华教授的经验，早期将湿疹分为“血热证，湿热证，血燥证”三型，以八纲辨证为体，从外邪入手，集中于祛除“风”“湿”“热”三邪。21世纪以来，马老师研读经典，从整体观出发，提出湿疹的发生除了感受外邪，更是与心、肺、脾三脏功能失调有关，尤其是与脾失健运关系密切，逐步形成了从“脾”论治湿疹的学术经验[4]。

1.《实用中医皮肤病学》中关于湿疹的记述　马老师早期关于湿疹的认识是继承导师顾伯华教授经验基础上，融合入现代医学关于湿疹的认识而形成。

在其1995年出版的皮肤病专著《实用中医皮肤病学》中关于湿疹的病因提出："湿疹的病因复杂，外感六淫，气候变化（寒冷、炎热、暴风、雨淋），生活环境改变（接触羽毛、花粉、肥皂、化妆品），内伤七情，过分劳累，精神紧张，情绪变化，内部病灶，代谢障碍，内分泌失调，饮食炙煿、鱼虾海鲜、牛肉、奶糖，内服外用药失当，均可致病。总因禀性过敏，风湿热之邪客于肌肤而成，或因脾胃虚弱、运化失调，加之素质、遗传因素所致。"

其中关于湿疹病机的记载是以风、湿、热邪侵袭为主要病机，结合素体禀性不耐而成。如急性者，以湿热为主，常夹有风邪；亚急性者，风邪渐去，湿热未清，留于肌肤；慢性者，因久病伤阴，湿热蕴积所致。而对小儿异位性湿疹（特应性皮炎）的记述是"禀性过敏，内有胎火湿热蕴积，蕴阻肌肤所致，或因脾胃不和，湿热内生而成"。当时马老师是将湿疹分为"血热证，湿热证，血燥证"三型，以八纲辨证为体，从外邪入手，集中于祛除"风""湿""热"三邪[5, 6]。对脾胃虚弱、湿浊内生与疾病发生的关系虽有提及，但未能深入研究湿疹的病因病机与脏腑之间的关系。

2. 临床实践中的观察　"毒"在中医学里有多种概念，历代医家的论述也有所不同。马老师认为，"毒"有多种含义：一是指"邪之甚者"。古代文献中往往将某些致病力强，引起的病证较为急重，甚至能互相传染而造成流行的致病因素称之为"毒"。如以六淫命名者，有"风毒""寒毒""暑毒""湿毒""燥毒""火毒"等，其与一般的六淫之邪无本质上的区别，只是致病力较强而已。二是吴鞠通提出的可引起疫病流行的"戾气"，又名"毒气""疫毒"，则是指不论老幼，均可传染并造成流行的致病因子，这类致病因子类似于禽流感和H1N1甲流感病毒等传染病的病原体。三是指"邪中寓毒"。即指此类邪是自然界中的一种特异性致病因子。如外科范围内的"虫毒""光毒""药毒"等。所以，从皮肤病角度来说，"毒"是指邪中寓毒或邪之甚者，可称为"邪毒"或"毒邪"。

马老师在长期临床实践中，发现湿疹等过敏性疾病患者逐年增多。他在细究其发病原因后，发现自然环境的变迁、饮食结构和生活居住条件的变化等诸多因素可导致毒邪在体内积聚而诱发疾病。

食：从前是"一方水土养一方人"，现在随着社会流动性增加导致不同地域的人员交流频繁，口味逐步多样化。以上海为例，原先以"甜鲜浓油赤酱"为特色，并不喜好辛辣，但近年来本地口味明显加重，辛辣刺激性食物渐成为主流，而嗜食辛辣可致体内热毒逐步积聚。另外异地的水果、蔬菜等进入寻常百姓家，虽然丰富了人们的餐桌，却导致过敏性疾病的增加。更有各类保健品、减肥药品、食品添加剂、蔬菜水果上的农药残留及肉食用家禽、家畜的抗生素、激素等充斥于日常生活中，必然导致敏感人数逐步增多。

衣：传承千年的棉、麻衣料因化工产业发展出现了变化，大量化学新合成物不断产生，石油化工合成的人工纤维材质变成了衣料，尿不湿、月经带等日常用品也是由人工材料制成。香水、化妆品、染发、烫发的普及，使接触性致敏原变得越来越复杂。

住：含有甲醛、二甲苯等挥发性物质的装潢材料的运用，使得乔迁新居的人们身边有了"隐形杀手"。宠物带来的不仅是安慰，还有动物羽毛、皮屑的烦恼；繁盛花草虽然赏心悦目，但花粉和草籽却是典型的致敏原；家中美丽的地毯、久置的空调，隐藏着大量吸入性致敏原——尘螨；饭店用的消毒毛巾、病毒病流行时喷洒的消毒水和常用的洗手液，改善清洁卫生同时，增加了致敏危险。

行：汽车的普及使得汽车尾气大量排放，烷烃类物质燃烧后的废气经光化学反应分解后，会形成的致敏性细小颗粒。玻璃幕墙大楼导致的光污染和空气污染是路上行人挥之不去的"毒"源。

自然界：由于温室气体的大量排放，气候持续变暖，导致大热、暴寒、大雨、干旱、地震等灾害性天气气候出现的机会越来越频繁。并且由于臭氧

层的破坏，日光中紫外线明显增强，日光性过敏也日趋增多。

广义而言，病毒、细菌、支原体、油漆、汽车尾气、皮革、塑料、农药、电磁波辐射等等诸多致病因素，均可使皮肤损容，出现湿、热、火、毒证候。故马老师将这类异常致病因素统归之为“湿毒”或“火毒”。食辛辣、牛羊肉、火锅、酒、芒果、荔枝、海鲜、蟹，甚至面包、牛奶、豆类等入内聚而成“毒邪”，加之城市生活的快节奏和工作竞争压力增大，导致夜寐不安，运动减少而使精神持续处于焦虑状态，情绪暴躁而易怒过分劳累，精神紧张，情志不遂，气郁化火致病。

人体疾病多由感受外邪而成，但疾病的发生还必须具备一定的内在因素。这就是正气的虚弱，即所谓“邪之所凑，其气必虚”。张仲景《金匮要略》中所说“四季脾旺不受邪”，指的是春、夏、秋、冬四季分别对应于肝、心、肺、肾四脏，而脾对应长夏，分旺四季。脾胃健运则四脏气旺，不为外邪所侮，所以不会造成外感病变。李东垣在《脾胃论》指出：“脾全借胃土平和，则有所受而生荣，周身四脏皆旺，十二神守职，皮毛固密，筋骨柔和，九窍通利，外邪不能侮也。”从湿疹的病因来看，外感风湿热毒之邪等致病因素众人皆受，但只使部分人患病，必定还与体质因素的变化有关。临床湿疹患者较多表现为内湿、内火之证，涕多、痰多、便多，并伴发鼻炎、哮喘、肠炎等疾病。归结临床所见，湿疹乃因先天禀赋不耐，遗传素质敏感，脾胃虚弱，中焦不健，不能运化水谷，以致湿浊内生，与上述邪毒相合而发病。

3. 经典的启发　新世纪以来，马老师研读了《内经》《伤寒论》《金匮要略》《诸病源候论》《素问病机原病式》《脏腑标本虚实寒热用药式》《脾胃论》等，运用脏腑学说治疗皮肤病，形成了从“脾”论治湿疹的学术经验。

《素问·灵兰秘典论》说：“脾胃者，仓廪之官，五味出焉。大肠者，传导之官，变化出焉。小肠者，受盛之官，化物出焉。三焦者，决渎之官，水道出焉。膀胱者，州都之官，津液藏焉，气化则能出矣。”《素问·六节脏象论》说：“心者，其华在面；肺者，其华在毛，其充在皮；肾者，其华在发，其充在骨……脾胃、小肠、大肠、三焦、膀胱者，仓廪之本，营之居也，名曰器，能化糟粕，转味而入出者也，其华在唇四白，其充在肌，其味甘，其色黄，此至阴之类，通于土气。”说明了五脏在机体内的主要功能及外候所在。《素问·玉机真藏论》指出：“五藏者皆禀于胃气，胃者五藏之本也”，《素问·太阴阳明论》“脾藏者常著胃土之精也，土著生万物而法天地。”凸显出脾胃在维持人体脏腑功能方面的重要性。

马老师强调湿疹发病关键在于“湿”，是该病演变过程中之主要病理因素。“中央生湿，湿生土，脾主口。”脾为后天之本，其性属土，喜燥而恶湿。脾健则水谷得以运化，脾弱则湿浊内生，水液运化失常而生湿。人体正常的水液运化皆要依赖于脾的正常运行，如若脾失于健运，水谷不消，则痰湿内生，而脾主肌肉，湿邪久蕴而化热，内热则脾气温，脾气温则肌肉生热，湿热相搏，复感外邪，蕴阻肌肤，乃生诸症。

4. 以脾为核心阐述湿疹的发病机制　马老师从整体观出发，提出湿疹的发生除了感受外邪，更是与心、肺、脾三脏功能失调有关，尤其是与脾失健运关系密切。

心居胸中，为君主之官，主神明、主血脉，有系上通于肺，下连于脾肾，五脏之系皆通于心，且与小肠相表里。湿疮的急性发作与热毒心火有关。《素问·至真要大论》曰：“诸痛痒疮，皆属于心（火）。”湿疮的心火亢盛，可由六淫内侵，化热引动，或进食辛辣温热之品抑或五志过极，气郁化火引致，刘完素说“六气皆从火化”“五志过极皆为热甚”。无论是何种原因导致的心火内炽，皆可泛于肌肤，则皮肤焮红赤烂，肿胀痒痛；心神受扰，则表现为心烦意躁，辗转难眠；心火独亢，移热于小肠则小便短赤。

脾为后天之本，开窍于口，在液为唾，其性属土，喜燥而恶湿，主肌肉、司运化。《素问·至真要大论》曰“诸湿肿满，皆属于脾”，人体正常的水液运化皆要依赖于脾脏的正常运行，如若脾胃失于健运，水谷不消，则痰湿内生，而脾主肌肉，湿邪久蕴而化热，内热则脾气温，脾气温则肌肉生热，湿热相搏。脾湿内阻，运化水液功能受限，可见肿胀之症。

肺主气，司呼吸，开窍于鼻，外候于皮毛，在液为涕，主宣发肃降，调节全身气机，与大肠相表里。肺为华盖，外邪侵入，首先犯肺。湿疹病在外表，风湿热邪侵袭，蕴阻肌肤，肺外合皮毛，肺卫不固则腠理不密，则更易为外邪所乘。肺卫被遏，失于宣肃，致使大肠传导功能失常，则大便干结或溏薄。气化无常，影响水液正常代谢，以致水液内停，生湿化热。

人体正常水液的代谢有赖于心（肾）阳的温煦推动，脾气的运化升腾及肺气的宣发肃降功能协调，若有异常，必互相影响。心肺上焦积热可下传之中焦脾土，火毒湿邪不得发散，蕴积肌肤，或由脾胃伏火合湿热之邪，引动心火，灼伤肺金，亦可由肺卫受遏，郁而化火，引动心火脾湿，合于外邪而成。而脾胃居于中焦，为气机水液出入代谢的中枢要道，所以湿疹的发病与心、肺、脾三脏有关，更是和脾密切相关。风湿热诸邪蕴积而发疹，均内联于脾，盖因脾气虚弱，运化失调，湿浊内生所致。

心、肺、脾内蕴之湿火与风、湿、热外邪相合，热为阳邪，易使皮肤发红斑、丘疹，色红，热胜则皮碎，见破溃糜烂；若挟湿邪，见滋水淋漓，湿为重浊粘腻之邪，难以化解，故皮损缠绵不愈，经常反复；若挟风邪，风性善行而数变，故皮损泛发而弥散，风胜则痒，故剧痒难眠。风湿热之邪浸淫肌肤，热毒炽盛者，则表现为湿热浸淫的急性症状，临床可见皮肤糜烂成片，心烦意乱，面红口渴，口舌生疮，便干溲赤，舌红绛、尖起刺，脉数等。若病情迁延，热邪渐去或热象不显，湿毒蕴阻者，则表现为丘疹、结痂、脱屑，疹色淡红，伴有腹胀、纳呆、泛酸，口苦或甜，便稀不爽，或干结不畅，小便短赤或清长，苔薄黄或黄腻，舌质淡红，脉濡滑等亚急性的临床症状。

急性湿疹，常因脾失健运，内生湿热，或外受风邪，寒湿滞脾，郁久化热。加之过食辛辣肥甘，酗酒海鲜，眠少生火，风湿热毒蕴积肌肤之间，泛发全身。亚急性者，常因脾气虚弱，湿浊内生，湿性黏滞，留于肌肤所致。风邪易去，火毒易清，唯湿邪重浊缠绵，再遇外邪，又会急性发作。年老体弱，脾阳不足，累及于肾，再贪凉饮冷，以致脾肾两虚，阴血生化乏源，或湿疹反复发作，阴血亏损，湿邪燥化，肌肤失养，形成慢性湿疹，更加难以痊愈。小儿患者，常因先天体弱，脾气不健，胃失和降，水谷难化，反成湿浊，聚而成痰犯肺，除发湿疹外，多伴有咳痰喘鸣，若湿从火化，可引发肝胆湿热下注，引起脐窝和阴部湿疹。病久体弱，统血乏力，血液不能循经营运，溢于脉外，阻于络道，溢于肌肤，多见于静脉曲张性湿疹。总之，不论何种类型，均可因邪致虚，导致“肺脾气虚”“心脾血亏”和“脾肾阳虚”的证候。

所以，湿疹是一种以脾气虚弱为本，风湿热毒蕴阻肌肤为标，虚实夹杂的疾病。治疗当以健脾益气，清热利湿贯穿始终，并因疾病所处的阶段不同、部位不同、诱发因素不同，审视邪实正虚变化情况，治疗中扶正祛邪也有所侧重。

（二）继承融合，后学发展

1. 湿疹辨治八法　傅佩骏主任从马老师的临床经验中归结出湿疹辨治八法如下。

（1）凉血清热利湿法：此法主要适用于急性泛发性湿疹或慢性湿疹急性发作，湿热互结，热盛于湿的病证。皮损多见红斑、丘疹、水疱、糜烂、渗液，边缘弥漫不清，浸淫遍体，瘙痒剧烈。伴

有口渴，心烦，大便秘结，小便黄赤，苔薄黄腻，舌质红，脉滑数等症状。常用药生地、赤芍、丹皮、白鲜皮、地肤子、苦参等。

（2）健脾燥湿清热法：此法主要适用于亚急性湿疹，脾失健运，湿邪内生，湿困脾胃的病证。皮损多以丘疹、结痂、脱屑为主，色淡红或不红，水疱、渗液少，轻度浸润，瘙痒时作，缠绵难愈。伴有胸闷纳呆，腹胀便溏，苔白腻，舌质淡红，脉濡滑等症状。常用药苍术、黄柏、萆薢、猪苓、土茯苓、车前草等。

（3）养血祛风润燥法：此法主要适用于慢性湿疹，渗液日久，伤阴耗血，血燥生风的病证。皮损多以肥厚、粗糙、干燥、脱屑为主，伴有色素沉着、苔藓样变，瘙痒剧烈，常反复发作，经年不愈。伴有头晕乏力，口渴咽干，苔薄，舌质淡红，脉濡细等症状。常用药生地、当归、白芍、生甘草等。

（4）疏风清热利湿法：此法主要适用于婴幼儿湿疹和儿童异位性皮炎。异位性皮炎又名遗传过敏性湿疹，是一种具有遗传倾向的慢性过敏性皮肤病，具有反复发作、瘙痒不休的特点。中医认为本病是因先天不足，禀性不耐，脾失健运，湿热内生，复感风湿热邪，蕴积肌肤而成。皮损表现为红斑、丘疹、水疱、糜烂、渗液、结痂、脱屑等多样性，多为对称性分布，剧烈瘙痒。伴有消瘦、便溏、纳呆、神疲乏力、头晕、腰酸，舌质淡红，苔薄，脉细缓等症状。常用药牛蒡子、荆芥、防风、桑叶、菊花等。

（5）养阴清热除湿法：此法主要适用于头面部脂溢性湿疹，肺胃湿热，郁久血燥，阴血不足，虚热内生的病证。皮损多见头面部弥漫性潮红、丘疹、水疱、糜烂、渗液、结黄色痂片或以脱屑为主，自觉瘙痒难忍，可累月经年不愈。伴有口渴咽干，小便黄赤，大便秘结，苔薄黄腻，舌质红，脉滑数等症状。常用药生地、玄参、麦冬、马齿苋、白鲜皮、生甘草等。

（6）清热解毒利湿法：此法主要适用于手足部湿疹，外感湿热之毒，蕴积肌肤的病证。这一类型的湿疹多伴真菌感染，因为手部经常接触肥皂或清洁剂，足部多处在闷热潮湿的环境中而染病，病程极端慢性，常多年不愈。皮损多以丘疹、水疱、结痂、脱屑为主，冬季则干燥、皲裂、疼痛，久之皮肤肥厚粗糙，常对称分布。常用药白鲜皮、苦参、土茯苓、车前草、徐长卿、藿香、一枝黄花等。

（7）清利肝胆湿热法：此法主要适用于阴部湿疹及肛门湿疹，肝胆湿热，蕴阻肌肤的病证。皮损多见局部潮红、丘疹、水疱、轻度糜烂、渗液、结痂或显著浸润、肥厚，自觉奇痒难忍，不断搔抓，影响睡眠。伴有口苦，心烦易怒，苔薄黄，舌质红，脉滑数等症状。常用药龙胆草、龙葵、生地、车前草、生甘草等。

（8）活血解毒利湿法：此法主要适用于下肢静脉曲张所致的淤积性湿疹，风湿毒邪日久入络，邪瘀阻滞的病证。下肢胫前皮损见紫红或紫黑色斑片，间杂丘疱疹、渗液、糜烂、结痂或肥厚、粗糙、苔藓样变，下肢静脉曲张明显，肿胀瘙痒。伴有下肢沉重乏力，苔白腻，舌质暗红，脉沉细等症状。常用药丹参、莪术、鸡血藤、生薏苡仁、蒲公英、土茯苓等。

2. 心、肺、脾三脏同治湿疹　李咏梅教授在长期跟师过程中，总结导师经验，融汇创新，提出湿疹乃外由风、湿、热三邪侵袭，内由心火、脾湿、肺失宣肃所致。心肺上焦积热下传之中焦脾土，火毒湿邪蕴积肌肤，或由脾胃伏火合湿热之邪，引动心火，灼伤肺金，又或由肺卫受遏，郁而化火，引动心火脾湿，合于外邪而成。由此提出，治疗湿疹时要兼顾脏腑功能失调，与风湿热邪为患内外两方面，率先提出湿疹宜心、肺、脾三脏同治，惟清热泻心、除湿健脾、祛风宣肺三管齐下，以使上焦俱清，中焦湿去，方能风湿热三邪俱清，心肺脾三脏同调，而治病求于其本。而马老师创制的“除湿止痒合剂”，正是充分体现此治则的良方[7-9]。全方用牡丹皮、生地、赤芍、黄芩、金银花、白鲜皮、地肤子、土茯苓等中药合而成方，全方苦寒折热，除湿解毒，以牡丹皮、生地、赤芍泻心火；白鲜皮、地肤子、土茯苓燥脾湿；黄芩、金银花清肺经风热，使心肺脾同治，风热俱清，湿除痒止，而疹退症消[9-10]。不同于单靶点的药物治疗，中医药治疗湿疹之所以能取得较好的疗效，是以整体观念为依托、以辨证论治为准绳，通过改善脏腑功能来达到治疗目的。自1990年开始应用于临床，治疗各类湿疹急性发作，能有效改善临床证候，尤其是减少皮损渗出、促使皮疹消退、改善自觉症状以及缩短病程。

宋瑜主任在跟随导师马绍尧教授学习过程中，认识到该病有两大难点，一是在急性期能否迅速控制瘙痒，二是在缓解期能否防止复发或延长复发的间隔时间。他提出马氏“补脾以健运为要，祛邪以除湿为主”的治疗理念，整体当以运脾除湿为主，佐以清热祛风。按此治则组方的健脾除湿方，用二妙散入方为君，猪苓、薏苡仁健脾渗湿，合以厚朴行气消滞，车前草清热解毒为臣，更兼黄芩、白鲜皮、牡丹皮诸药为使清热祛风，以甘草调和诸药而成方。马教授认为湿疹之补脾不重补气而在健运，喜用苍术。该药味微苦、芳香悦胃，功能醒脾助运、行气宽中、疏化水湿，正合脾之习性。张隐庵指出：“凡欲运脾，则用苍术。”以苍术为运脾健脾之主药，运脾而不碍邪留湿，与黄柏配伍燥湿清热，与厚朴相配行气醒脾，与猪苓、薏苡仁相合渗湿。黄芩清利湿热，清心火、泻肺热；白鲜皮燥湿、清热、解毒，《药性论》中说“治一切热毒风、恶风，风疮疥癣赤烂”，为治湿疮之要药；合以牡丹皮泻心火、凉血热。全方诸药合用，脾气健，湿毒除，而顽疾得愈[11-12]。

总之，通过不断总结发展，马绍尧教授及学生们逐步凝练成型了顾氏外科治疗湿疹经验。目前顾氏一脉对湿疹的基本认识是，该病是一个脾气虚弱为本，湿热内蕴为标，虚实夹杂的疾病。治疗当以健脾益气，清热利湿贯穿始终。但由于疾病所处的阶段不同，部位不同，诱发因素不同，其邪实正虚亦不断变化，治疗中扶正祛邪也有所侧重。依据从脾论治湿疹辨治方法，结合《伤寒论》病、证、方、药结合的方证辨证方法，马师总结数十年的临床实践经验，逐步完善形成了目前治疗湿疹主要的三个组方：① 皮肤1号方：药物组成：生地，牡丹皮，土茯苓，白鲜皮，怀山药，黄芩，生甘草。功能清热凉血、利湿解毒，主治符合湿热浸淫证的急性湿疹。② 皮肤5号方：药物组成：苍术，黄柏，猪苓，车前草，生薏苡仁，厚朴，生甘草。功能健脾渗湿、理气消滞，主治符合脾虚湿蕴证的亚急性湿疹。③ 皮肤2号方：桑叶，牛蒡子，金银花，黄芩，生薏苡仁，白鲜皮，生甘草。功能：疏风宣肺、健脾化湿，主治：符合湿热浸淫或脾虚湿蕴证的特应性皮炎患儿。加减：腹胀腹痛者，加枳壳、大腹皮；便溏泄泻者，加木香、砂仁、扁豆；大便干结者，加枳实、瓜蒌子。治疗湿疹组方符合方证辨证思路，较之单方治疗湿疹具有更广阔的适用性，更兼顾了临床运用简便性和可操作性，有利于临床推广。

（三）触类旁通，以治新疾

近年来，随着特应性皮炎诊断不断更新，诊断率逐年提高，日渐受到重视。顾氏门人与时俱进，结合前期治疗湿疹经验，推衍传承创新相关治疗理念于特应性皮炎的治疗中。在导师马绍尧教授指导下，宋瑜归纳特应性皮炎患者除了皮炎湿疹样皮肤表现，多兼有过敏性鼻炎、变应性哮喘等肺系疾病。固有“肺气失宣”，更有“脾失健运”，其反复发作的根结仍在于“湿”。因此建议儿童特应性皮炎维持稳定关键在于运脾，治疗中应注重“肺脾同治，标本兼顾”。中医认为脾虚失运乃本病之本，风湿热乃本病之标。故临证多采用健脾化湿治其本，祛风除湿清热治其标，标本兼治。但在文献回顾中发现以清热、祛湿类中药使用频度最多，健脾类药物的使用比例却不是很高，纯粹

清热利湿，清热易伤阳，阳伤易湿停，反而会加重病情[13]。《内经》云“中央生湿，湿生土，脾主口”，脾为后天之本，其性属土，喜燥而恶湿。针对脾虚失健的治疗，并不大量使用补脾益气之药，而是主张以运脾之法治之。运脾法属于汗、和、下、消、吐、清、温、补八法中的和法。具有补中寓消，消中有补，补不碍滞，消不伤正之功用。运脾的作用在于解除脾困，舒展脾气，恢复脾运，达到脾升胃降，脾健胃纳的正常生化之目的。

在马老师的经验方基础上化裁出适用于儿童的“运脾化湿清肺汤”。运脾化湿清肺汤全方由10味药（陈皮、枳壳、桑叶、菊花、金银花、黄芩、土茯苓、白鲜皮、白术、生甘草）组成。方中以金银花、黄芩为君药，以陈皮、枳壳为臣，桑叶、菊花加强祛风宣肺清热之效，土茯苓、白术培土健运燥湿，合以白鲜皮祛风利湿共为佐药，生甘草为使药甘而缓之、调和诸药。君药金银花甘、寒，归心、肺、胃经。清热解毒，疏散风热，黄芩，苦、寒，归肺、胃、胆、大肠经。清热燥湿，泻火解毒。明代《滇南本草》谓“上行泻肺火”，合用增强其清肺化湿之功。陈皮辛、苦、温，归脾、肺经。理气健脾，燥湿化痰，明代《本草汇言》谓“理气散寒，健运肠胃，脾胃之圣药”。枳壳辛、苦、微寒，归脾、胃、大肠经。破气消积，化痰消痞。两者共用轻清升散，在健运脾胃的同时，使补而不滞，同时发挥辛味药能散、能行的特点，脾气升胃气降，使脾运而湿气去，两者共为臣药。桑叶、菊花甘、苦、微寒，归肺、肝经。发散风热，平肝明目。叶天士云，“温邪上受，首先犯肺”，方用辛凉轻剂清肺热，使外邪尽去而腠理清。土茯苓甘平之品，以健脾胃、解毒除湿。白鲜皮苦、寒。归脾、胃经。清热燥湿，解毒，祛风。白术苦、甘、温。归脾、胃经。补气健脾，燥湿利水。金代《医学启源》谓“除湿益燥，和中益气，温中，去脾胃中湿”，以上五味中药共为佐药。生甘草甘平，清热解毒，为使药调和药性，全方辛、苦，微寒，培土生金，母子同治，标本同医，从而达到肺、脾同治的目的[14, 15]。

此外，在前期应用基础上，将临床验方结合课题研究，并进一步扩大使用范围，将除湿止痒合剂运用到急性期的特应性皮炎中。特应性皮炎是一种炎症性、瘙痒性和慢性复发性的皮肤疾病，是临床的常见病、难治病。目前研究证实该病与Th2为主的免疫应答异常有关，皮损程度与IL-4、瘙痒症状与IL-31有关，同时肠道微生物紊乱也与该病的炎症反应密切关联。基于“心肺脾三脏同调”的辨治原则，形成中药组方制剂“除湿止痒合剂”，经前期研究，发现治疗湿疹等过敏性皮肤病疗效显著。课题研究参照国内指南，以外用TCS联合口服抗组胺药物为阳性对照，观察该疗法治疗轻中度青少年/成人特应性皮炎发作期的临床疗效，采用EASI（湿疹面积及严重度指数）、POEM（患者湿疹自我检查评分）、VAS（瘙痒视觉模拟评分）评分、中医证候积分从医患、中西多角度评价临床疗效。并在既往研究基础上，以血清IL-4、IL-31及粪便菌落变化为客观指标，期望观察到该疗法通过降低血清IL-4、IL-31水平，减轻皮损及瘙痒程度，同时调节肠道菌群而缓解整体炎症反应，为“心肺脾三脏同调”理论治疗特应性皮炎提供确切的客观证据。

三、疾病诊治的临床研究

（一）湿疹相关

1. 急性期——除湿止痒合剂

（1）2003—2004年除湿止痒合剂治疗湿疹的随机平行对照临床研究：在岳阳医院及龙华医院进行了除湿止痒合剂治疗湿疹的随机平行对照观察，以肤痒颗粒为阳性对照药，观察了134例湿疹患者。134例湿疹患者，随机分为治疗组67例，口服除湿止痒合剂；对照组67例，口服肤痒冲剂，以2周为1个疗程，疗程结束后观察两组疗效及安全性指标。

总有效率治疗组86.6%；总有效率对照

组 67.2%，两组比较，治疗组明显优于对照组（u=2.85，$P<0.01$）。治疗组痊愈病例 6 例，随访 3 月均未复发。

在皮疹形、皮疹面积及瘙痒起效时间等单项症状的改善情况上，治疗组明显优于对照组（t=3.61，$P<0.01$；t=2.55，$P<0.01$；t=3.86，$P<0.01$），在瘙痒程度、瘙痒消失时间等项目上，两组无显著性差异（$P>0.005$）[7]。

（2）2006 年以西药西替利嗪作为阳性对照药物的随机对照临床研究：将 90 例急性、亚急性湿疹患者随机分为除湿止痒合剂治疗组（A 组）、西可韦对照组（B 组）及中西药物联合对照组（C 组），每组 30 例，治疗 2 周为 1 个疗程，观察 2 个疗程。疗程结束后观察各组疗效，同时用 ELISA 法检测 A 组及 B 组患者治疗前后血清 IL-4 水平。结果：①A 组总有效率为 83.33%，B 组总有效率为 63.33%，C 组总有效率 86.67%，经 Ridit 分析显示 A 组及 C 组疗效均明显优于 B 组（$P<0.05$）；而 A 组与 C 组间无显著统计学差异（$P>0.05$）。②A 组治疗前后血清 IL-4 水平明显下调（$P<0.01$），B 组治疗前后血清 IL-4 水平无明显差异（$P>0.05$）；A 组与 B 组比较，在对患者血清 IL-4 水平的影响上有显著统计学差异（$P<0.01$）[8]。

（3）2014 年以 EASI 标准评分结合中医证候量表、实验室检查评价除湿止痒合剂治疗急性湿疹的临床研究：将 120 例急性湿疹（中医辨证属湿热证）患者随机分为除湿止痒合剂治疗组（A 组）、咪唑斯汀对照组（B 组），每组 60 例，分别观察各组治疗前、治疗 1 周后、治疗 2 周后、治疗 4 周后的 EASI 评分、中医证候量表评分、瘙痒程度评分，并分别于治疗前及治疗 4 周后采用酶联免疫吸附法（ELISA）测定患者血清 IL-5 水平。结果：① 在 EASI 总评分上，A 组总有效率为 88.33%，B 组总有效率为 71.67%，A 组疗效优于 B 组（$P<0.05$）。② 在 EASI 单项评分上，与治疗前相比，治疗 4 周后两组患者的皮损面积分、皮损形态分均有显著改善（$P<0.01$）。A 组皮损面积分更低（$P<0.05$），A、B 两组在皮损形态评分上差异无统计学意义（$P>0.05$）。③ 与治疗前相比，治疗 4 周后治疗组患者的血清 IL-5 水平有所下降，差异有统计学意义（$P<0.01$）。结论：除湿止痒合剂治疗能够有效降低湿热证急性湿疹患者的 EASI 积分，缩小皮损面积，改善皮损形态，降低血清 IL-5 的水平，是一种具有确切和稳定疗效的中药制剂。

由此可见除湿止痒合剂在抗炎、减少皮损渗出，减轻瘙痒，缩短病程，减少复发等方面均有显著疗效，且未发现明显不良反应，体现了该制剂高效安全的特点。

2. 脾虚型——健脾除湿方 2012 年完成了健脾除湿方治疗湿疹 48 例临床观察将 96 例患者随机分为治疗组和对照组（各 48 例），分别采用健脾除湿方及消风止痒颗粒治疗，4 周后观察临床疗效；并于治疗前、治疗 2 周、治疗 4 周各观察 1 次皮疹形态、瘙痒程度、皮疹面积的变化；采用 DLQI 量表观察患者生活质量指数变化。结论：健脾除湿方能显著改善湿疹患者的临床症状及生活质量。

两组综合疗效比较：治疗组、对照组总有效率分别为 87.50%、66.67%，两组有效率比较，差异有统计学意义（$P<0.05$）。

两组皮疹形态积分比较：治疗 2 周及治疗 4 周后，治疗组皮疹形态积分均降低（$P<0.05$），对照组治疗 4 周后皮疹形态积分降低（$P<0.05$）。治疗 2 周及 4 周后，治疗组积分低于对照组，差异有统计学意义（$P<0.05$）。

两组瘙痒程度积分比较：治疗 2 周及 4 周后，治疗组及对照组瘙痒程度积分均降低（$P<0.05$）；且治疗组低于对照组，差异有统计学意义（$P<0.05$，$P<0.01$）[12]。

3. 动物实验 2007 年除湿止痒合剂与氢化可的松对照观察除湿止痒合剂对变应接触性皮炎小鼠模型皮疹影响及血清中 IL-4、γ-IFN 的变化：将

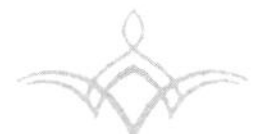

48只BALB/C小鼠随机分成四组（空白组，模型组，对照组，中药组），用2，5-二硝基氟苯制成变应接触性皮炎小鼠模型，灌胃给药，观察各组小鼠耳部肿胀厚度差的变化，并以酶联免疫吸附试验（ELISA）测定各组小鼠IL-4、γ-IFN的水平。结果：中药组小鼠右耳激发前后厚度差，左右耳厚度差及均小于模型组（$P < 0.05$），与对照组无明显差异（$P > 0.05$）。中药组、对照组小鼠血清中IL-4水平低于模型组小鼠（$P < 0.05$），γ-IFN水平无明显差异（$P > 0.05$）。结论：除湿止痒合剂对变应接触性皮炎小鼠模型血清中IL-4有明显下降，提示该药是一种可以降低变态反应血清中IL-4的水平，对Ⅱ型辅助性T淋巴细胞（Th2）有一定作用[9]。

（二）特应性皮炎相关

1. 急性期——除湿止痒合剂

（1）2022年除湿止痒合剂治疗湿热蕴结型特应性皮炎及对肠道菌群影响的临床研究：试验共纳入患者64例，试验组无脱落，完成32例；对照组脱落3例，完成29例。① 基线比较：两组患者年龄及性别差异经检验均无统计学意义（$P > 0.05$）。② 总有效率比较：试验组为93.8%，对照组为65.52%，两组差异有显著统计学意义（$P < 0.01$）。③ EASI评分变化：治疗后试验组为（2.17 ± 1.17）分，对照组为（4.66 ± 3.93）分，两组治疗前后组间及组内比较其差异均有显著统计学意义（$P < 0.01$）；VAS瘙痒评分变化：治疗后试验组为（1.75 ± 0.98）分，对照组为（2.38 ± 0.94）分，两组治疗前后组间及组内比较其差异均具有显著统计学意义（$P < 0.01$）。④ 中医证候积分变化：治疗后试验组为（1.28 ± 0.73）分，对照组为（3.48 ± 1.41）分，两组治疗前后组间及组内比较其差异均具有显著统计学意义（$P < 0.01$）。⑤ 肠道菌群变化：试验组双歧杆菌属 *Bifidobacterium* 治疗后含量为13.98（6.56，36.11）%，其治疗前后差异具有统计学意义（$P < 0.05$），拟杆菌属 *Bacteroides* 治疗后为6.18（1.70，16.22）%，其治疗前后差异具有显著统计学意义（$P < 0.01$）。

结论：① 除湿止痒合剂能有效治疗湿热蕴结型特应性皮炎。② 除湿止痒合剂可以显著改善湿热蕴结型特应性皮炎患者皮损面积、皮损严重程度及瘙痒症状。③ 除湿止痒合剂可以显著改善湿热蕴结型特应性皮炎患者的中医证候，提高患者的生活质量。④ 除湿止痒合剂可调节肠道菌群的结构和数量，增加肠道菌群中的益生菌数量，在一定程度上改善、调节肠道菌群的平衡。

治疗后两组样本菌群组成：对两组门、纲、目、科、属等5个水平的菌群结构及含量进行分析，发现在纲水平上，试验组治疗后放线菌纲Actinobacteria的含量增加，差异具有统计学意义（$P < 0.05$）；属水平上，试验组治疗后双歧杆菌属Bifidobacterium含量增加，差异具有统计学意义（$P < 0.05$），拟杆菌属Bacteroides含量增加，差异有显著统计学意义（$P < 0.01$），同时试验组治疗后乳酸杆菌属Lactobacillus含量与治疗前相比，呈上升趋势。对两组样本的厚壁菌门Firmicutes与拟杆菌门Bacteroidetes丰度占比的比值（F/B）进行计算，发现试验组的F/B比值在治疗后明显降低，而对照组的F/B比值较治疗前升高。

（2）2022年完成了除湿止痒合剂治疗湿热蕴结型特应性皮炎及对IL-4/IL-31影响的临床研究：治疗4周后，对照组中临床痊愈0例，显效6例，有效12例，无效14例，总有效率56%，愈显率18.75%；治疗组中临床痊愈5例，显效17例，有效8例，无效3例，总有效率90.91%，愈显率66.67%。

经卡方检验，治疗组总有效率明显优于对照组，差异有显著统计学意义（$\chi^2=10.105$，$P=0.001 < 0.01$）。治疗组愈显率也明显优于对照组，差异有显著统计学意义（$\chi^2=15.212$，$P=0.000 < 0.01$）。

经Wilconxon符号秩检验，对照组和治疗组的血清IL-4水平在用药后均明显下降，差异均有显著统计学意义（对照组$Z=-3.347$，$P=0.001$

< 0.05；治疗组 $Z=-4.095$，$P=0.000 < 0.01$）。经 Mann-Whitney 检验，治疗组下降幅度明显较对照组更大，两组差异有显著统计学意义（$Z=-4.528$，$P=0.000 < 0.01$）。

经 Wilconxon 符号秩检验，对照组的血清 IL-31 水平在用药前后无明显变化，差异无统计学意义（$Z=-1.963$，$P=0.050=0.05$）。治疗组的血清 IL-31 水平在用药后明显下降，差异有显著统计学意义（$Z=-3.493$，$P=0.000 < 0.01$）。经 Mann-Whitney 检验，治疗 4 周后，治疗组血清 IL-31 水平低于对照组，两组差异有统计学意义（$Z=-2.021$，$P=0.043 < 0.05$）。

2. 缓解期——运脾化湿清肺汤 2014 年完成了观察运脾化湿清肺汤治疗特应性皮炎的临床疗效。采用多中心随机对照方法，将 120 例脾虚型特应性皮炎患者随机分为治疗组和对照组，每组 60 例。治疗组给予运脾化湿清肺汤治疗，对照组给予消风止痒颗粒治疗。两组疗程均为 8 周，观察临床疗效，以及治疗 2 周、4 周、8 周皮疹形态、瘙痒程度和中医证候积分变化情况。结论：运脾化湿清肺汤能显著改善脾虚型特应性皮炎患者的临床症状及中医证候。

两组临床疗效比较：治疗组、对照组总有效率分别为 100.00%、68.33%；组间临床疗效比较，差异有统计学意义（$P < 0.05$）。皮疹形态及瘙痒程度积分变化情况：治疗 2 周、4 周、8 周后，治疗组及对照组皮疹形态及瘙痒程度积分均明显减少（$P < 0.05$）；组间同期比较，各观察时点皮疹形态及瘙痒程度积分差异均有统计学意义（$P < 0.05$）。

中医证候积分变化情况：治疗 2 周、4 周、8 周后，治疗组及对照组中医证候积分均明显减少（$P < 0.05$）；组间同期比较，治疗 4 周、8 周中医证候积分差异有统计学意义（$P < 0.05$）[14, 15]。

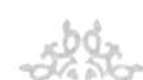

参考文献

［1］陈红风．中医外科学［M］．北京：中国中医药出版社，2016.

［2］陆德铭，陆金根．实用中医外科学［M］.2 版．上海：上海科学技术出版社，2010.

［3］中华医学会皮肤性病学分会免疫学组，特应性皮炎协作研究中心．中国特应性皮炎诊疗指南（2020 版）［J］．中华皮肤科杂志，2020，53（2）：81-88.

［4］宋瑜，李咏梅，顾敏婕，等．马绍尧从脾论治湿疹经验［J］．上海中医药大学学报，2013，27（3）：1-3+5.

［5］曹志敏，马绍尧．65 例湿疹的辨证施治［J］．上海中医药杂志，1995（2）：30-31.

［6］李咏梅，宋瑜，马绍尧．脏腑辨证治疗湿疹 265 例临床观察［J］．浙江中西医结合杂志，2004（9）：22-24.

［7］宋瑜，李咏梅，马绍尧，等．除湿止痒合剂治疗湿疹的临床研究［J］．中国中西医结合皮肤性病学杂志，2007（2）：70-72.

［8］李燕娜，李咏梅．除湿止痒合剂治疗湿疹疗效观察及其对血清 IL-4 水平的影响［J］．上海中医药杂志，2007，41（10）：53-54.

［9］宋瑜，李咏梅，马绍尧，等．除湿止痒合剂对变应性接触性皮炎小鼠模型 Th1/Th2 相关细胞因子水平的影响［J］．成都中医药大学学报，2008（1）：32-34.

［10］叶泰玮，桑泽春，宋瑜，等．除湿止痒合剂质量控制研究［J］．中国新药杂志，2021，30（9）：831-836.

［11］宋瑜，马绍尧，李咏梅．健脾利湿方对湿疹患者生活质量的影响［J］．中国医学工程，2010，18（4）：50，52.

［12］宋瑜，马绍尧，李咏梅，等．健脾除湿方治疗湿疹 48 例临床观察［J］．上海中医药杂志，2012，46（9）：54-56，69.

［13］丁靖，宋瑜．肺脾同治法在特应性皮炎中的临床应用分析［J］．临床医药文献杂志，2020，7（22）：191-193+198.

［14］宋瑜，杨扬，蔡希，等．运脾化湿清肺汤治疗脾虚型特应性皮炎 60 例［J］．上海中医药杂志，2014，48（8）：51-52+56.

［15］杨扬，宋瑜，蔡希，等．运脾化湿清肺汤对脾虚型特应性皮炎血清 IL-2、sIL-2R 影响的临床研究［J］．山西中医学院学报，2015，16（5）：32-34.

（宋瑜，郑玉婷；主审：李咏梅）

顾氏外科治疗白疕的传承与发展

一、疾病概说

白疕是一种以红斑、丘疹、鳞屑为主要皮肤损害的复发性、炎症性、系统性疾病，相当于现代医学的银屑病。其临床特点是红斑基础上覆盖多层银白色鳞屑，刮去鳞屑可见透明薄膜和露珠样出血点。疾病初起时，具有冬重夏轻的季节性，病程日久，季节特征则不明显。病程较长，易反复发作，男女老幼皆可发病，并有一定遗传倾向[1]。

该病多因素体营血亏虚，血热内蕴，化燥生风，肌肤失养所致。疾病初起，常因体内素有蕴热，复感风寒或风热之邪，阻于肌肤，蕴结不散而发；或机体热盛，或心火内生，或外邪化热，或肥甘厚味伤及脾胃，郁而化热，内外合邪，蕴于血分，血热生风而发。疾病日久，耗伤营血，阴血亏虚，生风化燥，肌肤失养；或素体虚弱，气血不足，病程日久，气血运行不畅，以至经脉阻塞，气血郁结，肌肤失养；或热蕴日久，生风化燥，肌肤失养，或流窜关节，闭阻经络，或热毒炽盛，气血两燔而发。

现代医学认为，本病的确切病因尚未清楚，目前认为是遗传因素与环境因素等多因素相互作用的多基因遗传病，通过免疫介导的多条炎症通路、炎症介质引起角质形成细胞发生增殖所致。

根据白疕的临床特征，通常可分为寻常型、脓疱型、关节病型、红皮病型，其中寻常型占90%以上，以上四型可合并发生或相互转化。

寻常型银屑病为本病最常见类型，皮损初期为针头大小的丘疹，逐渐扩大为黄豆至花生大小的淡红色或鲜红色丘疹或斑丘疹，部分可融合成大小不等的斑块，边界清楚，表面覆盖多层银白色鳞屑，刮除鳞屑可露出透明薄膜，再刮除薄膜，可见多个筛状出血点，为本病特征性皮损表现。皮损可发生在身体各处，常对称分布。可见点滴状、钱币状、斑块状、地图状、蛎壳状、反向等多种形态。发生在头皮部，头发呈束状，但毛发正常，无脱落；发生在指（趾）甲，甲板可见顶针样凹陷。

该病病程缓慢，可持续多年，甚至终身，一般可分为进行期、静止期、退行期三期。进行期时新发皮疹不断出现，原有皮疹不断扩大，颜色鲜红，鳞屑较厚，针刺、搔抓、外伤或手术后可导致受损部位出现新发皮损，称为同形反应。静止期时皮损稳定，基本无新疹出现，原皮疹色暗红，鳞屑较多，既不扩大，也不消退。退行期皮损缩小或变平，颜色变淡，鳞屑减少，或从中心开始消退，遗留暂时性色素减退或色素沉着斑。

脓疱型银屑病可继发于寻常型，亦可为原发性，通常分为局限性和泛发性两种。局限性脓疱型以掌跖脓疱病多见，临床表现为皮损仅限于手、足部，掌跖出现对称性红斑，其上密集针尖至粟粒大小的深在脓疱，不易破溃，逐步干涸、结痂、脱皮，脓疱常反复发生，顽固难愈。泛发性脓疱型银屑病初发多为炎性红斑，或在寻常型银屑病皮损基础上出现密集的、针尖至粟粒大小的、黄白色小脓疱，表面覆盖少量鳞屑，逐渐消退，并再发新脓疱。严重者可急性发病，全身出现密集脓疱，并融合成“脓湖”，可伴有发热、关节肿痛、全身不适，可并发肝、肾等系统损害及继发感染。

关节病型银屑病常有寻常型银屑病的基本皮肤损害，伴有关节炎表现，以侵犯远端指趾关节为主，亦可侵犯大关节和脊柱。受累关节红肿、疼痛，重者可有关节腔积液、强直、关节畸形。

红皮病型银屑病常由寻常型银屑病发展而成，或由于治疗不当，或外用刺激性很强的药物，或长期大量应用激素后突然停药而引起。全身皮肤弥漫性潮红或紫红、肿胀、浸润，大量糠状脱屑，仅有少量片状正常皮肤，掌跖角化，指（趾）甲增厚甚至脱落。伴有发热、畏寒、浅表淋巴结肿大等全身症状。病程较长，常数年不愈。

二、疾病诊治的传承与创新

白疕根据其发病特点，中医文献有“松皮癣”“干癣”“白壳疮”“蛇虱”“蛇风”“顽癣”“疕风”“风癣”等病名。隋《诸病源候论·卷三十五》“干癣候”曰：“干癣，但有匡廓，皮枯索痒，搔之白屑出是也。”又指出：“干癣，皆是风湿邪气，客于腠理，复值寒湿，与血气相搏所生。若其风毒气多，湿气少，故风沉入深，故无汁，为干癣也。其中亦生虫。”为最早有关银屑病的病名及发病机制的描述[2]。

（一）文献记载

明代李梃《医学入门·卷五》“外科”曰：“疥癣皆血分热燥，以致风毒客于皮肤，浮浅者为疥，深沉者为癣；疥多挟热，癣多挟湿”。从热毒、风毒论述白疕的成因，内治从清热、杀虫、祛风、补肾治疗，外治以油、醋、洗、散治之。《外科启玄·卷之七》曰：“白壳疮者即癣也……皆因毛孔受风湿之邪所生。”《外科正宗·卷之四》“顽癣第七十六”曰：“顽癣，乃风、热、湿、虫四者为患……总皆血燥风毒克于脾、肺二经。”清代祁坤在《外科大成·卷之四》曰：“白疕……由风邪客于皮肤，血燥不能荣养所致。”《医宗金鉴·外科心法要诀》“卷七十四”曰：“固由风邪客皮肤，亦由血燥难荣外。”《外科证治全书·卷四》曰：“白疕，因岁金太过，至秋深燥金用事，乃得此证。多患于血虚体瘦之人。”《外科真诠·发无定位部》：“白疕，初起宜内服搜风顺气汤，外用猪脂、杏仁等分共捣，绢包搽之；继服神应养真丹，自愈。”

（二）医家经验

1. 赵炳南　赵老从血热、血燥治白疕，认为血热为发病的主要原因，而血热的形成与多种因素有关，如风邪、燥邪、热邪、阴血亏虚、血燥生风等方面都可致病，将其分为血热证和血燥证，也是本病互为因果的两个阶段。若血热炽盛或外受毒热刺激，蒸灼皮肤，即可形成红皮症。

2. 朱仁康　朱老从血热风燥、血虚风燥治白疕，强调，“血分有热”是银屑病的主要发病原因，“血热”病机贯穿银屑病治疗的始终。临床以血热风燥证、血虚风燥证最为多见，亦可见到风湿阻络证、湿热化毒证、燔灼营血证。

3. 禤国维　禤老从血论治寻常型银屑病，认为寻常型银屑病病因虽有风、热、寒、湿、燥及七情内伤、饮食失节等因素，但根本是机体阳热偏盛。禤教授从血分论治银屑病，辨证分为血热、血虚、血瘀治疗。其中血热证多见于疾病进行期，血瘀证、血燥证多见于静止或消退期。常用基本方：土茯苓、白花蛇舌草、板蓝根、大青叶、地肤子、半边莲、白藓皮、露蜂房、川芎、泽泻、车前草、甘草。

4. 秦万章　秦老认为银屑病皮疹血瘀指征为皮损色黯、紫红或出现瘀点、瘀斑、肥厚、鳞屑、色素沉着等。治疗时宜结合辨证论治，采用凉血、活血、养血等法。根据“血虚生风，风盛则痒”“血燥风犯，白屑为患”“治风先治血，血行风自灭”等观点，将银屑病之“血证”分为血热、血燥、血虚、血瘀、血寒、血毒等6型，并提出相应的治法和用药。

5. 张志礼　张老认为银屑病发病的根本原因是血热，血热可因七情内郁，气滞化热，心火亢盛，热伏营血；或过食辛辣，脾胃失和，气郁化热，复感风热而发病；或外感风热，风热燥盛，肌肤失养，气血失和，久之阴血内耗。夺津烁液，血枯风燥；或风湿毒热、寒邪痹阻经络，则关节肿痛变形。其博览众家之长既从血治，也将风寒、湿热、热毒综合考虑临床分为血热证、血燥证、血瘀证、湿热证、寒湿证、热毒证、风湿毒证、脓毒证、毒热入营证进行治疗。

6. 李博鑑　李老认为素体血热内蕴是银屑病发病的根本原因，加之过食辛辣发物，或七情内伤、过度劳累，或感受六淫之邪郁而化热，影响脏腑气血功能，致使机体内失疏泄，外失宣透，郁滞肌肤而致。临床上分为血热风盛、血虚风燥及瘀血阻络三型论治。

7. 艾儒棣　艾老认为成都地区位于盆地，聚湿而不易走散，湿热证银屑病不在少数，该证型以脾虚为本，湿毒为标，久则入于血分外发于肌表。故应重视健运脾胃、扶正以驱邪，提出进展期以健脾除湿、清热解毒为大法；邪热蕴久必伤阴，消退期以健脾除湿、养阴润燥为治则；肺卫不固导致易反复感邪，恢复期以健脾除湿、益肺固表为治法。代表方剂为四君子汤合简化消风散加减，常用药物：南沙参、茯苓、白术、金银花、连翘、牡丹皮、川射干、龙骨、紫荆皮、桑白皮、秦艽、猫爪草等。

8. 喻文球　喻老指出本病外因以风邪为主，兼与寒、湿、燥、毒等相兼致病；内因则重在血分，血热、血燥、血虚及血瘀，与饮食、情志因素密切相关。除了血热风盛、血虚风燥、瘀血阻滞等证型还提出了冲任不调型，此证型皮损发生与女性经期、妊娠有关，多在经期、妊娠、产前发病或加重，少数经后、产后发病，皮损色鲜红或淡红，伴微痒，心烦口干，头晕腰酸，舌质红或淡红，苔薄，脉滑数或沉细。治宜养血调经，调摄冲任，方用二仙汤合四物汤加减。

（三）顾氏外科经验

1. 顾伯华经验　国家级非物质文化遗产名录“顾氏外科”第三代传人顾伯华先生主张从血虚风燥治疗白疕，认为白疕总由营血亏损，生燥生风，肌肤失养而成。以血虚风燥型为主，治以养血祛风，常用药物：生地、熟地、当归、白芍、赤芍、红花、鸡血藤、小胡麻、肥玉竹、白鲜皮、豨莶草、炙僵蚕、乌梢蛇（研粉冲服），外用疯油膏涂抹。兼顾风寒型、风热血热型、湿热蕴积型、血瘀型、肝肾不足型、火毒炽盛型。

2. 马绍尧经验　顾伯华先生弟子，“顾氏外科”第五代传人，上海市名中医马绍尧教授在总结先师临床经验基础上认为，银屑病初起多由风寒、风热之邪侵袭，营卫失和，气血不畅，阻于肌表，日久化热；也有因脾虚失于运化，湿热蕴积，外不能宣泄，内不能利导，郁阻于肌肤所致；或因风寒、风热、湿热之邪日久化热化燥，气血耗伤则生风生燥，肌肤失养，瘀阻肌表而成。也有因禀赋不足，肝肾两亏，冲任失调而发病者。由于银屑病外伤皮肤、内伤脏腑，与五脏均有关系，与“肝”尤为密切，常以“肝郁心火”为其内因，“风湿热毒”是为外因，二因相合而为患，临证以血热火毒为多，当然也有虚中夹实、实中见虚之证，脏象所应，以心、肝、肾为主，提倡以凉血解毒法基础上从肝论治银屑病[3]。

马绍尧教授从“肝”论治银屑病具有其中医理论渊源。其一，与先天禀赋有关，《灵枢·阴阳二十五人》篇：“木形之人，多忧劳于事。”《灵枢·本神》篇：“肝藏血，血舍魂，肝气虚则恐，实则怒。”就临床所见，“阴虚火旺”者多，可能与遗传有关。当然，现代生活紧张，工作压力大，睡眠减少，情绪易波动，容易发火动怒，内外结合，易于发病。其二，精神受到刺激，情绪抑郁，肝气不和，以至横逆或郁结，女性患者为多；气滞郁结日久化火，或肝经蕴热，发病较快，皮疹广泛；若失眠或少眠，心神不定，以至心肝火旺，皮疹多而色红。其三，工作紧张，日夜劳累，或疾病日久，暗耗阴血，心主血，肝藏血，心肝血虚，则面白神疲，皮疹暗而脱屑多，指甲干枯，或有凹陷，灰白增厚。其四，幼时瘦弱，肺气不足，易致肝火犯肺，或称木火刑金。肺主皮毛，肺弱则卫气不固，风邪易于侵入。临证所见，因感冒、上呼吸道感染、扁桃体炎而诱发皮疹者很多，呈点滴状，出血点少，尤以儿童多见。其五，多食辛辣刺激发物，伤及脾胃，影响消化吸收，纳食不香或有泛恶呕吐，时有便溏或与干结相交替，口臭明显，为肝旺克脾或木不疏土，进一步形成肝脾不和或肝胃不和。其六，肝与肾为子母之脏，肝肾同源，肾阴亏虚，水不涵木，肝阴不足，则肝阳偏旺，引发肝火、肝风，病情变为复杂。其七，肝为风木之脏，体阴而用阳，血虚则生燥生风。环境的改变，季节的转换，皆可引动风邪，伤及于肝。

（四）从肝论治银屑病九法

“顾氏外科”第五代传人，马绍尧教授弟子李咏梅教授将马教授治疗银屑病经验总结为“从肝论治银屑病九法”指导临床，并取得了理想的治疗效果[4]。

1. **肝郁化火，血热蕴肤证** 常见于寻常型银屑病进行期。皮疹多呈急性发作，红斑、丘疹迅速增多，颜色鲜红，鳞屑较厚，抓之疏松易落，并可见点状出血，或伴有剧烈瘙痒，发热，心烦易怒，夜寐不安，大便干结，小便黄赤。舌苔薄黄、质红，脉弦滑或数。辨证：心肝火旺，血热妄行，溢于脉外。治则：清肝泻火，凉血解毒。方药：丹栀逍遥散、犀角地黄汤、黄连解毒汤加减。发热加葛根、桔梗；大便干结加龙葵、全瓜蒌；小便黄赤加土茯苓、车前草；瘙痒明显加白鲜皮、苦参；心烦易怒加淡竹叶、生栀子；夜寐不安加夜交藤、珍珠母。

2. **肝郁气滞，血瘀肌肤证** 常见于寻常型银屑病稳定期。皮疹较厚，颜色由鲜红转为暗褐，脱屑减少，或伴有精神不振，心绪不安，情志抑郁，胸胁不适，月经不调，失眠多梦。舌苔薄、质紫暗或有瘀点、瘀斑，脉沉细或缓涩。辨证：肝郁不畅，气滞血瘀，络脉受阻。治则：肝理气，活血化瘀。方药：逍遥散、桃红四物汤、丹参饮加减。皮疹肥厚加夏枯草、石见穿；头部皮疹加川芎、白蒺藜；小腿皮疹加泽兰、落得打；月经不畅夹有血块加益母草、王不留行；胸胁不适加香附、枳壳；夜寐不安加夜交藤、酸枣仁。

3. **肝阴亏虚，血燥风盛证** 常见于寻常型银屑病消退期，或见于病情较久的患者。皮疹消退缓慢，皮疹中心部位色素减退或色素稍沉着，或皮疹边缘浸润，鳞屑不易剥脱，或伴有消瘦乏力，皮肤干燥，月经量少色淡，夜寐不安。舌苔薄、质淡红，脉沉细。辨证：肝阴不足，血虚化燥，肌肤失养。治则：补肝养血，祛风润燥。方药：四物汤、补肝汤、柴胡清肝饮加减。色素减退加茜草、旱莲草；色素沉着加白鲜皮、仙鹤草；皮肤干燥瘙痒明显加黄芪、防风、白术；月经量少加制首乌、阿胶珠；夜寐不安加龟甲、牡蛎。

4. **肝脾失和，湿热蕴肤证** 常见于反向性银屑病。皮疹多见于腋下、乳房下、大腿内侧、会阴等处。红斑湿润，或有渗出，鳞屑较薄，结痂黏腻，或伴有口苦纳呆，偶有泛恶，胃胀腹满，大便溏薄，小便黄清，瘙痒较甚。舌苔薄腻或黄腻、质红，脉滑数或濡数。辨证：肝脾失和，脾不健运，湿热内生。治则：疏肝健脾，清热利湿。方药：萆薢渗湿汤、参苓白术散、猪苓汤加减。纳呆泛恶加鸡内金、姜半夏、陈皮；胃胀腹满加煨木香、砂仁壳、大腹皮；大便溏薄加怀山药、焦扁豆、马齿苋；小便黄清加石韦、地肤子、玉米须；瘙痒严重者加白鲜皮、刺蒺藜、皂角刺。

5. **肝火犯肺，风热外袭证** 常见于小儿或性情急躁，多言多动，易于感冒患者。皮疹突然发作，呈点滴状，数量多，皮肤瘙痒，或伴有恶寒发热，咽干喉痛，骨节酸楚，大便干结，小便黄赤。舌苔薄黄或薄白、质红，脉浮数。辨证：肝火犯肺，肺气虚弱，风热外感。治则：清肝泻火，疏风宣肺。方药：泻青丸、桑菊饮、银翘散加减。恶寒发热加麻黄、桂枝；咽干喉痛加桔梗、山豆根；骨节酸痛加羌活、独活、忍冬藤；大便干结加火麻仁、全瓜蒌；小便黄赤加萆薢、车前子、冬瓜皮。

6. **肝肾不足，冲任失调证** 常见于中老年久病不愈或产后复发的女性患者。皮疹颜色多呈淡红或暗红，鳞屑较薄易脱落，瘙痒不甚，或伴有头晕耳鸣，腰酸肢软，产后皮疹加重，或月经不调，带下

增多。舌苔薄，舌体胖、边有齿印，舌质淡红，脉濡细或滑数。辨证：肾阴不足，肝虚血燥，冲任失调。治则：补益肝肾，调理冲任。方药：滋水清肝散加减。头晕耳鸣加白菊花、石决明；腰酸肢软加炙狗脊、山萸肉；经少带多加益母草、墓回头。

7. **肝旺克土，风湿热痹证** 常见于关节炎型银屑病患者。除具有典型皮疹以外，全身大小关节均可累及。急性期关节红肿疼痛，常先出现于指（趾）关节，逐渐累及大关节，日久骨质破坏，关节僵硬，或伴有乏力倦怠，肢体困重，大便不爽。舌苔黄腻质红，脉滑数或濡数。辨证：肝旺伤脾，风湿热结，留滞关节。治则：祛风清热，利湿通络。方药：除湿胃苓汤、独活寄生汤加减。乏力倦怠加生黄芪、薏苡仁；肢体困重加萆薢、佩兰；大便不爽加黄柏、土茯苓。

8. **肝火脾伤，湿热毒炽证** 常见于脓疱型银屑病患者。多在寻常型银屑病皮损上出现针尖至粟米大小密集浅在性脓疱，脓疱可相互融合，形成“脓湖”，疱壁破溃，可有渗出及脓痂，脓疱或仅限掌跖部，或伴有高热，汗出口渴，瘙痒明显。舌苔黄厚腻、质红，脉濡滑。辨证：肝火热毒，脾虚湿胜，湿毒犯表。治则：泻火清热，化湿解毒。方药：犀角地黄汤、清营汤、龙胆泻肝汤加减。高热，汗出口渴加生石膏、粳米；糜烂渗出加泽泻、泽兰；瘙痒明显加白鲜皮、苦参。

9. **心肝火旺，热毒炽盛证** 常见于红皮病型银屑病患者。皮疹累及全身大部分皮肤，弥漫性潮红或呈暗红色，肿胀，大量脱屑，甚至毛发脱落，指甲毁损变形，或伴有恶寒高热，头痛，关节疼痛，大便干结，小便黄赤。舌苔黄腻或黄糙、质红绛，脉弦滑数。若治疗有效，皮疹色泽逐渐转暗，脱屑减少，或伴有头晕乏力，口干唇燥。舌苔剥、质淡红，脉细数或濡数。辨证：早期心肝火旺，热燔营血，血溢脉络；病久伤阴耗气，气阴两亏，肌肤失养。治则：早期泻火凉血，清热解毒；病久益气养阴，补血润肤。方药：早期清瘟败毒饮、凉血地黄汤加减。恶寒高热加羚羊角粉、生石膏；头痛、关节痛加野菊花、升麻；大便干结加生大黄、瓜蒌仁；小便黄赤加滑石、车前子。病久改为四君子汤合增液汤加减。皮肤皲裂加当归、肥玉竹；头晕乏力加白芍、旱莲草；口干唇燥加石斛、芦根。

（五）顾氏外科诊疗银屑病临床研究

1. **临床对照研究** 21 世纪初，上海中医药大学附属龙华医院皮肤科将银屑病分为肝火血热证、肝郁血瘀证、心肝火炽证、肝胆湿热证四个证型，对 495 例银屑病患者进行辨证治疗，其中寻常型银屑病 450 例，脓疱型银屑病 20 例，红皮病型银屑病 25 例。肝火血热证治以清热凉血解毒，药用生地、赤芍、紫草、水牛角、大青叶、白花蛇舌草、丹参、桃仁、生甘草等；肝郁血瘀证治以活血化瘀解毒，药用丹参、三棱、莪术、虎杖、红藤、生甘草等；心肝火炽证治以清心平肝、泻毒降火，药用羚羊角粉、黄芩、黄连、栀子、紫花地丁、蒲公英、生地、金银花、土茯苓、生大黄、生甘草等；肝胆湿热证治以疏肝利胆、清热燥湿，药用柴胡、香附、黄芩、猪苓、龙葵、车前草、生地、生薏苡仁、生甘草等。其中肝火血热证 335 例中，临床痊愈 95 例，显效 105 例，有效 125 例，无效 10 例，有效率 97.01%；肝郁血瘀证 115 例中，临床痊愈 35 例，显效 42 例，有效 30 例，无效 8 例，有效率 93.04%；心肝火炽证 25 例中，显效 15 例，有效 7 例，无效 3 例，有效率 88%；肝胆湿热证 20 例中，显效 12 例，有效 6 例，无效 2 例，有效率 90%。研究表明，白疕有遗传倾向，多发于青壮年患者，每易为外邪侵袭、感冒、精神紧张等诱发。病初多由热毒侵犯肌肤血脉而致血热妄行，流溢皮肤则见红斑片片抓之出血。因肺主皮毛、心主血脉、脾主肌肉四肢，心肝火旺，故发病急性期多与心、肝有关；因心主神明，与人的精神、思维活动密切相关。白疕的诱发与加重因紧张劳累而致屡见不鲜。一旦发作，则红斑色鲜，肌肤灼热，瘙痒剧烈，患者因此而焦虑不安，心烦失眠。故急性发病或进展期患者，病性多为实证热证，由肝火血热、心肝火炽、泛发肌肤而成。药理研究证明犀角对血管的作用为先收缩后扩张，增加中性粒细胞的数量以消炎。水牛角与之相似且能增强白细胞的吞噬作用。生地、赤芍、紫草、大青叶、白花蛇舌草均属凉性药物，具有凉血活血清热解毒之效。其中紫草具抗菌、抗病毒作用，可抑制免疫反应，抗凝抗肿瘤；大青叶能增强白细胞的吞噬功能，具广谱抗菌作用；白花蛇舌草不仅能增强白细胞吞噬功能，还具有提高机体杀菌、抗炎、抗肿瘤的能力，可有效抑制角朊细胞过度增殖；生地、赤芍凉血活血，有显著的解热作用，能扩张血管，增加血流量，改善微循环及增强毛细血管致密度。因此可有效改善银屑病皮损易于伴见表皮筛状出血现象。白疕日久，皮损肥厚难消。脱屑层层，是由于热毒之邪久盛体内，肝郁血瘀，耗伤津液，致血液黏稠，循行失畅瘀血阻滞，肌肤失于濡养而致。故病久则宜活血化瘀、消斑通络为治。方中采用丹参、三棱、莪术、桃仁之品，取其活血化瘀通络之效。药理研究证实，丹参可扩张血管、增加血流量，有抗凝、降低血浆黏度，改善微循环作用；桃仁能降低血管阻力，增加血流量，提高血小板中 cAMP 水平，抑制血液凝固，且有消炎、抗过敏作用；三棱、莪术、落得打等均为破血化瘀之品，临床治疗皮损浸润肥厚、色泽暗红多有佳效[5]。

2. 多中心临床研究　2017 年，上海中医药大学附属龙华医院皮肤科将 150 例寻常型银屑病患者随机分为治疗组与对照组，采用多中心随机对照的方法进行临床观察。治疗组以凉血解毒方为基础方，药物如水牛角、生地黄、赤芍、牡丹皮、土茯苓、菝葜、苦参、生甘草。其中血热证加白茅根、板蓝根、龙葵；血瘀证加丹参、虎杖、莪术；血燥证加当归、鸡血藤、制何首乌；并在上述 3 个证型中均加用陈皮、香附、枳壳。中药水煎，服药 150 mL/ 次，每日早晚各 1 次，饭后 30 min 温服。对照组主要采用复方青黛胶囊口服治疗，4 粒 / 次，3 次 / 日。疗程均为 8 周。2 组均外用龙华医院院内制剂尿素乳膏，每日早晚各 1 次。观察 2 组患者 PASI 评分、中医兼证以及 DLQI 积分改变情况。结果显示治疗组 PASI 评分下降率、部分中医兼证以及 DLQI 积分改善情况均优于对照组，两组患者相关观察指标具有统计学意义。

马绍尧教授认为，银屑病常以“肝郁心火”为其内因，“风湿热毒”为其外因，两者相合而发。临证以血热火毒为多，也有虚中夹实、实中见虚之证。治疗上应以凉血解毒法为基础。虽然该病与五脏均有关系，但与肝尤为密切，故提倡从肝论治银屑病。该研究显示血热证患者是拟寻求治疗银屑病的患者主体，这与血热证处于银屑病进行期，患者治疗需求明显有关，也与文献报道的寻常型银屑病患者中血热证最为常见相吻合。在对不同证型患者中医兼证观察过程中，血热证“心烦易怒”的症状尤为突出，多与患者皮疹不断新发，心情容易焦虑有关，也符合这一阶段心肝火旺的病机特点。对于血瘀证患者，由于疾病处于稳定期，皮疹迁延不退，导致肝气郁结，气滞血行不畅，瘀血阻滞，皮疹愈加肥厚。随着病情的逐步好转，患者皮疹处于消退期，但患者会出现肌肤失养，口舌干燥及大便干结等肝血亏虚、津液不足的表现，这主要是由于病程日久，热邪灼伤阴血所致。另有研究表明，具有抑郁状态的患者心理弹性与生活质量之间呈正相关。因此，生活质量可在一定程度上反应患者的心理健康状况。在对患者皮肤病生活质量指数评分观察过程中，可以发现各个证型的银屑病患者生活质量指数都会受到疾病不同程度的影响，血热证患者最为明显，血瘀证次之，血燥证相对较轻。

采用凉血解毒方为基础从肝论治银屑病是在马绍尧教授临床治疗经验基础上，通过对疾病病因病机、皮疹形态、不同阶段以及身心受损等特点整

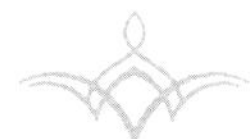

体把握而总结出的一套银屑病治疗体系。在这个治疗体系当中无论银屑病处于哪个阶段，往往都是由急性期迁延而来，体内热毒之邪的盛衰会成为决定疾病转化方向的关键因素。因此，临床上清热凉血解毒药物往往需要贯穿于银屑病治疗的始终。凉血解毒方由经典方剂犀角地黄汤化裁而来，以水牛角代替犀角与生地黄、赤芍、牡丹皮共奏清热解毒，凉血散瘀之功，土茯苓、菝葜、苦参则辅以清热解毒之力，水牛角可入心、肝两经，能泻心、肝之火。现代药理证实，水牛角不仅有良好的抗炎作用，还有一定的免疫调节和镇静功效。治疗组血热证患者加用白茅根、板蓝根、龙葵后清热解毒、清肝泻火功效更强。从治疗结果看，治疗组血热证的临床疗效以及对“心烦易怒”中医兼证的改善情况均优于对照组。对于血瘀证患者，肝郁气滞，血行不畅为病机关键，凉血解毒方基础上加用养血活血的丹参、解毒活血的虎杖、逐瘀破血的莪术，增强了治疗效果。治疗组血瘀证患者的临床疗效以及对“皮疹浸润程度”中医兼证的改善情况与对照组比较也是有统计学意义的。血燥证患者主要表现为肝血亏虚、津液不足。治疗组在凉血解毒方基础上加用具有补肝肾、益精血的当归、鸡血藤、制何首乌等养血柔肝之物后，较好地改善了患者口舌干燥和大便干结症状。治疗组与对照组血燥证患者在临床疗效上无明显统计学意义，考虑患者皮疹处于消退阶段，皮肤损害已不典型，另外也与血燥证患者病例数相对较少有关。由于在应用清热凉血解毒药物时往往容易伤及人体胃气，因此在治疗组中加用陈皮、香附、枳壳等疏肝和胃之品，而这些药物同时还具备疏肝解郁的功效，减轻了患者的焦虑、抑郁状态，提高了患者的生活质量。从治疗结果看，治疗组对患者 DLQI 积分的改善情况明显优于对照组，这也诠释了从肝论治银屑病的有效性与合理性[6]。

3. 辨证分型及生活质量相关性研究 上海中医药大学附属龙华医院皮肤科还对 101 例寻常型银屑病患者中医辨证分型与生活质量的相关因素进行了研究。由一名中医皮肤科主治及以上医生对所有患者进行中医辨证并按证型分组，各组采用两种量表进行评估：PDI 用于测量银屑病患者近一个月的感受，问卷包括日常生活、日常工作、人际关系、休闲活动和治疗 5 个维度的内容，共有 15 条，每一问题分别有“完全没有”“仅有一点”“较严重”和“非常严重”四个选项，分别对应 0、1、2 和 3 分，总分为 0～45 分，分值越高，说明银屑病对患者生活质量的影响越显著。DLQI，共有 10 个问题，包括症状感受、日常生活、娱乐活动、工作学习、个人活动和治疗等 6 个维度，询问在近 1 周内皮肤病给患者的生活质量带来的影响，每个问题分 4 个选项，分别为“无”“一点”“许多”和“非常多”，分别对应 0、1、2 和 3 分，总分为 0～30 分，分值越高，说明对患者生活质量的影响越大。结果显示，与血热证组比较，血瘀证组 DLQI 总分、血燥证组 PDI 总分和 DLQI 总分较低。PDI 各维度评分显示，除治疗维度外，血热证组与血燥证组其余各维度分值差异均具有统计学意义，血热证组与血瘀证组在日常工作维度的分值差异具有统计学意义。DLQI 各维度评分显示，与血热证组比较，血燥证组的各维度分值较低，血瘀证组的日常生活、工作学习维度的分值较低，血瘀证组与血燥证组的症状感受维度分值差异具有统计学意义。

中医将银屑病称为“干癣”“松皮癣”。病因病机方面，早期强调风、寒、湿、热等外邪在发病中的作用，随着认识的不断深入，逐渐认识到内因为其发病基础，内因方面注重血分的变化。风、热之邪侵袭机体而引起邪气聚结、气血失畅，气血不畅则皮肤失于濡养，此外还由于营血亏耗，生风化燥，更兼风寒外袭，营血失调，这些因素均能导致经络阻滞，气血凝滞而成本病。血燥证多为病程日久，或处于寻常型银屑病的静止期患者，该证型患者多唇色淡白，面色萎黄、无华，可见爪甲增厚、干燥、点状凹陷等病变，还可伴有关节酸痛、腰酸乏力、舌苔白、脉细弱以及头晕眼花等。

血热证常见于寻常型银屑病的进行期，新皮疹不断出现，皮损的面积较大，皮损也较严重，颜色较为鲜红，皮肤瘙痒程度较重，肌肤灼热，心烦口渴或口干口苦等，患者感受到更多的生理上的不适和心理上的尴尬和自卑，在日常生活方面，血热证患者由于皮损严重，也导致患者对购物、穿衣和社交娱乐等活动产生了影响，即使是夏天，患者也穿较多的衣服来遮盖局部的皮损，并不愿外出活动，患者的整体生活质量较差。血瘀证患者处于疾病的稳定期，病程较长，皮损局限，虽然全身的症状不明显，但局部皮损经久不退，有肥厚浸润的现象，患者长期遭受疾病的折磨，故生活质量也较差。血燥证常见于疾病的消退期，皮疹颜色变淡，鳞屑变薄，可有轻度的瘙痒，疾病处于好转，患者感到自己的疾病处于好转，比较愿意调整生活状态，参加各类社交娱乐活动，调整穿衣类型，更积极地投入工作学习，故患者的生活质量相对较好。该研究中，血热证患者生活质量最差，其与血燥证患者的生活质量差异较大。其中在PDI治疗这一维度，各证型间无显著差异，可能由于银屑病为慢性皮肤病，容易复发，采用中医治疗的患者需要长期服用中药汤剂，基本上需要常年服药来控制病情，故该样本的患者在治疗上无显著差异[7]。

4. 对银屑病与情志失调共病的研究　长期的银屑病病史容易引起患者发生多种共病，情志失调是银屑病患者常见共病之一。上海中医药大学附属龙华医院皮肤科开展了泻肝凉血解毒方治疗有情志失调血热证银屑病的临床研究。研究表明，泻肝凉血解毒方不仅能够减轻银屑病患者的皮损严重程度，而且还能减轻患者的焦虑、抑郁状态，主要机制为泻肝凉血解毒方可能通过调节患者血清BDNF和5-HT水平，对银屑病患者皮疹和情志的改善起到了积极、正向的作用，同时皮疹的减轻和情绪的改善形成良性循环，协同促进了银屑病的痊愈或好转。

（六）顾氏外科诊疗银屑病实验研究

1. 泻肝凉血解毒中药对血清肿瘤坏死因子的影响　与为探讨泻肝凉血解毒中药治疗银屑病作用机制，上海中医药大学附属龙华医院皮肤科应用泻肝凉血解毒方干预普萘洛尔诱导的银屑病豚鼠模型，并与阿维A胶囊进行对照。具体方法是将豚鼠随机分为空白组、模型组、泻肝凉血解毒方组和阿维A胶囊组。采用普萘洛尔乳剂外涂豚鼠耳背皮肤复制银屑病模型。各组给予相应处理，疗程4周。观察豚鼠一般情况、局部皮损病理变化、皮损组织和血清肿瘤坏死因子表达变化。结果显示模型组豚鼠耳部皮肤呈典型的银屑病样病理改变，泻肝凉血解毒方组和阿维A胶囊组皮损组织病理明显改善；与空白组比较，模型组皮损组织和血清肿瘤坏死因子水平升高；与模型组比较，泻肝凉血解毒方组和阿维A胶囊组皮损组织和血清肿瘤坏死因子水平降低；但两治疗组之间肿瘤坏死因子水平无显著性差异。

关于银屑病的病因，目前尚不完全清楚。多数学者指出，该病的发生是在多基因遗传以及环境因素的共同作用下，通过免疫介导的共同通路，引起的角质形成细胞过度增殖肿瘤坏死因子作为一种炎症因子，在银屑病的发病中具有重要作用。1987年Goerdt等发现了肿瘤坏死因子能够诱导银屑病患者的内皮细胞活化，自此之后，越来越多的研究结果显示肿瘤坏死因子与该病的发病关系密切，在银屑病患者的血清中及皮损组织内均存在肿瘤坏死因子水平的升高及异常表达。可推测皮损组织中活化的T淋巴细胞释放细胞因子，从而刺激了角质形成细胞，致使其增生、增殖速度加快，导致表皮不完全成熟、角化不全、颗粒层消失，促进该病的病程进展。本研究以豚鼠银屑病样皮损为研究对象，模型组豚鼠血清肿瘤坏死因子显著高于空白组和药物干预组，说明普萘洛尔所致豚鼠银屑病样模型中，肿瘤坏死因子升高

在银屑病皮损形成中起重要作用；经泻肝凉血解毒方治疗后，血清肿瘤坏死因子水平显著降低。免疫组化染色结果也表明，空白组豚鼠耳组织肿瘤坏死因子弱表达，模型组高表达，经药物干预的两组皮损组织肿瘤坏死因子表达均降低；说明普萘洛尔所致豚鼠银屑病样皮损动物模型中，局部肿瘤坏死因子的表达与皮损形成相关；经泻肝凉血解毒方治疗后，局部肿瘤坏死因子表达显著降低，与阿维A胶囊组无显著差异。本实验研究提示，泻肝凉血解毒方能降低普萘洛尔致豚鼠银屑病样模型肿瘤坏死因子水平，可能是泻肝凉血解毒方治疗银屑病的机制之一[8]。

2. 泻肝凉血解毒中药对血清IL-17、IL-23的影响　上海中医药大学附属龙华医院皮肤科还采用泻肝凉血解毒方对银屑病动物模型的IL-17、IL-23的影响进行了研究。采用5%普萘洛尔霜剂外涂豚鼠耳背皮肤，制备豚鼠银屑病模型。造模豚鼠随机分为3组，即模型组、阿维A胶囊组和泻肝凉血解毒方组，各10只；另取10只未造模豚鼠为空白组。阿维A胶囊组和泻肝凉血解毒方组分别以相应药液灌胃，空白组、模型组用生理盐水灌胃，连续4周。干预后光镜下观察各组豚鼠局部皮损病理变化，免疫组化法检测皮损组织IL-17和IL-23的水平，ELISA法检测豚鼠血清IL-17和IL-23水平。结果显示，豚鼠耳部皮肤HE染色，造模部位可见典型的角化过度、角化不全、棘层肥厚、真皮毛细血管扩张，有较明显的单个核细胞浸润；经泻肝凉血解毒方和阿维A胶囊治疗后，皮损组织病理显著改善。免疫组化结果显示，模型组IL-17和IL-23的表达明显高于空白组，用药组IL-17和IL-23的表达均显著低于模型组；阿维A组IL-17和IL-23表达与泻肝凉血解毒方组比较差异有统计学意义。ELISA检测结果显示，模型组IL-17和IL-23的水平明显高于空白组，用药组IL-17和IL-23的水平均显著低于模型组；阿维A组IL-17、IL-23水平与泻肝凉血解毒方组比较差异有统计学意义。

近年来，Th17细胞在银屑病发病过程中的作用越来越受到人们的重视。Th17是一种新发现的$CD4^{+}$的、与IL-23相关的、能够分泌IL-17的T细胞亚群，在银屑病皮损中呈高表达。还有研究表明，银屑病患者皮损中IL-17 mRNA及Th17细胞相关因子含量显著高于患者非皮损处；同时这些患者非皮损皮肤中这些细胞因子的mRNA含量显著高于正常受试者皮肤组织。以上研究结果说明，银屑病患者皮损中存在Th17细胞的异常活化，并在银屑病的发病中发挥重要作用。在对小鼠模型的研究中，将IL-23注射到小鼠耳部皮肤形成的银屑病样皮损同样是依赖于浸润到皮肤中的Th17细胞产生的一系列细胞因子和趋化因子而维持的。本研究结果显示，豚鼠造模2周后，耳背部皮肤出现红斑、肿胀、鳞屑，微血管扩张等银屑病样改变，局部辨证符合银屑病血热证的标准；同时，模型组豚鼠耳背部皮损IL-17和IL-23表达显著高于空白组，血清中IL-17和IL-23的水平也显著高于空白组。经泻肝凉血解毒方治疗后，红斑鳞屑明显减轻，其微观病理结构也得到明显改善，同时耳背部皮损和血清IL-17和IL-23水平均显著下降。由此我们推测，泻肝凉血解毒方是通过抑制异常活化的Th17细胞功能、降低炎症因子IL-17、IL-23的水平，从而抑制了角质形成细胞、树突状细胞产生趋化因子，进而减轻了银屑病的炎症反应，对银屑病皮损起到治疗作用[9]。

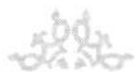

参考文献

[1] 陈红风．中医外科学［M］．北京：中国中医药出版社，2016：194-197.

[2] 唐汉钧．中医外科临床研究［M］．北京：人民卫生出版社，2009：236-245.

[3] 上海市卫生局中医药管理处．名医薪传［M］．上海：上海中医药大学出版社，2006：4-16.

[4] 李晓睿，李咏梅．马绍尧从肝辨治银屑病临床经验撷菁［J］．江苏中医药，2018，50（6）：20-22.

[5] 李咏梅，马绍尧，冯国强．从肝论治银屑病495例疗效观察［J］．浙江中西医结合杂志，2007，17（12）：776-777.

[6] 李晓睿，李咏梅，蔡希，等．从肝论治寻常型银屑病的临床多中心随机对照研究［J］．长春中医药大学学报，2017，33（6）：960-963.

[7] 平立，李咏梅，高尚璞，等．寻常型银屑病中医辨证分型与生活质量的相关因素研究［J］．世界临床药物，2018，39（7）：475-479.

[8] 张朋月，强燕，陈丽宏，等．泻肝凉血解毒方对豚鼠银屑病样皮损 TNF-α 的影响［J］．上海中医药杂志，2016，50（10）：96-98，102.

[9] 张朋月，钱咏梅，李咏梅，等．泻肝凉血解毒方对豚鼠银屑病样皮损 IL-17 和 IL-23 水平的影响［J］．上海中医药大学学报，2015，29（5）：78-82.

（李晓睿，李燕娜，程塞渊；主审：李咏梅）

顾氏外科治疗脱发的传承与发展

一、疾病概说

（一）油风

油风，相当于西医学斑秃，是一种突然发生的局限性脱发，局部皮肤正常，无自觉症状。现代医学普遍的观点是，斑秃是一种具有遗传素质和环境激发因素的自身免疫性疾病，可发生在任何年龄，但多见于30～40岁的中年人，无明显性别差异。不少患者在发病前有精神创伤和精神刺激史。患者常于无意中发现或被他人发现有脱发，无自觉症状，少数病例在发病初期患处可有轻度疼痛、瘙痒或其他异常感觉。初起为1个或数个边界清楚的圆形、椭圆形或不规则形的脱发区，局部头皮正常、光滑，无鳞屑和炎症反应。在活动期，脱发区边缘头发松动，很容易拔出（拉发试验阳性），拉出的头发在显微镜下可见毛干近端萎缩，呈上粗下细的“惊叹号”样。根据毛发受累范围可分为局限性斑状斑秃、全秃和普秃。斑秃可发生甲改变：甲水滴状下凹、甲纵嵴和不规则增厚，也可发生甲混浊、变脆等。全秃和普秃患者甲改变更明显[1]。

中医早在隋代既有对“油风”的记载，《诸病源候论》中指出“人有风邪在头，有偏虚处，则发脱落，肌肉枯死。或如钱大，或如指大，发不生，亦不痒，故谓之鬼舔头”，描述了油风的成因和症状。书中还说：“足少阴肾之经也，其华在发。冲任之脉，为十二经之海，谓之血海，其别络上唇口。若血盛则荣于须发，故须发美；若血气衰弱，经脉虚竭，不能荣润，故须秃落。”说明了脱发的原因。到了明清时期，开始出现“油风”之名，该名也被一直沿用至今。陈实功在《外科正宗》中论述到“油风，乃血虚不能随气荣养肌肤，故毛发根空，脱落成片，皮肤光亮，痒如虫行，此皆风热乘虚攻注而然”。《外科证治全书》提出“油风……夫发为血之余，肾主发，脾主血，发落宜补脾肾，故妇人产后，脾肾大虚多患之”，指出治疗上宜补脾肾两脏以补血养发。《医宗金鉴·外科心法要诀》中也对油风有详细的描述：“此证毛发干焦，成片脱落，皮红光亮，痒如虫行，以致风盛燥血，不能荣养毛发。”指出了风邪太过，津

血干燥致毛发失于润泽而脱落。王清任在其《医林改错》中写道“皮里肉外血瘀，阻塞血路，新血不能养发，故发脱落；无病脱发，亦是血瘀”，“头发脱落，各医书皆言伤血，不知皮里肉外血瘀阻塞血路，新血不能养发，故发脱落”，首次提出瘀血内阻是致使脱发的病因，只有活血化瘀、去旧生新，毛发方能得到新血滋养而生长。《血证论》中亦云“凡系离经之血……瘀血在上焦，或发脱不生”，阐述了发落与血液瘀滞之间的关系。

（二）发蛀脱发

发蛀脱发，相当于西医学雄激素性脱发，为雄激素依赖的常染色体显性遗传性多变性疾病，是临床上最常见的脱发类型，由于患者局部头皮毛囊对雄激素的敏感性增加，毛囊逐渐萎缩，终末期毛囊转变成毳毛毛囊，直至毛囊消失，从而导致发量进行性减少。本病可有家族史，发病有种族差异，白种人发病率最高，黄种人和黑种人发病率明显较低。男性的雄激素性脱发又称男性型脱发，主要发生于20～30岁男性，从前额两侧开始头发密度下降，头发纤细、稀疏，逐渐向头顶延伸，额部发际向后退缩，前额变高，形成“高额”，前发际线呈M形；或从头顶部头发开始脱落。也有前额和头顶部同时脱落。脱发渐进性发展，额部与头顶部脱发可相互融合，严重时仅枕部及两颞部残留头发。脱发区皮肤光滑，可见纤细的毳毛，皮肤无萎缩。可伴有头皮油脂分泌增加。一般无自觉症状。女性的雄激素性脱发又称女性型脱发，脱发程度一般较轻，多表现为头顶部头发逐渐稀疏，一般不累及颞额部。顶部脱发呈弥漫性，如“圣诞树样”。脱发的进程一般缓慢，其程度因人而异，但极少发生顶部全秃[1]。

发蛀脱发，中医学亦称早秃、蛀发癣。《外科证治全书》记载：“蛀发癣，头上渐生秃斑，久则运开，干枯作痒，由阴虚热盛剃头时风邪袭人孔腠抟聚不散，血气不潮而成。”《素问·六节脏象论》：“肾者，主蛰，封藏之本，精之处也，其华在发”，《素问·上古天真论》：“女子七岁，肾气盛，齿更发长”“四七，筋骨坚，发长极”“五七，阳明脉衰，面始焦，发始堕”，男子“八岁，肾气实，发长齿更”“五八，肾气衰，发堕齿槁”“六八，阳气衰竭于上，面焦，发鬓颁白”“八八则齿发去”。说明肾精的盛衰和毛发的生长与脱落密切相关。

二、疾病诊治的传承与创新

脱发是顾氏外科皮肤病学组的优势病种。20世纪七八十年代，顾伯华先生等把脱发病因主要归结于三点，即：① 血虚，风邪乘虚而入，风盛血燥，毛发失养。② 肝郁脾虚，气滞血瘀，生化乏源，毛发失养。③ 久病，肝肾两亏，毛发失养，导致毛发脱落。21世纪以来，随着生活节奏加快、饮食的变化以及疾病谱的变迁，马绍尧教授在上述病因的基础上增加了“湿热蕴积”，认为“脏腑湿热内蕴夹外邪郁于肌肤，以致营卫失和，脉络瘀阻，发失所养而成”（马绍尧主编《实用中医皮肤病学》1995版）。近年来，随着脱发患者增多，临床经验更加丰富，学术思想逐渐形成。马绍尧教授认为，脱发病因复杂，是全身性疾病，与外邪、饮食、情绪、遗传等均有关系，尤与“肾”的关系最为密切，亦可累及其他脏腑，其中“脾”与毛发的生长脱落也有密切关系。马绍尧教授在此基础上创制了三参活血合剂（原名活血补肾合剂），用于脾肾两虚兼有湿热的脱发疾病的治疗。

（一）斑秃治疗应注重活血化瘀

顾伯华教授[2]将斑秃根据辨证分为三型论治：血虚风盛证，治宜养血祛风为主，方选神应养真丹加减；气滞血瘀证，治宜理气活血为主，方选逍遥散合通窍活血汤加减；肝肾不足证，治宜补益肝肾为主，方选七宝美髯丹加减。

马绍尧教授结合多年的临床经验，在此基础

上，提出“斑秃的治疗应注重活血化瘀”，建议将活血化瘀药应用于斑秃治疗的始终。皮肤病学组在马绍尧教授指导下，将三参活血合剂应用于斑秃的治疗，先后观察了50例和60例斑秃患者的疗效。观察发现，三参活血合剂可有效促进斑秃部位毛发生长，缓解头痛、失眠多梦、腰膝酸软等肾虚血瘀证证候[3]。同时三参活血合剂能够下调斑秃患者血清中IFN-γ水平，明显上调IL-4水平，使之趋向于正常水平[4]。其可能的调控机制为：三参活血合剂中的部分中药成分具有显著的抗炎、抗感染、抗病毒作用，能够改善微循环，增强巨噬细胞的吞噬功能；三参活血合剂还能够调节细胞免疫和体液免疫，使失衡的Th1和Th2趋于平衡。

此外，马绍尧教授还指出，从临床观察看，一般斑秃，钱币大小，少于三处者，多与精神紧张，睡眠不足有关，属肾阴亏虚。柯韵伯云：“肾虚不能藏精，坎宫之火无所附而妄行，下无以奉春生之会，上绝肺金之化源”，“精者属癸，阴水也，静而不走，为肾之体；溺者属壬，阳水也，动而不居，为肾之用。是以肾主五液、若阴水不守，则真水不足；阳水不流，则邪水逆行。”一般调节生活、学习工作节奏，睡眠充足，保证营养即可痊愈。若产后出血过多或劳累过度，先血亏，后脾伤，再累及于肾，脱发处增至三处以上，或引起“全秃”，应心脾肾同治。罗东逸说：“夫心藏神，其用为思；脾藏智，其为意。是神智思意，火土合德者也。心从经营之久而伤，脾以思虑之郁而伤，则母病必传之诸子，子又能令母虚。”脾阳不运，精水不足，则心肾不交，此即思虑，劳伤，损及脾肾之证。应坚持治疗，效果仍可，但易复发。必须注意日常生活方式，不耐劳累，防治并行。严重者，病延日久，或治疗失当，或先天禀赋虚弱，肾精不充，或有遗传因素，以致全身毛发脱光者，谓之“普秃”。五脏均伤，应调心、疏肝、健脾、益肺、补肾、填精、和胃等。应遵张仲景所说：“观其脉证，知犯何逆，随证治之。”坚持调治，日久亦见成效，治愈者，亦非个别，先天发育不全者，则应当除外。也有因其他疾病引起脱发者，应结合原发疾病配合治疗，方能收到较好效果。

（二）发蛀脱发往往虚实夹杂

顾伯华教授[2]认为，临床对于本病治疗以减缓病情发展，改善临床症状为主。本病初期往往以血热风燥为主，病久不愈，肝肾不足，则可出现血虚风燥之证。病变在毛发，病位在脏腑，尤与肝、脾、肾三脏关系密切。将发蛀脱发分为血热风燥证和肝肾不足证，分别以凉血消风，润燥护发（凉血消风散为主方）；滋补肝肾（七宝美髯丹为主方）等原则进行治疗。

随着生活条件、饮食结构的改变，马绍尧教授观察发现，临床就诊的患者中，发蛀脱发的人群日益增多，且有年轻化趋势。其中20～35岁最多，小的只有17岁，60%在25岁之前脱发，80%在30岁前脱发。相当一部分患者有家族史，而心理因素、工作压力、长期紧张、睡眠不足、焦虑、疲劳也是重要原因，网络游戏也成为青少年脱发的重要因素。过度紧张引起自主神经功能紊乱，皮肤血管收缩功能失调，头皮局部血液供应减少，毛囊营养不良而致脱发。现代医学发现，双氢睾酮会使毛囊逐渐萎缩，使毛发变细、短小而脱落。因此双氢睾酮水平的增高或效应增强是男性脱发的重要原因。这和中医“肾”的功能可以联系起来考虑为肾的阴阳平衡功能失调。发蛀脱发临床辨证虚实夹杂者较多见，常见有肾虚湿热证，先由过食膏粱厚味，辛辣海鲜，火锅醇酒，脾胃受伤，运化失常，湿浊内生，日久化热，累及于肾。可表现为如下证型：肾虚血燥证，先由外毒侵袭，如染发、洗发液、电吹风等，风热毒蕴积肌肤，耗津伤血，血不养发，而脱落，又心焦恐惧，而致肾精亏虚；肾虚血瘀证，工作压力过重，日夜操劳者，或心理要求过高，难以实现，郁郁不欢者，肝气疏泄不畅，日久气滞血流缓慢或受阻而血瘀，

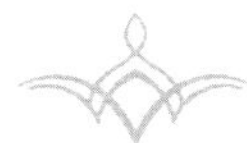

与肾阳不足相关。

马绍尧教授从祖国医学的观点出发，结合多年的临床经验提出，长期精神紧张，饮食不节、生活不规律是诱发和加重女性型脱发的重要因素；久之肾阴暗耗，肾精亏损，机体肝肾不足，冲任失调，气血不调或不荣，毛发失于精血的濡养而脱落。此外这些因素亦可导致肝气郁结化热或肝胆湿热，因此女性型脱发患者主要以肝肾亏虚，气血不足为主，湿热内蕴亦不可忽视。马绍尧教授指出，该病标在皮毛，本在脏腑，与肾、肝、脾、气血关系密切，尤与“肾”的关系最为密切。女性型脱发的治疗应从基本病机出发，采取以滋阴补肾、养血生发为主，兼顾清利湿热的原则。将三参活血合剂（活血补肾合剂：黄芪，党参，丹参，生地黄，玄参，麦冬，益母草，猪苓，金钱草，白花蛇舌草）用于治疗发蛀脱发，并进行了一系列的临床观察：

有研究表明，女性型脱发的发生与微量元素的缺乏有重要关系。而不同种类的中药所含微量元素的种类也有不同，如补血的中药含 Fe 量均较多；补阴作用的中药 Zn 含量较高，清热类中药 Cu、Zn 含量较高。对三参活血合剂配方组成中的单味中药所含微量元素进行分析：补气药中，党参富含微量元素 Fe、Zn、Cu；黄芪 Fe 含量丰富；补血活血药中，丹参富含 Fe、Zn；补阴药中，玄参、生地都富含 Zn，生地中还含有大量 Fe；麦冬 Fe、Zn 含量占所含微量元素的前三位。清利湿热药中，益母草富含 Fe、Zn、Cu；猪苓中含有较高的 Fe、Cu；金钱草含有丰富的金属元素，其含量由高到低依次为 Mg、Fe、Mn、Zn、Cu。

以三参活血合剂治疗 91 例女性肝肾阴虚型脱发患者，疗程 3 个月，治疗总有效率为 93.41%；且治疗后，患者血清 Fe、Zn、Cu 含量均较治疗前升高[5]；同时，腰膝酸软、失眠多梦、头皮出油和头皮痒痛等症状得到改善；血清雌雄激素比例（E_2/T）趋于平衡[6]。认为三参活血合剂可有效治疗女性肝肾阴虚型脱发，其机制可能与补充毛发生长必需的微量元素，调节患者雌雄激素水平有关。

（三）治疗脱发的基础研究

在临床研究的基础上，马绍尧教授还指导了一系列的基础研究：

用 C57BL/6 小鼠建立动物模型，对 120 只小鼠以松香 / 蜡混合物拔毛，诱导其毛发由休止期进入生长期，观察发现，三参活血合剂第 4 日时显示出促进血管新生的作用，第 17 日表现出促进毛囊成熟的作用，显著优于模型组[7]。病理切片计数拔毛部位的血管数，并以免疫组织化学方法检测毛囊中 VEGF 表达情况。结果显示，三参活血合剂组毛囊中 VEGF 的表达在第 11 日和第 17 日时均明显高于对照组和模型组（$P < 0.05$）[8, 9]。由此得出结论：三参活血合剂可能是通过调节细胞因子水平，促进血管新生，改善局部血液循环达到促进毛发生长的目的。

参考文献

[1] 赵辨 . 中国临床皮肤病学［M］. 南京：江苏科学技术出版社，2010，1185-1187.

[2] 陆德铭，陆金根 . 实用中医外科学［M］.2 版 . 上海：上海科学技术出版社，2010：568-571.

[3] 高尚璞，李咏梅，顾敏婕，等 . 活血补肾合剂治疗肾虚血瘀型斑秃的临床观察［J］. 上海中医药杂志，2005（7）：39-41.

[4] 徐佳 . 三参活血合剂治疗气阴两虚型斑秃的临床研究［C］. 北京：中国皮肤科医师年会，2012：12-13.

[5] 杨斐，温家馨，李咏梅，等 . 活血补肾合剂治疗肝肾阴虚型女性型脱发的临床研究［J］. 上海中医药杂志，2018，52（3）：62-64.

[6] 高尚璞，李咏梅，冯国强，等 . 活血补肾合剂治疗女性肝肾阴虚型脱发临床研究［J］. 上海中医药大学学报，2013

（2）：48-50.
［7］高尚璞，李咏梅，花永强．活血补肾合剂对人头皮毛乳头细胞中血管内皮细胞生长因子表达的影响［J］．上海中医药大学学报，2010，24（6）：64-66.
［8］高尚璞，李咏梅，宋瑜，等．活血补肾合剂对C57BL/6小鼠毛发生长的影响［J］．中国中西医结合皮肤性病学杂志，2005（2）：74-77.
［9］高尚璞，黄岚，杨新伟．活血补肾合剂对C57BL/6小鼠皮肤血管新生及毛囊中血管内皮细胞生长因子表达的影响［J］．中西医结合学报，2007（2）：170-173.

（高尚璞；主审：李咏梅）

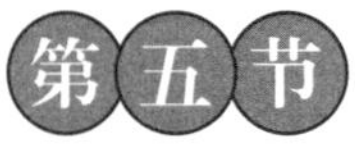

第五节 肛肠科优势病种

顾氏外科治疗痔的传承与发展

一、疾病概说

痔相当于西医学的内痔、外痔和混合痔。内痔是直肠末端黏膜下、齿线上的静脉丛扩大、曲张所形成的柔软静脉团，好发于3、7、11点位的母痔区，主要病理特点为Treitz肌退行变性及肛垫内动静脉吻合调节障碍所致，临床表现为脱出、便血或坠胀不适感等。发生在齿线以下的痔为外痔，按照病理特点可分为炎性外痔、结缔组织性外痔、血栓性外痔和静脉曲张性外痔，临床表现为肛门口的异物感、疼痛或坠胀不适。混合痔是内、外痔相互沟通吻合，形成一整体者，兼具有内痔及外痔的症状。

痔的病名首见于《山海经》。《山海经·南山经》曰："南流注于海，其中有虎蛟，其状鱼身而蛇尾，其音如鸳鸯，食者不肿，可以已痔。"《五十二病方》最早记录了痔的分类，列出了4种痔：牡痔、牝痔、脉痔、血痔。《素问·生气通天论》云："因而饱食，筋脉横解，肠澼为痔。"首先提出了痔的病因病机为饮食不节，筋脉血管弛缓，血液瘀滞而成。《丹溪心法》云："痔者，皆因脏腑本虚，外伤风湿，内蕴热毒，醉饮交接，多欲自戕，以致气血下堕，结聚肛门，宿滞不散，而冲突为痔也。"《医宗金鉴》云："痔疮形名亦多般，不外风湿燥热源。"讲述了痔的病因不外乎风、湿、燥、热等。本病多因脏腑本虚，兼因久站久坐，大便困难，或如厕久蹲，加上饮食不节，过食辛辣厚味，导致脏腑功能失调，风湿燥热下迫大肠，瘀血浊气结滞，筋脉横解为痔。

二、疾病诊治的传承与创新

混合痔是顾氏外科肛肠科的重点专科疾病及优势病种，主要分为非手术及手术疗法，不仅有传统的治疗方法，还在传统的方法上不断发展创新，兼顾传统与创新，继承与发展，多种治疗方法并用，形成了顾氏外科特色的痔病治疗方法。

（一）内治法

非手术疗法主要是辨证施治，内痔伴便血者，多为湿热下注、血热妄行引起，通常采用清热利湿，凉血止血，药用生地黄、赤芍、牡丹皮、苍术、黄柏、川牛膝、生地榆、生槐花、生蒲黄、侧柏叶等[1]，生地黄能清营血分之热而凉血，且

具有止血之效，可用于血热引起的各种出血症；凉血止血药物多有留瘀之弊，可在治疗中“疏其血气，令其调达，而致和平”，少佐散瘀之品，使止血而不留瘀，如牡丹皮、赤芍等。地榆凉血止血，其性沉降，尤宜治疗下焦出血。槐花具有凉血止血、清肝泻火的功效，为治疗便血的常用药。蒲黄生用凉血止血效果最佳。侧柏叶生用，长于凉血。苍术燥湿健脾，朱震亨云“苍术治湿，上、中、下皆有可用”；黄柏清热燥湿，偏走下焦，为治下焦湿热要药，两药配伍为二妙丸，是清热燥湿的基础名方。川牛膝乃引经之品，可引药下行，多用于治疗下部疾患。如若患者便血较甚，损伤气血，可酌情加用仙鹤草、旱莲草益气摄血，如若便血已久，致气血亏损，痔核脱出则另加太子参，炒白术益气养血。

复黄片在长期治疗混合痔伴内痔出血的中医临床基础上，由著名中医外科专家顾伯华教授和陆金根教授总结几十年的临床经验而成的经验方，并制成了上海中医药大学附属龙华医院的院内制剂，主要成分为蒲黄、地榆、槐角、大黄等。复黄片经过了多项的基础研究及临床研究，在144例痔病出血患者的研究中，表明其具有明显的止血作用，且未发现有明显不良反应[2]。方中蒲黄味甘辛，性凉，入血分。功能凉血止血，为君药。《药品化义》载：“若诸血久者，炒用之以助补脾之效，摄血归源，使不妄行。”单此一药而具标本同治之功，兼有止血不留瘀之妙。地榆、槐角等为治疗便血良药。大黄为佐使药，有泻热凉血通便之效，荡涤肠胃，可收釜底抽薪之功。全方主治血热妄行之便血，治以凉血止血、清热通便之法。因此具有良好的口碑，不好患者慕名而来开具此药。

另有外痔伴炎性水肿或伴血栓者，多为饮食不节，恣食肥腻，过食辛辣，外伤风湿或破损染毒，或便时努挣，用力负重，肛口静脉破损，血液瘀积引起，通常采用清热利湿，消肿止痛，在清热利湿凉血的药物基础上可加用徐长卿、丹参等化瘀消肿止痛。

（二）外治法

王焘的《外台秘要》论痔“此病有内痔，有外痔，内但病时即有血，外无异”。已将痔分内外分治。对于炎性外痔或血栓性外痔甚至嵌顿痔，亦可外用消痔膏，其为上海中医药大学附属龙华医院自制制剂，由锻白螺蛳壳、锻橄榄核、冰片组成，辅料为凡士林，白螺蛳壳化痰散结、消肿止痛，《本草汇言》论述白螺蛳壳：“火烧存性，敲碎，去壳内泥土，研极细掺之，可治诸疮烂湿不收。”橄榄核解毒敛疮、利气止血，冰片清热散毒、消肿止痛，三药合用，共奏清热解毒，消肿止痛之效，长期应用于外痔消肿止痛的治疗。将消痔膏平摊于纱布上，膏药厚度0.4～0.6 cm，大小以超过患部边缘皮肤1.0～2.0 cm为宜，贴敷患处，橡皮膏固定，2次/日。临床研究使用消痔膏治疗70例嵌顿痔患者，结果表明其能有效缓解患者的疼痛、渗出、水肿等主要临床症状，有效率达88.57%[3]。

另外用熏洗方坐浴熏洗，古代记载治疗牡痔：“未有巢者”，“煮一斗枣，一斗膏，以为四斗汁，置般（盘）中而居（踞）之”的坐浴熏洗法。陆金根教授按多年临床经验，以“从瘀论治”为理念而拟定丹卿方熏洗，由丹参15 g、徐长卿30 g、莪术15 g、芒硝9 g组成，可起到活血化瘀，散瘀止痛的作用。方中丹参为君，祛瘀止痛，活血通经，同时丹参化瘀止痛不伤气血，有补血和血之效，攻补兼施，祛瘀养血，疼痛自除；徐长卿为臣，祛风止痛，解毒消肿，适用于气滞、血瘀所致各种痛症；佐以莪术，破血行气止痛；以芒硝为使，清热消肿。将丹卿方浓煎至100 mL后倒入熏洗盆中，随即加1 000 mL温水（60℃）趁热先熏蒸患部，待水温降至42℃左右将患部浸入盆中药液内坐浴10～15 min，2次/日。使用丹卿方熏洗治疗300例肛肠科患者的多中心研究表明，能明显改善患者的水肿、疼痛情况[4]。

（三）手术治疗

手术治疗常用结扎疗法，为中医传统外治法，《五十二病方》记录了“絜以小绳，剖以刀”的结扎切除法。《太平圣惠方》：“用蜘蛛丝，缠系痔鼠乳头，不觉自落。”记载了痔的结扎法，临床上按内外痔称外切（剥）内扎术，外痔部分切除或剥离，内痔部分用单纯结扎法或贯穿结扎法。后续在此基础上不断发展，临床上常见的一些重度环状混合痔可能单纯使用外切（剥）内扎术效果欠佳，因此在此基础上进行了改良。

1. 截断结扎术　观察混合痔形态分布，将内痔部分牵出肛外，采用超声刀将“超大”痔块逐个纵行截断切割，分离成 1 cm 宽痔块（一次手术以分离成 5～6 个痔块为宜），深达黏膜下层，然后纵行夹持各痔体后结扎，结扎点尽可能不在一个平面上，注意保留结扎点间黏膜桥，外痔部分依痔体形态同样用超声刀作梭形切除。传统中医结扎术治疗重度混合痔比较困难，主要因为痔核较多，出血量大，另外痔核体较大，结扎后可致痔核残端坏死不全，难以脱落。治疗过程中结合超声刀是一种有选择地分离、切割痔块的方法，既可减少术中出血，又可避免术后肛门狭窄。临床研究将 72 例重度混合痔患者随机分为治疗组和对照组各 36 例，分别采用截断结扎术和外剥内扎法治疗，结果表明截断结扎术安全、有效、可靠，可缩短伤口愈合时间及手术时间[5]。

2. 超声刀切除缝合术　随着微创观念的不断发展，能量平台在临床广泛使用，在外切（剥）内扎术基础上，结合超声刀切除，有效减少术中出血，缩短手术时间。内痔结扎或套扎联合超声刀切除治疗混合痔，操作时应使用超声刀前 2/3 直接切凝外痔部分至齿状线处，并使组织凝固切割时间充足，同时注意创面的形态，切口间需要保留足够的黏膜桥和皮桥，切口两侧以 3-0 可吸收线做锁边缝合，内痔予以结扎或套扎，整个术式几乎无出血，术后创面小，恢复快。临床研究将该术式与外剥内扎术比较，结果证实其相较外剥内扎术，具有安全有效，手术时间短、术中出血少、术后疼痛轻、创面愈合快的优势[6]。

3. 动脉结扎悬吊绑缚切除闭合术　混合痔术后严重并发症为术后大出血，基于此原因，我们也采用了悬吊绑缚动脉结扎切除闭合术治疗混合痔，充分扩肛后用肛门镜观察混合痔形态分布，示指检查痔动脉搏动，用 2-0 的可吸收缝线在内痔顶端上方 0.5 cm 痔动脉搏动处作一“8”字缝合，结扎痔动脉；电刀将痔核切除后用 2-0 可吸收线自创缘顶端连续缝合至括约肌间沟处，缝合深度为黏膜下层和部分肌层；外痔部分根据形态用剪刀修剪，剥离静脉丛或血栓后用 3-0 可吸收缝线将外痔创面间断缝合，缝针间距为 0.2 cm。该术式的特点在于采用动脉结扎断流，针对病变痔核进行悬吊固定，切除外痔后的创面采用间断缝合可达到完全闭合的效果，此术式尽可能避免了内痔结扎或套扎后缺血坏死脱落时的大出血可能，是中医外治法与西医术式的有机结合，也是个体化微创治疗理念的体现。临床研究将其与 PPH 对照研究，表明其安全有效、经济、操作简单，值得推广[7]。

4. 内痔注射及套扎术　对于以内痔出血为主的老年患者或基础疾病较多的患者，以及一些重度贫血患者，我们采用内痔的注射术，若伴有脱垂症状可联合套扎或切除缝合。注射疗法常用的有 50% 葡萄糖液、芍倍注射液和聚多卡醇注射液等。套扎时可采用自动胶圈套扎，由于胶圈脱落时有一定出血风险，故较大内痔会直接切除将创面缝合。

临床上的混合痔症状、形态各不相同，每位患者的症情和需求也不尽相同，因此，选择的术式也因人而异，因痔而异，我们可采用联合术式做到最利于患者的手术处理。

（四）术后治疗

对于混合痔术后的并发症主要为水肿、疼痛

及出血等，一般可采用丹卿方熏洗加消痔膏或白玉膏外敷，可明显改善混合痔术后的水肿、疼痛，而且更能促进创面肉芽及上皮组织的生长，促进创面愈合。

术后采用促愈汤口服有利于创面恢复，方由生黄芪 30 g，太子参 15 g，焦白术 9 g，黄柏 9 g，炙甘草 3 g 组成，此方为陆金根教授在中医病因病机研究的基础上，以补益脾肺为主，兼清热利湿为主创立。黄芪为补气之圣药，血的运行有赖于气的推动，气行则血行，气虚则血滞，用黄芪可补气养血，有祛瘀散结之效。太子参、白术共为臣药，太子参补肺健脾，白术补气健脾，黄柏清热燥湿，泻火解毒，甘草健脾，调和诸药为佐使药。机体正气充实，湿热得清，则推动血行无碍矣。

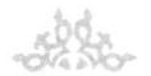

参考文献

[1] 彭军良，陆金根．陆金根教授治疗Ⅰ、Ⅱ度内痔便血的经验［J］．中国中医急症，2005，24（2）：263-265.

[2] 潘一滨，曹永清，陆金根．复黄片治疗痔出血 144 例的随机双中心单盲临床试验［J］．中国新药及临床杂志，2005，24（8）：643-646.

[3] 周昊，董青军，曹永清．消痔膏贴敷疗法治疗嵌顿痔的临床观察［J］．上海中医药大学学报，2017，31（1）：34-37.

[4] 蒋伟冬，郭修田，陆金根，等．丹卿方熏洗在肛肠病术后应用的多中心随机对照研究［J］．世界中医药，2014，9（3）：306-307+310.

[5] 郭修田，曹永清，黄鸿翔．截断结扎术治疗重度混合痔临床研究［J］．上海中医药杂志，2007，41（6）：64-65.

[6] 原小千，陆金根，曹永清．超声刀联合套扎疗法治疗混合痔临床研究［J］．河北中医，2017，39（1）：63-66.

[7] 丁超，梁宏涛，姚一博，等．悬吊绑缚动脉结扎切除闭合术治疗重度混合痔的临床研究［J］．上海中医药杂志，2020，54（1）：64-67.

（蒋伟冬；主审：王琛）

顾氏外科治疗肛漏的传承与发展

一、疾病概说

肛漏相当于西医学肛瘘，是肛管直肠因肛门周围间隙感染、损伤、异物等病理因素形成的与肛门周围皮肤相通的一种异常通道，也称肛管直肠瘘[1]。其特点主要为肛门硬结、局部反复破溃流脓、疼痛、潮湿、瘙痒。西医学认为肛瘘和肛周脓肿分别属于肛周间隙化脓性感染的两个病理阶段，急性期为肛周脓肿，慢性期为肛瘘。肛周脓肿成脓后，经肛周皮肤或肛门直肠黏膜破溃或切开排脓。脓液充分引流后，脓腔随之逐渐缩小，脓腔壁结缔组织增生，使脓腔缩窄，形成或直或弯的管道，即成肛瘘。

中医对于肛漏的认识，历史悠久。《外科大成》载有“肾囊瘘”“缠肠瘘”“屈曲瘘”“蜂窝瘘”，《外科十三方考》中提出“龟尾瘘”“雌雄瘘”“瓜蒂瘘”“曲尺瘘”等。《疡科心得集》云：“盖肛门为足太阳膀胱经所主（足太阳会阳穴在肛门之旁），是经为湿热所聚之腑，此处生痈，每由于酒色中伤，湿浊不化，气不流行者多；其始发也，恶寒身热，绕肛而痛，掀红漫肿，大便坚结不通，小便亦艰……绕肛成脓者，为脏头毒；或左或右成脓者，为偷粪鼠；在两边出脓者，为肛门痈，如延久不敛，每多成漏……至成漏后，有串臀者，有串阴者，有串肠者，有秽从疮口而出者，形虽不同，治颇相似，其初起时，肠头肿而成块者，湿热也；作痛者，风热也；大便燥结者，火也；溃而为脓者，热胜血也，当各推其所因而治之。”本病多为肛痈溃后久不收口，湿热余毒未尽；或痨虫内侵，肺、脾、肾三脏亏损；或因肛裂损伤日久染毒而成。

二、疾病诊治的传承与创新

肛瘘是顾氏外科肛肠学组的优势病种及重点研究方向。肛瘘作为肛肠科常见病，非手术不能治愈，但随着疾病谱的演变，致病因素的繁杂以及人民群众对生活质量要求的不断提升，其治疗方式也向精准、微创、个体化的目标发展。肛肠学组始终坚持走中医药可持续发展路线，结合中医“腐脱新生”理论，创立“拖线疗法”，并以此为基石，不断拓宽肛瘘专病治疗的广度及深度，古法今用，更开创了“置管疗法”“负吸疗法”等中医特色疗法，并与视频辅助下肛瘘治疗技术、激光技术等现代化治疗手段有机结合，联合中药内服，逐渐形成了顾氏外科特有的中西医并重治疗肛瘘的理论及技艺[2]。

（一）流派底蕴，中医外治特色鲜明

20 世纪 80 年代以前，临床仍以单纯性肛瘘多见，复杂性肛瘘较少，顾氏外科顾伯华先贤多以低位瘘管切开，高位瘘管挂线的方式处理之。瘘管切开即以探针探明瘘管后，沿探针走行切开皮肤、皮下组织及瘘管壁，完全敞开瘘管。挂线疗法分为紧挂法和松挂法，为确保治愈率，顾氏外科多采用主管道紧挂的方式，即探明瘘管走行后引入橡皮筋，适度紧缚，利用橡皮筋钝性切割的原理，慢性切开瘘管及内口，期间，组织同步修复、愈合，以此降低肛门畸形及功能损伤的发生率[1]。

术后，顾氏外科尤其重视中医药特色药物及疗法的运用，比如分阶段灵活应用各剂型药物疗法，早期创面敷、撒提脓祛腐药物，加速祛腐进程；中、后期则以生肌长肉药物敛疮收口。常用提脓祛腐药物包括七三丹、八二丹、九一丹、红油膏等，可促使创面内蓄之脓毒早日排出，腐肉迅速脱落；生肌长肉药物包括白玉膏、生肌散等，具有解毒、收涩、收敛，促进新肉生长，加速愈合的功效。另外，对于当时不常见的复杂性肛瘘，在常规处理主管道外，还会联合松挂法及药线疗法等进行支管道处理。松挂法即不以橡皮筋外力紧缚，以自然状态起到引导、引流的作用；药线疗法是以桑皮纸搓制成长短、粗细不一的药线，配合上述药物从外口置入，留置于瘘管内，既可引药入里，又能引邪外出。

这一时期，松挂法及药线疗法在支管道上的尝试性应用开启了顾氏外科对复杂性肛瘘治疗的探索，形成了治疗原则的框架化雏形。

（二）古法新用，传统疗法联合创新

步入 20 世纪 80 年代，复杂性肛瘘的比例大幅增加，促使顾氏外科第四代传人之一陆金根教授进行传承创新。临床亟须新的手术治疗方式，治愈率需与切开或挂线疗法相媲美，同时又要降低术后肛门移位、功能失禁等相关并发症的发生。陆金根教授结合顾氏外科原有的挂线术、切开术、药线疗法等治疗方式，于 1988 年正式提出以线带刀的“拖线疗法”。此后，流派后学们更联合“垫棉疗法”“置管疗法”“负压疗法”等多种方式治疗各类型的复杂性肛瘘，并积极开展临床研究，为中医药治疗提供科学化、客观化论证。

1. 拖线疗法　拖线疗法是基于中医学“腐脱新生”的疮面修复理论，将医用丝线或纱条贯穿于瘘管中，通过每日拖拉，将提脓祛腐药物引入管腔内，促使管腔内脓腐组织液化流出，邪去而正复；同时丝线可全方位摩擦刺激管腔，调整局部功能状态，恢复局部气血正常运行，祛瘀生新，使创面得以愈合、修复[3]。陆金根教授认为，肛瘘处理的关键在于有效清除内口及管道，因此他主张探针探明瘘管后，以主管道切开或挂线，支管道拖线处理，既可确保引流通畅，清除原发病灶，降低复发风险；又能充分保护肛周括约肌群，

保证肛门功能。拖线材料一般为10股7号慕斯线，处理支管道长度2～5 cm[4]，一般术后常规换药7～10日后即可拆除拖线；婴幼儿肛瘘可酌情减少拖线数量，用于长度超过1 cm的支管及交通支的处理[5]。但5 cm长度支管道拆线后，创腔贴合的进程相对缓慢，因此陆金根教授进一步提出了拖线疗法联合垫棉疗法治疗复杂性肛瘘的处理方式。

2. 拖线疗法联合垫棉疗法　垫棉疗法古而有之，明代《外科正宗・痈疽内肉不合法》载："痈疽对口大疮，内外腐肉已尽，结痂时内肉不粘连者，用软棉帛七八层放疮上，以绢扎紧，睡实数次，内外之肉，自然粘连一片矣。"拖线术后联合垫棉疗法，其作用有二：一者，以垫棉置于创腔底部，促使"袋"中脓液溢出创腔，避免"袋脓"发生，防止炎症入侵及扩散，避免术后感染[4]；二者，用于拖线术后大范围皮肉分离之创腔，以促皮肉贴合，加速愈合。

垫棉疗法在拖线术后1～2周，创面腐肉脱尽，新肉生长时即可采用，创腔处以"四头带""三角巾""胸腹带"或"宽胶布"等加压固定，配合特制棉垫或沙袋坐压，以自身重力加强创腔压迫。具体的压迫区域应超出拖线范围，并要求创腔中间受力大于两端，以有效促进创腔组织由中间向两侧黏合生长[6]。垫棉疗法的效果根据具体病灶位置不同而有所差异，男性阴囊根部或女性会阴部区域组织疏松、弧度凹陷，易造成受力不足或不均，影响疗效，因而在采用垫棉疗法时要酌情调整垫棉厚度和形状，并根据患者主观反馈，调控施压力度。拖线联合垫棉疗法在一定程度上拓展了复杂性肛瘘治疗的范围，其对于复杂性肛瘘的治愈率可达96.3%，平均愈合时间为（26±3）日[7]。但随着炎症性肠病、肠结核、癌症放化疗术后等继发的高位复杂性肛瘘病例的增多，该治疗方式对于深部脓腔的处理相对薄弱，会有引流欠畅的问题，因而顾氏外科对复杂性肛瘘的治疗逐步从单维度引流向多维度引流持续迈进。

3. 拖线置管术联合垫棉疗法　中医外治疗法博大精深，赋予后学"举一反三"的启迪，顾氏外科第五代传人之一曹永清教授秉持中医微创治疗理念，将传统中医外治法铜管引流术"古为今用"。铜管引流术根据古籍记载，多应用于脓肿引流，《医门补要》中阐述，其管以薄铜卷如象筋粗式，长二寸余，要中空似细竹，紧焊其缝，一头锉平，一头锉斜尖式，用时尖头插患孔内，少顷则脓自管中射出如箭。现代亦在肛周脓肿治疗中多见。曹永清教授仿效更新之，以橡胶引流管留置于深部管腔中，橡胶引流管相比丝线，有一定自身张力，可以避免管腔贴合，实现持续立体引流，确保液化脓腐组织排出。同时，置管贴合原有腔道放置，既可避免医源性肛周组织损伤，又能确保术后局部药物直达作用区域，保证药效。待引流管内液化分泌物相对干净后，拔除引流管，再配合垫棉疗法，达到微创治愈复杂性肛瘘的目的。对于高位复杂性肛瘘的一期治愈率为90.32%，并且与对照组相比，在患者肛管直肠压力测定数值上具有优势，说明该治疗方式对于瘘管处理区域周围的肌肉组织切实起到保护作用[8]。

4. 拖线置管术加负压吸引联合垫棉疗法　随着磁共振成像（magnetic resonance image，MRI）检查在复杂性肛瘘诊断中的广泛应用，检查发现诸多高位复杂性肛瘘在内外括约肌间深部及提肛肌局部存在感染病灶，深部脓腔可采用置管引流，但置管拔除后的填充生长期，由于病灶隐匿，且位置较深，常规换药难以彻底深入病灶顶端，造成引流不畅，影响治愈，还会增加患者痛苦。因此，顾氏外科第五代传人之一王琛教授针对复杂性肛瘘的深部支管道，在拖线联合置管的基础上引入负压吸引治疗，以促进创面愈合，并能提升后期垫棉疗法的成功率[9]。负压吸引法的实施需要一定的现代化设备保证，其根本原理是利用设备主动吸取脓腐，同时能够改善循环，促进肉芽组织填充和深部腔隙闭合，与《外科启玄》中所谓“吸法”及隋唐时期的竹筒拔吸法较为相似。《外台秘要》中对竹筒拔吸法引流的施治部位、主治病症、竹筒大小的选择、操作方法等都有比较详尽的描述：“煮此筒子数沸。及热出筒，笼墨点处按之良久。以刀弹破所角处。又煮筒子重角之，当出黄白赤水，次有脓出，亦有虫出者，数数如此角之，令恶物出尽，乃即除。”为方便推广，顾氏外科以吸痰管等自制简易负压吸引装置，外接中心负压系统，压力维持在−50～−40 kPa，以持续吸引 40 min，间歇 20 min 为 1 个周期，每日治疗 8 个周期，至腔隙深度小于 2 cm 时停止负压吸引治疗。经临床观察，合并深部感染的复杂性肛瘘治愈率为 72.09%，平均愈合时间为（47.41 ± 18.39）日，其中负压治疗时间平均为（6.02 ± 1.69）日，43 例患者中 40 例术后 Williams 肛门功能分级达到 A 级[10]。

至此，从拖线疗法，到拖线疗法联合置管疗法，再到拖线置管疗法联合负压吸引疗法，顾氏外科的特色外治疗法不断传承创新，外科引流不断发展，从单向引流到双向引流，从平面引流到立体引流，从被动引流到主动引流。

（三）衷中参西，传统现代融合精进

随着中医药人才院校培养模式的不断优化，顾氏外科肛肠学组开始培养第一批肛肠专业博士研究生，秉持走中医药可持续发展道路的理念，开展海外访学，撷取西医同道的治疗经验，衷中参西，中西合璧，在保留传统中医药以及流派特色疗法的基础上，不断拓展顾氏外科治疗肛瘘的内涵。

1. 拖线置管术联合视频辅助下肛瘘治疗技术（video-assisted anal fistula treatment，VAAFT） 微创意识的强化及新型器材的使用，是 21 世纪肛瘘治疗的显著特点。2006 年意大利 Meinero 教授创新性地将腔镜技术引入肛瘘治疗，实现可视化、微创化的 VAAFT 技术，并于 2011 年刊出首篇临床研究报道。顾氏外科肛肠学组锐意进取，积极引进 VAAFT 设备及技术。初期探索阶段，团队主要将 VAAFT 用于探查，明确瘘管主管道、支管道或潜在腔隙及内口位置后，按常规拖线及置管等疗法处理。后期积累经验后，开始尝试深部、高位支管道及腔隙，以设备自备毛刷搔刮、单极电凝烧灼等方式处理。对于低位支管道，采用拖线疗法；如瘘管深度超过 5 cm[11]，位置较高，则术中留置引流管，并配合术后负压引流。

2. 拖线置管术联合 VAAFT 与激光瘘管消融术（FiLaC®） 复杂性肛瘘瘘管走行迂曲、位置深入、范围较大，因此其术后复发的概率也相对更高。临床发现，即使前期手术已处理肛瘘内口，再次手术时仍会发现内口的存在，甚至因医源性损伤而形成多个内口[12]。深部腔隙自身填充不全，死腔残留且容积较大，致使腔内组织分泌物逐渐积累、感染，可能是引起复发的原因之一，因此在处理瘘管较粗，或空腔较大的复杂性肛瘘时，除运用 VAAFT 技术外，顾氏外科肛肠学组还会采用激光瘘管消融术。2011 年该方法被首次报道应用于肛瘘治疗，2018 年前后顾氏外科肛肠学组将其引入专科治疗。

FiLaC® 是利用激光产生的光热效应破坏隐窝和瘘管，同时闭合瘘管的一种微创治疗技术，其设备头部可以 360° 发射激光，从而破坏瘘管内壁，并缩小闭合空腔。对于存在深部瘘管、腔隙，尤其是复发性肛瘘手术多次，术后深部组织瘢痕明显、愈合能力较差的患者，可以采用 VAAFT 技术联合 FiLaC®，即先通过 VAAFT 探查瘘道并烧灼管壁，再使用激光消融闭合瘘管。粗大的瘘管不一定能完全闭合，临床也发现激光消融后初期，创面干燥，管腔明显缩小，但术后 1 周左右创面渗液会逐渐增多，因此还需与拖线、置管疗法或药线疗法联合使用。

3. 拖线疗法联合改良括约肌间瘘管结扎术（ligation of intersphincteric fistula tract，LIFT） 2007 年，对于 Parks 分型中的经括约肌型肛瘘，泰国 Rojanasakul 教授首次提出 LIFT 的手术方式，其优

势在于可以完整保留肛周内、外括约肌，肌群无医源性损伤，肛门失禁率为零。LIFT术式的提出是基于中央间隙感染学说，与传统认知的“腺源性”感染学说不同，这对于全球同道都是新的探索。

顾氏外科肛肠学组吐故纳新，将该术式与流派优势疗法互补结合，具体操作为探针探明瘘管走行，从内外括约肌间沟入路，经外括约肌走行的瘘管以刮匙搔刮后拖线疗法处理，并将原本LIFT术式外括约肌内侧缘及内括约肌外侧缘两处结扎点位减少为仅内括约肌外侧缘一处，但在结扎时尽量剔除部分内括约肌内走行的瘘管，以确保完整清除有分泌功能的肛腺组织。该治疗方式也被拓展应用于肛瘘前期的肛周脓肿阶段，降低脓肿成瘘率，将治疗前移[13]。相比于术中将外括约肌内走行的瘘管完整剔出，拖线疗法“以线代刀”的方式更能减轻外括约损伤，也更利于推广、普及，并可应用于其他外科窦瘘类疾病[14]。

4. 其他　顾氏外科肛肠学组还将经肛括约肌间切开术、改良Hanley术式等手术方式与自身流派特色疗法有机结合，广泛应用于各类型复杂性肛瘘的治疗，更好体现中医量体裁衣，一人一法的治疗精髓，落实治疗的精准与微创。

值得一提的是，在具体操作过程中，对于关键的内口处理，其方式也日益更新，更加多元化、微创化。除常规切开、挂线疗法外，对内口组织纤维化明显且初次手术者，尝试采用推移黏膜瓣关闭内口的方式；对内口小、纤维化不明显或者不通畅的经括约肌瘘管，以电刀破坏上皮化内口及周围组织后，直接缝合或以吻合器闭合等[15]。

（四）善用中药，外之病症从内而治

1. 益气健脾，清热利湿促进创面愈合　陆金根教授认为“早期补托、益气生肌不致成瘢”，他以“益气健脾，清热利湿”立法，补气固表、托毒生肌，在疮疡早期、中期、后期充分运用“补托”之法，拟“促愈汤”促进肛肠疾病术后创面愈合。促愈汤由生黄芪30 g、太子参15 g、焦白术9 g、黄柏9 g、炙甘草3 g组成。自补中益气汤化裁而来，大补中气，助气血之化生，以养血肉。其中以黄芪为君，味甘微温，入脾肺经，补中益气，升阳固表。《本草汇言》中记载“阳气虚而不愈者，黄芪可以生肌肉”。《珍珠囊》有云：“黄芪甘温纯阳，其用有五：补诸虚之不足，一也；益元气，二也；壮脾胃，三也；去肌热，四也；排脓止痛，活血生血，内托阴疽，为疮家圣药，五也。”将其引君药。配伍太子参、炙甘草、白术为臣，与黄芪合用可增强其补益中气之功，生白术在临床上主要以健脾燥湿利水为主，经麸炒后增强健脾益气的作用。血为气之母，气之有源，血之逢源，配伍清热利湿黄柏泻火解毒，炙甘草调和诸药，亦为使药。诸药合用，使虚得之气血而充之，使邪得之疏导而通之，元气内充，清阳得升，则诸证自愈。“益气生肌，清热利湿”的治则始终贯穿于肛肠术后创面修复的治疗当中。适应于肛肠良性病术后。

肛瘘术后临床应用研究表明[16]：促愈汤口服用于肛瘘术后安全有效，能有效促进创面愈合，缩短愈合时间，减少瘢痕形成，保护肛门功能。促愈汤对大鼠创面组织修复实验研究表明：促愈汤对不同时期创面修复的双向调节作用，愈合初、中期能够促进创面胶原及成纤维细胞含量变化加速愈合；愈合后期调节多种胶原的重组，减少瘢痕的形成，通过对创面组织修复的局部调节及对人体内环境的全面调控，有效改善创面缺血、缺氧的局面，促进机体的余毒清除，避免增生性瘢痕的形成。为术后肛门直肠的生理功能、感觉功能的恢复创造良好的条件。

2. 温通和营，促进局部僵块消退　临证时，常有一些高位肛瘘患者伴有僵块，术中会发现创腔较深大，术后难以愈合。追问病史，这部分患者多在成脓期仍使用抗生素，而未及时切开引流。一般认为，肛周感染时，初起使用抗生素可以消除致病菌，起到防止脓肿发生的作用。但久用抗生素导致局部伴有僵块难以消退。针对这种患者，术后陆金根教授多会采用温通和营之法[17]。抗生素的作用类似于寒凉药，过用可导致局部寒凝湿滞，气虚血瘀，形成结块，难以消散，使原本红肿热痛的阳证消失，继而转化为难消、难溃、难敛的阴证。正如《疡科心得集》云“初肿毒成未破，一毫热药不敢投，先须透散；若已破溃，脏腑既亏，饮食少进，一毫冷药吃不得”。《外科证治全生集》曰：“世人但知一概清火以解毒，殊不知毒即是寒，解寒而毒自化，清火而毒愈凝。然毒之化必由脓，脓之来必由气血，气血之化，必由温也。”故陆金根教授认为此情况应辨证为“气血两虚，寒凝湿滞”，并以《疡科心得集》桂枝和营汤为底方结合多年临床经验，自拟芪桂和营汤治疗此类术后僵块状态。方以生黄芪、桂枝为君，生黄芪为“疮家之圣药”，补气升阳，托疮生肌，利水消肿。桂枝温经通脉，助阳化气。当归、赤芍为臣，当归乃补血圣药，甘温质润，补血活血。赤芍和营理血。秦艽祛风除湿，又善“活血荣筋”。续断辛散温通，活血祛瘀，又补益肝肾，“补而不滞”。川牛膝引血下行，活血通经。秦艽、续断、牛膝三药合用通调人体四肢与躯干经脉。茯苓、陈皮，健脾渗湿理气；皂角刺提脓祛腐。诸药相合，“温、补、通、调”并用，共奏补益气血，温通散结之效。

3. 清热凉血解毒，益气养阴治疗术后实证发热　部分高位肛瘘及肛周脓肿术后由于局部脓腔大或管腔深、渗出多，易出现术后发热的情况，针对这类患者，陆金根教授通常运用温病学“卫气营血”理论进行辨证施治，口服中药治疗，常取得良好的效果。他认为这类患者多属邪热伤及气营，故治以清热凉血解毒，益气养阴。方用白虎汤合犀角地黄加减。方中以知母、水牛角为君，知母味苦寒，水牛角苦咸寒，凉血清心而解热毒，欲解表寒，必以苦为主，故以知母、水牛角为君。臣以生地，取其清热凉血，养阴生津之效，清热而不耗伤阴液，石膏味甘微寒，热则伤气，寒以胜之，甘以缓之，欲除其热，必以甘寒为助，是以石膏甘寒为臣；且石膏、知母为清气分实热之要药，两药合用增强清热生津之功，佐以赤芍、川牛膝、牡丹皮清热凉血、活血散瘀，黄柏苦寒之品清下焦之热，生甘草为使清热解毒、调和诸药。对于治疗这类发热，陆金根教授认为，当先分清邪热所在之卫气营血，壮热面赤、烦渴引饮、热汗出、脉洪大提示热在气分，若出现烦热谵语、身热发斑疹之象，则提示邪热入营，并判断气分热较重抑或营分热较重，用药时根据具体症情调整用药剂量。白虎汤之石膏、知母清气分热之要药，《医宗金鉴》：“石膏辛寒，辛能解肌热，寒能胜胃火，寒性沉降，辛能走外，两擅内外之能；知母苦润，苦以泻火，润以滋燥。”犀角地黄汤则是在清营汤去除轻清宣透之品，以赤芍、牡丹皮凉血散血之效，清散血分之热，《医宗金鉴》又云：“此方虽曰清火，而实滋阴；虽曰止血，而实去瘀。瘀去新生，阴滋火熄，可为探本穷源之法也。”

4. 清补择机而施，治疗克罗恩病肛瘘　近年来，克罗恩病肛瘘屡见不鲜，陆金根教授认为在手术治疗肛瘘的同时，应口服中药治疗克罗恩病，在治疗上常采用清补二法。他将炎症性肠病分四型，分型与治则分别是：湿邪内蕴、脾失运化，治宜清热解毒为先，健“运”脾化湿为辅；肝旺侮脾、肠风内生、湿浊壅滞，治宜疏肝健脾祛风为重，清浊化湿为从；湿邪未尽、脾肾阳虚，治宜温补脾肾之阳，佐以清化湿浊；湿浊困脾、肝急扰神，治宜清化之际，务以缓肝主之。此外，治疗中尤其不忘肝脏之变，肝旺侮脾；不忘情致之伤，心神之变，源于肝郁，损于脾运；不忘虚损之脏，肾阳虚之变。

陆金根教授常用方剂有痛泻要方、红藤败酱散、白头翁汤、苓桂术甘汤、甘麦大枣汤、二仙汤、大乌头煎等。常用药物有柴胡、防风、白芍、陈皮、炒白术、红藤、败酱草、白头翁、秦皮、地锦草、萹蓄草、青黛、黄芩炭、怀山药、扁豆、薏苡仁、赤石脂、白豆蔻、诃子肉、淮小麦、大枣、生甘草、炙甘草、炮姜炭、淡附片、山萸肉、仙茅、仙灵脾、巴戟天、菟丝子、茜草等。

参考文献

[1] 顾伯华.实用中医外科学[M].上海：上海科学技术出版社，1985：341-342.

[2] 陶晓春，梁宏涛，王琛，等.顾氏外科治疗复杂性肛瘘的迭代演变[J].浙江中医药大学学报，DOI: 10.16466/j.issn 1005-5509. 2023.01.001.

[3] 陆金根，阙华发，陈红风，等.拖线疗法治疗难愈性窦瘘的优势[J].中西医结合学报，2008，6（10）：991-994.

[4] 陆金根，何春梅，姚一博.隧道式拖线术式治疗肛瘘的操作要点及临证体会[J].上海中医药大学学报，2007，21（2）：5-8.

[5] 梁宏涛，孙琰婷，姚一博，等.以拖线疗法为核心诊治婴幼儿复杂性肛瘘[J].山东中医杂志，2021，40（8）：840-843.

[6] 王琛，陆金根.垫棉压迫法在肛肠疾病的应用[J].世界中西医结合杂志，2013，8（1）：79-81.

[7] 陆金根，何春梅，曹永清.隧道式拖线引流法治疗复杂性肛瘘的疗效分析[C]// 中国中西医结合学会.中国中西医结合学会大肠肛门病专业委员会第九次全国学术会议论文集.2003：21-23.

[8] 陶晓春，林晖，徐伟祥，等.拖线置管垫棉综合疗法治疗复杂性肛瘘临床研究[J].陕西中医，2017，38（4）：494-496.

[9] 裴景慧，王琛.简易负压引流在肛肠良性疾病中的应用体会[J].中国中医急症，2015，24（12）：2131-2134.

[10] 尹璐，梁宏涛，姚一博，等.置管引流联合负压吸引治疗高位复杂性肛瘘的临床效果研究[J].结直肠肛门外科，2019，25（1）：13-18.

[11] 姚一博，王琛，曹永清.视频辅助下肛瘘治疗技术：一种肛瘘治疗新技术的应用和探索[J].临床外科杂志，2018，26（4）：256-259.

[12] 许沂鹏，姚一博，王琛.复发性肛瘘的治疗要点及方法[J].结直肠肛门外科，2020，26（6）：658-663.

[13] 董青军，秦钦，王琛，等.肛周深部间隙脓肿的手术入路选择[J].中华结直肠疾病电子杂志，2020，9（6）：546-551.

[14] 张帅，刘胜.顾氏外科三代传承治疗浆细胞性乳腺炎[J].浙江中医药大学学报，2016，40（10）：747-749.

[15] 姚一博，董青军，梁宏涛，等.视频辅助下肛瘘治疗（VAAFT）操作技术[J].结直肠肛门外科，2020，26（6）：739-743.

[16] 陶晓春，梁宏涛，银浩强，等.促愈汤联合常规治疗对低位单纯性肛瘘术后患者的临床疗效[J].中成药，2021，43（6）：1673-1676.

[17] 郑德，陶晓春.龙医脉案——陆金根验案（6）[J].上海中医药杂志，2020，54（11）：52.

（梁宏涛，陶晓春，王琛；主审：陆金根）

顾氏外科治疗肛痈的传承与发展

一、疾病概说

肛痈相当于西医学的肛门直肠周围脓肿，指肛门直肠周围间隙发生的急慢性感染引起的化脓性疾病。其特点主要为：急性炎症期有红、肿、热、痛等症状，或伴高热，自行破溃或手术切开引流后可形成肛瘘。多数肛周脓肿的发生与肛腺感染有关。根据脓肿发生部位，可分为肛提肌上脓肿和肛提肌下脓肿。肛提肌上脓肿包括有：直肠后间隙脓肿、高位括约肌间脓肿和骨盆直肠间隙脓肿。肛提肌下脓肿包括有：皮下脓肿（又称肛门周围脓肿）和坐骨直肠间隙脓肿。脓肿部位和深浅不同，症状也有差异。如肛提肌上脓肿相对位置深隐，全身症状重而局部症状轻；肛提肌下脓肿，局部红、肿、热、痛明显而全身症状较轻[1]。

中医将肛痈归为"痈疽"范畴，在中医学文献中因发病部位不同有许多名称，如生于肛门内外的肛痈，又称脏毒、偷粪鼠；发于臀侧称骑马痈，或称坐马痈，左侧"上马痈"，右侧"下马痈"；生于肾囊两旁大腿根里侧近股缝的称跨马痈；发于会阴穴的称悬痈，又名海底痈；发于尾箐穴高骨上的为鹳口疽等。《外科正宗》说："夫脏毒者，醇酒浓味、勤劳辛苦，蕴毒流注肛门结成肿块，其病有内外之别，虚实之殊。"《疡科心得集》说："此处生痈，每由于酒色中伤，湿浊不化，气不流行者多。"《外科准绳》说："骑马痈……湿热流于大小肠分，热血积而为毒。”《医宗金鉴》说：“跨马痈，由于肝、肾湿火结滞而成。”《医宗说约》说：“悬痈……溃而流脓，破后轻则成瘘，重则气血沥尽，变为痨瘵不起之候多矣。”

中医学认为肛门为足太阳膀胱经所主，湿热易聚膀胱，故此处生痈，多由湿热下注，经络阻隔，瘀血凝滞，热盛肉腐成脓而发为痈疽。该病多为实证，因过食醇酒厚味，湿浊不化而生，或由内痔、肛裂感染诱发，起病急骤，疼痛剧烈，短期成脓。虚证少见，因肺、脾、肾亏损，湿热乘虚下注而成，发病缓慢，可表现为长期结块，成脓缓慢。

二、疾病诊治的传承与创新

顾氏外科坚持运用中西医结合的方法治疗肛痈，辨证施治体现于肛痈诊治的全程。肛痈发病应及时明确诊断，动态观察，分期论治，证异治异，辨证或辨病有机结合。肛痈早期，治则以清热解毒利湿为主，活血化瘀为辅，阳证清热解毒利湿药剂量应大，阴证清热解毒利湿药剂量当小，以免伤正，酌情加用调理脾胃，补益肝肾药物，以扶正祛邪。成脓期不拘泥于药物治疗，根据病情特点，主张及时切开引流，以引邪外出，切不可盲目保守，导致病情加重，甚至发生“走黄”或“内陷”重症[2]。综合运用顾氏外科单切口引流、多点小切口引流、拖线疗法、置管引流、灌注冲洗、药线引流、垫棉压迫、负压吸引等特色疗法，对肛门功能保护较好，一期愈合率达44%[3]。肛痈术后的辨证论治，治则治法同肛痈早期，重视辨证和辨病相结合。

（一）早期诊断，明确定位

肛痈起病一般先有肿后有脓。脓肿的诊断与评估应从临床症状出发，对于高龄、肥胖、免疫功能低下、合并有糖尿病等基础疾病的患者，更加需要及时诊断，否则病情可能急剧加重[4]。肛周超声对于肛痈的诊断具有较高的灵敏性和特异性。超声评估下可辨别脓腔的部位、大小、炎症波及的范围、深度及其与肛管、肛门括约肌之间的关系。MRI的敏感性和准确性略高于超声，MRI的扫描范围大，对肛提肌、内外括约肌等解剖结构也有更加清晰的显现。对于深部的脓肿、泛发的脓肿更适宜采用MRI检查。肛周脓肿急性期，直肠壁及黏膜炎性水肿明显，内口显示不清，若单纯凭借经验，而不经过超声或MRI检查予以佐证，即采用挂线疗法或一次性切开根治术，可能导致“人造内口”。医源性损伤对切开引流后怀疑有脓液残留者或深部腔隙置管引流者，术后的超声和MRI等无创性检查具有较好的临床价值[5]。

（二）内外合治，清热消肿

中医外科与内科不同之处在于内治、外治并重。顾氏外科第二代传人顾筱岩，取《外科正宗》七星剑、《医宗金鉴·外科心法要诀》五味消毒饮、《外科秘要》黄连解毒汤化裁，制成芩连消毒饮。主治一切疔疮和疔疮走黄。再将苍耳子虫和咬头膏相结合（苍耳子虫浸于银珠、蓖麻油中），取名“疔疮虫”，其提疔拔毒奇效，屡试屡验，以治面部疔疮，独步一时。《医宗金鉴》痈疽总论歌云“痈疽原是火毒生，经络阻隔气血凝”。《外科正宗·痈疽治法》云“诸疮皆因气血凝滞而成”，故第三代传人顾伯华教授认为，肛痈应清热解毒利湿，辅以活血化瘀、疏通络脉，应用蒲公英、紫花地丁、金银花、连翘、生黄芪、皂角刺、茯苓、赤芍、牡丹皮、当归，临床效果满意[2]。初起实证者外用金黄膏或玉露膏；虚证者用冲和膏外敷；已成脓但未熟者可用千捶膏外敷。

（三）辨脓施治，因腔制宜

肛痈明确成脓后应及时切开引流，是控制感染扩散及减少肛瘘形成的关键。《医宗金鉴·外科心法要诀》指出肛痈的发病机制是“火毒”导致“经络阻隔”和“气血凝滞”。因此，应采用切开

排脓的方法，通过排毒以疏通凝滞的气血。近年来，在严格掌握手术适应证的情况下主张一次性切开根治术。手术时应注意切口的部位、方向和长度等，并保持引流通畅，切口的选择和处理以能充分、彻底引流脓液为标准。

顾氏外科在临床实践中发现有些脓肿范围不局限、形状不规则，感染多个肛门直肠周围间隙，据此总结了不同脓肿的手术治疗要点。如探查脓腔有纤维间隔，则需要全部切开或钝性分离，避免脓腔遗漏和残留；对于范围比较大的脓肿，可以做多点小切口充分引流以保证引流通畅，同时减少对组织的损伤。对于深部间隙的脓腔，可以结合应用不同形状与大小的引流管进行引流[6]。采用顾氏外科特色术式单切口引流、多点小切口引流、拖线疗法、挂线法和置管引流结合顾氏外科术后外治法包括灌注冲洗、药线引流、垫棉压迫、负压吸引等技术，具有创伤小、痛苦少、愈合快、复发率低等优点，对肛门结构及功能具有良好的保护作用。顾氏外科特色疗法治疗肛周蹄铁型脓肿，一期愈合率达44%，平均愈合时间42日，高位复杂性肛瘘的发生率约为11%，且患者术后无固体和液体大便失禁的风险[3]。

《素问·生气通天论》记载了肛周脓肿病变的解剖部位是“逆于肉里”。《素问·至真要大论》指出治疗疾病需要究其病因，即“必伏其所主，而先其所因”；目的是要疏通气血经络，通过“疏其血气……而致和平”。《素问·离合真邪论》“疾出以攻盛血，而复其真气”，《血证论》“去瘀血，即是化腐之法……活血，即是生肌之法”等论述，为本病提出了攻邪、祛瘀血、化腐的治疗原则。拖线疗法的拖线部位在脓腔内，利用拖线这一媒介将具有祛腐生肌功效的药物有效拖入脓腔内，可使药物在脓腔内均匀黏附。通过每日来回拖拉丝线摩擦管腔，一方面可以全方位刺激病灶处，另一方面可使经络通畅、活血化瘀、排脓祛毒。邪去正复，从而促进组织修复。对于范围大、病灶深、一次性根治手术难度较大的脓肿，通过拖线引流的方法，使炎症得到有效控制。通过置入引流管将深部间隙的感染和坏死组织引流，刺激新鲜组织填充，改变疾病的发展进程，使复杂的脓肿术后形成低位单纯的肛瘘，以降低二次手术难度，减轻患者痛苦。临床研究显示采用拖线联合置管术治疗马蹄型伴直肠周围深部间隙脓肿，具有术后并发症少、局部损伤小、患者痛苦少、外形保护好、创面愈合快、节省医疗资源等特点，且简单实用，值得临床推广应用[7]。

（四）术后换药与辨证论治并重

肛痈术后因换药不彻底、引流不畅容易导致脓肿复发。顾氏外科采用冲洗灌注、负压吸引及药线引流技术，可避免再次扩创手术，加速疮口早日愈合。当脓腔较大且坏死组织较多时可配合冲洗、灌注治疗，利用外界压力注入液体药物，通过液体的流动性使不规则的空腔充分引流，并携带药物至病处，达到治疗的目的，冲洗最后注入少量空气利于残留的液体排出，局部轻轻挤压，也可防止药液残留。若为深部腔道，则慎用冲洗灌注，可嘱患者适当站立行走，以便分泌物的顺利排出。对于疮面脓液臭秽者，可用过氧化氢稀释溶液、甲硝唑溶液冲洗，当脓液逐渐清稀可改用生理盐水。对于深部脓肿，可借助负压吸引促进早期脓液引流和后期肉芽填充[8]。对于脓水不易排尽者，深部垂直腔隙可在引流管拔除后联合负压吸引，不仅能保证彻底主动引流，负压作用还有利于深部腔隙组织肉芽填充生长，而空腔范围较大者，则可借助垫棉疗法，促进脓液排出，并使皮肉黏合。当疮口较小，但仍有深度时，可将药线插入疮孔，借药物作用及药线之线形，使坏死组织附着于药线而使之外出，同时疏通经络，恢复局部气血正常运行的整体环境，促使毒随脓泄，邪去正复[9]。

值得注意的是肛痈术后后期，伤口快速恢复，清热解毒利湿力度宜小，益气和营力度宜大。《素问·经脉别论》云“食气入胃，浊气归心，淫精于脉”。“饮入于胃，游溢精气，上输于脾，脾气散精，上归于肺”。液化成脓的肛周组织亦为气血所化生、滋养，正如《外科证治全生集》曰“脓之来必由气血，气血之化必由温也”。尤其是肛痈手术创伤，正气本已耗损，气血亏虚，气不行血，而致络脉血瘀，不通则痛，故应清热解毒的同时辅以活血化瘀疏通络脉。再者，气血亏虚，应加用益气和营药物，以健脾和胃，脾健则气血旺盛。“气为血之帅，血为气之母”，调补气血，气助血行，解决脉络瘀阻问题，络脉通畅，疼痛减轻，同时又可加速伤口残余脓液吸收。稍佐补益肝肾药物，以扶持根本，祛邪外出。

肛痈是临床较常见的感染性疾病，疾病早期通过内外合治可使脓肿消散，若已成脓则应尽快引流。顾氏外科后学团队不仅将顾氏外科诸多特色疗法组合应用于肛痈的治疗，同时对于脓肿切口的选择也非常重要。引流切口不仅要通畅，更要避免因切排导致的复杂性肛瘘发生的可能。通常内口明显者可一次根治，而内口不明显或位置较高者，可根据脓肿性质和位置，做多个切口，对口引流，结合肛瘘内口规律，可在括约肌间相应位置做辅助切口，这样可尽量减少日后复杂性肛瘘发生的可能，降低二次手术的难度。

参考文献

［1］鲁林源，曹永清. 肛周脓肿的国内外临床研究进展［J］. 现代医学，2018，46（11）：1317-1320.

［2］张强，陆金根. 陆金根教授应用中医药治疗肛痈经验撷英［J］. 中国中医急症，2017，26（9）：1554-1556+1612.

［3］王琛，闫涛，郭修田，等. 顾氏外科特色疗法治疗肛周蹄铁型脓肿的有效性和安全性分析［J］. 世界中西医结合杂志，2015，10（12）：1693-1696.

［4］鲁林源，朱赟，孙琼，等. 肛周脓肿引流术后复发或形成肛瘘的预后影响因素研究［J］. 中华结直肠疾病电子杂志，2021，10（5）：487-491.

［5］李锋，王琛，易进，等. 陆金根教授治疗泛发性肛周脓肿经验［J］. 陕西中医，2016，37（7）：903-904.

［6］董青军，何春梅，张静喆，等. 小切口置管加药线引流术治疗后蹄铁型肛周脓肿的回顾性分析［J］. 上海中医药杂志，2011，45（12）：66-67+76.

［7］董青军，易进，王琛，等. 拖线联合置管术治疗马蹄形伴直肠周围深部间隙肛周脓肿 34 例临床研究［J］. 江苏中医药，2015，47（7）：46-47+50.

［8］裴景慧，王琛. 负压创面治疗技术在肛周脓肿中的应用研究进展［J］. 中国中医急症，2016，25（1）：106-109.

［9］何春梅，梁宏涛，姚一博，等. 药线疗法治疗肛门直肠周围脓肿的临床规范化研究［J］. 上海中医药杂志，2013，47（6）：70-73.

（王琛；主审：曹永清）

顾氏外科治疗便秘的传承与发展

一、疾病概说

便秘相当于西医的功能性便秘或肛门和肠道等原因引起的器质性便秘，通常指粪便在肠道内滞留时间过久，排便频率减少，在不使用泻剂的情况下，排便次数每周少于 3 次。临床以排便费力、便质呈块状或硬便、便后不尽感、肛门直肠梗阻和（或）阻塞感、需要用手指辅助或盆底支撑促进排便等为主要发病特点。中医有虚秘和实秘之分，西医将其分为慢传输型便秘、排便障碍型便秘和混合型便秘。

中医学诊治便秘特色鲜明，历代医家对该病的

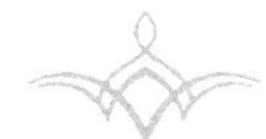

病因病机早有论述。便秘之症首见《黄帝内经》，称便秘为“后不利”“大便难”。汉代张仲景《伤寒论》谓便秘为“阳结”“阴结”“闭”“脾约”“不大便”及“燥屎”等。便秘的发生与五脏六腑、阴阳虚实、气血津液等关系密切。《素问·至真要大论》云：“太阴司天，湿淫所胜……大便难。”隋代《诸病源候论·大便难候》曰：“大便难者，由五脏不调，阴阳偏有虚实，谓三焦不和则冷热并结故也。”尤其与肺、脾、胃、肝、肾相关。唐容川《血证论》云：“肺移热于大肠则便结，肺津不润则便结，肺气不降则便结。”《景岳全书·秘结》云：“凡下焦阳虚，则阳气不行，阳气不行则不能传送，而阴凝于下，此阳虚阴结也。下焦阴虚能致精血枯燥，精血枯燥则精液不到而脏腑干槁，此阴虚阳结也。”《诸病源候论·大便难候》曰：“大便不通者，由三焦五脏不和，冷热之气不调，热气偏入肠胃，津液竭燥，故令糟粕痞结，壅塞不通也。”指出津液不足，糟粕内结，水不能行舟所致阴液不足，大便不通。《备急千金要方·脾脏篇》曰：“凡大便不通，皆用滑腻之物及冷水以通之也。”通过多饮水，多食富含油脂滑腻之品可缓解大便困难的症状。

二、疾病诊治的传承与创新

便秘是顾氏外科肛肠学组的优势病种及重点研究方向。便秘作为临床常见的其他疾病伴随症状或独立疾病，其发病机制较为复杂，涉及多种病理、生理学功能障碍和解剖学异常因素，要求临床医生全面精准诊断后采取病因学治疗。顾氏外科肛肠学组“从‘虚’论治”便秘的整体观，联合创新诊断和治疗技术，建立以肠道功能和结构为基础，临床症状为导向的多靶点、多维度的“益气开秘、绑缚法、和营通络法、益气活血利水渗湿法、生物反馈、排便体位调整等”构建了顾氏外科精准诊治功能性便秘的体系。

（一）创新诊断技术

功能性便秘是基于多维度的诊断体系进行评价的疾病，精准的诊断技术对于治疗起到决定性的作用。顾氏外科基于整体观念创新了诊断技术和手段，提高了便秘诊断的精确性和准确性。

1.“仿真造影剂”技术提升排便障碍型便秘诊断水平[1] 传统排粪造影通过向直肠内注入液体造影剂，动、静态结合观察患者排便时肛门直肠的变化，为直肠前突、盆底疝、肠套叠等提供可靠依据，尚不能模拟患者的粪便质地，诠释发病状态。顾氏外科依据 Bristol 粪便性状分型，采用硫酸钡干混悬剂、土豆粉、0.9% 生理盐水调制 7 种造影剂，依据患者平素的粪便性状选择造影剂的型号，仿真造影剂接近患者粪便性质的生理特性，研究结果较传统的钡液法在直肠前突的检出率显示更好，在肛直角变化方面，造影剂浓度越高，力排时肛直角也越大。运用“仿真造影剂”观察不同体位对排便的影响，发现蹲位较坐位更容易产生排便反射，肛直角更大，直肠前突深度更小，会阴下降程度更大，从而改善排便困难情况。

2. 经会阴超声检查技术实现了对盆底的实时动态观察[2] 尽管排粪造影是诊断直肠前突的金标准，但放射性和操作繁琐限制了该技术的开展。顾氏外科充分融合解剖学、力学、临床体征动态变化的特点，提出采用经会阴超声诊断直肠前突的深度和体积，同时还可以测量肛提肌裂隙的空腔大小，为直肠前突的诊断提供了更加精准安全便捷的诊断方法。采用经会阴超声分别在患者左侧卧位、坐位和蹲位，检查直肠前突在静息相、肛直角、直肠前突深度、直肠前突体积、提肛肌裂隙面积。结果显示肛直角在静息相、提肛相、力排相、排空相时，三种体位间有显著性差异，直肠前突深度（cm）、直肠前突体积（cm^3）和肛提肌裂隙面积（cm^2）在力排相时三种体位间存在显著性差异。将直肠前突患者排粪造影和肛周超声比较发现，在坐位排粪造影和经会阴超声一致性更好。

（二）创新功能性便秘的发病理论

便秘病位虽在大肠，但与脏腑经络、气血津液、精神情志皆有密切关系。顽固性便秘患者老年居多，多以虚证为主。气化不利、气机郁滞、气津不足是本病的病机根本。“顾氏外科第四代传人、上海市名中医”陆金根教授基于中医学整体观和“八纲辨证”的辨证特点，提出“气阴亏虚，因‘虚’致秘”的功能性便秘发病机制，建立了“从‘虚’论治”功能性便秘学术理论。治疗上从中医的整体观念出发，从肺脾肾入手，以益气养阴为主导，用药施治，因证而异。

（三）创新治疗技术，辨证审因，分型论治功能性便秘

全面发挥中医药辨证论治特色，基于中医学的整体观和“八纲辨证”的优势，首提“益气开秘法”“和营通络法”“益气活血、利水渗湿法”的功能性便秘治则，采用中医药内服结合中医外治“绑缚法”治疗各型功能性便秘，取得较好的疗效。

1.“益气开秘法”治疗慢传输型便秘[3-5] 慢传输型便秘是结肠传导动力不足，传输功能障碍致肠内容物传输缓慢所引起的便秘，患者表现为大便次数减少，平时便意减弱或便意消失，粪质坚硬，一般伴有腹胀，严重者半月排便1次，严重影响患者生活质量。西医学认为患者的结肠神经丛、间质细胞甚至平滑肌等功能障碍，结肠运动减弱或消失，结肠内容物推进速度减慢或结肠收缩无力。通过结肠传输试验可以确诊和了解具体排空缓慢的肠道部位。治疗上多采取刺激性泻剂或促动力药物助便，顽固性便秘的临床疗效欠佳。

顾氏外科认为便秘患者多因饮食不节、情志失调、年老体虚等因素日久导致气血亏虚，气虚则大肠传导无力，血虚无以润肠，肠道传化失职，糟粕不下，大便难畅，治疗多难求速效。因此临证重视对气机的调理，多用理气通降之品以助行滞，治以益气养阴清化为主，恢复大肠传导功能，待气益幽通，肠腑自顺。陆金根教授从整体观念出发，从肺脾肾入手，以益气养阴为主导，采用“益气开秘方”治疗功能性便秘，益气养阴、行气消滞、养血润燥、增液通便，有效改善功能性便秘患者的临床症状。方中以生黄芪、白术等为君药健脾益气，以枳实、杏仁等理气开秘，以开上窍，通下窍，促进大肠传导能力，少佐以生地、当归等以助濡养肠道，临床应用总有效率达93.5%，能够显著改善慢传输型便秘患者的粪便性状、排便时间、排便不尽感、腹胀等症状。同时益气开秘方能够有效改善大便干结、临厕无力、神疲乏力、口干苦及苔腻或瘀等中医证候，改善便秘患者直肠排空力不足、有效增加肛门直肠静息压、肛门最大收缩压，提高生活质量。

陆金根教授还强调在便秘患者治疗过程中，不可图一时之快，滥用大黄、芦荟、番泻叶等峻下药物，此类峻下药物长期使用，可使津气亏耗，津血不能濡养大肠，气虚不行，大肠传导乏力，便结于肠。

2.“和营通络法”治疗盆底失弛缓型便秘[6] 盆底失弛缓型便秘是导致排便障碍型便秘的重要因素，因肛门外括约肌、耻骨直肠肌发生反常收缩，导致直肠排空障碍引起便秘，表现为肛门的堵塞或梗阻感，有便意无法排出，排便时间延长、肛门坠胀、排便不尽等。根据盆底失弛缓便秘盆底肌群舒缩功能障碍的发病特点，顾氏外科认为功能性便秘多以虚证居多，气虚津亏，肠道传导动力不足，肠道蠕动缓慢。虚证日久导致气血、津液、脏腑、经络功能紊乱，出现“虚实夹杂”、由“虚”致“瘀”，表现为急躁易怒、尾骶部酸胀，肛门坠胀、排便不尽感及排便困难等症状。陆金根教授提出“脉络瘀滞，气机不畅”的发病机制，创立了“和营通络”的治疗大法，建立理气行气、活血化

瘀组方。方中丹参、当归、赤芍、桃仁、红花和营通络，活血化瘀，炒枳实、槟榔理气调气，疏利气机，改善气滞血瘀，络脉瘀阻的矛盾状态，促进大便排出。研究结果证实“和营通络法”联合生物反馈治疗盆底失弛缓所致便秘，通过和营通络和肛门的康复训练，协调盆底肌群的舒缩功能，从而缓解全身的气滞血瘀状态，改善便秘症状，提高生存质量，降低复发率。

3. 因势利导，“绑缚法”联合“益气开秘法”治疗排便障碍型便秘[7] 顽固性便秘反复发作，日久难愈，长期临厕努挣，导致盆底组织结构退化，直肠黏膜松弛等一系列症状，直肠前突是整体盆底组织退化的主要表现，尤其多产的老年女性便秘患者，长期面临肛门坠胀、排便梗阻的症状，西医对局部前突部位手术切除给患者造成了生理上的痛苦，后期瘢痕的刺激肛门坠胀及梗阻症状有加重的风险。顾氏外科第四代传人陆金根教授提出“自体加固，纠曲去凸”的微创理念，主张将“中医外科绑缚法”与“中药内服”相结合，采用“直肠前突绑缚术”纠正直肠排便结构异常，联合“益气开秘方”内外合治，将中医传统外治疗法与中药内服机体调节两者结合，在纠正直肠前突角度后，经四诊合参、整体辨证，通过调节人体气血、津液、阴阳平衡，从源头上采取个体化精准治疗，消除患者排便困难的根本病因，扬中医内外合治之长，提高混合型便秘的临床诊治疗效，丰富了顾氏外科对功能性便秘的精准治疗体系，极大地提高了患者的满意度。

4. “益气活血、利水渗湿法”治疗耻骨直肠肌肥厚型便秘[8] 耻骨直肠肌肥厚导致肛管直肠管腔内径变小从而引起粪便通过困难，该类患者常表现为排便不畅、欲解不得、肛门紧、排便时肛门“打不开”等特点。陆金根教授认为，本病是由盆底肌间水肿、收缩不利所致，基本病机为气血壅滞、经络瘀阻，治以和营通络、逐水利络，常用补阳还五汤合少腹逐瘀汤施治。气为血之帅，气虚则血瘀，气旺则血行。因此重用生黄芪以补益脾胃之元气，使气血旺盛，瘀去络通，黄芪入肺经、补肺气，肺与大肠相表里，宣肃肺气有助于缓解便秘症状。血瘀属肝，当归味甘入肝经，活血养血、化瘀而不伤血，与川芎均为阴中之阳药、血中之气药，配合赤芍、桃仁、红花活血祛瘀。加以地龙、水蛭通经活络、化瘀通腑。考虑到本病多因盆底肌间水肿所致，常在活血化瘀的同时配合猪苓、泽泻、泽兰等利水渗湿药物消肿以缓解症状。

（四）继承创新，融合现代技术提升便秘诊治效能

1. “益气开秘法”联合“生物反馈训练”治疗混合型便秘[9] 混合型便秘患者以肠道传导动力不足，肛门开闭功能障碍为主要的发病机理，表现腹胀、便意缺失、有便意无法排出、便次减少、便质干硬等症状。顾氏外科采用益气开秘法联合生物反馈训练总有效率为86.66%，能显著改善中医症状积分、肛门直肠压力，提升临床治愈率。生物反馈训练是一种行为疗法的治疗技术，以KEGEL训练为基础，指导患者自主锻炼盆底肌肉，改变可测量的生理参数，强化盆底肌肉收缩锻炼，达到盆底肌肉最佳锻炼效果。益气开秘方通过补气，升清降浊，蒸化津液，而达补阴目的；滋阴而生津，津气互化，相互滋生濡养，则能有效改善肠道动力障碍，恢复胃肠传导功能。配合生物反馈训练能够有效改善患者肠道动力，中医症状明显改善，排气及腹胀的感觉均有所缓解。

2. 中医“心身同调”治疗重度混合型便秘[10] 混合型便秘作为临床常见疾病，具有结肠传输延缓和功能性排便障碍的特点，发病机制较复杂。研究发现中枢神经系统和胃肠道之间有一定的相关性，脑肠肽通过调节胃肠运动和腺体分泌，实现脑—肠之间的互动与联系，神经系统的分布、代谢与焦虑、抑郁等情绪相互影响。重度混合型便秘患者由于病程较长，多伴有心理情志的改变，增加了

治疗的难度。因此如何纠正患者消极的心理情志改变，及时给予药物及心理干预是临床治疗重点及难点。顾氏外科运用“益气开秘方”“生物反馈训练”“认知心理治疗策略”等技术，对其进行排便情况、生活质量及安全性评价，结果证实中医“心身同调”方案有利于帮助患者构建正确的生活方式，训练协调的排便运动，纠正消极的心理改变，具有持久的疗效。患者粪便性状、排便困难、排便频率、下坠不尽感、腹胀等症状明显改善。

3. 以肠道功能和结构为基础，临床症状为导向建立排便障碍诊治平台　基于多维度，采用多种功能性便秘相关量表评估，包括心理、便秘严重指数、生活质量量表，对于患者进行规范化的评估，纳入排便障碍性疾病诊治平台，逐级分类，给予针对性治疗。开展以中药配合肌电生物反馈、电刺激、针灸、引导等为代表的具有传统中医特色与现代医学密切结合的临床研究。配合完善疗效的评价系统以及长期随访的诊疗跟踪体系，满足了患者的需求，提高顾氏外科诊治功能性便秘的临床疗效。

（五）衷中参西，运用现代技术深挖“益气开秘方”的作用机制

1. 建立慢传输型便秘的动物模型[11]　慢传输型便秘患者肠道蠕动缓慢，推动力减弱，顾氏外科基于肠道动力障碍发病机制，采取不同剂量的盐酸洛哌丁胺灌胃，诱导的小鼠慢传输型便秘模型，成功建立和验证了与人便秘有共同的病理生理变化的慢传输型便秘动物疾病模型，对于探索便秘的发病机制、新的治疗途径都有着重要意义。

2. 阐释“益气开秘方”的作用机理[12, 13]　“益气开秘方”通过“益气养阴、行气消滞、养血润燥、增液通便”的作用，有效改善功能性便秘患者的临床症状。顾氏外科肛肠学组根据中医的作用机制，采用现代生物学技术系统研究“益气开秘方”对小鼠便秘模型排便时间、频次、肠容积、小肠推进运动和肠动力等生物学功能影响，研究药物的量效关系和稳定药物剂量，探索“益气开秘法”的生物机制及调控肠道动力障碍的靶点，通过分子生物学手段深入阐述其作用机制及益气开秘方调控肠道动力障碍的生物学效应。研究证实益气开秘方通过提高大鼠肠道平滑肌收缩的频率和振幅来促进肠道动力，其作用途径与调控肠神经丛 NOS-1 和 P 物质阳性表达有关。从细胞和分子水平深入研究肠道动力异常的发生机制及变化规律，发现益气开秘方对 Cajal 细胞的调控作用可能是通过 NO-cGMP-PKG 途径发挥作用。

3. 首次发现 Caldesmon 蛋白对便秘的调节作用[14]　利用磷酸化芯片技术，首次发现钙调蛋白结合蛋白（Caldesmon）参与结肠平滑肌细胞内信号传递，在调节平滑肌收缩舒张功能起着重要的作用，为功能性便秘发病机制和益气开秘方生物学效应提供了新的理论。

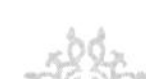

参考文献

［1］张祯捷，王琛．坐位及蹲位对直肠前突患者排便过程的影像学及动力学影响研究［J］．现代医药卫生，2019，35（21）：3302-3304.

［2］Yao Y B, Yin H Q, Wang H J, et al. Is the transperineal ultrasonography approach effective for the diagnosis of rectocele?［J］. Gastroenterology Report, 2021, 9(5): 461-469.

［3］俞婷，陆金根，曹永清，等．陆金根辨治气阴两虚型老年功能性便秘经验［J］．上海中医药杂志，2017（7）：20-22.

［4］董佳蓉，李艳芬，陆金根．益气开秘方治疗气阴亏损型慢性便秘 105 例临床观察［J］．世界中医药，2014，（12）：1626-1629.

［5］彭军良，姚向阳，陆金根，等．益气开秘方治疗气阴两虚型慢传输型便秘的临床研究［J］．上海中医药杂志，

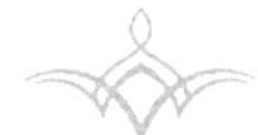

2018, 52（11）：50-53.
［6］董青军，梁宏涛，姚一博，等．和营通络法联合生物反馈治疗盆底失弛缓所致便秘疗效评价［J］．辽宁中医药大学学报，2018，20（6）：79-81.
［7］孙琰婷，梁宏涛，姚一博，等．直肠前突绑缚术联合益气开秘方治疗混合型便秘医案［J］．天津中医药大学学报，2021，40（1）：78-80.
［8］孙健，梁宏涛，陆金根．陆金根治疗出口梗阻型便秘经验［J］．上海中医药杂志，2019，53（12）：17-20.
［9］姚一博，李峰．益气开秘方联合生物反馈治疗脾气虚弱型便秘的临床观察［J］．世界中医药，2012，7（5）：382-384.
［10］姚一博，何春梅，梁宏涛，等．中医“身心”综合方案治疗气阴两虚型重度混合型便秘的临床观察［J］．上海中医药大学学报，2020，138（6）：25-29+35.
［11］姚一博，王迪，王钱陶，等．盐酸洛哌丁胺诱导的小鼠慢传输型便秘模型的实验研究［J］．中国实验动物学报，2020，28（3）：370-375.
［12］何春梅，陆金根．益气开秘方对慢传输型便秘小鼠肠道动力的影响［J］．上海中医药杂志，2014，48（2）：72-75.
［13］何春梅，陆金根，曹永清．益气开秘方对结肠慢输型便秘大鼠肠动力和肠神经肽的影响［J］．中西医结合学报，2007，5（2）：160-164.
［14］Yao Y B, Xiao C F, Lu J G, et al. Caldesmon: Biochemical and Clinical Implications in Cancer［J］. Frontiers in Cell and Developmental Biology, 2021, DOI: org/10.3389/fcell.2021.634759.

（董青军；主审：王琛）

顾氏外科治疗肛周会阴部坏死性筋膜炎的传承与发展

一、疾病概说

肛周会阴部坏死性筋膜炎是一种发生于肛周和会阴三角区的罕见的、进展迅速的、危及生命的感染性疾病，其患者多为60～70岁的男性，男女比例为10∶1[1]。早期临床表现为肛周会阴部局部水肿、红斑、硬结，可伴有发热、寒战等全身中毒症状；随着感染加重，病变区域逐渐出现黑紫、散发恶臭，可扪及捻发音或有握雪感，病变区域组织坏死、疼痛剧烈。起初发病部位为肛周会阴部组织，随炎症进展可沿筋膜平面延伸并扩散至阴囊或阴唇和下腹部，甚者病灶可累及大腿到膈肌的整片区域[2, 3]。该病具有起病隐匿、发展迅速、死亡率高的特点，尽管现代医疗技术和重症监护治疗已飞速发展，但文献报道的死亡率仍达20%～50%，当合并脓毒血症时，死亡率可高达70%～88%[1, 4, 5]。当患者存在糖尿病、免疫缺陷、肝硬化和酗酒等易感因素时，预后变得更差[6]。

古籍中对肛周会阴部坏死性筋膜炎描述类似于“穿裆疽”“跨马痈”“海底漏”“悬痈”等[7]。《疡医大全·卷二十三·后阴部》载有“穿裆疽，生背之下极，属督脉及太阳经，由劳伤忧思积郁所致。宜速治，稍缓则溃烂难收敛”。《医宗金鉴·外科卷下·臀部》“坐马痈属督脉经，尻尾略上湿热凝，高肿速溃稠脓顺，漫肿溃迟紫水凶。跨马痈生肾囊旁，重坠肝肾火湿伤，红肿焮痛宜速溃，初清托里勿寒凉”。《诸病源候论·丁疮病诸候》“亦有肉突起，如鱼眼之状，赤黑，惨痛彻骨，久结皆变至烂成疮，疮下深孔如大针穿之状……一二日疮便变焦黑色，肿大光起，根硬强，全不得近”。《外科证治全生集》有“如怯人患此，乃催命鬼也。诸漏易治，独此不可治，治则漏管愈大，致成海底漏不救”之言。

二、疾病诊治的传承与创新

肛周会阴部坏死性筋膜炎发病率低，但致死率高，治疗强调在联合使用广谱、足量抗生素的基础上，早期、积极、彻底手术清创，尽早清创引流是成功救治的关键[8]。西医学主张的彻底清创，往往损伤组织多、瘢痕大且修复时间长，容易留下瘘窦，造成多次手术的风险。

上海中医药大学附属龙华医院肛肠学组基于中医“腐脱新生”理论，将“拖线疗法、置管疗法、冲洗灌注、负压疗法、垫棉疗法、线管引流、药线疗法”等中医外科特色诊疗技术与现代治疗技术相结合，充分发挥中西医优势，取得较好的临床疗效，有效地降低该病的致死率和致残率。

（一）特色鲜明，流派传承

20 世纪 80 年代，沪上“疔疮大王”顾筱岩提出“脱壳囊痈”的病名，认为其病机为肝火湿热，下注染毒所致，多发于老弱之体。治法为正邪兼顾、内外同治，内治当清肝利湿解毒以逐其邪，益气养阴以扶其正；外治则为当囊皮脱尽，以青黛散、桑皮纸提托包扎。

顾氏外科第三代传人、现代中医外科学的奠基人和开拓者顾伯华教授提出该病名为“脱囊”，认为该病的病机为湿热火毒、下注厥阴或体虚外伤，继感热毒。治疗上当分期论治，早期以清肝利湿解毒为主，外用金黄膏加七三丹；后期以益气养阴为主，外用白玉膏加生肌散。

这一时期形成了顾氏外科对该病病机和治疗的初步认识，为流派后学们继续探索该病奠定了基础。

（二）临证为上，中西结合

顾氏外科肛肠学组自 1998 年成功治愈了第一例肛周会阴部坏死性筋膜炎的患者。随着疾病谱的发展，肛周会阴部坏死性筋膜炎的发病率逐年增高，肛肠学组收治患者数目逐年增加。顾氏外科第四代传人“上海市名中医”陆金根教授结合该病的临床特点，首次提出“肛疽”病名，总结诊治经验的基础上认为病机为本虚标实，以气阴不足为本，邪毒内陷为标。气不足则卫外不固，阴不足则内热生，或诱以六淫之邪，或因不洁之邪伤表，邪气乘虚入侵，内伏太阳或少阴，蕴而化热，又逢内热，久而成毒，热毒蚀肌腐肉，轻则红肿热痛、臭秽发脓，重则毒入营血，内传脏腑而成本病。此后，流派后学们根据患者病灶特点，将陆金根教授创立的“拖线疗法”联合“置管疗法、冲洗灌注、负压疗法、垫棉疗法、线管引流”等多项顾氏外科特色技术应用于肛周会阴部坏死性筋膜炎的治疗。后学团队秉持走中医药可持续发展道路，坚持“临证为上，中西结合”的理念，流派后学们借鉴国内外先进技术，创新发展并运用于临床，取得较好的临床疗效，有效地降低该病的致死率和致残率。并逐步将顾氏外科特色与现代微创技术结合，建立以临床为中心，涵盖流行病、影像、生理、内镜等多学科的诊疗团队，形成肛周会阴部坏死性筋膜炎中医微创诊治理念。

1. 术前充分评估　2005 年初步总结陆金根教授治疗肛周会阴部坏死性筋膜炎经验，2010 年提出多学科协同诊治观念，2019 年“多学科一体化诊疗模式创新项目——肛周会阴部坏死性筋膜炎”立项。肛肠组学诊治肛周会阴部坏死性筋膜炎经过 4 个阶段、20 余年的发展，逐步形成了相关诊疗标准。患者入院后立即开启绿色通道，在 4 h 内完成实验室（血常规、肝肾功能电解质、血气等）及肛周 MRI 的检查，明确诊断。通过全方面的量表了解患者的全身状况：① 营养状况：Nutritional Risk Screening 量表。② 慢性疾病与急性生理状态：Acute Physiology and Chronic Health Evaluation－Ⅱ（APACHE－Ⅱ）。③ 临床体征：Wang and Wong stage description。④ 实验室检查：Laboratory Risk Indicator for Necrotizing Fasciitis score（LRINEC）、Fournier’s gangrene severity index (FGSI) 以及 Age-adjusted Charlson Comorbidity Index (ACCI)。⑤ 影像学检查：CT、超声和 MRI 的表现评分。根据患者的体征、实验室检查以及评分综合分析。监测患者生命体征，开放静脉通路，予液体复苏。术前邀请 ICU、麻醉科进行 MDT 协作，指

导患者的内科治疗及术中麻醉的监护。

2. 术中清创联合顾氏外科特色疗法　陆金根教授在1988年首次提出“以线代刀”的治疗观念，独创“拖线疗法”治疗肛瘘。根据中医病症结合、异病同治的治疗原则，拓展应用于坏死性筋膜炎、糖尿病性足坏疽、浆细胞性乳腺炎等可能存在窦瘘病灶的疾病，临床疗效显著[9, 10]。拖线疗法基于中医学“腐脱新生”和“煨脓长肉”的创面修复理论，将传统药捻疗法、挂线疗法与现代“微创”理念有机结合，以拖线的方式保证局部引流通畅，减少过多皮肤及皮下组织的切开，减少对术后肛门局部功能的影响，降低术后重建的需要。由于拖线疗法无须过多切除周围组织，避免了常规清创手术带来的巨大创伤，能最大限度有效地保护组织正常形态及生理功能的完整性，又能最大限度减少后遗症。具有治愈率高、手术简单、组织损伤小、创面愈合快、瘢痕小、痛苦少、治愈后功能及外形恢复较好、后遗症少的优点。

肛周会阴部坏死性筋膜炎确诊后需要尽早进行清创引流。“拖线疗法”应用于肛周会阴部坏死性筋膜炎的操作要点：术中以原发病灶为起点，探出坏死腔范围及与周围组织关系，彻底清除坏死组织。确定不留死腔后，浅层腔隙以多点切口的方式尽量保留皮瓣，在球头银丝探针导引下，将多股7-0医用丝线通过探针贯穿于窦瘘中，丝线两端打结，使之呈圆环状，放置在瘘管内的整条丝线保持松弛状态；若窦瘘长度大于5 cm，则应采用分段拖线。以拖线的方式保证局部引流通畅，减少过多皮肤及皮下组织的切开，减少对术后肛门局部功能的影响，降低术后重建的需要。治疗后期采用分批撤线的方法，能有效地避免管腔假性愈合，提高治愈率，减少复发[10]。

3. 多学科联合，全程中医药内服外用　早期、积极、彻底手术清创，广谱、足量抗生素联合使用是目前的主要治疗原则[11]。在未明确病原菌的情况下早期足量使用广谱抗生素，术后应反复做脓液细菌培养以早期发现致病菌，及时调整抗生素。研究显示阿米卡星是肛周会阴部坏死性筋膜炎致病细菌敏感性最高的抗生素，其次是亚胺培南、美罗培南和万古霉素[12]。此外还应联合免疫调节剂、平衡电解质和液体复苏疗法[13]。

顾氏外科在治疗肛周会阴部坏死性筋膜炎方面具有独到经验，在诊治过程中充分发挥中医药特色优势。陆金根教授根据坏死性筋膜炎的症状将其分为三期[7, 14]。初起主要表现为患处局部肿胀疼痛，皮色紫红成点状，从中心点迅速向四周扩散，疮顶色灰黑，切开后脓浊秽，味臭难闻，痛剧不止，多伴恶寒发热，甚至高热烦躁等热毒炽盛表现。此时以邪实为主，治疗重在祛邪，并注意时时顾护胃阴。治宜清热解毒凉血，以黄连解毒汤和犀角地黄汤加减，药用金银花、连翘、白花蛇舌草、紫花地丁、生地黄、水牛角、牡丹皮等。因本病来势凶险，在中药用量上应较治疗一般性疮疡为大，生地黄、金银花、紫花地丁等常用至60 g。如出现高热不退、神昏谵语、血压下降等疔毒走黄之证者，加用安宫牛黄丸或紫雪丹。本病发于至阴处，妄用寒凉易致邪不得出，需性温之药调和药性，清热药及抗生素应中病即止[15]。中期局部创面多见坏死筋膜色灰暗，脓似粉浆污水，气味恶臭，脓腐难脱或肉芽淡红，脓水清稀，或伴气阴（血）不足表现，此时邪气未退，正气渐衰，治疗当扶正与祛邪兼顾，以托毒排脓，药用八珍汤合四妙勇安汤加金银花、连翘、穿山甲、皂角刺等。病情稳定后，恢复期局部创面肿不明显，皮色不红而暗淡，当以扶正为主，以补气血，促生肌。药用加味十全汤加玄参、天花粉等，促进生肌长肉。

术后创面早期应用高压氧疗，可以抑制厌氧菌，减轻炎症反应，提高组织内氧含量，减少低氧血症的发生，促进伤口修复、愈合；创面应用负压吸引，可减少疼痛，加快愈合。伤口敞开换药，用3%过氧化氢溶液和0.5%甲硝唑交替冲洗，再用双氧水溶液纱条填塞伤口内。至于外用中药，早期创面脓腐明显，以提脓祛腐药九一丹或八二丹，可加速腐败坏死组织的脱落液化；恢复期创面坏死脱落干净，用生肌散等能促进肉芽及上皮生长的药物。

肛周会阴部急性坏死性筋膜炎为临床危急重症，顾氏外科肛肠团队诊治该病已形成了一套成熟的评估治疗流程。尤为重要的是将中医药参与全程治疗管理中，通过中药内服可以减轻患者因重度感染引起的毒性反应、顾护高热引起的阴液亏损，减轻虚脱诸症，还能改善因大量抗生素治疗后引起的局部病灶僵硬、后期有利于恢复耗损气血促进创面愈合。同时结合创面局部情况，分期辨证使用提脓去腐丹药和生肌敛疮散剂外用，可以有效缩短愈合时间。中医药参与坏死性筋膜炎的治疗，有着特别的意义和效应，充分体现顾氏外科的学术特点和治疗特色。

参考文献

[1] Kuzaka B, Wroblewska MM, Borkowski T, et al. Fournier's Gangrene: Clinical Presentation of 13 Cases [J]. Med Sci Monit, 2018, 24: 548-555.

[2] Chennamsetty A, Khourdaji I, Burks F, et al. Contemporary diagnosis and management of Fournier's gangrene [J]. Ther Adv Urol, 2015, 7(4): 203-215.

[3] Mallikarjuna MN, Vijayakumar A, Patil VS, et al. Fournier's Gangrene: Current Practices [J]. ISRN Surg, 2012, DOI: org/10.5402/2012/942437.

[4] El-Qushayri AE, Khalaf KM, Dahy A, et al. Fournier's gangrene mortality: A 17-year systematic review and meta-analysis [J]. Int J Infect Dis, 2020, 92: 218-225.

[5] Altarac S, Katusin D, Crnica S, et al. Fournier's gangrene: etiology and outcome analysis of 41 patients [J]. Urol Int, 2012, 88(3): 289-293.

[6] Montrief T, Long B, Koyfman A, et al. Fournier Gangrene: A Review for Emergency Clinicians [J]. J Emerg Med, 2019, 57(4): 488-500.

[7] 何春梅，曹永清，郭修田，等.陆金根治疗肛周坏死性筋膜炎经验［J］.中医杂志，2005（11）：817-818.

[8] 中国医师协会肛肠医师分会临床指南工作委员会.肛周坏死性筋膜炎临床诊治中国专家共识（2019年版）［J］.中华胃肠外科杂志，2019（7）：689-693.

[9] 陶晓春，梁宏涛，姚一博，等.拖线疗法治疗难愈性窦瘘疗效观察及医患评价调查［J］.西部中医药，2021，34（3）：116-121.

[10] 陆金根，阙华发，陈红风，等.拖线疗法治疗难愈性窦瘘的优势［J］.中西医结合学报，2008（10）：991-994.

[11] Morais H, Neves J, Ribeiro H M, et al. Case series of Fournier's gangrene: Affected body surface area — The underestimated prognostic factor [J]. Annals of Medicine & Surgery, 2017, 16(C): 19-22.

[12] Yilmazlar T, Gulcu B, Isik O, et al. Microbiological aspects of fournier's gangrene [J]. Int J Surg. 2017; 40: 135-138.

[13] Al-Adawi M, Dakkak B, Bakhsh A, et al. A three-year review of the management of fournier's gangrene presenting in a single saudi arabian institute [J]. Central European Journal of Urology. 2013, 66: 331-334.

[14] 何春梅，曹永清，陆金根.中西医结合治疗肛周急性坏死性筋膜炎9例［J］.中西医结合学报，2005（3）：233-234+237.

[15] 王钱陶，肖长芳，王琛，等.基于数据挖掘分析中医治疗老年肛周会阴部坏死性筋膜炎术后用药规律［J］.老年医学与保健，2021，27（2）：348-351+404.

（姚一博；主审：王琛）

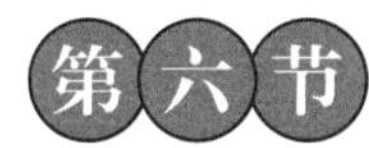

第六节 肝胆外科优势病种

顾氏外科治疗肠痈的传承与发展

一、疾病概说

肠痈相当于西医学急性阑尾炎。急性阑尾炎是最常见的外科急腹症，约占外科住院患者的10%～15%。在中医学文献中虽然没有急性阑尾炎的病名，但是从阑尾炎的发病部位，与临床症状来分析，本病可归属于中医所称肠痈的范畴。远在春秋战国时期。《难经·第四十四难》中有："大肠、小肠会阑门的记载，会者合也，大肠，小肠会合之处。分利水谷精血各有所归故曰阑门。""阑"有拦坝的意思，阑门位于小肠、大肠分界之处起到一个拦坝的作用。可以使小肠的分清泌浊和大肠的传化糟粕的功能各司其职。从阑门的解剖部位来看和现代解剖学上的回盲瓣是十分相近的，阑尾顾名思义即是阑门的尾巴，因此，现今阑尾炎的病名可能是继承了古代医著在认识阑门的基础上而命名的。

中医的肠痈有大肠痈和小肠痈之分，它包括很多种腹腔内化脓性炎症，但大肠痈主要指的是急性阑尾炎。大肠痈这个名称，在《内经》上已有记载，如"天枢穴隐隐痛者大肠疽，其上肉微起者大肠痈"。这说明了大肠痈的部位。天枢穴在脐旁开二寸，是大肠募穴。到公元2世纪，汉代张仲景著《金匮要略》中总结了汉朝以前治疗肠痈的经验，制定了辨证论治的基本法则，如："肠痈之为病，其身甲错，腹皮急，按之濡，如肿状，腹无积聚，身无热，脉数，此为肠内有痈脓，薏苡附子败酱散主之。"又说："肠痈者，少腹肿痞，按之即痛如淋，小便自调，时时发热自汗出，复恶寒，其脉迟紧者，脓未成，可下之，当有血；脉洪数者，脓已成，不可下也，大黄牡丹汤主之。"这是肠痈的症状、诊断及治疗的方法，为后世对肠痈的辨证论治奠定了基础。至隋朝，巢元方著《诸病源候论》，对肠痈的病因病理和临床表现更作了详细的记述。如在肠痈候中载："肠痈者，由寒温不适，喜怒无度，使邪气与营卫相干，在于肠内，遇热加之，血气蕴积，结聚成痈，热积不散，化而为脓。其病之状，小腹肿而强，抑之即痛，小便数似淋，时时汗出，复恶寒，其身皮甲错，腹皮急，如肿状，诊其脓洪数者已有脓也，其脉迟紧者未有脓也。甚者腹肿大，转侧闻水声，或绕脐生疮，穿而脓出，或脓自脐出，或大便出脓血，惟宜急治之。"至明朝陈实功所著《外科正宗》，对肠痈发病原因又有发股，如"肠痈由来有三：男子暴急奔走，以致肠胃传送不能舒利，败血浊气壅遏而成者，一也；妇人产后，体虚多卧，未经起坐，又或坐草艰难，用力太过，育后失逐败瘀，以致停积肠胃而成者，二也；饥饱劳伤，担负重物，致伤脾胃，又或醉饱房劳，过伤精力，或生冷并进，以致气血乖违，湿动痰生，肠胃痞塞，运化不通，气血凝滞而成者，三也"。指出了瘀血凝滞、剧烈运动、产后败瘀、不慎起居等因素，都能引起肠痈。祖国医学文献中的这些记载，为我们开展中西医结合治疗急性阑尾炎提供了宝贵的借鉴和参考。

肠痈常因饮食不节（暴饮暴食、嗜食膏粱厚味、恣食生冷）；或劳倦过度；或暴急奔走、跌扑损伤；或暴怒忧思；或寒温不适；或胎前产后

（胎热内生、瘀血不尽）；或肠道寄生蛔虫等种种因素，均能导致气滞血瘀，胃肠功能受损，传化不利，运化失职，糟粕积滞，生湿生热，败血浊气褒遏而成肠痈。其总的病机不外乎气滞、血瘀、湿阻、热盛。气滞血瘀，不通则痛，故初起有走窜不定的气滞痛（转移性腹痛）和后来固定于右下腹的瘀血作痛。肠胃受损，传化不利，腑气不降，胃气上逆则恶心、呕吐。湿阻中焦，脾失健运则食欲不振：热结于里则便秘、便燥、小便短赤、脉数、苔黄，久热则肉腐，肉腐而成脓。

如果邪盛正虚则可出现很多变证，热与食相结可出现痞、满、燥、实、坚的热结阳明证（麻痹性肠梗阻）；瘀热相搏则右下腹出现肿块（阑尾包块或脓肿）；湿热下迫大肠则腹泻如痢，湿热下注膀胱则小便频数如淋（盆腔脓肿）；热深不能外达，壅闭于内则出现热深厥深的厥证（感染性休克）。

二、疾病诊治的传承与创新

肠痈是顾氏外科急腹症学组的优势病种和重点研究方向之一。急性阑尾炎是最常见的外科急腹症之一，通常一经诊断，即建议施行阑尾切除手术。手术方式包括常规的阑尾切除术和腹腔镜阑尾切除术。由于外科技术、麻醉、抗生素的应用及护理等方面的进步，绝大部分患者能够早期诊断、恰当处置，收到良好的疗效。然而，手术无法解决所有的阑尾炎。对于诊断或处理情况复杂的病例；阑尾炎的某些特殊分型及疾病阶段如阑尾周围脓肿形成、单纯性阑尾炎及轻型化脓性阑尾炎等，中西医结合的非手术疗法仍然大有用武之地[1-4]。顾氏外科外科急腹症学组对于肠痈的治疗既有历史传承，也有近年来的发展，现分述如下。

（一）中医分型与西医分期相结合，因人因时施治

蕴热型（相当于急性单纯性阑尾炎或其他各类阑尾炎及阑尾周围脓肿炎症消散的后期）：转移性右下腹痛，腹痛呈持续性或阵发性加剧，伴有脘腹胀闷、恶心、嗳气、纳呆、大便秘结、小便清或黄。右下腹有压痛或反跳痛，腹肌紧张不明显，有时可扪及局限的肿块，体温在38℃以下，血白细胞计数正常或稍高，舌质正常，苔薄白，脉弦紧或细涩。治宜通里攻下，祛瘀，清热化湿。方以大黄牡丹汤，或锦红汤、红藤煎剂加减。常用药物有生大黄、制川朴、红藤、蒲公英、牡丹皮等。大便次数增多者，生大黄改制大黄。

湿热型（相当于化脓性阑尾炎；急性阑尾炎并发局限性腹膜炎及阑尾周围脓肿）：腹痛及右下腹压痛加剧，腹膜刺激症状明显，并出现反跳痛，腹肌紧张或局限性肿块（包块或脓肿），但不超出右下腹部一个象限，无扩散趋势。湿重于热则微热，腹胀痛不剧，口渴不欲饮，大便溏而不爽，小便短少，舌质微红，苔薄黄腻，脉弦滑数；热重于湿则体温38℃以上，血白细胞计数明显升高，腹痛剧烈，拒按明显，口干欲饮，大便秘结，小便短赤，舌质红，苔黄腻，脉弦滑数。治宜通里攻下，清热化湿和营。方以薏苡附子败酱散合锦红汤加减。常用药物有生大黄、制川朴、红藤、败酱草、蒲公英、黄柏、白花蛇舌草、生薏苡仁。阑尾包块（脓肿）形成者，加桃仁、赤芍；湿热重者，加黄连、黄芩；瘀滞重者，加莪术、当归。

热毒型（相当于急性阑尾炎并发局限性或弥漫性腹膜炎；已形成的阑尾周围脓肿有扩散趋势；或由腹膜炎引起的肠麻痹、盆腔脓肿、感染性休克等并发症）：腹痛剧烈，腹膜炎征象可遍及全腹，有弥漫性压痛，反跳痛及腹肌紧张。热毒伤阴者，有高热或恶寒发热，持续不退，时时汗出，烦渴欲饮，面红目赤，唇干口臭，呕吐不食，二眼凹陷，大便多秘结或似痢不爽，小便短赤或频数似淋，脉弦滑数或洪大而数，舌质红绛而干，苔黄厚干燥或黄厚腻，体温多在39℃左右，血白细胞计数 15×10^9/L 左右。热毒伤阴损阳者，发热

不高或体温反低，但精神萎靡，肢冷自汗、气促、脉沉细而数、舌质淡干，苔多薄白等热深厥深的感染性休克症状。热结阳明者，有全腹膨胀，频频呕吐，无排便排气。治宜通里攻下，清热解毒。方以锦红汤合薏苡附子败酱散合黄连解毒汤加减。常用药物有生大黄、制川朴、红藤、牡丹皮、蒲公英、黄柏、白花蛇舌草、生薏苡仁、败酱草、黄连。热甚伤阴者，加鲜生地、鲜石斛、天花粉，去附子；阴损及阳出现休克时，加炮姜、焦白术，生大黄改制大黄；出现热结阳明者，加甘遂末 1 g，经胃肠减压管把汤药分次注入，待 2～3 h 后以大承气汤浓煎 200 mL 肛门滴注。

（二）多法齐用，重视外治

1. 外敷法

（1）金黄膏或玉露膏：适用于阑尾脓肿或包块。取上述药膏一种外敷于右下腹，每日 1 次，有个别患者在敷药后可引起过敏性皮炎，重者需停敷。

（2）皮硝：适用于阑尾周围脓肿。取皮硝 60 g，外敷肿块处，每日 1 换。

（3）大蒜、芒硝：适用于各期阑尾炎。大蒜 30 g，芒硝 30 g，共捣成糊状，在右下腹衬一层凡士林油纱布后，敷上大蒜芒硝糊，敷 2 h 后取下，改敷金黄膏或玉露膏，每日更换 1 次。大蒜、芒硝外敷，可引起皮肤发红，甚至起水泡，需注意观察。

2. 针刺　针刺治疗对急性单纯性阑尾炎和轻型化脓性阑尾炎可作为主要疗法，对其他各类阑尾炎多为辅助疗法。

主穴：阑尾穴，上巨虚，足三里。

配穴：热高痛甚加曲池、内庭；恶心、呕吐加内关、中脘；剧痛加天枢。

手法：强刺激，每日 2～4 次，每次留针 30 min，或强刺激 2～3 min，不留针。

（三）改革剂型、造福病患

20 世纪五六十年代龙华医院外科在已故著名中医外科专家顾伯华、徐长生教授的带领指导下，总结出外科炎性急腹症病机转化过程中存在着“邪从热化、热从燥化”的病理变化特点，根据这一病理特点，采用验方锦红汤进行治疗取得了较好的疗效。20 世纪 70 年代起，这一治法方药又经中医外科专家朱培庭教授运用总结，得到了进一步的完善和发展。20 世纪 80 年代朱培庭教授根据锦红汤的三味主药，改革剂型，研制成具有清热解毒，行气通腑，活血消肿的锦红片（沪药制字 Z04170767），主要用于外科炎性急腹症辅助治疗[5, 6]。锦红片主要由大黄、红藤、蒲公英等组成，方中大黄别名锦纹，味苦寒，《神农本草经》载：“破癥瘕积聚，留饮宿食，荡涤肠胃，推陈致新，通利水谷，调中化食，安和五脏。”是清热通下之要药，为方中之君。红藤长于清热解毒，消痈止痛，与大黄配伍能增强大黄的清热泻火之功，是方中的臣药，锦红即由方中君药臣药之名而来。蒲公英是方中佐药，功效清热解毒消痈，剂量大时还有通下作用，与大黄、红藤合用，既可增加全方的清热通下功效，又能弥补大黄、红藤利湿方面的相对不足。锦红片适用于急性单纯性、轻型化脓性阑尾炎。用法：每日 3 次，1 次 5 片。

对于锦红汤（片）的基础研究显示，其可以改善急腹症感染患者的症状体征，降低重症感染患者血浆 TNF-α、IL-6、IL-8 等炎性细胞因子水平，抑制过度炎症反应，维持机体促炎症与抗炎症之间的平衡。通过保护和修复肠黏膜屏障、防止细菌和内毒素移位入血对机体造成的“二次打击”从而遏制 SIRS 的发生，可能是锦红汤发挥防治腹腔重症感染的主要作用环节[7-9]。

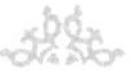

参考文献

[1] 王志刚，朱培庭，章学林．锦红片对急性胆道感染大鼠血中NO、CRP炎症介质水平的影响［J］．中国中西医结合外科杂志，2001（3）：10-12.

[2] 许文捷，朱培庭，高炬，等．早期肠内营养联合锦红汤对重症急性胰腺炎患者肠黏膜屏障的影响［J］．中国中西医结合外科杂志，2017，23（3）：223-227.

[3] 张静喆，章学林，高炬，等．清热通下中药对胆管炎大鼠肠屏障保护和炎症反应调控的研究［J］．中西医结合学报，2005，3（3）：211-221.

[4] 章学林，张静喆，顾宏刚．大鼠梗阻性胆管炎细胞免疫功能降低及中药锦红片的影响［J］．世界华人消化杂志，2007，15（18）：2050-2053.

[5] 张静喆，章学林，高炬．锦红片对胆管炎大鼠胸腺的影响［J］．中西医结合学报，2007，5（2）：174-178.

[6] 杨吉勇，陈佳静，彭艺，等．锦红片治疗急性腹腔感染脓毒症临床观察与实验研究［J］．辽宁中医药大学学报，2022，24（3）：147-151.

[7] 梁晓强，章学林，张静喆，等．探讨清热通下中药“从肠论治”急性胆源性感染的思路［J］．新中医，2012，44（7）：1-2.

[8] 杨吉勇，叶圳，梅丹，等．锦红片联合西医常规疗法治疗急性腹腔感染脓毒症的临床观察［J］．上海中医药大学学报，2020，34（3）：9-13.

[9] 梁晓强，章学林，余奎，等．锦红片对急性胆源性感染大鼠JNK、P38、ERK mRNA及蛋白表达调控的研究［J］．中医药导报，2019，25（1）：39-42+67.

（顾宏刚；主审：张静喆）

顾氏外科治疗关格（肠结）的传承与发展

一、疾病概说

中医关格（肠结）主要指西医学的肠粘连及粘连性肠梗阻。肠粘连是由各种原因引起的肠管与肠管之间、肠管与腹膜之间、肠管与腹内脏器之间发生不正常黏附，形成膜状或索带状粘连。约80%以上的肠粘连是由腹部手术引起的。肠粘连患者的临床症状因粘连程度和部位而有所不同，轻者无任何不适或偶有腹胀，重者可反复发作腹痛、腹胀，甚至引起不完全性肠梗阻或完全性肠梗阻。

中医无对应疾病名称，根据其临床症状和体征，可归属于“肠结”“关格”“腹痛”等范畴。中医病机方面，术后肠粘连是由于患者术后调理不当，湿热之邪蕴结于阳明胃肠，阻滞气机，湿、热、气滞相搏而发病；或由于手术损伤，血寒或血热致气滞或血行不畅，气滞血瘀而发病；或因情志不遂、手术损伤使气行不畅，气机郁滞而发病。即可归纳为，湿、热、气滞、血瘀是引起术后肠粘连的主要病理因素[1]。

二、疾病诊治的传承与创新

1.“六腑以通为用”是顾氏外科确立的治疗急腹症的总原则 关格（肠结）属于急腹症范畴，是顾氏中医外科学的延伸领域。顾伯华、徐长生老先生与朱培庭教授、张静喆教授在1980年时发表了一篇关于急腹症治疗的文章，文中提出：“以通为用”是治疗急腹症的一个大法，但绝不是一成不变、一“通”到底。如果疾病变化了，具体情况不同了，那么治疗方法也要随着改变——即在“通”的同时，注意到“变”[2]。“六腑”的生理功能是泻而不藏，动而不静，降而不升；病理特征是不通则痛。所以“以通为用”是治疗急腹症不同疾病的共同基础。通之之法各有不同：调气以和血，调血以和气，是通；上逆者使之下行，中结者使之旁达，也是通；虚者助之使通，寒者温之使通，热者寒之使通，这些都是通的方法[2]。

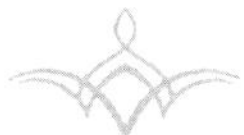

2. 提出基于病理生理学的肠粘连病因病机 张静喆教授在中西汇通理论的影响下，结合肠粘连发生的病理生理学过程，将术后肠粘连发生的中医病机归纳为瘀血、痰湿、阳虚 3 个方面。

第一为瘀血因素。现代医学已明确，肠粘连的发生主要与腹膜的粘连有关。腹膜是一种广泛分布于腹腔壁表面或腹腔脏器表面的浆膜系统[3]。腹膜损伤的修复受一系列级联反应的影响，在受损腹膜的修复过程中，凝血、炎症、纤溶等都发挥着重要的作用。当腹膜受到手术、感染或异物等损伤后，首先启动的是炎症和凝血过程；受到炎症或损伤刺激后，组胺等信号分子会刺激血管，导致血管通透性增加，中性粒细胞和巨噬细胞等炎症细胞从血管中溢出后聚集于损伤腹膜的周围，与此同时，血浆中的纤维蛋白原也会大量渗出。凝血过程启动时，大量的凝血酶原被激活成凝血酶，同时血小板也聚集于损伤处，纤维蛋白原被凝血酶激活成纤维蛋白，与血小板一起形成血凝块；血小板释放的细胞因子会同血凝块的降解产物，可引起大量的巨噬细胞、T 细胞、肥大细胞和间皮细胞的聚集[4, 5]。中医学认为，离经之血即为瘀血，腹膜损伤修复中的凝血过程，产生大量的血凝块，这与传统中医学对瘀血的认识相吻合。腹腔手术后，瘀血形成阻滞，脏腑气机运行不畅，发为腹痛，且疼痛以刺痛为主。

第二为痰湿因素。腹膜损伤后，纤维蛋白大量释放进行修复，一般损伤愈合后即溶解，如果纤维蛋白吸收不完全，毛细血管或成纤维细胞增生形成肉芽组织及胶原纤维，从而引起纤维性愈合，即粘连[6]。中医学中符合黏滞特点的病理学产物称为湿或痰，而痰湿致病均具有迁延不愈的特点。湿性黏滞、湿为无形，痰为湿浊凝结浓缩后的产物、痰为有形，由湿变为痰的过程与肠粘连的病理形成过程相类似。腹腔手术刺激后，腹膜被破坏，腹膜对腹腔液体的重吸收功能减弱，腹腔液体渗出增多，湿浊聚于腹部脏器表面，日久化为痰浊，湿痰相互胶着，致肠腑粘连发生，继而肠腑气机运行不畅，不通则痛，故发为腹胀、腹痛。

第三为阳虚因素。腹膜在受到损伤 24 h 后间皮层即开始生长，第 2 周左右，成纤维细胞含量明显增加，并伴随着血管结构和结缔组织的形成，至第 3 周时即形成永久性的腹腔粘连[7]。腹腔粘连处可限制肠蠕动的范围，蠕动受限后肠段的主动扩张牵拉是引起慢性腹痛的主要原因。中医学认为，痰浊、血瘀等均为阴邪，致病后易迁延不愈，日久则正气受损，导致机体脾阳亏虚，不能温煦中焦，故易出现中焦虚寒，寒凝则气滞，发为腹痛，且此类疼痛多绵绵不绝、或隐痛为主。

由上述可见，痰瘀互结是导致肠粘连发生的主要病理基础，气机阻滞、中焦虚寒是引起肠粘连患者腹痛最常见的病机。瘀血、痰湿所致的腹痛属于“不通则痛”，为实证；阳虚所致腹痛属于“不荣则痛”，为虚证。

3. 倡导八纲辨证更适合于外科疾病的辨证新理念 关格（肠结）病变脏腑在肠，属于腑病范畴。张静喆教授在顾氏外科“六腑以通为用”理论指导下，结合将中医辨证与病理生理学知识相结合的现代中西汇通思维，提出了运用八纲辨证体系对术后肠粘连进行中医辨证的观点，以虚实为纲，总领该病的辨证[8]，将术后肠粘连的中医辨证分为实证与虚证两类，具体如下：

实证：腹胀痛或刺痛，疼痛剧烈，呈阵发性或持续性，伴停止排气、排便，甚或见腹部肠型及蠕动波，可有恶心、呕吐、发热等不适，舌淡红或紫暗、舌苔厚腻，脉滑、弦滑或滑数；或因生冷、辛辣等不节饮食，突发腹痛加剧。此证患者多为痰瘀互结；治以益气通腑、活血祛瘀化痰为主；方选莱菔承气汤合桃红四物汤再加黄芪、皂角刺。实证相当于粘连性肠梗阻（不包括完全性肠梗阻）。

虚证：腹痛绵绵，痛势较缓，按压腹部或热

敷腹部时可缓解，伴畏寒，腹部胀气，矢气较多或嗳气，舌淡、舌苔薄白，脉沉细或细弦，则为虚证；因长期慢性腹痛，纳食量少或忌惮于饮食，患者常伴有明显消瘦、或伴有畏寒等症状。此证患者多为中焦虚寒，根据患者是否有畏寒症状，需分别治之。畏寒不明显者，治以温中补虚、缓急止痛，方用小建中汤或黄芪建中汤；畏寒明显者，治以温阳健脾、理气止痛，方用附子理中汤合金铃子散。

临床上还有部分肠粘连患者病程较久，因寒凉或饮食不洁等原因诱发，出现粘连性肠梗阻，腹痛加剧，此类患者虚实夹杂，本虚标实，治疗上以急者治其标为准则，按实证进行辨证治疗即可。

此外，需要说明的是，对于完全性肠梗阻及肠梗阻并发穿孔者，需首先考虑外科手术干预，并不适合中医辨证治疗。

参考文献

[1] 王秀红，徐云梅，张继彪.中医药对术后肠粘连的预防和治疗[J].中华中医药杂志，2009，24(11)：1534-1535.

[2] 徐长生，朱培庭，张静喆，等.浅析急腹症治疗中通与变的辩证关系[J].上海中医药杂志，1980(2)：27-28.

[3] VAN BAAL J O, VAN DE VIJVER K K, NIEUWLAND R, et al. The histophysiology and pathophysiology of the peritoneum [J]. Tissue Cell, 2017, 49(1): 95-105.

[4] TEN BROEK R P, BAKKUM E A, LAARHOVEN C J, et al. Epidemiology and prevention of postsurgical adhesions revisited [J]. Ann Surg, 2016, 263(1): 12-19.

[5] WARD B C, PANITCH A. Abdominal adhesions: current and novel therapies [J]. J Surg Res, 2011, 165(1): 91-111.

[6] HELLEBREKERS B W, KOOISTRA T. Pathogenesis of postoperative adhesion formation [J]. Br J Surg, 2011, 98(11): 1503-1516.

[7] SOLTANY S. Postoperative peritoneal adhesion: an update on physiopathology and novel traditional herbal and modern medical therapeutics[J]. N-S Arch Pharmacol, 2021, 394(2): 317-336.

[8] 余奎，梁晓强，张静喆，等.基于病理生理学的术后肠粘连中医辨证论治新探[J].上海中医药杂志，2021，55(8)：17-19+24.

（余奎；主审：张静喆）

顾氏外科治疗胁痛病的传承与发展

一、疾病概说

胁痛病多指胁肋部隐痛不适的一系列病证，类似于西医学中的慢性胆囊炎、肝胆管结石等病。慢性胆囊炎是指胆囊因长期或间断地受到刺激而产生的明显的慢性炎性改变或功能障碍，是一种较为复杂的胆囊慢性疾病。慢性胆囊炎缺乏特异的临床症状，其临床表现差异较大，可表现为无明显症状、右上腹痛或腹痛，也可能出现急性发作。其中胆囊结石所引起的胆囊急性炎症反复发作后遗留下来的病理改变称为慢性结石性胆囊炎，是慢性胆囊炎最常见的类型[1-3]，少数慢性胆囊炎，胆囊内并无结石存在，又称为慢性非结石性胆囊炎，其病因至今不完全清楚，可能由胆囊管或胆囊的先天异常、浓缩胆汁的刺激、胰液的反流、细菌和寄生虫的感染有关[4]。肝胆管结石又特指肝内胆管结石，又称为原发性肝胆管结石，是我国常见病，可与肝外胆管结石或胆囊结石并存[5]。其症状不典型，间隙期无症状或表现为右上腹轻度不适，急性发作期可表现为Charcot三联征。现代医学认为，肝胆管结石的基本病理特点为肝内胆管的炎症、梗阻和肝实质的损害，形成机制尚

未明确，一般认为与代谢因素、胆汁淤积、胆道感染及胆道异物等多因素相关[6]。

中医认为情志不畅、饮食不节、虫邪上扰等是本病最主要的病因。上述病因可导致气机运行不畅，肝胆气郁，出现胁肋疼痛胀满、胃纳不馨、嗳气便秘等肝胆疏泄失常、横逆脾胃、运化失司的症状；也可因肝失调达、肝阴不足、用刚过度而出现胁下胀满、头晕目眩、口苦咽干、纳谷不馨、食入做胀等肝胆疏泻失职、脾胃受伐、肝阴不足肝失柔养之症。对于胆石的成因，在中医学中，胆又被称为“中精之腑”，古人认为，胆汁为精纯、清净之物，为肝之余气所化生，因此又称之为“中清之腑”，然而胆与肝相表里，《东医宝鉴》中说到：“肝之余气，益入于胆，聚而成精……肝胆之气不舒，胆汁流行受阻，则结石不断凝聚增大……然非脾气之上行，则肝气不升，非胃气之下降，胆火不降。”肝郁气滞，肝失疏泄导致胆汁分泌异常、排泄障碍，同时久郁而化热，导致胆汁久煎聚而成石。

二、疾病诊治的传承与创新

顾氏外科对胁痛病诊治不仅关注于急性发作期，更注重胁痛病静止期的治疗，对于慢性胆囊炎、肝胆管结石以及胆囊结石之类的胁痛病，朱培庭教授提出“胆病从肝论治”的治疗思想，并提出不应局限于以往单纯疏肝利胆的治则，而是把胁痛病静止期患者分为肝胆气郁和肝阴不足两型。在静止期进行正确有效的辨证论治，能够有效地防止急性症状的发生，起到“未病先防”的作用。同时对于结石导致的胁痛病，中药防治的机理与化学药物有很大的不同，是利胆、排石、溶石、防石等综合作用的结果，因此中医药治疗具有巨大的潜在优势。

（一）从肝论治，意在正本清源

朱培庭教授在潜心钻研胆道感染、胆石病50余年，首倡中医药治疗胆道疾病的“胆病从肝论治”理论。中医认为肝胆相表里，肝主谋虑，胆主决断，现代医学认为无论是从生理功能还是解剖学肝与胆都互为联系密不可分。在临床治疗过程中发现，胆病多由肝生，肝之疏泄功能失常，会影响胆汁的分泌与排泄而形成胆道疾病。而胆道疾病往往对肝脏也造成损害，例如，急性胆道感染时受损最严重的器官便是肝脏，如果失治、误治可形成细菌性肝脓肿。与此同时，胆道系统疾病往往与肝病临床表现相似，胁肋部疼痛、右上腹不适、口干口苦等。因此朱培庭教授认为治胆必依赖于肝，并提出“从肝治胆正本清源”的治疗思想[7]。

对于肝胆管结石，肝脏产生病理性胆汁是结石形成的基本要素，许多肝病患者易并发胆结石，治疗肝胆管结石的关键不仅是清除胆石异物本身，而且要恢复肝胆系统的正常功能，防止病理性胆汁的产生，只有正本清源，才有可能防止结石的复发和再生。朱培庭等实验研究发现，由杞子、首乌、生地、白芍等组成的中药复方能降低结石模型的成石率，具有抗肝细胞变性、逆转肝细胞超微结构异常变化的作用[8]。

（二）中西医结合治疗

慢性胆囊炎

1. 基础治疗　嘱患者控制饮食，建议患者进食低脂肪、高维生素和易消化的食物。感染明显者抗感染治疗；严重肝功能损害者，可予保肝治疗，避免使用肝毒性药物；疼痛剧烈者予解痉镇痛治疗；补充水溶性、脂溶性维生素，营养支持、水电解质支持等。

2. 辨证论治

（1）肝胆气郁：肝胆气郁、疏泄失常为主要病机。症见右上腹时有隐隐作痛，食入做胀，胃纳不馨，嗳气便秘，常与情绪变化有关。口不干，舌苔薄腻，脉平或弦。治宜疏肝利胆，健脾和胃。

方药：胆宁汤（经验方）。茵陈 15 g，虎杖 15 g，生大黄 9 g，青皮 9 g，陈皮 9 g，郁金 12 g。

中成药：胆宁片，每次 3～5 粒，每日 3 次，口服。

（2）肝阴不足证：肝失柔养，用刚太过，疏泄失职，脾胃受伐为主要病机。症见胁下胀满或隐痛，头目眩晕，口舌咽干欲饮，纳谷不馨，食入胀甚，妇人可见经少色淡，舌尖红刺或裂纹或光剥，脉弦细。治宜养肝柔肝，疏肝利胆。

方药：养肝利胆汤（经验方）。生地 15 g，何首乌 12 g，枸杞子 12 g，茵陈蒿 15 g，虎杖 15 g，生大黄 9 g，生山楂 12 g，鸡内金 12 g，麦芽 12 g，玫瑰花 12 g，佛手 9 g，绿萼梅 9 g。

中成药：养肝柔肝颗粒，每次 1 袋，每日 2 次，口服。

3. 中医特色治疗　可采用体针或耳针治疗，对于缓解胁肋部疼痛、消化不良等症状有明显的疗效，并具有抗感染、排石利胆的作用[9]。穴位贴敷治疗具有药物治疗和穴位治疗的双重作用，B 超下观察穴位贴敷阴陵泉穴及日月穴能促进胆汁分泌，增强胆囊收缩，松弛奥狄括约肌，起到促使胆汁大量分泌产生自上而下的作用，胆囊收缩，括约肌舒张，胆总管节律性收缩，蠕动增强以及炎症控制，十二指肠张力降低等综合作用[10]。

4. 手术治疗　慢性胆囊炎患者一般经非手术治疗都能缓解。当慢性胆囊炎急性发作时则按照急性胆囊炎诊治[3]。

肝胆管结石

1. 基础治疗　嘱患者控制饮食，建议患者进食低脂肪、高维生素和易消化的食物。感染明显者抗感染治疗；严重肝功能损害者，可予保肝治疗，避免使用肝毒性药物；疼痛剧烈者予解痉镇痛治疗；补充水溶性、脂溶性维生素，营养支持、水电解质支持等。

2. 辨证论治

（1）肝胆气郁：肝失疏泄，胆府不利为本证的主要病机。症见右胁肋疼痛时作，疼痛呈胀闷窜痛。或伴有疼痛因情绪变化而增减、喜叹息或嗳气、腹胀、饮食减少、乳房胀痛或月经不调。舌质淡红，苔薄白或薄白腻或薄黄，脉平或弦。治宜疏肝利胆，行气止痛。

方药：柴胡疏肝散加减。柴胡 6 g，陈皮 6 g，川芎 5 g，香附 5 g，枳壳 5 g，白芍 5 g，甘草 3 g。

中成药：① 胆宁片，每次 5 片，每日 3 次，口服。② 清胆胶囊，每次 3 片，每日 3 次，口服。③ 消炎利胆片，每次 5～8 片，每日 2～3 次，口服。

（2）肝阴不足证：阴液亏虚，肝失濡养为本证的主要病机。症见右胁疼痛，悠悠不止，遇劳加重，头晕眼花。或伴有目眩、两目干涩、视力减退、颧红、五心烦热、口干咽燥、月经量少或色淡。舌红少苔或光剥苔，脉弦细或细数。治宜养肝柔肝，疏肝利胆。

方药：一贯煎加减。北沙参 9 g，麦冬 9 g，当归 9 g，生地黄 30 g，枸杞子 18 g，川楝子 5 g。

中成药：① 养肝利胆颗粒，每次 10 g，每日 2 次，口服。② 二至丸，每次 3～5 g，每日 3 次，口服。

（3）肝胆蕴热证：肝胆郁滞、邪热蕴阻为本证的主要病机。症见胁肋灼痛或刺痛、胁下拒按或痞块。或伴有畏寒发热、口干口苦、恶心呕吐、身目微黄、大便干结。舌质微红，苔薄白或微黄，脉平或弦微数。治宜疏肝解郁，清热利胆。

方药：大柴胡汤合金铃子散加减。柴胡 12 g，枳实 9 g，延胡 9 g，川楝子 9 g，白芍 9 g，黄芩 9 g，生大黄 6 g，半夏 9 g，生姜 15 g，大枣 21 g。

中成药：消炎利胆片，每次 5～8 片，每日 3 次，口服。

3. 中医特色治疗　肝胆管结石静止期采用针灸、耳穴、穴位贴敷等中医特色疗法，治疗方法同急性胆囊炎。

4. 手术治疗　无重要脏器衰竭表现的可择期行胆总管切开取石 +T 管引流术或内镜下取石术

（为基本术式），胆囊切除+胆管切开取石（包括胆道镜检查并碎石、取石）+肝门部胆管狭窄修复重建术（如胆管狭窄成形+空肠Roux-Y吻合、胆管狭窄成形+游离空肠段吻合、胆管狭窄成形+组织补片修复等术式），胆囊切除+胆管切开取石（包括胆道镜检查并碎石、取石）+肝部分切除术（以肝段、肝叶为单位作肝脏规则性切除手术）。

（三）继承创新

临床上中医工作者大多将胆道系统疾病辨证归属于肝胆气郁。而疏肝利胆法作为治疗的重要法则已被临床广泛运用及推广。但在临床治疗及观察研究过程中，朱培庭教授团队发现，肝阴不足型患者略多于肝胆气郁型患者，所以朱培庭教授主张不应拘泥于以往"疏肝利胆"的治则，而把慢性胆道感染患者主要分为肝胆气郁和肝阴不足两型，朱培庭教授独辟蹊径，倡"养肝柔肝"之法[11]。对于肝胆气郁型的胁痛病治疗虽以疏肝利胆为主，但仍需注重顾护阴液，因此柴胡、枳实、木香等辛燥升阳破气之品基本不用。虽常用青皮、陈皮，但为顾护肝阴用量宜小，可另遣绿萼梅、佛手等性平力缓之药以达理气而不伤阴的目的。治疗同时虚兼顾脾胃[12]。中医认为脾的升清有赖于肝胆的疏泄功能，肝病可以传脾，脾病也可以及肝，朱培庭教授深知"见肝之病，则知肝当传脾"，认为"务必先安未受邪之地"，而且有相当一部分胁痛患者都有神疲乏力，舌胖边有齿痕，脉濡等气虚之象，故治疗时兼顾健脾益气，常用"四君"、黄芪等益气之品。肝为刚脏，体阴而用阳，肝气肝阳常有余，肝血肝阴常不足，从肝治胆切不可伐劫肝阴。故在养阴基础上的疏肝，朱培庭教授很少使用柴胡，正如温病大家叶天士在《三时伏气外感篇》中提到"柴胡劫肝阴"而尽量减少柴胡的使用。

朱培庭教授针对肝胆气郁型患者采用疏肝利胆法，运用自拟方"胆宁汤"，通过改进剂型开发了胆宁片，20世纪90年代末，在胆宁片的基础上根据现代药理、毒理、药效学以及临床经验形成了胆宁片的新一代产品——清胆胶囊（又名升清胶囊），通过临床随机观察实验发现，清胆胶囊临床疗效略优于胆宁片[13]。相关实验表明，清胆胶囊具有增加胆汁分泌、解除胆囊平滑肌痉挛和抗炎等作用，提示清胆胶囊的消石和治疗胆囊炎与其上述作用机制有关[7]。同时清胆胶囊可降低胆色素结石模型动物胆汁中黏蛋白及CRP含量，在改善胆色素结石形成过程中的炎症环节上起重要作用[14]。

针对肝阴不足型胁痛病，在20世纪90年代初，朱培庭教授根据顾伯华、徐长生教授治疗经验，改良剂型，研制出具有养肝柔肝利胆作用的养肝利胆颗粒（又名芍杞颗粒）。实验研究发现，养肝柔肝颗粒能显著降低豚鼠胆囊色素性结石的成石率，并具有抗肝脏脂肪变性，逆转肝细胞超微结构异常变化的作用[14-16]。

近年来随着居民生活习惯的改变，胆囊炎、胆石病之类的胁痛病发病率逐渐升高，对于这类疾病，顾氏外科秉承中西医结合治疗的思想，坚持"胆病从肝论治"理论，不断总结临床经验，不断改进与完善临床治疗方案，不断取得更好的疗效。

参考文献

[1] B. H Rakesh, G. C Rajendra. A prospective clinicopathological study of 50 cases of chronic calculous cholecystitis in the local population [J]. Journal of Evolution of Medical and Dental sciences, 2013, 2(35).

[2] 何相宜，施健. 中国慢性胆囊炎、胆囊结石内科诊疗共识意见（2018年）[J]. 临床肝胆病杂志，2019，35

（6）：1231-1236.

［3］张静喆，余奎．急、慢性胆囊炎的中西医结合治疗进展［J］．临床肝胆病杂志，2017，33（5）：838-842.

［4］颜伟笔，徐小丰，周龙飞．急、慢性胆囊炎胆汁细菌培养及抗生素敏感性188例比较分析［J］．现代诊断与治疗，2013，24（17）：3857-3858.

［5］董家鸿，郑树国，陈平，等．肝胆管结石病诊断治疗指南［J］．中华消化外科杂志，2007（2）：156-161.

［6］吕立升，魏妙艳，汤朝晖．肝胆管结石成因及分型［J］．中国实用外科杂志，2016，36（3），348-350.

［7］朱培庭．胆石病"从肝论治"要点［J］．上海中医药大学学报，2007（6）：1-3.

［8］张嗣博，方邦江．养肝利胆颗粒对豚鼠胆囊胆固醇结石成石率和血浆胆囊收缩素含量的影响［J］．中西医结合学报，2008（4）：405-408.

［9］华金双，邵素菊．针灸治疗胆囊炎的临床研究进展［J］．国际中医中药杂志，2015，37（6）：574-576.

［10］胡冬青，曹志群．穴位贴敷疗法在消化系统疾病中的应用［J］．河南中医，2012，32（9）：1248-1251.

［11］李炯．朱培庭教授治疗肝阴不足型胆石病经验［J］．四川中医，2015，33（5）：1-3.

［12］孙逊，梁晓强，郁超，等．朱培庭教授从"健脾和胃"论治胆石病［J］．中华中医药学刊，2021，39（12）：164-166.

［13］朱培庭，张静喆，王以实，等．清胆胶囊治疗慢性胆道感染、胆石病的临床研究［J］．上海中医药大学学报，1999（1）：26-28.

［14］张静喆，梁晓强，章学林，等．清胆胶囊与养肝利胆颗粒对豚鼠胆色素结石炎症反应环节的影响［J］．上海中医药大学学报，2009，23（5）：51-54.

［15］高建平，金若敏，朱培庭，吴耀平，沈伟，陈艳艳．养肝利胆颗粒治疗胆囊炎作用机理研究［J］．时珍国医国药，2008（5）：1101-1104.

［16］高建平，金若敏，朱培庭，等．养肝利胆颗粒抗炎镇痛解痉作用实验研究［J］．中国实验方剂学杂志，2006，（3）：59-61.

（李炯；主审：张静喆）

顾氏外科治疗胆胀病的传承与发展

一、疾病概说

胆胀病通常与西医学所称的急性胆囊炎、急性胆管炎等急性胆道感染相类似。急性胆囊炎是外科急腹症中常见的仅次于阑尾炎的胆囊急性炎症性病变，表现为突然发生中上腹或右上腹的剧烈绞痛，持续性发作，阵发性加剧，60%的患者疼痛可放射至右肩、左肩及腰背部。胆囊管梗阻和细菌感染是引起急性胆囊炎的两大主要因素。结石、蛔虫、肿瘤、狭窄及扭转等都可引起胆囊管的梗阻，其中结石最多见又称为急性结石性胆囊炎[1]。急性非结石性胆囊炎虽临床比例较低，但由于这类胆囊炎往往发病隐匿、症状不典型、病情重且进展迅速，更易发生胆囊坏死与穿孔。急性胆管炎又名急性细菌性胆管炎，指胆管内细菌的急性感染，常继发于胆管结石或胆管狭窄，进一步可发展为急性梗阻性化脓性胆管炎，是指胆道的完全梗阻和胆管内的化脓性感染，由于胆管内高压、细菌和毒素进入肝实质和血循环造成一系列的严重并发症[2]，因此也是良性胆管疾病的主要致死原因之一。

胆胀病，首见于《内经·灵枢》中"胆胀者，胁下痛胀，口中苦，善太息"，是指胆腑气郁，胆失通降所引起的以右胁肋部胀痛不适的临床症状的一系列疾病，中医学认为凡暴怒忧思，或多食油腻厚味炙煿饮食，或寒温不适，或蛔虫上窜等因素，致使肝胆之气郁结，气郁化火；脾胃运化失司，湿浊内生，温热蕴结，影响肝脏的疏泄和胆腑的通降功能，使胆气不通则痛。湿热熏蒸，胆汁逆溢肌肤而目黄、身黄，黄似橘色。肝气犯胃，胃气上逆则恶心呕吐。气血积滞，热积不散，热胜肉腐酝而成脓。甚则热毒化火则寒战、高热。火毒炽盛，毒入营血则神昏谵语、皮肤瘀斑、鼻衄、齿衄、舌绛苔燥。甚至导致舌光如镜、四肢厥冷、脉细欲绝等"亡阴""亡阳"之厥症。

二、疾病诊治的传承与创新

顾氏外科长期致力急性胆道感染的中医、中西医结合诊疗研究，取得了较为满意的疗效。急性胆囊炎作为临床常见的多发病，手术治疗渐渐成为结石性胆囊炎的主要治疗方式，尤其是以微创外科为代表的治疗理念[3, 4]。急性胆管炎发作时，ERCP 已成为治疗的金标准[5]，但手术治疗往往因疾病的不同发病时期、不同的个体以及术后的并发症等因素受到限制。因此，非手术治疗即中西医治疗胆囊炎、胆管炎具有其独特的优势和地位。中医大家朱培庭教授首次提出“胆病从肝论治”的治疗思想[6]，将胆胀病分为肝胆湿热、肝胆蕴热及肝胆热毒的三种辨证分型，在临床治疗过程中不断探索，并研制开发胆宁片、锦红片等中成药。

（一）胆病从肝论治

历经数十年中医药防治胆道疾病的临床实践和科学研究证明，胆与肝不仅在解剖、生理上密切相关，而且在病理、病理生理方面也相互影响，胆道疾病的治疗同样离不开肝。朱培庭教授认为，“胆病从肝论治”是中医药治疗胆道疾病的基本原则，内涵丰富，有充分的理论依据、广泛的临床基础。现阶段中医胆病学术之发展面临着新挑战、新特点、新机遇，必须引起我们重新思考。

关于“胆病从肝论治”理论的由来，中医认为，胆与肝相连，静脉曲张络属，表里关系，胆汁源于肝之余气，而胆汁的正常排泄和发挥作用亦依靠肝的疏泄功能。肝主谋虑，胆主决断，谋虑后则必决断，而决断又来自谋虑，由此可见肝与胆在生理功能上密切相关。现代解剖、生理学认为，胆囊借疏松结缔组织附着于肝脏面的胆囊窝内，其血管、神经均来源于肝脏的分枝；胆道系统由胆囊、肝外胆管、各级肝内胆管、肝脏毛细胆管组成；胆汁由肝细胞和胆管分泌而成；胆红素、胆汁酸等胆汁成分通过肝细胞进行代谢；肝与胆共同发源于前肠末端腹侧壁内胚层细胞增生而成的肝憩室。可见，肝与胆密不可分。

（二）中西医结合治疗

对于急性胆囊炎、急性胆管炎之类胆胀病，当非手术治疗病情继续进展时，手术则是主要选择。顾氏外科秉承中西医结合治疗的思想与理念，在术前术后通过中医辨证论治、中医特色治疗方式，不仅提高了手术的成功率，还缩短了患者术后恢复的时长，同时显著降低了术后的并发症。与此同时，采用中西医结合治疗显著提高了胆胀病的临床疗效。

急性胆囊炎

1. 基础治疗　感染明显者抗感染治疗；严重肝功能损害者，可予保肝治疗，避免使用肝毒性药物；疼痛剧烈者予解痉镇痛治疗；补充水溶性、脂溶性维生素，营养支持、水电解质支持等。

2. 辨证论治

（1）肝胆蕴热证：肝胆郁滞、邪热蕴阻为本证的主要病机。症见胁肋灼痛或刺痛，胁下拒按或痞块，或伴有畏寒发热、口干口苦、恶心呕吐、身目微黄、大便干结。舌质微红，苔薄白或微黄，脉平或弦微数。治宜清热利胆，通腑止痛。

方药：大柴胡汤合金铃子散加减。柴胡 12 g，枳实 9 g，延胡 9 g，川楝子 9 g，白芍 9 g，黄芩 9 g，生大黄 6 g，半夏 9 g，生姜 15 g，大枣 21 g。

中成药：消炎利胆片，每次 5～8 片，每日 3 次，口服。

（2）肝胆湿热证：湿热内蕴，肝胆疏泄失常为本证的主要病机。症见胁肋胀痛，身目发黄。或伴有发热，纳呆呕恶，小便黄，胁下痞块拒按，便溏或大便秘结。舌质红，苔黄厚腻，脉滑数。治宜清热利胆，化湿通下。

方药：大柴胡汤合茵陈蒿汤加减。柴胡 12 g，黄芩9g，茵陈蒿18g，栀子9g，生大黄6g，白芍9g，半夏9g，生姜15g，炙枳实9g，大枣9g。

中成药：锦红片，每次4片，每日3次，口服。

（3）肝胆热毒证：火热毒邪，郁滞肝胆为本证的主要病机。症见胁胀灼痛，壮热。可伴有身目深黄，烦渴引饮，胁下痞块，烦躁不安，面赤潮红，大便秘结或热结旁流等。舌质干红或绛红或有瘀斑，苔黄厚或焦黑或无苔，脉洪数。治宜泻火解毒，通腑泄热。

方药：黄连解毒汤合茵陈蒿汤加减。黄连9g，黄芩9g，黄柏9g，栀子12g，茵陈蒿12g，生大黄9g。

中成药：黄疸茵陈冲剂，每次1袋，每日2次，口服。

3. 中医特色治疗

针灸：针灸治疗选取肝经及胆经的穴位，远近联合取穴疗效优于单独取穴。有动物实验表明针刺阳陵泉可以改善胆囊壁增厚，减轻胆囊的炎症反应[7, 8]。胆囊穴作为胆道感染的特定穴，针刺可以缓解疼痛，促进胆囊收缩，排出胆汁。

耳穴贴压：耳针治疗是指通过刺激耳朵上的特定穴位起到疾病治疗的作用，对于胆胀病的治疗，其中足少阳胆经的循行路线与耳朵密切相关，《黄帝内经》指出："耳者，宗脉之所聚也。"选择胰胆肝、神门等耳穴治疗，能够促进胆汁的分泌和胆囊的收缩[9]。

穴位贴敷：穴位贴敷疗法是指将膏药或用各种液体调和药末而成的糊状制剂贴敷于一定的穴位或患部，通过药物、腧穴及经络的作用达到治疗目的[10]。B超下观察穴位贴敷阴陵泉穴及日月穴能促进胆汁分泌，增强胆囊收缩，松弛奥狄括约肌，具有药物治疗和穴位治疗的双重作用，起到促使胆汁大量分泌产生自上而下的作用，胆囊收缩，括约肌舒张，胆总管节律性收缩，蠕动增强以及炎症控制，十二指肠张力降低等综合作用[11]。

4. 手术治疗　急性胆囊炎患者一般非手术治疗能治愈。非手术治疗病情仍进展时可考虑行手术治疗[1, 3–5]。手术原则是：挽救生命、不苛求确定性治疗。条件允许者，可行胆囊切除术，条件差者可行胆囊造瘘术。

急性胆管炎

1. 基础治疗　感染明显者抗感染治疗；严重肝功能损害者，可予保肝治疗，避免使用肝毒性药物；疼痛剧烈者予解痉镇痛治疗；补充水溶性、脂溶性维生素，营养支持、水电解质支持等。

2. 辨证论治

（1）肝胆蕴热证：肝胆郁滞、邪热蕴阻为本证的主要病机。症见胁肋灼痛或刺痛，胁下拒按或痞块，或伴有畏寒发热、口干口苦、恶心呕吐、身目微黄、大便干结。舌质微红，苔薄白或微黄，脉弦或弦微数。治宜疏肝解郁，清热利胆。

方药：大柴胡汤合金铃子散加减。柴胡12g，枳实9g，延胡9g，川楝子9g，白芍9g，黄芩9g，生大黄6g，半夏9g，生姜15g，大枣21g。

中成药：消炎利胆片，每次5～8片，每日3次，口服。

（2）肝胆湿热证：湿热内蕴，肝胆疏泄失常为本证的主要病机。症见胁肋胀痛，身目发黄。或伴有发热，纳呆呕恶，小便黄，胁下痞块拒按，便溏或大便秘结。舌质红，苔黄厚腻，脉滑数。治宜清热利胆，化湿通下。

方药：大柴胡汤合茵陈蒿汤加减。柴胡12g，黄芩9g，茵陈蒿18g，栀子9g，生大黄6g，白芍9g，半夏9g，生姜15g，炙枳实9g，大枣9g。

中成药：锦红片，每次4片，每日3次，口服。

（3）肝胆热毒证：火热毒邪，郁滞肝胆为本证的主要病机。症见胁胀灼痛，壮热或伴有身目深黄、烦渴引饮、胁下痞块、烦躁不安、面赤潮红、大便秘结或热结旁流。舌质干红或绛红或有瘀斑，苔黄厚或焦黑或无苔，脉洪数。治宜泻火解毒，通腑泄热。

方药：黄连解毒汤合茵陈蒿汤加减。黄连9g，

黄芩 9 g，黄柏 9 g，栀子 12 g，茵陈蒿 12 g，大黄 9 g。

中成药：① 黄疸茵陈冲剂，每次 1 袋（20 g），每日 2 次，口服。② 清开灵口服液，每次 10～20 mL，每日 3 次，口服。

（4）肝火扰神证：肝胆火毒，扰乱心神为本证的主要病机。症见胁胀灼痛，神昏谵语，烦躁不安或伴有次症壮热、身目深黄、胁下痞块、斑疹隐隐、脘腹拒按、肢冷、尿少。舌质干红或有瘀斑，苔黄厚腻或焦黑，脉洪数或细数细数。治宜泻肝泻火，解毒安神。

方药：黄连解毒汤合犀利角地黄汤。黄连 9 g，黄芩 9 g，黄柏 9 g，栀子 12 g，水牛角 30 g，生地黄 24 g，白芍药 12 g，牡丹皮 9 g。

中成药：① 清开灵口服液，每次 10～20 mL，每日 3 次，口服。② 不能口服时可予清开灵注射液 30～40 mL 静脉注射。

3. 中医特色治疗　急性胆管炎发作早期时仍可采用针灸、耳穴、穴位贴敷等中医特色疗法，治疗方法同急性胆囊炎，若病情迅速进展则应采取进一步的治疗措施。

4. 抗休克治疗　对于急性梗阻性化脓性胆管炎，由于胆管内高压、细菌和毒素进入肝实质和血循环造成一系列的严重并发症[2]，因此积极抗休克治疗尤为重要。

5. 手术治疗　急性胆管炎在早期可运用中西医结合的非手术治疗，若疗效不明显则应当立刻采取手术治疗[2]，手术治疗的原则是尽量简单有效，如果病情危重，可仅做胆管引流以解除胆管梗阻。无重要脏器衰竭表现的可择期行胆总管切开取石 +T 管引流术或内镜下取石术（为基本术式），胆囊切除 + 胆管切开取石（包括胆道镜检查并碎石、取石）+ 肝门部胆管狭窄修复重建术（如胆管狭窄成形 + 空肠 Roux-Y 吻合、胆管狭窄成形 + 游离空肠段吻合、胆管狭窄成形 + 组织补片修复等术式），胆囊切除 + 胆管切开取石（包括胆道镜检查并碎石、取石）+ 肝部分切除术（以肝段、肝叶为单位肝脏规则性切除术）。

（三）继承创新

朱培庭教授 20 世纪 80 年代起，就带领研究团队对胆道疾病开展了长期的临床观察，根据顾伯华、徐长生教授的验方，研制了具有疏肝利胆、通下清热的中成药——胆宁片。通过豚鼠胆结石模型观察胆宁片的防石与排石作用，结果表明胆宁片能够明显降低肝脏、胆汁 β-葡萄糖醛酸酶活力，降低胆汁中游离胆红素与钙离子含量从而逆转成石趋势，使实验动物的成石率由 86.66% 降至 26.66%，同时胆宁片能从肝细胞水平使豚鼠肝脏的脂肪病变由 92.31% 下降至 35.72%，具有显著的抗脂变，能够使肝细胞微细胞结构恢复正常，胆囊慢性炎症消退，提高肝 Na^+、K^+-ATP 酶的活性，降低 Mg^{2+}-ATP 酶活性[12]。通过动物实验研究还表明胆宁片可从脂代谢、胆囊动力学、炎症反应等多角度起到防石排石消炎止痛等作用[13]。

临床实践证实，顾氏外科根据“六腑以通为用”的理论研制出的锦红片，对急性胆道感染具有显著的疗效。同时通过动物实验研究证明其对急性胆道感染大鼠的血清细胞因子 IL-6 及 IL-2 含量具有一定的影响，这代表了锦红片具有免疫调节的作用[14]。研究表明锦红片对肠道细菌的移位具有明显的抑制作用，对抗内毒素血症，并能显著降低血清胆红素，保持细胞因子和炎症介质在急性炎症反应时的相对稳定，抑制过度的炎症反应，从而维持机体免疫功能的平衡[15]。有学者提出锦红片可能通过下调 MAPK 信号通路中 JNK、P38 及 ERK 信号分子从而抑制肠黏膜上皮细胞过度凋亡，保护肠黏膜屏障，防止炎症二次打击的途径治疗急性胆道感染[16]。还有学者提出锦红片治疗急性胆源性感染的作用机制可能为降低机体炎性因子水平，下调小肠 TLR4、claudin-1 mRNA 及蛋白表达，从而保护和修复肠黏膜屏障[17]。

参考文献

[1] 李军祥，陈誩，杨胜兰.急性胆囊炎中西医结合诊疗共识意见[J].中国中西医结合消化杂志，2018，26(10)：805-811.

[2] 李军尧，刘利波，李力军.外科手术与急诊内镜手术治疗急性梗阻性化脓性胆管炎（AOSC）患者的效果分析[J].肝胆外科杂志，2017，25(3)：214-217.

[3] 张静喆，余奎.急、慢性胆囊炎的中西医结合治疗进展[J].临床肝胆病杂志，2017，33(5)：838-842.

[4] 中华医学会外科学分会胆道外科学组.急性胆道系统感染的诊断和治疗指南（2021版）[J].中华外科杂志，2021，59(6)：422-429.

[5] Mayumi Toshihiko et al. Tokyo Guidelines 2018: management bundles for acute cholangitis and cholecystitis [J]. Journal of hepato-biliary-pancreatic sciences, 2018, 25(1): 96-100.

[6] 朱培庭.胆石病"从肝论治"要点[J].上海中医药大学学报，2007(6)：1-3.

[7] 华金双，邵素菊.针灸治疗胆囊炎的临床研究进展[J].国际中医中药杂志，2015，37(6)：574-576.

[8] 王健彤.电针"阳陵泉"穴对急性胆囊炎家兔肿瘤坏死因子-α和胆囊B超的影响[D].北京中医药大学，2016.

[9] 戈阳华，王招玲.102例保胆取石患者术后耳穴贴压预防胆石复发疗效观察[J].实用中西医结合临床，2013，13(6)：27-28.

[10] Babaei A, Shad S, Massey B T. Motility patterns following esophageal pharmacologic provocation with amyl nitrite or cholecystokinin during high-resolution manometry distinguish idiopathic vs opioid-induced type 3 achalasia [J]. Clinical Gastroenterology and Hepatology, 2020, 18(4): 813-821.

[11] 胡冬青，曹志群.穴位贴敷疗法在消化系统疾病中的应用[J].河南中医，2012，32(9)：1248-1251.

[12] 朱培庭，徐长生，张静喆，等.中药胆宁片抑制胆色素类结石的研究[J].上海中医药杂志，1990(6)：1-7.

[13] 杨英昕，朱培庭，张静喆，等.胆宁片对高脂模型大鼠脂肪肝及PPARα、CYP7A1表达的影响[J].中国新药与临床杂志，2007(10)：721-726.

[14] 王志刚，朱培庭，焦拥政，等.锦红片对实验性急性胆道感染大鼠血清细胞因子IL-6和IL-2含量的影响[J].上海中医药大学学报，2000(3)：45-47.

[15] 朱培庭，张静喆，高炬等.锦红片对急性胆道感染大鼠细胞因子调节和肠黏膜屏障保护作用的实验研究[J].上海中医药杂志，2001(4)：39-42.

[16] 梁晓强，章学林，余奎，等.锦红片对急性胆源性感染大鼠JNK、P38、ERK mRNA及蛋白表达调控的研究[J].中医药导报，2019，25(1)：39-42+67.

[17] 梁晓强，余奎，张静喆.锦红片对急性胆源性感染大鼠TLR4及claudin-1表达的影响[J].河南中医，2020，40(1)：72-77.

（李炯；主审：张静喆）

顾氏外科治疗脾心痛的传承与发展

一、疾病概说

脾心痛相当于西医学急性胰腺炎。急性胰腺炎是胰腺的急性炎症过程，病因复杂。目前认为多种因素造成酶原的提前激活，导致胰腺及胰周围组织的"自我消化"是导致急性胰腺炎发病的主要病因。按病理可分为水肿性和出血坏死性，前者病情轻，预后好；而后者则病情险恶，死亡率高。重症急性胰腺炎多为出血坏死性胰腺炎，常伴有器官功能衰竭和（或）坏死、脓肿或假性囊肿等并发症[1-3]。

急性胰腺炎在中医学文献中虽无专述，但类似急性胰腺炎症状则散见于"脾心痛""胃脘痛""肝胃不和""结胸""膈痛"等门类中。如《灵枢·厥痛》记载：口腹胀胸满，心尤痛甚，胃心痛也……，痛如以锥针刺其心，心痛甚者，脾心痛也盈。《素问·五常政大论》载："少阳司天，火气下临，肺气从上，心痛、胃脘痛、厥逆、膈不通。"《古今医鉴》说："夫胃脘心脾痛者，或因身受寒邪，口食冷物，内有邪热，素有顽痰死血，或因恼怒气滞，虫动作痛，种种不同，若不分而治之，何能愈乎？"这些记载与急性胰腺炎的临床

症状和发病原因有相似之处。

脾心痛常因情志不畅、饮食不节（特别是嗜食肥甘，醇酒厚味，生冷不洁），蛔虫上扰，或外感风寒湿邪等诱发，常导致肝胆、脾胃功能紊乱，气机升降失司，清升浊降障碍，气滞湿阻壅塞，瘀凝不通，郁久化热，湿与热搏阻于中焦而成。中焦闭阻不通，不通则上腹疼痛；胆汁逆溢，郁于皮肤则肌肤黄染；胃气上逆则恶心呕吐；热毒炽盛者则发高热；热结阳明而致痞、满、燥、实；若损伤血络，腹壁皮下出现青紫瘀斑；若热毒内陷，伤阴损阳，正虚邪陷而发生虚脱。

二、疾病诊治的传承与创新

脾心痛是顾氏外科急腹症学组的优势病种和重点研究方向之一。急性胰腺炎是外科常见的急腹症，轻型急性胰腺炎一般病情较轻，预后相对较好，除常规西医治疗外，结合中医治疗可加速其康复，减少住院时间，降低住院费用。重症急性胰腺炎（SAP）常起病急骤，发展迅速，并发症多，一旦并发多器官功能衰竭（MOF），病死率很高，过去死亡率高达40%～70%。近年来随着对本病发病机制、病理、病理生理研究的深入，各种影像技术的发展，ICU的建立与发展等，已使死亡率明显下降，重症急性胰腺炎早期结合中医治疗可进一步降低死亡率[4, 5]。顾氏外科急腹症学组对于急性胰腺炎尤其重症患者的治疗在长期的临床积累中逐渐形成具有特色的中西医结合治疗体系。

（一）重视辨证论治

对于急性胰腺炎尤其是重症急性胰腺炎，正确的分型、恰当的辨证施治是中西医结合治疗能否取得疗效的关键。

重症急性胰腺炎在临床可出现腹胀满疼痛，痛处固定，或窜痛、或阵发性剧痛，伴恶寒发热、口苦咽干、恶心呕吐、大便干结等见证。上述肝胆湿热蕴结日久或痰火瘀毒炽盛，正难抵邪而迅速内侵则为重症急性胰腺炎。累及营血，灼伤血络则见腹痛加剧，皮肤瘀斑，高热等症；毒邪内阻，上迫于肺，内陷心包，可见脏腑衰败之候，甚至危及生命。

顾氏外科急腹症学组通过总结大量临床病例，将急性重症急性胰腺炎大致分为四个证型[6, 7]。

（1）胃肠热结型：病机多为实热壅闭、腑气不通。临床常见腹痛剧烈，腹胀，痞满拒按、手不可近，便结，发热，口干渴，恶心呕吐频繁，舌红苔白或黄，脉弦、紧、数。本型多见于重症急性胰腺炎的急性反应期。治宜通里攻下，理气通腑。方药：加味锦红汤。生大黄9 g（后下），红藤30 g，蒲公英15 g，厚朴9 g，生地9 g，胡黄连9 g，生山楂12 g。

（2）肝胆湿热型：病机多为肝胆气滞，郁而化热，并与脾湿交蒸，湿热蕴结而致。临床常见胁肋及上腹疼痛如挚如绞，拒按、手不可近，发热或往来寒热，口苦咽干，恶心呕吐，不思饮食，有时可见颜面及全身黄似橘色，便秘溲赤，舌红苔黄腻，脉滑或滑数。本型多见于胆源性重症急性胰腺炎患者的急性反应期或全身感染期。治宜清热利胆，化湿通下。方药：加味锦红汤加砂仁6 g，蔻仁6 g，半夏9 g，薏苡仁15 g。

（3）热毒血瘀型：病机多为热入营血、瘀热内阻。临床常见腹痛、腹胀减轻，但上腹仍疼痛并伴有压痛，高热，潮红，口干渴甚，汗出，舌质红、紫暗或有瘀斑，苔黄。本型多见于重症急性胰腺炎全身感染期。治宜清热解毒、凉血活血。方药：加味锦红汤加水牛角60 g（先煎）、牡丹皮9 g、赤芍9 g。

（4）饮停胸胁型：病机多为热火相结、结胸里实、水饮内停。临床常见胸腹硬满，痛不可近，大便秘结，日晡潮热，短气烦躁，口干舌燥，舌质红，苔黄，少津，脉沉紧。本型多见于重症急性胰腺炎胰周侵犯致大量积液及胸腔积液或胰腺假性囊肿形成早期。治宜泻热通下、攻逐水饮。方药：加味锦红汤合大陷胸汤。生大黄 9 g（后下），红藤 30 g，蒲公英 15 g，厚朴 9 g，生地 9 g，胡黄连 9 g，生山楂 12 g，芒硝 9 g（分冲），甘遂 3 g（研末）。

（二）注重中医早期干预

重症急性胰腺炎常起病急骤，发展迅速，并发症多，一旦并发多器官功能衰竭（MOF），病死率很高，随着对重症急性胰腺炎研究的深入，近年来疗效虽已有显著提高，然仍有接近 20% 左右的死亡率，严重危害人民健康。顾氏外科急腹症学组在临床中采用国内目前所强调的“个体化治疗方案”，首先鉴别系胆源性还是非胆源性重症胰腺炎。非胆源性重症急性胰腺炎在急性反应期原则上可非手术治疗。非手术治疗措施包括：ICU 监护、体液恢复、稳定全身血流动力学、改善微循环、防治感染、完全胃肠外营养（TPN）、抑制胰酶分泌等。在全身感染期，合理使用抗菌药物，加强支持，及时引流感染灶。在残余感染期应及时找到残余脓腔予以引流，并修补可能存在的胃肠道瘘。胆源性重症急性胰腺炎则区分系梗阻性还是非梗阻性。非梗阻性胆源性重症急性胰腺炎早期可非手术治疗；梗阻性胆源性重症急性胰腺炎以尽早手术解除梗阻为宜。手术方法包括微创治疗，如内镜下 ENBD、EST、胃造瘘及空肠造瘘、腹腔穿刺插管灌洗治疗等，剖腹手术如胆囊切除、胆总管切开取石 T 管引流、胰腺坏死病灶切除、胰周和腹腔引流以及胃空肠造瘘等。

在上述西医治疗重症急性胰腺炎的基础上，顾氏外科急腹症学组注重中医治疗的早期干预，针对不同阶段的患者，都基于证候予审证求因，辨证论治。急性反应期常用通里攻下、理气通腑之法以减轻患者的全身炎症反应；全身感染期常用清热解毒、凉血活血之法以减轻中毒症状；胆源性重症急性胰腺炎解除梗阻后常采用清热利胆，化湿通下法治疗，取得了良好的临床疗效[8-10]。由于胰腺炎治疗过程中的复杂性和多样性，早期中药干预可采用多种给药方式。严格禁食阶段采用灌肠的方式，将中药浓煎 200 mL 保留灌肠，每日 1～2 次；在患者禁食的基础上，从胃肠减压管或胃造瘘管或空肠造瘘管内注入中药 100 mL，夹管 1～2 h，每日 2～4 次；从患者可进水起，口服中药治疗，每日 1～2 剂。

（三）注重顾护阴液

顾氏外科急腹症学组在探索大量临床病例的基础上，提出急性胰腺炎的发病过程中存在着“邪从热化，热从燥化”的病机特点。其病邪易从热化，故临床多见发热，潮红，口干渴，便结，溲赤，舌质红、紫暗或有瘀斑，苔黄或腻，脉洪、弦、紧、数等热相。热化之后由于体液的大量丢失随之出现阴液亏虚之相，在疾病的中后期，阴液亏虚的矛盾表现得更为突出。对于重症急性胰腺炎阴液亏虚的原因主要是：呕吐、发热导致汗出过多、局部大量的炎性渗出、机体的高消耗状态等。由于病情来势急暴，演变迅速，故表现为急性伤阴。本学科治疗重症急性胰腺炎的特点是：遵守王孟英《温热经纬》中“留得一分津液，便有一分生机”的古训，在坚持临床普遍应用的中医通里攻下，清热解毒、活血化瘀等治疗原则基础上，强调疾病全程中注重顾护阴液，尤其在早期就采用相应护养阴液的治疗。在传统的清热解毒、通里攻下的验方锦红汤的基础上，加上一味生地，形成了治疗重症急性胰腺炎的主方加味锦红汤。方中以生大黄为君药，泻下通便，即“釜底抽薪，急下存阴”之法；红藤、蒲公英、胡黄连清热以保津；厚朴、生山楂化湿和胃。用生地以滋养阴液。即所谓“治热病知补阴，是最为扼要处，知泻阳之有余，即所以补阴之不足，不仅恃增液诸

汤，进乎道矣”。临床实践证明，早期护养阴液可以先安其未受邪之地，对于减轻患者的临床症状，减少病死率，改善重症急性胰腺炎临床治愈、好转率有着积极的意义。

参考文献

[1] 张圣道.重症急性胰腺炎诊治草案[J].胰腺病学，2001，1(1)：46-48.

[2] 刘永雄，韩天权，张圣道，等.第六届全国胰腺外科学术会议纪要[J].中华外科杂志，1997，35(3)：160-162.

[3] 张太平，赵玉沛，王莉，等.第七届全国胰腺外科学术会议纪要[J].中华外科杂志，1999，37(3)：149-150.

[4] Beger HG, Rau B, Mayer J, et al. Natural course of acute pancreatitis[J]. World J Surg, 1997, 21(2): 130-135.

[5] 中华医学会外科学会胰腺学组.急性胰腺炎的诊断及分级标准[S].中华外科杂志，1997，35：773.

[6] 顾宏刚，张静喆，章学林，等.中西医结合治疗重症急性胰腺炎67例[J].上海中医药杂志，2006(9)：31-32.

[7] 顾宏刚，张静喆，朱培庭.朱培庭治疗重症急性胰腺炎的经验[J].上海中医药杂志，2005(12)：33-34.

[8] 杨吉勇，陈佳静，彭艺，等.锦红片治疗急性腹腔感染脓毒症临床观察与实验研究[J].辽宁中医药大学学报，2022，24(3)：147-151.

[9] 杨吉勇，叶圳，梅丹，等.锦红片联合西医常规疗法治疗急性腹腔感染脓毒症的临床观察[J].上海中医药大学学报，2020，34(3)：9-13.

[10] 李炯，叶圳，顾宏刚，等.锦红汤对脓毒症大鼠血清炎症因子的影响[J].吉林中医药，2018，38(8)：947-950.

(顾宏刚；主审：张静喆)

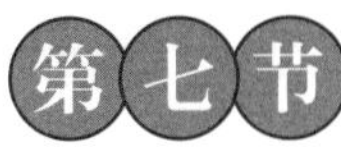

第七节 胃肠外科优势病种

顾氏外科治疗肠岩（结直肠癌）的传承与发展

一、疾病概说

肠岩（结直肠癌）是现代医学病名，肠癌是指发生于结肠、直肠和肛管的恶性肿瘤，简称为大肠癌，或称为肠癌。我国结直肠癌的发病率和死亡率均保持上升趋势。2018年中国癌症统计报告显示：我国结直肠癌发病率、死亡率在全部恶性肿瘤中分别位居第3及第5位，新发病例37.6万，死亡病例19.1万。其中，城市远高于农村，且结肠癌的发病率上升显著[1]。

现代中医称之为肠岩，属于中医学“锁肛痔”“肠蕈”等疾病的范畴。《外科大成》曰：“锁肛痔，肛门内外如竹节紧锁，形如海蜇，里急后重，便粪细而扁，时流臭水，此无治法。”《灵枢·水胀》曰：“肠蕈，寒气客于肠外，与卫气相搏，气不得荣，因有所系，癖而内著，恶气乃起，息肉乃生……”中医学认为，其主要病机为忧思郁怒，饮食不节，脾失健运，气机不畅，毒邪侵入，湿热蕴结，下注大肠，滞留积聚，凝结成积，以致形成肿瘤。现代医学认为，大肠癌的发病原因是遗传和环境因素之间相互作用的结果，最终导致细胞突变、异常增生所致[2]。

二、疾病诊治的传承和创新

肠癌是顾氏外科传统的优势病种范围。顾氏外科的代表性专著《实用中医外科学》[2]将结直肠癌作为独立疾病进行了阐述，对其病因病机临床表现、诊断、鉴别诊断、治疗方法等进行了详尽介绍。外治法中指出了手术治疗的重要意义，还提及腹腔镜手术、放疗、化疗等现代治疗方法。不仅如此，《实用中医外科学》中有大量肿瘤学内容，与肿瘤防治相关的文字约占总篇幅的40%，某种意义上说，肿瘤的治疗是顾氏外科的优势和特色。“岩”“失荣”“锁肛痔”“翻花疮”“石瘿”“茧辰”“舌岩”“肾岩”“石疽”等，论述的都是肿瘤性疾病，可见，顾氏外科有丰富的治疗肿瘤类疾病的经验，并形成的自己的理论体系，是中医药防治肿瘤的鼻祖、宝库。由于历史的原因，以“救苍生于水火”为己任的顾氏先贤们将主要精力集中在发病率更高、更加急迫的“外科感染性疾病”方面。顾氏外科创立之初，由于当时恶性肿瘤发病率相对较低，属于慢病范畴，整体科学技术水平相对落后，顾氏外科没有朝“肿瘤外科”方向发展。

当今，恶性肿瘤发病率呈上升趋势，恶性肿瘤的危害巨大，甚至人人谈癌色变，降低恶性肿瘤的危害成为当今医学界共同的心声。顾氏外科丰富的防治肿瘤的经验，在肿瘤防治领域，顾氏外科理应占有一席之地。顾氏外科防治肿瘤的经验可能是降低恶性肿瘤危害的“秘笈”。传承顾氏外科精华，当然要全面传承，其防治恶性肿瘤的经验亟待传承、发扬光大。

胃肠外科创立之初，胃肠外科因承载着传承顾氏外科防治恶性肿瘤的经验的重任而生，延续着顾氏外科防治恶性肿瘤的基因，正因为携带顾氏外科的优良基因，建立在顾氏外科的宝藏之上，即以胃肠道肿瘤等恶性肿瘤作为主攻疾病，短短几年的发展，将顾氏外科防治恶性肿瘤的理论、方法、经验应用于胃肠道恶性肿瘤的防治领域，薪火相传，取得了骄人的成绩。倘若顾氏先贤在天有灵，一定会为自己的防治恶性肿瘤方面的丰富经验仍在造福于黎民苍生而含笑。传承、弘扬顾氏外科防治恶性肿瘤的精华，是胃肠外科的初心和使命。胃肠外科将顾氏外科理念与现代外科先进技术结合得更加紧密，以肿瘤为主攻疾病，以微创、精准、联合内镜手术为核心技术，弘扬顾氏外科“防重于治、早诊早治、中西协同、规范诊疗”理念，将顾氏外科学术精髓与人工智能、网络科技有机融合，成功开发“肠安无忧”大肠癌早期筛查结合中医体质辨识智能程序，构建完成具有顾氏外科特色的胃肠癌防控平台，为胃肠癌高危人群、肠癌癌前病变、肠癌患者制定个体化筛查、预防、治疗、随访、健康指导整体方案，微创、精准、中西协同解决胃肠之忧，为胃肠平安保驾护航。放疗、化疗、靶向治疗等现代治疗肠癌的核心技术，胃肠外科均兼收并蓄、为我所用，并在围手术期应用中医治疗方法，使得肠癌的整体临床疗效有一定程度的提高。

三、特色诊疗技术

（一）低位和极低位直肠癌保肛适宜技术

低位和极低位分别指距肛缘低于8 cm和5 cm的直肠癌。随着腹腔镜技术的普遍成熟以及各类手术器械及能量平台的发展，单孔腹腔镜、NOTES、TATME、适型手术等先进的直肠癌手术方式层出不穷[3]，极限保肛已经来到了“2 cm时代”。顾氏外科胃肠学组与时俱进，积极向高水平肠癌中心学习交流，学组开腹手术比例逐年降低，先后完成了直肠癌腹腔镜NOTES手术、腹腔镜ISR手术、TEM手术等。学组针对低位和极低位直肠癌治疗有着一系列成熟的保肛适宜技术：① 术前精

准评估及分期（包括内镜、超声内镜、MRI 及其重建、PET-CT 等）。② 新辅助放化疗的应用以降低分期和手术难度，同时提高保肛率，减少术后出血、肠瘘、尿潴留等并发症。③ 手术技巧：其中“剥离技术”包括对盆底神经血管束的保护，保留左结肠血管分离技巧，邓氏筋膜及 HIATAL 韧带的辨识及切开，括约肌间沟的辨识及分离技术等；“无瘤技术”包括膜解剖的辨识和应用，规范化淋巴结 D3 清扫即“253 组”淋巴结的剥离范围和技巧，“EN-BLOCK”原则以及腹腔内和肠腔的冲洗规程；“吻合技术”包括器械吻合和手工吻合技术。同时我学组在预防性造瘘、引流管放置、围手术期中医药技术等用以降低并发症的处理措施上亦有着丰富经验。

（二）健脾益气方在肠岩围手术期的临床应用

目前，外科手术仍是结直肠癌治疗的主要方法，但手术切除瘤体的同时会给机体带来一定程度的创伤，继而出现恶心、呕吐、感染、吻合口瘘、肠梗阻等一系列并发症。除此之外，手术带来的焦虑、恐惧等情绪，术中麻醉、出血、内脏牵拉，以及术后应激、疼痛等因素均可导致机体内环境紊乱，进而加重肿瘤或肿瘤微环境导致的机体免疫功能异常。因此，围手术期管理在结直肠癌的手术治疗中至关重要。学组在顾氏外科经验基础上，总结出结直肠癌患者术后的中医病机当属本虚标实，以虚为主，当以健脾胃、固中气、祛邪毒为治则，并在此基础上自拟健脾益气方。临床观察发现，此方不仅可以改善结直肠癌患者恶心、呕吐、乏力等脾虚症状，还可以在一定程度上为晚期结直肠癌患者争取手术时间和生存机会。通过观察结直肠癌术后患者免疫指标、中医证候的变化情况后发现，在结直肠癌围手术期加用健脾益气方可以调节细胞免疫，有利于减轻机体的应激状态，改善临床症状，促进术后恢复[4]。

（三）低位前切除综合征中医特色诊疗技术

低位前切除综合征（low anterior resection syndrome，LARS）是直肠前切除术后发生的各种排便异常及功能障碍，包括排便急迫、排便次数增多以及排气排便失禁等，根据症状可以归属于中医学“泄泻”范畴，肠癌术后患者，正气不足，脾胃亏虚，水液运化不利，易生痰浊湿邪，发为泄泻。《景岳全书》记载：“泄泻之本，无不由于脾胃，盖胃为水谷之海，而脾主运化，使脾健胃和，则水谷腐化而为气血以行营卫。若饮食失节，起居不时，以致脾胃受伤，则水反为湿，谷反为滞，精华之气不能输化，乃致合污下降而泻痢作矣。”学组认为，肠癌术后患者，早期宜补，以“益气健脾、涩肠止泻”之法，拟“补中益气汤加减”治疗急迫失禁型 LARS。主要由炙黄芪 30 g，炒党参 12 g，炒白术 9 g，炙甘草 6 g，炙升麻 5 g，柴胡 5 g 等组成。本方以黄芪为君药，《本草正义》说，黄芪补气治疗气虚最佳，脾土虚弱，气虚下陷，用黄芪为上。党参、白术、甘草三味药，与黄芪相配伍，可以使补气健脾之效加强，均为臣药。《内外伤辨惑论》中提到：“胃中清气在下，必加升麻、柴胡以引之，引黄芪、党参、甘草甘温之气上升。”诸药合用，以补益脾胃之气，升举下陷之阳气。“益气健脾、涩肠止泻”治则始终贯穿于结直肠癌术后患者综合治疗中，适用以脾虚为基础的急迫失禁型 LARS。

术后盆底康复训练也是学组治疗 LARS 的特色技术，主要包括括约肌训练和肛门灌洗。括约肌训练是一种操作简单的训练。有研究发现在保留了括约肌前提下的直肠前切除术后患者进行了括约肌训练，该部分患者在排便次数及生活质量上均优于未进行训练的患者[5]。经肛门灌洗是使用特制的导管将灌肠液注入患者的肠道中，从而排空直乙结肠及左半结肠的方法。研究证实经肛门灌肠可以使低位前切除术后出现的大便失禁、排便急迫等症状得到较好的改善[6]。其机制是产生假节制，即通过灌洗尽可能地排空已有的肠道内容物，使下一次粪便到达直肠所需的时间得到延长，让患者产生自主排便的感觉[7]。而且此种方法既有效又方便易行，患者在经过指导并训练一段时间后可以自行在家中操作。

（四）肠岩术后肠道功能恢复

（1）清热利湿促进肠道功能恢复：肠癌患者，术后脾虚而生湿，湿邪久留不除而化热，湿热蕴结后下注于大肠而成泄泻。多表现为大便黏滞不爽伴次数增多，里急后重、腹胀腹痛，舌红、苔黄、脉滑数。针对此类患者，学组多采用“清热利湿”法，方用“葛根芩连汤加减”。主要以葛根 30 g，黄芩 12 g，黄连 9 g，车前子 15 g，山药 20 g，升麻 8 g，柴胡 8 g，炙黄芪 30 g，炒党参 12 g，白术 9 g，炙甘草 6 g 等组成。方中葛根味甘平，性寒，可升可降，阳中之阴也，入脾胃经，升脾胃清阳之气而止泻；黄连、黄芩味苦，两药合用，清热燥湿，厚肠止泻，另有治肛门灼热之效；车前子性寒，归小肠经，具有清热通淋、利湿止泻之功效，正有“复不止者当利其小便”之意；甘草和中，调和诸药；再加之以补中益气汤，以益气健脾、升阳举陷。诸药合用，共奏清热利湿、健脾益气之效。

（2）疏肝健脾调节肠道气机通畅：肠癌患者常有情志不舒、忧思过度，加之术中损伤大肠血络及腠理，致使大肠气机运行失常，腑气下行不畅，升降功能失调，导致患者肠道功能恢复缓慢，而生泄泻。此类患者多表现为嗳气频作，胸胁胀满，胃纳欠佳，苔白而厚腻，脉濡缓。《医方考》曰：“泻责之脾，痛责之肝；肝则之实，脾则之虚，脾虚肝实，故令痛泻。”针对此种证型的患者，学组多采用“疏肝理气健脾”法，方用“痛泻要方加减”。主要以防风 9 g，白术 15 g，白芍 15 g，陈皮 6 g，甘草 5 g，党参 12 g，黄芪 15 g，青皮 6 g 等组成。方中白术苦甘而温，散湿除痹，为补脾之要药；白芍酸寒，能安脾经，柔肝缓急止痛，两者合用共凑补脾柔肝之功，是治疗脾虚湿盛泄泻的核心药对。陈皮主行脾胃之气，遍及全身之湿，现代药理研究证实陈皮具有良好的抗自由基、抗氧化作用。防风具有升散之性，辛能散肝郁，香能舒脾气。四药相合，可以柔肝补脾，止痛止泻。加之党参能健脾益肺，黄芪补益脾气，青皮疏肝破气，炙甘草益气补中。诸药合用，共奏抑肝扶脾、健脾益气、镇痛止泻之效。

参考文献

［1］中华人民共和国国家卫生健康委员会．中国结直肠癌诊疗规范（2020 年版）［J］．中国实用外科杂志，2020，40（6）：601－625.

［2］顾伯华．实用中医外科学［M］．上海：上海科学技术出版社，1985：341－342.

［3］郑明华，马君俊．微创技术在中国结直肠肿瘤手术中应用的历史与发展趋势［J］．中华胃肠外科杂志，2016，19（8）：841－845.

［4］蒋海涛，孙逊，章学林，等．健脾益气方在结直肠癌患者围手术期的临床应用评价［J］．上海中医药大学学报，2020，34（2）：22－25.

［5］熊懿．腹腔镜直肠全系膜切除术治疗中、低位直肠癌的临床疗效分析［J］．中国普通外科杂志，2015，24（4）：616－618.

［6］梁水清．低位前切除综合征患者应用肛门灌洗治疗的研究进展［J］．医疗装备，2017，30（5）：194－196.

［7］葛欣，王锡山．低位前切除综合征研究进展［J］．中华胃肠外科杂志，2011（12）：994－998.

（林天碧、蒋增华；主审：章学林）

顾氏外科治疗胃岩（胃癌）的传承与发展

一、疾病概说

胃岩（胃癌）是指原发于胃的上皮源性恶性肿瘤。在我国胃癌发病率仅次于肺癌居第二位，死亡率排第三位。全球每年新发胃癌病例约120万，中国约占其中的40%。我国早期胃癌占比很低，仅约20%，大多数发现时已是进展期，总体5年生存率不足50%。近年来随着胃镜检查的普及，早期胃癌比例逐年增高[1]。胃癌可发生于胃的任何部位，其中半数以上发生于胃窦部，胃大弯、胃小弯及前后壁均可受累。绝大多数胃癌属于腺癌，早期无明显症状，或出现上腹不适、嗳气等非特异性症状，常与胃炎、胃溃疡等胃慢性疾病症状相似，易被忽略。胃癌的预后与胃癌的病理分期、部位、组织类型、生物学行为以及治疗措施有关。

中医学认为，人体一切疾病的发生和发展，都可从正邪两方面关系的变化来分析。《素问遗篇·刺法论》："正气存内，邪不可干。"《素问·评热病论》："邪之所凑，其气必虚。"而脾胃之气是人体正气极其重要的部分。《脾胃论·脾胃虚实传变论》云："脾胃之气既伤，而元气亦不能充，而诸病之所由生也。"中医经典中类似胃癌病症的论述有："肠胃之间，寒温不节，邪气稍至，蓄积留止，大聚乃起，由寒气在内所生也，气血虚弱，风邪搏于脏腑，寒多则气涩，气涩则生积聚也。""以酷饮无度，伤于酒湿，或以纵食生冷，败其真阳……总之无非内伤之甚，致损胃气而然。"等等。脾气虚弱，脾失健运，胃失和降，聚湿生痰，血行不畅，化生瘀毒，阻于胃脘，形成积聚；或因情志失调，肝郁气滞，气机失宣，津液运行失常，凝聚成痰，顽痰阻结日久更致气滞、血瘀而生肿块；或先天禀赋不足，胃气素弱，素体阳虚，或久病大病，阳气虚衰，或老年自衰太过等各种因素均可致脾胃失其温养，阴寒内聚，气机凝滞，继而瘀血内结，发为本病[2]。

二、疾病诊治的传承和创新

胃癌在顾氏外科的标志性专著《实用中医外科学》[3]中虽未进行专门论述，但根据胃癌的临床表现及顾氏外科对其他肿瘤性疾病的诊治经验，学组将顾氏外科的思想、观念、方法等应用于胃癌围手术期，开拓性地提出三个结合的学术思想："中医与西医相结合、手术与非手术相结合、微创技术与传统手术相结合"，取得了满意疗效，形成了一系列"胃岩（胃癌）围手术期中医诊疗特色技术"，扩展了顾氏外科在胃肠肿瘤领域的诊疗体系。

（一）胃癌腹腔镜微创手术技术

随着科技的进步和外科技术的发展，胃癌微创外科在过去的20年里得到了长足发展，我国胃癌微创外科起步较晚，但发展迅速[4]。学组自2015年建立以来，始终将微创外科技术作为胃肠道肿瘤的核心诊疗技术，不断提高微创手术水平，目前已成为科室常规手术之一。腹腔镜微创手术的优势不仅在于手术切口的缩短，更在于肿瘤学根治基础上的组织创伤最小化、功能保留最大化、生活质量最优化。胃癌的腹腔镜微创手术主要包括：腹腔镜远端胃切除术、腹腔镜辅助全胃切除术和全腹腔镜手术。消化道重建是腹腔镜胃癌手术不可忽略的一个热点问题，小切口辅助消化道重建是目前学科内应用最为广泛的消化道重建方式。随着吻合器械的发展、吻合技术的发展以及操作熟练程度的增加，学组团队已完成全腹腔镜胃癌根治术，更好地发挥了腹腔镜手术的微创优势。全腹腔镜胃癌根治术中比较有代表性的重建方式有近端胃切除术后双通道重建及远端胃、全胃切除术后 Un-Cut Roux-en-Y 重建[5]。

（二）胃岩围手术期促进胃肠功能恢复中医特色疗法

胃癌术后胃肠道功能恢复是胃癌围手术期康复的核心内容之一，若胃癌术后胃肠功能不能早期恢复，可引起腹胀、恶心、呕吐等不适，并可影响腹壁切口及胃肠吻合口愈合。《伤寒论·辨太阳病脉证并治》："但满而不痛者，此为痞，柴胡不中与之，宜半夏泻心汤。"《金匮要略》："呕而肠鸣，心下痞者，半夏泻心汤主之。"学组运用经方半夏泻心汤治疗胃癌术后肠道功能障碍，症见胃脘胀满、呕吐等症。吴昆《医方考》："以既伤之中气而邪乘之，则不能升清降浊，痞塞于中，如天地不变而成否，故曰痞。泻心者，泻心下之邪也。姜、夏之辛，所以散痞气；芩、连之苦，所以泻痞热；已下之后，脾气必虚，人参、甘草、大枣所以补脾之虚。"方选半夏 15 g，黄芩、干姜、人参、炙甘草各 9 g，黄连 3 g，大枣 15 g，寒热平调，消痞散结，具有恢复胃癌术后胃肠道功能之疗效。

同时配合针灸疗法，常用穴位：脾俞、胃俞、公孙、丰隆、照海、足三里，内关、列缺、上脘、中脘、下脘、三阴交、阴陵泉、血海、气海、关元、章门。根据病情选取穴位，提插补泻，也可配合电针加强刺激增强疗效。如顽固性呃逆可针刺双侧内关、足三里，平补平泻。胃癌呕吐可针刺内关、足三里、公孙，平补平泻以降胃气止呕。耳穴埋籽适用于缓解恶心呕吐症状，取穴主要为：神门、交感、胃。操作方法：用胶布将王不留行籽或磁珠贴于穴位上，每日按压 3～5 次，每次 10～15 下，每疗程贴 7 日。

（三）晚期胃岩中西医协同免疫疗法

根据临床患者的实际情况，针对其分期较晚、年龄较大的临床特点，学组对于不可手术的晚期胃癌患者，制定了中西医协同的综合治疗方案。免疫治疗是近年来肿瘤研究领域的热门，在晚期胃癌的三线或二线治疗中已有前瞻性研究结果支持免疫检查点抑制剂可改善生存期，国内外多个新型抗 PD-1 抗体已陆续获批胃癌适应证[1]。免疫调节是中医药治疗肿瘤的作用之一，中药有效成分及中药复方可从免疫器官、免疫细胞、免疫分子等多途径调节免疫功能，从而发挥中药抗肿瘤活性[6]。学组在临床中运用四君子汤联合免疫疗法治疗晚期胃癌，取得了一定的临床疗效。四君子汤主要药效成分白术内酯Ⅰ能够显著增强 CD8+ T 细胞对肿瘤细胞的杀伤作用，在抗原呈递过程中具有关键作用的免疫蛋白酶体的主要组成蛋白 PSMD4 可能是白术内酯Ⅰ的潜在作用靶点，揭示了白术内酯Ⅰ促进肿瘤细胞抗原呈递、增强结直肠癌免疫治疗的作用机制，丰富了中医"扶正治癌"的理论内涵[7]。

四君子汤出自《太平惠民和剂局方》，是人参、白术、茯苓、甘草四味基本中草药为主的古方剂，主治脾胃气虚。该方为治疗脾胃气虚证的基础方，从《伤寒论》中的"理中丸"脱胎，把原方中秉性燥烈的干姜去掉，换成了性质平和的茯苓，由驱除大寒变成温补中气。方中只人参、白术、茯苓、甘草四味，不热不燥，适度施力。学组在临床中常以四君子汤为胃癌综合治疗中的基础方：人参 15 g、白术 15 g、茯苓 12 g、炙甘草 6 g；若呕吐者，加半夏以降逆止呕；胸膈痞满者，加枳壳、陈皮以行气宽胸；心悸失眠者，加酸枣仁以宁心安神；兼畏寒肢冷、脘腹疼痛者，加干姜、附子以温中祛寒。四君子汤具有调节胃肠功能、增强机体免疫、促进骨髓造血等作用。

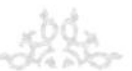

参考文献

[1] 中华人民共和国国家卫生健康委员会.胃癌诊疗规范(2018年版)[J].肿瘤综合治疗电子杂志，2019，5(1)：55-82.
[2] 赵爱光.邱佳信治疗胃癌学术思想初探[J].江苏中医药，2004(7)：12-15.
[3] 顾伯华.实用中医外科学[M].上海：上海科学技术出版社，1985：341-342.
[4] 李国新，刘浩.胃癌微创外科临床研究进展及展望(2000—2020)[J].中国实用外科杂志，2020，40(1)：62-64+69.
[5] 胡建昆，张维汉.中国腹腔镜胃癌手术20年术式变迁与发展[J].中华普外科手术学杂志(电子版)，2021，15(2)：129-132.
[6] 蒋增华，钱雨凡，许阳贤，徐汉辰.Tapasin蛋白在肿瘤免疫治疗中的应用及前景[J].上海中医药大学学报，2022，36(1)：42-48.
[7] XU H C, VAN DER JEUGHT K, ZHOU Z L, et al. Atractylenolide Ⅰ enhances responsiveness to immune checkpoint blockade therapy by activating tumor antigen presentation [J]. J Clin Invest, 2021, 131(10): e146832.

(侯佳伟、赵泉景；主审：章学林)

顾氏外科治疗息肉痔(肠息肉)的传承与发展

一、疾病概说

息肉痔(肠息肉)是指发生于肠道内的赘生物[1]。中医学文献中描述的悬胆痔、樱桃痔、垂珠痔、悬珠痔等也统属息肉痔范畴。其临床特点是小的无功能息肉可以无任何症状，而较大的、具有分泌等功能的息肉常常以便血、脱出、肠道刺激症状为主。肠息肉是一种常见的结直肠良性肿瘤，在特定条件下，可发展成恶性肿瘤。肠息肉发病学特点是可发生于任何年龄的人群，通常认为年龄＞40岁者为高发人群，且年龄越大，发病率亦越高。

中医对肠息肉的认识历史悠久，“息肉”一词最早见于《黄帝内经》，如《灵枢·水胀》曰：“肠覃(肠息肉)何如？岐伯曰：寒气客于肠外，与胃气相搏，气不得荣，因有所系，癖而内着，恶毒乃起，息肉乃生。”张景岳云：“息肉，乃恶肉之意。”宋代窦默在《疮疡经验全书》中对息肉有形象的描述：“樱桃痔”即单发肠息肉，“珊瑚痔”似多发息肉。《疮疡经验全书》卷七：“形如樱桃。”症见肛门部有小肉(直肠息肉)垂下，甚痒。相当于直肠息肉或脱出的痔核。我们根据大肠息肉临床表现的不同，可归属于：“肠覃”“肠癖”“积聚”“泄泻”“便血”等病症范畴。发病多由饮食失节或先天肠毒滞留，过食辛辣肥腻刺激之品，脾胃运化功能失调，糟粕残物久滞肠道，郁而成湿、成热、成毒，下迫大肠，致肠道气机不利，湿热毒搏结；或脏腑本虚，气不行血，血行受阻，蓄积于肠道而发病。

二、疾病诊治的传承与创新

息肉痔(肠息肉)是顾氏外科传统的优势病种范围。顾氏外科的代表性专著《实用中医外科学》[2]将结直肠癌、肠息肉作为独立疾病进行了阐述，对其病因病机临床表现、诊断、鉴别诊断、治疗方法等进行了详尽介绍。肠息肉作为胃肠外科的常见病，绝大部分需通过肠镜检查才能发现，一般都需手术治疗。但随着疾病谱的演变，致病因素的繁杂以及人民群众对生活质量要求的不断提升，其治疗方式也向精准、微创、个体化的目标发展。胃肠外科学组始终坚持走中医药可持续发展路线，参照《实用中医外科学》(第二版)[3]中对肠息肉详尽介绍，对于临床症状明显者，将其应用于临床，每获应验。总结顾氏外科经验，创新地提出了“防重于治、早诊早治、中西协同、规范诊疗”学术理念。对大多无任何临床表现的患者，于是临床无证可辨。对于这类肠息肉人群，我们参考《中医体质分类与判定》[4]，对其进行中医体质辨识，并与人工智能技术有机结合，开发出了应用小程序，阻止肠息肉将肠癌演变，降低了肠癌危害。针对肠息肉患者的“治”与“防”形成了一套中医特色鲜明的治疗模式。

（一）息肉痔内镜治疗及中医特色疗法

肠息肉一经发现，均应及时予以去除，单发、稀发（＜3个）的带蒂小腺瘤（＜2 cm），可选择肠镜下息肉圈套器摘除。对于基底较宽的广基息肉，亦可通过内镜黏膜切除术（EMR）或内镜黏膜剥离术（ESD）治疗。距肛缘8 cm以内者的广基腺瘤，可选择经肛门切除。距肛缘8 cm以上的广基大腺瘤（＞2 cm）或腺瘤密集于某肠段发生者，可选择经腹肠段切除术。肠错构瘤、炎症性息肉因癌变的概率较小，可视息肉生长的情况而决定治疗方案，重在处理息肉带来的并发症，而不强求绝对去除瘤体。若病程较长且怀疑有癌变时，可先行病理检查，进一步明确诊断。息肉病的治疗以手术为主，因癌变的机会较大，尤其是家族性腺瘤性息肉病（FAP），要求完全彻底去除瘤体，必要时需考虑行全结肠切除术。

中医特色治疗方法包括：① 注射疗法：主要适用于基底部＜1 cm，直肠中下段及肛管良性息肉。② 结扎疗法：主要适用于低位带蒂息肉。③ 钝剥法：主要适用于低位带蒂息肉。④ 电烙法：主要适用于较高位的小息肉。

（二）中医特色预防息肉痔

肠息肉一旦经肉眼或内窥镜下确诊，应尽早去除以防止癌变的发生。为了防止肠息肉切除后复发，一定要定期复查。根据息肉的大小、数目、类型等因素，肠镜随访的时间也是不同的[1]。针对肠息肉产生的便血、腹泻、黏液便、肠道肛门刺激征等症状，多采用中医辨证论治。

（1）风伤肠络证：治拟清热凉血，祛风止痛，方选槐角丸加减，常用槐角、地榆、黄芩、枳壳等。

（2）气滞血瘀证：治拟活血化瘀，软结化坚，方选少腹逐瘀汤加减，常用小茴香、干姜、延胡索、没药、当归、川芎、官桂、赤芍、蒲黄等。

（3）脾气亏虚证：治拟补益脾胃，方选参苓白术散加减，常用莲子肉、砂仁、薏苡仁、桔梗、白扁豆、茯苓、人参、炙甘草等。

（三）“肠安无忧”辨体质、防复发

肠息肉的治疗和随访主要还是以内镜为核心技术，为了弘扬顾氏外科“防重于治、早诊早治、中西协同、规范诊疗”理念，将顾氏外科学术精髓与人工智能、网络科技有机融合，成功开发“肠安无忧”结合中医体质辨识智能程序，以中医体质为核心，针对息肉痔患者提供中医治疗方案。

（1）平和质：阴阳气血调和，形体匀称健壮，体态适中、面色红润、精力充沛，睡眠良好，二便正常，舌质淡红，苔薄白，脉和有神。

（2）阳虚质：阳气不足，肌肉松软不实，平素畏冷，手足不温，喜热饮食，大便溏薄，小便清长，舌淡胖嫩，脉沉迟。基础方：肉桂9 g，附子3 g，牛膝9 g，泽泻9 g，车前子9 g，茯苓15 g，白术15 g，山茱萸9 g，山药9 g，牡丹皮12 g，熟地30 g，仙灵脾15 g。

（3）阴虚质：阴液亏少，形体偏瘦，口燥咽干，喜冷饮，面色潮红，手足心热，大便干燥，舌红少津，脉细数。基础方：炒黄柏6 g，炒知母6 g，炒丹皮6 g，熟地12 g，山茱萸12 g，茯苓12 g，山药30 g，天冬9 g，赤芍9 g，桃仁9 g，柴胡9 g，五味子9 g，龟甲9 g，甘草6 g。

（4）气虚质：元气不足，肌肉松软不实，平时气短懒语，容易疲乏、精神不振，易出汗，舌淡红，舌体胖大，边有齿痕，脉象虚缓。基础方：

黄芪30 g，党参15 g，白术15 g，茯苓9 g，甘草9 g，防风9 g，陈皮6 g。

（5）痰湿质：痰湿凝聚，形体肥胖，腹部肥满松软，皮肤油脂较多，多汗且黏，胸闷，痰多，口黏或甜，舌苔白腻，脉滑。基础方：陈皮9 g，茯苓9 g，苍术9 g，羌活9 g，绞股蓝15 g，黄芩9 g，白芷9 g，甘草6 g，木香9 g，白术15 g，党参9 g，枳实9 g，瓜蒌9 g，制半夏6 g。

（6）湿热质：湿热内蕴，形体中等或偏瘦，鼻部油腻或油光发亮，易生痤疮或疥疮，口苦或嘴里有异味，皮肤易瘙痒，大便黏滞不爽，小便短赤，舌质偏红，苔黄腻，脉濡数。基础方：黄芩9 g，黄连6 g，栀子9 g，白术15 g，白芍15 g，佩兰9 g，砂仁3 g，陈皮6 g，黄柏9 g，薏苡仁15 g，甘草6 g，大枣15 g，干姜6 g。

（7）血瘀质：血行不畅，胖瘦均见，平素面色晦暗，易出现褐斑，易出现黑眼圈，胸闷胸痛，女性可出现痛经、闭经、或经血紫黑有块，舌质黯有点、片状瘀斑，舌下静脉曲张，脉象细涩或结代。基础方：当归9 g，生地9 g，桃仁15 g，红花9 g，枳壳9 g，赤芍6 g，柴胡6 g，甘草6 g，桔梗6 g，川芎6 g，牛膝9 g，桂枝9 g。

（8）气郁质：气机郁滞，形体瘦者为多，胸胁胀满，心烦，爱生闷气，常感闷闷不乐，情绪低沉，易紧张焦虑不安，易多愁善感，胁部乳房胀痛，咽部有异物感，舌红，苔薄白，脉弦。基础方：柴胡12 g，陈皮9 g，川芎6 g，白芍9 g，枳壳9 g，香附9 g，牡丹皮9 g，栀子9 g，当归9 g，茯苓是9 g，甘草6 g。

（9）特禀质：先天失常，先天禀赋异常者或有畸形，或有生理缺陷。没有感冒时也会打喷嚏，没有感冒时也会鼻塞，流鼻涕，因季节变化，异味原因而咳喘，容易过敏（对药物，食物或花粉），皮肤易起荨麻疹，皮肤因过敏出现紫癜，皮肤一抓就红，易出现抓痕。基础方：黄芪15 g，防风9 g，白芍9 g，大枣15 g，桂枝6 g。

参考文献

［1］柏愚，杨帆，马丹，等．中国早期结直肠癌筛查及内镜诊治指南（2014，北京）［J］．中华医学杂志，2015，95（28）：2235-2252.

［2］顾伯华．实用中医外科学［M］．上海：上海科学技术出版社，1985：341-342.

［3］陆德铭，陆金根．实用中医外科学［M］．2版．上海：上海科学技术出版社，2010：369-371.

［4］中华中医药学会．中医体质分类与判定（ZYYXH/T157-2009）［J］．世界中西医结合杂志，2009，4（4）：303-304.

（蒋海涛、孙逊；主审：章学林）

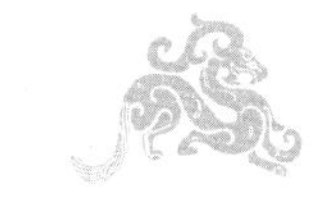

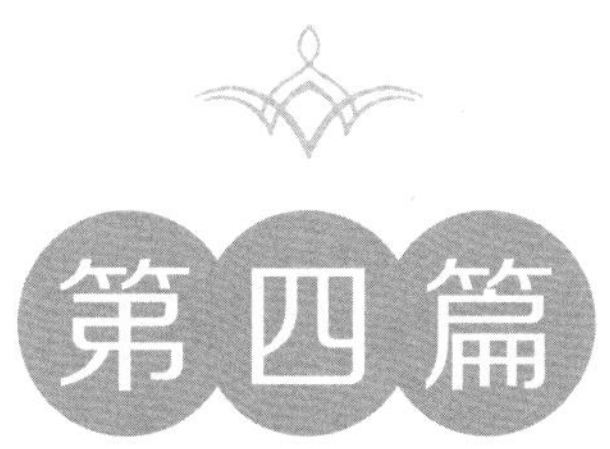

第四篇

成果展示

第一章

获奖及荣誉

顾氏外科团队多年来获得校级以上的荣誉和奖项共206项，其中国家级36项，现汇总如表4-1-1至表4-1-16。

表4-1-1 顾伯华代表性奖项情况

项目名称	获奖名称	等级	时间（年）
老中医治疗浆细胞性乳腺炎瘘管经验	全国（部级）中医药重大科技成果甲级奖	国家级	1986
顾伯华、徐长生教授治疗气郁型胆石病经验方——胆宁片临床与实验研究	上海市科技进步奖二等奖	省部级	1991
顾伯华老中医治疗乳腺增生病的经验研究	上海市科技进步奖二等奖	省部级	1992
顾伯华、徐长生教授辨证论治治疗慢性胆道感染、胆石病经验总结	上海市卫生局中医药科技进步奖三等奖	市局级	1987
顾伯华、徐长生教授辨证论治治疗慢性胆道感染、胆石病经验总结	上海中医学院科研成果奖二等奖	校级	1986
顾伯华、徐长生教授治疗气郁型胆石病经验方胆宁片的临床与实验研究	上海市中医药研究院科技成果奖二等奖	校级	1990

表4-1-2 后学联合获奖情况

项目名称或集体	获奖或荣誉名称	等级	时间（年）
拖线疗法治疗难愈性窦瘘类疾病的临床应用及作用机制	上海市科技进步奖二等奖	省部级	2008
拖线疗法在难愈性窦瘘治疗中的运用和发展	高等学校科学研究优秀成果奖科学技术进步奖二等奖	省部级	2009
拖线技术在难愈性窦瘘类疾病治疗中的临床应用与发展	中华中医药学会科学技术进步奖一等奖	省部级	2010
拖线疗法在难愈性窦瘘治疗中的运用和发展	上海市医学科技奖三等奖	市局级	2008

续 表

项目名称或集体	获奖或荣誉名称	等 级	时间（年）
拖线技术治疗难愈性窦瘘类疾病治疗中的临床应用与成果推广	上海市中医药学会成果推广奖一等奖	市局级	2011
中医外科党总支	上海中医药大学先进基层党支部	校级	2019
中医外科党总支	上海中医药大学十佳组织生活（主题党日）案例	校级	2019
中医外科党总支	上海中医药大学先进基层党支部	校级	2021

表 4-1-3 中医外科获奖情况

项 目 名 称	获 奖 名 称	等 级	时间（年）
《中医外科学》（第 3 版）	国家教育部首届全国优秀教材（高等教育类）二等奖	国家级	2021
复黄生肌愈创油膏促进创面愈合的机理研究和临床观察	上海市科技进步奖三等奖	省部级	2001
益气化瘀为主综合方案治疗糖尿病性溃疡的临床应用及作用机制	上海市科学技术进步奖三等奖	省部级	2009
益气化瘀为主综合方案治疗糖尿病性溃疡的临床应用及作用机制	中国中西医结合学会科学技术奖三等奖	省部级	2012
垫棉压迫法	上海市卫生局中医中西医结合科研成果一等奖	市局级	1995
烫伤中医治疗	上海市卫生局中医中西医结合科研成果三等奖	市局级	1995
垫棉压迫法在外科临床中应用	上海市卫生局中医中西医结合科研成果奖二等奖	市局级	1998
祛腐生肌灌注法治疗复杂性窦瘘	上海市临床医疗成果奖二等奖	市局级	1998
复黄生肌愈创油促进创面愈合的临床与实验研究	上海市卫生局中医药科技成果奖二等奖	市局级	1998
复黄膏促进创面愈合的研究	上海市卫生局中医药科技成果二等奖	市局级	1999
益气化瘀法治疗糖尿病性溃疡的临床应用及基础研究	上海市医学科技奖二等奖	市局级	2009
《中医病证分类与代码》等 4 项国家标准	上海中医药科技奖一等奖	市局级	2022
《百病养生大全》	上海中医药科技奖科学技术普及奖一等奖	市局级	2022

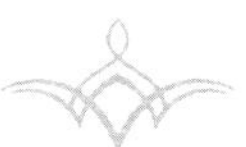

表 4-1-4 中医外科获得荣誉称号情况

集体 / 获奖人	获奖或荣誉名称	级 别	时间（年）
中医外科	全国五一劳动奖状	国家级	2004
中医外科	上海市劳动模范集体	省部级	2004
中医外科	上海市文明班组	市级	2003
中医外科	上海市劳动模范集体	市级	2001
中医外科	上海市先进班组	市级	2000
中医外科	上海市卫生局先进集体	市级	1998
中医外科	上海市卫生局先进集体	市级	1997
唐汉钧	国务院政府特殊津贴	国家级	1993
唐汉钧	全国卫生系统先进个人	国家级	2004
唐汉钧	载入英国剑桥《世界名人辞典》23 版	国家级	2004
唐汉钧	载入美国国际名人传记《世界名人录》18 版	国家级	2004
唐汉钧	上海市劳动模范称号	省部级	1983
唐汉钧	上海市名中医	市级	1995
唐汉钧	上海市卫生局先进个人	市级	1995
唐汉钧	上海市十佳医师	市级	2002
唐汉钧	上海市第三届高尚医德奖	市级	2002
唐汉钧	上海市职业道德先进个人	市级	2003
唐汉钧	中共上海市科技教育系统优秀共产党员	市级	2006
唐汉钧	医者父母心 · 十佳好人好事奖	市级	2007
唐汉钧	上海市中医药杰出贡献奖	市级	2020
唐汉钧	上海中医药大学优秀共产党员	校级	2001
唐汉钧	上海中医药大学附属龙华医院终身教授	校级	2008
阙华发	上海市卫生系统第 7 届“银蛇奖”提名奖	市级	1999
阙华发	上海市第 2 届董廷瑶中医药基金二等奖	市级	2001
阙华发	上海市科协第 9 届青年优秀科技论文三等奖	市级	2003
阙华发	颜德馨中医药人才奖励基金中医一等奖	市级	2004
阙华发	上海市医苑新星三等奖	市级	2006
阙华发	上海医务工匠	市级	2020
阙华发	第三届“仁心医者 上海市杰出专科医师奖”提名奖	市级	2022

续 表

集体 / 获奖人	获奖或荣誉名称	级 别	时间（年）
阙华发	首届上海市中医专科医师规范化培训优秀带教老师	市级	2022
单 玮	上海市优秀住院医师带教老师	市级	2016
单 玮	首届上海市中医专科医师规范化培训优秀秘书	市级	2022
邢 捷	“上海医药卫生优秀新闻作品奖——医学科普奖”优秀奖	市级	2019
邢 捷	上海中医药大学第十届中青年教师课堂教学竞赛青年组三等奖	校级	2012
邢 捷	上海中医药大学“金牌教师”	校级	2020

表 4-1-5 中医乳腺科获奖情况

项 目 名 称	获奖或荣誉名称	等 级	时间（年）
中医外科学	国家精品课程	国家级	2008
中医外科学	国家精品资源共享课	国家级	2016
中医外科学	首批国家线下一流本科课程	国家级	2020
调摄冲任疏肝活血法纠正乳腺增生病激素失调的研究	国家中医药管理局科技进步三等奖	省部级	1995
2020 年继续教育项目（乳腺炎性疾病中医药诊治研究新进展学习班）	国家中医药管理局优秀中医药继续教育项目	省部级	2020
乳宁冲剂对乳腺增生病催乳素、单胺类神经递质及单胺氧化酶的研究	上海市中医药科技成果二等奖	市级	1996
祛腐化瘀生肌法中药灌注等治疗复杂性窦道瘘管 43 例	上海市临床医学成果奖二等奖	市级	1998
切开拖线、灌注（介入）与垫棉绑缚法相结合综合治疗浆细胞性乳腺炎	上海市医学科技成果奖三等奖	市级	2005
中医外科学	上海市高校精品课程	市级	2007
名老中医学术思想及临床经验传承研究——名老中医陆德铭学术思想传承	上海市中医药科技成果一等奖	市级	2010
《中医外科学》	上海高等教育精品教材	市级	2021
道技合一，匠心传承——中医外科人才培养模式的优化与实践	上海市优秀教学成果二等奖	市级	2021
中医外科学	上海中医药大学校级精品课程	校级	2007
《中医外科学》（七年制）	上海中医药大学优秀教材一等奖	校级	2007
《中医外科学》（精编教材）	上海中医药大学优秀教材三等奖	校级	2010

续 表

项 目 名 称	获奖或荣誉名称	等 级	时间（年）
《中医外科学》（新世纪第 4 版，中国中医药出版社）	上海中医药大学优秀教材	校级	2018
《中医外科学》（人民卫生出版社）	上海中医药大学优秀教材一等奖	校级	2014
“以学科建设引领中医外科学教学改革与创新”	上海中医药大学教学成果奖	校级	2016
守正创新，德术共融——中医外科学高质量教学体系的探索与实践	上海中医药大学教学成果一等奖	校级	2021

表 4-1-6 中医乳腺科获得荣誉称号情况

集体 / 获奖人	获奖或荣誉名称	级 别	时间（年）
陆德铭	国务院特殊津贴	国家级	1993
陆德铭	全国老中医药专家学术经验继承工作优秀指导老师	国家级	2007
陆德铭	上海市名中医	市级	1995
陆德铭	上海市高层次中医临床人才指导老师	市级	2000
陆德铭	上海市科教党委系统社会主义精神文明十佳好人好事	市级	2007
陆德铭	上海市中医药杰出贡献奖	市级	2020
陈红风	全国杰出女中医师	国家级	2007
陈红风	中国女医师协会五洲女子科技奖（临床医学科研创新奖）	国家级	2009
陈红风	全国首届百名郭春园式的好医生	国家级	2011
陈红风	全国卫生系统先进工作者	国家级	2012
陈红风	全国优秀中医临床人才	国家级	2013
陈红风	全国先进工作者	国家级	2015
陈红风	上海市第五届银蛇奖三等奖	市级	1995
陈红风	上海市新长征突击手	市级	1995
陈红风	上海市卫生局先进工作者	市级	1995
陈红风	上海市高校优秀青年教师	市级	1997
陈红风	上海市劳动模范	市级	1998
陈红风	上海市“育才奖”	市级	2007
陈红风	上海市名中医	市级	2016
陈红风 叶媚娜	上海中医药大学校级教学成果奖	校级	2021
陈红风	上海中医药大学“教学名师”	校级	2014—2015

表 4-1-7　中西医结合乳腺科获奖情况

项目名称	获奖名称	等　级	时间（年）
基于痰毒瘀结病机及散结解毒治则的乳移平抗乳腺癌复发转移的临床应用	上海市科技进步奖三等奖	省部级	2007
基于痰毒瘀结病机的乳移平抗乳腺癌复发转移的临床实践和应用	教育部科学技术进步奖二等奖	省部级	2008
顾氏外科清消法治疗肉芽肿性乳腺炎的临床研究及诊疗规范形成	中华中医药学会科学技术奖三等奖	省部级	2021
顾氏外科清消法治疗肉芽肿性乳腺炎的临床研究及诊疗规范形成	上海市中医药科技奖一等奖	市局级	2020
乳腺癌转移核心病机的创建及防治研究	上海市中医药科技奖二等奖	市局级	2021

表 4-1-8　皮肤科获奖情况

项目名称	获奖名称	等　级	时间（年）
心肺脾三脏同调理论指导下的湿疹防治研究	上海市中医药科技奖二等奖	市局级	2016

表 4-1-9　皮肤科获得荣誉称号情况

获奖人	获奖名称	级　别	时间（年）
宋　瑜	第四届“中医药杯”全国高等中医药院校青年教师教学基本功竞赛中医临床高级组的一等奖	国家级	2016
宋　瑜	第四届“中医药杯”全国高等中医药院校青年教师教学基本功竞赛中医临床高级组最佳教学设计	国家级	2016
宋　瑜	第四届“中医药杯”全国高等中医药院校青年教师教学基本功竞赛中医临床高级组最佳现场教学课堂教学	国家级	2016
宋　瑜	全国中医药行业高等教育“十三五”规划教材教师讲课比赛中医外科学第一名	国家级	2018
宋　瑜	上海中医药大学“金牌教师”	校级	2014
宋　瑜	上海市住院医师规范化培训优秀带教老师	校级	2017

表 4-1-10　肛肠科获奖情况

项目名称	获奖名称	等　级	时间（年）
顾氏外科精准治疗高位复杂性肛瘘	上海市科技进步奖二等奖	省部级	2020
隧道式拖线引流法在肛瘘治疗中的临床应用与研究	中国中西医结合科学技术奖三等奖	省部级	2006

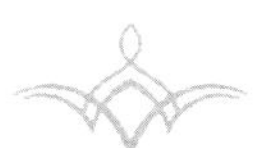

续 表

项目名称	获奖名称	等级	时间（年）
复黄片治疗肛肠疾病出血的临床研究与应用开发	中华中医药学会科学技术奖二等奖	省部级	2014
顾氏外科治疗复杂性窦瘘类疾病的特色疗法的技术创新与应用	中国中医药研究促进会技术发明奖二等奖	省部级	2021
成功救治急性会阴部坏死性筋膜炎	首届上海市临床医疗成果奖	市局级	1995
隧道式引流法治疗复杂性肛瘘的临床应用	上海市临床医疗成果奖三等奖	市局级	2005
隧道式拖线术在复杂性肛瘘应用中的研究	上海市医学科技奖三等奖	市局级	2006
治痔等肛肠疾病出血的中药新药复黄片	上海市优秀发明选拔赛优秀发明奖二等奖	市局级	2007
拖线疗法在难愈性窦瘘治疗中的运用和发展	上海市医学科技奖三等奖	市局级	2008
复黄片治疗肛肠疾病出血的临床研究与应用开发	上海中医药科技奖二等奖	市局级	2013
臀部曲面形态及法向压力分布的装置	上海市优秀发明选拔赛优秀发明铜奖	市局级	2013
顾氏外科精准治疗高位复杂性肛瘘	上海中医药科技奖一等奖	市局级	2019
顾氏外科拖线置管垫棉负压疗法精准治疗高位复杂性肛瘘	上海市优秀发明选拔赛职工技术创新成果金奖	市局级	2019
顾氏外科精准诊治功能性便秘的规范化方案及应用推广	上海中西医结合科学技术奖二等奖	市局级	2021
顾氏外科治疗复杂性窦瘘类疾病特色疗法的技术创新与应用	上海医学科技奖二等奖	市局级	2021
健康生活千万条，排便习惯第一条	上海青年医学科普能力大赛二等奖	市局级	2020

表 4-1-11　肛肠科获得荣誉称号情况

集体 / 获奖人	获奖或荣誉名称	级别	时间（年）
肛肠科	全国青年文明号	国家级	2016
肛肠科	一星级全国青年文明号	国家级	2022
肛肠科	艾力彼 2021 届中国中医医院最佳临床型专科	国家级	2021
肛肠科	上海市劳模集体	省部级	2010
肛肠科	国家中医药管理局通报表扬中医药系统改善医疗服务先进典型——临床路径管理制度科室	省部级	2021
肛肠科	中华中医药学会 2021 年度中医医院学科（专科）学术影响力中医肛肠专科排名第一	省部级	2021

续 表

集体 / 获奖人	获奖或荣誉名称	级 别	时间（年）
肛肠科	上海市医务职工科技创新优秀团队	市级	2009
肛肠科	上海市青年文明号	市级	2014
顾氏外科“婴幼儿肛瘘诊治团队”	上海市医德风范奖	市级	2018
陆金根中医肛肠团队	上海市工人先锋号	市级	2020
陆金根	全国优秀院长	国家级	2002
陆金根	全国首届中医药传承高徒奖	国家级	2006
陆金根	国务院特殊津贴	国家级	2012
陆金根	上海工匠	市级	2018
陆金根	上海市中医药杰出贡献奖	市级	2020
曹永清	上海市名中医	市级	2016
王　琛	白求恩式好医生提名奖	国家级	2021
王　琛	上海市先进工作者	省部级	2015
王　琛	上海市青年科技启明星	市级	2010
王　琛	上海市卫生系统银蛇奖二等奖	市级	2013
王　琛	上海市杰出专科医师奖	市级	2018
王　琛	上海市医务职工科技创新“星光计划”二等奖	市级	2019
王　琛	上海健康科普优秀作品图文类二等奖	市级	2021
姚一博	上海中医药大学优秀共产党员	校级	2019
梁宏涛	上海市医务职工科技创新“星光计划”二等奖	市级	2018
梁宏涛	上海市医务职工科技创新“创新之星”提名奖	市级	2018
沈　晓	申康科普周——“新声说健康”首席科普官	市级	2021
沈　晓	申康科普周——十大最受欢迎的优秀健康科普视频第一名	市级	2021

表 4-1-12　肝胆外科获奖情况

项目名称	获奖名称	等　级	时间（年）
以锦红片为主异病同治治疗急性阑尾炎、急性胆道感染	上海市重大科技成果奖	省部级	1977
胆宁片	上海市科技进步奖二等奖	省部级	1992

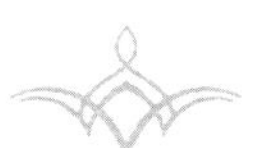

续 表

项目名称	获奖名称	等级	时间（年）
养肝利胆合剂防治肝阴不足型胆石病的临床与实验研究	上海市科技进步奖三等奖	省部级	1992
中药新药胆宁片	上海市优秀产学研工程项目奖一等奖	省部级	1997
养肝利胆合剂防治干阴不足型胆石病的临床与实验研究	上海市重大科研项目档案奖三等奖	省部级	1997
“胆病从肝论治”防治胆石病系列研究	上海市科技进步奖三等奖	省部级	2003
基于病证结合胆石病防治的系列研究与应用	上海市科技进步奖一等奖	省部级	2015
养肝利胆合剂防治干阴不足型胆石病的临床与实验研究	国家档案局“国家二级”优秀档案管理奖	省部级	2001
“胆病从肝论治”理论与应用研究	国家教育部科技进步奖二等奖	省部级	2004
基于同病异治胆石病中医治疗临床与实验研究	国家教育部科技进步奖二等奖	省部级	2013
通下清热法治疗急性胆源性感染中调控全身性炎症反应的作用的研究	中国中西医结合学会科学技术奖二等奖	省部级	2007
升清胶囊防治胆固醇结石的应用基础研究	中国中西医结合学会科学技术奖三等奖	省部级	2013
养肝利胆合剂防治肝阴不足型胆石病的临床与实验研究	上海市卫生局中医药科技进步奖二等奖	市局级	1990
通下清热法治疗急性胆源性感染中调控全身性炎症反应的作用的研究	上海市医学科技进步奖二等奖	市局级	2004
“中药防治胆石病的研究”	徐光启科技奖金奖	市局级	2006
升清胶囊防治胆固醇结石的应用基础研究	上海中西医结合科学技术奖二等奖	市局级	2012
“从肠论治”急性胆源性感染的临床评价与应用基础研究	上海中西医结合科学技术奖二等奖	市局级	2019

表 4-1-13　肝胆外科获得荣誉称号情况

集体 / 获奖人	获奖或荣誉名称	级别	时间（年）
肝胆外科	国家中医药管理局全国中医胆石病中心	国家级	1994
肝胆外科	上海市中医胆石病医疗协作中心	市级	1993

续 表

集体 / 获奖人	获奖或荣誉名称	级 别	时间（年）
肝胆外科	上海市中医胆石病专病联盟建设	市级	2021
朱培庭	全国卫生系统模范工作者	国家级	1992
朱培庭	国务院政府特殊津贴	国家级	1992
朱培庭	全国老中医药专家学术经验继承工作优秀指导老师	国家级	2007
朱培庭	上海市第二届科技精英提名奖	市级	1991
朱培庭	上海市科技创业领军人物 30 强	市级	2003
朱培庭	上海市中西医结合学会“高级荣誉会员”	市级	2021
朱培庭	上海市中医药杰出贡献奖	市级	2020
朱培庭	上海市医师协会“鲁南-岐黄-杏林”杯终身成就奖	市级	2022
朱培庭	上海中医学院优秀科技工作者	校级	1990
朱培庭	上海中医药大学突出贡献科研工作者	校级	1995
张静喆	上海市优秀青年医师称号	市级	1987
张静喆	上海市新长征突击手称号	市级	1987
张静喆	上海市卫生系统“银蛇奖”提名奖	市级	1989
张静喆	上海市卫生系统“银蛇奖”提名奖	市级	1991

表 4-1-14　胃肠外科获奖情况

项 目 名 称	获 奖 名 称	等 级	时间（年）
“胆病从肝论治”防治胆石病系列研究	上海市科技进步奖三等奖	省部级	2003
“胆病从肝论治”理论与应用研究	教育部科学技术进步奖二等奖	省部级	2005
通下清热法治疗急性胆源性感染中调控全身性炎症反应的作用的研究	中国中西医结合学会科学技术奖二等奖	省部级	2007
升清胶囊防治胆固醇结石的基础研究	中国中西医结合学会科学技术奖三等奖	省部级	2013
通下清热法治疗急性胆源性感染中调控全身性炎症反应的作用的研究	上海医学科技奖二等奖	市局级	2004
升清胶囊防治胆固醇结石的应用基础研究	上海中西医结合科学技术奖二等奖	市局级	2012
“从肠论治”急性胆源性感染的临床评价与应用基础研究	上海中西医结合科学技术奖二等奖	市局级	2019

表 4-1-15 胃肠外科获得荣誉称号情况

集体 / 获奖人	获奖或荣誉名称	级 别	时间（年）
胃肠外科	晚期结直肠癌靶向治疗规范化试点	中国抗癌协会	2018
胃肠外科	“十三五”国家重点监测疝补片哨点单位	市级	2018
章学林	中国农工民主党抗震救灾优秀党员	国家级	2008
章学林	上海市杰出青年志愿者	市级	2000
章学林	上海市卫生系统第八届“银蛇奖”提名奖	市级	2001
章学林	2006—2008 年度上海市卫生系统先进工作者	市级	2009
章学林	上海中医药大学党委系统优秀共产党员	校级	2011
许阳贤	德技双馨“2018 人民好医生年度人物”	国家级	2018
许阳贤	中国民主建国会上海市优秀会员	市级	2005
许阳贤	上海中医药大学优秀青年	校级	2003

表 4-1-16 顾氏外科疗法传承人情况

项 目 名 称	姓 名	级 别	时间（年）
国家级非物质文化遗产项目“顾氏外科疗法”代表性传承人	陆德铭	国家级	2018
上海市非物质文化遗产项目“顾氏外科疗法”代表性传承人	陆德铭	市级	2011
上海市非物质文化遗产项目“顾氏外科疗法”代表性传承人	马绍尧	市级	2011
上海市非物质文化遗产项目“顾氏外科疗法”代表性传承人	唐汉钧	市级	2011
上海市非物质文化遗产项目“顾氏外科疗法”代表性传承人	朱培庭	市级	2011
上海市非物质文化遗产项目“顾氏外科疗法”代表性传承人	顾乃强	市级	2011
上海市非物质文化遗产项目“顾氏外科疗法”代表性传承人	顾乃芬	市级	2011
上海市非物质文化遗产项目“顾氏外科疗法”代表性传承人	顾乃芳	市级	2011
上海市非物质文化遗产项目“顾氏外科疗法”代表性传承人	陆金根	市级	2011
上海市非物质文化遗产项目“顾氏外科疗法”代表性传承人	陈红风	市级	2020
上海市非物质文化遗产项目“顾氏外科疗法”代表性传承人	阙华发	市级	2020
上海市非物质文化遗产项目“顾氏外科疗法”代表性传承人	刘 胜	市级	2020

（沈义婷，仲芫沅，王怡，宋瑜，李晓睿，梁宏涛，尹璐，梁晓强，余奎，侯佳伟）

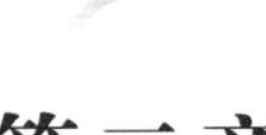

第二章

课题汇总

顾氏外科团队多年来中标校级以上课题共255项，其中国家级60项，现汇总如下。

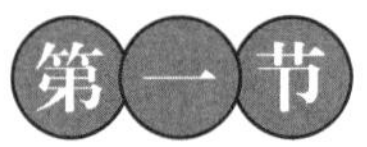

第一节 中医外科课题概况

顾氏中医外科团队主持各类课题汇总如表4-2-1至表4-2-4。

表4-2-1　中医外科团队成员主持的国家级课题

课题名称	立项部门	负责人	起止时间（年）	经费（万元）
祛腐化瘀补虚生肌外治法治疗慢性下肢溃疡的临床示范性研究	国家“十一五”科技支撑计划	阙华发	2008—2011	90
糖尿病足溃疡中医综合外治方案优化的多中心临床研究	国家“十一五”科技支撑计划（分中心）	阙华发	2008—2011	7
中药熏洗煨脓湿润法治疗慢性下肢溃疡的临床规范化研究	国家“十二五”科技支撑计划	阙华发	2015—2017	112
拖线疗法治疗难愈性窦瘘的临床示范性研究	国家“十二五”科技支撑计划（分中心）	阙华发	2015—2017	7
祛瘀生肌法对创面（增殖期）修复作用的机理研究	国家自然科学基金委	唐汉钧	1997—1999	8
益气养阴调冲任法对乳腺癌转移过程中血管生成及黏附因子影响	国家自然科学基金委	阙华发	1999—2001	8
益气化瘀法对糖尿病溃疡创面愈合过程中血管生成及神经再生影响的机制研究	国家自然科学基金委	阙华发	2012—2015	58
益气化瘀中药调控AGEs/RAGE/NF-kB信号通路促进糖尿病难愈创面血管新生的机制研究	国家自然科学基金委	徐杰男	2013—2015	24

续 表

课题名称	立项部门	负责人	起止时间（年）	经费（万元）
益气化瘀法介导成纤维细胞TGF-β/ALK影响smad 1，2，3，5平衡改善创面愈合的机制研究	国家自然科学基金委	张 臻	2013—2015	23
从P38MAPK/cyclinD1-CDK4信号转导通路探讨四君子合引经药川牛膝促进下肢创面愈合的机制	国家自然科学基金委	王云飞	2014—2016	23
从细菌生物膜角度探讨清热败毒饮在创面修复过程中的作用及机制	国家自然科学基金委	单 玮	2016—2018	18
补虚化瘀中药调控microRNA促进糖尿病性溃疡创面愈合的机制研究	国家自然科学基金委	阙华发	2018—2021	55
益气化瘀法调控PI3K/Akt/mTOR信号通路影响糖尿病溃疡创面神经再生的机制研究	国家自然科学基金委	邢 捷	2019—2021	21
基于动态生物网络的中医药煨脓湿润法促进创面生理性修复的机制研究	国家自然科学基金委	单 玮	2020—2023	55
益气化瘀法调控Sema4D/Sema3A及其相关受体影响血管神经新生促进糖尿病溃疡愈合的机制研究	国家自然科学基金委	张 臻	2020—2023	55
祛瘀生肌法调控信号传导分子SMAD3、SMAD7的机理研究	国家教育部博士点基金	唐汉钧	2006—2008	8

表 4-2-2 中医外科团队成员主持的省部级课题

课题名称	立项部门	负责人	起止时间（年）	经费（万元）
乳宁冲剂降低乳腺癌雌激素作用的临床研究	国家中医药管理局	阙华发	2000—2003	3
中医药行业科研专项“50项中医特色临床诊疗技术规范化的示范研究”——“灌注、垫棉法治疗窦道的临床研究”	国家中医药管理局	阙华发	2009	10
不同中医治法对糖尿病溃疡TGF的影响	上海市科委	阙华发	2003—2006	11
中医药治疗糖尿病足的多中心临床疗效及评价标准研究	上海市科委	阙华发	2005—2007	20
益气化瘀补肾法治疗慢性下肢溃疡的临床研究	上海市科委	阙华发	2012—2015	30
从细胞周期角度探讨四君子加川牛膝方促进下肢创面愈合的机制	上海市科委	王云飞	2011—2014	10
基于NF-kB信号传导通路探讨引经药牛膝在三妙丸调控痛风性关节炎大鼠炎症反应中增效作用的机制研究	上海市教委	阙华发	2010—2011	5
基于NF-kB、VEGF的慢性皮肤溃疡“脓、腐、肌”生物学基础及中药干预作用的研究	上海市教委	阙华发	2011	4

表 4-2-3　中医外科团队成员主持的市级课题

课题名称	立项部门	负责人	起止时间（年）	经费（万元）
益气化瘀法对糖尿病溃疡创面愈合过程中神经再生影响的机制研究	上海市卫生系统优秀学科带头人培养计划	阙华发	2011—2014	100
益气化瘀生肌法促进慢性难愈合性创面愈合的临床研究	上海市卫生局	阙华发	2001—2005	5
扶正清瘿法治疗实验性大鼠自身免疫性甲状腺炎的配伍规律研究	上海市卫生局	刘晓鸫	2003—2006	3
祛腐生肌滴灌法治疗复杂性窦瘘	上海市卫生局	阙华发	2005—2007	5
“祛瘀补虚煨脓长肉”外治疗法治疗慢性下肢溃疡的临床研究	上海市卫生局	徐杰男	2011—2013	4
清热败毒合剂的规范化研究	上海市卫生局	张　臻	2012—2014	9
基于复杂网络的唐汉钧教授治疗乳腺癌术后用药规律研究	上海市卫生健康委员会	徐杰男	2014—2016	3
基于数据挖掘的唐汉钧教授治疗复杂性窦道的经验研究	上海市卫生健康委员会	邢　捷	2014—2016	2
清热败毒合剂含药血清对慢性难愈性创面细菌生物膜的作用机制研究	上海市卫生健康委员会	单　玮	2014—2016	3
解毒排毒补肾活血法治疗蝮蛇咬伤的临床运用及疗效机制研究	上海市卫生健康委员会	阙华发	2014—2016	50
“同病异治”综合方案治疗糖尿病性足病的临床研究	上海市卫生健康委员会	王云飞	2017—2019	20
海派中医流派传承创新团队	上海市卫生健康委员会	阙华发	2021—2023	70
海派中医流派传承创新团队带头人培养与流派品牌打造项目	上海市卫生健康委员会	阙华发	2021—2023	8
清热败毒饮治疗疖病热毒蕴结证随机对照临床研究	上海市申康医院发展中心	阙华发	2007—2008	5
长皮膏促进四肢伤创面愈合的临床研究	上海市申康医院发展中心（分中心）	阙华发	2007—2008	2

表 4-2-4　中医外科团队成员主持的教学类课题

课题名称	立项部门	负责人	起止时间（年）	经费（万元）
中医外科外治法操作实训和考核的方法探索	上海中医药大学	邢　捷	2016—2017	0.5
中医外科外治法操作实训和考核的方法探索	中华医学会医学教育分会和中国高等教育学会医学教育专业委员会	邢　捷	2016—2018	—

（沈义婷）

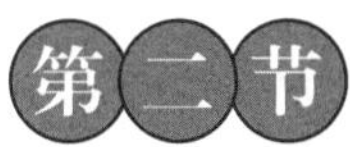

第二节 中医乳腺科课题概况

顾氏中医乳腺科团队主持各类课题汇总如表 4-2-5 至表 4-2-10。

表 4-2-5 中医乳腺科团队成员主持的国家级课题

课题名称	立项部门	负责人	起止时间（年）	经费（万元）
九一丹外用的规范性和安全性研究	“十一五”国家科技支撑项目	陈红风	2009—2011	77.8
益气小复方及其成分配伍对乳腺癌 Akt 磷酸化的调节	国家自然科学基金委	陈红风	2011—2013	33
乳腺癌骨转移与骨质疏松的关系及补肾中药的干预	国家自然科学基金委	叶媚娜	2011—2013	20
益气小复方对三阴性乳腺癌 MDR 的逆转及机制探讨	国家自然科学基金委	陈红风	2014—2017	68
从九一丹和局部创面微环境的相互作用探讨其提脓祛腐生肌的作用机制及其汞中毒的发生机制	国家自然科学基金委	程亦勤	2016—2019	58
基于 lncRNA 探讨益气小复方逆转三阴性乳腺癌顺铂耐药的作用与机制	国家自然科学基金委	吴晶晶	2018—2020	20
从促进巨噬源性泡沫细胞胆固醇跨膜逆转运探讨九一丹祛腐生肌的作用机制研究	国家自然科学基金委	殷玉莲	2022—2024	30

表 4-2-6 中医乳腺科团队成员主持的省部级课题

课题名称	立项部门	负责人	起止时间（年）	经费（万元）
乳宁冲剂对乳腺增生病催乳素、单胺类神经递质及单胺氧化酶的研究	上海市科委科技启明星计划	陈红风	1994—1996	4
调摄冲任法调节乳腺增生病神经内分泌紊乱的研究	国家中医药管理局	陈红风	1995—1996	2
乳宁冲剂申报Ⅲ类新药的研究	国家中药制药工程技术研究中心	陈红风	1998—2000	5
复方仙蓉颗粒及人参、三七、麝香超微细粉组方的开发研究	上海市经委生物医药项目	陈红风	2006—2008	20

续 表

课 题 名 称	立 项 部 门	负责人	起止时间（年）	经费（万元）
中药抑制乳腺癌细胞增殖的作用机制研究	上海市科委白玉兰基金项目	陈红风	2007—2008	3
名老中医学术思想及临床经验传承研究——名老中医陆德铭学术思想传承	上海市科委	陈红风	2007—2009	6
从 p53/MDM2 通路探讨黄芪不同成分影响 basal-like 乳腺癌细胞增殖的机制	上海市教委	叶媚娜	2009—2010	3
HER-2 阳性乳腺癌肝转移引经药物实验研究	上海市教委	胡升芳	2010—2012	5
基于数据挖掘技术名中医陆德铭教授治疗 HER-2 过表达型乳腺癌术后诊疗规律研究	上海市教委	胡升芳	2011—2014	2
上海“科技创新行动计划”扬帆计划	上海市科委	殷玉莲	2020—2023	20
基于“肝肾同源”理论探讨 HR 阳性乳腺癌患者中医防治的临床应用研究	上海市科委项目	陈红风	2021—2024	30

表 4-2-7　中医乳腺科团队成员主持的市级课题

课 题 名 称	立 项 部 门	负责人	起止时间（年）	经费（万元）
乳宁冲剂的工艺制备及质控研究	上海市卫生局	陈红风	1998—1999	3
乳宁冲剂抑制大鼠实验性乳腺增生的神经内分泌机理研究	上海市卫生局百人计划	陈红风	1998—2002	20
乳痈单病种质量控制研究	上海市卫生局	陈红风	2000—2002	1
中医药干预乳腺癌高危人群的临床研究	上海市卫生局百人计划跟踪课题	陈红风	2004—2006	20
唐汉钧教授治疗粉刺性乳痈经验的研究	上海市卫生局	程亦勤	2011—2013	4
乳宁Ⅱ号方对 HER-2 过表达型乳腺癌 PI3K/Akt 信号通路的作用机理研究	上海市卫生局	胡升芳	2014—2015	2
陈红风上海市名老中医学术经验研究工作室	上海市卫生局	陈红风	2017	10
中医优势病种培育项目——乳痈（急性乳腺炎）	上海市卫生和计划生育委员会、上海市中医药发展办公室	陈红风	2017—2019	10
上海市中医乳腺病专科联盟	上海市卫生和计划生育委员会	陈红风	2018—2021	80
顾氏特色化腐清创法治疗难愈性非哺乳期乳腺炎的多中心临床研究	申康三年行动计划重大临床研究项目	陈红风	2020—2022	240

续 表

课题名称	立项部门	负责人	起止时间（年）	经费（万元）
基于ERα基因多态性的芳香化酶抑制剂相关骨丢失与骨转移易感性分析及补肾壮骨方对其干预的临床研究	上海市卫生健康委员会	殷玉莲	2021—2023	5
结合专科联盟建设培养“德术兼备”青年人才梯队的模式初探	上海市卫生健康系统党建研究会	叶媚娜	2020—2021	—

表4-2-8　中医乳腺科团队成员主持的区级课题

课题名称	立项部门	负责人	起止时间（年）	经费（万元）
九一丹外用治疗乳腺炎的规范性和安全性研究	浦东新区卫计委	陈红风	2008—2011	8
“龙华医院-闵行”中医外科-乳腺专科联盟项目	闵行区卫健委	叶媚娜	2021—2023	10

表4-2-9　中医乳腺科团队成员主持的校级课题

课题名称	立项部门	负责人	起止时间（年）	经费（万元）
中医药综合外治浆细胞性乳腺炎	上海中医药大学特色诊疗技术项目	陈红风	2004	2
从抑制肿瘤干细胞自我更新角度探讨益气小复方逆转三阴性乳腺癌耐药的作用机制	上海中医药大学	叶媚娜	2014—2015	8

表4-2-10　中医乳腺科团队成员主持的教学类课题

课题名称	立项部门	负责人	起止时间（年）	经费（万元）
全国中医药行业高等教育教材数字化建设项目中医外科学	国家中医药管理局	陈红风	2015—2016	4
重点课程建设项目：中医外科学	上海市教委	陈红风	2007—2009	5
中医外科教学科研融合团队建设	上海中医药大学	陈红风	2012—2014	5
以学生为主体的中医外科见习模式探索	上海中医药大学	陈红风	2014—2016	2
中医外科学优质在线课程	上海中医药大学	陈红风	2016	2
学习圈理论在中医外科临床培训中的应用与评估	上海中医药大学	叶媚娜	2016	0.5
中国医学教育慕课平台及中国医学教育慕课联盟项目：中医外科学	中国医学教育慕课联盟项目	陈红风	2017—2018	10

续 表

课题名称	立项部门	负责人	起止时间（年）	经费（万元）
基于龙华医院“教学平台”下的中医外科学临床技能实训平台的建立	上海中医药大学	陈红风	2019	2
“中医外科学临床技能实训平台”在临床实践教学中的应用探索	上海中医药大学	陈红风	2019—2021	2
国家级金课建设《中医外科学》	上海中医药大学	陈红风	2021—2023	3
UbD 理论在中医外科学临床实训课程中的应用与评价	上海中医药大学	陈红风	2022—2023	2
聚焦逆向设计的 cross-talk 实践在中医外科学临床案例教学中的应用探索	上海中医药大学	殷玉莲	2022—2023	0.5
线上教学（腾讯会议）背景下标准化病人（SP）在中医外科学临床见习中的应用探索	上海中医药大学	吴晶晶	2022—2023	0.5

（程亦勤，仲芜沅）

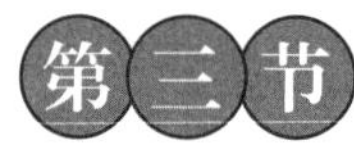

第三节

中西医结合乳腺科课题概况

顾氏中西医结合乳腺科团队主持各类课题汇总如表 4-2-11 至表 4-2-13。

表 4-2-11　中西医结合乳腺科团队成员主持的国家级课题

课题名称	立项部门	负责人	起止时间	经费（万元）
乳宁冲剂及拆方对不同 ER 亚型乳癌血管生成与转移的影响	国家自然科学基金委	刘　胜	2002—2004	17
从 CXCL12-CXCR4 生物学轴探讨乳移平配伍引经药对乳腺癌肺转移抑制作用机理	国家自然科学基金委	刘　胜	2006—2008	25
从 OPG/RANKL/RANK 系统探讨淫羊藿-补骨脂温肾药对抑制乳腺癌骨转移的机理	国家自然科学基金委	刘　胜	2008—2010	30
从转移相关巨噬细胞极化差异性角度探讨乳腺癌不同器官转移中医“从化学说”的内涵及干预研究	国家自然科学基金委	刘　胜	2017—2021	69.1
桔梗对乳腺癌肺转移小鼠阿霉素治疗的减毒作用研究	国家自然科学基金委	孙霃平	2017—2019	17
温肾壮骨方对乳腺癌骨微转移骨髓血窦龛中休眠肿瘤细胞的作用及机制研究	国家自然科学基金委	吴春宇	2018—2020	20

表 4-2-12 中西医结合乳腺科团队成员主持的省部级课题

课题名称	立项部门	负责人	起止时间（年）	经费（万元）
中西医结合治疗难治性乳腺癌疗效研究	上海市科委	刘胜	2014—2015	150
中西医综合治疗三阴性乳腺癌研究	上海市科委	刘胜	2020—2022	400
中医药防治三阴性乳腺癌术后复发转移的临床研究	国家中医药管理局	刘胜	2015—2020	604

表 4-2-13 中西医结合乳腺科团队成员主持的市级课题

课题名称	立项部门	负责人	起止时间（年）	经费（万元）
基于人工智能对乳腺癌术后全程管理智慧云的构建及其应用	上海市卫生和计划生育委员会	刘胜	2018—2021	50
中西医结合分期辨证治疗三阴性乳腺癌的临床研究	上海市申康医院发展中心	秦悦农	2016—2019	60
中西医结合治疗早期三阴性乳腺癌的多中心随机对照研究	上海市申康医院发展中心	刘胜	2020—2022	715

（吴春宇，郝炜，王怡）

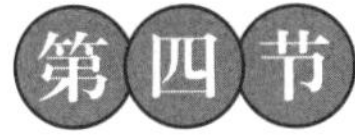

第四节 皮肤科课题概况

顾氏皮肤科团队主持各类课题汇总如表 4-2-14 至表 4-2-17。

表 4-2-14 皮肤科团队成员主持的国家级课题

课题名称	立项部门	负责人	起止时间（年）	经费（万元）
微小 RNA 在热毒炽盛证型系统性红斑狼疮中的差异表达及作用机制研究	国家自然基金委	杨波	2015—2018	70

表 4-2-15 皮肤科团队成员主持的省部级课题

课题名称	立项部门	负责人	起止时间（年）	经费（万元）
除湿止痒合剂治疗湿疹再评价的临床研究	上海市科委	宋瑜	2012—2015	20
除湿止痒合剂治疗湿疹的临床前研究	上海市科委	宋瑜	2018—2021	70

续 表

课 题 名 称	立 项 部 门	负责人	起止时间（年）	经费（万元）
心肺脾三脏同调理论指导治疗特应性皮炎的临床研究	上海市科委	宋 瑜	2020—2023	30
基于“从肝论治”理论泻肝凉血解毒方治疗进行期寻常型银屑病的临床研究	上海市科委	李晓睿	2020—2023	30
泻肝凉血解毒方对豚鼠银屑病模型 Th17 相关因子的调节作用	上海市教委	高尚璞	2012—2014	8

表 4-2-16 皮肤科团队成员主持的市级课题

课 题 名 称	立 项 部 门	负责人	起止时间（年）	经费（万元）
除湿止痒合剂治疗急性湿疹的临床研究	上海市卫生局	李咏梅	2001—2004	20
活血补肾合剂治疗女性型脱发的临床研究	上海市卫生局	高尚璞	2011—2013	3
健脾清肺除湿法治疗特应性皮炎的临床研究	上海市卫生局	宋 瑜	2012—2014	10
除湿止痒合剂治疗湿疹的规范化研究	上海市卫生局	宋 瑜	2012—2014	24
三参活血合剂治疗女性型脱发的临床疗效与安全性再评价	上海市卫生健康委员会	高尚璞	2014—2017	5
马绍尧教授“肺脾同调法”治疗特应性皮炎的经验总结及临床研究	上海市卫生健康委员会	宋 瑜	2014—2016	3
青黛膏联合加热封包疗法治疗斑块型银屑病的临床研究	上海市卫生健康委员会	李晓睿	2017—2018	3
痘敏验方在中国特色植物资源化妆品中的应用	上海市卫生健康委员会	宋 瑜	2021—2022	16
除湿止痒合剂治疗特应性皮炎发作期的临床研究	上海市申康发展中心	宋 瑜	2020—2022	100

表 4-2-17 皮肤科团队成员主持的教学类课题

课 题 名 称	立 项 部 门	负责人	起止时间（年）	经费（万元）
依托网络系统开展中医外科学互动式教学的研究	上海中医药大学	宋 瑜	2011—2012	0.5
中医外科学课程中心互动式网络平台的构建	上海中医药大学	宋 瑜	2012—2014	0.5
中医外科学互动式教学网络平台拓展与应用	上海中医药大学	宋 瑜	2014—2016	0.5
医案教学法在中医外科学互动式课堂教学中的应用	上海中医药大学	宋 瑜	2018—2019	0.5

（宋瑜，李晓睿）

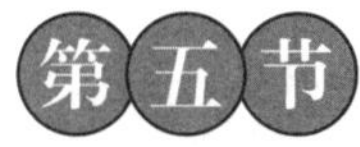

第五节 肛肠科课题概况

顾氏肛肠科团队主持各类课题汇总如表 4-2-18 至表 4-2-23。

表 4-2-18 肛肠科团队成员主持的国家级课题

课题名称	立项部门	负责人	起止时间（年）	经费（万元）
中药新药芩部丹片的临床前研究	国家“863”计划	陆金根	2004	—
基于恶性肿瘤辨证论治的量表评价方法的基础理论研究	国家“973”子课题	陆金根	2007—2011	100
方法研究（名老中医学术思想、经验传承研究）-中医医案研究	国家科技部“十五”科技攻关计划	陆金根	2005—2006	15
中医治疗外科常见病研究	国家科技部“十一五”科技支撑计划	曹永清	2007—2010	590
“隧道拖线-对口切旷术”治疗复杂性肛瘘规范化研究	国家科技部“十一五”科技支撑计划	曹永清	2007—2010	69.46
药线疗法治疗窦瘘性外科疾病临床应用规范化研究	国家科技部“十一五”科技支撑计划	张静喆 何春梅	2008—2011	45
拖线疗法治疗窦瘘类疾病的临床示范性研究	国家科技部“十二五”科技支撑计划	陆金根	2015—2017	154
益气开秘法调控肠道 Cajal 细胞 NO-cGMP-PKG 通路的机理研究	国家自然科学基金委	陆金根	2008—2008	10
温和灸联合间充质干细胞移植对肛门括约肌损伤修复及归巢机制研究	国家自然科学基金委	郭修田	2013—2013	16
红萸饮干预 IL6/STAT3 信号通路及其相关调控基因及其在炎症性肠病中的机制研究	国家自然科学基金委	潘一滨	2013—2015	24
基于 cajal 细胞 NO-cGMP 信号通路探讨红藤清肠方治疗炎症性肠病中的作用机制	国家自然科学基金委	董　艳	2014—2016	23
白头翁汤调控 Rho/ROCK 信号通路治疗放射性肠炎的机制研究	国家自然科学基金委	陆金根	2015—2018	75
温和灸联合间充质干细胞移植对肛门括约肌损伤结构和功能的影响	国家自然科学基金委	郭修田	2016—2019	60
基于肌卫星细胞的增殖与分化探讨电针治疗大便失禁的作用机制	国家自然科学基金委	董青军	2016—2018	22

续 表

课题名称	立项部门	负责人	起止时间（年）	经费（万元）
人体正常排便动作的生物力学研究	国家自然科学基金委	王 琛	2017—2019	22
基于肌球蛋白轻链激酶 MLCK 的"益气开秘方"对慢传输型便秘肠道平滑肌细胞生物学机制研究	国家自然科学基金委	姚一博	2017—2019	22
上海市肛瘘流行病学调查与病因的前瞻性研究	国家自然科学基金委	梁宏涛	2017—2019	20
炎症性肠病中 c-kit/JAK-STAT 信号调控炎症机制及香连丸的干预机制研究	国家自然科学基金委	董 艳	2018—2021	57
红萸饮下调 chr10：115386962-115390436+/miR-6914-5p/Atg7 通路治疗 IBD 的机制研究	国家自然科学基金委	曹永清	2019—2022	62
红萸饮通过抑制氧化应激调控 ROS/NF-κB/NLRP3 信号通路保护炎症性肠病肠上皮屏障功能的机制研究	国家自然科学基金委	王佳雯	2021—2023	24
基于 Wnt/β-catenin 信号通路探讨电针对神经源性大便失禁大鼠括约肌卫星细胞调控的作用机制研究	国家自然科学基金委	董青军	2021—2024	55
钙调蛋白结合蛋白 Caldesmon 介导的"益气开秘方"调节肠道平滑肌功能效应机制研究	国家自然科学基金委	姚一博	2022—2025	55
国家级非物质文化遗产项目-顾氏外科疗法	中华人民共和国文化和旅游部办公厅	陆金根	2015—2022	108

表 4-2-19　肛肠科团队成员主持的省部级课题

课题名称	立项部门	负责人	起止时间（年）	经费（万元）
主管拖线法治疗单纯性肛瘘的临床研究	国家中医药管理局	陆金根	2002—2005	5
线管分期引流法治疗复杂性肛瘘的临床研究	国家中医药管理局	曹永清	2009—2010	10
全国中医学术流派传承工作室-顾氏外科	国家中医药管理局	陆金根	2013—2016	100
全国中医学术流派传承工作室-顾氏外科	国家中医药管理局	陆金根	2019—2022	100
陆金根全国名老中医药专家传承工作室	国家中医药管理局	王 琛	2017—2019	50
柏芍透皮薄膜促进肛瘘创面愈合的临床研究	上海市科委	曹永清	2001—2003	10
复黄片对肛肠疾病止血作用的研究	上海市科委	陆金根	2001—2003	30
中药临床研究 GCP 规范化建设	上海市科委	陆金根	2002—2005	70

续 表

课题名称	立项部门	负责人	起止时间（年）	经费（万元）
益气开秘法对结肠慢传输型便秘结肠传输和生存质量的影响	上海市科委	陆金根	2004—2007	5
中药新药芩部丹片的制剂工艺和质量标准	上海市科委	陆金根	2004—2006	50
拓展中药新药临床试验专业的建设	上海市科委	陆金根	2004—2007	20
骶神经调节与传统中医辨证结合治疗肛门失禁	上海市科委	王　琛	2009—2010	3
中医外治法—“垫棉压迫法”治疗复杂性肛瘘的定量优化研究	上海市科委	王　琛	2010—2012	15
肛裂内括约肌功能障碍状态下NO对平滑肌细胞钙通道影响及解痉药成分配伍干预	上海市科委	何春梅	2011—2014	10
电针联合间充质干细胞移植对肛门括约肌损伤修复	上海市科委	郭修田	2012—2015	10
拖线置管垫棉综合疗法治疗复杂性肛瘘的多中心临床研究	上海市科委	曹永清	2013—2016	180
置管引流负压吸引治疗深部肛周脓肿临床研究	上海市科委	王　琛	2013—2016	20
复黄片治疗内痔便血的有效性、安全性Ⅱ期临床试验	上海市科委	潘一滨	2014—2017	100
“悬吊绑缚动脉结扎切除闭合术”治疗重度混合痔的临床研究	上海市科委	王　琛	2016—2019	30
基于精细解剖学的括约肌间精准结扎联合腔隙处理技术治疗肛周深部间隙脓肿的前瞻性研究	上海市科委	董青军	2019—2022	20
肛肠疾病系列科普教育课程	上海市科委	王　琛	2021—2022	20
温和灸对大鼠肛瘘术后创面组织修复血管生成及微循环的影响	上海市教委	郭修田	2008—2010	5
传统垫棉压迫法治疗肛瘘的定量优化研究	上海市教委	王　琛	2010—2012	15
IL-6/STAT3信号通路在溃疡性结肠炎发病中的机制研究及清热祛湿中药的干预作用	上海市教委	董　艳	2013—2014	1.5
红萸饮干预Notch信号通路治疗炎症性肠病肠纤维化的机制研究	上海市教委	丁雅卿	2020—2021	5

表 4-2-20　肛肠科团队成员主持的市级课题

课题名称	立项部门	负责人	起止时间（年）	经费（万元）
难治性肛瘘三种诊断方法的多中心相关性研究	上海市卫生和计划生育委员会	曹永清	2005—2007	3
截断结扎术治疗重度混合痔临床研究	上海市卫生和计划生育委员会	郭修田	2008—2010	3
肛裂与肛门力学特性间的关系	上海市卫生和计划生育委员会	王　琛	2008—2009	1.5
药线引流法治疗肛门直肠周围脓肿的临床规范化研究	上海市卫生和计划生育委员会	何春梅	2010—2011	3
非药物疗法治疗慢传输型便秘的临床研究	上海市卫生和计划生育委员会	易　进	2009—2011	3
慢性便秘气秘型中药干预与肛门直肠动力的相关性研究	上海市卫生和计划生育委员会	姚一博	2010—2012	—
长强穴埋线治疗混合痔术后创面疼痛的临床观察	上海市卫生和计划生育委员会	易　进	2010—2012	2
顾氏外科流派传承研究	上海市卫生和计划生育委员会	陆金根	2012—2014	520
上海市肛肠病中医临床研究基地建设	上海市卫生和计划生育委员会	曹永清	2014—2016	758
上海市中医医疗质量控制中心（中医肛肠组）	上海市卫生和计划生育委员会	曹永清	2015—至今	160
从瘀论治在肛肠病术后应用的多中心随机对照研究	上海市卫生和计划生育委员会	蒋伟冬	2011—2012	2
通督化瘀灸促进肛瘘术后创面组织修复的临床研究	上海市卫生和计划生育委员会	董青军	2011—2012	2
闭式缝合套扎术治疗环形混合痔临床研究	上海市卫生和计划生育委员会	胡德昌	2012—2015	3
中医流派传承规律和模式研究	上海市卫生和计划生育委员会	陆金根	2014—2016	406
拖线疗法治疗复杂性肛瘘基层推广应用研究	上海市卫生和计划生育委员会	曹永清	2014—2016	50
拖线置管术治疗高位复杂性肛瘘临床研究	上海市卫生和计划生育委员会	梁宏涛	2014—2016	2
中药联合认知行为疗法治疗便秘临床研究	上海市卫生和计划生育委员会	姚一博	2014—2017	3

续 表

课题名称	立项部门	负责人	起止时间(年)	经费(万元)
基于络脉虚瘀理论探讨电针治疗复杂性肛瘘术后大便失禁的作用机制	上海市卫生和计划生育委员会	董青军	2014—2016	3
红萸饮联合切开拖线疗法对克罗恩病肛周病变的临床研究	上海市卫生和计划生育委员会	王佳雯	2016—2019	2
“海派中医”顾氏外科流派诊疗中心建设	上海市卫生和计划生育委员会	陆金根	2018—2020	50
人体排便过程的生物力学研究	上海市卫生和计划生育委员会	王　琛	2018—2021	45
拖线疗法联合肛瘘镜治疗高位复杂性肛瘘的随机对照研究	上海市卫生健康委员会	姚一博	2021—2023	10
海派中医流派传承延伸计划	上海市卫生健康委员会	陆金根	2021—2023	1814
基于海派中医特色优势的“复杂性肛瘘”多流派融合方案研究及推广应用	上海市卫生健康委员会	王　琛	2021—2023	100
基于“早期补托不致成瘘”理论探讨促愈颗粒促进肛瘘术后创面愈合的临床研究	上海市卫生健康委员会	陶晓春	2022—2023	5
上海市非物质文化遗产项目-顾氏外科疗法	上海市文广局	陆金根	2013—2020	30
分段拖线法治疗复杂性肛瘘基层推广应用	上海申康医院发展中心	郭修田	2014—2017	15
隧道式拖线垫棉疗法治疗复杂性肛瘘推广应用研究	上海申康医院发展中心	曹永清	2014—2017	10
上海市市级医院临床科技创新项目-中医外科专科联盟	上海申康医院发展中心	王　琛	2021—2024	80

表 4-2-21　肛肠科团队成员主持的区级课题

课题名称	立项部门	负责人	起止时间(年)	经费(万元)
陆金根名中医工作室	浦东新区卫计委	陆金根	2010—2012	5
曹永清名中医工作室	浦东新区卫计委	曹永清	2010—2013	—
特色专科	浦东新区卫计委	郭修田	2010—2013	5
曲面“垫棉压迫法”诊断治疗仪的研发	浦东新区卫计委	曹永清	2010—2011	65
拖线置管垫棉微创疗法治疗高位复杂性肛瘘的多中心临床研究	浦东新区卫计委	曹永清	2013—2016	7

续 表

课题名称	立项部门	负责人	起止时间（年）	经费（万元）
丹卿方熏洗坐浴治疗混合痔术后并发症的临床规范化研究	浦东新区卫计委	郭修田	2014—2015	3
消痔膏贴敷治疗嵌顿痔的临床规范化研究	浦东新区卫计委	周　昊	2015—2016	2
顾氏外科微创精准治疗肛周脓肿推广和应用	浦东新区卫计委	王　琛	2020—2023	30

表 4-2-22　肛肠科团队成员主持的校级课题

课题名称	立项部门	负责人	起止时间（年）	经费（万元）
高峰高原团队	上海中医药大学	曹永清	—	30
中医“整体观”指导下微创治疗痔的方案研究	上海中医药大学	张　强	2015—2016	2
不同手术时机配合顾氏熏洗贴敷法治疗嵌顿痔的临床研究	上海中医药大学	周　昊	2019—2020	5

表 4-2-23　肛肠科团队成员主持的教学类课题

课题名称	立项部门	负责人	起止时间（年）	经费（万元）
“顾氏外科”特色诊疗方法在肛肠科临床教学中的应用	上海中医药大学	张　强	2017—2018	0.5
学名医，做名医——在中医外科学教学中开展“传承顾氏外科医德医风”的人文教育	上海中医药大学	潘一滨	2018—2019	0.5
体验式教学融合富媒体教材在中医肛肠科临床见习教学课程中的应用探索	上海中医药大学	陶晓春	2020—2021	0.5
基于医学人文理念在中医肛肠临床教学实践中的应用探索	上海中医药大学	周　昊	2021—2022	0.5
基于胜任力的多维度规培生专科教学模式探索	上海中医药大学	梁宏涛	2022—2023	0.5
多媒体结合 PBL 教学模式在中医外科实习教学中的应用	中医药高等教育研究会	王佳雯	2014—2015	0.3
中医外科学临床实践教学微视频多媒体资源库建设	中医药高等教育研究会	潘一滨	2015—2016	0.3

（梁宏涛，尹璐）

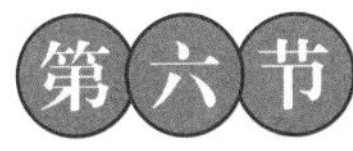

第六节 肝胆外科课题概况

顾氏肝胆外科团队主持各类课题汇总如表 4-2-24 至表 4-2-28。

表 4-2-24 肝胆外科团队成员主持的国家级课题

课题名称	立项部门	负责人	起止时间（年）	经费（万元）
药线疗法治疗窦瘘性外科疾病临床应用规范化研究	国家“十一五”科技支撑计划	张静喆	2008—2011	45
肝胆病临床试验方案设计及评价技术规范	国家“重大新药创制”科技重大专项“十二五”实施计划	张静喆	2011—2013	11
养肝柔肝法防治胆色素结石的再研究	国家自然科学基金委	朱培庭	1999—2001	13
疏肝利胆法对肝脏 B-GUT 和胆固醇 7a 羟化酶基因的调控	国家自然科学基金委	朱培庭	2000—2002	16
从调控肠黏膜上皮凋亡探讨锦红汤阻断急性胆源性感染全身炎症反应综合征的机制研究	国家自然科学基金委	张静喆	2012—2015	57
基于 integrin-β 介导的 TGF-β/smads 通路“从瘀”探讨大黄丹参抗胰腺纤维化作用机制	国家自然科学基金委	梁晓强	2015—2017	23
锦红汤调控 TGR5/Ras/MAPK3 改善急性胆管炎胆管上皮屏障损伤的机制研究	国家自然科学基金委	余　奎	2021—2023	24

表 4-2-25 肝胆外科团队成员主持的省部级课题

课题名称	立项部门	负责人	起止时间（年）	经费（万元）
中药养肝利胆合剂临床前研究	国家中医药管理局	朱培庭	2000—2002	15
胆结石病肝阴不足证本质研究	上海市科委	张静喆	2000—2003	10
养肝利胆颗粒剂临床前研究	上海市科委	朱培庭	2001—2003	20
胆结石病常见证候的辨证分型规律研究	上海市科委	张静喆	2004—2006	20
中医为主治疗重症胰腺炎的临床疗效评价	上海市科委	张静喆	2004—2009	15

续 表

课题名称	立项部门	负责人	起止时间（年）	经费（万元）
清热疏肝利胆中药干预胆固醇结石成石机理的体外实验研究	上海市科委（上海市青年科技启明星计划）	顾宏刚	2006—2008	10
升清胶囊有效组分对胆固醇代谢的作用机理研究	上海市科委	顾宏刚	2009—2011	10
锦红片治疗急性胆源性感染肝胆蕴热证的临床再评价研究	上海市科委	张静喆	2011—2014	80（20）
升清胶囊对胆固醇结石 LXRs、胆固醇合成及外运 ABC 相关蛋白调控作用的研究	上海市科委	梁晓强	2011—2014	10
基于 LPS/TRL4 信号转导通路探讨锦红汤对脓毒症肠黏膜屏障功能保护作用及其机制研究	上海市科委	李 炯	2015—2017	10
大黄丹参对胰腺纤维化大鼠细胞外基质沉积改善作用的研究	上海市教委	梁晓强	2011—2013	2.5
疏肝利胆法对胆囊胆固醇结石 C57 小鼠肝脏 B 类清道夫受体（CD36 和 SBRI）的干预作用	上海市教委	李 炯	2012—2014	1.5

表 4-2-26　肝胆外科团队成员主持的市级课题

课题名称	立项部门	负责人	起止时间（年）	经费（万元）
通下清热法治疗急性胆源性感染中调控全身性炎症反应的作用的研究	上海市卫生和计划生育委员会（上海卫生系统“百名跨世纪学科带头人培养计划”资助课题）	张静喆	1999—2003	20
疏肝利胆法对胆色素结石病胆汁成石性的影响	上海市卫生和计划生育委员会	朱培庭	2000—2002	15
养阴柔肝法对胆色素结石相关基因影响的研究	上海市卫生和计划生育委员会	朱培庭	2000—2002	15
中医药治疗胆总管结石病的质量控制标准研究	上海市卫生和计划生育委员会	朱培庭	2003—2003	0.5
疏肝利胆法在人肝细胞中干预胆色素结石的机理研究	上海市卫生和计划生育委员会（优秀学科带头人百人计划跟踪课题）	张静喆	2004—2006	10
从系统生物学角度研究胆囊结石病的中医证治规律	上海市卫生和计划生育委员会（医学领军人才）	张静喆	2006—2009	100

续 表

课 题 名 称	立 项 部 门	负责人	起止时间（年）	经费（万元）
从系统生物学角度研究胆囊结石病的中医证治规律	上海市人事局市领军人才专项	张静喆	2007—2011	15
锦红片治疗重症急性胰腺炎胃肠热结的临床疗效评价	上海市卫生和计划生育委员会	顾宏刚	2013—2015	0.5
从“内质网应激-细胞过度凋亡”探讨大黄丹参“从瘀”抗胰腺纤维化的作用机理研究	上海市卫生和计划生育委员会	梁晓强	2018—2021	5

表 4-2-27　肝胆外科团队成员主持的区级及其他课题

课 题 名 称	立 项 部 门	负责人	起止时间（年）	经费（万元）
胆宁片上市后有效性和安全性再评价	横向	张静喆	2011—2013	13
胆宁片预防腹腔镜下保胆取石术后胆囊结石复发的疗效评价	上海市金山区卫生健康委员会	顾宏刚	2020—2021	6

表 4-2-28　肝胆外科团队成员主持的校级课题

课 题 名 称	立 项 部 门	负责人	起止时间（年）	经费（万元）
坚持党建引领培养“德术兼备”流派青年人才梯队机制探讨	上海中医药大学	梁晓强	2019—2020	0.6

（梁晓强，余奎）

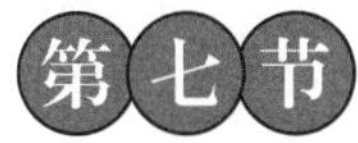

第七节

胃肠外科课题概况

顾氏胃肠外科团队主持各类课题汇总如下（表 4-2-29 至表 4-2-31）。

表 4-2-29　胃肠外科团队成员主持的省部级课题

课 题 名 称	立 项 部 门	负责人	起止时间（年）	经费（万元）
胆囊结石病肝气郁结证临床辨证客观化研究	国家中医药管理局	章学林	2000—2002	—
一种新的脾气虚模型的建立及其主要技术参数的研究	上海市科委	章学林	2004—2007	—

续 表

课题名称	立项部门	负责人	起止时间（年）	经费（万元）
部分肠管切除脾虚模型大鼠发生大肠癌的风险评估的研究	上海市教委	许阳贤	2013—2014	—
黄芩汤通过调节 CRB3-Hippo 信号通路逆转结直肠癌 5-FU 耐药的研究	上海市科委	许阳贤	2022—2025	20

表 4-2-30　胃肠外科团队成员主持的市级课题

课题名称	立项部门	负责人	起止时间（年）	经费（万元）
胆囊结石病静止期临床微观辨证的研究	上海市卫生局	章学林	2000—2002	—
精准证候医学社区实践示范研究——基于转录组和代谢组研究新药降脂颗粒治疗 NASH 的机制	上海中医健康服务协同创新中心	许阳贤	2019—2021	30
中医体质结合结直肠癌早期筛查的人工智能辅助诊疗系统“肠癌无忧”社区应用研究	上海市卫生健康委员会	孙　逊	2022—2024	—

表 4-2-31　胃肠外科团队成员主持的区级课题

课题名称	立项部门	负责人	起止时间（年）	经费（万元）
基于人工智能技术的中医体质辨识优化结直肠癌早期筛查流程的研究	上海市徐汇区科委	章学林	2020—2021	120
“肠癌无忧——中医中药伴您防癌抗癌”	上海市徐汇区科委	章学林	2021—2022	3

（侯佳伟，蒋增华）

第三章

人才项目与工作站

顾氏外科团队成员多年来入选校级以上人才项目 79 项，其中国家级 18 项，现汇总如下。

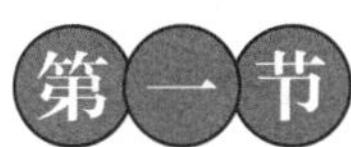

第一节 中医外科人才项目

顾氏外科中医外科人才项目汇总如表 4-3-1。

表 4-3-1 中医外科人才项目

项 目 名 称	姓 名	时间（年）	级 别
全国中医药院校临床教学与基地建设骨干教师培训班	阙华发	2002	国家级
第五批全国老中医药专家学术经验继承人	徐杰男	2012	国家级
第五批全国老中医药专家学术经验继承人	邢　捷	2012	国家级
第六批全国老中医药专家学术经验继承人	单　玮	2017	国家级
“上海中医药大学后备业务专家”培养对象	阙华发	2002	上海市
上海市“医苑新星”培养计划	阙华发	2002	上海市
上海市科委启明星	阙华发	2003	上海市
上海中医药大学中医外科学术带头人	阙华发	2003	上海市
上海市卫生系统优秀学术带头人培养计划	阙华发	2011	上海市
上海市中医药领军人才培养计划	阙华发	2012	上海市
上海中医药大学特聘教授	阙华发	2014	校级
第一批上海青年医师培养资助计划	邢　捷	2012	上海市
上海市杰出青年医学人才	王云飞	2014	上海市
上海市高校青年教师出国访学计划	王云飞	2014	上海市
上海市中医药领军人才建设项目学术共同体	阙华发 张　臻	2015	上海市
上海市中医药高层次人才引领计划	王云飞	2022	上海市

续 表

项 目 名 称	姓 名	时间（年）	级 别
上海中医药大学第四批后备业务专家	王云飞	2013	校级
上海中医药大学特聘教授	王云飞	2014	校级
第二批上海中医药大学中青年骨干教师教学能力提升资助计划	邢 捷	2015	校级
上海中医药大学杏林学者外向型人才	王云飞	2017	校级

（郭树豫）

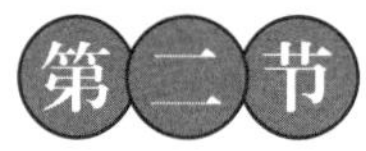

中医乳腺科人才项目

顾氏外科中医乳腺科人才项目汇总如表 4-3-2。

表 4-3-2 中医乳腺科人才项目

项 目 名 称	姓 名	时间（年）	级 别
上海市科技启明星	陈红风	1994	上海市
上海市百名跨世纪优秀接班人培养计划	陈红风	1998	上海市
第三批全国老中医药专家学术经验继承人	程亦勤	2003	国家级
百人计划（跟踪）项目	陈红风	2004	上海市
全国第二批优秀中医临床人才培养计划	陈红风	2008	国家级
第四批全国老中医药专家学术经验继承人	胡升芳	2008	国家级
上海市教委人才培养项目	叶媚娜	2010	上海市
第四批“上海中医药大学后备业务专家培养计划”	叶媚娜	2011	上海市
上海市中医药专项人才培养	胡升芳	2014	上海市
全国中医药创新骨干人才计划	叶媚娜	2019	国家级

（仲芫沅）

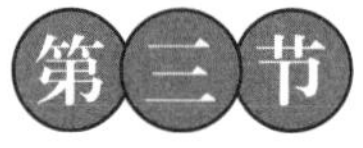

中西医结合乳腺科人才项目

顾氏外科中西医结合乳腺科人才项目汇总如表 4-3-3。

表 4-3-3 中西医结合乳腺科人才项目

项目名称	姓名	时间（年）	级别
第三批全国优秀中医临床人才研修项目	刘　胜	2016	国家级
上海市优秀学科带头人	刘　胜	2010	省部级
上海市“医苑新星”青年医学人才培养资助计划	吴春宇	2018	上海市

（王　怡）

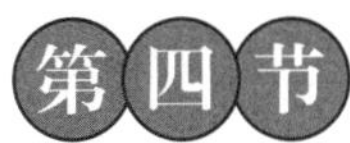

第四节 皮肤科人才项目

顾氏外科皮肤科人才项目汇总如表 4-3-4。

表 4-3-4 皮肤科人才项目

项目名称	姓名	时间（年）	级别
第三批全国老中医药专家学术经验继承人	李咏梅	2003	国家级
第五批全国老中医药专家学术经验继承人	宋　瑜	2012	国家级
第五批全国老中医药专家学术经验继承人	顾敏婕	2012	国家级
第六批全国老中医药专家学术经验继承人	李燕娜	2017	国家级
上海市中医紧缺专科人才培养计划	高尚璞	2003	上海市
上海市优秀青年医学人才培养计划	高尚璞	2005	上海市
上海市名老中医药学术继承高级研修班	宋　瑜	2006	上海市
上海市卫计委三年行动计划人才培养专项	高尚璞	2014	上海市
上海市中医药领军人才培养计划	宋　瑜	2019	上海市

（宋瑜，李晓睿）

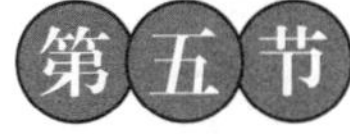

第五节 肛肠科人才项目

顾氏外科肛肠科人才项目汇总如表 4-3-5。

表 4-3-5　肛肠科人才项目

项 目 名 称	姓 名	时间（年）	级 别
第一批全国老中医药专家学术经验继承人	陆金根	1990	国家级
第一批全国老中医药专家学术经验继承人	顾乃芬	1990	国家级
第六批全国老中医药专家学术经验继承人	梁宏涛	2017	国家级
第七批全国老中医药专家学术经验继承人	姚一博	2022	国家级
上海市教委高级访问学者计划	王　琛	2013	省部级
上海市教委访问学者计划	姚一博	2014	省部级
上海市教委高级访问学者计划	潘一滨	2015	省部级
上海市优秀青年医学人才培养计划	何春梅	2005	上海市
上海市老中医药专家学术经验继承班	郭修田	2006	上海市
上海市杏林新星	梁宏涛	2015	上海市
上海市中医药领军人才	王　琛	2018	上海市
上海市卫生计生系统优秀学科带头人	王　琛	2018	上海市
上海市中医药领军人才	郭修田	2018	上海市
上海市医苑新星	周　昊	2020	上海市
浦东新区中医继承型人才	郭修田	2010	局级
浦东新区中医继承型人才	董青军	2010	局级
浦东新区中医继承型人才	胡德昌	2012	局级
上海中医药大学杏林团队	郭修田	2013	校级
上海中医药大学杏林学者	潘一滨	2013	校级
上海中医药大学后备业务专家培养计划	董青军	2014	校级
上海中医药大学上海市中医药研究院“学术荣誉体系”特聘教授	王　琛	2019	校级
上海中医药大学杏林学者及追踪项目	姚一博	2021	校级

（梁宏涛，尹璐）

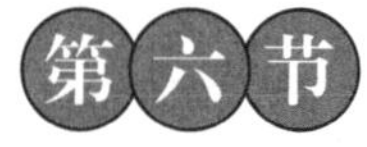

第六节

肝胆外科人才项目

顾氏外科肝胆外科人才项目汇总如表 4-3-6。

表 4-3-6 肝胆外科人才项目

项 目 名 称	姓 名	时间（年）	级 别
第五批全国老中医药专家学术经验继承工作继承人	李 炯	2012	国家级
上海市科委启明星	顾宏刚	2006	省部级
上海市领军人才	张静喆	2008	省部级
全国西学中骨干人才培养对象	李 炯	2019	省部级
上海市卫生系统“百人计划”培养对象	张静喆	1998	上海市
上海市卫生系统“百人计划”跟踪培养（二期）	张静喆	2001	上海市
上海市卫生局领军人才	张静喆	2007	上海市
上海市高级中西医结合人才	李 炯	2013	上海市
上海中医药大学后备业务专家培养计划	顾宏刚	2005	校级
上海中医药大学杏林学者	顾宏刚	2013	校级
上海中医药大学第五批后备业务专家培养计划	杨吉勇	2016	校级
上海中医药大学研究生出国访学计划	杨吉勇	2018	校级

（梁晓强，余奎）

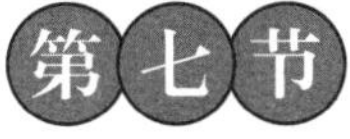

第七节 胃肠外科人才项目

顾氏外科胃肠外科人才项目汇总如表 4-3-7。

表 4-3-7 胃肠外科人才项目

项 目 名 称	姓 名	时间（年）	级 别
上海市中西医结合高级人才	许阳贤	2014	上海市
上海市优秀青年医师培养计划“医苑新星”	孙 逊	2014	上海市
上海市海派中医流派传承人才培养项目	孙 逊	2017	上海市

（蒋增华）

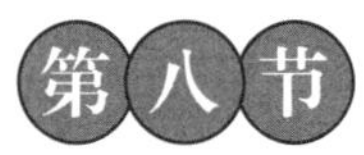

顾氏外科二级工作站

一、全国中医学术流派传承工作室顾氏外科二级工作站（19家）

南京市中西医结合医院瘰疬科

江西中医药大学附属医院外一科

云南中医学院第三附属医院（昆明市中医医院）皮肤科

上海市中医医院皮肤科

上海市长宁区天山中医医院中医外科

三亚市妇幼保健院乳腺外科

首都医科大学附属北京中医医院乳腺科

上海市中医医院中西医结合外科

上海中医药大学附属岳阳中西医结合医院乳腺外科

河南中医药大学第一附属医院乳腺外科

杭州市中医院乳腺病科

南京中医药大学附属医院（江苏省中医院）肛肠科、温州市中心医院肛肠外科

上海市长宁区天山中医医院肛肠科

上海中医药大学附属龙华医院宁波分院（宁波市镇海区中医医院）肛肠科

福建省泉州市中医院肛肠科

江苏省张家港中医院肛肠科

上海市奉贤区中医医院肛肠科

上海市金山区中西结合医院肛肠科

二、顾氏外科分基地

上海市第七人民医院

（梁宏涛）

第四章

教材与专著

顾氏外科团队多年来出版教材与专著 102 部，现汇总如下。

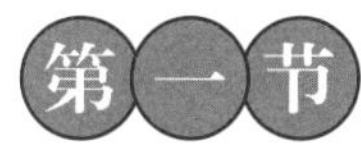

顾伯华主编及顾氏外科合编教材与专著

顾伯华主编及顾氏外科合编教材与专著汇总如表 4-4-1。

表 4-4-1　顾伯华主编及顾氏外科合编教材与专著

名　　称	出版社	主　编	副主编	时间（年）
中医外科学讲义（一版）（中医学院试用教材）	人民卫生出版社	上海中医学院外科教研组	—	1960
中医外科学讲义（二版）（中医学院试用教材）	上海科学技术出版社	上海中医学院	—	1964
中医外科临床手册（第二版）	上海科学技术出版社	顾伯华	—	1966
外科经验选	上海人民出版社	顾伯华	—	1977
实用中医外科学	上海科学技术出版社	顾伯华	—	1985
中医外科学（五版）（普通高等教育中医药类规划教材）	上海科学技术出版社	顾伯康	—	1987
实用中医外科学（第 2 版）	上海科学技术出版社	陆德铭　陆金根	丁义江　李咏梅 张静喆　陈红风 段逸群　曹永清 阙华发	2010
顾氏外科临证经验集萃	上海科学技术出版社	阙华发　陈红风 刘　胜　李咏梅 曹永清　张静喆 王奇明	姚一博　王云飞 徐杰男　程亦勤 秦悦农　宋　瑜 李晓睿　王　琛 梁宏涛　章学林 顾宏刚	2016

（梁　越）

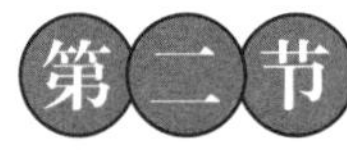

第二节

中医外科编著教材与专著

中医外科团队成员编著的教材与专著如表4-4-2、表4-4-3。

表4-4-2 中医外科编著教材

名 称	出版社	主 编	副主编	时间（年）
中医外科临床研究（卫生部“十一五”规划教材、全国高等中医药院校研究生规划教材、全国高等医药教材建设研究会规划教材）	人民卫生出版社	唐汉钧	陈红风 艾儒棣 何清湖 张燕生	2009
中医外科学（国际高等中医院校系列教材）	中国纺织出版社	张庚扬 阙华发 宫恩年 罗金殿 黄克勤 李家贵 李延俊 李振平 荆夏敏 黄志强 王选民 潘贵超		2014
中医外科分册（医师考核培训规范教程）	上海科学技术版社	阙华发	陈红风 李 斌	2016
中医外科学（国家卫计委“十三五”规划教材）	人民卫生出版社	何清湖 秦国政	裴晓华 陈明岭 谷云飞 阙华发 王万春	2016
中西医结合疮疡病诊疗学（全国中医药行业高等教育“十三五”创新教材 南京中医药大学研究生系列选修教材）	中国中医药出版社	刘万里 黄子慧	阙华发	2020

表4-4-3 中医外科编著专著

名 称	出版社	主 编	副主编	时间（年）
中医外科临床手册（油印本）	上海中医学院	上海市中医研究班外科小组		1958
中医外科临床手册（第二版）	上海科学技术出版社	上海中医学院外科学教研组		1970
外科名家顾筱岩学术经验集	上海中医学院出版社	上海中医学院中医文献研究所		1987

续 表

名　　称	出版社	主　编	副主编	时间（年）
中医外科学（上海市住院医师培养指导丛书）	上海科学技术出版社	唐汉钧	顾乃强	1991
实用中医外科手册	上海科技教育出版社	陆德铭　唐汉钧	—	1993
现代中医药应用与研究大系·第9卷·外科	上海中医药大学出版社	唐汉钧	—	1996
中医外科临床手册（第三版）	上海科学技术出版社	顾伯康	马绍尧	1996
袖珍中医外科处方手册	文汇出版社	唐汉钧	—	2000
外科名家顾伯华学术经验集	上海中医药大学出版社	顾乃强　顾宏平	—	2002
中医外科临床手册	上海科学技术出版社	顾伯康	马绍尧　陆金根	2002
全国中医院专业技术资格考试实战技巧专业技能篇（三）中医外科学	上海科学技术出版社	《全国中医院专业技术资格考试实战技巧》编写委员会	—	2003
中国民间外治独特疗法	上海科学技术出版社	唐汉钧　汝丽娟	李　斌　刘晓鸫	2004
唐汉钧谈外科病	上海科技教育出版社	唐汉钧	施　杞　陈保华	2004
汉英对照中医外治常见病图解	上海科学技术出版社	朱邦贤　唐汉钧	—	2006
中医外科常见病证辨证思路与方法（一版）	人民卫生出版社	唐汉钧	刘　胜　李　斌　阙华发	2007
唐汉钧学术经验撷英	上海中医药大学出版社	唐汉钧工作室	—	2009
中医外科常见病诊疗指南	中国中医药出版社	中华中医药学会外科分会	—	2012
常见中医外科疾病的预防和护养	复旦大学出版社	唐汉钧　沈　亮	—	2013
中医外科临床技能实训	人民卫生出版社	杨博华	陈明岭　阙华发　宋爱莉　张春和　张书信	2013
中医外科应知应会手册	上海浦江教育出版社	刘　胜	李　萍　李咏梅　宋　瑜　张　明　陈红风　单　玮　阙华发　潘一滨　薛慈民	2014
传统医药在创面治疗中的应用	郑州大学出版社	姜玉峰　曹烨民　付小兵	阙华发　徐旭英　张朝晖	2019
中医外科常见病证辨证思路与方法（二版）	人民卫生出版社	唐汉钧　刘　胜	李　斌　阙华发　程亦勤	2020
中医药在德国	上海世界图书出版社	刘堂义　徐　红　王云飞	—	2020

（梁　越）

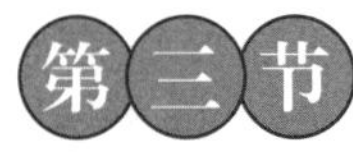

中医乳腺科编著教材与专著

中医乳腺科团队成员编著的教材与专著汇总如表4-4-4至表4-4-5。

表4-4-4 中医乳腺科编著教材

名　称	出版社	主　编	副主编	时间（年）
中医外科学	上海科学技术出版社	陆德铭	—	1997
中医外科学（“十五”国家级规划教材）	中国中医药出版社	陈红风	—	2005
中医外科学	上海科学技术出版社	陈红风	—	2007
中医外科学	人民卫生出版社	陈红风	—	2012
中医外科学（“十三五”国家级规划教材）	中国中医药出版社	陈红风	—	2016
中医外科学临床研究	人民卫生出版社	陈红风	—	2017
中医外科学（英汉对照精编实用中医文库）	上海浦江教育出版社	陈红风	—	2018
中医外科学习题集	中国中医药出版社	陈红风	—	2019
中医外科学（国际标准化英文版中医教材）	人民卫生出版社	陈红风　李道坊　韩丑萍	—	2020
中医外科学	上海科学技术出版社	陈红风	—	2021
中医外科学（“十四五”国家级规划教材）	中国中医药出版社	陈红风	—	2021
中西医结合外科腺体病学	中国中医药出版社	刘万里　钮晓红	王　旭　王建华　王　红　张　楠　叶媚娜　韩　亮	2021

表 4-4-5 中医乳腺科编著专著

名称	出版社	主编	副主编	时间（年）
实用中医乳房病学	上海中医学院出版社	陆德铭	吴建新	1993
实用中医外科手册	上海科技教育出版社	陆德铭 唐汉钧	—	1993
中医外科诊疗图谱	上海中医学院出版社	陆德铭	—	1993
中医外科学	人民卫生出版社	谭新华 陆德铭	—	1999
中医外科学	中国中医药出版社	谭新华 陆德铭	—	2000
陆德铭谈乳房病	上海科技教育出版社	陆德铭	—	2000
现代中医乳房病学	人民卫生出版社	林 毅 唐汉钧	—	2003
中医外科学（中医传统临床医学丛书）	中国中医药出版社	陆德铭 何清湖	—	2004
中医外科学学习指导	中国中医药出版社	谭新华 陆德铭	何清湖 陈红风	2004
中医乳房病临床手册	上海中医药大学出版社	唐汉钧 陈红风	—	2004
中医外科学（第 2 版）	人民卫生出版社	谭新华 何清湖	喻文球 陈红风 秦国政 张燕生 杨志波	2011
中医外科学（易学助考口袋丛书）	中国中医药出版社	陈红风	—	2018
乳房知识问答	世界图书出版社	陈红风 廖明娟	—	2018
中医外科常见病证辨证思路与方法	人民卫生出版社	唐汉钧 刘 胜	李 斌 阙华发 程亦勤	2020

（仲芫沅）

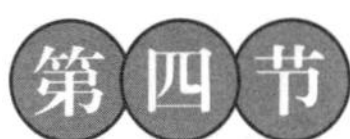

第四节 中西医结合乳腺科编著教材与专著

中西医结合乳腺科团队成员编著的教材与专著汇总如表 4-4-6 至表 4-4-7。

表 4-4-6 中西医结合乳腺科编著教材

名称	出版社	主编	副主编	时间（年）
中医外科学（第 9 版）（全国中医药行业高等教育十二五规划教材、全国高等中医药院校规划教材）	中国中医药出版社	李曰庆 何清湖	刘 胜 潘立群 宋爱莉 秦国政 陈 铭	2012

续 表

名　　称	出版社	主　编	副主编	时间（年）
中西医结合外科临床研究	人民卫生出版社	何清湖　刘　胜	—	2017
中医外科学	人民卫生出版社	刘　胜　陈达灿	—	2019
中医外科学（第2版）	人民卫生出版社	刘　胜	万　华　张书信 陈其华　袁少英 黄树林	2020
中医外科学（全国中医住院医师规范化培训结业考核指导用书）	中国中医药出版社	陈达灿　高兆旺 刘　胜　刘陆阳	曲剑华　史晓光 尤耀东	2020

表 4-4-7　中西医结合乳腺科编著专著

名　　称	出版社	主　编	副主编	时间（年）
乳腺疾病—患者最想知道什么	山西科学技术出版社	刘　胜　张晓晓 孙　平	—	2004
中医外科应知应会手册	上海浦江教育出版社	刘　胜	李　萍　李咏梅 宋　瑜　张　明 陈红风　单　玮 阙华发　潘一滨 薛慈民	2014

（王　怡）

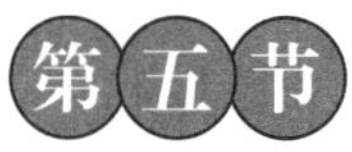

第五节 皮肤科编著教材与专著

皮肤科团队成员编著的教材与专著汇总如表 4-4-8 至表 4-4-9。

表 4-4-8　皮肤科编著教材

名　　称	出版社	主　编	副主编	时间（年）
中医皮肤科学（国家卫生健康委员会"十三五"规划教材、全国中医住院医师规范化培训教材）	人民卫生出版社	陈达灿　曲剑华	白彦萍　鲍身涛 宋　瑜	2020

表 4-4-9　皮肤科编著专著

名　称	出版社	主　编	副主编	时间（年）
中医学多选题题库中医外科分册	山西科学教育出版社	施汉章　马绍尧	—	1986
临床袖珍手册中医外科	上海医科大学出版社	马绍尧	—	1994
实用中医皮肤病学	上海中医药大学出版社	马绍尧	—	1995
现代中医皮肤性病诊疗大全	山西科学技术出版社	马绍尧　赵尚华	—	1998
袖珍中医皮肤科处方手册	文汇出版社	马绍尧	—	2000
临床袖珍手册中医外科（精装本）	复旦大学出版社 上海医科大学出版社	马绍尧	—	2001
马绍尧学术经验撷英	上海中医药大学出版社	马绍尧工作室	—	2010
马绍尧（当代中医皮肤科临床家丛书）	中国医药科技出版社	李咏梅	—	2014
马绍尧治疗皮肤病临证经验医案集要	科学出版社	李咏梅　宋　瑜	—	2014

（宋瑜，李晓睿）

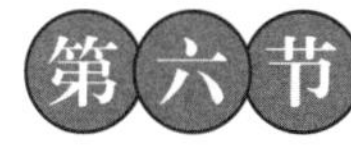

第六节 肛肠科编著教材与专著

肛肠科团队成员编著的教材与专著汇总如表 4-4-10 至表 4-4-11。

表 4-4-10　肛肠科编著教材

名　称	出版社	主　编	副主编	时间（年）
中西医结合肛肠病学	中国中医药出版社	陆金根	丁义江　李国栋	2009

表 4-4-11　肛肠科编著专著

名称	出版社	主编	副主编	时间（年）
痔病百问	上海科学技术出版社	陆金根	—	1996
肛肠病防治百问	上海中医药大学出版社	曹永清	潘一滨　肖立新	2002
名医与专科（国医英才系列丛书）	上海中医药大学出版社	陆金根	曹永清　郑培永	2007
跟名医做临床·外科难病	中国中医药出版社	方豫东　李　斌 章学林　潘一滨	—	2011

续 表

名称	出版社	主编	副主编	时间（年）
实用中医肛肠病学	上海科学技术出版社	徐伟祥　曹永清	曾宪东　贺　平 柳越冬　林国强 陈希琳　杨　巍 李国栋　任东林 王振宜　王绍臣	2014
肛肠病中西医治疗学	上海科学技术出版社	金定国　金　纯	王　琛　刘长宝 陈　荣　郭修田	2014
顾氏外科陆金根临证经验集	科学出版社	曹永清　王　琛 郭修田	梁宏涛　郑　德 姚一博　金　艳 彭军良	2016
痔病与肛瘘微创手术技巧图解	上海科学技术出版社	金　照　金　纯 王　琛	郭修田　梁宏涛 陈智耶	2016
中医外科学（图解）	西安交通大学出版社	赖梅生　席建元	李　军　邓　燕 吴晓霞　曹永清	2016
结直肠肛门外科学从理论到临床	中国科学技术出版社	傅传刚　汪建平 王锡山	王　颢　窦若虚 王　琛　刘　正 林富林　申占龙 谭嗣伟	2021

（尹璐，梁宏涛）

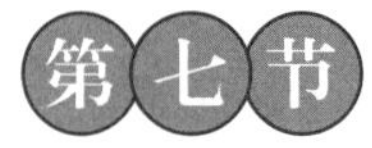

第七节

肝胆外科编著教材与专著

肝胆外科团队成员编著的教材与专著汇总如表 4-4-12 至表 4-4-13。

表 4-4-12　肝胆外科编著教材

名　　称	出 版 社	主　编	副主编	时间（年）
西医外科学（全国中医院校“十二五”规划教材）	人民卫生出版社	王　广	张静喆　王绍明 周　军	2012
中西医结合外科学（全国中医院校“十二五”规划教材）	人民卫生出版社	谢建兴	张静喆　李哲浩 张　犁	2012
外科学临床实训	上海科学技术出版社	黄建平	张静喆　刘颖斌	2015

表 4-4-13 肝胆外科编著专著

名　　称	出 版 社	主　编	副主编	时间（年）
实用中医胆病学	人民卫生出版社	朱培庭　朱世敏	张静喆　陈永光 陈海龙	1999
结石病患者必读	上海中医药大学出版社	余安胜　张静喆	—	1999
胆病从肝论治——朱培庭学术经验精髓	科学出版社	张静喆	章学林　朱世敏	2008
沪上名医朱培庭治疗危急疑难病经验	中国中医药出版社	方邦江	张静喆（主审） 沈　平　张嗣博 周　爽　高　炬 顾宏刚　章学林	2015
急性胰腺炎	科学出版社	奉典旭	张静喆　毛恩强 殷佩浩	2017
肝胆系统经典病例汇编	上海科学普及出版社	张静喆	王秋生　汤朝晖	2021

（梁晓强，余奎）

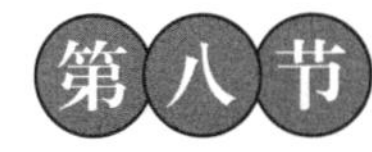

第八节

胃肠外科编著教材与专著

胃肠外科团队成员编著的教材与专著汇总如表 4-4-14 至表 4-4-15。

表 4-4-14 胃肠外科编著教材

名　　称	出 版 社	主　编	副主编	时间（年）
外科学（第 2 版）（“十三五”规划教材，全国普通高等教育中医药类精编教材）	上海科学技术出版社	许　斌	王绍明　史晓光 王　勇　章学林 周永坤　杨建军	2020

表 4-4-15 胃肠外科编著专著

名　　称	出 版 社	主　编	副主编	时间（年）
胆病从肝论治——朱培庭学术经验精髓	上海科学技术出版社	张静喆	章学林　朱世敏	2008
跟名医做临床·外科难病	中国中医药出版社	方豫东　李　斌 章学林　潘一滨	—	2011
肠癌无忧	上海科学技术出版社	章学林	孙　逊　李文娟	2022

（蒋海涛）

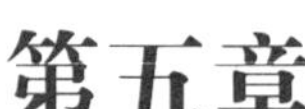

第五章

论文发表情况

顾氏外科团队多年来发表核心期刊及SCI论文共1 228篇，现汇总如下。

一、中医外科

[1] 顾筱岩.委中毒的治疗[J].上海中医药杂志，1962（7）：30.

[2] 顾伯华，马绍尧.血栓闭塞性脉管炎的辨证施治[J].上海中医药杂志，1964（8）：7-10.

[3] 陆德铭，顾伯华.临诊医案札记[J].上海中医药杂志，1965（3）：16-18.

[4] 顾伯华，陆德铭.中西医综合治愈疔疮“走黄”20例报导[J].上海中医药杂志，1965（9）：23-25.

[5] 顾伯康.缠缚法治疗臁疮（小腿溃疡）[J].上海中医药杂志，1965（9）：1-2.

[6] 吴源泰，王治德，顾伯康，徐菱.小腿溃疡的四种简易疗法[J].中级医刊，1966（5）：306-308.

[7] 顾伯华，唐汉钧.中医药治愈多发性流注（败血症）1例[J].上海中医药杂志，1966（1）：24.

[8] 唐汉钧.顾伯华教授运用“垫棉压迫疗法”的经验[J].上海中医药杂志，1981（10）：9-11.

[9] 顾伯康.《疡科心得集》的临床意义[J].上海中医药杂志，1981（2）：33-34.

[10] 顾伯康.肌筋膜炎治验[J].上海中医药杂志，1982（7）：26-27.

[11] 唐汉钧.著名老中医顾伯华治疗重症有头疽的经验[J].上海中医药杂志，1983（9）：8-9.

[12] 唐汉钧.重症有头疽129例临床疗效观察[J].中医杂志，1983（5）：45-47.

[13] 马绍尧，陆德铭，顾伯华.败血症的辨证施治（附20例临床分析）[J].广西中医药，1983（6）：18-20.

[14] 顾伯华，顾乃强.中医外科专家顾筱岩的学术思想和临床经验[J].上海中医药杂志，1983（1）：4-6.

[15] 唐汉钧，潘群，吴恒亚.撷采众家　治法灵活——读顾伯华《外科经验选》[J].吉林中医药，1984（4）：47-48.

[16] 顾乃强，顾伯华.略论陈实功外治十法及其在临床的应用[J].上海中医药杂志，1984（11）：2-4.

[17] 顾乃强，潘群，杨军，顾伯华，陆鸿元.外科名医顾筱岩医案选[J].上海中医药杂志，1985（10）：14-16.

[18] 卞宗沛，姜春华，顾伯华.益气活血温阳法治疗寒冷性多形红斑的机理探讨[J].中医杂志，1985（4）：49-51.

[19] 唐汉钧，王奇明，顾伯华.脑疽内陷治验一

例［J］. 上海中医药杂志，1986（7）：17.

［20］唐汉钧，潘群. 背疽是阴证还是阳证及其它——与姚玉堃同志商榷［J］. 上海中医药杂志，1986（12）：6.

［21］汝丽娟，唐汉钧. 甲状腺肿块内服治疗五法——180 例临床观察［J］. 上海中医药杂志，1986（8）：12-14.

［22］唐汉钧，潘群，顾伯华. 疽毒内陷证治探析［J］. 上海中医药杂志，1987（9）：4-7.

［23］唐汉钧，潘群. 顾伯华治外科疑难症［J］. 上海中医药杂志，1988（10）：9-12.

［24］唐汉钧. 重症有头疽 227 例临床观察［J］. 中国医药学报，1990（1）：38-40.

［25］唐汉钧，汝丽娟. 中药治疗中轻度烧烫伤 132 例［J］. 山东中医学院学报，1991（3）：37-38.

［26］唐汉钧，汝丽娟. 手部疔疮并发指骨化脓性骨髓炎［J］. 中医杂志，1992（12）：40-41.

［27］汝丽娟，唐汉钧. 闭塞性动脉硬化症坏疽期的辨证论治——附 108 例临床观察［J］. 上海中医药杂志，1995（6）：36-38.

［28］阙华发. 陆德铭治疗乳腺癌及其术后经验［J］. 辽宁中医杂志，1994，21（2）：61-62.

［29］阙华发. 陆德铭治疗乳腺增生病的经验［J］. 上海中医药杂志，1994，2：6-7.

［30］阙华发. 陆德铭治疗乳房疾病的经验［J］. 浙江中医杂志，1994，29（9）：391-392.

［31］阙华发. 陆德铭治疗乳腺增生病的经验简介［J］. 新中医，1994，26（11）：7-8.

［32］阙华发. 乳腺增生病辨治 7 法［J］. 四川中医，1995（6）：13-14.

［33］阙华发. 陆德铭治疗男性乳房异常发育症经验［J］. 中医杂志，1995（4）：214-215.

［34］阙华发. 唐汉钧救治外科疑难重症的经验［J］. 上海中医药杂志，1995（3）：14-16.

［35］阙华发，陆德铭，唐汉钧. 外科血瘀证及其活血化瘀治疗的研究［J］. 中医函授通讯，1995（1）：2-4.

［36］李斌，唐汉钧，金若敏. 复黄生肌愈创油膏对大鼠新生肉芽组织中羟脯氨酸、DNA 含量的影响［J］. 上海中医药杂志，1996（12）：40-41.

［37］章学林，唐汉钧，黄灶华. 复黄生肌膏促进伤口愈合作用的实验研究［J］. 天津中医，1997（2）：75-77.

［38］唐汉钧，章学林，李斌. 复黄生肌膏治疗下肢静脉曲张性溃疡［J］. 辽宁中医杂志，1997（1）：28.

［39］唐汉钧，李斌. 复黄生肌愈创油膏治疗慢性皮肤溃疡的临床研究［J］. 中医外治杂志，1997（4）：5-6.

［40］李斌，王林扬，朱琳琳，唐汉钧. 唐汉钧治疗慢性皮肤溃疡的经验［J］. 上海中医药杂志，1997（5）：36-37.

［41］李斌，韩会学，唐汉钧. 唐汉钧教授治疗臁疮的经验［J］. 辽宁中医杂志，1997（8）：6-7.

［42］阙华发. 陆德铭治疗痤疮的经验［J］. 江西中医药，1997，28（4）：7.

［43］阙华发，唐汉钧，陆德铭，等. 内外合治浆细胞性乳腺炎 109 例临床研究［J］. 上海中医药杂志，1997，（12）：35-37.

［44］阙华发，程亦勤，向寰宇，黄铮. 唐汉钧治疗糖尿病并发疮疡的经验［J］. 辽宁中医杂志，1998（11）：5-6.

［45］阙华发. 糖尿病、背痈并发败血症病案［J］. 中医杂志，1998（7）：425-427.

［46］黄灶华，葛志英，章学林，唐汉钧. 复黄生肌膏对创伤大鼠纤维结合蛋白含量的影响［J］. 安徽中医学院学报，1998（3）：50-52.

［47］章学林，唐汉钧，黄灶华. 复黄生肌膏对肉芽组织及血液中纤维连结蛋白的影响［J］.

天津中医，1999（4）：27-28.

［48］唐汉钧，陈红风，阙华发，刘胜，程亦勤．中医药治疗复杂性窦瘘的临床研究［J］．上海中医药大学学报，1999（3）：29-32.

［49］阙华发，吴娟飞．陆德铭教授治疗疖病的经验［J］．吉林中医药，1999（1）：6-7.

［50］阙华发，唐汉钧，陆德铭．外科煨脓长肉湿润法研究［J］．中医函授通讯，1999（2）：3-5.

［51］阙华发，阙振福，邓相爱．陆德铭治疗带状疱疹疼痛的经验［J］．湖北中医杂志，1999（7）：6-7.

［52］阙华发，陈红风，陆德铭，唐汉钧，丁镛发．乳宁冲剂对乳腺增生病神经内分泌免疫网络及淋巴细胞DNA修复功能调节作用的观察［J］．中国中西医结合杂志，1999（9）：529-532.

［53］张士云，唐汉钧．唐汉钧治疗疑难重症的经验［J］．辽宁中医杂志，2000（10）：436-437.

［54］王林扬，唐汉钧．复黄生肌愈创油膏促愈作用的研究［J］．辽宁中医杂志，2000（3）：88-89.

［55］王林扬，唐汉钧．唐汉钧教授祛瘀生肌学术思想浅识［J］．中国中医药信息杂志，2000（7）：69-70.

［56］唐汉钧，刘晓鸫，赵聿平．运用东垣学说治疗甲状腺疾病经验［J］．中医杂志，2000（5）：273-274.

［57］阙华发，王荣初．“以通为用”论治乳痈研究探讨［J］．中医研究，2000（5）：10-11.

［58］刘胜，唐汉钧，陆德铭．“煨脓长肉”法在中医外科中的应用［J］．中医杂志，2000（7）：443.

［59］黄灶华，葛志英，章学林，唐汉钧．复黄生肌膏创伤大鼠纤维结合蛋白水平的影响［J］．江西中医学院学报，2000（1）：42-43.

［60］代红雨，朱丽媛，唐汉钧．唐汉钧治疗血栓闭塞性脉管炎的经验［J］．辽宁中医杂志，2000（11）：494.

［61］张士云，唐汉钧，郑勇．复黄生肌愈创油膏减少大鼠创面瘢痕形成的实验观察［J］．中医外治杂志，2001（4）：6-7.

［62］张士云，唐汉钧，崔全起，王林扬，章学林．复黄生肌愈创油膏减少皮肤创面瘢痕形成的作用机理研究［J］．上海中医药大学学报，2001（2）：52-55.

［63］张士云，阙华发，郑勇，唐汉钧．瘢痕的防治研究进展［J］．中国中西医结合外科杂志，2001（3）：63-64.

［64］余敏英，朱景刚，唐汉钧，李斌，章学林．复黄生肌愈疮油的配制及其对下肢静脉曲张溃疡的疗效［J］．中国药师，2001（2）：151-152.

［65］王林扬，唐汉钧．中药外治皮肤溃疡研究的思考［J］．中国中西医结合杂志，2001（7）：556-557.

［66］唐汉钧，张士云，程亦勤，郑勇，黄铮．复黄生肌愈创油膏对减少慢性皮肤溃疡瘢痕形成的临床观察［J］．上海中医药杂志，2001（8）：26-28.

［67］唐汉钧．重用生黄芪治外科病［J］．上海中医药杂志，2001（9）：12-13.

［68］阙华发，阙振福，邓相爱，陆德铭，唐汉钧．乳腺增生辨证分型与神经内分泌相关性研究［J］．中医药学刊，2001（2）：98-99.

［69］阙华发，高尚璞，陈红风，贾喜花，徐杰男．乳宁Ⅱ号对乳腺癌MA-891细胞株生长转移的影响［J］．上海中医药大学学报，2001（4）：42-44.

［70］高尚璞，唐汉钧．致气以温，血和乃止——论补阳还五汤类方的临床应用［J］．上海中医药杂志，2001（4）：26-27.

[71] 唐汉钧，刘晓鸫，阙华发.立足临床　直面变谱　弘扬特色　提升学术——对中医外科学发展的理性思考[J].上海中医药杂志，2002(9)：7-9.

[72] 阙华发，高尚璞，陈红风，陆德铭，唐汉钧.乳宁Ⅱ号对人乳腺癌MDA-MB-435细胞株生长转移的影响[J].中国中医基础医学杂志，2002(7)：32-34.

[73] 阙华发，阙振福，王荣初，陆德铭，唐汉钧.乳腺增生病内分泌免疫变化与中医辨证分型相关性研究[J].中医杂志，2002(3)：208-209.

[74] 贾喜花，唐汉钧，高尚璞，刘胜，阙华发.乳宁Ⅱ号及其拆方对乳腺癌VEGF、flK-1的影响[J].上海中医药大学学报，2002(4)：41-43.

[75] 代红雨，唐汉钧."提脓祛腐法"浅析[J].上海中医药大学学报，2002(1)：35-36.

[76] 代红雨，刘文革，唐汉钧.中医外科传统手术的现代应用[J].中医外治杂志，2002(3)：28-29.

[77] 唐汉钧.外治疗法临床验案选要[J].中医外治杂志，2003(1)：3-5.

[78] 阙华发，唐汉钧，向寰宇，刘晓鸫，邢捷.扶正活血法为主分期辨证治疗糖尿病足坏疽71例[J].上海中医药杂志，2003(10)：30-32.

[79] 秦海洸，唐汉钧，张宝华，何长杰.唐汉钧教授中西结合治疗糖尿病足溃疡经验[J].陕西中医，2003(9)：823-824.

[80] 秦海洸，唐汉钧.唐汉钧教授中西医结合治疗糖尿病足溃疡经验介绍[J].新中医，2003(11)：16-17.

[81] 秦海洸，唐汉钧.唐汉钧治疗疑难重症经验撷菁[J].中国医药学报，2003(10)：613-614.

[82] 向寰宇，唐汉钧.扶正托毒、和营清化法治疗重症有头疽35例[J].山东中医杂志，2004(3)：151-152.

[83] 吴雪卿，高尚璞，牟明春，万华，阙华发.乳宁Ⅱ号对TA2小鼠乳腺癌MA-891移植瘤中血管内皮生长因子表达的影响[J].中国中西医结合杂志，2004(3)：251-253.

[84] 王云飞，阙华发.糖尿病足坏疽中西医结合临床研究现状[J].中西医结合学报，2004(1)：69-71.

[85] 王春丽，唐汉钧.皮肤溃疡的中药外治近况[J].中医外治杂志，2004(6)：40-42.

[86] 唐汉钧，陈红风，程亦勤，刘晓鸫，阙华发.合并绿脓杆菌感染的难愈性创面的中医药治疗——附72例临床资料分析[J].上海中医药杂志，2004(4)：26-28.

[87] 孙健，唐汉钧.唐汉钧教授运用脾肾双补法治疗外科疾病特色[J].中医药学刊，2004(9)：1584-1586.

[88] 阙华发，唐汉钧，向寰宇，刘晓鸫，邢捷.益气化瘀法治疗糖尿病皮肤溃疡38例临床观察[J].中西医结合学报，2004(1)：63-64.

[89] 阙华发，刘晓鸫，向寰宇，邢捷.唐汉钧教授治疗重症有头疽的经验[J].陕西中医，2004(3)：245-247.

[90] 秦海洸，唐汉钧.唐汉钧教授治疗臁疮经验介绍[J].新中医，2004(4)：7-8.

[91] 楼映，阙华发，蒉纲，唐汉钧.唐汉钧运用脾胃论观点治疗中医外科疾病举隅[J].上海中医药杂志，2004(10)：30-32.

[92] 刘晓鸫，唐汉钧.扶正清瘿方治疗桥本氏甲状腺炎实验研究[J].中医药学刊，2004(3)：497-449.

[93] 蒉纲，唐汉钧.唐汉钧教授治疗复杂性窦瘘的经验[J].上海中医药杂志，2004(1)：

26-28.

[94] 阙华发.糖尿病足的中医治疗[J].现代中医药，2004（15）：18-22.

[95] 郑勇，唐汉钧.唐汉钧教授辨证治疗臁疮规律拾萃[J].中医药学刊，2005（3）：404-406.

[96] 徐杰男，阙华发.乳腺癌术后患者241例辨证分型探析[J].浙江中医杂志，2005（12）：530-532.

[97] 向寰宇，唐汉钧，阙华发，刘晓鸫.祛腐生肌法为主治疗复杂性窦瘘103例[J].上海中医药杂志，2005（4）：34-36.

[98] 王林扬，高尚璞，刘晓鸫，唐汉钧.复黄生肌愈创油膏对大鼠慢性皮肤溃疡模型bFGF EGFmRNA表达的影响[J].中医药学刊，2005（3）：431-433.

[99] 王春丽，唐汉钧，余敏英，杨铭.麻油提取紫草工艺条件优选[J].上海中医药杂志，2005（11）：59-60.

[100] 王春丽，唐汉钧.中药外用促进创面愈合的实验研究近况[J].中国中西医结合外科杂志，2005（4）：369-370.

[101] 王春丽，唐汉钧.细胞凋亡与创面愈合[J].中华创伤杂志，2005（8）：638-640.

[102] 王春丽，唐汉钧.蛋黄油医用价值研究近况[J].中国中医药信息杂志，2005（6）：100-102.

[103] 唐汉钧.秉承传统，开拓创新——从中医外科学的发展史看继承与创新[J].中西医结合学报，2005（3）：169-173.

[104] 孙健，唐汉钧.唐汉钧脏腑辨证治疗外科疾病举隅[J].上海中医药杂志，2005（11）：42-43.

[105] 阙华发，唐汉钧，王林扬，代红雨，张士云.益气化瘀法促进慢性难愈性创面修复愈合的机制研究[J].中西医结合学报，2005（3）：243-246.

[106] 阙华发，陈红风，徐杰男，刘胜，陆德铭.生命质量与中医药治疗恶性肿瘤临床疗效评价标准探讨[J].中西医结合学报，2005（4）：253-256.

[107] 黄纲，唐汉钧.清热化瘀生肌法治疗小面积低热烧伤疗效观察[J].辽宁中医杂志，2005（3）：207-208.

[108] 黄纲，楼映，毛旭明，黄燕兴，唐汉钧.唐汉钧教授治疗乳腺癌术后的经验[J].四川中医，2005（4）：1-3.

[109] 单玮，唐汉钧，张崇裕.唐汉钧教授治疗外科手术后遗留窦瘘的临床经验[J].中西医结合学报，2005（3）：235-237.

[110] 朱元颖，阙华发.缺氧诱导因子1与祛瘀生新[J].中西医结合学报，2006（1）：94-97.

[111] 王振宜，唐汉钧.唐汉钧运用补益脾胃法治疗外科疾病经验[J].山东中医杂志，2006（10）：704-706.

[112] 唐汉钧.中医药发展的瓶颈与中医外科学发展的理性思考[J].上海中医药杂志，2006（10）：48-50.

[113] 阙华发，唐汉钧，邢捷，向寰宇，刘晓鸫，徐杰男，王云飞，沈亮，单玮.解毒排毒法内外合治毒蛇咬伤的临床研究[J].上海中医药大学学报，2006（3）：24-26. DOI：10.16306/j.1008-861x.2006.03.009.

[114] 阙华发，唐汉钧，向寰宇，程亦勤，刘晓鸫，张崇裕，邢捷，沈亮，单玮，徐杰男，王云飞.中医药内外合治合并铜绿假单孢菌、甲氧西林耐药金黄色葡萄球菌感染之慢性难愈性创面251例[J].上海中医药大学学报，2006（4）：51-53.

[115] 张臻，阙华发，朱元颖，王云飞，刘晓鸫，郑培永.益气化瘀中药对糖尿病皮肤溃疡

大鼠转化生长因子 β1 的影响 [J]. 中西医结合学报，2007（4）：416-420.

[116] 张臻，阙华发，朱元颖，王云飞，刘晓鸫，郑培永. 益气化瘀生肌法中药促进糖尿病大鼠创面愈合的实验研究 [J]. 中国中医基础医学杂志，2007（4）：277-279.

[117] 徐杰男. 唐汉钧从脾肾论治痛风 [J]. 浙江中医杂志，2007（11）：623.

[118] 唐汉钧. 乳腺增生病辨证论治述要 [J]. 上海中医药杂志，2007（6）：49-51.

[119] 阙华发，朱元颖，王云飞，张臻，徐杰男，邢捷，唐汉钧. 益气化瘀中药对糖尿病皮肤溃疡大鼠缺氧诱导因子-1α 和血管内皮细胞生长因子的影响 [J]. 中西医结合学报，2007（2）：165-169.

[120] 阙华发，张臻，王云飞，朱元颖，徐杰男，邢捷，唐汉钧. 益气化瘀方对糖尿病溃疡大鼠 Smad3、Smad4 表达的影响 [J]. 上海中医药杂志，2007（2）：24-27.

[121] 阙华发，徐杰男，王云飞，向寰宇，邢捷，唐汉钧. 中医外治法治疗糖尿病足——附 153 例临床报告 [J]. 中国中西医结合外科杂志，2007（2）：103-106.

[122] 阙华发，王云飞，沈亮，王永灵，唐汉钧. 中医药治疗慢性皮肤溃疡 5 例 [J]. 中西医结合学报，2007（2）：204-207.

[123] 阙华发，陈红风，高尚璞，陆德铭，唐汉钧，贾喜花，徐杰男. 乳宁Ⅱ号对乳腺癌小鼠移植瘤生长转移的防治作用及其机制 [J]. 中医杂志，2007（9）：839-842.

[124] 阙华发，陈红风，高尚璞，陆德铭，唐汉钧，贾喜花，徐杰男. 乳宁Ⅱ号防治乳腺癌 MDA-MB-435 裸鼠移植瘤生长转移作用及其抑制血管生成的机制研究 [J]. 中国中医基础医学杂志，2007（8）：592-594.

[125] 楼映，蒉纲，唐汉钧. 唐汉钧运用中药治疗下肢慢性溃疡经验简介 [J]. 辽宁中医杂志，2007（2）：138-139.

[126] 蒉纲，楼映，唐汉钧. 唐汉钧教授运用膏方防治外科病的经验 [J]. 中华中医药杂志，2007（10）：695-697.

[127] 蒉纲，程亦勤，楼映，唐汉钧. 唐汉钧膏方验案撷菁 [J]. 上海中医药杂志，2007（1）：13-15.

[128] 贾喜花，唐汉钧. 唐汉钧教授治疗肿瘤经验 [J]. 中华中医药学刊，2007（7）：1335-1336.

[129] 蔡骏，唐汉钧. 唐汉钧从脏腑辨治中医外科杂病特色 [J]. 上海中医药杂志，2007（11）：7-9.

[130] 蔡惠群，唐汉钧. 唐汉钧脏腑辨证治疗外科疾病举隅 [J]. 辽宁中医杂志，2007（10）：1472-1473.

[131] 张臻，阙华发，朱元颖，王云飞，刘晓鸫，郑培永. 益气化瘀中药对大鼠糖尿病皮肤溃疡 TGF-β 受体的影响 [J]. 中国中西医结合外科杂志，2008（5）：487-490.

[132] 邢捷，阙华发，唐汉钧. 中医药促进皮肤溃疡创面肉芽组织生长的实验研究近况 [J]. 中西医结合学报，2008（10）：1080-1085.

[133] 邢捷，阙华发. 益气健脾与补益气血中药对大鼠难愈性创面愈合的促进作用 [J]. 上海中医药大学学报，2008（3）：64-66.

[134] 肖秀丽，王振宜，唐汉钧. TGF-β/Smads 信号转导通路与创面愈合研究进展 [J]. 中国中西医结合皮肤性病学杂志，2008（3）：196-199.

[135] 王云飞，阙华发，向寰宇，徐杰男，唐汉钧. 扶正活血法为主治疗糖尿病足坏疽 112 例 [J]. 中西医结合学报，2008（10）：1005-1010.

[136] 唐汉钧. 中医外科证治心得 [J]. 上海中

医药大学学报，2008（3）：1-4.
[137] 沈亮，阙华发．动脉硬化闭塞症动物模型研究现状［J］．中国中西医结合外科杂志，2008（2）：172-174.
[138] 阙华发，邢捷．补益气血方剂对大鼠慢性难愈性创面血管内皮生长因子及血管生成的影响［J］．中西医结合学报，2008（10）：1049-1053.
[139] 阙华发，王云飞，邢捷，张臻，徐杰男．从络病论治慢性难愈性创面［J］．中西医结合学报，2008（10）：995-999.
[140] 阙华发，唐汉钧，邢捷，向寰宇，陈伟，程亦群．中西医结合救治毒蛇咬伤验案4例［J］．中西医结合学报，2008（10）：1071-1073.
[141] 阙华发，唐汉钧，邢捷，王云飞，向寰宇，刘晓鸫，徐杰男，沈亮，单玮．扶正托毒清热活血法治疗糖尿病合并有头疽62例［J］．中西医结合学报，2008（10）：1065-1067.
[142] 陆金根，阙华发，陈红风，曹永清，王云飞，王琛，姚一博．拖线疗法治疗难愈性窦瘘的优势［J］．中西医结合学报，2008（10）：991-994.
[143] 刘晓鸫，唐汉钧，黄铮，李群，尹剑云．扶正清瘿中药对自身免疫性甲状腺炎大鼠T细胞的影响［J］．上海中医药大学学报，2008（6）：57-59.
[144] 蔡惠群，唐汉钧．唐汉钧从脾胃论治外科疾病的经验［J］．江苏中医药，2008（5）：29-30.
[145] 周昕，李智成，阙华发，谢瑞芳，顾希钧，刘晓鸫．中西医治疗丹毒成本-效果比较分析［J］．中国医院用药评价与分析，2009，9（1）：56-58.
[146] 周阿高，阙华发，范忠泽，朱黎庆，黄纲，毛旭明，董佳容，廖明娟，黄燕兴，王永灵，潘九英，向寰宇，邢捷，孟智渊，赵志华．长皮膏促进四肢伤创面愈合的临床研究［J］．上海中医药大学学报，2009，23（6）：33-35.
[147] 徐杰男，唐汉钧，徐燎宇．唐汉钧治疗周围血管疾病的经验［J］．上海中医药杂志，2009，43（5）：6-7.
[148] 徐杰男，阙华发，唐汉钧，蔡珏峰．不同黄芪剂量补阳还五汤促进大鼠慢性难愈性创面修复愈合的实验研究［J］．浙江中西医结合杂志，2009，19（9）：534-536.
[149] 徐杰男，阙华发，唐汉钧．补阳还五汤促进大鼠慢性难愈性创面修复愈合的作用及机制［J］．中西医结合学报，2009，7（12）：1145-1149.
[150] 徐杰男，阙华发．中医综合外治法为主治疗化脓性皮脂腺囊肿65例［J］．中医外治杂志，2009，18（6）：10-11.
[151] 肖秀丽，王振宜，唐汉钧，刘晓鸫．复黄生肌愈创油膏对大鼠创面肉芽组织中Ⅰ型和Ⅲ型胶原表达的影响［J］．中西医结合学报，2009，7（4）：366-371.
[152] 肖秀丽，唐汉钧．唐汉钧教授治疗甲状腺结节经验撷菁［J］．天津中医药，2009，26（3）：180-181.
[153] 肖秀丽，唐汉钧．唐汉钧外科医案四则［J］．中医杂志，2009，50（2）：118-119.
[154] 王云飞，阙华发，唐汉钧，周昕，王永灵，彭昕．清热败毒合剂对金黄色葡萄球菌感染小鼠的保护作用及其机理［J］．中医杂志，2009，50（2）：161-164.
[155] 王雅杰，阙华发．下肢慢性皮肤溃疡辨证分型标准的临床研究［J］．中西医结合学报，2009，7（12）：1139-1144.
[156] 唐汉钧，王振宜，肖秀丽，刘晓鸫，尹剑云，蔡惠群，沈亮．复黄生肌愈创油膏对糖

尿病模型创面 TGF-β_1 与 smad3、smad7 水平的动态影响［J］. 上海中医药大学学报，2009，23（1）：52-55.

［157］沈亮，阙华发．生肌中药内服外用治疗大鼠慢性难愈性创面的疗效［J］. 中西医结合学报，2009，7（12）：1150-1153.

［158］秦海洸，何长杰，唐汉钧．补虚祛瘀法对创面修复瘢痕重塑期 Smad3 介导的信号转导通路的影响［J］. 时珍国医国药，2009，20（1）：84-85.

［159］邓大一，阙华发．下肢慢性溃疡的中医药外治法［J］. 中医外治杂志，2009，18（5）：51-53.

［160］徐杰男，阙华发．活血化瘀法在外科应用举隅［J］. 辽宁中医杂志，2010，37（5）：930-931.

［161］王云飞，阙华发．糖尿病、背痈并发弥散性血管内凝血病案［J］. 中医杂志，2010，51（S2）：113-115.

［162］王云飞，阙华发．糖尿病足坏疽正虚血瘀病机的物质基础［J］. 中国中西医结合外科杂志，2010，16（4）：406-409.

［163］王云飞，阙华发．不同中医证型糖尿病足坏疽患者血管内皮与血小板及免疫功能指标的变化［J］. 上海中医药大学学报，2010，24（2）：37-40.

［164］王云飞，阙华发．阙华发治疗下肢深静脉血栓形成经验［J］. 上海中医药杂志，2010，44（12）：7-8.

［165］唐汉钧．毒蛇咬伤救治心得［J］. 天津中医药，2010，27（5）：353-355.

［166］阙华发，唐汉钧，向寰宇，刘晓鸫，王云飞，徐杰男，邢捷，张臻，沈亮，单玮．益气化瘀为主综合方案治疗糖尿病性足溃疡临床观察［J］. 上海中医药杂志，2010，44（1）：14-17.

［167］阙华发．糖尿病性足溃疡的中西医结合治疗［J］. 中国现代普通外科进展，2010，13（11）：911-913.

［168］阙华发．慢性皮肤溃疡的中医诊治［J］. 环球中医药，2010，3（2）：96-100.

［169］郭修田，蒉纲，唐汉钧．唐汉钧治疗复杂性窦瘘临床经验［J］. 世界中医药，2010，5（1）：30-31.

［170］邓大一，阙华发．中药熏洗疗法治疗下肢慢性溃疡［J］. 光明中医，2010，25（3）：548-549.

［171］肖秀丽，王振宜，唐汉钧．复黄生肌愈创油膏对大鼠糖尿病创面肉芽组织中细胞周期的动态影响［J］. 天津中医药，2010，27（5）：411-413.

［172］徐杰男，阙华发，唐汉钧．外科煨脓长肉湿润法结合中药内服治疗慢性下肢溃疡 132 例临床观察［J］. 上海中医药大学学报，2010，24（6）：47-49.

［173］王振宜，肖秀丽，唐汉钧，刘晓鸫，尹剑云，蔡惠群，沈亮．复黄生肌愈创油膏对糖尿病大鼠创面肉芽组织中 TGF-β_1 与 smad3、smad7 mRNA 表达的影响［J］. 上海中医药大学学报，2010，24（4）：60-64.

［174］徐杰男，阙华发．中药熏蒸疗法治疗慢性下肢溃疡 88 例［J］. 中医外治杂志，2010，19（4）：20-21.

［175］周敏，蒉纲，唐汉钧．唐汉钧运用扶正祛邪法治疗外科疾病经验举隅［J］. 上海中医药杂志，2011，45（11）：12-13.

［176］周敏，蒉纲，唐汉钧．唐汉钧从脾胃论治乳腺疾病经验集粹［J］. 江苏中医药，2011，43（7）：20-22.

［177］徐杰男，阙华发，唐汉钧．补阳还五汤中不同黄芪剂量对促进大鼠难愈性创面愈合

作用的观察［J］. 中国中西医结合外科杂志，2011，17（2）：177-180.

［178］徐杰男，阙华发. 中医外科“提脓祛腐”“煨脓长肉”理论与应用［J］. 上海中医药杂志，2011，45（12）：24-26.

［179］邢捷，阙华发. 八珍汤对大鼠慢性难愈性创面肉芽组织增殖细胞核抗原与细胞凋亡的影响［J］. 上海中医药大学学报，2011，25（2）：56-59.

［180］肖秀丽，王振宜，唐汉钧. 复黄生肌愈创油膏对大鼠糖尿病创面中 smad3 和 smad7 表达的影响［J］. 中国中西医结合皮肤性病学杂志，2011，10（1）：1-4.

［181］肖秀丽，王振宜，唐汉钧. 复黄生肌愈创油膏对糖尿病难愈性创面 TGF-β1、Ⅰ、Ⅲ型胶原的影响［J］. 陕西中医，2011，32（12）：1671-1673.

［182］向寰宇，唐汉钧，阙华发. 活血生肌方熏蒸结合常规疗法治疗气虚血瘀型臁疮 35 例［J］. 上海中医药杂志，2011，45（2）：44-45.

［183］王振宜，肖秀丽，唐汉钧. 复黄生肌愈创油膏对大鼠糖尿病创面中Ⅰ型和Ⅲ型胶原 mRNA 表达的动态影响［J］. 中国中西医结合外科杂志，2011，17（1）：63-66.

［184］王云飞，阙华发. 益气化瘀中药对糖尿病大鼠皮肤溃疡组织中 P 物质表达的影响［J］. 中西医结合学报，2011，9（12）：1367-1372.

［185］王永灵，蒉纲，阙华发，戚清权. 中医外治疗法治疗体表窦道及瘘管［J］. 中医外治杂志，2011，20（6）：41-43.

［186］阙华发. 糖尿病性足病的中医诊治［J］. 浙江中西医结合杂志，2011，21（1）：2-6.

［187］刘晓鸫，唐汉钧. 瘿瘤方加减治疗甲状腺结节术后复发 83 例临床观察［J］. 上海中医药杂志，2011，45（7）：53-54.

［188］何英，阙华发. 阙华发运用温阳法治疗甲状腺结节经验［J］. 上海中医药杂志，2011，45（5）：5-6.

［189］何英，阙华发. 阙华发教授运用活血化瘀法治疗脱疽验案［J］. 四川中医，2011，29（3）：8-10.

［190］张臻，阙华发. 中医药内外合治术后合并细菌感染之难愈性创面临床观察［J］. 新中医，2012，44（1）：62-63.

［191］徐杰男，刘安民，阙华发. 阙华发辨治慢性下肢溃疡经验［J］. 新中医，2012，44（12）：168-171.

［192］徐杰男. 多发性甲状腺结节并乳腺增生病治验 1 则［J］. 上海中医药杂志，2012，46（2）：26-27.

［193］邢捷，阙华发. 凉血清热、解毒化瘀法内外治结合治疗丹毒 156 例［J］. 上海中医药杂志，2012，46（6）：83-86.

［194］向寰宇，唐汉钧，阙华发. 拖线疗法为主治疗糖尿病性足坏疽［J］. 辽宁中医药大学学报，2012，14（4）：89-90.

［195］向寰宇，阙华发，刘晓鸫，张臻，徐杰男，邢捷，王云飞，沈亮，单玮. 综合治疗毒蛇咬伤 75 例［J］. 江苏中医药，2012，44（7）：47-48.

［196］王云飞，阙华发，徐杰男，唐汉钧，向寰宇，刘晓鸫，张臻，邢捷，沈亮，单玮，刘安民，仇莲胤，邓大一，高丹. “祛腐化瘀补虚生肌外治法治疗慢性下肢溃疡的临床示范性研究”的研究方案［J］. 中西医结合学报，2012，10（2）：166-175.

［197］王云飞，阙华发. 四君子汤加川牛膝治疗慢性下肢溃疡 60 例［J］. 上海中医药杂志，2012，46（3）：54-55.

［198］唐汉钧. 膏方在中医外科领域的应用［J］.

上海中医药大学学报，2012，26（6）：8-11.

［199］唐汉钧.再读《血证论》有感——失血之治［J］.光明中医，2012，27（9）：1881-1882.

［200］阙华发，唐汉钧，王云飞，张臻，徐杰男，向寰宇，刘晓鸫，邢捷，沈亮，单玮，王永灵.拖线技术、垫棉法治疗难愈性窦瘘类疾病的临床研究［J］.中医外治杂志，2012，21（6）：5-7.

［201］刘安民，徐杰男，阙华发.中医外治为主治疗皮脂腺囊肿感染159例［J］.中医外治杂志，2012，21（1）：30.

［202］刘安民，阙华发.阙华发治疗慢性下肢溃疡经验［J］.辽宁中医杂志，2012，39（7）：1232-1233.

［203］仇莲胤，阙华发.中西医结合治疗甲状腺结节研究述评［J］.中医学报，2012，27（4）：489-491.

［204］徐杰男，唐汉钧.唐汉钧运用膏方防治外科病特色探析［J］.辽宁中医杂志，2013，40（10）：1980-1982.

［205］徐杰男，阙华发，唐汉钧，高丹，李星子，诸炳骅.益气化瘀中药促进糖尿病大鼠难愈创面修复愈合的实验研究［J］.新中医，2013，45（6）：153-156.

［206］邢捷，唐汉钧.唐汉钧教授辨治复杂性窦瘘心法撷英［J］.上海中医药杂志，2013，47（12）：1-3.

［207］王云飞，阙华发，高丹，黄高敏，刘思洁.四君子加川牛膝方对大鼠下肢难愈性创面愈合的影响［J］.上海中医药大学学报，2013，27（3）：95-98.

［208］王军，张庚扬，侯玉芬，阙华发，周涛，黄建伟.中医综合外治方案治疗糖尿病足溃疡期疗效观察［J］.中医杂志，2013，54（11）：946-948.

［209］王军，张庚扬，侯玉芬，阙华发，周涛，黄建伟.糖尿病足溃疡期中医综合外治方案规范的多中心临床研究［J］.北京中医药大学学报（中医临床版），2013，20（2）：15-18.

［210］阙华发.创面床准备理论与糖尿病性足溃疡的中医干预策略［J］.中国中西医结合外科杂志，2013，19（3）：346-348.

［211］阙华发.思考中医外科［J］.上海中医药杂志，2013，47（3）：4-8.

［212］阙华发.慢性下肢溃疡的中医诊治［J］.世界中医药，2013，8（2）：148-151.

［213］阙华发.糖尿病性足溃疡创面处理的中医外治法［J］.中医外治杂志，2013，22（1）：58-60.

［214］单玮，阙华发.三妙丸类方及川牛膝对急性痛风性关节炎大鼠炎症反应的作用机制研究［J］.世界中医药，2013，8（2）：189-193.

［215］仇莲胤，阙华发.甲状腺结节辨证分型标准的临床研究［J］.上海中医药大学学报，2013，27（4）：26-30.

［216］程塞渊，阙华发.如意金黄散药物配伍特点及临床应用浅析［J］.四川中医，2013，31（5）：26-28.

［217］陈元，楼映，唐汉钧.唐汉钧教授运用扶正祛邪法治疗肿瘤经验［J］.中医药学报，2013，41（3）：129-130.

［218］诸炳骅，李星子，龚张斌，韩志芬，徐杰男.补肾益气方对老年大鼠内源性皮质酮分泌及IL-2基因表达的影响［J］.上海中医药大学学报，2014，28（3）：54-56.

［219］徐杰男，唐汉钧.唐汉钧教授治疗慢性下肢溃疡经验撷英［J］.四川中医，2014，32（4）：7-9.

［220］唐汉钧.中医外治纲要（上）——中医外治历史溯源与传承发展［J］.中医外治杂

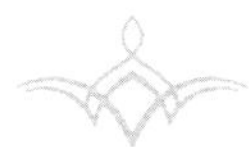

志，2014，23（4）：3-5.

［221］唐汉钧.中医外治纲要（下）——中医外治机理探讨与证治知要［J］.中医外治杂志，2014，23（5）：6-8.

［222］阙华发，徐杰男，张臻，邢捷，王云飞，单玮，肖文，唐汉钧.顾氏外科诊治慢性下肢溃疡学术思想及临证经验［J］.中医杂志，2014，55（18）：1601-1604.

［223］单玮，阙华发.基于德尔菲法的《窦道中医诊疗指南》问卷调查与结果分析［J］.世界中医药，2014，9（9）：1238-1240.

［224］陈元，李青，唐汉钧.唐汉钧教授辨治下肢慢性溃疡的思路和经验［J］.四川中医，2014，32（6）：27-28.

［225］张臻，阙华发.益气化瘀法中药对糖尿病大鼠肉芽增生期创面 TGF-β/ALK5/Smad2/3 通路的影响［J］.新中医，2015，47（6）：270-272.

［226］张臻，高熙，阙华发.清热败毒合剂提取工艺优化及绿原酸含量测定［J］.中药新药与临床药理，2015，26（1）：121-123.

［227］杨伟朋，阙华发.阙华发教授治疗下肢丹毒的经验［J］.中国中医急症，2015，24（12）：2122-2123.

［228］徐杰男，阙华发.补肾填精方促进大鼠慢性难愈性创面修复愈合的作用及机制探讨［J］.四川中医，2015，33（10）：34-37.

［229］邢捷，唐汉钧.唐汉钧治疗桥本甲状腺炎经验撷英［J］.上海中医药杂志，2015，49（9）：15-17.

［230］万焕真，庄璘，阙华发，高磊.慢性前列腺炎所致的早泄的三组药物治疗比较［J］.中国性科学，2015，24（2）：6-9.

［231］阙华发，徐杰男，张臻，邢捷，王云飞，单玮，肖文，唐汉钧.顾氏外科诊治疮疡的学术思想及临证经验［J］.中华中医药杂志，2015，30（6）：2007-2010.

［232］阙华发.大道至简［J］.上海中医药杂志，2015，49（3）：34.

［233］杨伟朋，阙华发.下肢溃疡外治法的临床研究概况［J］.陕西中医，2016，37（1）：126-127.

［234］徐杰男，阙华发，唐汉钧，黄高敏，诸炳骅，李星子.益气化瘀方促进糖尿病难愈创面血管新生的 AGEs/RAGE/NF-κB 信号通路研究［J］.辽宁中医杂志，2016，43（1）：154-158.

［235］徐杰男，张亚旭.唐汉钧教授治疗乳腺癌术后复发转移验案3则［J］.四川中医，2016，34（11）：135-138.

［236］邢捷，唐汉钧.唐汉钧重视扶正法治疗外科病的学术思想［J］.上海中医药杂志，2016，50（10）：1-4.

［237］吴雪卿，唐汉钧.唐汉钧从脾论治甲状腺疾病之经验［J］.江苏中医药，2016，48（8）：13-14.

［238］吴雪卿，唐汉钧.唐汉钧治疗甲状腺疾病的辨证思路［J］.辽宁中医杂志，2016，43（5）：923-925.

［239］吴雪卿，唐汉钧.唐汉钧治疗疮疡的学术观点［J］.辽宁中医杂志，2016，43（3）：511-514.

［240］阙华发，张臻，王云飞，徐杰男，邢捷，单玮，肖文，沈义婷.下肢静脉曲张性溃疡的中医治疗策略［J］.北京中医药，2016，35（10）：925-927.

［241］李淑娟，阙华发.阙华发治疗乳腺癌术后上肢淋巴水肿经验撷菁［J］.上海中医药杂志，2016，50（8）：24-26.

［242］李淑娟，阙华发.从瘀论治动脉硬化性闭塞症浅析［J］.湖北中医药大学学报，2016，18（2）：106-109.

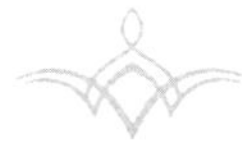

[243] 李淑娟，阙华发.阙华发治疗毛囊闭锁三联征验案[J].山东中医杂志，2016，35(9)：829-830.

[244] 黄高敏，张臻，徐杰男，王云飞，邢捷，李淑娟，杨伟鹏，阙华发.益气化瘀方对糖尿病大鼠溃疡创面血管再生能力影响的研究[J].中医药导报，2016，22(4)：12-15.

[245] 黄高敏，张臻，徐杰男，王云飞，邢捷，李淑娟，杨伟鹏，阙华发.益气化瘀方对糖尿病大鼠溃疡创面神经再生及坐骨神经功能的影响研究[J].四川中医，2016，34(2)：52-55.

[246] 赵有利，唐汉钧.唐汉钧治疗颈淋巴结结核临床经验[J].中华中医药杂志，2017，32(11)：4981-4984.

[247] 张臻，阙华发.益气化瘀法干预TGF-β/ALK1/Smad1/5通路对糖尿病大鼠肉芽增生期创面血管生成的影响[J].中医学报，2017，32(1)：34-37.

[248] 王云飞，李淑娟，杨伟朋，高丹，阙华发.四君子加川牛膝方对大鼠下肢难愈性创面组织成纤维细胞及相关细胞因子的影响[J].上海中医药大学学报，2017，31(2)：80-84.

[249] 阙华发，张臻，肖秀丽，唐汉钧.唐汉钧教授中医外科学术思想探微[J].时珍国医国药，2017，28(4)：942-943.

[250] 阙华发.祛瘀生新法在下肢静脉性溃疡治疗中的应用[J].北京中医药，2017，36(11)：977-980.

[251] 阙华发.中医外科临床思维备要[J].上海中医药杂志，2017，51(9)：15-18.

[252] 李淑娟，阙华发.自噬与创面修复中医药干预研究进展[J].中国中医基础医学杂志，2017，23(1)：148-150.

[253] 单玮，阙华发.清热败毒合剂对慢性难愈性创面金黄色葡萄球菌、铜绿假单胞菌细菌生物膜的影响[J].中医药导报，2017，23(21)：12-16.

[254] 徐杰男，阙华发，唐汉钧."祛瘀补虚煨脓长肉"外治疗法治疗下肢慢性溃疡临床研究[J].辽宁中医杂志，2018，45(9)：1882-1887.

[255] 王永灵，阙华发，向寰宇，徐杰男，黄纲，唐汉钧.祛腐生肌滴灌法为主治疗体表复杂性窦瘘的临床研究[J].中医外治杂志，2018，27(4)：3-4.

[256] 沈义婷，阙华发.输入性人皮肤蝇蛆病1例[J].中医药导报，2018，24(22)：118-120.

[257] 阙华发.慢性难愈性疮面的中医外治策略[J].中医外治杂志，2018，27(1)：3-5.

[258] 阙华发.顾氏外科中医外科学术思想探微[J].中华中医药杂志，2018，33(2)：477-480.

[259] 蔺娟，阙华发.基于顾氏外科探析用药轻简精灵的医理[J].山东中医杂志，2018，37(11)：885-887.

[260] 崔慧敏，阙华发.阙华发治疗下肢静脉曲张经验[J].山东中医杂志，2018，37(11)：912-915.

[261] 张臻，阙华发.益气化瘀中药对糖尿病溃疡大鼠瘢痕形成的影响及其机制[J].山东医药，2019，59(32)：37-40.

[262] 王琼，唐汉钧.唐汉钧治疗浆细胞性乳腺炎临床经验[J].时珍国医国药，2019，30(4)：983-984.

[263] 阙华发.国家中医药管理局农村中医适宜技术推广专栏(147)灌注法联合垫棉法治疗窦道技术[J].中国乡村医药，2019，26(13)：78-79.

[264] 阙华发.糖尿病足感染的中西医结合治疗策略[J].世界中西医结合杂志，2019，

14（5）：724-727.

［265］阙华发．大道至简［J］．上海中医药杂志，2019，53（4）：24.

［266］屈可伸，阙华发．微小核糖核酸对糖尿病足溃疡的作用机制研究及应用进展［J］．中华损伤与修复杂志（电子版），2019，14（5）：369-373.

［267］郭树豫，阙华发．阙华发辨治粉刺性乳痈经验［J］．上海中医药杂志，2019，53（1）：29-31.

［268］陈明岭，耿福能，沈咏梅，张春雷，阙华发，郭伟光，余倩颖．康复新液治疗慢性皮肤溃疡多中心随机对照临床研究［J］．中医杂志，2019，60（15）：1308-1311.

［269］张臻，阙华发．黄芪多糖与糖尿病创面愈合相关机制研究进展［J］．中医学报，2020，35（6）：1202-1206.

［270］张臻，阙华发．中医外科内外结合之辨证论治［J］．湖北中医药大学学报，2020，22（1）：52-55.

［271］徐杰男，唐汉钧．唐汉钧教授治疗下肢慢性溃疡的学术观点和临证经验［J］．光明中医，2020，35（18）：2825-2828.

［272］徐杰男，阙华发，李星子，诸炳骅．益气化瘀方促进糖尿病难愈创面修复愈合的AGEs/RAGE/KCs调控机制研究［J］．时珍国医国药，2020，31（9）：2074-2078.

［273］邢捷，阙华发．基于数据挖掘的唐汉钧治疗复杂性窦道经验研究［J］．上海中医药杂志，2020，54（9）：27-31.

［274］肖文，唐汉钧，阙华发．顾氏外科救治毒蛇咬伤的特色传承与创新［J］．上海中医药杂志，2020，54（10）：35-37.

［275］王云飞，阙华发，王军，李斌，曹烨民，吕延伟，王小平，薛慈民，唐汉钧，徐杰男，向寰宇，张臻，邢捷，沈亮，单玮，刘安民．祛腐化瘀补虚生肌外治法治疗慢性下肢溃疡的临床研究［J］．世界中西医结合杂志，2020，15（1）：29-35.

［276］阙华发．不同中医学术流派治疗慢性下肢溃疡特点探微［J］．中华中医药杂志，2020，35（12）：6381-6384.

［277］阙华发．顾氏外科外治疗法在中医外科临床的运用［J］．中医外治杂志，2020，29（1）：74-76.

［278］张亚旭，杨铭，徐杰男．唐汉钧教授治疗乳腺癌术后药对及药症关系的数据挖掘研究［J］．辽宁中医杂志，2020，47（10）：24-28.

［279］孔令臻，邢捷．基于气血理论辨治下肢慢性溃疡研究进展［J］．山东中医杂志，2020，39（2）：199-203.

［280］费晓燕，温红珠，单玮，龚雨萍，阙华发，林江．中西医结合成功诊治溃疡性结肠炎并发坏疽性脓皮病1例［J］．中国中西医结合消化杂志，2020，28（1）：70-71.

［281］单玮，唐汉钧．唐汉钧辨治肉芽肿性乳腺炎临证撷要［J］．江苏中医药，2020，52（5）：13-15.

［282］仇莲胤，阙华发，屈可伸，孙伟，郭树豫，李阳．黄芪提取液对糖尿病溃疡大鼠Wnt/β-Catenin信号通路调控表皮干细胞增殖分化的影响［J］．世界科学技术-中医药现代化，2020，22（7）：2522-2530.

［283］仇莲胤，阙华发．阙华发治疗甲状腺癌的经验［J］．上海中医药杂志，2020，54（6）：75-78.

［284］张臻，阙华发．糖尿病大鼠与正常大鼠在创面愈合不同阶段炎症因子动态变化的差异性研究［J］．中国中西医结合外科杂志，2021，27（5）：693-698.

［285］王轩宇，阙华发．细胞外基质在糖尿病足

溃疡防治研究中的应用进展［J］. 中南药学，2021，19（9）：1865-1870.

［286］廖明娟，唐汉钧 . 唐汉钧治疗桥本氏甲状腺炎经验总结［J］. 辽宁中医杂志，2021，48（11）：27-31.

［287］孔令臻，邢捷 . 四君子汤、四物汤对体外培养人皮肤成纤维细胞 EGF、EGF mRNA、VEGFA、VEGF mRNA 表达的影响［J］. 上海中医药杂志，2021，55（7）：75-80.

［288］胡晓杰，阙华发 . 基于数据挖掘阙华发教授治疗糖尿病足溃疡气虚血瘀型组方用药规律［J］. 四川中医，2021，39（11）：13-18.

［289］胡晓杰，阙华发 . 阙华发教授治疗下肢动脉硬化闭塞症经验撷萃［J］. 光明中医，2021，36（21）：3594-3596.

［290］曹烨民，王御震，裴晓华，杨博华，赵诚，方豫东，阙华发，姜玉峰，徐旭英，夏成勇，张建强，何春红，马立人 . 通塞脉片 / 胶囊治疗周围血管疾病临床应用专家共识［J］. 中国中药杂志，2021，46（24）：6568-6573.

［291］张臻，阙华发 . 黄芪多糖对糖尿病溃疡大鼠炎症期相关因素的影响［J］. 中药新药与临床药理，2022，33（5）：616-623.

［292］宋瑜，陈红风，潘一滨，刘胜，阙华发，陆金根，吴晓莉，刘萍 ."顾氏外科"师承教育融于中医外科学住培教学中的实践与探索［J］. 中国毕业后医学教育，2022，6（3）：241-244.

［293］阙华发，曹烨民 . 下肢慢性溃疡中医诊治与疗效评价专家共识［J］. 上海中医药杂志，2022，56（2）：1-5.

［294］刘宁，向丽萍，田毅，康建娅，阙华发 . 从太阴脾、肺探讨糖尿病高危足与足瘘的关系［J］. 陕西中医，2022，43（8）：1082-1085.

［295］孔令臻，邢捷 . 八珍汤对人皮肤成纤维细胞表皮细胞生长因子、转化生长因子 β1 及血管内皮生长因子 A 表达的影响［J］. 中国中西医结合外科杂志，2022，28（1）：17-21.

［296］何斌俊，邢捷，阙华发 . 益气化瘀方调控 PI3K/AKT/mTOR 信号通路对糖尿病溃疡大鼠外周神经修复的作用［J］. 中国中西医结合外科杂志，2022，28（3）：295-299.

［297］何斌俊，邢捷，阙华发 . 益气化瘀方调控 PI3K/AKT/mTOR 信号通路对糖尿病溃疡大鼠周围神经病变和创面愈合的影响［J］. 时珍国医国药，2022，33（4）：808-812.

［298］单玮，雷春明，肖文，张臻，王云飞，邢捷，徐杰男，沈义婷，郭树豫，梁越，阙华发 . 阙华发辨治溃疡性结肠炎并发坏疽性脓皮病经验［J］. 辽宁中医杂志，2022，49（3）：30-32.

［299］梁越，阙华发 . 阙华发运用活血化瘀通络法治疗下肢丹毒经验［J］. 河南中医，2022，42（9）：1345-1348.

［300］曹恒劼，郑懿，飞文婷，盛雨琴，阙华发 . 基于《外科正宗》探讨下肢动脉硬化闭塞症致病机理及治疗方法［J］. 四川中医，2022，40（9）：31-34.

［301］徐杰男，阙华发，梁越 . 水蛭粉外用促进大鼠慢性难愈性创面修复愈合的实验研究［J］. 时珍国医国药，2022，33（7）：1537-1539.

［302］Que HF, Chen HF, Gao SP, Lu DM, Tang HJ, Jia XH, Xu JN. Effect of runing II on the growth and metastasis of transplanted tumor in mammary cancer-bearing mice and its mechanism［J］. J Tradit Chin Med, 2008, 28(4): 293-298.

[303] Wang YF, Que HF, Wang YJ, Cui XJ. Chinese herbal medicines for treating skin and soft-tissue infections [J]. Cochrane Database Syst Rev, 2014(7): D10619.

[304] Wang Y, Zhang X, Wang P, Shen Y, Yuan K, Li M, Liang W, Que H. Sirt3 overexpression alleviates hyperglycemia-induced vascular inflammation through regulating redox balance, cell survival, and AMPK-mediated mitochondrial homeostasis [J]. J Recept Signal Transduct Res, 2019, 39(4): 341-349.

[305] Qu KS, Li Y, Liang Y, Hu XJ, Wang XY, Chen X, Que HF. KangFuXin Liquid in the Treatment of Diabetic Foot Ulcer: A Systematic Review and Meta-Analysis [J]. Evid Based Complement Alternat Med, 2019, 2019: 3678714.

[306] Shan W, Wang Y, Zhang Z, Xing J, Xu J, Xiao W, Shen Y, Guo S, Que H. Qingre Baidu mixture-induced effect of AI-2 on Staphylococcus aureus and Pseudomonas aeruginosa biofilms in chronic and refractory wounds [J]. Experimental and therapeutic medicine, 17(5): 3343-3350.

[307] XING M, QU K S, HUANG Y, et al. A Reflection on the 2017 Nobel Prize for Physiology and Chinese Medicine [J]. Chin J Integr Med, 2020, 26(11): 867-872.

[308] Zhang X, Wang P, Yuan K, Li M, Shen Y, Que H, Wang Y, Liang W. Hsa_circ_0024093 accelerates VSMC proliferation via miR-4677-3p/miR-889-3p/USP9X/YAP1 axis in in vitro model of lower extremity ASO [J]. Mol Ther Nucleic Acids, 2021, 26: 511-522.

[309] Qu K, Cha H, Ru Y, Que H, Xing M. Buxuhuayu decoction accelerates angiogenesis by activating the PI3K-Akt-eNOS signalling pathway in a streptozotocin-induced diabetic ulcer rat model [J]. J Ethnopharmacol, 2021, 273: 113824.

[310] Hu X, Wang X, Liang Y, Chen X, Zhou S, Fei W, Yang Y, Que H. Cancer Risk in Hashimoto's Thyroiditis: a Systematic Review and Meta-Analysis [J]. Front Endocrinol (Lausanne), 2022, 13: 937871.

[311] Chen X, Shen Y, Wang Y, Li Y, Guo S, Liang Y, Wang X, Zhou S, Hu X, Ma K, Tian R, Fei W, Sheng Y, Cao H, Que H. Decreased accuracy of erythrocyte sedimentation rate in diagnosing osteomyelitis in diabetic foot infection patients with severe renal impairment: A retrospective cross-sectional study [J]. PLoS One, 2022, 17(3): e265769.

二、中医乳腺科

[1] 顾伯华，陆德铭.治愈30例慢性复发性伴有乳头内缩的乳晕部漏管临床分析[J].中医杂志，1964(9)：6-7，11.

[2] 陆德铭.二宝丹过敏引起猩红热样皮炎[J].江苏中医，1964(12)：40.

[3] 陆德铭，顾伯华.中医药治疗药物性皮炎2例[J].上海中医药杂志，1964(6)：29.

[4] 顾伯华，陆德铭.乳癖的辨证施治(附80例分析)[J].上海中医药杂志，1965(5)：20-21.

[5] 陆德铭，顾伯华.临诊医案札记[J].上海中医药杂志，1965(3)：16-18.

[6] 顾伯华，陆德铭.中西医综合治愈疔疮"走黄"20例报导[J].上海中医药杂志，1965(9)：23-25.

[7] 顾伯华，陆德铭.治愈因注射链霉素而引起

的全身性剥脱性皮炎1例[J].上海中医药杂志，1965（8）：24-25.

[8] 陆德铭，沈友云.中西医结合治疗蝮蛇咬伤205例的体会[J].上海中医药杂志，1979（5）：38-40.

[9] 陆德铭.顾伯华老中医治疗流注的经验（附40例分析）[J].广西中医药，1981，（5）：1-3.

[10] 陆德铭.顾伯华治疗乳头溢液的经验[J].中医杂志，1982（1）：16-17.

[11] 陆德铭.顾伯华医案二则[J].中国医刊，1982（2）：27-29.

[12] 唐汉钧，陆德铭，汝丽娟，顾伯华.中医中药治疗痢特灵药疹78例[J].上海中医药杂志，1982（9）：30-32，45.

[13] 陆德铭.著名老中医顾伯华运用活血化瘀法治疗某些疑难病的经验[J].上海中医药杂志，1984（5）：6-8.

[14] 陆德铭，唐汉钧.顾伯华治疗浆细胞性乳腺炎形成瘘管的经验（附116例病例）[J].上海中医药杂志，1986（9）：9-11.

[15] 李道坊，陆德铭，许能，李培成，李志道，陈同钧.调和冲任法治疗乳腺增生症27例临床观察[J].中国中西医结合杂志，1987（5）：270-272，259.

[16] 陈红风.乳腺增生症和乳腺癌[J].上海中医药杂志，1991（7）：31-35，46.

[17] 陆德铭，唐汉钧.乳宁冲剂治疗乳腺增生病的临床研究[J].中华中医药杂志，1995（4）：18-19.

[18] 阙华发，唐汉钧.内外合治浆细胞性乳腺炎109例临床研究总结[J].上海中医药杂志，1997（12）：3.

[19] 阙华发，陈红风，陆德铭，唐汉钧，丁镛发.乳宁冲剂对乳腺增生病神经内分泌免疫网络及淋巴细胞DNA修复功能调节作用的观察[J].中国中西医结合杂志，1999，19（9）：4.

[20] 唐汉钧，陈红风，阙华发，刘胜，程亦勤，黄铮，向寰宇，郑勇.中医药治疗复杂性窦瘘的临床研究[J].上海中医药大学学报，1999，13（3）：4.

[21] 程亦勤.唐汉钧治疗重症糖尿病性肢端坏疽的经验[J].浙江中医杂志，1999，34（3）：2.

[22] 陈红风，陆德铭，唐汉钧，李培成.乳腺增生病患者血中催乳素及儿茶酚胺的变化[J].辽宁中医药大学学报，1999，（3）：153-154.

[23] 唐汉钧，阙华发.切开拖线祛腐生肌法治疗浆细胞性乳腺炎148例[J].中医杂志，2000，41（2）：99-100.

[24] 阙华发，高尚璞，陈红风，陆德铭，唐汉钧.乳宁Ⅱ号对人乳腺癌MDA-MB-435细胞株生长转移的影响[J].中国中医基础医学杂志，2002，8（7）：3.

[25] 薛晓红，陈红风.陆德铭教授治疗乳房病的学术思想及临证经验[J].中西医结合心脑血管病杂志，2002（5）：1-2.

[26] 胡升芳，陈红风.乳癖证治浅析[J].中医药研究，2002，18（6）：3.

[27] 万华，吴雪卿，陆德铭.扶正祛邪在治疗乳腺癌中的运用[J].上海中医药大学学报，2002，16（1）：2.

[28] 程亦勤.唐汉钧治疗重症痈疽的经验[J].辽宁中医杂志，2003，30（9）：696-697.

[29] 万华，吴雪卿，陈建中，陆德铭.丹芩逍遥合剂治疗乳腺增生60例[J].上海中医药杂志，2003（6）：20-21.

[30] 陈红风，唐汉钧，陆德铭.中医药治疗浆细胞性乳腺炎四十五年回顾[J].上海中医药大学学报，2004，18（1）：59-61.

[31] 唐汉钧，陈红风，程亦勤，刘晓鸫，阙华发，向寰宇，郑勇，邢捷，沈亮，陈莉颖，单玮．合并绿脓杆菌感染的难愈性创面的中医药治疗——附72例临床资料分析［J］．上海中医药杂志，2004（4）：27-29.

[32] 胡升芳，陈红风．乳腺增生病患者乳腺癌危险因素调查及其与中医证型关系的研究［J］．上海中医药杂志，2004，38（5）：3.

[33] 叶媚娜，陈红风．古方化裁治疗乳腺增生病的概况［J］．上海中医药杂志，2004，38（7）：2.

[34] 胡升芳，陈红风．乳腺增生病437例中医证型特点分析［J］．中医药学刊，2004（12）：2350-2351.

[35] 李永健，陈红风，邸若虹，王剑．中医药治疗乳腺增生病随机对照临床试验系统评价［J］．中国中医药信息杂志，2005，12（12）：2.

[36] 程亦勤，陈红风，刘胜，阙华发，郑勇，向寰宇.149例浆细胞性乳腺炎的中医药治疗及临床病情分析［J］．浙江中医杂志，2005，（3）：114-116.

[37] 程亦勤．按摩与瓜蒌牛蒡汤加减治疗急性乳腺炎36例［J］．吉林中医药，2005，25（4）：2.

[38] 程亦勤．唐汉钧教授治疗乳腺癌手术后伤口不愈的经验［J］．中西医结合学报，2005，3（3）：238-239.

[39] 程亦勤．唐汉钧治疗粉刺性乳痈经验［J］．山东中医杂志，2005，（7）：437-439.

[40] 程亦勤，陈红风，刘胜，阙华发，郑勇，向寰宇，唐汉钧．中医药治疗浆细胞性乳腺炎脓肿及瘘管期149例［J］．辽宁中医杂志，2005，32（6）：2.

[41] 李永健，陈红风，邸若虹，崔红顺．中医药治疗乳腺增生病的随机对照临床试验质量评价［J］．上海中医药杂志，2005，39（1）：3.

[42] 叶媚娜，陈红风．温肾中药对原代培养正常人乳腺上皮细胞增殖的影响［J］．中西医结合医学学报，2006，4（4）：397-401.

[43] 蒉纲，程亦勤，楼映，唐汉钧．唐汉钧膏方验案撷菁［J］．上海中医药杂志，2007（1）：21-23.

[44] 阙华发，陈红风，高尚璞，陆德铭，唐汉钧，贾喜花，徐杰男．乳宁Ⅱ号对乳腺癌小鼠移植瘤生长转移的防治作用及其机制［J］．中医杂志，2007，48（9）：4.

[45] 叶媚娜，陈红风．正常人乳腺上皮细胞的原代培养［J］．基础医学与临床，2007，27（1）：81-84.

[46] 胡升芳，陈红风，戎倩雯．钼靶X线评价不同证型乳腺增生患者患癌危险性［J］．结合医学学报，2007，（2）：195-197.

[47] 洪日，陈红风．端粒酶检测技术新进展［J］．临床和实验医学杂志，2007，6（11）：3.

[48] 陆德铭．益气养阴法为主调治乳腺癌术后患者［J］．上海中医药大学学报，2008，22（1）：1-3.

[49] 洪日，陈红风．端粒酶与乳腺癌癌前病变的研究进展［J］．现代肿瘤医学，2008，（7）：1254-1256.

[50] 邓樱，陈红风．浆细胞性乳腺炎中西医治疗进展［J］．甘肃中医，2009，22（10）：75-76.

[51] 邓樱，陈红风．黄芪注射液及其有效成分对乳腺癌细胞增殖和Akt磷酸化的影响［J］．中西医结合学报，2009，7（12）：1174-1180.

[52] 尹剑云，陈红风．淫羊藿及其有效成分抗肿瘤机制的研究进展［J］．中西医结合学报，2009，7（12）：1184-1187.

[53] 洪日，陈红风，邓樱．复方仙蓉颗粒抑制MCF-10AT乳腺癌癌前病变的研究［J］．中华中医药学刊，2010（3）：4.

[54] 陈豪，陈红风．乳痈初期的中医药治疗进展［J］．天津中医药，2010，27（5）：2.

[55] 胡升芳，陈红风. 陆德铭分期辨治外吹乳痈经验［J］. 中华中医药学刊，2011（1）：2.

[56] 程亦勤. 唐汉钧治疗乳腺癌手术及放化疗并发症的临证经验［J］. 辽宁中医杂志，2011，38（6）：2.

[57] 胡升芳，陈红风.HER-2过表达乳腺癌治疗研究进展［J］. 中华中医药学刊，2011，29（3）：3.

[58] 叶媚娜，陈红风，程亦勤，张燕生，李萍，蒉纲，陈丽颖，陈豪. "评价九一丹外用安全性和规范性的自身对照病例研究"的研究方案［J］. 中西医结合学报，2011，9（11）：7.

[59] 叶媚娜，陈红风，周瑞娟，等. 黄芪多糖对基底细胞样乳腺癌细胞增殖和Akt磷酸化的影响［J］. 中西医结合学报，2011，9（12）：1339-1346.

[60] 周瑞娟，陈红风. "扶正固本"防治乳腺癌术后复发转移的意义［J］. 中国肿瘤，2012，21（1）：3.

[61] 陈红风，朱滢. 红升丹现代研究进展［J］. 中国中药杂志，2012，37（6）：746-749.

[62] 程亦勤，叶媚娜，陈豪，廖明娟. 九一丹外用治疗粉刺性乳痈30例安全性分析［J］. 上海中医药大学学报，2012，26（1）：4.

[63] 周瑞娟，陈红风. 中药影响乳腺癌细胞周期的研究进展［J］. 肿瘤防治研究，2012，39（1）：100-104.

[64] 廖明娟，陈红风.PI3K/Akt/mTOR信号通路抑制剂在乳腺癌中的研究进展［J］. 中华肿瘤防治杂志，2012，19（3）：5.

[65] 徐笑飞，陈红风，叶媚娜. 土茯苓解汞毒的研究概况［J］. 中国中药杂志，2012，37（6）：750-753.

[66] 陈红风，朱滢. 红升丹现代研究进展［J］. 中国中药杂志，2012，37（6）：746-749.

[67] 吴晶晶，陈红风，郑蔚，胡升芳，孙霃平等. 通乳法治疗早期外吹乳痈53例疗效观察［J］. 上海中医药大学学报，2012，26（2）：3.

[68] 廖明娟，陈红风. 表皮生长因子受体及其靶向治疗在乳腺癌研究中的进展［J］. 肿瘤学杂志，2012，18（5）：386-389.

[69] 周瑞娟，陈红风，叶媚娜，廖明娟. 芒柄花素对不同亚型乳腺癌细胞增殖及细胞周期的影响［J］. 肿瘤防治研究，2012，39（9）：1051-1055.

[70] 夏亚茹，陈红风，叶媚娜，陈莉颖，鲍以嘉. 非哺乳期乳腺炎患者外周血T淋巴细胞，免疫球蛋白及补体水平的变化［J］. 中华乳腺病杂志：电子版，2012，6（5）：8.

[71] 周瑞娟，陈红风. "扶正固本"防治乳腺癌术后复发转移的意义［J］. 中国肿瘤，2012，21（1）：3.

[72] 胡升芳，谷焕鹏，陈红风，陆德铭. 陆德铭教授扶正祛邪法治疗乳腺癌经验［J］. 中华中医药学刊，2013，31（12）：2732-2734.

[73] 陈豪，程亦勤，金惜雯，叶媚娜，朱滢，夏亚茹. 九一丹外用治疗乳房慢性炎症性创面的血汞，尿汞观察［J］. 辽宁中医杂志，2014，41（6）：3.

[74] 孟畑. 以提脓祛腐为主要功效的79首外用方剂浅析［J］. 上海中医药杂志，2014，48（8）：3.

[75] 贡丽娅，陈红风. 乳腺癌术后中医证型研究进展［J］. 云南中医中药杂志，2014，35（6）：3.

[76] 陈豪，程亦勤，陈莉颖，胡升芳，王冰，陈红风. 疏肝清热法结合外治法治浆细胞乳腺炎60例［J］. 陕西中医，2014，35（2）：194-195.

[77] 张玉柱，陈红风. 顾氏外科第四代传人治疗乳腺癌术后经验浅析［J］. 中华中医药杂志，2015，30（11）：3.

[78] 盛佳钰，陈红风．顺铂诱导三阴性乳腺癌4T1耐药小鼠模型的建立［J］．中国实验动物学报，2015，23（5）：8.

[79] 盛佳钰，陈红风．芒柄花素联合MK2206对不同亚型乳腺癌细胞增殖和凋亡的影响［J］．中华肿瘤防治杂志，2015，22（13）：6.

[80] 胡升芳，陈红风，谷焕鹏，屠珏，陆德铭．柴胡配伍解毒化浊药对乳腺癌引经增效的实验研究［J］．云南中医中药杂志，2015，36（6）：3.

[81] 叶媚娜，杨铭，程亦勤，王冰，朱滢，夏亚茹，孟畑，陈豪，陈莉颖，陈红风．偏最小二乘判别分析法在九一丹外用治疗浆细胞性乳腺炎中的安全性分析［J］．中国中西医结合杂志，2015，35（4）：5.

[82] 张妤．陈红风辨治粉刺性乳痈经验［J］．上海中医药杂志，2015，49（6）：3.

[83] 陈豪，夏亚茹，程亦勤，陈莉颖，叶媚娜，陈红风．粉刺性乳痈患者T淋巴细胞、免疫球蛋白水平变化及中医综合疗法对其影响的临床研究［J］．上海中医药杂志，2015，49（5）：3.

[84] 马疆青，陈红风．中医药促进难愈性创面修复治疗概况［J］．辽宁中医药大学学报，2015，17（3）：4.

[85] 陈莲娟，顾本宏，陈红风．通乳法应用于外吹乳痈早期临床疗效观察［J］．四川中医，2015，33（1）：2.

[86] 尹剑云，陈红风．陈红风治疗乳腺癌中的扶正观［J］．上海中医药杂志，2014，48（12）：2.

[87] 胡升芳，陈红风，陆德铭．基于数据挖掘的陆德铭教授治疗HER-2阳性乳腺癌诊疗规律研究［J］．中华中医药学刊，2015，33（1）：4.

[88] 曹玉娥，叶媚娜，金惜雯，金若敏，陈红风．外用九一丹对家兔组织汞的影响［J］．中成药，2016，38（10）：3.

[89] 周瑞娟，陈红风，叶媚娜，徐乐勤．芒柄花素对不同亚型乳腺癌细胞周期基因和蛋白表达的影响［J］．药物评价研究，2016，（3）：5.

[90] 胡升芳，陈红风，陆德铭．乳宁Ⅱ号方结合循经按摩对HER-2阳性乳腺癌术后康复效应的研究［J］．康复学报，2016，26（1）：43-46.

[91] 盛佳钰，陈红风．MK2206对三阴性乳腺癌顺铂耐药细胞增殖及耐药性的影响［J］．肿瘤学杂志，2016（4）：8.

[92] 盛佳钰，时百玲，陈红风．三阴性乳腺癌MDA-MB-231顺铂耐药细胞株的建立及鉴定［J］．肿瘤防治研究，2016，43（3）：6.

[93] 时百玲，张玉柱，周悦，陈红风．中药逆转乳腺癌多药耐药的研究概况及展望［J］．上海中医药杂志，2016，50（1）：6.

[94] 殷玉莲，陈红风．骨质疏松症中西医发病机制与治疗研究进展［J］．辽宁中医药大学学报，2017，19（10）：5.

[95] 胡升芳，谷焕鹏，陈红风．228例HER-2阳性乳腺癌患者中医体质探讨［J］．云南中医学院学报，2017，40（2）：4.

[96] 胡升芳，谷焕鹏，陈红风，陆德铭．乳宁Ⅱ号方对HER-2过表达型乳腺癌PI3K/Akt信号通路的作用机制研究［J］．中华中医药学刊，2017，35（4）：4.

[97] 盛佳钰，陈红风．MK-2206联合顺铂对乳腺癌4T1/DDP移植瘤耐药性的影响［J］．实用肿瘤杂志，2017，32（1）：6.

[98] 胡升芳，谷焕鹏，凌云，屠珏，王大维．解毒化浊方对HER-2阳性乳腺癌细胞PI3K/Akt信号通路相关蛋白表达的影响［J］．上海中医药杂志，2018（3）：4.

[99] 张玉柱，陈红风．基于NF-κB通路评价益

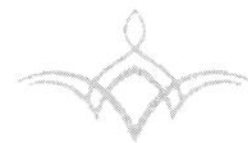

气小复方对三阴性乳腺癌顺铂耐药的逆转作用［J］. 上海中医药大学学报，2018，32（1）：49-54.

［100］吴晶晶，陈红风 . 陈红风以“切扩 - 拖线 - 熏洗 - 垫棉”四联外治法为主辨治复杂性粉刺性乳痈经验［J］. 上海中医药杂志，2018，52（6）：3.

［101］殷玉莲，张卫红，周悦，叶媚娜，陈红风 . 补肾壮骨方防治芳香化酶抑制剂引起的骨代谢异常的临床研究［J］. 中国骨质疏松杂志，2018，24（9）：6.

［102］王冰，张玉柱，陈红风 . 益气小复方抑制三阴性乳腺癌外泌体传递耐药信息的作用机制研究［J］. 上海中医药大学学报，2018，32（6）：6.

［103］盛佳钰，薛晓红，陆德铭 . 陆德铭教授应用鹿角制剂经验拾粹［J］. 中医药导报，2018，24（19）：3.

［104］张玉柱，周悦，时百玲，陈红风，车丽娟 . 陈红风运用扶正法改善 TNBC 患者生存质量及其基于数据挖掘的经验研究（英文）［J］. Digital Chinese Medicine, 2018, 1（4）：16-23.

［105］林晓茹，陈红风 . 哺乳期乳腺炎菌群失调的发病机制研究［J］. 海南医学院学报，2019，25（3）：4.

［106］吴晶晶，陈红风 . 陈红风以外治法治疗外吹乳痈经验［J］. 上海中医药杂志，2019（5）：2.

［107］殷玉莲，潘玲婷，程亦勤，陈红风 . 巨噬细胞促进创面修复中作用的研究进展［J］. 海南医学院学报，2019，25（15）：5.

［108］吴晶晶，程亦勤，陈红风，叶媚娜，周梦芸 . 中医药治疗乳房蜂窝织炎验案［J］. 江苏中医药，2019，51（7）：2.

［109］吴晶晶，程亦勤，胡升芳，叶媚娜，王冰，孟畑，殷玉莲，周悦，仲芫沅 .270 例粉刺性乳痈发病的可能相关因素调查与分析［J］. 云南中医学院学报，2019，42（4）：5.

［110］金琳莹，殷玉莲，潘玲婷，沈梦菲，程亦勤 . 程亦勤辨治粉刺性乳痈经验［J］. 上海中医药杂志，2019，53（6）：31-33.

［111］金琳莹，程亦勤 . 粉刺性乳痈的中西医研究进展［J］. 山东中医药大学学报，2020，44（4）：6.

［112］李琼，陆德铭，薛晓红，张馨月 . 顾氏外科治疗哺乳期乳腺炎学术思想探析［J］. 中华中医药杂志，2020，35（9）：3.

［113］王冰，陈红风 . 逍遥蒌贝汤加减配合中医情志疗法治疗乳腺增生的疗效［J］. 世界中医药，2020，15（16）：4.

［114］林晓茹、陈红风、胡升芳、程亦勤、叶媚娜、王冰、吴晶晶、孟畑、殷玉莲、周悦、仲沅芫 . 消痈方内服联合金黄膏外敷治疗外吹乳痈初期患者的临床疗效及对乳汁菌群的影响［J］. 上海中医药杂志，2020，54（12）：5.

［115］吴晶晶，马丽娜，代秋颖，董兰蔚，陈红风 . 益气扶正法治疗三阴性乳腺癌回顾性研究［J］. 河北中医，2021，43（1）：4.

［116］殷玉莲，程一凡，仲芫沅，张怡青，陈红风 . 陈红风运用膏方辨治乳腺癌术后的临床经验［J］. 上海中医药杂志，2021，55（4）：3.

［117］孟畑，程亦勤，仇闻群，叶媚娜，王冰，吴晶晶，殷玉莲，陈红风 . 顾氏外科综合外治法治疗 120 例粉刺性乳痈的临床研究［J］. 中华中医药杂志，2021，36（6）：4.

［118］殷玉莲，孟畑，马丽娜，范奕伟，程一凡，仲芫沅，陈红风 . 九一丹及其有效组分抑制巨噬细胞 M1 表型极化对 MRSA 感染慢性难愈性疮面的作用机制［J］. 海南医学

院学报，2022，28（5）：6.

［119］董兰蔚，叶娟娜，殷玉莲，仲芫沅，王冰，陈红风．中医药内外合治对肉芽肿性乳腺炎的影响及作用机制研究［J］．山东中医杂志，2021，40（12），1326-1331，1336.

［120］沈梦菲，程亦勤．中医药综合疗法治疗腋部副乳腺肉芽肿性炎验案一则［J］．国际中医中药杂志，2022，44（3）：2.

［121］吴晶晶，孟畑，马丽娜，周悦，殷玉莲，陈红风，陈豪．益气小复方通过下调 lncRNA HCP5 增强顺铂对三阴性乳腺癌的抑制作用［J］．上海中医药大学学报，2022，36（3）：8.

［122］Pang J, Ye M(co-first author), Cao Y, et al. Ovariectomy-induced osteopenia influences the middle and late periods of bone healing in a mouse femoral osteotomy model［J］, Rejuvenation Res. 2015, 18(4): 356-65. 3. 31.

［123］Meina Ye, Weihong Zhang, Yongxi Yuan, et al. Thyroid nodule of the breast［J］, The breast Journal, 2016, 22(2): 240-243.

［124］Sun Y, Liao M, He L, et al. Comparison of breast-conserving surgery with mastectomy in locally advanced breast cancer after good response to neoadjuvant chemotherapy: A PRISMA-compliant systematic review and meta-analysis［J］. Medicine, 2017, 96(43): e8367.

［125］NENG JIANG ZHAO, MING JUAN LIAO, JING JING WU, KE XIN CHU. Curcumin suppresses Notch 1 signaling: Improvements in fatty liver and insulin resistance in rats［J］. Mol Med Rep, 2018, 17(1): 819-826.

［126］Yuzhu Zhang, Jingjing Wu, Meina Ye, Bing Wang, Jiayu Sheng, Bailing Shi and Hongfeng Chen. ETS1 is associated with cisplatin resistance through IKKα/NF-κB pathway in cell line MDA-MB-231［J］. Cancer Cell International, 2018, 18(1).

［127］Zhang Y Z, Zhou Y, Shi B L, et al. Effect of the Fu Zheng Method Applied by Hong-Feng CHEN on the Quality of Life in TNBC Patients and Empirical Research Based on Data Mining［J］. Digital Chinese Medicine, 2018, 1(4): 272-279.

［128］Yuzhu Zhang, Jingjing Wu, Yue Zhou, Yulian Yin and Hongfeng Chen. Effects of psoralen on the pharmacokinetics of anastrozole in rats［J］. PHARMACEUTICAL BIOLOGY, 2018, 56(1): 433-439.

［129］Jingjing Wu, Hao Chen, Meina Ye, Bing Wang, Yuzhu Zhang, Jiayu Sheng, Tian Meng, Hongfeng Chen. Long noncoding RNA HCP5 contributes to cisplatin resistance in human triple-negative breast cancer via regulation of PTEN expression［J］. Biomedicine & Pharmacotherapy, 2019, 115: 108869.

［130］Yulian Yin, Meina Ye, Ling Chen, Hongfeng Chen. Giant primary breast diffuse large B-cell lymphoma during pregnancy and lactation［J］. Breast J, 2019, 1: 1-2.

［131］Bing Wang, Yuzhu Zhang, Meina Ye, Jingjing Wu, Lina Ma and Hongfeng Chen. Cisplatin-Resistant MDA-MB-231 Cell-Derived Exosomes Increase the Resistance of Recipient Cells in an Exosomal miR-423-5p-Dependent Manner［J］. Current Drug Metabolism, 2019, 20: 804-814.

［132］Rong Zhang, Kexin Chu, Nengjiang Zhao, Jingjing Wu, Lina Ma, Chenfang Zhu, Xia Chen, Gang Wei, Mingjuan Liao. Corilagin Alleviates Nonalcoholic Fatty Liver Disease

in High-Fat Diet-Induced C57BL/6 Mice by Ameliorating Oxidative Stress and Restoring Autophagic Flux [J] . Front Pharmacol, 2020, 10: 1693.

[133] Wen Xu, Changfeng Song, Xiaotong Wang, Yueqi Li, Xue Bai, Xin Liang, Jingjing Wu, Jianwen Liu. Downregulation of miR-155-5p enhances the anti-tumor effect of cetuximab on triple-negative breast cancer cells via inducing cell apoptosis and pyroptosis [J] . AGING-US. 2020, 12: 1-13.

[134] Yulian Yin, Yiqing Cheng, Bing Wang, Ling Chen, Hongfeng Chen. Male granulomatous mastitis with hidradenitis suppurativa, a rarely encountered disorder [J] . Breast Journal, 2020, 26(10): 2058-2059.

[135] Meng T, Zhou Y, Ye MN, Wei JJ, Zhao QF, Zhang XY. Primary highly differentiated breast angiosarcoma in an adolescent girl [J] . Eur Rev Med Pharmacol Sci. 2022, 26(4): 1299-1303. DOI: 10.26355/eurrev_202202_28123.

三、中西医结合乳腺科

[1] 刘胜，吴雪卿，陆德铭，唐汉钧 . 温肾活血法中药对人乳腺癌 MCF-7 细胞株体内外生长的影响 [J] . 中国中医基础医学杂志，2001（1）：54-57.

[2] 陈前军，陆德铭，司徒红林，刘胜，周劬志，林毅 . “乳宁Ⅱ号” 抑制 Ca761 小鼠乳腺癌生长转移的实验研究 [J] . 中医药研究，2001（2）：43-44.

[3] 贾喜花，唐汉钧，高尚璞，刘胜，阙华发，代红雨，薛晓红 . 乳宁Ⅱ号及其拆方对乳腺癌 VEGF、flK-1 的影响 [J] . 上海中医药大学学报，2002（4）：41-43.

[4] 孙霃平，刘胜 . 乳腺癌的中医治疗进展 [J] . 中国中西医结合外科杂志，2002（6）：63-64.

[5] 薛晓红，刘胜 . 中医药治疗乳腺癌的疗效与思考 [J] . 上海中医药大学学报，2003（2）：14-16.

[6] 吴雪卿，刘胜，高尚璞，万华，陆德铭 . 乳宁Ⅱ号对 MCF-7 移植瘤的抑瘤作用及对乳腺癌相关蛋白的影响 [J] . 中国中西医结合外科杂志，2004（2）：37-40.

[7] 万华，吴雪卿，傅勤慧，董佳蓉，刘胜，陆德铭 . “乳癌术后方” 对乳腺癌患者生活质量影响的临床研究 [J] . 上海中医药杂志，2004（9）：28-31.

[8] 刘胜，孙霃平，陆德铭，唐汉钧 .302 例乳腺癌术后患者辨证分型标准的临床研究 [J] . 中国医药学报，2004（11）：666-668.

[9] 刘胜，薛晓红，杨新伟，陆德铭 . 乳宁方药物血清对人乳腺癌细胞基因表达的影响 [J] . 中西医结合学报，2006（5）：490-494.

[10] 刘胜，花永强，杨新伟，孙霃平，谭松 . 乳移平对不同乳腺癌肺转移动物模型 VEGF 蛋白表达和 MVD 计数影响的研究 [J] . 上海中医药杂志，2007（3）：11-13.

[11] 高秀飞，刘胜 . 乳腺癌患者心理问题的影响因素及心理疗法 [J] . 中西医结合学报，2007（2）：213-215.

[12] 刘胜，花永强，孙霃平，谭松，陆德铭 . 乳移平抗乳腺癌术后复发转移的临床研究 [J] . 中西医结合学报，2007（2）：147-149.

[13] 刘胜，花永强，孙霃平，谭松，陆德铭 . 试论乳腺癌痰毒瘀结病机的理论基础与临床应用 [J] . 中西医结合学报，2007（2）：122-125.

[14] 刘胜，赵婧，刘佳，孙霃平，花永强，陆德

铭，唐汉钧．乳癌术后方对乳腺癌术后5年复发转移率的影响［J］．中西医结合学报，2008（10）：1000-1004.

［15］刘胜，孙霓平，花永强，陆德铭，唐汉钧．试论"治未病"思想在乳腺癌术后抗复发转移治疗中的应用［J］．上海中医药大学学报，2008（6）：3-6.

［16］孙霓平，刘胜，陆德铭．陆德铭治疗乳腺癌经验撷英［J］．辽宁中医杂志，2009，36（7）：1084-1085.

［17］李琼，刘胜，杨顺芳．补骨脂与蛇床子抑制乳腺癌骨转移的体内实验［J］．上海中医药大学学报，2010，24（1）：53-58.

［18］孙霓平，刘胜，刘玲琳．浅论中医"从化"理论及其在乳腺癌转移治疗中的应用［J］．上海中医药大学学报，2010，24（2）：25-27.

［19］程旭锋，刘胜．乳腺癌的病机转化及其从肝论治［J］．中国中医药信息杂志，2010，17（4）：91.

［20］程旭锋，刘琦，刘胜，吴峰．乳腺癌Auchincloss术联合胸大肌开窗术的疗效分析［J］．中国中西医结合外科杂志，2010，16（2）：214-216.

［21］刘玲琳，刘胜．乳移平配伍肺经引经药桔梗抗乳腺癌肺转移作用及机制的实验研究［J］．上海中医药杂志，2010，44（10）：61-65.

［22］程旭锋，刘琦，王涛，刘胜．益气养阴、散结解毒法对绝经后乳腺癌术后患者性激素调整作用的影响［J］．新中医，2010，42（11）：37-38.

［23］刘玲琳，刘胜．桔梗在乳腺癌治疗中的应用［J］．中华中医药杂志，2010，25（12）：2115-2117.

［24］高秀飞，刘胜，陈红风，阙华发，陆金根，曹永清，陈维珺，仇剑崟．乳腺癌术后抑郁障碍中医量表的研制［J］．中华中医药杂志，2010，25（12）：2264-2267.

［25］程旭锋，刘琦，刘胜．从"肝"论治乳腺癌的病机转化［J］．中国中医基础医学杂志，2011，17（2）：151-152.

［26］刘胜，吴春宇，程旭锋，杨顺芳，宋晓耘．从OPG/RANKL/RANK系统阐述补骨脂-蛇床子抑制乳腺癌骨转移的机制［J］．中国中西医结合杂志，2011，31（5）：684-689.

［27］程旭锋，刘胜，杨顺芳，刘琦．放射性核素骨显像支持下建立乳腺癌骨转移裸鼠模型［J］．中华实验外科杂志，2011（9）：1588-1590，1614.

［28］赵婧，刘胜，刘佳.266例乳腺癌术后患者5年生存分析［J］．中国中医药信息杂志，2011，18（10）：21-23.

［29］程旭锋，刘胜，杨顺芳，刘琦．药对"蛇床子-补骨脂"与乳腺癌骨转移裸鼠体重变化与骨代谢的量效关系研究［J］．中医杂志，2011，52（24）：2128-2131，a2134.

［30］程旭锋，刘琦，刘胜，张新峰，杨顺芳．药对蛇床子—补骨脂对乳腺癌骨转移裸鼠生存时间与骨损伤的影响［J］．北京中医药大学学报，2012，35（5）：317-322.

［31］黄曼，郭保凤，吴金娜，孙小慧，刘胜．靶向治疗乳腺癌骨转移的研究进展［J］．现代生物医学进展，2013，13（1）：184-186，111.

［32］吴金娜，韩向晖，叶依依，黄曼，刘胜．桔梗配伍不同治则中药对乳腺癌肺转移的影响［J］．癌症进展，2013，11（2）：159-167.

［33］刘玲琳，徐海滨，胡祖健，何俊玲，刘胜，孙霓平，花永强．癌毒从脏从痰而化论治乳腺癌肺转移［J］．中华中医药杂志，2013，28（8）：2331-2334.

[34] 张小慧，韩向晖，刘胜，王春丽 . 中药抗乳腺癌骨转移实验研究进展［J］. 世界科学技术－中医药现代化，2013，15（6）：1447－1450.

[35] 张小慧，韩向晖，刘胜，郭保凤，王春丽，韩伟 . 温肾壮骨方对乳腺癌骨转移 Tac1/NK1R 通路蛋白的影响［J］. 中成药，2014，36（8）：1569－1573.

[36] 刘玲琳，徐海滨，胡祖健，何俊玲，苏昆仑，杨欧欧，罗华，杨慧芬，刘胜，孙霃平 . 从 CXCL12/CXCR4 生物学轴探讨乳移平配伍引经药抗乳腺癌肺转移机理体外研究［J］. 中华中医药学刊，2015，33（4）：924－927.

[37] 胡啸明，刘胜 . 辛开苦降法的源流探讨及其在乳腺癌术后的应用体会［J］. 上海中医药杂志，2016，50（4）：61－63.

[38] 叶依依，刘胜，孙霃平，吴春宇 . 乳移平调控前转移微环境抑制乳腺癌肺转移的实验研究［J］. 中国中西医结合杂志，2017，37（1）：86－93.

[39] 张帅，刘胜 . 顾氏外科乳腺癌治验［J］. 吉林中医药，2017，37（3）：241－244.

[40] 郝炜，刘胜 . 桔梗防治乳腺癌术后蒽环类药物所致心脏毒性的探讨［J］. 河南中医，2017，37（6）：1116－1118.

[41] 陈佳静，孙霃平，陈力新，阮祎莹，刘胜 . 乳腺癌化疗患者 SCL－90 评分及其影响因素［J］. 中国临床研究，2019，32（2）：184－189.

[42] 史有阳，杨瑞，孙霃平，刘胜 . 刘胜教授基于五脏相关理论治疗晚期乳腺癌经验［J］. 西部中医药，2021，34（5）：39－41.

[43] 陈晨，史有阳，刘胜 . 中西医治疗乳腺癌术后伴失眠的临床研究进展［J］. 世界中西医结合杂志，2021，16（7）：1368－1372.

[44] 徐一云，陈佳静，秦悦农，吴春宇，孙霃平，刘胜 . 机器学习在乳腺癌全程全方位管理中的研究进展［J］. 医学综述，2021，27（22）：4465－4469.

[45] 阮祎莹，王怡，陈佳静，孙霃平，周细秋，刘胜 . 肉芽肿性乳腺炎阴阳辨证模型的探索性研究［J］. 医学信息，2022，35（9）：95－99.

[46] 邢佳莉，刘胜，唐新，朱滢 . 乳癌术后方加减治疗 HER－2 过表达乳腺癌回顾性分析［J］. 辽宁中医药大学学报，2022，24（4）：112－120.

[47] 杨瑞，史有阳，张洋，杨小娟，刘胜 . 基于“从化学说”浅析乳腺癌复发转移的证治规律［J］. 中华中医药杂志，2022，37（1）：187－189.

[48] 张洋，杨瑞，史有阳，王怡，李斐斐，杨小娟，韩向晖，刘胜 .“从化”学说指导下探讨乳腺癌肺、骨转移的组方原则及对巨噬细胞极化的影响［J］. 中华中医药杂志，2022，37（5）：2794－2798.

[49] Liu Sheng, Hua Yong-qiang, Sun Zhen-ping, Tan Song, Lu De-ming. Breast cancer pathogenesis of stagnation of phlegm, poison and blood stasis: rationale and clinical application in traditional Chinese medicine［J］. Journal of Chinese integrative medicine, 2007, 5(2): 122－125.

[50] Liu Sheng, Zhao Jing, Liu Jia, Sun Zhen-Ping, Hua Yong-Qiang. Effects of Ru'ai Shuhou Recipe on 5-year recurrence rate after mastectomy in breast cancer［J］. Journal of Chinese integrative medicine, 2008, 6(10): 111－114.

[51] Guo Bao-feng, Liu Sheng, Ye Yi-yi, Han Xiang-hui. Inhibitory effects of osthole, psoralen and aconitine on invasive activities of breast cancer MDA－MB－231BO cell line

and the mechanisms [J] . Journal of Chinese integrative medicine, 2011, 9(10): 1110−1107.

[52] Han Xiang-hui, Ye Yi-yi, Guo Bao-feng, Liu Sheng. Effects of platycodin D in combination with different active ingredients of Chinese herbs on proliferation and invasion of 4T1 and MDA−MB−231 breast cancer cell lines [J] . Journal of Chinese integrative medicine, 2012, 10(1): 67−75.

[53] Wu Chunyu, Sun Zhenping, Ye Yiyi, Han Xianghui., Song Xiaoyun. Psoralen inhibits bone metastasis of breast cancer in mice [J] . Fitoterapia. 2013, 91: 205−210.

[54] Ye Yiyi, Han, Xianghui, Guo, Baofeng, Sun, Zhenping, Liu heng. Combination treatment with platycodin D and osthole inhibits cell proliferation and invasion in mammary carcinoma cell lines [J] . Environ Toxicol Pharmacol. 2013, 36(1): 115−124.

[55] Wu Chunyu, Yang, Shunfang, Sun Zhenping, Han ianghui, Ye Yiyi. Characterization of the attenuation of breast cancer bone metastasis in mice by zoledronic acid using (99m)Tc bone scintigraphy [J] . Pathol Oncol Res. 2014, 20(3): 747−754.

[56] Han Xiang-hui, Wang Chun-li, Xie Yan, Ma Jiang, Zhang Xiao-hui. Anti-metastatic effect and mechanisms of Wenshen Zhuanggu Formula in human breast cancer cells [J] . Journal of ethnopharmacology, 2014, 162: 39−46.

[57] Ye Yiy, Liu, Sheng Wu, Chunyu, Sun Zhenping. TGF β modulates inflammatory cytokines and growth factors to create premetastatic microenvironment and stimulate lung metastasis [J] . Journal of molecular histology, 2015, 46(4−5): 365−375.

[58] Ye Yi-Yi, Liu Sheng, Sun Chen-Pin., Wu Chun-Yu. Ruyiping Inhibited Pulmonary Metastasis of Breast Cancer by Regulating the Formation of Pre-metastasis Microenvironment [J] . Chinese journal of integrated traditional and Western medicine, 2017, 37(1): 86−93.

[59] Wu Chunyu, Sun Zhenping, Guo Baofeng, Ye Yiyi, Han Xianghui. Osthole inhibits bone metastasis of breast cancer [J] . Oncotarget, 2017, 8(35): 58480−58493.

[60] Hao Wei, Liu Sheng, Qin Yuenong Sun Chenping, Chen Liying. Cardioprotective effect of Platycodon grandiflorum in patients with early breast cancer receiving anthracycline-based chemotherapy: study protocol for a randomized controlled trial [J] . Trials, 2017, 18(1): 386.

[61] Li Jia-Jia, Chen Wei-Ling, Wang Jian-Yi, Hu Qian-Wen, Sun Zhen-Ping. Wenshen Zhuanggu formula effectively suppresses breast cancer bone metastases in a mouse Xenograft model [J] . Acta pharmacologica Sinica, 2017, 38(10): 1369−1380.

[62] Chen Weiling, Li Jiajia, Sun Zhenping, Wu Chunyu, Ma Jiao. Comparative pharmacokinetics of six coumarins in normal and breast cancer bone-metastatic mice after oral administration of Wenshen Zhuanggu Formula. Journal of ethnopharmacology [J] . 2018, 224: 36−44.

[63] Song Xiaoyun, Zhou Xiqiu, Qin Yuenong, Yang Jianfeng, Wang Yu. Emodin inhibits epithelial-mesenchymal transition and metastasis of triple negative breast cancer via antagonism of CC-chemokine ligand 5 secreted from adipocytes. International journal of molecular medicine [J] . 2018, 42(1): 579−588.

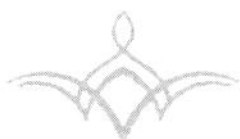

[64] Sulaiman A, McGarry S, Lam KM, El-Sahli S, Chambers J, Kaczmarek S, Li L, Addison C, Dimitroulakos J, Arnaout A, Nessim C, Yao Z, Ji G, Song H, Liu S, Xie Y, Gadde S, Li X, Wang L. Co-inhibition of mTORC1, HDAC and ESR1 α retards the growth of triple-negative breast cancer and suppresses cancer stem cells [J] . Cell Death Dis, 2018, 9(8): 815.

[65] Zheng JZ, Huang YN, Yao L, Liu YR, Liu S, Hu X, Liu ZB, Shao ZM. Elevated miR−301a expression indicates a poor prognosis for breast cancer patients [J] . Sci Rep, 2018, 8(1): 2225.

[66] Wu Chunyu., Chen Mingcang., Sun Zhenping, Ye, Yiyi, Han, Xianghui. Wenshen Zhuanggu formula mitigates breast cancer bone metastasis through the signaling crosstalk among the Jagged1/Notch, TGF − β and IL −6 signaling pathways [J] . Journal of ethnopharmacology, 2019, 232: 145−154.

[67] Chen Jiajing, Qin Yuenon., Sun Chenping, Hao Wei, Zhang Shuai. Clinical study on postoperative triple-negative breast cancer with Chinese medicine: Study protocol for an observational cohort trial [J] . Medicine, 2018, 97(25): e11061.

[68] Xie Rui-Fang, Liu Sheng, Yang Ming, Xu Jia-Qi, Li Zhi-Cheng. Effects and possible mechanism of Ruyiping formula application to breast cancer based on network prediction [J] . Scientific reports, 2019, 9(1): 5249.

[69] Ye Yiyi, Pei Lixia, Wu Chunyu, Liu Sheng. Protective Effect of Traditional Chinese Medicine Formula RP on Lung Microenvironment in Pre-Metastasis Stage of Breast Cancer [J] . Integrative cancer therapies, 2019, 18: 1534735419876341.

[70] Ma Jiao, Li Jiajia, Wang Ying, Chen Weiling, Zheng Peiyong. WSZG inhibits BMSC-induced EMT and bone metastasis in breast cancer by regulating TGF− β 1/Smads signaling [J] . Biomedicine & pharmacotherapy, 2019, 121: 109617.

[71] Hao wei, Shi Youyang, Qin Yuenong, Sun Chenping, Chen Liying. Protects Against Anthracycline-Induced Cardiotoxicity in Early Breast Cancer Patients [J] . Integrative cancer therapies, 2020, 19: 1534735420945017.

[72] Wang Yi, Li Jian-Wei, Qin Yue-Nong, Sun Chen-Ping, Chen jia-Jing. Clinical observation on the effect of Chinese medicine- “TCM formula” intervention on recurrence and metastasis of triple negative breast cancer [J] . Complementary therapies in medicine, 2020, 52: 102456.

[73] Shi Youyang, Li Feifei, Shen Man, Sun Chenpi, Hao Wei. Luteolin Prevents Cardiac Dysfunction and Improves the Chemotherapeutic Efficacy of Doxorubicin in Breast Cancer [J] . Frontiers in cardiovascular medicine, 2021, 8: 750186.

[74] Jiang Z, Pei L, Xie Y, Ye Q, Liang X, Ye Y, Liu S. Ruyiping formula inhibits metastasis via the microRNA −134 −SLUG axis in breast cancer [J] . BMC Complement Med Ther, 2021, 21(1): 191.

[75] Xie Ying, Jiang Ziwei, Yang Rui, Ye Yiyi, Pei, Lixia. Polysaccharide-rich extract from Polygonatum sibiricum protects hematopoiesis in bone marrow suppressed by triple negative breast cancer [J] . Biomedicine & pharmacotherapy, 2021, 137: 111338.

[76] Yang Rui, Shi You-Yang, Han Xiang-Hui, Liu Sheng. The Impact of Platinum-Containing Chemotherapies in Advanced Triple-Negative

Breast Cancer: Meta-Analytical Approach to Evaluating Its Efficacy and Safety [J]. Oncology research and treatment, 2021; 44(6): 333-343.

[77] Yang Rui, Xie Ying, Li Qiong, Ye Yiyi, Shi Youyang. Ruyiping extract reduces lung metastasis in triple negative breast cancer by regulating macrophage polarization [J]. Biomedicine & pharmacotherapy, 2021, 141.

[78] Li Feifei, Zhang Yan, Shi Youyang, Liu Sheng. Comprehensive Analysis of Prognostic and Immune Infiltrates for RAD51 in Human Breast Cancer [J]. Critical reviews in eukaryotic gene expression, 2021, 31(4): 71-79.

[79] Wu C, Sun C, Liu G, Qin Y, Xue X, Wu X, Wang Q, Liu J, Ye Z, Li Q, Qu W, Wang Y, Zhang S, Shao Z, Liu S. Effectiveness of the Sanyin Formula Plus Chemotherapy on Survival in Women With Triple-Negative Breast Cancer: A Randomized Controlled Trial [J]. Front Oncol, 2022, 26(12): 850155.

[80] Chen YQ, Song HY, Zhou ZY, Ma J, Luo ZY, Zhou Y, Wang JY, Liu S, Han XH. Osthole inhibits the migration and invasion of highly metastatic breast cancer cells by suppressing ITGα3/ITGβ5 signaling [J]. Acta Pharmacol Sin, 2022, 43(6): 1544-1555.

[81] Li Feifei, Shi Youyang, Zhang Yang, Yang Xiaojuan, Wang Yi. Investigating the mechanism of Xian-ling-lian-xia-fang for inhibiting vasculogenic mimicry in triple negative breast cancer via blocking VEGF/MMPs pathway [J]. Chinese medicine, 2022, 17(1): 44.

[82] Li Feifei, Shi Youyang, Yang Xiaojuan, Luo Zhanyang, Zhang Guangtao. Anhydroicaritin Inhibits EMT in Breast Cancer by Enhancing GPX1 Expression: A Research Based on Sequencing Technologies and Bioinformatics Analysis [J]. Frontiers in cell and developmental biology, 2022, 9: 764481.

四、皮肤科

[1] 马绍尧，钱雪华，陶颖．辨证治疗系统性红斑狼疮96例临床观察[J]．新中医，1994，(3)：45-46.

[2] 许能，马绍尧．辨证治疗25例红皮病型银屑病的临床观察[J]．新中医，1996，(2)：47-48.

[3] 李咏梅，陈佳漪，马绍尧．自拟方治疗黄褐斑312例[J]．辽宁中医杂志，1996，23(6)：271.

[4] 李咏梅，马绍尧，何川娣，冯国强．辨证治疗50例系统性硬皮病临床总结[J]．新中医，1998，30(8)：38-39.

[5] 高尚璞．唐汉钧治疗疑难杂症经验撷萃[J]．辽宁中医杂志，2001(4)：245-246.

[6] 高尚璞．唐汉钧治疗疑难杂症拾粹[J]．实用中医药杂志，2001(4)：36-37.

[7] 高尚璞．唐汉钧教授治疗外科血瘀证的经验[J]．新中医，2001(10)：10-11.

[8] 高尚璞．汝丽娟教授治疗桥本甲状腺炎继发甲状腺功能减退症的经验[J]．上海中医药杂志，2002(1)：32-33.

[9] 冯国强，宋瑜，李咏梅．中药治疗30例光敏性皮肤病临床观察[J]．中国中西医结合皮肤性病学杂志，2003，2(1)：43.

[10] 高尚璞，李咏梅，冯国强，宋瑜，于波．青叶霜外用治疗银屑病皮损的实验研究[J]．上海中医药大学学报，2003(4)：52-54.

[11] 高尚璞，唐汉钧，贾喜花，牟明春，郑勇．乳宁Ⅱ号对乳腺癌术后患者及荷瘤小鼠细胞免

疫功能的影响［J］. 中国中医药科技，2003（5）：261-262.

［12］高尚璞，贾喜花，唐汉钧 . 乳宁Ⅱ号方对乳腺癌术后细胞免疫功能及凝血-纤溶系统的调节作用［J］. 辽宁中医杂志，2003（8）：629-630.

［13］高尚璞，阙华发，牟明春，贾喜花，宋瑜，唐汉钧 . 乳宁Ⅱ号对人乳腺癌 MDA-MB-435 裸小鼠移植瘤中血管内皮生长因子表达的影响［J］. 中医杂志，2004（4）：295-297.

［14］李咏梅，马绍尧，宋瑜 . 活血补肾合剂治疗脱发 317 例疗效观察［J］. 浙江中西医结合杂志，2004，14（7）：440-441.

［15］高尚璞，李咏梅，宋瑜，冯国强，马绍尧 . 活血补肾合剂对 C57BL/6 小鼠毛发生长的影响［J］. 中国中西医结合皮肤性病学杂志，2005（2）：74-77.

［16］高尚璞，李咏梅，顾敏婕，陈妙善，李燕娜，马绍尧 . 活血补肾合剂治疗肾虚血瘀型斑秃的临床观察［J］. 上海中医药杂志，2005（7）：39-41.

［17］宋瑜，李咏梅，马绍尧，冯国强，陈妙善，顾敏婕 . 除湿止痒合剂治疗湿疹的临床研究［J］. 中国中西医结合皮肤性病学杂志，2006，6（2）：70-72.

［18］高尚璞，黄岚，杨新伟 . 活血补肾合剂对 C57BL/6 小鼠皮肤血管新生及毛囊中血管内皮细胞生长因子表达的影响［J］. 中西医结合学报，2007，5（2）：170-173.

［19］宋瑜，李咏梅，李燕娜 . 苦参素注射液治疗湿疹 64 例临床观察［J］. 实用临床医药杂志，2007，11（5）：100-101.

［20］李燕娜，李咏梅 . 除湿止痒合剂治疗湿疹疗效观察及其对血清 IL-4 水平的影响［J］. 上海中医药杂志，2007，41（10）：53-54.

［21］李咏梅，马绍尧，冯国强 . 从肝论治银屑病 495 例疗效观察［J］. 浙江中西医结合杂志，2007，17（12）：776-777.

［22］宋瑜，李咏梅，马绍尧，高尚璞，李燕娜 . 除湿止痒合剂对变应性接触性皮炎小鼠模型 TH1/TH2 相关细胞因子水平的影响［J］. 成都中医药大学学报，2008，31（1）：32-34.

［23］宋瑜，马绍尧，李咏梅 . 马绍尧辨证施治“血管炎”的临床经验［J］. 浙江中西医结合杂志，2008，18（3）：133-134，141.

［24］宋瑜，马绍尧，李咏梅 . 马绍尧教授治疗婴儿湿疹的临床经验［J］. 浙江中西医结合杂志，2008，18（4）：199-200.

［25］宋瑜，马绍尧，李咏梅 . 马绍尧教授应用膏方治疗皮肤病验案［J］. 浙江中西医结合杂志，2009，19（10）：596-598.

［26］高尚璞，李咏梅，花永强 . 活血补肾合剂对人头皮毛乳头细胞中血管内皮细胞生长因子表达的影响［J］. 上海中医药大学学报，2010，24（6）：64-66.

［27］冯国强，李咏梅，李晓睿，宋瑜，李燕娜 . 寻常型银屑病伴艾滋病 1 例［J］. 中国麻风皮肤病杂志，2010，26（7）：511-512.

［28］高尚璞 . 姜黄素对小鼠角质形成细胞核转录因子 κB 及其抑制因子 IκBα 的影响［J］. 中国皮肤性病学杂志，2011，25（6）：419-422.

［29］杨芮姗，李咏梅，冯国强，李燕娜，郭潋，高尚璞 . 养阴清肺方治疗青春期后痤疮 56 例［J］. 上海中医药杂志，2011，45（5）：63-64.

［30］李晓睿，李咏梅 . 活血补肾合剂联合 NB-UVB 治疗白癜风临床观察［J］. 长春中医药大学学报，2011，27（1）：118-119.

［31］李晓睿，李咏梅，宋瑜，郭潋 . 苦黄注射液联合复方甘草酸苷治疗急性湿疹 30 例临床观察［J］. 江苏中医药，2011，43（4）：50-52.

[32] 高尚璞，李咏梅，冯国强，顾敏婕，李燕娜，李晓睿，宋瑜，代文月，张朋月．活血补肾合剂治疗女性肝肾阴虚型脱发临床研究[J]．上海中医药大学学报，2013，27（2）：48-50.

[33] 高尚璞，杨芮姗，李咏梅，冯国强，宋瑜，李晓睿，李燕娜，顾敏婕，郭潋．养阴清肺方治疗女性青春期后痤疮 33 例临床观察[J]．中医杂志，2013，54（2）：134-137.

[34] 宋瑜，李咏梅，顾敏婕，傅佩骏，冯国强，李燕娜，李晓睿．马绍尧从脾论治湿疹经验[J]．上海中医药大学学报，2013，27（3）：1-3.

[35] 李燕娜，李咏梅，郭潋，李晓睿．肺除刺方免疫抗炎作用的实验研究及对血清 sIL-R 的影响[J]．上海中医药杂志，2013，47（5）：85-88.

[36] 李晓睿，李咏梅，高尚璞，宋瑜，李燕娜．活血补肾合剂对白癜风小鼠模型皮损区酪氨酸酶及白细胞介素-6 表达的影响[J]．上海中医药杂志，2013，47（7）：87-89.

[37] 李晓睿，李咏梅．屈侧银屑病 1 例[J]．临床皮肤科杂志，2014，43（2）：96-97.

[38] 饶琪，宋瑜．中医药治疗特应性皮炎研究进展[J]．浙江中西医结合杂志，2014，24（7）：651-654.

[39] 宋瑜，杨扬，蔡希，张慧敏，李咏梅，马绍尧．运脾化湿清肺汤治疗脾虚型特应性皮炎 60 例[J]．上海中医药杂志，2014，48（8）：51-52，56.

[40] 顾敏婕，马绍尧．马绍尧辨治儿童银屑病经验[J]．上海中医药杂志，2014，48（9）：1-3.

[41] 顾敏婕，马绍尧．马绍尧教授治疗白癜风经验[J]．浙江中西医结合杂志，2014，24（11）：943-944.

[42] 张朋月，高尚璞．疏风解毒胶囊治疗玫瑰糠疹验案举隅[J]．内蒙古中医药，2014，33（36）：31-32.

[43] 陆博文，楼映，高尚璞．解表法辨治慢性荨麻疹临床经验[J]．亚太传统医药，2015，11（4）：71-72.

[44] 李燕娜，李咏梅，宋瑜，李晓睿．甘草锌颗粒联合抗组胺药治疗皮肤瘙痒病临床观察[J]．浙江中西医结合杂志，2015，25（5）：470-471.

[45] 张朋月，钱咏梅，李咏梅，杨波，李晓睿，李燕娜，宋瑜，顾敏婕，冯国强，高尚璞．泻肝凉血解毒方对豚鼠银屑病样皮损 IL-17 和 IL-23 水平的影响[J]．上海中医药大学学报，2015，29（5）：78-83.

[46] 张朋月，李咏梅，冯国强，李燕娜，顾敏婕，高尚璞．活血补肾合剂对女性型脱发患者雄激素水平的影响[J]．浙江中医杂志，2015，50（6）：444-445.

[47] 宋瑜，陈红风，李咏梅，潘一滨，李晓睿．互动式教学模式下的中医外科学教学网络平台设计与应用[J]．中国高等医学教育，2016，（2）：22-23.

[48] 徐淼，宋瑜．特应性皮炎的中医内治法研究进展[J]．浙江中西医结合杂志，2016，26（4）：395-398.

[49] 张朋月，强燕，陈丽宏，李咏梅，杨波，李晓睿，高尚璞．泻肝凉血解毒方对豚鼠银屑病样皮损 TNF-α 的影响[J]．上海中医药杂志，2016，50（10）：96-98，102.

[50] 李淑，彭勇，马绍尧，吴孙思，李咏梅．李咏梅运用膏方调治黄褐斑经验[J]．上海中医药杂志，2016，50（12）：24-26.

[51] 李晓睿，李咏梅，蔡希，张慧敏，吴胜利，宋瑜，高尚璞，顾敏婕，冯国强，李燕娜，杨波，程塞渊，平立．从肝论治寻常型银屑

病的临床多中心随机对照研究［J］. 长春中医药大学学报，2017，33（6）：960-963.

［52］张朋月，杨波，李咏梅，李晓睿，高尚璞. 泻肝凉血解毒方对豚鼠银屑病模型IL-23/Th17轴的调节作用［J］. 中华中医药杂志，2017，32（7）：3217-3220.

［53］程塞渊，杨波，李咏梅．"瘾疹"及其相关病名的探讨［J］. 中医药文化，2018，13（2）：86-91.

［54］杨斐，温家馨，李咏梅，高尚璞. 活血补肾合剂治疗肝肾阴虚型女性型脱发的临床研究［J］. 上海中医药杂志，2018，52（3）：62-64.

［55］平立，杨斐，高尚璞. 泻肝凉血解毒方治疗斑块型银屑病的临床观察［J］. 上海中医药大学学报，2018，32（4）：38-40.

［56］吴孙思，李咏梅. 李咏梅教授运用膏方治疗脂溢性脱发临床举隅［J］. 中国中西医结合皮肤性病学杂志，2018，17（6）：546-549.

［57］李晓睿，李咏梅. 马绍尧从肝辨治银屑病临床经验撷菁［J］. 江苏中医药，2018，50（6）：20-22.

［58］平立，李咏梅，高尚璞，李燕娜，李晓睿. 寻常型银屑病中医辨证分型与生活质量的相关因素研究［J］. 世界临床药物，2018，39（7）：475-479.

［59］葛进满，高尚璞. 活力苏口服液联合复方甘草酸苷片治疗斑秃的疗效及对血清IFN-γ和IL-4的影响［J］. 现代实用医学，2018，30（9）：1219-1221.

［60］李晓睿，李咏梅，高尚璞，宋瑜，冯国强，顾敏婕，李燕娜. 青黛膏联合加热封包疗法治疗斑块型银屑病［J］. 吉林中医药，2018，38（11）：1295-1298.

［61］李晓睿，张希琳，李咏梅，阙华发，顾军. 银屑病从血论治调节T淋巴细胞研究进展［J］. 中国中西医结合皮肤性病学杂志，2019，18（5）：517-520.

［62］吴孙思，李咏梅. 痤疮中医辨证分型与生活质量的相关性研究［J］. 世界临床药物，2019，40（2）：114-118.

［63］肖青青，高尚璞，宋瑜. 饮食在痤疮发病中的研究进展［J］. 世界最新医学信息文摘，2019，19（92）：92-93.

［64］张香坡，李燕娜，李咏梅. 疏风解毒胶囊治疗寻常型点滴状银屑病（风热血毒证）的疗效观察［J］. 中国中医急症，2020，29（1）：133-135.

［65］李淑，李晓睿，吴孙思. 李咏梅辨治带状疱疹后遗神经痛经验撷粹［J］. 江苏中医药，2020，52（3）：17-19.

［66］常秋伊，宋瑜. 亚急性湿疹中医内治处方用药规律研究［J］. 内蒙古中医药，2020，39（6）：151-153.

［67］秦岭，高春芳，宋瑜. 经方治疗水痘-带状疱疹病毒感染探讨［J］. 上海中医药杂志，2020，54（8）：53-56.

［68］施佳晨，李晓睿，吴平，赵鹏飞，李咏梅. 苦参新醇F对黑素细胞氧化应激及自噬的影响［J］. 上海中医药大学学报，2021，35（4）：73-78.

［69］许丹婷，严欣雨，娄力韦，吉凯峰，吴孙思，张香坡，宋瑜. 含马齿苋及酸浆提取物护肤品对面部再发性皮炎辅助治疗临床观察［J］. 皮肤病与性病，2021，43（6）：761-763.

［70］严欣雨，宋瑜，许丹婷，吉凯峰. 含马齿苋及青刺果油护肤品对口周皮炎辅助治疗作用的临床观察［J］. 皮肤病与性病，2021，43（6）：759-760，766.

［71］宋瑜，陈红风，潘一滨，刘胜，阙华发，陆金根，吴晓莉，刘萍．"顾氏外科"师承教育融于中医外科学住培教学中的实践与探索

[J]. 中国毕业后医学教育，2022，6（3）：241-244.

[72] 胡凯舒，杨波，黄琼，等. 泻肝凉血解毒方治疗银屑病血热证随机对照观察[J]. 中国中西医结合杂志，2022，(8)：1-4.

[73] 李晓睿，宋瑜，高尚璞，冯国强，程塞渊. 5+3 一体化培养方式下中医皮肤科临床教学模式初探[J]. 中国中医药现代远程教育，2022，20（9）：12-14.

五、肛肠科

[1] 陆燕华，陆金根，丁敏. 成功救治会阴部急性坏死性筋膜炎 1 例[J]. 上海中医药杂志，1995（2）：34.

[2] 曹永清，卢阳，徐昱旻. 不同手术方法治疗复杂性肛瘘的疗效观察与评估[J]. 上海中医药杂志，2000，34（2）：42-43.

[3] 丁敏，陆金根. 痔愈洗剂促进伤口愈合作用机理探析[J]. 辽宁中医杂志，2001，28（10）：610-611.

[4] 丁敏. 痔愈洗剂促进伤口愈合作用机理探析[J]. 辽宁中医杂志，2001（10）：610-611.

[5] 易进，徐昱旻. 温肾健脾法治疗顽固性溃疡性结肠炎[J]. 湖北中医杂志，2002，24（2）：28-29.

[6] 曹永清. 肛瘘诊疗规范化研究的几点设想[J]. 中医杂志，2003，44（z1）：85-86.

[7] 郭修田，徐昱旻，王琛. 陆金根教授肛肠病手术经验撷萃[J]. 中医杂志，2003，44（z1）：258-259.

[8] 何春梅. 便秘的治疗研究进展[J]. 中医杂志，2003，44（z1）：178-179.

[9] 何春梅. 黄芪治疗肛肠病临床应用初探[J]. 中医杂志，2003，44（z1）：217.

[10] 徐昱旻，易进. 三七化痔丸治疗痔疾的临床研究[J]. 辽宁中医杂志，2003，30（4）：268-268.

[11] 何春梅，曹永清，陆金根. 隧道式拖线加内口切挂术治疗后位马蹄型肛瘘 46 例[J]. 上海中医药杂志，2004，38（6）：32-33.

[12] 黄鸿翔，王琛，郭修田，武振红. 痔瘘术后疼痛原因探讨及防治[J]. 河北医学，2004（9）：828-829.

[13] 曹永清，何春梅，陆金根. 温肾健脾方对大鼠慢性创面愈合的影响[J]. 中西医结合学报，2005，3（3）：220-224.

[14] 何春梅，曹永清，郭修田，王琛，徐昱旻，黄河. 陆金根治疗肛周坏死性筋膜炎经验[J]. 中医杂志，2005（11）：817-818.

[15] 何春梅，曹永清，陆金根. 黄芪治疗肛肠病的应用体会[J]. 上海中医药杂志，2005（5）：27-28.

[16] 何春梅，曹永清，陆金根. 中西医结合治疗肛周急性坏死性筋膜炎 9 例[J]. 中西医结合学报，2005，3（3）：233-234，237.

[17] 陆金根，潘一滨，曹永清，杨巍，张鑫麟等. 从复黄片的临床研究谈谈中药临床试验的设计与质量控制[J]. 中西医结合学报，2005，3（3）：191-194.

[18] 潘一滨，曹永清，陆金根. 复黄片治疗痔出血 144 例的随机双中心单盲临床试验[J]. 中国新药与临床杂志，2005，24（8）：643-646.

[19] 王琛，陆金根. 环状痔手术治疗进展[J]. 上海中医药大学学报，2005，19（4）：57-59.

[20] 曹永清. 挂线疗法在肛瘘治疗中的临床应用[J]. 江苏中医药，2006，27（8）：6-7.

[21] 郭修田，黄鸿翔，曹永清，易进，陆金根. 保留齿线悬吊术治疗环状混合痔[J]. 中国中西医结合外科杂志，2006，12（1）：10-13.

[22] 陆金根，曹永清，何春梅，郭修田，黄鸿翔，易进，肖立新，徐昱旻，丁敏，潘一

滨，王琛．隧道式拖线术治疗单纯性肛瘘的临床研究［J］．中西医结合学报，2006，4（2）：140－146.

［23］姚一博，陆金根，曹永清，方邦江．慢性功能性便秘的中医药治疗研究［J］．湖北中医学院学报，2006（4）：57－59.

［24］郭修田，曹永清，黄鸿翔．截断结扎术治疗重度混合痔临床研究［J］．上海中医药杂志，2007，41（6）：64－65.

［25］何春梅，陆金根，曹永清，金如峰，郭修田．隧道式主管拖线术治疗单纯性肛瘘疗效和生活质量评价［J］．中国中西医结合外科杂志，2007，13（4）：329－332.

［26］何春梅，陆金根，曹永清．益气开秘方对结肠慢输型便秘大鼠肠动力和肠神经肽的影响［J］．中西医结合学报，2007，5（2）：160－164.

［27］陆金根，何春梅，姚一博．隧道式拖线术式治疗肛瘘的操作要点及临证体会［J］．上海中医药大学学报，2007，21（2）：5－8.

［28］孙彦辉，曹永清，黄鸿翔，郭修田．齿形结扎皮桥整形术治疗环状混合痔临床观察［J］．现代中西医结合杂志，2007（22）：3129－3130.

［29］孙彦辉，曹永清，陆金根，黄鸿翔，郭修田．内口超声刀、顶端旷置及隧道式拖线术治疗后蹄铁型肛瘘［J］．中西医结合学报，2007，5（5）：589－591.

［30］孙彦辉，曹永清．脓肿切开双套管引流治疗直肠后间隙脓肿1例［J］．结直肠肛门外科，2007，13（1）：50－51.

［31］王琛，曹永清，郭修田，黄鸿翔，姚一博，梁宏涛，陆金根．体表瘘管大鼠模型的建立［J］．上海中医药大学学报，2007（6）：62－65.

［32］王琛，陆金根．隧道式拖线法与瘘管切除法治疗低位复杂性肛瘘的疗效比较［J］．中西医结合学报，2007，5（2）：193－194.

［33］肖立新，陆金根．低位切开高位扩创引流治疗高位复杂性括约肌间肛瘘的临床观察［J］．上海中医药杂志，2007（8）：58－59.

［34］肖立新，陆金根．外剥内扎悬吊术治疗环状混合痔的临床观察［J］．中西医结合学报，2007，5（4）：460－462.

［35］肖立新．低位切开高位扩创引流治疗高位复杂性括约肌间肛瘘的临床观察［J］．上海中医药杂志，2007，41（8）：58－59.

［36］徐昱旻，曹永清．疗痔胶囊治疗内痔湿热蕴结证临床疗效观察［J］．辽宁中医杂志，2007（9）：1254－1256.

［37］徐昱旻．陆金根运用拖线法治疗肛瘘经验探讨［J］．上海中医药杂志，2007，41（7）：14－15.

［38］张强，陆金根，曹永清．应用上唇系带龈交穴诊治痔疮的研究进展［J］．中国全科医学，2007，10（24）：2091－2092.

［39］曹永清．痔的治疗方法［J］．中西医结合结直肠病学，2008，2（3）：426－427.

［40］丁敏，黄鸿翔，曹永清．隧道式拖线引流加挂线术治疗62例肛周深部脓肿体会［J］．中西医结合学报，2008，6（10）：1068－1070.

［41］丁敏，王琛，曹永清．降结肠息肉1例［J］．现代中西医结合杂志，2008，17（12）：1892－1892.

［42］韩向晖，陆金根，曹永清，安红梅，花永强，尤圣富．复黄片防治痔疮的药效学研究［J］．上海中医药大学学报，2008（5）：59－62.

［43］何春梅，陆金根，曹永清，姚一博．益气开秘方对慢输型便秘疗效和生存质量的影响［J］．上海中医药大学学报，2008（5）：33－36.

［44］黄河，陆金根，曹永清．促愈汤改善混合痔术后疼痛和水肿的临床观察［J］．上海中医

药杂志，2008，42（8）：42-44.

［45］黄河，陆金根，曹永清．放射性直肠炎的治疗进展［J］．中西医结合学报，2008，6（9）：975-978.

［46］李继扬，陆金根，曹永清，邱明丰．复黄片微生物限度检查法的建立［J］．复旦学报（医学版），2008（6）：922-924+934.

［47］陆金根，阙华发，陈红风，曹永清，王云飞，王琛，姚一博．拖线疗法治疗难愈性窦瘘的优势［J］．中西医结合学报，2008，6（10）：991-994.

［48］孙彦辉，曹永清，郭修田．手法合大承气汤灌肠治疗粪嵌塞18例观察［J］．中国临床医生，2008，36（1）：43-44.

［49］孙彦辉，曹永清，陆金根，郭修田．超声刀切开引流在小儿肛瘘治疗中的应用——附21例报告［J］．中西医结合学报，2008，6（4）：414-415.

［50］张强，陆金根，曹永清．肛门皮下脓肿误治致坐骨直肠窝脓肿一例［J］．中国全科医学，2008，11（20）：1877-1877.

［51］张强，陆金根，曹永清．痔上黏膜环形切除钉合术治疗痔疮的新进展［J］．中国全科医学，2008，11（16）：1511-1512.

［52］董青军，黄鸿翔，郭修田，丁敏，曹永清．隧道式拖线加内口超声刀切开术治疗高位复杂性肛瘘一例［J］．中国全科医学，2009，12（17）：1638-1639.

［53］郭修田，董青军，曹永清．温和灸对大鼠肛瘘术后创面组织修复中血管生成及微循环的影响［J］．中西医结合学报，2009，7（12）：1154-1158.

［54］韩向晖，陆金根，曹永清，安红梅，花永强，尤圣富．复黄片止血抗炎消肿抗菌作用的实验研究［J］．时珍国医国药，2009，20（5）：1096-1099.

［55］何春梅，陆金根，曹永清，姚一博．从拖线术治疗肛瘘方案设计探讨外科手术临床试验特点：前瞻性多中心随机对照临床试验［J］．中西医结合学报，2009，7（12）：1113-1118.

［56］何春梅．陆金根辨治婴幼儿肛瘘经验［J］．上海中医药杂志，2009，43（3）：7-8.

［57］胡德昌，郭修田，曹永清．分段齿形外剥内扎加附加术治疗63例环状混合痔［J］．中西医结合学报，2009，7（12）：1181-1183.

［58］潘一滨，曹永清，陆金根，甄金霞．难治性肛瘘三种诊断方法的一致性分析研究［J］．中国医药导刊，2009，11（8）：1259-1261.

［59］王琛，陆金根，曹永清，郭修田，梁宏涛．隧道式拖线法对瘘管大鼠Ⅰ型和Ⅲ型胶原表达的影响［J］．中国中西医结合外科杂志，2009，15（4）：428-432.

［60］王琛，陆金根，曹永清，郭修田，梁宏涛．隧道式拖线术结合九一丹对大鼠体表瘘管的治疗作用［J］．上海中医药大学学报，2009，23（3）：56-59.

［61］姚一博，曹永清，何春梅，徐昱旻，梁宏涛，张强，林晖，虞洁薇．麻仁软胶囊改善功能性便秘患者肠道动力障碍的临床研究［J］．中国医药，2009，4（6）：445-447.

［62］张强，陆金根，曹永清．肛周脓肿的手术治疗进展［J］．中西医结合学报，2009，7（12）：1104-1107.

［63］曹永清，潘一滨，郭修田，董青军．肛瘘临床治疗策略［J］．世界中医药，2010，5（4）：275-277.

［64］曹永清，王琛，潘一滨，郭修田．置管引流术治疗高位肛瘘21例临床分析及若干问题探索［J］．上海中医药大学学报，2010，24（5）：36-38.

［65］郭修田，胡德昌，王琛，梁宏涛，董青军，

曹永清.截断结扎术治疗重度混合痔30例临床研究[J].世界中医药，2010，5（6）：388-390.

[66] 黄鸿翔，姚一博，丁敏.缚扎固定法治疗伴有重度合并症混合痔30例临床观察[J].上海中医药杂志，2010，44（4）：45-46.

[67] 贾国璞，曹永清，郭修田.痔的治疗进展[J].中国医药导刊，2010，12（2）：223-224.

[68] 王琛，郭修田，梁宏涛，姚一博.陆金根治疗肛肠疾病术后并发症经验[J].上海中医药杂志，2010，44（1）：9-10.

[69] 闫伟，潘一滨，陆金根.溃疡性结肠炎的中医药治疗特色与优势[J].辽宁中医药大学学报，2010，12（12）：136-138.

[70] 甄金霞，曹永清，潘友珍.肛瘘辨证分型与血流动力学关系的研究[J].辽宁中医杂志，2010，37（7）：1298-1300.

[71] 曹永清，郭修田，王琛，张强，梁宏涛，应光耀，沈德海，唐一多.线管分期引流法治疗复杂性肛瘘的多中心随机对照临床研究[J].上海中医药大学学报，2011，25（6）：38-43.

[72] 董青军，郭修田，王琛，胡德昌，潘一滨，曹永清.通督化瘀灸促进混合痔术后愈合30例临床研究[J].江苏中医药，2011，43（11）：54-55.

[73] 董青军，郭修田，甄金霞，曹永清.开环式痔上黏膜吻合术与Milligan-Morgan术治疗混合痔的临床疗效评价[J].上海中医药杂志，2011，45（9）：51-53.

[74] 董青军，何春梅，张静喆，姚一博，王琛，丁敏，郭修田，黄鸿翔，曹永清.小切口置管加药线引流术治疗后蹄铁型肛周脓肿的回顾性分析[J].上海中医药杂志，2011，45（12）：66-67+76.

[75] 董青军，孙彦辉，郭修田，曹永清.温和灸促进肛瘘术后创面组织修复的实验研究[J].时珍国医国药，2011，22（7）：1764-1766.

[76] 蒋伟冬，陆金根，曹永清，梁宏涛.散瘀止痛方熏洗对大鼠炎症足趾PGE_2含量及COX-2表达影响的实验研究[J].中华中医药学刊，2011，29（6）：1390-1392.

[77] 李锋，曹永清.痔的手术治疗现状[J].医学综述，2011，17（8）：1179-1181.

[78] 梁宏涛，陆金根.熏洗疗法在痔、肛瘘、肛裂治疗中的应用进展[J].辽宁中医杂志，2011，38（11）：2295-2297.

[79] 陆金根，王琛，曹永清，姚一博.中医拖线和垫棉压迫疗法治疗藏毛窦1例[J].中西医结合学报，2011，9（1）：36-37.

[80] 王琛，陆金根，银浩强，曹永清.中医拖线疗法治疗大鼠皮下瘘感染模型[J].中西医结合学报，2011，9（5）：565-569.

[81] 闫伟，陆金根，曹永清.中药治疗溃疡性结肠炎的优势[J].世界中医药，2011，6（6）：515-516.

[82] 郑振麟，陆金根，郭修田，张旗等.益气开秘方治疗功能性便秘46例[J].世界中医药，2011，6（1）：42.

[83] 曹永志，何春梅，姚一博，殷立新，易进，丁敏，郭修田，黄鸿翔，曹永清.中医“药线疗法”临床应用概况[J].上海中医药杂志，2012，46（5）：95-96.

[84] 畅立强，陆金根，曹永清.愈创汤对低位单纯性肛瘘术后创面促愈机理的临床研究[J].成都中医药大学学报，2012，35（2）：57-60.

[85] 畅立强，陆金根，曹永清.愈创汤对低位单纯性肛瘘术后创面愈合及肛门直肠功能的影响[J].上海中医药杂志，2012，46（6）：80-82.

[86] 郭修田，王琛，潘一滨，张旗，郑振麟，陆

金根．陆金根教授诊治肛肠外科疾病的学术思想初探［J］．上海中医药大学学报，2012，26（1）：1-3.

［87］梁宏涛，陆金根，蒋伟冬，姚一博，王琛．混合痔术后运用散瘀止痛方熏洗60例［J］．世界中医药，2012，7（2）：122-123.

［88］陆金根．国家中医药管理局农村中医适宜技术推广专栏（62）主管拖线法治疗单纯性肛瘘技术［J］．中国乡村医药，2012，19（4）：92-93.

［89］沈晓，王琛，曹永清．复杂性肛瘘的微创治疗研究进展［J］．中华中医药杂志，2012，27（8）：2146-2148.

［90］孙彦辉，曹永清，黄鸿翔，郭修田，胡德昌，董青军．温和灸促进肛瘘术后组织修复作用的临床研究［J］．南京中医药大学学报，2012，28（4）：321-323.

［91］杨杰，郭修田，曹永清．痔上黏膜环切术治疗脱垂性痔病的临床研究［J］．中医学报，2012，27（7）：810-811.

［92］姚一博，李峰．益气开秘方联合生物反馈治疗脾气虚弱型便秘的临床观察［J］．世界中医药，2012，7（5）：382-384.

［93］董青军，郭修田，胡德昌，王琛，张旗，付军伟，王明华，张永安，曹永清．隧道式拖线术治疗低位复杂性肛瘘的多中心临床研究［J］．上海中医药大学学报，2013，27（6）：43-46.

［94］董艳，何春梅，陆金根．益气开秘方调控肠道 Cajal 细胞 NO-cGMP-PKG 通路的实验研究［J］．上海中医药大学学报，2013，27（3）：82-86.

［95］郭修田，陆彩忠，石建才，王琛，曹永清．外剥内扎术联合内括约肌侧切治疗环状混合痔40例［J］．上海中医药杂志，2013，47（5）：69-71.

［96］何春梅，梁宏涛，姚一博，陆金根，曹永清．药线疗法治疗肛门直肠周围脓肿的临床规范化研究［J］．上海中医药杂志，2013，47（6）：70-73.

［97］孙健，陆金根，林晖，童春惠．生物反馈在不同类型功能性便秘中的治疗进展［J］．结直肠肛门外科，2013，19（4）：268-270.

［98］王琛，陆金根．垫棉压迫法在肛肠疾病的应用［J］．世界中西医结合杂志，2013，8（1）：79-81.

［99］王佳雯，陆金根，曹永清，潘一滨．姜露散对大鼠感染性创面提脓祛腐的作用及机制［J］．世界中医药，2013，8（12）：1467-1470.

［100］王佳雯，潘一滨，陈红风．多媒体结合PBL教学模式在中医外科临床见习中的应用初探［J］．世界中医药，2013（9）：1115-1117.

［101］董佳容，李艳芬，陆金根．益气开秘方治疗气阴亏损型慢性便秘105例临床观察［J］．世界中医药，2014（12）：1626-1629.

［102］何春梅，陆金根．益气开秘方对慢传输型便秘小鼠肠道动力的影响［J］．上海中医药杂志，2014，48（2）：72-75.

［103］蒋伟冬，郭修田，陆金根，曹永清，梁宏涛．丹卿方熏洗在肛肠病术后应用的多中心随机对照研究［J］．世界中医药，2014，9（3）：305-307，310.

［104］李艳芬，周细秋，陆金根．陆金根教授治疗肛肠疾病验案4则［J］．陕西中医，2014（10）：1419-1420.

［105］王龙凤，曹永清．婴幼儿肛瘘治疗研究［J］．吉林中医药，2014，34（3）：246-248.

［106］周细秋，金文琪，郭修田，张仕卿，文铁桥，曹永清，陆金根．温和灸对大鼠肛门括约肌损伤后间充质干细胞移植归巢的影响［J］．上海中医药大学学报，2014，28

（3）：86-89，103.

［107］董佳容，陆金根．复方中药治疗慢性功能性便秘实验研究进展［J］．辽宁中医药大学学报，2015，17（3）：219-222.

［108］董青军，梁宏涛，姚一博，潘一滨，张强，殷立新，王琛，郭修田，曹永清，陆金根．国内拖线术治疗肛瘘的临床疗效性及安全性的系统评价［J］．世界中医药，2015，10（4）：594-597.

［109］董青军，易进，王琛，郭修田，曹永清，陆金根．拖线联合置管术治疗马蹄形伴直肠周围深部间隙肛周脓肿34例临床研究［J］．江苏中医药，2015，47（7）：46-47，50.

［110］李小嘉，金文琪，郭修田，王琛，曹永清，陆金根．电针对大鼠肛门括约肌损伤后间充质干细胞移植归巢的影响［J］．上海中医药大学学报，2015，29（2）：71-75.

［111］梁宏涛，陆金根．复杂性肛瘘的中医文献研究［J］．山东中医药大学学报，2015，39（5）：401-403.

［112］梁宏涛，陆金根．陆金根运用拖线法治疗复杂性肛瘘经验［J］．陕西中医，2015（9）：1222-1223.

［113］梁宏涛，姚一博，陆金根．拖线置管术治疗高位复杂性肛瘘疗效及对肛管直肠压力影响［J］．世界中西医结合杂志，2015，10（6）：844-848.

［114］梁宏涛，姚一博，沈晓，陶晓春，曹永清，陆金根．拖线置管术治疗高位复杂性肛瘘临床研究［J］．世界中医药，2015（9）：1347-1350.

［115］裴景慧，王琛．简易负压引流在肛肠良性疾病中的应用体会［J］．中国中医急症，2015，24（12）：2132-2134.

［116］彭军良，陆金根．陆金根教授治疗Ⅰ、Ⅱ度内痔便血的经验［J］．中国中医急症，2015，24（2）：263-265.

［117］彭军良，陆金根．陆金根教授重用生黄芪治疗肛肠疾病的临床经验［J］．中国中医急症，2015，24（1）：89-91.

［118］陶晓春，梁宏涛，曹永清．痔的古代文献辨析［J］．陕西中医，2015（9）：1259-1260.

［119］王琛，闫涛，郭修田，陆金根．顾氏外科特色疗法治疗肛周蹄铁型脓肿的有效性和安全性分析［J］．世界中西医结合杂志，2015，10（12）：1693-1696.

［120］王琛，姚一博，董青军，梁宏涛，郭修田，曹永清，陆金根．拖线疗法在肛瘘治疗中的应用与发展［J］．中华胃肠外科杂志，2015，18（12）：1203-1206.

［121］王琛，周清．体位与直肠内容物对脱垂型痔疮患者肛门直肠压力的影响［J］．复旦学报（自然科学版），2013，52（5）：669-673，680.

［122］王敏，姚一博，曹永清．生物反馈治疗联合情志护理治疗出口梗阻型便秘［J］．世界中医药，2015（s1）：183.

［123］易进，张强，丁敏．长强穴埋线治疗混合痔术后创面疼痛临床观察［J］．河北中医，2015（1）：91-92.

［124］董俊风，何春梅．拖线疗法在中医外科中的临床应用［J］．辽宁中医杂志，2016，43（2）：430-431.

［125］董艳，曹永清，陆金根．IL-6/STAT3信号通路在溃疡性结肠炎发病中的机制及香连丸对其的干预作用［J］．上海中医药杂志，2016，50（6）：75-79.

［126］董艳，陆金根．香连丸对溃疡性结肠炎大鼠细胞凋亡及Bcl-2、BaxmRNA表达的影响［J］．华西医学，2016，31（6）：1046-1051.

［127］高晶，陆金根，熊国华，张少军，应光耀，高红娣．散瘀止痛方加味熏洗治疗混合痔

术后并发症 60 例［J］. 安徽中医药大学学报，2016，35（2）：20-23.

［128］李锋，王琛，易进，梁宏涛，姚一博，陆金根. 陆金根教授治疗泛发性肛周脓肿经验［J］. 陕西中医，2016，37（7）：903-904.

［129］裴景慧，王琛. 负压创面治疗技术在肛周脓肿中的应用研究进展［J］. 中国中医急症，2016，25（1）：106-109.

［130］彭军良，陆金根. 从肺论治肛肠疾病临证体会［J］. 中医学报，2016，31（11）：1714-1716.

［131］徐青，曹永清. 拖线法治疗中医外科疾病的研究进展［J］. 中华中医药杂志，2016，31（1）：205-207.

［132］姚一博，王琛，梁宏涛，李锋，曹永清，陆金根. 基于影像学和临床体征的隧道式拖线术治疗复杂性肛瘘预后因素 COX 回归分析［J］. 世界中医药，2016，11（6）：1027-1032.

［133］张强，丁敏，陆金根. "整体观" 指导下环状混合痔的手术疗效观察［J］. 上海中医药大学学报，2016，30（3）：39-41，46.

［134］赵学理，春燕，杨伟朋，沈彬慧，陆金根，郭修田. 丹卿方熏洗坐浴治疗混合痔术后并发症的临床研究［J］. 中国中医急症，2016，25（5）：886-888.

［135］赵学理，沈彬慧，曹永清，陆金根，郭修田. 熏洗坐浴法在肛肠病术后并发症应用探讨［J］. 陕西中医，2016，37（2）：225-227.

［136］周唯，许言午，潘一滨. STAT3 与肿瘤自噬［J］. 生命的化学，2016，36（1）：66-70.

［137］董青军，李锋，姚一博，梁宏涛，王琛，郭修田，曹永清，陆金根. 理气活血化瘀通络中药治疗功能性便秘的疗效和安全性［J］. 世界中医药，2017，12（8）：1905-1910.

［138］蒋晓雪，王琛，曹永清，俞婷，陆金根. 陆金根中西医结合治疗小儿肛瘘经验［J］. 上海中医药大学学报，2017，31（6）：1-4.

［139］李锋，周细秋，王琛，易进，陆金根. "泛发性肛周脓肿" 的概念诠释及相关影响因素分析［J］. 上海中医药杂志，2017，51（12）：11-14.

［140］裴景慧，王琛，黄河，曹永清，陆金根. 顾氏外科 "早期置管引流后期负压吸引" 治疗深部肛周脓肿临床研究［J］. 世界中医药，2017，12（11）：2651-2654+2658.

［141］彭军良，陆金根. 从脾论治肛肠疾病［J］. 中医学报，2017，32（9）：1676-1678.

［142］陶晓春，林晖，徐伟祥，潘友珍，钟盛兰，曹永清. 拖线置管垫棉综合疗法治疗复杂性肛瘘临床研究［J］. 陕西中医，2017，38（4）：494-496.

［143］俞婷，曹永清. 拖线垫棉疗法治疗低位复杂性肛瘘的临床观察［J］. 中国中医急症，2017，26（1）：132-135.

［144］俞婷，陆金根，曹永清，孟凯，徐青. 陆金根辨治气阴两虚型老年功能性便秘经验［J］. 上海中医药杂志，2017，51（7）：20-22.

［145］原小千，陆金根，曹永清. 超声刀联合套扎疗法治疗混合痔临床研究［J］. 河北中医，2017，39（1）：63-65，86.

［146］原小千，陆金根，曹永清. 高位复杂性肛瘘括约肌保留术式的分类研究概述［J］. 中国中医急症，2017，26（6）：1014-1017.

［147］张彪，马欣，潘一滨，苏靖，安红梅，聂曲，邱明丰. 复黄片总鞣质、总黄酮及槐角苷的含量测定［J］. 西北药学杂志，2017，32（6）：740-744.

［148］张强，何春梅，陆金根. 基于 "治未病" 扩肛法联合中药熏洗预防环状混合痔术后并发症的疗效评价［J］. 中国全科医学，2017，20（S2）：332-334.

［149］张强，潘一滨，叶孙送，胡春蕊.1例长期服用华法林患者围术期抗凝策略并文献复习［J］.中国医药导报，2017，14（15）：167-169.

［150］张强.陆金根教授应用中医药治疗肛痈经验撷英［J］.中国中医急症，2017，26（9）：1554-1556，1612.

［151］郑德，黄仁燕，梁宏涛，姚一博，彭军良，陆金根.陆金根治疗泄泻相关疾病经验［J］.上海中医药杂志，2017，51（10）：5-8.

［152］周昊，董青军，曹永清.消痔膏贴敷疗法治疗嵌顿痔的临床观察［J］.上海中医药大学学报，2017，31（1）：34-37.

［153］丁超，梁宏涛，曹永清，王琛.基于聚类分析的陆金根教授治疗炎症性肠病的用药规律［J］.世界中医药，2018，13（11）：2901-2905.

［154］丁超，裴景慧，梁宏涛，董青军，张强，陆金根，王琛.顾氏外科特色疗法治疗医源性高位复杂性肛瘘一例分析［J］.环球中医药，2018，11（2）：242-244.

［155］丁雅卿，曹永清.肛周表皮样囊肿伴复杂性肛瘘1例报告并文献复习［J］.结直肠肛门外科，2018，24（1）：88-90.

［156］丁雅卿，董青军，林晖，乔敬华，曹永清.顾氏外科特色多切口分段拖线疗法治疗低位复杂性肛瘘的多中心临床研究［J］.西部中医药，2018，31（5）：4-7.

［157］董青军，梁宏涛，王琛，曹永清，陆金根.大便失禁的诊治策略［J］.中国医药导报，2018，15（24）：26-29.

［158］董青军，梁宏涛，王琛，易进，曹永清，陆金根.电针足三里及八髎穴治疗复杂性肛瘘术后大便失禁的临床观察［J］.上海中医药杂志，2018，52（10）：67-69.

［159］董青军，梁宏涛，姚一博，王琛，易进，曹永清，陆金根.和营通络法联合生物反馈治疗盆底失弛缓所致便秘疗效评价［J］.辽宁中医药大学学报，2018，20（6）：79-81.

［160］郝爽，陆金根，殷立新.顾氏外科特色疗法治疗肛周坏死性筋膜炎1例报告［J］.结直肠肛门外科，2018，24（3）：309-310，308.

［161］蒋伟冬，陆金根，殷立新，王佳雯，申早立.红萸饮治疗放射性肠炎临床研究［J］.陕西中医，2018，39（8）：1008-1010.

［162］蒋伟冬，殷立新，申早立，陆金根，王佳雯.肛门内括约肌侧方半切结扎塑型术治疗陈旧性肛裂的临床观察［J］.上海中医药杂志，2018，52（6）：56-58.

［163］鲁林源，曹永清.肛周脓肿的国内外临床研究进展［J］.现代医学，2018，46（11）：1317-1320.

［164］马欣，德白啦，潘一滨，曹永清，陆金根，邱明丰.复黄片全方中药鉴别方法的研究［J］.中草药，2018，49（12）：2878-2882.

［165］彭军良，姚向阳，陆金根，杨君君，张丹凤，张华，郭其乐，朱宝国，沈冬晓.益气开秘方治疗气阴两虚型慢传输型便秘的临床研究［J］.上海中医药杂志，2018，52（11）：50-53.

［166］孙健，陆金根，林晖，归玉琼，张宸."隧道式拖线术"在肛肠领域的临床应用进展［J］.中国中医急症，2018，27（10）：1870-1873.

［167］王迪，王琛，曹永清，陆金根，董青军.常用大便失禁动物模型造模方法进展［J］.中国实验动物学报，2018，26（2）：244-247.

［168］姚一博，王琛，曹永清.视频辅助下肛瘘治疗技术：一种肛瘘治疗新技术的应用和探索［J］.临床外科杂志，2018，26（4）：256-259.

［169］俞婷，徐璇，谢珉宁，陈兴华，陆金

根．陆金根教授辨治溃疡性结肠炎的临证经验［J］．中国中医急症，2018，27（7）：1272-1274.

［170］张强，陆金根，梁宏涛．婴幼儿肛周脓肿及肛瘘诊治进展［J］．中国医药导报，2018，15（16）：34-37.

［171］张强，潘一滨，吴婷婷．肛周平滑肌瘤伴发肛瘘1例［J］．复旦学报（医学版），2018，45（1）：134-136.

［172］鲁林源，曹永清，张强，卢丹，赵向东．视频辅助治疗手术对复杂性肛瘘病人症状及预后的影响［J］．临床外科杂志，2019，27（12）：1041-1043.

［173］沈晓，曹永清，姚一博，王琛，梁宏涛．垫棉压迫法治疗低位复杂性肛瘘术后创腔闭合的临床研究［J］．世界中医药，2019，14（12）：3228-3232.

［174］孙健，梁宏涛，陆金根．陆金根治疗出口梗阻型便秘经验［J］．上海中医药杂志，2019，53（12）：17-20.

［175］尹璐，梁宏涛，姚一博，王琛，赵秋枫．置管引流联合负压吸引治疗高位复杂性肛瘘的临床效果研究［J］．结直肠肛门外科，2019，25（1）：13-18.

［176］张丹凤，姚向阳，王琛．中医药综合疗法对混合痔患者术后生活质量影响的研究［J］．长春中医药大学学报，2019，35（2）：270-272.

［177］周清，陶晓春，王琛．痔外剥内扎术后常见并发症防治的中西医研究进展［J］．陕西中医，2019，40（4）：540-542.

［178］曹永清．线管分期引流法治疗复杂性肛瘘技术［J］．中国乡村医药，2020，27（23）：77-78.

［179］谌癸酉，梁宏涛，王若琳，姚一博，王琛，陆金根．《疡科心得集》对脓症认识及和营法运用的探讨［J］．陕西中医，2020，41（6）：786-789.

［180］丁超，梁宏涛，姚一博，陶晓春，尹璐，彭军良，周清，王琛．悬吊绑缚动脉结扎切除闭合术治疗重度混合痔的临床研究［J］．上海中医药杂志，2020，54（1）：64-67.

［181］董青军，郭修田．龙医脉案——陆金根验案（5）［J］．上海中医药杂志，2020，54（7）：72.

［182］董青军，秦钦，王琛，曹永清，陆金根．肛周深部间隙脓肿的手术入路选择［J］．中华结直肠疾病电子杂志，2020，9（6）：546-551.

［183］董青军，虞洁微．龙医脉案——曹永清验案（3）［J］．上海中医药杂志，2020，54（8）：48.

［184］胡亚英，马欣，陈睿，陆金根，邱明丰，潘一滨，张平．复黄片微生物限度检查方法适用性探究［J］．中成药，2020，42（3）：788-791.

［185］蒋伟冬，陆金根，董艳，殷立新，王佳雯．白头翁汤对放射性肠炎大鼠一般情况及纤维化因子的影响［J］．西部中医药，2020，33（6）：7-12.

［186］梁宏涛，高晶．龙医脉案——陆金根验案（1）［J］．上海中医药杂志，2020，54（1）：40.

［187］梁宏涛，李一帆．龙医脉案——曹永清验案（4）［J］．上海中医药杂志，2020，54（9）：15.

［188］柳瑞瑞，曹永清，姚一博．肛周坏死性筋膜炎的中西医治疗进展［J］．中国中西医结合外科杂志，2020，26（2）：382-385.

［189］卢丹，李云飞，曹波，董青军，鲁林源，王子明，陆金根．体质指数与糖尿病交互作用对肛周脓肿术后复发的影响［J］．世

界中医药，2020，15（6）：934-937.

［190］秦钦，王迪，董青军，王琛，曹永清，陆金根.电针足三里和长强穴对神经源性大便失禁大鼠肛门括约肌生理功能的影响［J］.上海中医药杂志，2020，54（6）：93-96.

［191］沈晓，孙飏炀.龙医脉案——曹永清验案（2）［J］.上海中医药杂志，2020，54（4）：5.

［192］孙琰婷，梁宏涛，王琛，姚一博，陆金根.婴幼儿肠道菌群的影响因素及其在肠道免疫中的作用［J］.中国儿童保健杂志，2020，28（10）：1110-1113.

［193］陶晓春，周清，梁宏涛，王琛.改良绑缚闭合术治疗老年重度混合痔的临床研究［J］.老年医学与保健，2020，26（6）：1046-1049，1059.

［194］王琛，孙琰婷.龙医脉案——陆金根验案（3）［J］.上海中医药杂志，2020，54（5）：39.

［195］王琛，彭军良.龙医脉案——陆金根验案（7）［J］.上海中医药杂志，2020，54（12）：49.

［196］徐向，王琛，陆金根.中药治疗肛瘘术后创面愈合的机制研究进展［J］.中医药导报，2020，26（12）：167-170.

［197］许沂鹏，姚一博，王琛.复发性肛瘘的治疗要点及方法［J］.结直肠肛门外科，2020，26（6）：658-663.

［198］姚一博，董青军，梁宏涛，肖长芳，沈晓，王琛.视频辅助下肛瘘治疗（VAAFT）操作技术［J］.结直肠肛门外科，2020，26（6）：739-743.

［199］姚一博，何春梅，梁宏涛，肖长芳，董俊风，孟凡宇，王钱陶，曹永清，陆金根，王琛.中医“身心”综合方案治疗气阴两虚型重度混合型便秘的临床观察［J］.上海中医药大学学报，2020，34（6）：19-23，29.

［200］姚一博，王迪，王钱陶，肖长芳，梁宏涛，曹永清，陆金根，王琛.盐酸洛哌丁胺诱导的小鼠慢传输型便秘模型的实验研究［J］.中国实验动物学报，2020，28（3）：370-375.

［201］姚一博，肖长芳.上海中医药大学附属龙华医院曹永清名中医工作室.龙医脉案——曹永清验案（1）［J］.上海中医药杂志，2020，54（2）：53.

［202］姚一博，王钱陶，上海中医药大学附属龙华医院陆金根名中医工作室.龙医脉案——陆金根验案（2）［J］.上海中医药杂志，2020，54（3）：48.

［203］张强，许沂鹏.龙医脉案——曹永清验案（5）［J］.上海中医药杂志，2020，54（10）：34.

［204］赵向东，曹永清，徐向.基于中医传承辅助系统的曹永清治疗便秘用药规律研究［J］.国际中医中药杂志，2020，42（6）：583-587.

［205］赵向东，曹永清.顾氏外科特色疗法治疗痈疡-囊痈（阴囊脓肿）1例报告［J］.结直肠肛门外科，2020，26（1）：105-107.

［206］郑德，陶晓春.龙医脉案——陆金根验案（6）［J］.上海中医药杂志，2020，54（11）：52.

［207］周昊，董青军，姚一博，易进，梁宏涛，王琛，曹永清.不同手术时机联合顾氏熏洗、贴敷法治疗嵌顿痔的临床研究［J］.上海中医药杂志，2020，54（5）：77-80.

［208］董佳容，萴纲，毛旭明，陆金根.陆金根教授治疗便秘经验总结［J］.陕西中医，2021，42（12）：1763-1765.

［209］董若曦，王敏，陆金根，王佳雯.芍药甘草汤加甘麦大枣汤联合生物反馈治疗老年功能性肛门直肠痛的临床观察［J］.老年

医学与保健，2021，27（2）：343-347.

［210］高铭健，陆金根，殷立新，王佳雯.陆金根辨治慢性溃疡性结肠炎［J］.长春中医药大学学报，2021，37（2）：290-292.

［211］李一帆，王琛，曹永清.1例极早发性炎性肠病合并肛瘘病例报告及文献回顾［J］.结直肠肛门外科，2021，27（4）：398-401.

［212］鲁林源，朱赟，孙琼，董青军.肛周脓肿引流术后复发或形成肛瘘的预后影响因素研究［J］.中华结直肠疾病电子杂志，2021，10（5）：487-491.

［213］孙琰婷，梁宏涛，王琛.婴幼儿肛瘘发病相关因素与治疗的研究进展［J］.临床小儿外科杂志，2021，20（1）：69-73.

［214］孙琰婷，梁宏涛，姚一博，陆金根，王琛.直肠前突绑缚术联合益气开秘方治疗混合型便秘医案［J］.天津中医药大学学报，2021，40（1）：78-80.

［215］陶晓春，梁宏涛，姚一博，张强，王琛，王波，陆金根.拖线疗法治疗难愈性窦瘘疗效观察及医患评价调查［J］.西部中医药，2021，34（3）：116-121.

［216］陶晓春，梁宏涛，银浩强，王琛，曹永清，陆金根.促愈汤联合常规治疗对低位单纯性肛瘘术后患者的临床疗效［J］.中成药，2021，43（6）：1673-1676.

［217］王佳雯，董若曦，叶孙送，刘琼琼，蒋伟冬，潘一滨，曹永清，陆金根，王琛.红萸饮联合切开拖线疗法治疗克罗恩病肛瘘的回顾性临床研究［J］.上海中医药杂志，2021，55（6）：53-57.

［218］王钱陶，肖长芳，王琛，姚一博.基于数据挖掘分析中医治疗老年肛周会阴部坏死性筋膜炎术后用药规律［J］.老年医学与保健，2021，27（2）：348-351，404.

［219］姚一博，肖长芳，王琛.大便失禁的非手术治疗研究进展［J］.结直肠肛门外科，2021，27（5）：423-427.

［220］张馨心，周唯，陆金根，王佳雯，潘一滨，许言午.基于网络药理学探讨红萸饮治疗溃疡性结肠炎的分子机制［J］.世界中医药，2021，16（1）：52-62.

［221］朱煜璋，郭修田，陆金根.陆金根学术思想与临床经验撷英［J］.辽宁中医杂志，2021，48（1）：32-35.

［222］朱煜璋，郭修田，陆金根.陆金根治疗肛肠疾病常用药对举隅［J］.天津中医药大学学报，2021，40（4）：413-416.

［223］肖长芳，孙飏炀，孟令昀，李一帆，曹永清，陆金根，姚一博.基于网络药理学和分子对接技术探讨益气开秘方治疗便秘的作用靶点及效应机制［J］.现代药物与临床，2022，37（6）：1211-1222.

［224］董若曦，蒋笑影，陆金根，潘一滨，王佳雯.不同浓度葡聚糖硫酸钠诱导小鼠炎症性肠病模型的实验研究［J］.老年医学与保健，2022，28（2）：366-369，374.

［225］王怡如，周唯，蒋笑影，潘一滨，许言午，曹永清.美沙拉秦干预下IBD小鼠结肠组织的转录组分析［J］.中国实验动物学报，2022，30（1）：7-16.

［226］姚一博，肖长芳，曹永清，陆金根，王琛.顾氏外科综合治疗功能性便秘的传承和创新［J］.临床外科杂志，2022，30（5）：408-412.

［227］叶孙送，刘琼琼，潘一滨.克罗恩病肛瘘（肛周脓肿）MRI影像分析［J］.浙江临床医学，2022，24（1）：105-106.

［228］赵向东，姚伟，曹永清.朴实方对功能性便秘小鼠排便、结肠动力及结肠组织学特征的影响［J］.中国中西医结合杂志，2022，42（7）：863-867.

[229] Wang C, Lu JG, Cao YQ, Yao YB, Guo XT, Yin HQ. Traditional Chinese surgical treatment for anal fistulae with secondary tracks and abscess [J]. World J Gastroenterol. 2012, 18(40): 5702 −5708. DOI: 10.3748/wjg.v18.i40.5702. PMID: 23155310; PMCID: PMC3484338.

[230] Yao YB, Cao YQ, Guo XT, Yi J, Liang HT, Wang C, Lu JG. Biofeedback therapy combined with traditional chinese medicine prescription improves the symptoms, surface myoelectricity, and anal canal pressure of the patients with spleen deficiency constipation [J]. Evid Based Complement Alternat Med. 2013, 2013: 830714. DOI: 10.1155/2013/830714. PMID: 23983805; PMCID: PMC3745844.

[231] Wang C, Rosen L. Management of low transsphincteric anal fistula with serial setons and interval muscle-cutting fistulotomy [J]. J Integr Med. 2016, 14(2): 154−158. DOI: 10.1016/S2095−4964(16)60229−7. PMID: 26988437.

[232] Yin HQ, Wang C, Peng X, Xu F, Ren YJ, Chao YQ, Lu JG, Wang S, Xiao HS. Clinical value of endoluminal ultrasonography in the diagnosis of rectovaginal fistula [J]. BMC Med Imaging. 2016, 16: 29. DOI: 10.1186/s12880−016−0131−2.PMID: 27053063; PMCID: PMC4823858.

[233] Peng W, Liang H, Sibbritt D, Adams J. Complementary and alternative medicine use for constipation: a critical review focusing upon prevalence, type, cost, and users' profile, perception and motivations [J]. Int J Clin Pract. 2016, 70(9): 712 −722. DOI: 10.1111/ijcp.12829. Epub 2016 Jun 28. PMID: 27354244.

[234] Yao YB, Suo T, Andersson R, Cao YQ, Wang C, Lu JG, Chui E. Dietary fibre for the prevention of recurrent colorectal adenomas and carcinomas [J]. Cochrane Database Syst Rev. 2017, 1(1): CD003430. DOI: 10.1002/14651858.CD003430.pub2. PMID: 28064440; PMCID: PMC6465195.

[235] Pan YB, Maeda Y, Wilson A, Glynne-Jones R, Vaizey CJ. Late gastrointestinal toxicity after radiotherapy for anal cancer: a systematic literature review [J]. Acta Oncol. 2018, 57(11): 1427−1437. DOI: 10.1080/0284186X.2018.1503713. PMID: 30264638.

[236] Wang JW, Pan YB, Cao YQ, Zhou W, Lu JG. Salidroside regulates the expressions of IL −6 and defensins in LPS-activated intestinal epithelial cells through NF− κ B/MAPK and STAT3 pathways [J]. Iran J Basic Med Sci. 2019, 22(1): 31−37. DOI: 10.22038/ijbms.2018.26994.6602. PMID: 30944705; PMCID: PMC643.

[237] Zhou YJ, Zhao BL, Qian Z, Xu Y, Ding YQ. Association of Glutathione S-Transferase M1 null genotype with inflammatory bowel diseases: A systematic review and meta-analysis [J]. Medicine (Baltimore). 2019, 98(44): e17722. DOI: 10.1097/MD.0000000000017722. PMID: 31689810; PMCID: PMC6946497.

[238] Ma X, Zou HM, Pan YB, Su J, Qiu YJ, Qiu MF. Quality assessment of pollen typhae by high-performance liquid chromatography fingerprint, hierarchical cluster analysis, and principal component analysis [J]. Pharmacognosy Magazine, 2019, 15(61): 177. DOI: 10.4103/pm.pm_469_18.

[239] Wang JW, Pan YB, Cao YQ, Wang C, Jiang

WD, Zhai WF, Lu JG. Loganin alleviates LPS-activated intestinal epithelial inflammation by regulating TLR4/NF－κB and JAK/STAT3 signaling pathways [J]. Kaohsiung J Med Sci. 2020, 36(4): 257－264. DOI: 10.1002/kjm2.12160. PMID: 31859422.

[240] Yao YB, Xiao CF, Lu JG, Wang C. Caldesmon: Biochemical and Clinical Implications in Cancer [J]. Front Cell Dev Biol. 2021, 9: 634759. DOI: 10.3389/fcell.2021.634759. PMID: 33681215; PMCID: PMC7930484.

[241] Yao YB, Yin HQ, Wang HJ, Liang HT, Wang B, Wang C. Is the transperineal ultrasonography approach effective for the diagnosis of rectocele? [J] Gastroenterol Rep (Oxf). 2021, 9(5): 461－469. DOI: 10.1093/gastro/goab019. PMID: 34733532; PMCID: PMC8560031.

[242] Yao YB, Xiao CF, Wang QT, Zhou H, Dong QJ, Cao YQ, Wang C. VAAFT plus FiLaC™: a combined procedure for complex anal fistula [J]. Tech Coloproctol. 2021, 25(8): 977－979. DOI: 10.1007/s10151－021－02411－0. PMID: 33475887; PMCID: PMC8289807.

[243] Tao XC, Hu DC, Yin LX, Wang C, Lu JG. Necrotizing fasciitis of cryptoglandular infection treated with multiple incisions and thread-dragging therapy: A case report [J]. World J Clin Cases. 2021, 9(28): 8537－8544. DOI: 10.12998/wjcc.v9.i28.8537. PMID: 34754865; PMCID: PMC8554422.

[244] Zhou W, Zhang H, Pan Y, Xu Y, Cao Y. circRNA expression profiling of colon tissue from mesalazine-treated mouse of inflammatory bowel disease reveals an important circRNA-miRNA-mRNA pathway [J]. Aging (Albany NY). 2021, 13(7): 10187－10207. DOI: 10.18632/aging.202780. PMID: 33819198; PMCID: PMC8064189.

[245] Xiao CF, Ding YQ, Pan YB, Cao YQ, Wang C, Yao YB. Advancement flap technique for a rare complex anal fistula with synovial cyst at the ischial tuberosity [J]. Tech Coloproctol. 2022, 26(6): 499－501. DOI: 10.1007/s10151－022－02578－0. PMID: 35235098; PMCID: PMC9072453.

[246] Jiang X, Xu M, Ding Y, Cao Y, Pan Y. Recurrent bleeding after rubber band ligation diagnosed as mild hemophilia B: a case report and literature review [J]. BMC Surg. 2022, 22(1): 124. DOI: 10.1186/s12893－022－01553－8. PMID: 35365158; PMCID: PMC8973564.

六、肝胆外科

[1] 朱培庭，徐长生，张静喆，姚铭齐，顾伯华.老年人急性胆道感染116例的临床分析[J].中医杂志，1983,(3)：28-29.

[2] 朱培庭，徐长生，张静喆，曹中平，施向明，顾伯华.中西医结合治疗胆道术后残余结石[J].上海中医药杂志，1984,(1)：19-21.

[3] 朱培庭，徐长生.一例罕见的术后麻痹性肠梗阻治验[J].上海中医药杂志，1985,(12)：16-17.

[4] 朱培庭，张静喆，曹中平，施向明，董兴治，朱世敏，陈传.治疗慢性胆道感染、胆石病274例的总结[J].上海中医药杂志，1986,(9)：15-17.

[5] 朱培庭.胆道感染、胆石病的中医治疗[J].上海中医药杂志，1987,(3)：33-35.

[6] 武和平，毕联阳，徐长生，朱培庭.按压耳穴治疗术后切口痛50例临床观察[J].上

海针灸杂志，1987，（1）：11-13.

[7] 朱培庭，凌庆成，徐长生.急腹症患者腭粘膜征 141 例观察［J］.天津中医，1988，（3）：21，24.

[8] 武和平，朱培庭.针刺在外科临床上的应用［J］.上海针灸杂志，1988，（2）：42-44.

[9] 朱培庭.胆道感染、胆石病的辨证论治［J］.中医药研究，1988，（6）：5-6.

[10] 朱培庭.胆道感染、胆石病的防治［J］.上海中医药杂志，1989，（4）：28-31.

[11] 朱培庭，徐长生，张静喆，徐凤仙，曹棣芳，顾文聪.中药胆宁片抑制胆色素类结石的研究［J］.中药（新药）临床及临床药理通讯，1990，（1）：34-39.

[12] 朱培庭，张静喆，王以实.胆宁片治疗气郁型慢性胆道感染、胆石病的临床研究——附 608 例疗效分析［J］.上海中医药杂志，1990，（5）：18-20.

[13] 朱培庭，徐长生，张静喆，施向明，曹中平，李志道，李培成，徐凤仙，汪惠群，刘力，郭根英，王宏伟，贾筠生，曹棣芳，顾文聪，林宗根，杨仁德，顾伯华.中药胆宁片抑制胆色素类结石的研究［J］.上海中医药杂志，1990，（6）：1-7.

[14] 徐凤仙，汪惠群，刘力，郭根英，王宏伟，朱培庭，张静喆，王以实，施向明，曹中平，徐长生，顾伯华.胆宁片治疗气郁型胆石症的超微结构观察［J］.上海中医药杂志，1990，（11）：47-49.

[15] 张静喆，朱培庭，徐长生.灌滴溶石药物致胆管肉芽肿 1 例［J］.实用外科杂志，1991，（1）：37.

[16] 朱培庭，张静哲，王以实，章崇仪，朱世敏，陈传，徐长生，顾伯华.养肝利胆合剂治疗肝阴不足型胆石病的双盲、随机、对照前瞻性临床研究——附 360 例疗效分析［J］.上海中医药杂志，1991，（7）：5-8.

[17] 朱培庭，张静哲，徐凤仙，曹棣芳，顾文聪，徐长生，顾伯华.养肝利胆合剂防治胆色素类结石的实验研究［J］.上海中医药杂志，1991，（10）：46-49.

[18] 朱培庭，张静喆，徐凤仙，曹棣芳，顾文聪，徐长生，顾伯华.养肝利胆合剂防治胆色素类结石的实验研究［J］.中药新药与临床药理，1991，（Z1）：28-33.

[19] 朱培庭.养肝利胆合剂防治胆色素类结石的实验研究（续）［J］.上海中医药杂志，1991，（11）：47-49.

[20] 顾文聪，韩志芬，林宗根，朱培庭，张静喆，徐长生，顾伯华.中药胆宁片等对豚鼠胆色素结石模型肝组织超氧自由基的影响［J］.上海中医药杂志，1992，（4）：44-46.

[21] 朱培庭，宋华荣.胆石病非手术疗法［J］.肝胆胰外科杂志，1994，（2）：42-44.

[22] 王冬梅，高静涛，杨雅珍，姜妙娜，裴德恺，朱培庭，张静哲.口服胆宁胶囊对胆结石的溶石研究［J］.大连医学院学报，1994，（2）：141-144.

[23] 朱培庭，张勘.中药胆宁片、胆通、熊去氧胆酸治疗慢性胆道感染、胆石病的临床疗效对照研究［J］.医学研究通讯，1995，（2）：30-31.

[24] 张静喆，朱培庭，王以实，刘德雄，高炬，沈平，夏永和.中药预防胆道手术感染临床观察［J］.上海中医药杂志，1995，（3）：4-6.

[25] 张勘，朱培庭.中药胆宁片与胆通、熊去氧胆酸的临床疗效对照研究［J］.中华医学信息导报，1995，（8）：7.

[26] 王冬梅，姜妙娜，高静涛，杨雅珍，裴德恺，朱培庭，张静.养肝利胆口服液对胆结石溶石作用的实验研究［J］.大连医科大学学报，1995，（2）：145-148，159.

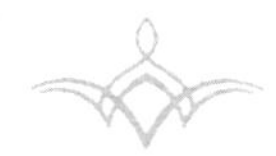

[27] 张时宜，陈汉平，桂金水，徐长生，朱培庭，曹中平．针灸抑制胆色素结石形成的临床和实验研究［J］．针刺研究，1995，(3)：40-45.

[28] 朱培庭，张静哲，王以实，高炬．胆宁片、胆通、熊去氧胆酸治疗慢性胆道感染、胆石病的临床疗效对照研究［J］．中国中西医结合外科杂志，1995，(4)：205-209.

[29] 张静喆，朱培庭，王以实，沈平．通下法治疗胆道多次手术后胆肠外瘘［J］．中国中西医结合外科杂志，1996，(5)：16-18.

[30] 张静喆，朱培庭，沈平，周文琴，夏永和，高炬．推按运经仪治疗促进腹部外科术后胃肠功能恢复［J］．上海针灸杂志，1996，(S1)：61-63.

[31] 朱培庭，王以实，宋华荣．清胆胶囊治疗慢性胆道感染及胆石病的临床疗效［J］．中国中西医结合外科杂志，1997，(3)：8-10.

[32] 朱培庭，沈平，刘铭升，王伟良．益气生津法结合胃肠外营养治疗短肠综合征2例［J］．中国中西医结合外科杂志，1997，(3)：52-53.

[33] 蔡骏，沈通一，高炬，蔡滨，朱培庭．血清总胆汁酸值对外科病人病情危重程度与预后的评估价值［J］．上海医学，1998，(8)：12-13.

[34] 朱培庭，张静喆，王以实，宋华荣．清胆胶囊治疗慢性胆道感染、胆石病的临床研究［J］．上海中医药大学学报，1999，(1)：26-28.

[35] 章学林，朱培庭，张静哲．中药治疗急性胆道感染的机理研究概况［J］．中国中西医结合外科杂志，1999，(3)：75-76.

[36] 蔡骏，高炬，蔡滨，沈通一，朱培庭，张静哲．疏肝利胆和清热通下法治疗急性胆道感染的临床观察［J］．中国中西医结合外科杂志，1999，(4)：4-7.

[37] 沈平，许阳贤，郑昱，沈通一，张静喆，朱培庭．大承气汤促进胆道术后肠功能恢复的疗效与机理研究［J］．中国中西医结合外科杂志，1999，(6)：29-30.

[38] 章学林，朱培庭，张静喆．"胆病从肝论治"浅析［J］．中国中医基础医学杂志，2000，(1)：46-48.

[39] 沈通一，毕联阳，张静喆，朱培庭，顾宏刚．耳穴按压对术后切口疼痛的疗效及其对血浆5-羟色胺的影响［J］．中国中西医结合外科杂志，2000，(4)：8-10.

[40] 王志刚，朱培庭，焦拥政，袁作彪，张红英，宋华荣．锦红片对实验性急性胆道感染大鼠血清细胞因子IL-6和IL-2含量的影响［J］．上海中医药大学学报，2000，(3)：45-47.

[41] 袁作彪，朱培庭．105例普外患者手术前后舌象变化的观察［J］．上海中医药杂志，2000，(12)：14-15.

[42] 王志刚，朱培庭，章学林，高炬，宋华荣，沈平．通里攻下法对急性梗阻性胆道感染时肾功能的影响［J］．辽宁中医杂志，2001，(1)：58-59.

[43] 沈平，许阳贤，朱培庭．辨证治疗胆道术后残余结石17例［J］．江苏中医，2001，(1)：30-31.

[44] 王志刚，朱培庭，章学林，高炬，宋华荣，沈平．通里攻下法对急性胆道感染肝功能影响的研究［J］．山东中医杂志，2001，(2)：110-111.

[45] 王志刚，朱培庭，袁作彪，焦拥政，顾宏刚，张红英．清热通下法对急性胆道感染大鼠肝细胞凋亡影响的研究［J］．中医研究，2001，(1)：12-14.

[46] 朱培庭，张静喆，章学林．世纪之交的中医胆病学［J］．中国中西医结合外科杂志，2001，(1)：9-10.

[47] 朱培庭，张静喆，高炬，章学林，王志刚，沈平，宋华荣，李培成，严敏瑜，姜维洁，陈同钧.锦红片对急性胆道感染大鼠细胞因子调节和肠黏膜屏障保护作用的实验研究[J].上海中医药杂志，2001，(4)：39-42.

[48] 沈平，许阳贤，张静喆，朱培庭.益气养阴法对术后病人的调治作用[J].中国中西医结合外科杂志，2001，(2)：9-10.

[49] 王志刚，朱培庭，章学林.锦红片对急性胆道感染大鼠血中NO、CRP炎症介质水平的影响[J].中国中西医结合外科杂志，2001，(3)：10-12.

[50] 王志刚，朱培庭，焦拥政.通里攻下法对急性胆道感染大鼠血浆细胞因子水平影响的研究[J].中医药研究，2001，(4)：36-37.

[51] 蔡骏，蔡滨，张静哲，宣正荣，朱培庭.腹腔镜与开腹胆囊切除术围手术期的舌象变化[J].中国中西医结合外科杂志，2001，(5)：11-13.

[52] 郑培永，牛颖.朱氏养阴柔肝汤治疗胆囊结石[J].湖北中医杂志，2002，(1)：11-12.

[53] 王志刚，朱培庭，袁作彪.清热通下法对急性胆道感染时IL-2和TNF的调节作用[J].中国中医药信息杂志，2002，(1)：36-37.

[54] 朱培庭，张静喆.胆囊炎、胆囊结石的中西医结合治疗[J].肝胆胰外科杂志，2002，(1)：2-3.

[55] 宋华荣，朱培庭，张静喆，何欣.胆石净溶石作用的实验研究[J].上海中医药大学学报，2002，(2)：41-44.

[56] 金秉巍，朱培庭，张静喆.无症状性胆囊结石的治疗[J].中国中西医结合外科杂志，2002，(3)：100-102.

[57] 金秉巍，朱培庭，张静喆.肝超微结构在中西医结合治疗胆石病研究中的应用[J].中国中西医结合外科杂志，2002，(4)：314-316.

[58] 高炬，张静喆，朱培庭.锦红片治疗急性胆道感染的临床研究[J].上海中医药大学学报，2002，(3)：42-43.

[59] 高炬，袁作彪，张静喆，章学林，沈平，宋华荣，朱培庭.养肝柔肝法对胆色素结石患者术后T管胆汁成分的影响[J].中国中西医结合外科杂志，2002，(5)：10-12.

[60] 高矩，朱培庭，张静喆，焦拥政，章学林，袁作彪，沈平.养肝柔肝法防治胆色素结石中干预胆道动力学异常的机理研究[J].中国中西医结合外科杂志，2002，(6)：15-18.

[61] 蒋红伟，张静喆.中医药治疗胆石病研究进展[J].吉林中医药，2003，(6)：53-54.

[62] 张静喆，袁作彪，高炬，章学林，沈平，焦拥政，朱培庭.养肝柔肝法逆转豚鼠成石胆汁致石性的实验研究[J].中西医结合学报，2003，(4)：289-292.

[63] 朱培庭，张静喆.中西医结合治疗胆石病应注重中医辨证论治[J].肝胆胰外科杂志，2003，(3)：145-146.

[64] 袁作彪，朱培庭，章学林，焦拥政，张静哲，张红英，高炬，沈平.高胆固醇血症与豚鼠胆囊色素性结石的形成[J].中华外科杂志，2003，(12)：69.

[65] 牛颖，方邦江，周爽.胆源性感染全身性炎症反应外周血IL-2、IL-6、IL-8、TNF-α的水平变化及其意义[J].医学理论与实践，2004，(2)：140-141.

[66] 牛颖，方邦江，周爽，朱培庭，张静哲.锦红汤对急性胆源性感染中全身性炎症反应免疫调节作用的影响[J].湖北中医杂志，2004，(3)：12-14.

[67] 沈平，章学林，高炬，顾宏刚，马恩伟，林天碧，孙逊，朱培庭，张静喆.大承气汤对大鼠结肠手术后肠蠕动恢复的疗效初探[J].江苏中医药，2004，(5)：53-54.

[68] 方邦江，周爽，顾洪刚，朱培庭.中医药防治胆石病的历史源流及其研究现状［J］.湖北中医杂志，2004，(5)：55-56.

[69] 顾宏刚，张静喆，朱培庭.胆石病发作期病机浅析［J］.中国中医基础医学杂志，2004，(7)：72-75.

[70] 牛颖，方邦江，周爽.朱培庭治疗胆道病经验举隅［J］.湖北中医杂志，2004，(8)：17-18.

[71] 牛颖，章学林，方邦江，朱培庭，张静哲.锦红汤对急性胆源性感染全身性炎症反应综合征的调节作用［J］.中国中西医结合杂志，2004，(8)：707-709.

[72] 方邦江，朱培庭.中医药防治胆石病研究的思路与方法探讨［J］.新中医，2004，(9)：5-6.

[73] 方邦江，周爽，顾宏刚，牛颖.朱培庭教授从肝辨治胆道癌肿经验撷要［J］.江苏中医药，2004，(10)：22-24.

[74] 郑培永，章学林，朱培庭.胆囊结石病肝气郁结证与CCKAR和VIPR基因表达的相关性研究［J］.中国中西医结合外科杂志，2004，(5)：8-10.

[75] 许阳贤，沈平，章学林，张静喆，朱培庭.养肝利胆颗粒剂对胆汁致石性的影响［J］.中国中西医结合外科杂志，2005，(1)：22-24.

[76] 李炯，沈德义，沈敏祺.sCD_(44V6)检测对非小细胞肺癌的临床意义［J］.肿瘤研究与临床，2005，(1)：21-22.

[77] 杨英昕，谢兴文，朱培庭.从耗散结构理论探讨非酒精性脂肪肝的病理和中西医治疗［J］.吉林中医药，2005，(3)：1-4.

[78] 杨英昕，毕秀丽，朱培庭.非酒精性脂肪肝动物模型研究纂要［J］.中医药学刊，2005，(4)：647-651.

[79] 杨英昕，毕秀丽，朱培庭.朱培庭教授辨证论治脂肪肝拾萃［J］.中医药学刊，2005，(5)：792.

[80] 朱培庭，张静喆，章学林，袁作彪，张红英，高炬.升清胶囊对豚鼠胆石病相关基因的影响［J］.中西医结合学报，2005，(3)：207-210.

[81] 张静喆，章学林，高炬，沈平，马恩伟，顾宏刚，朱培庭.清热通下中药对胆管炎大鼠肠屏障保护和炎症反应调控的研究［J］.中西医结合学报，2005，(3)：211-215.

[82] 季光，范建高，陈建杰，陆伦根，邢练军，郑培永，顾宏刚，魏华凤，尤圣富，寿德刚，朱培庭.胆宁片治疗非酒精性脂肪性肝病（湿热型）的临床研究［J］.中国中西医结合杂志，2005，(6)：485-488.

[83] 牛颖，方邦江，王月英，朱培庭.养肝利胆方药改善胆囊结石患者的胆囊运动功能［J］.中国临床康复，2005，(27)：114-115.

[84] 许阳贤，沈平，章学林，朱培庭.养肝利胆颗粒剂对胆道术后胆汁中单结合胆红素的影响［J］.陕西中医，2005，(9)：895-896.

[85] 郑嘉岗，马恩伟，章学林，沈平，高炬，顾宏刚，张静喆.老年患者胰胆管疾病的内镜治疗［J］.中华消化杂志，2005，(9)：570-571.

[86] 尤圣富，郑培永，季光，魏华凤，赵婕，朱培庭.养肝利胆颗粒对小鼠四氯化碳肝损伤的保护作用［J］.中西医结合学报，2005，(6)：55-57.

[87] 顾宏刚，张静喆，朱培庭.朱培庭治疗重症急性胰腺炎的经验［J］.上海中医药杂志，2005，(12)：33-34.

[88] 李炯.益气养阴法治疗肺癌的研究进展［J］.湖北中医学院学报，2005，(4)：56-58.

[89] 尤圣富，郑培永，季光，魏华凤，朱培

庭．养肝利胆颗粒对小鼠四氯化碳慢性肝损伤模型的病理改变观察［J］．中医药学刊，2006，（1）：67-69.

［90］方邦江，朱培庭，张静喆，裴新军，杨英昕，梁晓强．疏肝利胆中药防止胆固醇结石形成的实验研究［J］．中西医结合学报，2006，（1）：56-59.

［91］高建平，金若敏，朱培庭，吴耀平，成秉辰，沈伟，陈艳艳．养肝利胆颗粒抗炎镇痛解痉作用实验研究［J］．中国实验方剂学杂志，2006，（3）：59-61.

［92］杨英昕，顾宏刚．从“木得桂而枯”谈朱培庭治疗肝病用肉桂经验［J］．辽宁中医杂志，2006，（5）：522-523.

［93］张静喆．肝胆管结石的中西医结合治疗［J］．肝胆胰外科杂志，2006，（3）：137-138.

［94］方邦江，朱培庭，张静喆，张奕缨，裴新军，李炯，梁晓强．调宁蛋白在胆固醇结石形成中的作用及疏肝利胆方药的干预机制［J］．四川中医，2006，（7）：9-11.

［95］方邦江，朱培庭，张静喆，裴新军，张奕缨，梁晓强．胆结石豚鼠胆囊细胞［Ca～（2+）］i的变化与疏肝利胆方药对其的促释放作用［J］．中国中医基础医学杂志，2006，（7）：519-521.

［96］许阳贤，蔡滨，沈平．脉冲信号刺激穴位促进Dixon手术后肠功能恢复［J］．上海中医药杂志，2006，（8）：36-37.

［97］高建平，金若敏，朱培庭，宁炼，张海贵．养肝利胆颗粒保肝利胆作用的实验研究［J］．上海中医药杂志，2006，（8）：59-61.

［98］顾宏刚，张静喆，章学林，马恩伟，朱培庭．中西医结合治疗重症急性胰腺炎67例［J］．上海中医药杂志，2006，（9）：31-32.

［99］顾宏刚，张静喆，章学林，刘建文，李婷，朱培庭．升清胶囊对胆色素结石豚鼠肝细胞核因子－κB蛋白表达的影响［J］．中西医结合学报，2006，（5）：518-521.

［100］许阳贤，卫勇平，蔡滨，沈平．针灸对促进Dixon手术后肠功能恢复的影响［J］．中国中西医结合外科杂志，2006，（5）：446-448.

［101］梁晓强，方邦江，张静喆．中医药在慢性胰腺炎治疗中的作用［J］．中国临床康复，2006，（47）：124-126.

［102］沈平，朱培庭．中医药治疗重症急性胰腺炎的实验研究进展［J］．现代中西医结合杂志，2007，（3）：424-425.

［103］方邦江，高培阳，何松华，陈浩，沈平，张奕缨，张静喆．通下化瘀方早期干预重症急性胰腺炎胰腺微循环紊乱的临床研究［J］．中西医结合学报，2007，（2）：134-136.

［104］张静喆，章学林，高炬，沈平，朱培庭．锦红片对胆管炎大鼠胸腺的影响［J］．中西医结合学报，2007，（2）：174-178.

［105］沈平，方邦江，朱培庭，张静喆，裴新军．养肝柔肝中药对胆囊胆固醇结石豚鼠胆囊细胞钙离子浓度的影响［J］．中西医结合学报，2007，（2）：179-182.

［106］梁晓强，方邦江，张静喆．胰岛素抵抗和胆石病相关性的研究综述［J］．中西医结合学报，2007，（2）：208-212.

［107］章学林，顾宏刚，高炬，张静喆．朱培庭教授治疗肝移植术后胆道并发症经验介绍［J］．新中医，2007，（6）：8-9.

［108］章学林，张静喆，顾宏刚，马恩伟，朱培庭．大鼠梗阻性胆管炎细胞免疫功能降低及中药锦红片的影响［J］．世界华人消化杂志，2007，（18）：2050-2053.

［109］李炯，沈德义，陆巍，俞杞泉，包祺．益气养阴方对围手术期肺癌患者IL-2 sIL-2R

的影响［J］. 辽宁中医杂志，2007，（7）：907-908.

［110］裴新军，张静喆. 脂肪细胞因子与胰岛素抵抗关系的研究进展［J］. 医学综述，2007，（16）：1201-1203.

［111］苗同国，张静喆. 胰胆管合流异常与胆胰疾病［J］. 肝胆外科杂志，2007，（4）：316-319.

［112］梁晓强，方邦江，裴新军，张静喆. 胆石病与胰岛素抵抗相关指标关系的临床研究［J］. 辽宁中医杂志，2007，（9）：1244-1246.

［113］杨英昕，朱培庭，张静喆，章学林，方邦江. 胆宁片对高脂模型大鼠脂肪肝及 PPARα、CYP7A1 表达的影响［J］. 中国新药与临床杂志，2007，（10）：721-726.

［114］朱培庭. 胆石病“从肝论治”要点［J］. 上海中医药大学学报，2007，（6）：1-3.

［115］季光，范建高，陈建杰，陆伦根，邢练军，郑培永，顾宏刚，魏华凤，尤圣富，朱培庭. 胆宁片治疗非酒精性脂肪性肝病的多中心随机对照临床研究（英文）［J］. 中西医结合学报，2008，（2）：128-133.

［116］高建平，金若敏，朱培庭，吴耀平，沈伟，陈艳艳. 养肝利胆颗粒治疗胆囊炎作用机理研究［J］. 时珍国医国药，2008，（5）：1101-1104.

［117］高炬，方邦江，朱培庭，张静喆，张奕缨，裴新军，李炯，张丽朵，陈宝瑾，梁晓强，王佑华. 调宁蛋白在胆固醇结石形成中的表达及养肝柔肝中药的干预作用［J］. 上海中医药大学学报，2008，（3）：55-57.

［118］李炯，张静喆，顾宏刚，林天碧. 中医辨证治疗老年慢性胆石症伴胆道感染 60 例［J］. 上海中医药杂志，2008，（6）：26-27.

［119］高炬，方邦江，朱培庭，张静喆，陈浩，张英兰，郭全，田雨，曹敏，邹长鹏. 胆结石豚鼠胆囊平滑肌细胞 IP_3 含量的变化及养肝柔肝中药的干预作用［J］. 上海中医药杂志，2008，（8）：68-70.

［120］张静喆，章学林，梁晓强，顾宏刚，朱培庭. 不同中药对豚鼠胆色素结石模型的生化学影响［J］. 中西医结合学报，2008，（8）：856-859.

［121］李炯，张静喆，邹长鹏，方邦江，梁晓强. 升清胶囊下调胆囊结石豚鼠胆囊上皮组织雌、孕激素受体［J］. 中西医结合学报，2008，（10）：1040-1044.

［122］章学林，梁晓强，顾宏刚，马恩伟，林天碧，孙逊，张静喆. 升清胶囊对胆囊胆固醇结石小鼠模型生化学指标的影响［J］. 中西医结合学报，2008，（10）：1045-1048.

［123］梁晓强，顾宏刚，章学林，朱培庭，张静喆. 清胆胶囊对豚鼠胆色素结石模型的生化学影响［J］. 辽宁中医杂志，2008，（10）：1607-1608.

［124］梁晓强，章学林，张静喆. 胰腺星形细胞活化及信号转导［J］. 医学综述，2008，（22）：3364-3367.

［125］杨吉勇，张静喆. 胆固醇类结石病因病机研究进展［J］. 现代中西医结合杂志，2009，18（4）：455-457.

［126］杨吉勇，张静喆. 玉米须在肝胆系统疾病的应用［J］. 辽宁中医药大学学报，2009，11（3）：22-24.

［127］梁晓强，章学林，顾宏刚，张静喆. 大黄素对大鼠胰腺星状细胞 TGF－β1 含量的影响［J］. 世界华人消化杂志，2009，17（10）：1018-1020.

［128］梁晓强，章学林，顾宏刚，张静喆. 养肝利胆颗粒对胆色素结石炎症反应环节的影响［J］. 中国中西医结合消化杂志，2009，17（2）：102-104.

[129] 张静喆，梁晓强，顾宏刚，章学林，朱培庭．不同治则中药对胆囊胆固醇结石小鼠模型的成石影响［J］．中国中西医结合外科杂志，2009，15（3）：291-294.

[130] 孙逊，梁晓强，张静喆．肝内胆管结石的中西医结合治疗进展［J］．医学综述，2009，15（15）：2337-2339.

[131] 张静喆，梁晓强，章学林，顾宏刚，朱培庭．清胆胶囊与养肝利胆颗粒对豚鼠胆色素结石炎症反应环节的影响［J］．上海中医药大学学报，2009，23（5）：51-54.

[132] 梁晓强，章学林，朱培庭，顾宏刚，张静喆．养肝利胆颗粒对豚鼠胆色素结石模型的生化学影响［J］．新中医，2009，41（11）：113-114.

[133] 杨海波，张静喆，蔡骏，章学林，宋华荣．肠系膜种植法裸小鼠移植瘤模型的建立［J］．中华实验外科杂志，2010，（1）：6.

[134] 梁晓强，章学林，张静喆，顾宏刚．清胆胶囊对胆色素结石豚鼠胆汁中 CRP 及黏蛋白含量的影响［J］．辽宁中医药大学学报，2010，12（2）：43-45.

[135] 沈平，梁晓强，张静喆．中医药防治胆石病实验研究进展［J］．医学综述，2010，16（9）：1408-1410.

[136] 杨海波，张静喆．肠源性脓毒症诊治新进展［J］．医学综述，2010，16（10）：1508-1511.

[137] 梁晓强，张静喆．养阴护津法在重症急性胰腺炎治疗中的应用［J］．新中医，2010，42（7）：3-4.

[138] 马国珍，梁晓强，张静喆．朱培庭教授治疗静止期胆石病经验［J］．河南中医，2010，30（7）：648-649.

[139] 张静喆，梁晓强，顾宏刚，章学林．清胆胶囊对胆固醇结石小鼠肝脏中 PPAR-γ、CYP7A1 及 NF-κB 表达的影响［J］．中国中西医结合消化杂志，2010，18（4）：254-256，259.

[140] 高炬，刘珉，殷亦超．区域性同类检验检查项目警示信息系统的实现与应用［J］．中国数字医学，2010，5（11）：73-74.

[141] 马国珍，梁晓强，张静喆．慢性胰腺炎的中医药治疗进展［J］．河南中医，2011，31（1）：103-105.

[142] 梁晓强，顾宏刚，章学林，张静喆，刘胜．养肝利胆颗粒对胆固醇结石小鼠肝脏中 PPAR-γ 及 CYP7A1 表达的影响［J］．辽宁中医杂志，2011，38（1）：172-174.

[143] 余奎，梁晓强，张静喆．术后肠麻痹中西医治疗进展［J］．医学综述，2011，17（9）：1375-1377.

[144] 李阳，梁晓强，张静喆，顾宏刚，章学林，朱培庭．清胆胶囊对胆石病 C57 小鼠肝脏基因表达谱的影响［J］．上海中医药杂志，2011，45（5）：78-81，86.

[145] 王永奇，张静喆，梁晓强，杨吉勇．从循证医学的角度谈中西医结合的临床研究现状和思路［J］．江苏中医药，2011，43（6）：15-17.

[146] 张静喆，梁晓强，顾宏刚，章学林．养肝利胆颗粒对胆固醇结石小鼠肝脏基因表达的影响［J］．中国中西医结合消化杂志，2011，19（4）：234-238.

[147] 李阳，张静喆，顾宏刚．胆固醇结石与肝脏基因表达关系研究进展［J］．辽宁中医药大学学报，2011，13（9）：74-78.

[148] 顾宏刚，张静喆，高炬，章学林，梁晓强，裴新军，苗同国，朱培庭．1042 例上海地区胆石病辨证分型［J］．中医杂志，2011，52（18）：1577-1580.

[149] 石志娜，周昕，梁晓强，谢瑞芳，张静喆．清胆胶囊中 5 个主要成分的定量测定

[J]. 中成药，2011，33（10）：1722-1726.

[150] 顾宏刚，章学林，梁晓强，朱培庭，张静喆. 升清胶囊对胆色素结石 B-UGT mRNA 表达的影响[J]. 上海中医药大学学报，2012，26（1）：59-62.

[151] 谢瑞芳，石志娜，周昕，梁晓强，张静喆. 养肝利胆颗粒 HPLC 指纹图谱研究[J]. 中成药，2012，34（2）：188-191.

[152] 顾晔斌，余奎，张静喆. 胆石病证候分布特点及其相关因素分析[J]. 中国中医基础医学杂志，2012，18（2）：137-138.

[153] 王永奇，张静喆. 急性胆源性感染与肠黏膜屏障相关性研究进展[J]. 辽宁中医药大学学报，2012，14（3）：37-39.

[154] 林天碧，王永奇，朱培庭. 朱培庭治疗胆囊癌经验[J]. 中国中医药信息杂志，2012，19（5）：91-92.

[155] 孙逊，张静喆，梁晓强. 升清胶囊对阻塞性黄疸患者微创术后细胞免疫功能的改善作用[J]. 肝胆胰外科杂志，2012，24（3）：207-210.

[156] 卫勇平，张静喆. 中医药疗法在术前焦虑治疗中的应用评价[J]. 上海中医药杂志，2012，46（6）：3-5.

[157] 章学林，王玉凤，梁晓强，马国珍，张静喆. 大黄及大黄素对大鼠胰腺细胞外基质降解作用的影响[J]. 上海中医药杂志，2012，46（6）：95-97.

[158] 谢金昆，陈亚峰，奉典旭. 高脂血症性重症急性胰腺炎病因及发病机制研究概况[J]. 国际外科学杂志，2012，（6）：416-420.

[159] 梁晓强，章学林，张静喆，顾宏刚. 探讨清热通下中药“从肠论治”急性胆源性感染的思路[J]. 新中医，2012，44（7）：1-2.

[160] 梁晓强，章学林，马恩伟，马国珍，张静喆. 引经药柴胡对胰腺纤维化大鼠细胞外基质合成调控增效的作用[J]. 中国中西医结合消化杂志，2012，20（10）：433-437.

[161] 杨吉勇，张静喆. 升清胶囊对胆汁促成核蛋白及生化指标影响的临床研究[J]. 肝胆胰外科杂志，2012，24（6）：459-462.

[162] 李炯，张静喆，林天碧，朱培庭，陆巍. 中西医结合治疗急性胆源性胰腺炎 48 例疗效分析[J]. 辽宁中医杂志，2012，39（12）：2449-2450.

[163] 肖广远，张静喆. 内镜逆行胰胆管造影术后胰腺炎的防治进展[J]. 医学综述，2013，19（1）：144-146.

[164] 肖广远，张静喆. 腹内疝二例报告并文献复习[J]. 中华疝和腹壁外科杂志（电子版），2013，7（1）：89-90.

[165] 梁晓强，章学林，张静喆，马恩伟. 大黄丹参药对抗胰腺纤维化初探[J]. 河南中医，2013，33（3）：427-429.

[166] 肖广远，李炯，张静喆. 清热通下法治疗急性胆源性感染机制探讨[J]. 辽宁中医药大学学报，2013，15（4）：71-73.

[167] 肖广远，张静喆. 金钱草在肝胆疾病中应用[J]. 辽宁中医药大学学报，2013，15（5）：73-75.

[168] 许阳贤，杨吉勇，曹锦峰，章学林，张静喆.3 种无张力疝修补术疗效比较[J]. 中国中西医结合外科杂志，2013，19（3）：257-259.

[169] 李炯，梁晓强，顾宏刚，朱培庭. 升清胶囊对人 L-02 肝细胞氧化损伤模型生化指标的影响[J]. 四川中医，2013，31（7）：39-41.

[170] 梁晓强，章学林，张静喆，刘胜，徐斌. “六腑以通为用”理论在胆石病治疗中的临床应用探讨[J]. 新中医，2013，45（8）：6-7.

[171] 梁晓强，章学林，顾宏刚，马恩伟，王玉凤，张静喆.大黄丹参对胰腺纤维化大鼠氧化损伤修复作用的研究［J］.时珍国医国药，2013，24（8）：1801-1803.

[172] 马恩伟，顾宏刚，阎良，黄建平，张静喆.胆宁片在胆囊切除术后应用的大样本、多中心临床研究［J］.中成药，2013，35（12）：2606-2609.

[173] 梁晓强，章学林，顾宏刚，马恩伟，朱培庭，张静喆.肝脏核受体LXRs/FXR在胆固醇结石病防治领域中的研究进展［J］.肝胆胰外科杂志，2014，26（1）：86-88.

[174] 李炯，肖广远.朱培庭治疗肝胆管结石术后经验拾萃［J］.辽宁中医杂志，2014，41（1）：28-29.

[175] 竺炯，许丽莉，谢晓蓉，顾翠峰，高炬.研究型中医院后勤保障服务体系建设的思考与实践［J］.中医药管理杂志，2014，22（1）：20-22.

[176] 梁晓强，马恩伟，章学林，顾晔斌，朱培庭，张静喆.基于“损伤控制外科理念”谈中医药在外科急腹症中的应用［J］.辽宁中医杂志，2014，41（4）：822-823.

[177] 谢金昆，奉典旭，陈亚峰，张静喆，陈腾，殷佩浩，田继云，李炯，蒋海涛.山楂承气汤对急性坏死性胰腺炎伴高三酰甘油血症大鼠肠屏障功能障碍干预机制研究［J］.中华中医药杂志，2014，29（5）：1612-1617.

[178] 周细秋，余奎，杨剑锋，郑金洲，邱运华，张静喆.当归补血汤加味治疗结直肠术后肠麻痹临床研究［J］.上海中医药杂志，2014，48（5）：48-50.

[179] 高炬，刘珉，殷亦超，张习艺.面向心血管及肿瘤疾病的中医临床大数据挖掘与分析［J］.中国信息界（e医疗），2014，（6）：52-53.

[180] 梁晓强，王玉凤，章学林，顾宏刚，马恩伟，张静喆.大黄丹参水煎剂对胰腺纤维化大鼠转化生长因子β_1、血小板衍生生长因子BB及其mRNA表达的影响［J］.中医杂志，2014，55（15）：1331-1334.

[181] 许文捷，朱培庭，高炬，钮宏文.早期肠内营养联合锦红汤对重症急性胰腺炎患者血浆中炎性介质的影响［J］.中国中西医结合外科杂志，2014，20（4）：346-349.

[182] 蔡滨，许阳贤，蒋海涛，杨吉勇，孙逊，林天碧，章学林，张静喆.益气养阴中药联合FOLFOX4方案化疗对大肠癌术后患者免疫功能的影响［J］.肿瘤防治研究，2014，41（8）：932-935.

[183] 梁晓强，朱培庭，张静喆.胆石病实验模型的研究进展［J］.上海医药，2014，35（18）：8-9.

[184] 梁晓强，李炯，章学林，顾宏刚，张静喆.升清胶囊对肝细胞氧化损伤模型中胆固醇代谢相关酶表达的影响［J］.中国中西医结合外科杂志，2015，21（2）：153-156.

[185] 李炯.朱培庭教授治疗肝阴不足型胆石病经验［J］.四川中医，2015，33（5）：1-3.

[186] 许文捷，高炬.名中医朱培庭治疗急性胆源性胰腺炎的经验撷要［J］.四川中医，2015，33（6）：13-14.

[187] 倪效，梁晓强，张静喆.乳香提取物抑制裸鼠胰腺癌生长的作用及机制研究［J］.中国中西医结合外科杂志，2015，21（4）：376-379.

[188] 林天碧，肖广远，梁晓强，马恩伟，李炯，张红英，张静喆.锦红片对肝胆湿热证胆石病术后证候影响的临床研究［J］.辽宁中医杂志，2015，42（11）：2128-2131.

[189] 孙逊，谢金昆.养肝利胆颗粒对ENBD术后胆汁病原菌的影响［J］.肝胆胰外科杂

志，2016，28（1）：67-69.

［190］谢金昆，李炯，梁晓强，梅丹，鲍雪东，张静喆.B类清道夫受体与胆囊结石关系的研究进展［J］.医学综述，2016，22（3）：417-420.

［191］梅丹，张静喆，梁晓强，杨吉勇.细胞因子在慢性胰腺炎胰腺纤维化中的作用及中药干预［J］.中国中西医结合外科杂志，2016，22（1）：97-100.

［192］鲍雪东，李炯.朱培庭治疗胆石病用药频率分析［J］.江苏中医药，2016，48（3）：23-24.

［193］杨吉勇，梅丹，叶圳，谢金昆，张静喆，顾宏刚.康艾注射液对中晚期结直肠癌患者免疫功能和生活质量影响的临床研究［J］.中国肿瘤外科杂志，2016，8（2）：120-122.

［194］梅丹，顾宏刚，马恩伟，梁晓强，杨吉勇，张静喆.清胆胶囊配合双镜联合治疗老年胆囊结石伴急性胆管炎［J］.长春中医药大学学报，2016，32（4）：783-785.

［195］许文捷，高炬.名老中医朱培庭教授治疗胆石症角药撷菁［J］.四川中医，2016，34（10）：11-12.

［196］李炯，陆巍，梁晓强，林天碧，蒋海涛.升清胶囊对胆固醇结石小鼠胆固醇及肝脏B类清道夫受体的影响［J］.中国中西医结合杂志，2016，36（11）：1369-1372.

［197］孙逊，张静喆，章学林，顾宏刚，梁晓强.LXRs/FXR介导的胆固醇/胆汁酸代谢链在疏肝利胆中药“从肝论治”胆固醇结石中的重要作用［J］.中华中医药杂志，2017，32（3）：1178-1180.

［198］李炯.Effect of Shengqing capsule on serum cholesterol content and hepatic scavenger receptor class B of rats with cholesterol calculus［J］. China Medical Abstracts(Internal Medicine), 2017, 34(1): 4.

［199］梁晓强，章学林，顾宏刚，张静喆.升清胶囊对L-02肝细胞胆固醇沉积模型LXR-α、FXR及ABC转运蛋白表达的影响［J］.中医杂志，2017，58（7）：592-596.

［200］张静喆，余奎.急、慢性胆囊炎的中西医结合治疗进展［J］.临床肝胆病杂志，2017，33（5）：838-842.

［201］倪效，谢金昆，蔡滨，许阳贤，张静喆，宋华荣.闭孔疝诊断和手术治疗（附7例报告）［J］.外科理论与实践，2017，22（3）：252-255.

［202］许文捷，朱培庭，高炬，钮宏文.早期肠内营养联合锦红汤对重症急性胰腺炎患者肠黏膜屏障的影响［J］.中国中西医结合外科杂志，2017，23（3）：223-227.

［203］杨吉勇，谢金昆，叶圳，梅丹，张静喆，顾宏刚.卡培他滨单药与联合参芪扶正注射液治疗中晚期胃癌临床疗效的比较研究［J］.中国肿瘤外科杂志，2017，9（3）：183-185.

［204］王婷，王祺，黄越圻，殷亦超，高炬.基于症状构成成分的上下位关系自动抽取方法［J］.计算机应用，2017，37（10）：2999-3005.

［205］叶圳，顾宏刚，杨吉勇，李炯，蔡滨.通腑活血汤配合谷氨酰胺对胃癌根治术后氧化应激、肠黏膜屏障功能及胃肠功能恢复的影响［J］.河北中医，2018，40（1）：68-72.

［206］孙逊，章学林，张静喆，梁晓强.柴胡对胰腺纤维化大鼠TIMP-1及TGF-β1增效作用的研究［J］.上海中医药杂志，2018，52（3）：72-76.

［207］叶圳，李炯，杨吉勇，顾宏刚.自拟养阴活血益胃汤联合胰岛素强化治疗对非糖尿病胃癌根治术后应激性高血糖患者糖代谢、

应激状态、能量代谢的影响［J］. 现代中西医结合杂志，2018，27（9）：913-917.

［208］李炯，叶圳，顾宏刚，蔡滨，林天碧，张静喆 . 锦红汤对脓毒症大鼠小肠 TLR4 及其信号通路表达的影响［J］. 河南中医，2018，38（5）：690-693.

［209］朱文意，钱夕元，王英杰，高炬 . 中药对心衰住院病人的疗效分析——基于倾向值匹配法［J］. 中国卫生统计，2018，35（3）：420-422.

［210］李炯，叶圳，顾宏刚，蔡滨 . 锦红汤对脓毒症大鼠血清炎症因子的影响［J］. 吉林中医药，2018，38（8）：947-950.

［211］张乐，方之家，王祺，雷丽琪，阮彤，高炬 . 一种面向预测任务的基于时间序列的病人表示学习方法［J］. 山西大学学报（自然科学版），2019，42（1）：111-119.

［212］王祺，邱家辉，阮彤，高大启，高炬 . 基于循环胶囊网络的临床语义关系识别研究［J］. 广西师范大学学报（自然科学版），2019，37（1）：80-88.

［213］梁晓强，章学林，余奎，顾宏刚，张静喆 . 锦红片对急性胆源性感染大鼠 JNK、P38、ERK mRNA 及蛋白表达调控的研究［J］. 中医药导报，2019，25（1）：39-42，67.

［214］董智平，彭炜，钟薏，陆磊，张静喆 . 白鹤方对人胃癌裸小鼠原位移植瘤微血管密度、MMP-9 表达的影响［J］. 上海中医药杂志，2019，53（2）：77-80，90.

［215］陈钊志，李冬冬，王喆，阮彤，高炬 . 基于下采样的局部判别矩阵型分类的心衰死亡率预测［J］. 华东理工大学学报（自然科学版），2019，45（1）：156-162.

［216］董智平，张静喆 . 中医治疗胃癌研究进展［J］. 中国中西医结合外科杂志，2019，25（2）：206-209.

［217］余奎，梁晓强，周细秋，张静喆 . 基于病理生理学角度的胃癌术后中医辨证论治理论探讨［J］. 北京中医药，2019，38（5）：456-458.

［218］董智平，赵江蓉，张旋，张静喆 . 胃黏膜“血清学活检”在不同胃部疾病中的表达及意义［J］. 中国中西医结合外科杂志，2019，25（4）：469-473.

［219］梁晓强，余奎，张静喆 . 锦红片对急性胆源性感染大鼠 TLR4 及 claudin-1 表达的影响［J］. 河南中医，2020，40（1）：72-77.

［220］杨吉勇，叶圳，梅丹，张静喆，顾宏刚 . 胰腺癌生物学诊断治疗进展［J］. 现代中西医结合杂志，2020，29（3）：339-342.

［221］郁超，JITTIKORN Pimolsettapun，张志航，杨礼斌，徐成林，赵友康，孙逊，朱培庭 . 朱培庭从肝论治经验在中医泌尿男科常见病中的运用［J］. 上海中医药杂志，2020，54（2）：28-31.

［222］余奎，张静喆，梁晓强，邱运华，周细秋 . 胰腺癌的综合治疗研究进展［J］. 中国中西医结合外科杂志，2020，26（1）：190-194.

［223］许文捷，朱培庭，钮宏文 . 早期肠内营养联合锦红汤对急性重症胰腺炎患者免疫功能影响［J］. 中国中西医结合外科杂志，2020，26（2）：259-263.

［224］杨吉勇，叶圳，梅丹，谢金昆，蔡滨，张静喆，顾宏刚 . 锦红片联合西医常规疗法治疗急性腹腔感染脓毒症的临床观察［J］. 上海中医药大学学报，2020，34（3）：9-13.

［225］梁晓强，梅丹，余奎，章学林，顾宏刚，张静喆，沈平 . 大黄丹参水煎液对胰腺纤维化模型大鼠胰腺纤维化及糖代谢异常的影响研究［J］. 江苏中医药，2020，52（11）：83-86.

[226] 孙逊，梁晓强，郁超，朱培庭．朱培庭教授从“健脾和胃”论治胆石病［J］．中华中医药学刊，2021，39（12）：164-166.

[227] 蔡滨，梁晓强，倪效，叶圳，李炯．大承气汤对大鼠胰腺纤维化的改善作用及 Wnt/β-catenin 通路的影响［J］．疑难病杂志，2021，20（5）：497-501，507.

[228] 杨吉勇，陈佳静，彭艺，叶圳，谢金昆，梅丹，张静喆，顾宏刚．锦红片治疗急性腹腔感染脓毒症临床观察与实验研究［J］．辽宁中医药大学学报，2022，24（3）：147-151.

[229] 沈亮，胡诚，章学林，顾宏刚，张静喆，梁晓强．升清胶囊对胆固醇结石小鼠核受体及三磷酸腺苷结合盒（ABC）转运蛋白影响的研究［J］．上海中医药杂志，2021，55（8）：88-93.

[230] 余奎，梁晓强，张静喆，周细秋．基于病理生理学的术后肠粘连中医辨证论治新探［J］．上海中医药杂志，2021，55（8）：17-19，24.

[231] 旋玉君，叶圳，顾宏刚．微创保胆取石的应用现状及中医药防治术后结石复发的研究进展［J］．世界中西医结合杂志，2022，17（5）：1056-1060.

[232] Jianguan Wang, Honggang Gu, Haifan Lin, Tian Chi. Essential roles of the chromatin remodeling factor BRG1 in spermatogenesis in mice [J]. Biol Reprod. 2012, 86(6): 186. DOI: 10.1095/biolreprod.111.097097.

[233] Xiao Ni, Mahmoud M Suhail, Qing Yang, Amy Cao, Kar-Ming Fung, Russell G Postier, Cole Woolley, Gary Young, Jingzhe Zhang, Hsueh-Kung Lin. Frankincense essential oil prepared from hydrodistillation of Boswellia sacra gum resins induces human pancreatic cancer cell death in cultures and in a xenograft murine model [J]. BMC Complement Altern Med. 2012, 12: 253. DOI: 10.1186/1472-6882-12-253.

[234] Mimi Wan, Honggang Gu, Jingxue Wang, Haichang Huang, Jiugang Zhao, Ravinder K Kaundal, Ming Yu, Ritu Kushwaha, Barbara H Chaiyachati, Elizabeth Deerhake, Tian Chi. Inducible mouse models illuminate parameters influencing epigenetic inheritance [J]. Development. 2013, 140(4): 843-852. DOI: 10.1242/dev.088229.

[235] Xiao Wu, Xiaoqiang Liang, Yijie DU, Yan Zhang, Meng Yang, Weiyi Gong, Baojun Liu, Jingcheng Dong, Ningxia Zhang, Hongying Zhang. Prevention of gallstones by Lidan Granule: Insight into underlying mechanisms using a guinea pig model [J]. Biomed Rep. 2016, 5(1): 50-56. DOI: 10.3892/br.2016.672.

[236] Xiaoqiang Liang, Xiao Ni, YongQi Wang, Jinkun Xie, Xuelin Zhang, Honggang Gu, Jingzhe Zhang. Jinhong Tablet Reduces Damage of Intestinal Mucosal Barrier in Rats with Acute Biliary Infection via Bcl -2/Bax mRNA and Protein Regulation [J]. Evid Based Complement Alternat Med. 2017, 2017: 4985926. DOI: 10.1155/2017/4985926.

[237] Jiyong Yang, Zhen Ye, Dan Mei, Honggang Gu, Jingzhe Zhang. Long noncoding RNA DLX6-AS1 promotes tumorigenesis by modulating miR-497-5p/FZD4/FZD6/Wnt/β-catenin pathway in pancreatic cancer. Cancer Manag Res [J]. 2019, 11: 4209-4221. DOI: 10.2147/CMAR.S194453.

[238] Jiaqi Zhang, Xiaoqiang Liang, Jiacheng Li, Hao Yin, Fangchen Liu, Cheng Hu, Ling Li. Apigenin Attenuates Acetaminophen-Induced Hepatotoxicity by Activating AMP-Activated

Protein Kinase/Carnitine Palmitoyltransferase I Pathway [J]. Front Pharmacol. 2020, 11: 549057.DOI: 10.3389/fphar.2020.549057.

[239] Xiaoqiang Liang, Cheng Hu, Congying Liu, Kui Yu, Jingzhe Zhang, Yiqun Jia. Dihydrokaempferol (DHK) ameliorates severe acute pancreatitis (SAP) via Keap1/Nrf2 pathway [J]. Life Sci. 2020, 261: 118340. DOI: 10.1016/j.lfs.2020.118340.

[240] Xiaoqiang Liang, Mian Han, Xuelin Zhang, Xun Sun, Kui Yu, Congying Liu, Jiaqi Zhang, Cheng Hu, Jingzhe Zhang. Dahuang Danshen Decoction Inhibits Pancreatic Fibrosis by Regulating Oxidative Stress and Endoplasmic Reticulum Stress [J]. Evid Based Complement Alternat Med. 2021, 2021: 6629729.

七、胃肠外科

[1] 章学林.创面外用中药的研究概况[J].中医外治杂志，1996(3)：30-31.

[2] 唐汉钧，章学林，李斌.复黄生肌膏治疗下肢静脉曲张性溃疡[J].辽宁中医杂志，1997(1)：28.

[3] 章学林，唐汉钧，黄灶华.复黄生肌膏促进伤口愈合作用的实验研究[J].天津中医，1997(2)：75-77.

[4] 黄灶华，葛志英，章学林，唐汉钧.复黄生肌膏对创伤大鼠纤维结合蛋白含量的影响[J].安徽中医学院学报，1998(3)：50-52.

[5] 章学林，张静喆.朱培庭教授治疗胆石病经验浅识[J].江苏中医，1998(9)：14-15.

[6] 章学林，韩会学.朱培庭教授治疗胆石病的规律[J].辽宁中医杂志，1998(10)：43.

[7] 章学林，张静喆.朱培庭教授治疗慢性胆道感染、胆石病的经验[J].新中医，1999(3)：9-10.

[8] 章学林，朱培庭，张静喆.中药治疗急性胆道感染的机理研究概况[J].中国中西医结合外科杂志，1999(3)：75-76.

[9] 章学林，唐汉钧，黄灶华.复黄生肌膏对肉芽组织及血液中纤维连结蛋白的影响[J].天津中医，1999(4)：27-28.

[10] 沈平，许阳贤，郑昱，沈通一，张静喆，朱培庭.大承气汤促进胆道术后肠功能恢复的疗效与机理研究[J].中国中西医结合外科杂志，1999(6)：29-30.

[11] 章学林，朱培庭，张静喆."胆病从肝论治"浅析[J].中国中医基础医学杂志，2000(1)：46-48.

[12] 黄灶华，葛志英，章学林，唐汉钧.复黄生肌膏创伤大鼠纤维结合蛋白水平的影响[J].江西中医学院学报，2000(1)：42-43.

[13] 王志刚，朱培庭，章学林，高炬，宋华荣，沈平.通里攻下法对急性梗阻性胆道感染时肾功能的影响[J].辽宁中医杂志，2001(1)：58-59.

[14] 沈平，许阳贤，朱培庭.辨证治疗胆道术后残余结石17例[J].江苏中医，2001(1)：30-31.

[15] 王志刚，朱培庭，章学林，高炬，宋华荣，沈平.通里攻下法对急性胆道感染肝功能影响的研究[J].山东中医杂志，2001(2)：110-111.

[16] 朱培庭，张静喆，章学林.世纪之交的中医胆病学[J].中国中西医结合外科杂志，2001(1)：9-10.

[17] 朱培庭，张静喆，高炬，章学林，王志刚，沈平，宋华荣，李培成，严敏瑜，姜维洁，陈同钧.锦红片对急性胆道感染大鼠细胞因子调节和肠黏膜屏障保护作用的实验研究[J].上海中医药杂志，2001(4)：39-42.

［18］余敏英，朱景刚，唐汉钧，李斌，章学林．复黄生肌愈疮油的配制及其对下肢静脉曲张溃疡的疗效［J］．中国药师，2001（2）：151-152.

［19］沈平，许阳贤，张静喆，朱培庭．益气养阴法对术后病人的调治作用［J］．中国中西医结合外科杂志，2001（2）：9-10.

［20］张士云，唐汉钧，崔全起，王林扬，章学林，张金福．复黄生肌愈创油膏减少皮肤创面瘢痕形成的作用机理研究［J］．上海中医药大学学报，2001（2）：52-55.

［21］王志刚，朱培庭，章学林．锦红片对急性胆道感染大鼠血中 NO、CRP 炎症介质水平的影响［J］．中国中西医结合外科杂志，2001（3）：10-12.

［22］郑培永，牛颖，章学林．朱培庭教授治疗胆结石经验［J］．四川中医，2002（1）：1-2.

［23］沈平，许阳贤，姜维洁，黄少军，叶文君，张丽．穴位电刺激促进术后胃肠功能恢复的临床研究——附 30 例临床资料［J］．江苏中医药，2002（7）：33-34.

［24］郑培永，章学林．朱培庭治疗脂肪肝经验［J］．实用中医药杂志，2002（9）：32.

［25］高炬，袁作彪，张静喆，章学林，沈平，宋华荣，朱培庭．养肝柔肝法对胆色素结石患者术后 T 管胆汁成分的影响［J］．中国中西医结合外科杂志，2002（5）：10-12.

［26］高矩，朱培庭，张静喆，焦拥政，章学林，袁作彪，沈平．养肝柔肝法防治胆色素结石中干预胆道动力学异常的机理研究［J］．中国中西医结合外科杂志，2002（6）：15-18.

［27］张静喆，袁作彪，高炬，章学林，沈平，焦拥政，朱培庭．养肝柔肝法逆转豚鼠成石胆汁致石性的实验研究［J］．中西医结合学报，2003（4）：289-292.

［28］袁作彪，朱培庭，章学林，焦拥政，张静喆，张红英，高炬，沈平．高胆固醇血症与豚鼠胆囊色素性结石的形成［J］．中华外科杂志，2003（12）：69.

［29］沈平，章学林，高炬，顾宏刚，马恩伟，林天碧，孙逊，朱培庭，张静喆．大承气汤对大鼠结肠手术后肠蠕动恢复的疗效初探［J］．江苏中医药，2004（5）：53-54.

［30］牛颖，章学林，方邦江，朱培庭，张静喆．锦红汤对急性胆源性感染全身性炎症反应综合征的调节作用［J］．中国中西医结合杂志，2004（8）：707-709.

［31］郑培永，章学林，朱培庭．胆囊结石病肝气郁结证与 CCKAR 和 VIPR 基因表达的相关性研究［J］．中国中西医结合外科杂志，2004（5）：8-10.

［32］许阳贤，沈平，章学林，张静喆，朱培庭．养肝利胆颗粒剂对胆汁致石性的影响［J］．中国中西医结合外科杂志，2005（1）：22-24.

［33］朱培庭，张静喆，章学林，袁作彪，张红英，高炬．升清胶囊对豚鼠胆石病相关基因的影响［J］．中西医结合学报，2005（3）：207-210.

［34］张静喆，章学林，高炬，沈平，马恩伟，顾宏刚，朱培庭．清热通下中药对胆管炎大鼠肠屏障保护和炎症反应调控的研究［J］．中西医结合学报，2005（3）：211-215.

［35］许阳贤，沈平，章学林，朱培庭．养肝利胆颗粒剂对胆道术后胆汁中单结合胆红素的影响［J］．陕西中医，2005（9）：895-896.

［36］郑嘉岗，马恩伟，章学林，沈平，高炬，顾宏刚，张静喆．老年患者胰胆管疾病的内镜治疗［J］．中华消化杂志，2005（9）：570-571.

［37］殷泙，马恩伟，包文敏，姚忆蓉，章学林，张玉金，黄傲霜，张静喆．胃大部切除毕Ⅱ式吻合术后胆管疾病的侧视内镜下治疗［J］．中华肝胆外科杂志，2005（9）：609-611.

［38］章学林．朱培庭：医学攀高峰肝胆写人生

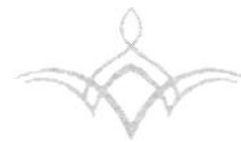

[J]. 中国高校科技与产业化，2006（7）：54.

[39] 许阳贤，蔡滨，沈平. 脉冲信号刺激穴位促进 Dixon 手术后肠功能恢复 [J]. 上海中医药杂志，2006（8）：36-37.

[40] 顾宏刚，张静喆，章学林，马恩伟，朱培庭. 中西医结合治疗重症急性胰腺炎 67 例 [J]. 上海中医药杂志，2006（9）：31-32.

[41] 顾宏刚，张静喆，章学林，刘建文，李婷，朱培庭. 升清胶囊对胆色素结石豚鼠肝细胞核因子-κB 蛋白表达的影响 [J]. 中西医结合学报，2006（5）：518-521.

[42] 许阳贤，卫勇平，蔡滨，沈平. 针灸对促进 Dixon 手术后肠功能恢复的影响 [J]. 中国中西医结合外科杂志，2006（5）：446-448.

[43] 张静喆，章学林，高炬，沈平，朱培庭. 锦红片对胆管炎大鼠胸腺的影响 [J]. 中西医结合学报，2007（2）：174-178.

[44] 章学林，顾宏刚，沈平，张静喆，马恩伟，朱远航. 部分肠切除大鼠"脾气虚"证模型的建立及以方测证研究 [J]. 上海中医药大学学报，2007（3）：52-54.

[45] 章学林，顾宏刚，高炬，张静喆. 朱培庭教授治疗肝移植术后胆道并发症经验介绍 [J]. 新中医，2007（6）：8-9.

[46] 章学林，张静喆，顾宏刚，马恩伟，朱培庭. 大鼠梗阻性胆管炎细胞免疫功能降低及中药锦红片的影响 [J]. 世界华人消化杂志，2007（18）：2050-2053.

[47] 杨英昕，朱培庭，张静喆，章学林，方邦江. 胆宁片对高脂模型大鼠脂肪肝及 PPARα、CYP7A1 表达的影响 [J]. 中国新药与临床杂志，2007（10）：721-726.

[48] 章学林，顾宏刚，沈平，张静喆，马恩伟，朱远航. 部分肠切除大鼠脾气虚证模型量化参数探讨 [J]. 中国中西医结合消化杂志，2008（1）：1-3.

[49] 李炯，张静喆，顾宏刚，林天碧. 中医辨证治疗老年慢性胆石症伴胆道感染 60 例 [J]. 上海中医药杂志，2008（6）：26-27.DOI：10.16305/j.1007-1334.2008.06.011.

[50] 张静喆，章学林，梁晓强，顾宏刚，朱培庭. 不同中药对豚鼠胆色素结石模型的生化学影响 [J]. 中西医结合学报，2008（8）：856-859.

[51] 章学林，梁晓强，顾宏刚，马恩伟，林天碧，孙逊，张静喆. 升清胶囊对胆囊胆固醇结石小鼠模型生化学指标的影响 [J]. 中西医结合学报，2008（10）：1045-1048.

[52] 梁晓强，顾宏刚，章学林，朱培庭，张静喆. 清胆胶囊对豚鼠胆色素结石模型的生化学影响 [J]. 辽宁中医杂志，2008（10）：1607-1608.

[53] 梁晓强，章学林，张静喆. 胰腺星形细胞活化及信号转导 [J]. 医学综述，2008（22）：3364-3367.

[54] 梁晓强，章学林，顾宏刚，张静喆. 大黄素对大鼠胰腺星状细胞 TGF-β1 含量的影响 [J]. 世界华人消化杂志，2009，17（10）：1018-1020.

[55] 梁晓强，章学林，顾宏刚，张静喆. 养肝利胆颗粒对胆色素结石炎症反应环节的影响 [J]. 中国中西医结合消化杂志，2009，17（2）：102-104.

[56] 张静喆，梁晓强，顾宏刚，章学林，朱培庭. 不同治则中药对胆囊胆固醇结石小鼠模型的成石影响 [J]. 中国中西医结合外科杂志，2009，15（3）：291-294.

[57] 孙逊，梁晓强，张静喆. 肝内胆管结石的中西医结合治疗进展 [J]. 医学综述，2009，15（15）：2337-2339.

[58] 张静喆，梁晓强，章学林，顾宏刚，朱培庭. 清胆胶囊与养肝利胆颗粒对豚鼠胆色素

结石炎症反应环节的影响［J］.上海中医药大学学报，2009，23（5）：51-54.

［59］梁晓强，章学林，朱培庭，顾宏刚，张静喆.养肝利胆颗粒对豚鼠胆色素结石模型的生化学影响［J］.新中医，2009，41（11）：113-114.

［60］杨海波，张静喆，蔡骏，章学林，宋华荣.肠系膜种植法裸小鼠移植瘤模型的建立［J］.中华实验外科杂志，2010（1）：6.

［61］梁晓强，章学林，张静喆，顾宏刚.清胆胶囊对胆色素结石豚鼠胆汁中CRP及黏蛋白含量的影响［J］.辽宁中医药大学学报，2010，12（2）：43-45.

［62］张静喆，梁晓强，顾宏刚，章学林.清胆胶囊对胆固醇结石小鼠肝脏中PPAR-γ、CYP7A1及NF-κB表达的影响［J］.中国中西医结合消化杂志，2010，18（4）：254-256，259.

［63］梁晓强，顾宏刚，章学林，张静喆，刘胜.养肝利胆颗粒对胆固醇结石小鼠肝脏中PPAR-γ及CYP7A1表达的影响［J］.辽宁中医杂志，2011，38（1）：172-174.

［64］李阳，梁晓强，张静喆，顾宏刚，章学林，朱培庭.清胆胶囊对胆石病C57小鼠肝脏基因表达谱的影响［J］.上海中医药杂志，2011，45（5）：78-81，86.

［65］张静喆，梁晓强，顾宏刚，章学林.养肝利胆颗粒对胆固醇结石小鼠肝脏基因表达的影响［J］.中国中西医结合消化杂志，2011，19（4）：234-238.

［66］王永奇，张静喆，梁晓强，孙逊.急性胆源性感染中医“从肠论治”初探［J］.中医杂志，2011，52（18）：1546-1548.

［67］顾宏刚，张静喆，高炬，章学林，梁晓强，裴新军，苗同国，朱培庭.1042例上海地区胆石病辨证分型［J］.中医杂志，2011，52（18）：1577-1580.

［68］俞杞泉，章学林.气管内插管全身麻醉手术后呼吸道并发症及危险因素分析［J］.中国实用外科杂志，2011，31（S2）：38-40.

［69］曹锦峰，许阳贤.香菇多糖辅助化疗对结直肠癌患者免疫功能的影响及临床疗效［J］.中国肿瘤临床与康复，2011，18（5）：416-417.

［70］王玉凤，章学林.中医药防治慢性胰腺炎作用机理研究进展［J］.辽宁中医药大学学报，2011，13（11）：55-57.

［71］杨海波，张静喆，蔡骏，章学林，宋华荣.大黄和早期肠内营养对肠缺血-再灌注损伤大鼠肠屏障功能的影响［J］.肠外与肠内营养，2011，18（6）：364-367.

［72］顾宏刚，章学林，梁晓强，朱培庭，张静喆.升清胶囊对胆色素结石B-UGT mRNA表达的影响［J］.上海中医药大学学报，2012，26（1）：59-62.

［73］林天碧，王永奇，朱培庭.朱培庭治疗胆囊癌经验［J］.中国中医药信息杂志，2012，19（5）：91-92.

［74］孙逊，张静喆，梁晓强.升清胶囊对阻塞性黄疸患者微创术后细胞免疫功能的改善作用［J］.肝胆胰外科杂志，2012，24（3）：207-210.

［75］章学林，王玉凤，梁晓强，马国珍，张静喆.大黄及大黄素对大鼠胰腺细胞外基质降解作用的影响［J］.上海中医药杂志，2012，46（6）：95-97.

［76］梁晓强，章学林，张静喆，顾宏刚.探讨清热通下中药“从肠论治”急性胆源性感染的思路［J］.新中医，2012，44（7）：1-2.

［77］梁晓强，章学林，马恩伟，马国珍，张静喆.引经药柴胡对胰腺纤维化大鼠细胞外基质合成调控增效的作用［J］.中国中西医结合消化杂志，2012，20（10）：433-437.

[78] 李炯，张静喆，林天碧，朱培庭，陆巍.中西医结合治疗急性胆源性胰腺炎48例疗效分析[J].辽宁中医杂志，2012，39（12）：2449-2450.

[79] 梁晓强，章学林，张静喆，马恩伟.大黄丹参药对抗胰腺纤维化初探[J].河南中医，2013，33（3）：427-429.

[80] 许阳贤，杨吉勇，曹锦峰，章学林，张静喆.3种无张力疝修补术疗效比较[J].中国中西医结合外科杂志，2013，19（3）：257-259.

[81] 梁晓强，章学林，张静喆，刘胜，徐斌."六腑以通为用"理论在胆石病治疗中的临床应用探讨[J].新中医，2013，45（8）：6-7.

[82] 梁晓强，章学林，顾宏刚，马恩伟，王玉凤，张静喆.大黄丹参对胰腺纤维化大鼠氧化损伤修复作用的研究[J].时珍国医国药，2013，24（8）：1801-1803.

[83] 许阳贤，杨吉勇，曹锦峰.栀子大黄汤利胆抗炎作用的实验研究[J].江苏中医药，2013，45（9）：74-75.

[84] 蒋海涛，章学林.朱培庭治疗胆石症的经验[J].山西中医，2013，29（10）：3-4，37.

[85] 梁晓强，章学林，顾宏刚，马恩伟，朱培庭，张静喆.肝脏核受体LXRs/FXR在胆固醇结石病防治领域中的研究进展[J].肝胆胰外科杂志，2014，26（1）：86-88.

[86] 梁晓强，马恩伟，章学林，顾晔斌，朱培庭，张静喆.基于"损伤控制外科理念"谈中医药在外科急腹症中的应用[J].辽宁中医杂志，2014，41（4）：822-823.

[87] 谢金昆，奉典旭，陈亚峰，张静喆，陈腾，殷佩浩，田继云，李炯，蒋海涛.山楂承气汤对急性坏死性胰腺炎伴高三酰甘油血症大鼠肠屏障功能障碍干预机制研究[J].中华中医药杂志，2014，29（5）：1612-1617.

[88] 周细秋，舒祥兵，张静喆，郭修田，许阳贤，陆金根，季光.脾虚证结肠癌组织和正常结肠组织中5-羟色胺受体1F表达差异的研究[J].中国中西医结合外科杂志，2014，20（3）：234-236.

[89] 梁晓强，王玉凤，章学林，顾宏刚，马恩伟，张静喆.大黄丹参水煎剂对胰腺纤维化大鼠转化生长因子β_1、血小板衍生生长因子BB及其mRNA表达的影响[J].中医杂志，2014，55（15）：1331-1334.

[90] 蔡滨，许阳贤，蒋海涛，杨吉勇，孙逊，林天碧，章学林，张静喆.益气养阴中药联合FOLFOX4方案化疗对大肠癌术后患者免疫功能的影响[J].肿瘤防治研究，2014，41（8）：932-935.

[91] 梁晓强，李炯，章学林，顾宏刚，张静喆.升清胶囊对肝细胞氧化损伤模型中胆固醇代谢相关酶表达的影响[J].中国中西医结合外科杂志，2015，21（2）：153-156.

[92] 许阳贤，宋海燕，季光.雷公藤红素对肝癌细胞SMMC-7721凋亡和周期的调控作用及机制[J].中成药，2015，37（6）：1153-1157.

[93] 林天碧，肖广远，梁晓强，马恩伟，李炯，张红英，张静喆.锦红片对肝胆湿热证胆石病术后证候影响的临床研究[J].辽宁中医杂志，2015，42（11）：2128-2131.

[94] 孙逊，谢金昆.养肝利胆颗粒对ENBD术后胆汁病原菌的影响[J].肝胆胰外科杂志，2016，28（1）：67-69.

[95] 王玉凤，王德军.电针加用托特罗定治疗脑卒中后患者膀胱过度活动症的临床观察[J].世界最新医学信息文摘，2016，16（50）：97.

[96] 李炯，陆巍，梁晓强，林天碧，蒋海涛.升清胶囊对胆固醇结石小鼠胆固醇及肝脏B类清道夫受体的影响[J].中国中西医结合杂

志，2016，36（11）：1369-1372.

［97］孙逊，张静喆，章学林，顾宏刚，梁晓强.LXRs/FXR 介导的胆固醇 / 胆汁酸代谢链在疏肝利胆中药“从肝论治”胆固醇结石中的重要作用［J］. 中华中医药杂志，2017，32（3）：1178-1180.

［98］梁晓强，章学林，顾宏刚，张静喆 . 升清胶囊对 L-02 肝细胞胆固醇沉积模型 LXR-α、FXR 及 ABC 转运蛋白表达的影响［J］. 中医杂志，2017，58（7）：592-596.

［99］许阳贤，章学林，谢金昆 . 容易误诊的闭孔疝：老年急性肠梗阻的特殊类型［J］. 临床误诊误治，2017，30（5）：41-43.

［100］倪效，谢金昆，蔡滨，许阳贤，张静喆，宋华荣 . 闭孔疝诊断和手术治疗（附 7 例报告）［J］. 外科理论与实践，2017，22（3）：252-255.

［101］孙逊，章学林，张静喆，梁晓强 . 柴胡对胰腺纤维化大鼠 TIMP-1 及 TGF-β1 增效作用的研究［J］. 上海中医药杂志，2018，52（3）：72-76.

［102］李炯，叶圳，顾宏刚，蔡滨，林天碧，张静喆 . 锦红汤对脓毒症大鼠小肠 TLR4 及其信号通路表达的影响［J］. 河南中医，2018，38（5）：690-693.

［103］梁晓强，章学林，余奎，顾宏刚，张静喆 . 锦红片对急性胆源性感染大鼠 JNK、P38、ERK mRNA 及蛋白表达调控的研究［J］. 中医药导报，2019，25（1）：39-42，67.

［104］林天碧，章学林，陈骏毅，侯佳伟 . 结直肠癌中医证型及微卫星不稳定性研究［J］. 中医药导报，2019，25（20）：32-35.

［105］郁超，JITTIKORN Pimolsettapun，张志航，杨礼斌，徐成林，赵友康，孙逊，朱培庭 . 朱培庭从肝论治经验在中医泌尿男科常见病中的运用［J］. 上海中医药杂志，2020，54（2）：28-31.

［106］蒋海涛，孙逊，章学林，林天碧，许阳贤，侯佳伟 . 健脾益气方在结直肠癌患者围手术期的临床应用评价［J］. 上海中医药大学学报，2020，34（2）：22-25.

［107］王玉凤 . 活血解毒汤结合腹腔镜手术治疗急性阑尾炎的价值分析［J］. 实用中西医结合临床，2020，20（5）：78-80.

［108］梁晓强，梅丹，余奎，章学林，顾宏刚，张静喆，沈平 . 大黄丹参水煎液对胰腺纤维化模型大鼠胰腺纤维化及糖代谢异常的影响研究［J］. 江苏中医药，2020，52（11）：83-86.

［109］孙逊，梁晓强，郁超，朱培庭 . 朱培庭教授从“健脾和胃”论治胆石病［J］. 中华中医药学刊，2021，39（12）：164-166.

［110］王玉凤 . 中药穴位贴敷在促进胃肠道术后患者胃肠功能恢复中的应用效果［J］. 中国民康医学，2021，33（15）：82-83.

［111］沈亮，胡诚，章学林，顾宏刚，张静喆，梁晓强 . 升清胶囊对胆固醇结石小鼠核受体及三磷酸腺苷结合盒（ABC）转运蛋白影响的研究［J］. 上海中医药杂志，2021，55（8）：88-93.

［112］蒋增华，钱雨凡，许阳贤，徐汉辰 .Tapasin 蛋白在肿瘤免疫治疗中的应用及前景［J］. 上海中医药大学学报，2022，36（1）：42-48.

［113］Sui H, Xu H, Ji Q, Liu X, Zhou L, Song H, Zhou X, Xu Y, Chen Z, Cai J, Ji G, Li Q. 5-hydroxytryptamine receptor (5-HT1DR) promotes colorectal cancer metastasis by regulating Axin1/β-catenin/MMP-7 signaling pathway［J］. Oncotarget. 2015 Sep 22; 6(28): 25975-25987. DOI: 10.18632/oncotarget.4543. PMID: 26214021; PMCID:

PMC4694879.

[114] Pan J, Xu Y, Song H, Zhou X, Yao Z, Ji G. Extracts of Zuo Jin Wan, a traditional Chinese medicine, phenocopies 5-HTR1D antagonist in attenuating Wnt/β-catenin signaling in colorectal cancer cells [J]. BMC Complement Altern Med. 2017 Nov 28; 17(1): 506. DOI: 10.1186/s12906-017-2006-7. PMID: 29183322; PMCID: PMC5706385.

[115] Xu H, Wang C, Song H, Xu Y, Ji G. RNA-Seq profiling of circular RNAs in human colorectal Cancer liver metastasis and the potential biomarkers [J]. Mol Cancer. 2019 Jan 10; 18(1): 8. DOI: 10.1186/s12943-018-0932-8. PMID: 30630466; PMCID: PMC6327571.

[116] Zhu M, Dang Y, Yang Z, Liu Y, Zhang L, Xu Y, Zhou W, Ji G. Comprehensive RNA Sequencing in Adenoma-Cancer Transition Identified Predictive Biomarkers and Therapeutic Targets of Human CRC [J]. Mol Ther Nucleic Acids. 2020 Jun 5; 20: 25-33. DOI: 10.1016/j.omtn.2020.01.031. Epub 2020 Feb 4. PMID: 32145677; PMCID: PMC7057163.

[117] Dang Y, Hu D, Xu J, Li C, Tang Y, Yang Z, Liu Y, Zhou W, Zhang L, Xu H, Xu Y, Ji G. Comprehensive analysis of 5-hydroxymethylcytosine in zw10 kinetochore protein as a promising biomarker for screening and diagnosis of early colorectal cancer [J]. Clin Transl Med. 2020 Jul; 10(3): e125. DOI: 10.1002/ctm2.125. Epub 2020 Jul 6. PMID: 32628818; PMCID: PMC7418801.

[118] Xu H, Liu Y, Cheng P, Wang C, Liu Y, Zhou W, Xu Y, Ji G. CircRNA_0000392 promotes colorectal cancer progression through the miR-193a-5p/PIK3R3/AKT axis [J]. J Exp Clin Cancer Res. 2020 Dec 14; 39(1): 283. DOI: 10.1186/s13046-020-01799-1. PMID: 33317596; PMCID: PMC7735421.

[119] Dai L, Liu Y, Ji G, Xu Y. Acupuncture and Derived Therapies for Pain in Palliative Cancer Management: Systematic Review and Meta-Analysis Based on Single-Arm and Controlled Trials [J]. J Palliat Med. 2021 Jul; 24(7): 1078-1099. DOI: 10.1089/jpm.2020.0405. Epub 2021 Mar 10. PMID: 33691493.

[120] Liu Y, Wang C, Cheng P, Zhang S, Zhou W, Xu Y, Xu H, Ji G. FHL1 Inhibits the Progression of Colorectal Cancer by Regulating the Wnt/β-Catenin Signaling Pathway [J]. J Cancer. 2021 Jul 3; 12(17): 5345-5354. DOI: 10.7150/jca.60543. PMID: 34335951; PMCID: PMC8317513.

[121] Liu F, Xiao XL, Liu YJ, Xu RH, Zhou WJ, Xu HC, Zhao AG, Xu YX, Dang YQ, Ji G. CircRNA_0084927 promotes colorectal cancer progression by regulating miRNA-20b-3p/glutathione S-transferase mu 5 axis [J]. World J Gastroenterol. 2021 Sep 28; 27(36): 6064-6078. DOI: 10.3748/wjg.v27.i36.6064. PMID: 34629820; PMCID: PMC8476332.

[122] Pan J, Liu F, Xiao X, Xu R, Dai L, Zhu M, Xu H, Xu Y, Zhao A, Zhou W, Dang Y, Ji G. METTL3 promotes colorectal carcinoma progression by regulating the m6A-CRB3-Hippo axis [J]. J Exp Clin Cancer Res. 2022 Jan 10; 41(1): 19. DOI: 10.1186/s13046-021-02227-8. PMID: 35012593; PMCID: PMC8744223.

（梁越，仲芜沅，王怡，李晓睿，肖长芳，陶晓春，梁晓强，余奎，侯佳伟，赵泉景）

第六章

指南与共识

顾氏外科团队成员牵头制定的指南与共识项目共 11 项，现汇总如表 4-6-1 至表 4-6-4。

表 4-6-1　中医外科团队成员牵头制定指南与共识项目

名　称	发布单位	发布时间（年）
窦道	中华中医药学会	2012
肉瘿（修订）	中华中医药学会	2019
下肢慢性溃疡中医诊治与疗效评价专家共识	上海市中西医结合学会周围血管病专业委员会	2022

表 4-6-2　中医乳腺科团队成员牵头制定指南与共识项目

名　称	发布单位	发布时间（年）
粉刺性乳痈中医病证诊疗指南	国家中医药管理局和中华中医药学会	2012
粉刺性乳痈中医病证诊疗指南（修订）	国家中医药管理局和中华中医药学会	2019

表 4-6-3　肛肠科团队成员牵头制定指南与共识项目

名　称	发布单位	发布时间（年）
拖线疗法操作指南	世界中医药学会联合会肛肠病专业委员会	2013
肛肠病围手术期创面处理指南	世界中医药学会联合会肛肠病专业委员会	2013
肛瘘拖线疗法临床实践指南	世界中医药学会联合会肛肠病专业委员会	2019
视频辅助下肛瘘治疗 VAAFT 操作技术	世界中医药学会联合会肛肠病专业委员会	2020

表 4-6-4　肝胆外科团队成员牵头制定指南与共识项目

名　称	发布单位	发布时间（年）
胆石病辨证诊疗规范	SFDA	2002
内镜微创保胆手术治疗胆囊良性疾病专家共识（2018 版）	中国医师协会内镜医师分会	2018

（沈义婷，仲芫沅，梁宏涛，陶晓春，梁晓强，余奎）

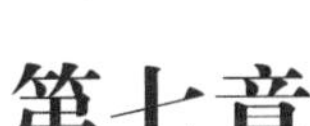

第七章

专利授权项目

顾氏外科团队成员获得各类专利授权共51项，现汇总如表4-7-1至表4-7-4。

表4-7-1 顾氏外科团队成员获得发明专利项目

专利名称	专利号	发明人
治疗肛肠疾病出血症状的药物及其制备方法	ZL200310109411.6	顾伯华 陆金根 曹永清 潘一滨
测量臀部曲面形态及其法向压力分布的装置及其测量方法	ZL200710094157.5	王 琛 陆金根 曹永清 谢锡麟
表没食子儿茶素没食子酸酯在制备防治胆石症的药物中的应用	ZL200710094207.X	张静喆 顾宏刚 章学林 刘建文 方邦江 朱培庭 梁晓强 马恩伟 苗同国 山冬梅 房一时 李长龙 孙丽娟 邓皖利 叶依依 于有军 王 芳 王 劲
治疗皮肤溃疡的中药制剂及其制备方法	ZL201210321787.2	阙华发 唐汉钧 王云飞
治疗乳腺癌复发转移的中药制剂及其制备方法	ZL201210388536.6	刘 胜 陆德铭 唐汉钧 张 宁 韩向晖
一种臀部曲面测量及法向施压诊疗系统	ZL201510161987.X	王 琛 谢锡麟 陆金根 曹永清
一种三阴性乳腺癌顺铂耐药细胞株及其制备方法和用途	ZL.201510174185.2	陈红风 盛佳钰 叶媚娜
仿真排粪造影剂组及其制备方法、使用方法	ZL201811467975.X	张祯捷 王 琛

表4-7-2 顾氏外科团队成员获得实用新型专利项目

专利名称	专利号	发明人
回乳药罩	ZL200920069689.8	郑 蔚 陈红风 程亦勤 唐汉钧 陈蓓蓓
粉剂药物布撒管	ZL201220126108.1	叶媚娜 陈红风 程亦勤
绑缚胸带套装	ZL201420363734.1	叶媚娜 陈红风 程亦勤 郑 蔚 吴晶晶

续 表

专 利 名 称	专利号	发 明 人
瘤块接种器	ZL201420363735.6	叶媚娜 廖明娟 陈红风
外用药管体及其涂抹器	ZL201720360862.4	胡升芳 陈红风
一种用于生产医用样品搅拌针的新型精磨机	ZL201720692847.X	殷玉莲 吴晶晶 陈红风 孟 畑
一种用于防止漏乳的乳汁收集装置	ZL201821411450.X	殷玉莲 吴晶晶 郑 蔚
一种外科手术用拉钩	ZL201921594956.3	仲芫沅 殷玉莲 马丽娜 陈红风
一种乳房部中药外敷治疗袋	ZL202021818785.0	孟 畑 陈红风 程亦勤 叶媚娜
一种超声用乳房固定装置	ZL202021818827.0	孟 畑 李龙鹤 殷玉莲
一种可拆卸的便携式鼠笼	ZL202120726704.2	马丽娜 陈红风 仲芫沅 殷玉莲
一种可定量推出粉末的盒子	ZL202122422300.7	马丽娜 陈红风 叶媚娜 程亦勤
一种智能控温多功能组合火针装置	ZL202120671938.1	陈 晨 刘 胜 徐一云
一种乳腺癌放疗辅助敷贴	ZL202120926714.0	徐一云 吴春宇 陈佳静 鲍以嘉 陈 晨 刘 胜
一种臀部几何特性测量装置	ZL201120286699.4	王 琛 陆金根 曹永清
瘘管探针	ZL201220197510.9	曹永清 陆金根 沈 晓 王 琛
环形外痔吻合钳	ZL201320177999.8	胡德昌 金文琪 郭修田
植入式磁性括约肌增强环	ZL201320177155.3	郭修田 金文琪 陆金根 曹永清
折叠式药线制作装置	ZL201420606181.8	梁宏涛 陶晓春 周 清 曹永清 陆金根 张宇成
一种肛周五彩拖线引流板	ZL201420126188.X	梁宏涛 李小嘉 蔡文怡
一种肛门括约肌功能锻炼装置	ZL201520388609.0	姚一博 王 琛 陆金根 曹永清 王 波 李 锋
一种肛门术后防肉芽增生中药坐压内裤	ZL201620077717.0	沈彬慧 赵学理 蒋晓雪 郭修田
双腔直肠水囊管	ZL201620249802.0	殷立新 蒋伟冬 陶晓春 董 艳 董青军
肛周冲洗引流装置	ZL201620401574.4	曹永清 俞 婷 梁宏涛 陆金根 王 琛
指套式探针	ZL201620423028.0	陶晓春 周 清 梁宏涛 曹永清 陆金根
一种自固定药线	ZL201721572467.9	王 琛 蒋晓雪 曹永清 陆金根
一种探查搔刮挂线的瘘管探针	ZL201721520432.0	董青军 曹永清 陆金根
引流装置	ZL201721720665.5	丁雅卿 曹永清 周钰杰

续 表

专利名称	专利号	发明人
大小鼠组合称重盒	ZL201820761024.2	王　迪　董青军　王　琛　姚一博　曹永清
快速药线制作板	ZL201820157667.6	张　强
一种针灸用大鼠固定器	ZL201820014295.1	王　迪　王　琛　董青军　陆金根　曹永清　周　唯
一种实验小鼠代谢饲养装置	ZL201920669916.4	姚一博　王　琛　王　迪　王钱陶　梁宏涛
一种多用途肛瘘探针	ZL201921180169.4	许沂鹏　王　琛　王海军　尹　璐　张祯捷
一种新型凝胶药线	ZL202020016948.7	许沂鹏　王　琛　王海军　尹　璐　张祯捷
一种可分离式胃肠减压管营养管一体管	ZL202123117904.7	章学林　孙　逊　侯佳伟　蒋海涛　刘薛萍　林天碧

表 4-7-3　顾氏外科团队成员获得软件著作权项目

软件著作权名称	著作权号	发明人
龙华医院肠安无忧小程序	2021SR1255307	上海中医药大学附属龙华医院（项目负责人：章学林）
龙华医院后台医生端管理系统	2021SR1255308	上海中医药大学附属龙华医院（项目负责人：章学林）
患者数据管理软件	2022SR0267338	郑　蔚　叶媚娜　田超颖

表 4-7-4　顾氏外科团队成员获得版权作品项目

作品版权名称	登记号	著作权人
小龙宝之表情包系列 1	沪作登字-2021-F-02147161	上海中医药大学附属龙华医院（项目负责人：梁宏涛　王　琛　陶晓春）
小龙宝之表情包系列 2	沪作登字-2021-F-02147162	上海中医药大学附属龙华医院（项目负责人：梁宏涛　王　琛　陶晓春）
小龙宝之插画系列	沪作登字-2021-F-02147163	上海中医药大学附属龙华医院（项目负责人：梁宏涛　王　琛　陶晓春）
小龙宝之龙宝医生	沪作登字-2021-F-02147164	上海中医药大学附属龙华医院（项目负责人：梁宏涛　王　琛　陶晓春）
小龙宝之小龙人系列	沪作登字-2021-F-02147165	上海中医药大学附属龙华医院（项目负责人：梁宏涛　王　琛　陶晓春）

（郭树豫，仲芫沅，王怡，陶晓春，梁宏涛，梁晓强，余奎，侯佳伟）

第八章

新药研发与院内制剂

顾氏外科团队成员研发的新药与院内制剂共40种，现汇总如表4-8-1、表4-8-2。

表4-8-1　顾氏外科团队成员研发的新药及Ⅲ期临床药物

药物名称	批　　号	组　成	功　　效
六应丸	国药准字Z20023367	六应丸　丁香 蟾蜍　雄黄 牛黄　珍珠　冰片	主治火毒内盛所致的乳蛾，喉痹，症见咽喉肿痛、口苦咽干、喉核红肿；咽喉炎、扁桃体炎见上述证候者。亦用于疖痈疮疡，及虫咬肿痛
胆宁片	No:（91）卫药证字Z-16号	生大黄　虎杖 青皮　陈皮　郁金 山楂　白茅根	疏肝利胆、清热泄浊通利
升清胶囊	No：国药证字Z20030053	大黄　虎杖　陈皮	疏肝利胆通下
芍杞颗粒	No：国药证字：Z20090064	白芍　首乌　枸杞子 陈皮　甘草	养肝柔肝
仙蓉消瘀颗粒（乳宁颗粒）	沪药制字Z05170519	仙灵脾　肉苁蓉 郁金　莪术	活血化瘀，温补肾阳。用于乳腺增生等证
复黄片	沪药制字Z05170716	蒲黄炭　地榆炭 槐角　大黄	凉血止血，清热敛疮。主治痔疮、肛裂、直肠息肉等

表4-8-2　顾氏外科团队成员研制的院内制剂

药物名称	批号	组成	功效与主治
蝎蜈胶囊	沪药制备字Z20210050000	全蝎　蜈蚣等	搜风通络，镇惊定志，用于肝风内动之痫症、中风、风湿疼痛等症
桃蛭通瘀片	沪药制字Z05170726	桃仁　大黄　水蛭 黄芪　海藻　何首乌 葛根等	行气通瘀、调补肝肾。用于血瘀气滞型糖尿病及其所致血管病变并发症
复方清解片	沪药制字Z05170214	大黄　黄芩　黄柏 苍术等	清热、解毒。用于便秘、痈疽疖疔等实火之症

续 表

药物名称	批号	组成	功效与主治
清热败毒合剂	沪药制字 Z05170540	当归　赤芍　丹参 紫花地丁　金银花 连翘　黄芩　黄芪 皂角刺　甘草	清热解毒，补气生肌。治疗溃疡久不收口，丹毒
仙蓉消瘀颗粒（乳宁颗粒）	沪药制字 Z05170519	仙灵脾　肉苁蓉 郁金　莪术	活血化瘀，温补肾阳。用于乳腺增生等证
川楝理气片	沪药制字 Z04170939	川楝子　延胡索　乌药 檀香　郁金　香附 木香　吴茱萸等	行气活血、散瘀止痛。用于气滞血瘀所致胸腹疼痛
仙灵慈房颗粒	沪药制字 Z20200050000	仙灵脾　山慈菇　蜂房 莪术	化痰软坚，散结解毒，用于预防及治疗乳腺癌术后因毒聚痰凝所致的复发转移，证见胸闷、胸痛，气短，痰粘腻不易咳出，胁痛，善太息等
复方除湿止痒合剂	沪药制备字 Z20210005000	生地　赤芍　丹皮 黄芩　白鲜皮　土茯苓 地肤子等	凉血活血、清热解毒。主治湿热及血热蕴积肌肤的湿疹、皮炎等
三参活血合剂	沪药制备字 Z20210021000	生地黄　丹参　益母草 玄参　黄芪　党参 麦冬　猪苓等	补气生津、清热利湿。主治气阴两虚、红斑狼疮、皮肌炎、血管炎
芍地泻肝消银颗粒	沪药制备字 Z20210031000	水牛角　生地　赤芍 丹皮　土茯苓　苦参 板蓝根　白茅根 半枝莲　生栀子等	泻肝清热，凉血解毒。用于银屑病血热证
芍地柔肝消银颗粒	沪药制备字 Z20210032000	水牛角　生地　赤芍 丹皮　土茯苓　苦参 板蓝根　当归　鸡血藤 白芍　郁金等	柔肝养血，凉血解毒。用于银屑病血燥证
复黄片	沪药制字 Z05170716	蒲黄炭　地榆炭　槐角 大黄	凉血止血，清热敛疮。主治痔疮、肛裂、直肠息肉等
润肠片	沪药制字 Z05170229	大黄　枳实　槟榔 赤芍　厚朴　木香等	消积导滞，通里攻下，泻火通便。用于湿热内盛便秘腹习惯性便秘
复方清解片	沪药制字 Z05170214	大黄　黄芩　黄柏 苍术等	清热、解毒。用于便秘、痈疽疖疔等实火之症
促愈颗粒	沪药制备字 Z20210022000	黄芪　太子参 蜜麸炒白术　关黄柏 川牛膝　蜜炙甘草	益气健脾，清热利湿，用于肛肠良性病术后，促进创面愈合
红萸颗粒	沪药制备字 Z20210070000	大血藤　败酱草白头翁 川牛膝黄芪　太子参 制山茱萸	益气温阳，清热排毒。脾肾阳虚、湿浊留恋型慢性结肠炎、炎症性肠病（包括溃疡性结肠炎、克罗恩病）等肠道慢性炎症性疾病
锦红片	沪药制字 Z04170767	大黄　红藤　蒲公英	清热解毒，行气通腑，活血消肿

续 表

药物名称	批号	组成	功效与主治
清凉涂剂	沪药制字 Z05170230	麻油等	清热润肤。用于烫伤初期，皮肤潮红或有燎泡出水者
白玉膏	沪药制字 Z04170383	煅石膏　炉甘石　麻油　黄凡士林	润肤、生肌、收敛。用于溃疡腐肉不尽、疮口不敛者
冲和膏	沪药制字 Z05170512	紫荆皮　独活赤芍　石菖蒲　白芷	舒筋活血，定痛消肿，祛冷软坚。用于治疗疥疮介于阴阳之间的症候
青黛膏	沪药制字 Z05170518	青黛　石膏（煅）滑石　黄柏	清热解毒，收湿止痒。用于疖，痈，湿疹，神经性皮炎等皮肤疾患
金黄膏	沪药制字 Z04170717	生南星　陈皮　白芷　黄柏　姜黄　大黄　苍术　甘草　厚朴　天花粉等	消炎、散肿、解毒、止痛 用于痈疽、发背、疔疖及乳痈、流火、丹毒等症
红油膏	沪药制字 Z04170716	煅石膏　红粉　广丹	防腐生肌。用于溃疡与水火烫伤
青石软膏	沪药制字 Z04170718	煅石膏　人中白　青黛　硼砂	清热解毒，润燥止痛。用于茧唇、乳头破碎、热疮等
黛柏湿疹膏	沪药制字 Z05170514		清热、解毒、止痒。用于湿疹
尿素乳膏	沪药制字 H04170710		增加皮肤角质层水合作用。用于鱼鳞病、手足皲裂、皮肤干燥等
盐酸小檗碱乳膏	沪药制字 H05170212		清热止痒。用于治疗湿疹
消痔膏	沪药制字 Z04170720	白螺蛳壳　橄榄核等	清火、退肿。用于耳痔（急慢性中耳炎）肿痛，流脓和内痔，血栓痔肿痛等
复方苯甲酸涂剂	沪药制字 H04170708		软化和溶解角质，抑制真菌，用于治疗干燥未破裂的手足癣、叠瓦癣等
硫樟洗剂	沪药制字 H05170206		消炎、止痒、脱屑、去屑。用于皮脂溢出、痤疮及酒糟鼻等
磺黄祛瘀搽剂	沪药制字 H05170718		清热散瘀。用于酒齄鼻、粉刺等
生肌散	沪食药监注 2013（467）	石膏　轻粉　赤石脂　乳香	敛疮生肌、祛腐生新。用于疮口久溃不愈
青石散	沪食药监注 2013（467）		清热解毒，润燥止痛。用于茧唇、乳头破碎、热疮等
八二散	沪食药监注 2013（467）		腐蚀化管。治痈疽溃疡，脓水淋漓，日久成漏
九一散	沪食药监注 2013（467）		提脓去腐。治一切溃疡脓水未尽
青黛散	沪食药监注 2013（467）		收湿止痒，清热解毒。治一般皮肤病焮肿痒痛出水

（李晓睿，郭树豫，仲芫沅，郝伟，梁宏涛，梁晓强，余奎）

第九章

主办、承办会议

顾氏外科主办、承办各项会议共120次，现汇总如表9-1-1至表9-1-17。

表9-1-1 顾氏外科联合举办会议

会议名称	时间（年）	地点
振兴中医外科世博论坛暨顾伯华教授学术思想研讨会	2010	上海龙华
世界中医药学会联合会外科专业委员会成立大会暨第一次学术会议	2012	上海龙华
顾氏外科流派学术思想研修班、全国外科学术流派经验交流及发展培训班	2014	上海龙华
纪念顾伯华先生百年诞辰学术交流会	2016	上海龙华

表9-1-2 顾氏外科主办系列讲坛

期次	时间（年）	内容
第1期	2015	我与顾氏外科　主讲：陆金根教授
第2期	2016	我与顾氏外科　主讲：陆德铭教授
第3期	2016	我与顾氏外科　主讲：唐汉钧教授
第4期	2016	我与顾氏外科　主讲：朱培庭教授
第5期	2016	我与顾氏外科　主讲：马绍尧教授
第6期	2016	我与顾氏外科　主讲：阙华发教授
张家港专场	2016	顾氏外科传承与发展　主讲：陆金根教授
第7期	2017	我与顾氏外科　主讲：曹永清教授
第8期	2017	我与顾氏外科　主讲：陈红风教授
第9期	2017	我与顾氏外科　主讲：张静喆教授
第10期	2017	我与顾氏外科　主讲：刘胜教授
第11期	2017	我与顾氏外科　主讲：李咏梅教授
第12期	2018	顾氏外科可持续发展论坛

续 表

期 次	时间（年）	内 容
第 13 期	2018	习近平谈中医药　主讲：刘胜书记
第 14 期	2018	顾氏外科基本技能比拼（迎进博）
第 15 期	2019	顾氏外科基础知识竞赛（不忘初心，牢记使命）
第 16 期	2020	书画迎新春（只争朝夕、不负韶华）
第 17 期	2020	如何做个好医生　主讲：陆金根教授
第 18 期	2020	抗击疫情英雄事迹报告会（援鄂和援上海公卫）
第 19 期	2020	细节的力量　主讲：陆金根教授
第 20 期	2020	顾氏外科流派学术思想与临证精粹　主讲：阙华发教授
第 21 期	2020	一年援藏路一生雪域情　主讲：李晓睿
第 22 期	2021	海派中医传承与创新　主讲：陆金根教授
第 23 期	2021	书画迎七一（传承红色伟业　谱写杏林华章）

表 9-1-3　中医外科主办承办国际国内学术会议

会 议 名 称	时间（年）	地 点
国际会议		
世界中医药学会联合会外科专业委员会	2012	上海
世界中医药学会联合会外科专业委员会	2013	无锡
国内会议		
中华中医药疮疡专业委员会第 11 次会议	2005	上海龙华
中华中医药学会外科疮疡专业委员会第十一次学术会议	2009	上海龙华
中华中医药学会外科学术年会	2011	上海龙华
上海中医药大学国际淋巴水肿治疗师培训班	2016	上海龙华
唐汉钧教授学术思想研讨会	2016	上海龙华

表 9-1-4　中医外科团队成员作报告交流的国际学术会议

会 议 名 称	时间（年）	报告交流人	地 点
第五届 WUWHS 世界伤口愈合联盟会议	2016	阙华发	意大利
第五届 WUWHS 世界伤口愈合联盟会议	2016	王云飞	意大利
UCLA 一带一路中医药海外拓展研讨会	2017	王云飞	美 国

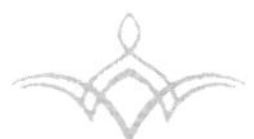

续 表

会议名称	时间（年）	报告交流人	地点
第 28 届欧洲伤口管理年会（EWMA2018）	2018	王云飞	波兰
第 29 届欧洲伤口管理年会（EWMA2019）	2019	阙华发	瑞典
第 29 届欧洲伤口管理年会（EWMA2019）	2019	王云飞	瑞典

表 9-1-5　中医外科主办的国家级继续教育培训班

名称	编号	时间（年）
中医外科临床与科研新进展学习班	—	2001
中医外科临床与科研新进展	031402001	2002
中医外科临床与科研新进展	—	2003
中医外科理论与临床新进展	120203004	2009
中医外科理论与临床新进展	120203235	2010
中医外科理论与临床新进展学习班	2012120203031	2012
中医药治疗糖尿病足及慢性难愈性创面的临床策略及研究进展	2014120203028	2014
顾氏外科流派学术思想学术研讨班	J20160903091	2016
唐汉钧教授学术思想及临证经验研讨班	J20160903090	2016
慢性创面及淋巴水肿的诊治新进展暨唐汉钧教授学术思想研修班	2017-04-10-028（国）	2017
慢性创面及淋巴水肿的诊治新进展暨唐汉钧教授学术思想研修班	2018-04-10-102（国）	2018
慢性创面及淋巴水肿的诊治新进展研修班	T20210917077	2021

表 9-1-6　中医乳腺科主办承办国际国内学术会议

会议名称	时间（年）	地点
现代中医外科与乳腺病学习班	2004	上海
现代中医外科与乳腺病的临床研究学习班	2005	上海
全国中医药防治乳腺病新进展学习班	2008	上海
中医药防治乳腺病新进展培训班	2009	上海
中医药防治乳腺疾病进展学习班	2011	上海
陆德铭治疗乳房疾病学术思想和临证经验学习班	2013	上海龙华
顾氏外科治疗乳腺疾病学术思想和临床经验研讨会	2014	上海龙华
中医药诊治乳腺疾病新进展学习班	2015	上海龙华

续 表

会 议 名 称	时间（年）	地 点
陆德铭工作室诊治乳腺癌的经验学习班	2016	上海东湖宾馆
上海市中医药学会中医乳腺病分会	2017	上海龙华
乳腺疾病中医药诊治学习班	2018	上海龙华
乳腺疾病中医药诊治研究新进展学习班	2019	上海龙华
上海市中医药学会乳腺病分会 2020 年学术年会	2020	上海龙华
上海市中医药学会乳腺病分会 2021 年学术年会、上海市中医乳腺病专科联盟 2021 年学术会议	2021	上海龙华

表 9-1-7　中医乳腺科主办的国家级继续教育培训班

名 称	编 号	地 点
现代中医外科与乳腺病学习班	120203002	上海
现代中医外科与乳腺病的临床研究学习班	120203002	上海
全国中医药防治乳腺病新进展学习班	120203007	上海
中医药防治乳腺病新进展培训班	120203007	上海
中医药防治乳腺疾病进展学习班	120203045	上海
陆德铭治疗乳房疾病学术思想和临证经验学习班	BT2013120203045	上海龙华
顾氏外科治疗乳腺疾病学术思想和临床经验研讨会	BT20140408039	上海龙华
中医药诊治乳腺疾病新进展学习班	BT2015120404038	上海龙华
陆德铭工作室诊治乳腺癌的经验学习班	BT20160902041	上海东湖宾馆
上海市中医药学会中医乳腺病分会	BT20170903004	上海龙华
乳腺疾病中医药诊治学习班	BJ20180917012	上海龙华
乳腺疾病中医药诊治研究新进展学习班	BT20190917015	上海龙华
乳腺炎性疾病中医药诊治研究新进展学习班	BT20200917017	上海龙华
乳腺疾病诊治研究新进展学习班	BT20210917018	上海龙华

表 9-1-8　中西医结合乳腺科主办承办国际国内学术会议

会 议 名 称	时间（年）	地 点
国际会议		
世界中医药学会联合会乳腺病专业委员会成立大会暨第一届国际中西医结合乳腺病学术大会	2017	上海龙华

续 表

会议名称	时间（年）	地点
世界中医药学会联合会乳腺病专业委员会学术年会暨第二届上海国际中西医结合乳腺病学术大会	2018	上海龙华
世界中医药学会联合会乳腺病专业委员会学术年会暨第三届国际中西医结合乳腺病学术大会	2019	南昌三院
世界中医药学会联合会乳腺病专业委员会学术年会暨第四届国际中西医结合乳腺病学术大会	2020	上海龙华
世界中医药学会联合会乳腺病专业委员会学术年会暨第五届国际中西医结合乳腺病学术大会	2021	上海龙华
国内会议		
第七届顾氏外科流派学术可持续发展论坛	2020	上海龙华
第一届长三角乳腺疾病高峰论坛	2020	溧阳
第二届长三角乳腺疾病高峰论坛	2021	湖州

表 9-1-9 中西医结合乳腺科主办的国家级继续教育培训班

名称	编号	时间（年）
经方（经典方）在中医外科中的应用进展学习班	T20170903035	2017
经方（经典方）在中医外科应用中的传承与创新进展学习班	T2018917054	2018
研习经典　践行临床——经典方在中医外科应用中的进展学习班	T20190917045	2019
经方（经典方）在中医外科中的应用学习班	BT20200917013	2020
经方（经典方）在中医外科中的应用学习班	BT20210917016	2021

表 9-1-10 皮肤科主办承办国际国内学术会议

会议名称	时间（年）	地点
马绍尧教授学术思想研修班	2012	上海龙华
中医药治疗难愈性皮肤病进展学习班	2012	上海龙华
纪念顾氏外科顾伯华先生百年诞辰——难愈性皮肤病防治研讨会	2016	上海龙华

表 9-1-11 皮肤科主办的国家级继续教育培训班

名称	编号	时间（年）
顾氏外科皮肤流派学术思想研修班	202111512048	2021
难愈性皮肤病中医治疗及研究进展学习班	20211712034	2021

表 9-1-12 肛肠科主办承办国际国内学术会议

会议名称	时间（年）	地点
国际会议		
首届国际中西医结合大肠肛门病学术论坛暨第十二届全国中西医结合大肠肛门病学术会议	2007	上海国际会议中心
国际肛肠高峰论坛	2008	上海龙华
肛肠外科国际巡讲系列活动	2009	上海龙华
肛肠外科世博高峰论坛	2010	上海龙华
张江中医药论坛国际肛肠良性疾病围手术期高峰论坛	2011	上海龙华
国际肛肠高峰论坛	2015	上海龙华
首届中日肛肠良性疾病多学科高峰论坛	2016	上海龙华
国际肛肠高峰论坛暨第三届顾氏外科可持续发展论坛暨沪甬肛肠微创培训班	2018	上海—宁波
国际肛肠高峰论坛暨第四届世界中医药学会联合会肛肠病专业委员会年会	2018	上海龙华
国内会议		
第九次中国中西医结合大肠肛门病专业会员会	2003	上海
世界中医药学会联合会肛肠专业委员会成立大会暨首届学术会议	2007	上海华亭
迎奥运肛肠外科手术观摩万里行	2008	上海龙华
世界中医药学会联合会肛肠病专业委员会年会	2015	上海华亭
肛肠良性病微创治疗论坛	2016	上海龙华
纪念顾氏外科顾伯华先生百年诞辰系列活动	2016	上海龙华
顾氏外科流派学术可持续发展之—陆金根教授学术思想研讨会	2016	上海龙华
顾氏外科特色疗法肛瘘精准治疗微创论坛暨视频辅助下肛瘘治疗策略研讨会	2017	上海龙华
第二届顾氏外科流派学术可持续发展论坛暨陆金根终身教授学术活动	2017	上海龙华
上海市中西医结合学会第五届大肠肛门病专业委员会换届会	2018	上海龙华
顾氏外科二级工作站暨曹永清宁波工作室学术系列活动	2018	上海龙华—宁波镇海
顾氏外科传承和创新发展讲坛	2019	上海龙华
第五届顾氏外科流派学术可持续发展论坛暨“拖线疗法四十年再评价”研讨会	2019	上海龙华
顾氏外科流派学术可持续发展论坛之—肛肠疑难疾病诊治进展学术沙龙暨婴幼儿肛瘘研讨会	2019	宁波镇海

续 表

会议名称	时间（年）	地点
第六届顾氏外科流派学术可持续发展肛肠疾病大师论坛	2020	上海龙华
视频辅助下肛瘘治疗技术专题研讨会暨肛瘘镜操作规范中国首发仪式	2020	上海龙华
第七届顾氏外科流派学术可持续发展论坛暨首届龙华肛肠周	2020	上海龙华
至善痔美——痔套扎及药物治疗沙龙	2021	上海龙华
上海市医师协会肛肠专业委员会成立大会暨首届年会	2021	上海龙华
第八届顾氏外科可持续发展论坛暨 2021 龙华肛肠周	2021	上海龙华
世界中医药学会联合会肛肠病专业委员会第十二届学术年会	2021	上海龙华

表 9-1-13　肛肠科团队成员作报告交流的国际学术会议

会 议 名 称	时间（年）	报告交流人	地 点
2008 年英国结直肠年会	2008	王 琛	英国
2008 第 5 届世界中医药大会	2008	梁宏涛	中国澳门
2009 第 6 届世界中医药大会	2009	陆金根	澳大利亚
2016 亚洲及太平洋地区结直肠年会	2016	陆金根	韩国
2016 亚洲及太平洋地区结直肠年会	2016	王 琛	韩国
2016 美国明尼苏达州结直肠年会	2016	董青军	美国
2016 欧洲结直肠学会年会	2016	潘一滨	意大利
2017 年首届中国日本肛肠疾病交流会	2018	陆金根	日本
2017 年首届中国日本肛肠疾病交流会	2018	曹永清	日本
2017 年首届中国日本肛肠疾病交流会	2018	王 琛	日本
2017 年首届中国日本肛肠疾病交流会	2018	姚一博	日本
2018 第 15 届世界中医药大会	2018	曹永清	意大利
2019 美国结直肠年会	2019	王 琛	美国
2019 美国结直肠年会	2019	姚一博	美国
2019 国际盆底联合会	2019	姚一博	意大利
2021 国际痔病管理大师班	2021	王 琛	法国（线上）
2021 国际痔病管理大师班	2021	姚一博	法国（线上）

表 9-1-14 肛肠科主办的国家级继续教育培训班

名　　称	编　　号	时间（年）
中医肛肠新进展培训班	120203003	2007
大肠肛门病新技术新理论学习班	380203001	2007
肛肠新诊疗技术培训班	430203003	2008
中医肛肠诊疗新技术培训班	120203005	2009
中医肛肠诊疗新进展培训班	120203234	2010
中医肛肠诊疗新进展培训班	120203046	2011
中医肛肠诊疗新技术培训班	20120413027	2012
中医肛肠诊疗新进展培训班	2013120212051	2013
中医肛肠诊疗新进展培训班	2014120212036	2014
中医肛肠诊疗新技术培训班	2015120401037	2015
顾氏外科流派学术思想学术研讨班	J20160903091	2016
中医肛肠诊疗新进展培训班	BT20160903008	2016
中医肛肠诊疗新技术培训班	BT20170903005	2017
中医肛肠诊疗新进展培训班	BT20180916010	2018
中医肛肠诊疗新技术培训班	BT20190916014	2019
中医肛肠诊疗新进展培训班	BJ20200916033	2020
中医肛肠诊疗新技术培训班	BJ20210916033	2021

表 9-1-15 肝胆外科主办承办国际国内学术会议

会 议 名 称	时间（年）	地　点
第四次全国中西医结合普通外科学术年会	2011	上海龙华
上海中西医结合学会第六届外科专业委员会成立大会暨海派中西医结合外科论坛	2013	上海龙华
全国名老中医朱培庭教授从医、从教 50 周年庆暨学术研讨会	2016	上海龙华
顾氏外科普外（急腹症）学组传承与创新论坛暨上海市中西医结合学会外科专业委员会青年学组年会	2018	上海龙华

表 9-1-16 胃肠外科主办承办国际国内学术会议

会议名称	时间（年）	地点
慢性腹痛 MDT 中心启动会暨中医体质肠癌早筛人工智能项目启动会，顾氏外科可持续发展论坛——消化道肿瘤分论坛	2020	上海龙华
大肠癌中西医结合论坛暨大肠癌早诊早治论坛暨顾氏外科消化道肿瘤分论坛	2021	上海龙华

表 9-1-17 胃肠外科团队成员作报告交流的国际学术会议

会议名称	时间（年）	大会报告 / 交流	地点
第 10 届上海国际大肠癌高峰论坛	2020	许阳贤	上海

（肖文，仲芫沅，吴春宇，郝炜，李晓睿，梁宏涛，陶晓春，周昊，梁晓强，余奎，侯佳伟）

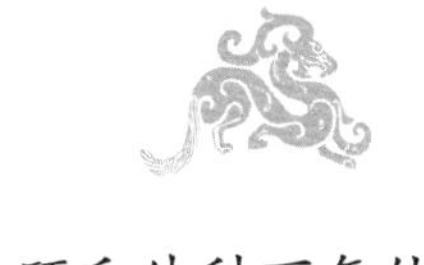

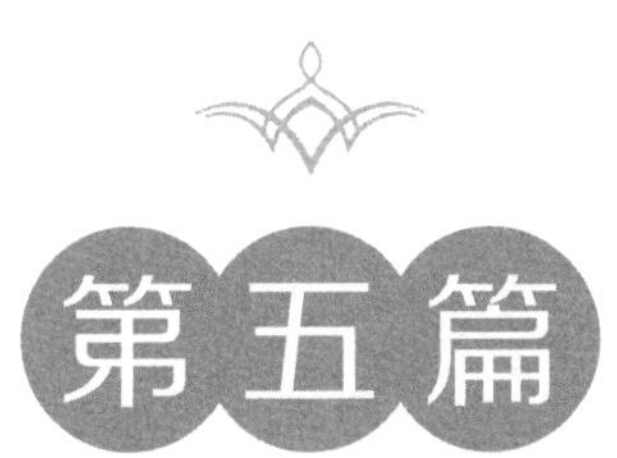

第五篇 追思先贤

难以忘怀的记忆

——纪念顾伯华老师诞辰90周年

1960年的冬季是寒冷的，还没有到数九，已是北风呼啸，雪花飘舞。教室里人少、安静，看书易于记忆。但是足寒手冷，指头僵硬，难以落笔。正在心烦意乱之际，人事处刘处长要我拜师，提早开始边学习、边工作。我讲了自己的难处，想回淮南教书。次日，林其英书记找到我说：决定了，困难组织上解决。当时哪有不听党安排的。仪式是隆重的，由党委书记亲自主持。但由于我心绪不定，却没有留下多少深刻的印象。记忆深刻的是我的老师，他是一位著名的中医学家——顾伯华。他胖胖的身躯，圆圆微笑的脸庞，近视度数很深的眼镜，头上戴着鸭舌帽，嘴唇粘着雪茄烟——他很少抽吸那支烟，好像只是个摆设。他知道我思想有点疙瘩，便把我叫到教研室说：中医外科有丰富的内容，宝贵的精华。他眼睛盯着面前放的书，不停地讲述着……我看着他稀疏的头发，原来可能很胖的脸，面颊皮肤有些松弛下垂了。我望着他，内心感到这是一个诚恳踏实、待人厚道的学者。他只顾表达自己的观点，并不注意我是否在听，偶尔干咳两声而停顿，才抬起头朝我微笑一下，又恢复他原来的姿势，后来才了解当时他只有44岁，但由于过度的劳累，全身心地钻研中医学，不知疲倦地为了患者，夜以继日地编写教材，他过早地脱发了，行动迟缓了，上楼梯喘促了……面对如此真心诚意的长者，我思虑万千，眼角潮湿，我不忍心使他为难，答应了他希望的一切。

这一年的春天来得特别早，不到3月就艳阳高照，即使有蒙蒙细雨，也干得快，真是“春天无烂路，走一步干一步”。上海郊县农村的红花草特别茂盛，由于粮食不足，农民只能以红花草充饥。缺粮甚者每日进食二三斤红花草。当时在松江枫泾地区大量头面肿大的患者，刚巧我也在那里，如何诊治却一窍不通。只好回沪请教顾老师。他取书本、查文献、找图谱，给我详细讲解了“大头瘟”的病因、症状、类似鉴别和防治方法，特别讲清了几个疾病的区别要点，至今记忆犹新。如流行性腮腺炎多双侧，是濡肿；抱头火丹的红肿边界稍高出皮肤表面，伴高热；接触性皮炎边界清楚；日光性皮炎与光照有关；血管性水肿有麻木感；疔疮走黄有脓头；银屑病有出血点，等等，要言不烦，界定清楚。中医诊疗的关键在辨证，有其证，用其药。根据我讲的情况，他说用普济消毒饮，清热解毒，疏散风热即可。我回到枫泾，用此方治疗300多例，效果显著。回沪写成总结，发表在《江苏中医》杂志，这是国内第一篇中药治疗日光性皮炎的报道。尤其欣喜的是用此方还治愈了数例银屑病。以后临床观察，在我国台湾地区乃至在英国，清热解毒法治疗银屑病都取得了成功。直到目前治疗银屑病，仍是按照这一原则进行辨证加减，得到同道们的公认。

45年过去了，脑海里仍时常闪现出他那并不高大而胖胖的身影，微笑的面容。是他，引领我走进了中医学的殿堂；是他使我认识了儒雅沉稳、成就如山的师爷顾筱岩先生；是他把我带入他那温馨的家……

惭愧啊！现已白发苍苍的我，由于先天的愚笨，后天的懈怠，至今还在古书堆里滚爬！只好寄希望于年轻的同道们，继承创新，使中医治疗皮肤病迸发出璀璨耀眼的火花！

（马绍尧）

忆恩师顾伯华先生

值此顾氏外科流派创立160周年庆典之际，回顾我在龙华医院走过的中医之路，非常感恩我的老师顾伯华先生的培育与教导。

一、随师侍诊重临床

20世纪60年代初，龙华医院建立时，名家云集，有内科大家黄文东、丁济民、刘树农，有妇、儿、外、针、伤各科名家大师陈大年、陆瘦燕、顾伯华、石筱山、徐仲才、范新孚等。我本人有幸自1963年到1993年一直师从中医外科大家顾伯华先生，随师侍诊，耳提面命，聆听教诲。顾伯华先生是一位具有丰富经验的临床医家，他非常注重在临床实践中教育、培养学生，无论是在病房、门诊，还是手术与换药等治疗，顾老总是亲力亲为，手把手地教授我们。

顾老十分重视外科临床的换药工作，他认为创口在愈合阶段最易损伤上皮的生长，叮嘱我们轻轻擦拭，或用棉球轻轻吸溢，防止损伤“新肌”“新皮”生长；脓液与分泌物的辨识亦十分重要：色淡绿可能是绿脓杆菌感染，脓稀可能是厌氧菌感染，有干酪样为结核菌感染，若分泌物为黏稠“刨花水”样，是创面向愈之兆，可用收口药。受这些临床宝贵经验的启示，在30年后的20世纪90年代，我的第一个国家自然科学基金课题，创面愈合与表皮生长因子相关性研究，从分子生物学水平做了研讨，并获得国家中医药管理局科技进步奖和上海市科技进步奖。

顾老对于慢性溃疡疮口的不易愈合，认为是“腐去肌不生”，创周有“缸口”、有“淤滞区”，顾老采用绑缚法治疗改善小腿血液循环；从而启示我对“腐、瘀、虚”的研究和思考，在全国首倡“祛腐”后，必须“祛瘀”与“补虚”；研制“复黄生肌愈创油膏”应用于临床，在临床总结取得疗效的基础上，获得了国家自然科学基金、国家中医药管理局科研基金的资助，进而从分子生物学水平研讨了该药促进创面愈合，缩小瘢痕的机理。获国家中医药管理局科技进步奖、上海市科技进步奖。

顾老细致入微、丝丝入扣的临床第一线证候的辨证分析，以及手诊验脓检测脓腔的波动“应指”感，球头银丝探针的应用，手术切口部位的选择，以及膏药肉的熬制，药线的捻搓，垫棉绑缚法的操作（如垫棉绑缚法在颈项部、在腋部、在头额、在会阴各不同部位有不同的要领）等，顾老中医外科临床基本技能、实践经验的传授，给我打下深深的临床基础。从顾氏球头银丝探针的应用，到药线、挂线、拖线、灌注法等综合治疗复杂性窦瘘（含胸部、头部、骨部的术后窦瘘）的临床研究，获上海市临床进步二等奖。

从20世纪50年代顾老治疗乳晕部窦瘘的启发，七八十年代与师兄陆德铭对粉刺性乳痈的临床研究，获卫生部、国家中医药管理局科技成果甲级奖。不仅传承了顾氏外科宝贵经验，亦在临床与科研中有所发展。

直到近年，我在携带年轻学子查房或门诊时，在手术后换药操作时，当我把握着他们的手纠正，或是面对溃疡的创面分析创口肉芽、创周紫暗的瘀滞区，进行中医临床经验的辨析，总会忆想到当年顾老耳提面命、手把手的一幕。当我在医疗、科研上每遇到困难时，亦常会想到老师的教诲，忆起顾老在治疗重症危疴如急腹症、重症疔疮、脑疽、发背等，亦是迎着困难，一步一步地攻坚克难，而最终获得成功的。

二、诵读经典过三考

在从事临床实践的同时，还应重温基础理论。顾老要求我们诵读古今名著、医案医论，背诵经典

段落和名句，背诵《汤头歌诀》《医宗金鉴·外科心法》；此外，还要求我们阅读外科名著《外科正宗》《外科诊治全生集》《洞天奥旨》《疡科心得集》等。

记得在20世纪60年代，顾老对我们这些从中医学院毕业后来的青年医生要求相当严格，每年要考试后方能进入第二年制的住院医师，考试除考临床病例3～5个外，还要有读书笔记与老师的经验总结等。我1963年毕业，在龙华医院接受1964年、1965年、1966年三年的考试考核，1966年5月考完正值“文革”开始，此后考试就停止了。不要小看在医院的“三考”，其实是为我后来晋升主治、副主任乃至主任医师的考试打下了较扎实的基础。记得1982年，在中医学院大教室为升副高而考医古文，济济一堂，约有100来人，而通过的仅20来人，我幸运的名列其中，心中很自然地感到这是1964年到1966年的3年，顾老给我打下的基础。

三、传承总结勤笔耕

顾老在重临床实践，研读医典的基础上，还要求我们传承总结勤笔耕。顾老认为边临床边总结老师经验亦是自身学业提高的重要方法之一，由于书写成文不仅需要参阅文献书刊，又需将老师经验结合学习心得浓聚提升，所以又是传承、发展、升华的过程。在顾老的培育指引下，我总结了不少顾老临床经验的文章。记得我的处女作发表于1966年1月的上海中医药杂志，题目是《顾伯华教授治疗多发性流注（败血症）的经验》。由于“文革”杂志停刊，所以我的第二篇文章《顾伯华治验毒蛇咬伤三则》一直到10余年后1979年3月才在《赤脚医生杂志》刊发。

1977年，我与马绍尧、陆金根两位师兄弟总结整理顾伯华先生的临床经验与医案医论，著就《顾伯华外科经验选》，获卫生部科技大奖；1980年，《顾伯华垫棉压迫疗法在中医外科的临床经验》一文，在《上海中医杂志》上发表，获上海市中医科技成果二等奖；1986年，在顾老20世纪50年代发表的《慢性乳头内缩乳晕部瘘管治疗经验》基础上，在临床上做了大量病例集结与拓展，与师兄陆德铭共同完成了《顾伯华治疗浆细胞性乳腺炎的临床经验总结》，获卫生部、国家中医药管理局科技成果甲级奖。此后又在重症有头疽、毒蛇咬伤、疽毒内陷、疔疮走黄、外科疑难重症等方面总结顾老临床经验并发表。不仅传承了老师的经验，亦将自己学习所获进行的梳理，使自己更成熟了。

20世纪80年代，我有幸参与了顾老主编《实用中医外科学》的编写，我负责“肛门病”篇的撰写。在顾老直接指导下，收集阅读了大量古今文献，顾老对所撰写的文稿逐字逐句修改，对编写进度严格要求，在编写《实用中医外科学》的日日夜夜，体验到顾老治学严谨、一丝不苟、对读者负责的精神，这是一笔无形的财富，在我成长的过程中以及以后的写作过程中，一直影响着我，指导着我，使我受益终身。

此后，参与编写了裘沛然主编的《中国医籍大词典》《中国历代名方集成》《中国中医独特疗法大全》，又参加了《中国大百科全书》《大辞海》中的中医外科条目编写，均能按质按期完成。21世纪初，承接了卫生部编写我国第一部中医外科研究生教材的主编任务。这部研究生教材是新中国成立后的首部研究生教材，因此卫生部的要求是很高的，要求在提高文化底蕴、加强专业基础理论、突出中医药学经典、提高临床诊治技能的基础上，着重学科的重点、热点、难点、争议点，启迪培养研究生临床思维、临床思辨能力与创新思维能力为宗旨，在全国专家团队协作下顺利完成编写工作。这与早年我在顾老治学严谨的教诲下打下扎实基础是密切相关的。

值此顾氏外科流派创立160周年庆典之际，纪念顾师，感恩顾师师教，深切感到个人的每一份成绩、每一个进步、每一份荣誉，都有医院的培养，顾师的教诲，团队的支持密切不可分的，所以我非常感恩医院的培育，感谢顾师的教导与指引，感谢团队的相扶与支持。

（唐汉钧）

我和先辈的情和缘

我是祖父顾筱岩的嫡孙，顾伯华的长子，作为顾氏外科第四代传人，延续顾氏外科的发展责无旁贷。转眼我也是祖父辈，早已跨入古稀之年，光阴似箭，岁月如流，我从事中医外科也有五十多个春秋，回顾我的医涯历程，有形无形地在先祖顾筱岩的导航下乘风破浪不断前进，我的学术经验一书也已出版，更使我怀念祖父和我的情和缘。

祖父共有第三代孙辈21人，我不是他的长子长孙，但自幼得到他的宠爱，我出生在上海福明邨，自从出生后就一直和祖父母住在一起。1948年我又随祖父一起移居台湾。1949年祖父又从台湾移居香港，我们兄弟姐妹5人也由母亲带领离开台湾去了香港，但弟妹4人和母亲仅在香港逗留不到十日就返回上海。唯独要我继续留在香港和祖父母生活在一起。在香港时，祖父母是我的监护人，学校和家庭的联系手册，每天要他过目盖章，除了在学业上，在生活上也处处得到祖父母的照料关心，由于祖母经常返回上海，因此在香港就经常只有我和祖父及一个佣工在一起。记得我在香港时，一次急性鼻窦发炎，时流鼻血，祖父很不放心，虽然他诊务繁忙但仍亲自送我去香港的玛丽医院检查和治疗。

由于在香港时没有其他小朋友陪伴，他还经常带我到舅父家中，舅父住在香港半山，我们住在九龙，他带我去舅父家放风筝取乐，有时还带我去荔子角儿童游乐场，那是小朋友周末最喜欢去的游乐场，让我的童年充满了欢乐和情趣。

香港有很多的公众假期，在假期时，他也要我陪伴在侧。在香港时祖父除了门诊，有时也应邀出诊，我印象最深的一次出诊是患者面部患疔疮，我随同祖父一起出诊，仅为一个小跟班的角色。有一次在患者家中还有幸遇上上海名医丁济万先生。

在诊务间隙，祖父常练习书法，他的毛笔字已很出类拔萃了，但他还是勤练笔头不断提高。他经常说医生在方笺上开的脉案方药，如果字迹漂亮，患者一定会拿着方笺认真地去配药，增加病家的信心是达到治疗效果的一个重要方面。

顾氏重视书法，20世纪50年代我上初中，父亲也订立一个规则，除了完成学校布置的暑假作业外，家庭作业是每天一张小楷、两张大楷，小楷临摹柳公权，大楷临摹颜鲁公，不能提前，也不能补写，要每日书写，父亲会不定期抽查，不能完成家庭作业的处罚是暂停去游泳，这个规则我们会不折不扣地执行，这个顾氏家训、规则渊源于祖父，他勤练书法，言传身教影响着我们第三代。

1956年祖父从香港回上海定居，受聘于上海中医文献馆，任馆员。每月去文献馆一次，和其他馆员交流临床心得，把先祖的文献交给文献馆存档。我在1957年进入上海中医学院就读，第一学期选读中医基础课《黄帝内经》和《本草纲目》。祖父对文献馆布置的课题，常要我帮他查阅摘录，我也乐意去完成，年复一年从不间断，这项美差对我日后查阅文献，撰写论文都有所帮助。

还记得1957年高中毕业报考大学时我一心想进西医院校，但事与愿违，阴差阳错，我被上海中医学院录取了，我有些犹豫，祖父谆谆教诲我说："万事皆有缘分，不论什么原因，最终你要进的学校总是和你有缘，人生当随缘，人是离不开缘的，既然中医学院要你去就读，说明这个学校和你有缘，你不要违背这个缘。"最终我听从了祖父的劝告入读上海中医学院，现在回顾我当时选择中医专业是最适合天时、地利、人和，中医专业的正确选择使我受益终身。

1958年中秋在上海中医学院大礼堂召开学院和附属医院，以及其他附属单位员工的大会，主要是传达全国中医工作会议，那天祖父、父亲和我三代人聚集在一个会场，真是机会难得，遗憾的是我们没有留下一张三人的合影。

经过六个春秋，1963 年我终于从上海中医学院毕业，经学校统一分配，我被分配在上海长宁区中心医院中医外科，科主任是祖父的门人谢秋声，祖父也为我庆幸，能继承祖业，随从顾氏学派传人在一起工作，这是多么难得的机遇，要我一定要谦虚和珍惜。我独立走上工作岗位时，他引用《管子乘马》“事者生于虑，成于务，失于傲”的典故告诫我说：“各种事业总是始于谋虑，成功于实干，而失败于骄傲。不要自以为出生在名家就自傲，高于人一等，一定要戒骄戒躁。”

祖父一生温良谦和，在顾氏医寓中，“涵养草盧”悬挂在厅堂，他告诫顾氏后人，从医必须要有“涵养”。“涵养”二字是先祖精神世界的内涵。他诊病耐心专注，倾听患者主诉十分耐心，给患者解释病机清楚、仔细，因此深得病家的赞誉和称颂。前贤所云“医本仁术、济世活人”，他立为自己行医的准绳。因此患者在顾老诊治后有“未药轻三分”的感觉。

我在继承祖父学术思想的同时，还继承他的医德精神，他言传身教，在潜移默化中将他医德医风灌输给我，当今在继承顾氏外科非物质文化遗产的同时，顾氏外科流派非物质精神财富也使我得到了一笔无可估量的精神遗产，让我一生取之不尽，用之不竭。

1963 年 9 月我拿到第一个月的工资，我在顾氏的发源地老正兴本帮菜馆宴请祖父母，父母亲及诸多长辈，以此答谢感恩，全家老小其乐融融。这次聚会至今记忆犹新，难以忘怀。

20 世纪 60 年代，祖父因年迈体弱很少出门，在家中的花园里养花，养鸟，还建一个暖房养热带花木，用于欣赏、颐养情操。1963 年深秋在上海中山公园举办了菊花展，他有意观赏，周末我伴他参观菊花展，还留下了一帧珍贵的照片。祖父年迈体衰，每年冬至前，我与医院的老药工给他煎熬一料膏滋药，企盼他能健康长寿。

1966 年 6 月“文化大革命”前，祖母中风急送长宁区中心医院，经过 1 个多月的救治回家康复，但自后神志再未清楚过，祖母的得病给祖父精神上和生活上造成了沉重的打击。

1966 年“文化大革命”开始，祖父被抄家多次，财务细软尽遭掠夺。他对生外之物看得很淡，他将钱财比喻为鸭背上的水，就让它去吧！先祖胸襟宽阔，虽处逆境，仍能达观处世，倘无平时修养，难享古稀高龄。1967 年 10 月我的女儿诞生，在她满月后带她去见曾祖父，他见到了第四代的小朋友十分高兴，即使我的女儿尿湿了他的床单，他还是笑哈哈的满不在乎，临别前他还差女佣买了两只老母鸡叮嘱产妇产后进补以提高奶水质量，有益小朋友健康，体现了老人的慈爱。

他生前最大的愿望是能将个人生平录成自传留给后人纪念，更希望能将他一生从医的心得、学术观点和验方秘方汇编成集留给后世。1983 年我有幸担此重任，在潘群、杨军等全力协助下，终于将《顾筱岩学术经验集》出版问世，了却了祖父顾筱岩的遗愿，也是我纪念祖父最好的礼物。

1968 年 11 月祖父因胃溃疡持续出血，极度贫血，家属一致同意送长宁区中心医院，院方当即给予输注全血 400 ml，但毕竟病重危笃。仅住院 4 日就出现弥漫性血管内凝血并发急性尿毒症，经抢救无效而与世长辞。

我失去了敬爱的长者，至今他已离开我们将近半个世纪，但他的音容笑貌却使人永萦于怀，回忆往事历历在目，犹如昨天，谨记下我和祖父生活回忆片段，以抒我们祖孙间的情和缘。

父亲顾伯华在人们的记忆中，是一位中等身材、胖体型、慈祥而豁达的长者。在他圆圆的脸上总是眯着眼睛、堆着微笑，鼻梁上架着玳瑁边框、深度近视的眼镜。

他为人耿直，待人热忱，慷慨。他严以律己，性格直爽，遇事喜怒均显露于脸上。他心地善良，乐于助人，平等待人——待人没有名医架子，不分贵贱和贫富。家属和他的同道都知道父亲的火暴脾气：他对看不惯的事会显得十分激动，脾气说发就发，当事情讲过就恢复平静，从来不记仇，也不计较恩怨得失，脾气发过就立刻雨过天晴。

父亲是我祖父顾筱岩——顾氏外科奠基人的次子，他是公认的顾氏外科第三代中最杰出的继承者和开拓者，他是当之无愧的现代中医外科的奠基人。

父亲自 1956 年投身中医教育事业以来，全身心地投入，时时处处以公为重。他承担中医院校中医外科教材的主编重任，深感编好这部教材是关系到培养中医后继人才的头等大事，责无旁贷，义不容辞。他以中医外科事业为重，出于公心，毫不犹豫地将顾氏外科的经验方、秘方，全部收录到教材里。他的不计名利得失，无偿奉献，均得到父兄的赞同和支持，也得到同道的赞许。

在选拔和培养继承人、提携后学方面，他也从公心出发，没有一点私心杂念。“四人帮”被打倒后，各行各业百废待兴。1978 年，上海市统战部遵照中央指示，为了振兴中医大业，解决中医后继乏人问题，要为名中医配备助手和接班人。他毫不犹豫地打报告，要求将原来师徒结对的学生、后来落户在奉贤农村的陆德铭调回龙华医院，继续当他的事业继承人。当时他丝毫没有考虑到将长子调到自己的身边，也没有考虑到两个女儿——一个在安徽，一个在南汇，乘此机会顺理成章将她们从外地和农村调回上海。对于他在安排接班人大事上的表现，有人说他傻，有人说他是一时糊涂，谁能理解他的一片丹心！他在待人处事方面，心中始终有一杆公私分明的天平，砝码总是往公的一端倾斜。

父亲生前担任上海中药制药一厂（现上海和黄药业）顾问。他从不计较个人得失，将自己的经验方“六应丸”“锦红片”“胆宁片”“麝香醒消丸”等无偿地提供给厂方研制新药，乐于为国家创造宝贵的财富，也为病员提供“验、便、利”的新药。他的不计报酬、一心为公的事迹得到了社会的赞扬。

他严以律己，是后备的楷模。他经常教导我们：“人生在世，第一是做人，第二是做一个好医生。这做人里头，包括实现做人的基本价值。”我们子女受父亲潜移默化地影响，学习他，努力做一个有文化、有修养、有思想品味的人。

在庆祝上海市龙华医院建院 50 周年之际，《顾伯华》传记出版了，记述了顾氏外科的沿革和发展，也收录了父亲为继承、发扬、开拓顾氏外科事业所作的卓越贡献。这部传记所收集的资料，事实可靠，表述生动，感情真挚，语言酣畅。各个章回，载录了在不同时代背景下父亲为发展中医外科事业而勤奋工作的事迹。将他培养后人事迹和围绕着他的生动难忘往事呈现在我们面前，他的音容笑貌和熟悉身影跃然纸上。

长江后浪推前浪。顾氏外科生生不息，后继有人，新一代的接班人将继承顾氏外科的临床经验和优良传统，不断发扬光大。

（顾乃强）

由锦红片回忆起往事……

57 年前的夏季，1965 年 7 月，我从上海中医学院毕业到龙华医院人事科报到，被分配到针灸科，在朱汝功主任的门下开始工作。可工作没多长时间，就接到人事科的通知，又将我调到外科工作。从那之后不久，就幸运地跟随中医外科大家顾伯华、中西医结合外科大家徐长生两位老师以及杨志良医师一行，到上海县中心医院（现上海市闵行区中心医院）去搞科研——由此开创了龙华医院中西医结合治疗急腹症的新局面。虽然地处漕河泾的上海县中心医院距离市区并不太远，但医院党总支书记李静华还是要求我们出门搞科研每个月只放假一次，其余时间 24 h 都必须坚守在医院里不准回家。这对我这个刚出校门的小医生并没有太大困难，但对于已步入中年的顾伯华、徐长生老师和杨志良主任他们几位来说，这要求多少显得有些苛刻了。尤其是顾老每晚的“三滴水”不能兑现（顾老每日有品酒的

雅兴）就更让他勉为其难了。但是，三位前辈为了中医科研事业，严守纪律，绝不无故擅自离岗，恩师们这种对事业的严谨和自律令我这个小青年感触至深、钦佩至极。现在想来，中医药科研、中医药走向现代化就是要有这种安下心来的劲头儿。随后的日子里，在上海县中心医院，在顾老和徐老的带领下，中医中药结合、临床实践与科学研究就这样有条不紊地同步推进，经过日夜奋战 5 个月，终于研制出第一批治疗急性阑尾炎的中药“661”片剂，赶紧向卫生部报喜。因为，中医药治疗急腹症是周恩来总理树起的中西医结合四块样板之一。

“661”片剂的名字从何而来呢？因其是 1966 年 1 月研制成功而得名。但是后来考虑到用数字代号作为药名有些不妥，结合当时的条件和形势，酌情改名为“锦红片”。主要包含两重意思：一是取彼时锦绣河山一片红的含义；二是“锦”代表大黄（锦纹），“红”代表红藤，故为“锦红”。锦红片由大黄、红藤和蒲公英和厚朴组成，具有通下清热、活血化瘀之功效。那时，国内都用传统汤剂治疗，片剂制剂改革才刚刚起步，而且还可治疗急性阑尾炎这个最常见的急腹症，因此上海市卫生局非常重视这个中药的新剂型，锦红片制剂一成功就组织了仁济医院（现上海交通大学医学院附属仁济医院，简称仁济医院）、瑞金医院（现上海交通大学医学院附属瑞金医院，简称瑞金医院）、上海长征医院、新华医院（现上海交通大学医学院附属新华医院，简称新华医院）、中山医院（现复旦大学附属中山医院，简称中山医院）、华山医院（现复旦大学附属华山医院，简称华山医院）等几家著名医院共同观察了一千三百例急性单纯性、早期化脓性阑尾炎，取得了 90% 的治愈率，打破了西医外科所谓的阑尾炎一经诊断就必须手术的经典认识。之后就有学者提出，中医药对急性单纯性和早期化脓性阑尾炎有效，那么对一些特殊类型的阑尾炎是否也有效果？譬如血吸虫性阑尾炎还具有早期穿孔的特点，是否能治疗？带着这个问题，我们这拨人马又去到了血吸虫病流行区——浙江嘉兴进行中医药临床科研工作。在嘉兴地区应用锦红片治疗 453 例急性阑尾炎，结果显示，治愈率也达到 90%，锦红片的临床疗效再次经受住了考验。10 年以后，当上海市卫生局再次派人到嘉兴地区访问一些当年参加过这项研究的资深外科医师时，他们无不感慨地说：“有了锦红片对付阑尾炎，我们外科医生真是自己解放了自己啊！”因为当地急性阑尾炎的发病率非常高，一个值班医生经常为了连续给阑尾炎患者做手术，几乎整夜得不到休息。

1977 年，在“异病同治”理论指导下，通过多年的临床验证，我们学科以锦红片为主辨证加减治疗外科炎性急腹症的成果获得了卫生部部级成果奖与上海市重大科技成果奖。

57 年后的今天，我们这个团队又取得了重大成果，在中西医结合防治外科炎性急腹症与胆石病、胆道感染的研究方面也跃居国内领先地位，还率先提出了“胆病从肝论治”的理念，最早创立了中医辨证论治为先导的胆石病综合防治体系，最先注重产学研结合（用现在比较时髦的提法，就是最早从事中医药的转化医学），在中医辨证论治原则指导下开发成功上海地区第一个中药六类新药——胆宁片。如今胆宁片已成为中医药治疗胆石病的首选药物，也是第一个走出国门的中药新药，它得到了加拿大卫生部的认可，创造了良好的社会效应与可观的经济效益。2002 年与 2003 年我被评为上海市科技创业领军人物和领军人物 30 强，2005 年又获得了徐光启科技奖金奖。这次疫情期间，我又被评为上海市中医药杰出贡献奖称号与上海市医师协会“鲁南-岐黄-杏林”杯终身成就奖。我所在科室也早已成为教育部、上海市重点学科——中医外科的重要组成部分，上海市中医外科临床医学中心的重要组成部分，国家中医药管理局的全国重点专科（专病）。我们这个团队的学术接班人张静喆教授也已在“十一五”期间成为上海市医学领军人才与上海市领军人才。往事历历，回想起来都是得益于几位老师当年严谨的治学作风、开拓创新的科研思路。徐长生老师说过："急腹症是中西医结合的典范。"顾伯华老师更是说："急腹症是中医外科的发展。"诚如斯言，中西医结合就是在发展中医药事业啊。

我平时和科室同仁、学生后辈最爱说的一句话是："我们是做了一些工作，但这仅仅是中医现代化道路上试探性的一步。虽然，我已到耄耋之年，但我仍会尽我全力和你们一起努力沿着这条道路走下去，代代相传，传承不止、创新不已。"在过去的57年，我和团队在风雨中成长，在付出中收获，贯穿其中的理论精髓是祖国医学的"同病异治"和"异病同治"的理论，遵守的理念是转化医学，进行的是产学研一体化的有效尝试，获益最多的就是顾老和徐老孜孜不倦的教诲和他们身上那股"坚韧博学，敢想敢干，勇于创新"的精气神，希望顾氏外科的后学们继续延续、传承和发扬这个精神。

（朱培庭）

追　思

——顾氏外科160周年学术庆典

我从师父亲顾伯华40余年，是顾氏外科第四代传人，追思顾氏外科160周年，我讲讲心里话，最深刻的有五条。

（1）悬壶济世、医德广被。先祖顾云岩、顾筱岩才思丰满，专攻岐黄，以医本仁术为宗旨，出自慈爱天心，在旧社会战乱年代民间疾病累累，期间怜悯贫病疾苦，尽心为百姓治病，获得极好声誉。

（2）顾氏外科原先沿袭传统模式，在家族和狭隘的师徒范围之间传承，直到新中国成立后才突破了传统模式，跨入了新教传承，不同领域、不同层次，由单人带教转化为多人协教，双导师、多导师。内容更生动、更壮观、更有震撼人心的感召力。路越走越宽，人才越来越多，知识面越来越广。所以说，起业于顾云岩、奠基于顾筱岩、腾飞于顾伯华、发展于第四代。我的师兄、师弟、师妹，他们也已耄耋之年，还在奋进，带动了第五代、第六代、第七代。众多硕士生、博士生，如此森森，如此前景是前所未有的。

（3）先辈经常教诲我精湛医术除病痛，细致服务显大爱。一颗爱心是医务工作者的必要条件，我时刻在心终身不忘。

（4）先辈经常教诲我：履不必同，期于适足；治不必同，期于利民。对不同患者、不同环境、不同条件、不拘泥于医书，要实事求是、灵活应用，练好基本功。

（5）先辈经常教诲我，成败在于细节，精湛在于细微。一次观摩陆金根医师手术后，父亲就赞赏他的手术，由大处着眼、细节着手，要我不光向导师学习，还要不耻下问，向各位同道学习。

经典之魅力在于超越时空的阻隔，永远可以与当下对话。顾氏外科之所以经典，在于发扬光大，在于众多同道的支持和努力。

（顾乃芬）

传承顾氏外科，弘扬顾氏外科

一、顾氏外科缘起

顾氏先代原系崇明岛堡镇人，与浦东隔江相望，以航运为业。我曾祖父顾云岩约于清同治元年间（1862年）改行行医，迁至浦东，居住于浦东池家村沈家弄。

顾筱岩是顾云岩次子，秉承家学，继承家业，家境并不富裕，故未受到良好教育，仅读过四年私塾，后师从父兄学医，他立志发奋深研岐黄。

顾筱岩先生早年曾经在杨家渡震修学堂内租用场地开设诊所。震修学堂乃是黄炎培先生于光绪三十二年在杨家渡创办的新学（原址今为浦东新区第二中心小学）。丁丑年黄炎培先生回浦东，见到学堂内设有顾筱岩诊所，为顾氏治病救人之医德所感动，乃欣然提笔写下“杏林故事今徵实，竹巷新居旧执鞭”对联，赠送给顾筱岩医师。

顾筱岩才思丰茂，加上勤学，先学《医学三字经》《本早便读》《药性赋》，后学陈实功《外科正宗》等外科专业书籍。境况渐有起色。又摆渡过江，开拓医疗市场，悬壶于南市万裕码头、水陆码头。

顾筱岩，以其高尚医德和精湛医技流传四方，诊务不断发展，就诊者日益增多，乃迁诊所于南市紫霞路，后设诊所于南阳桥路（即今自忠路）。此时门诊日以百计，诊务越忙，他临诊越是细致入微，审证用药，殚精竭虑。他对待患者和蔼可亲，听取主诉，从不厌怠，即使遇到凶症，从不危言耸听，而是解释和安慰，竭尽自己的能力给予救治。他注重方药治疗和精神治疗相结合，使病家有“未药病减三分”之感。20世纪40年代曾被上海中医同道推任为上海市中医师公会理事长。

1956年，上海市中医文献馆成立，顾筱岩是建馆的第一批元老。

二、顾氏外科发展之路

父亲顾伯华1932年就读上海中医学院（旧），1933年于第16届毕业，顾氏外科特别重视中医理论学习，曾师从著名内经学家秦伯未学习中医经典。

顾伯华对学生说，如果不学习中医理论，那么是无根之木，纵然外科手术做得再漂亮，那也只是一个医匠，而成不了外科学家。学医基础要不扎实，不能是空中楼阁，一定要加强对《内经》《难经》《伤寒论》《金匮要略》四部经典的学习。

中医外科最重要的一块是具有优质疗效的外用中药，顾氏外科经过几代人的实践发明研制出独门看家的招牌良药，堪称疗效卓著、炉火纯青。为了造福大众，顾伯华无私奉献出本门的效方和验方。

1960年，我国兴建五所中医大学，这时全国医学院校迫切需要编写中医院校统编教材。顾伯华被委以主编《中医外科学讲义》的重任。此书从无到有，没有先例，白手起家，任重道远，在编写过程中，他容纳百家，还无私贡献出顾氏外科秘传的秘方和验方。

可见，全国中医学院的《中医外科学讲义》教材之祖始源于“顾氏外科”，顾氏外科流派已经成为中医大学的中医外科学主导学术思想。

为了把顾氏外科疗法归纳、总结成为一门学科，顾伯华先后主编了《外科经验选》《中医外科临床手册》《顾伯华学术经验集》等书籍。

《实用中医外科学》一书近百万字的巨著，在顾伯华主编下以一年多时间完成。同时参编者是国内知名的中医外科学家顾伯康、许履和、干租望、朱仁康、陆德铭、马绍尧等。这是顾伯华对中医事业作出的巨大贡献，也是他一身最引以自慰的一件事。

《实用中医外科学》把传统的中医外科提升为一门科学的、系统的学科理论，顾伯华成为了“中医外科学”的奠基人。

顾伯华在中药新药研制发明上，也作出了巨大的贡献，先后研制的中成药有“六应丸”“锦红片”“清解片”“三黄洗剂”“胆宁片”等新药。

2012年《中华中医昆仑》——《顾伯华卷》出版，顾伯华遴选为我国近百年来对中医药事业作出突出贡献的150位杰出代表。2010年，由楼绍来、楼映编著《顾伯华传》出版。同年，召开了“振兴中医外科世博论坛暨顾伯华教授学术思想研讨会”，2011 年 11 月 7 日，上海市卫生局、上海市中医药发展办公室联合发文，确定“顾氏外科”作为第一批海派中医流派传承研究基地试点项目，2013 年，国家中医药管理局公布“顾氏外科疗法”为第一批全国中医药学术流派传承工作室建设单位。2016 年“南顾北赵”论坛在北京召开。

2011 年《顾氏外科疗法》列入第三批上海市非物质文化遗产名录，陆德铭、唐汉钧、顾乃强、马绍尧、朱培庭、顾乃芬、顾乃芳、陆金根入选第三批上海市非物质文化遗产项目代表性传承人。2014 年 11 月 11 日国务院发布《顾氏外科疗法》列入《第四批国家级非物质文化遗产代表性项目名录》。

三、秉承永学，传承有序

我出生于中医世家，由于我家住所和诊所连接一体，幼小便已植入中医的基因。我幼承庭训，秉承家学，继承家业。在中医氛围中成长的我，自幼耳濡目染父辈精湛的医术和医德，也潜移默化地浸沉于中医文化的熏陶之中。

1959 年高中毕业即跟随父亲抄方，跟随父亲在临床门诊的实践中学习中医。

在父亲的指导下，1961 年我进入上海中医学院学习，大学毕业后，我被分配到安徽农村公社医院，后来因为开展“一根针、一把草”成绩显著，调到县医院。这段时间，一直从事中医全科工作，这对我以后专业搞中医皮肤科很有益处。

1973 年，我调到安徽中医学院附属医院时，是父亲指导我选择了“中医皮肤科”专业。他语重心长地说：“许多皮肤科疾病，西医有明确的诊断，但缺少有效的药物；而中医皮肤科可以发挥出自己的特长，以整体的观念治疗皮肤之疾病，达到西医意想不到的疗效。”

父亲反复嘱咐我：“一定要向西医学习皮肤科的科学方法。”

父亲顾伯华虽然在中医外科有很高的造诣，但是，他不但不排斥西医，而是积极地学习西医的长处，吸收西医的营养，把西医先进的地方融合到中医中来，提高中医的诊疗水平。

父亲与当时上海的西医权威如华山医院的杨国亮教授、瑞金医院的朱仲刚教授都是好朋友。他们之间在学术上互相尊重、互相探讨，互取所长。例如在抢救大面积烧伤患者邱财康的时候，瑞金医院的傅培彬、董方中教授邀请顾伯华参加会诊、对患者采用中西医结合的治疗。

瑞金医院朱仲刚教授曾经对我说：你父亲为人非常谦虚，虽然是名医仍旧虚心学习西医。我们也向他学习难治性皮肤病的中医治疗方法。我们中西医结合解决疑难杂症，合作得非常愉快。

父亲顾伯华长期担任中山医院的顾问，经常去中山医院参加中西医会诊。

1980 年，父亲介绍我到上海瑞金医院皮肤科参加皮肤科进修班，专职进修了一年。

充实了西医皮肤科的理论、病理和临床经验后，对我在皮肤科疾病的诊断和治疗方面，有很大的提高。

在临床诊断方面，我不仅仅学习到各种疑难皮肤病病种的鉴别和诊断，而且全面通晓了西医和中医在皮肤科治疗方面的各自所长。

在上海瑞金医院进修的一年里，我利用晚上或星期天的时间，把门诊中遇到的疑难皮肤病患者的治疗，提出来向父亲请教，父亲总是耐心地为我分析相关中医的治疗方法。

所以，在瑞金医院进修的一年中，我不仅在西医方面受到系统的训练，且在中医对皮肤科的治疗方面，也得到父亲的指导，获得了顾氏外科的传承。

我在任安徽中医学院“中医外科”教研室副主任及安徽中医学院附属医院皮肤科主任时，在医疗实践中，遇到一些疑难疾病的时候，经常写信向父亲请教。父亲总是耐心地教导我治疗的原则和方法。

父亲于1987年7月15日给我写的一封信，我珍藏至今。这封信详细地阐述了“毛发红糠疹并发红皮病”患者的诊治方法。

该患者用过大剂量激素，暂时控制了病情，请中医会诊。父亲指出中医治疗原则是：“养阴清热、凉血活血”，并且把自己的处方完整地写在信中。他还作了详尽的说明：“连翘、半枝莲对降血GPT有很好的疗效”；“白花蛇舌草、虎杖、山楂、茶树根对降血脂有作用”。

从这封信中写满了整张信纸、密密麻麻的字迹中，我不禁回想起父亲严谨的、一丝不苟的工作精神。

父亲顾伯华的音容笑貌又浮现在我的眼前。

四、顾氏外科思想特色

父亲毫无保留地把顾氏祖传的“传家宝”贡献给社会，传承给后人。

父亲有了新的著作，一定会优先送给我学习，有时候会把书籍出版前的样稿给我阅读。

我至今珍藏着父亲在20世纪70年代编写的书稿“中医外科学”书稿，父亲在扉页上面给我题写勉励之言，为我指明学术方向。父亲题写的赠语是：“古为今用，洋为中用，推陈出新。”

（一）古为今用

一个学科要有突破和发展，首先需要尊重传统，要在传统的基础上加以开拓和创新。“新”一定要接上“旧”，接上“旧”的“新”才是创新。如果我们要学习和掌握中医外科学，首先要知道它的过去，这个过去就是传统。

我们的祖先历经前年的医疗实践和总结，为我们中华民族留下了宝贵的中医药传统医学遗产。

我们把古人的经验发掘和传承下来，是要更好地为当前的患者服务。这就是父亲反复强调的“古为今用”。

父亲以身作则，他研读大量古籍，把古代的疗法用之于临床实践，加以总结，形成独树一帜的顾氏外科流派。

父亲呕心沥血主编百万字《实用中医外科学》，慷慨地把顾氏内治心要，外治秘法统统献给国家，此等大度在医林亦属佼佼者。《实用中医外科学》全方位、代表性地体现了他的学术水平，奠定了顾氏中医外科在全国外科领域学术界的领军地位。

（二）洋为中用

父亲在中医外科的学术思想方面，毫不保守，非常开放。父亲对于西医采取“洋为中用”的积极态度。凡是西方医学有独到的地方，父亲总是消化、吸收，引进过来，为我所用。例如，中医外科药膏，历来采用蜂蜜、麻油等调料，当他发现西医调料用橄榄油，既干净又方便，他就采纳改用橄榄油等调和药膏。

20世纪50年代，上海市各区卫生局举办中医进修班，帮助开业中医师进修学习一些现代医学。父亲顾伯华为了汲取新知以提高自己的医疗技术水平，积极参加了西医进修学习，还特地聘请广慈医院院长徐家裕前来任家教，辅导西医知识。

父亲在编写中医皮肤科学的时候，他就是以中西医诊断、同时命名分型，同时阐述中医对该疾病的辨证施治方案。

西药抗生素发明后，对于疮疡疾病，父亲在临床上早就大胆使用。

红斑狼疮、硬皮病、皮肌炎等结缔组织病，及天疱疮、类天疱疮等大疱疹性皮肤病的治疗，父亲采用中西结合的办法，先用激素控制病情的同时，配合中药凉血清热解毒，或养阴清热，特别提出“三蛇合剂”，创新出中西医合并治疗的方法，逐步减少激素为维持量，乃至停用激素。

（三）推陈出新

中医外科是门古老的医学，父亲从明代陈实功

《外科正宗》归纳总结出外科陈氏基础十法，又丰富和独创了许多宝贵的外治法。

浆细胞性乳腺炎，是古代文献从未记载的难治性病种，本病关键在于诊断与鉴别。父亲在积累临床经验的基础上，大胆灵活地把“挂线疗法”运用到乳腺病中，总结出一套完整的治疗方法，从而1986年《浆细胞性乳腺炎瘘管期的临床研究》获国家卫生部重大科技成果甲级奖。

“古为今用、洋为中用、推陈出新”这十二个字是父亲一生传承和弘扬中医事业的概括。

“古为今用、洋为中用、推陈出新”这十二个字更是指引中医事业迈向现代化的指路灯。

家父治学谨严，但不秘私传，一有余暇便悉心讲授，从诊病心要，用药心得，外用药配制，手术操作，一一细心传授，要求准确无误。父亲教导我云：“然，用兵之道贵乎精，制度明，则可以一当十，用药之道贵乎清，理法方药，指下了然，便是策动四两拨千斤。用药如用兵，不在兵多，不在将广，妙识玄通，寓乎其中啊！”

在40多年来的临床实践中，我传承顾氏外科的治疗原则，辨证论治各种皮肤科疾患如：荨麻疹、湿疹、日光性皮炎、银屑病、异位性皮炎、嗜酸性细胞增多症、红斑狼疮、青春痘等，之所以收到较好的效果，归根结底，乃是我听从父亲的教导，坚持了顾氏外科的学术思想核心——“外之症实根于内”。

顾氏外科对于治疗皮肤病一贯的思想是“从整体出发，治病求于本”。

顾氏外科的一个显著特点，就是要求我们学习中医外科，一定要打好内科基础。所以，父亲严格要求我们先要学好内科知识，强调要加强对《内经》《难经》《伤寒论》《金匮要略》四部经典的学习，在临床上贯彻“外之症实根于内、治病必求于本、以内治外、辨证施治、讲究理法方药、注重医德”的顾氏皮肤科特色。

顾氏外科注重医德，对待病家无论贫富，不分地位，一视同仁，以仁爱之心，对医术精益求精，对患者悉心诊治，解除病痛。

1990年，我调入上海市中医医院，与蔡希医师一起创建“中医皮肤科”之后，先后有傅佩骏、吴怡峯等医师的加入，不断充实了皮肤科的力量。

我将顾氏外科常用药为医院创制了“清暑露”“祛疣糖浆”“肤康洗剂”等一系列院内制剂。每星期三还去瑞金医院参加病例讨论。

按照父亲的愿景，我这一辈子就从事一个中医皮肤科专业，矢志不渝，一心要把先祖开创的事业传承下来，发扬光大。

回顾我这一生从医的经历，我深深感到父亲为我指引的中医皮肤科的方向，实在是一盏指路明灯，为我指定的学术方向确实高明。

随着时代是变迁，皮肤科疾病谱也在变化。临床中常见的荨麻疹、日光性皮炎、异位性皮炎、银屑病、嗜酸细胞增多症、环形红斑、天疱疮（类天疱疮）、结节性痒症、毛发红糠疹、皮肤淀粉样变等疾病患者，采用中医治疗都有一定的成效。

为传承顾氏外科，2020年，“顾氏外科顾乃强、顾乃芳传承工作室”成立，2022年成立“上海市名中医顾乃芳学术传承工作室”。

近几年，我又投身于发掘和整理顾氏外科传统资料，先后出版《中华中医昆仑·顾伯华卷》中国中医药出版社（再版）、《顾筱岩方笺存真》中医古籍出版社、《顾筱岩方笺存真方解》上海交通大学出版社和《顾氏皮肤科顾乃芳》上海交通大学出版社书籍。

反观我投身中医皮肤科62年的历程。我确实选对了专业方向，因为在皮肤科领域，有不少皮肤病，西医视为难以治愈的疾病，而中医以整体观念的，外病内治，通过辨证论治，达到了很好的疗效，以致西医视之为奇迹。

（顾乃芳）

缅怀一代宗师伯华公

——追思顾氏外科先贤顾伯华

一、三拜顾老为师，情深义重

“顾氏外科”创立已160年之久，迄今已到了七代传人。

“顾氏外科”第三代传人顾伯华先贤，犹如其先父顾筱岩公，是历代传人中最为杰出的代表性传承人。

我是顾伯华先贤的关门弟子，为“顾氏外科”的第四代传人，也是他众多弟子中最小的一位。然而就是唯我一人，因时代的变迁、年代的变革，历史的需求，而有幸“三拜”先生为师。且每一次拜师，确立的“师徒”关系，建立的“师徒”情愫，都有着年代的印记、历史的意义。

第一次拜师是1973年的8月。

从上海中医学院毕业，成为龙华医院的职工，进入中医外科工作。当时的院领导带我到科室，并特别说明：专门跟顾伯华结对学业。这一次指派性的结对是“有言无证无形式”，当然在那个特殊的年代，是不可能有“拜师收徒”这类属于“四旧”仪式的。但我其时的内心感受是无比的激动！这内心的兴奋与激动也成就了我专致跟师习业中医外科的无形动力。时至今日，说句内心话，那时尚无一丝一毫“顾氏流派”的意识，总觉得能跟师这位两年前首次见识过的顾老先生真是冥冥之中有缘，三生有幸耶！

第二次拜师是1984年的夏日。

那一段不讲改革开放促进中医药发展的特殊的动乱年代已过去了8年，医院的党政领导班子也是推陈出新。六二届毕业的儿科朱大年主任肩担院长之职，姚乃中是医疗副院长，唐汉钧是科教副院长，1975年毕业的谢建群是院党总支书记。新班子新气象，发展医院推进中医药事业是新思路、新举措。党政班子以独到的眼光注视到了中医药后继人才短缺的潜在危机，于是推进了“师徒”结对的人才培育模式。

我与顾老的大女儿顾乃芬，有幸与顾老结成“师徒对”，这次拜师是医院有文件，有证书，有大会的形式。我庆幸：这是名正言顺的拜师，是众所周知的拜师，我的徒儿身份是法定的。当然：如何继承好顾老的学业，做出成就，总觉得肩上的担子分量重了好多！这次拜师，在我的脑海中，开始显现出了“顾氏流派”这四个字的意念！尽管认知度尚不够深，但这一肤浅的意念则是由此而再也挥之不去耶。

第三次拜师是1990年的9月。

又过了6年整。我已是主治医师的职称，专业上也有了一定的业绩，并在科内担任了相应的职责。其时，从国家层面传来的喜讯，全国第一批名老中医药专家继承工作启动。此项伟业，由国家人事部、国家卫生部、国家中医药管理局联合发起，在全国遴选了500名著名名老中医药专家，开展传承工作。这第一批全国500名总数中，上海占了48名。其中3名是名老药工，其余45名是中医名家。48名占了全国500名的9.6%，是全国最大的传承群体。此项工作，当时的上海市委、市政府极为重视，召开了市政府层面的隆重的拜师仪式，市委副书记陈至立、副市长谢丽娟亲自联手共抓，并召开了全市的拜师大会。

我与顾乃芬继续与顾老结对，这就是我的第三次拜师。可以说，此刻的内心之激动，到了沸点。我是暗暗立了决心与下了狠劲，不可有丝毫无端的耗费，将顾老一生的中医外科伟业，必经要学好学精，并用于实践，既为患者服务好，更要将中医外科发展好。

二、坚持中医为主，不忘敬佑患者生命

纵观顾老一生的行医实践，任何病症都是以中

医药治疗为先，西医药都是辅属之品。

我曾问过顾老，在磺胺类药物以及抗生素发明问世之前，遇到了“疔疮走黄”“疽毒内陷”这一类全身性化脓性感染的病症，您老怎么办？顾老极为自豪地说：我用清热解毒的中药治疗，十个病人里有五到六个可活，而西医则束手无策。当然，这整个救治过程，必然有顾老精准的辨证和精良的施药，再加上中医外科特有的提脓祛腐之品予以外用。

曾记得在20世纪的80年代后期。我们科收治了一位“疔疮走黄”的患者，病势凶险。入院这日上午，正巧顾老在病区查房，他仔细详察患者病势后，开了即服的中药（中午即得以服用）。顾老临离病区之际，千叮咛万嘱咐地特别关照：如下午患者高热不退，即刻上抗生素，尽管中医药是特色，但病人的生命更重要。顾老就是如此敬佑生命！顾老中西医药的理念，以及诊治过程中的一言一行极是感人至深。

另有一事，作为一名中医外科大家的举动，让我至今难以忘怀。

那是1971年的6月间，我在龙华医院外伤科见习。这“外伤科”也算是在那特殊年代一种“改革”的产物吧。是将“中医外科”与“伤科”合二为一所成的“科”。伤科的医师也得诊治外科病，外科医师同样也得接纳伤科病。

其时的顾老，因为学术地位高的特殊身份，被离开了医师的岗位，不能诊病，而只能在治疗操作台“摊搨外用药”，给患者“贴膏药”。

也就是在这某一日，是我初识顾老的一日。当时，长期从事伤科专业的一位老中医，接诊了一位项后“有头疽”患者。病症肿势波及两耳，疮面有多个脓点，伴有些许脓液外溢，伤科老中医即起身去取器械，欲作切开引流。一旁的顾老已见状，嘴里不停地自言自语道：“动不得的！动不得的！”这所谓的“动不得的”，意即是不可做切开引流的，否则要闯大祸的！

忽然之际，他见到我在一旁，即对我说：“同学同学，帮我去叫盛医生来”。这位盛医生名叫“盛景人”，长期在顾家医寓工作。盛医师到了，顾老即叫他把这个病人接过去，你自己看。经盛医生与那位原接诊医师商定后，患者转换了医生，而那位伤科老中医也正巴不得让病人接过去由中医外科医生诊治耶！嗣后我问顾老：为啥不能切开？顾老说：此证看似有脓，然是其表象，此刻毒邪炽盛，冒然切开引流可引发“疽毒内陷”，即败血症之虑，会危及生命的！

一个其时没有诊病资格的名医，不在其位，则时时关注着中医外科患者的被诊治情况。实在是太让我可敬了！

三、学术渊博，学验俱丰，医术精湛，除痼却疾

顾老的医术之精湛，临证治疾之精良，无论是在业界抑或是社会民间的流传，均是有口皆碑，放在互联网普及的当今，一定是交口称誉的“网红老中医”！尤其是西医业界，一些已是医学声望极高的著名医学专家，都希望能有机会来跟顾老临证学习中医外科。

在1975—1977年间。六院的外科教授钱允庆（曾为我国第一例断肢再植的王存柏患者做血管缝接），虹口区中心医院的皮肤科专家李君蒂先生（在上海西医皮肤学科界有极高的声望），华山医院皮肤科专家朱光斗教授（后赴任市一医院皮肤科主任），瑞金医院皮肤科徐慕兰教授（是该院皮肤科前辈学者朱仲刚的学生，后任科主任），以及新疆医科大学附属医院的杨文光教授（后任新疆医科大学党委书记），都先后在同一段时期内一起跟顾老学习中医外科的临证诊治特色与优势。亲眼目睹诸多疑难病症的治愈全过程，大家都无不钦佩顾老的医术之高，医德之美。

“实践出真知”是一条颠扑不破的真理。

“拳不离手，曲不离口”也是能练就真实、高超临床诊治技能的一条正确轨迹。

一次门诊来了一位“急性乳腺炎”患者，中医

外科称之为“外吹乳痈”。患者热度为40.1℃，精神萎软，顾老诊治后说：脓已成，必须即刻做切开引流，否则会加重中毒症状。当时众位专家做局部检查后均疑惑是否“脓已成”，有专家建议做“穿刺”。顾老说：“不要做穿刺了，这是一个深部脓肿，直接切开即可。”接着顾老在病乳一部位，用水笔做了一个标记，作为切开的入路部位与切口的大小范围。结果是：引流脓液300 mL之多，患者也顿觉痛消神清。

是否“脓已成”，以检查时手指上有否“波动感”为准，这是金标准。对于深部脓肿的“波动感”我们临证不多，故不易触觉。顾老查之则已心中了然，这与他丰富的临床实践，长期的总结，日常的积累所密切相关联的。众人是又一次佩服不已。我是已将顾老的一双手比喻为“X光机”！将顾老的一双手在临床触诊中的精准率喻为“X光机”一点儿都不为过。

龙华医院中医外科在顾老的领衔下，长期以来开展了以“中医药为主体，中西医结合治疗外科急腹症”的临床与研究工作，所以这在全国中医外科界是唯一的学科特色！长期的临床积累与实践操作，顾老查定的腹部“肌卫”（肌紧张）等级，腹部有否包块（例：如阑尾炎穿孔）形成以及包块的范围大小，顾老与西医专家的查体结论可以完全一致，甚或超越！

那时期“中西医结合治疗急腹症”有一种称谓，即：“北有‘南开’（医院），南有‘龙华’（医院）”！“北有吴咸中（西医），南有顾伯华（中医）”！

就中医外科学界而言，对南北两大权威的盛誉是：“北有赵炳南（北京市中医院），南有顾伯华（上海龙华医院）”。简称：“南顾北赵”！

由此足见，顾老在中西两大医界，尤其在外科学界的声誉之美，威望之高耶！

我还想追忆一件往事，也足以佐证顾老的学术之渊博。

“急性坏死性胰腺炎”是一种死亡率极高的外科重症疾病，尤其是在20世纪七八十年代，对此病的治疗很是棘手。

一次瑞金医院有一病患，鉴于病情之需，邀顾老去会诊，作为顾老徒弟的我，侍诊一起前往。

顾老认真诊察患者后，按照中医的理论，给予了清晰全面的理法方药。临会诊之毕，顾老特意提出：患者如能获得救治，日后还得关注是否有胰腺“假性囊肿”的形成，以及“假性囊肿”所可能带来的并发症！

此语一出，真正是震惊了在座的诸位西医外科专家。大家都露出了惊奇的眼神，惊愕的神态。一当时，我即猜想，并推断：众多西医专家们都意想不到的是：这位老中医怎么会知晓并会考虑到：此重症得救以后会有“假性囊肿”形成的可能？综上所述，我则认为众多西医外科专家的惊奇，惊愕完全是一种“钦佩”之态！

回院的路上，我问顾老：“您老怎么知晓会有这个后遗症的？”顾老笑眯眯地说：“是从报道文章上看到的。当然不是每个病例，都会有假性囊肿。但提醒一下，也一定是不会错的。”

四、我更想要说的一些话

三拜顾老为师，跟师学艺，做人从医，整整20载（1973年8月入院进科从业至1993年9月顾老驾鹤西去）。情深意笃！忆往昔，时时感慨万千，诸多情趣轶事常常浮现眼前，涌上心头。

我一直感觉，也始终认为：没有顾老的精心培养、真心哺育，就没有我今日尚属可行的医学生涯与能为患者服务的医疗技艺；没有顾老大医精诚的楷模潜移默化，就没有我今日尚属可行的职业道德。我也一直认为：总是口上说感谢、感恩是完全不够的，重要的是作为“顾氏外科”第四代传人、后学团队中的一员，如何以真心实意、真实行动来继承、传承、创新、发展好“顾氏外科”，才是我毕生要做的专业工作之核心。

我坚信：绚丽多彩的“顾氏外科”犹如家传般地深深地烙在一代又一代后学的心中。一代又一代的后学，人人都应奋发努力，全心奉献，用心用情、奋发书写“顾氏外科”的新篇章，从而既让“顾氏外科”流派一定能可持续地、全方位地发展得臻善臻美，又为整个中医药事业的新发展增光添彩！

（陆金根）

包容睿智、严谨求真、与时俱进、开拓创新的顾氏外科精神

——忆在顾氏外科门庭成长的点滴

我于1974年进入龙华医院工作，1984年考取上海中医学院（现上海中医药大学）攻读硕士研究生，有幸在顾伯华、徐长生两位导师和朱培庭老师的指导下，不断学习、进步和成长。48载光阴，如白驹过隙，回想这些年在三位顾氏外科前辈身边学习、工作、生活的时光，感慨良深，顾氏外科恩师的潜移默化教诲，一直激励和鞭策着我走在中西结合、仁心仁术的正道上。

一、包容睿智，严谨求真

我自幼爱好学习，也就是因为喜欢读书而放弃当时那个特殊年代可以分派到工矿企业立马赚钱工作的机会，主动要求读中专。尽管那时的专业不由个人意愿选择，能获得学习机会就已经心满意足了。毕业后入职龙华医院，时常接触到一位慈爱可亲、嘴含雪茄、怀揣小本、手握金笔、不时记录着专业书刊、报刊文摘内容以及身边事物（日常医疗实践事件等）的长者——这就是顾老。当医生就是要不断学习进步，这是顾老给我的第一印象，很快他即成为我从医生涯的偶像。

顾氏外科源远流长，疔疮痈疖等特色中医内外科治疗早在民间享有盛誉。可顾老并不满足于此，面对社会发展和疾病谱的更新，与时俱进，及时捕捉医学发展的信息和趋势，以包容开放的胸怀，与我的西医导师中西医结合外科大家徐长生教授强强联手，珠联璧合，带领并整合临床医疗和科学实验团队力量，最早在我国南方地区开展中西医结合防治外科急腹症的临床实践和基础科学研究，就此开拓了顾氏中医外科的医学新疆土，将顾氏外科中医精髓运用到救治外科炎性急腹症领域，划时代地推动了经典中医顾氏外科的发展。

当年刚步入临床工作时，自己凭着中专卫校上课和实习所学，整天只想着开刀，对中医治病只有一丁点的认识，可是幸运的是，科室老师们给了我侍诊顾老查房抄方的学习良机。在顾老、徐老和朱培庭老师他们的偶像力量的引导下，加上自己爱学习也比较勤奋努力，我从最初一点一滴地学习针对阳明腑实、“里、实、热”，应用“通下清热”治疗；到学习针对外科常见病的“湿热”，合理辨证使用“黄芩与厚朴”“黄连与半夏”“黄柏与苍术”等中医药对；再到学习使用复方大黄牡丹汤、大柴胡汤等化裁成锦红汤治疗急性阑尾炎（肠痈）、急性肠梗阻（关格、肠结）、急性胰腺炎（脾心痛、胰瘅）、急性胆道感染（胆胀、胁痛、结胸、黄疸）以及消化性溃疡急性穿孔（胃脘痛、心腹痛、厥心痛）等，恩师们的悉心指导，慢慢地将我带入神圣的中医殿堂，也确立了我以中医为主、中西医结合外科事业作为自己终身的医学职业生涯方向。

不过回想起来，当初抄方时还真的有点胆战心惊，啥都不懂，毕竟心虚啊！不仅中医学基础理论不太清楚、许多中药名都不知道怎么写，可想而知那时手都有点发抖的窘境。但是，顾老先生在带教过程中尽显大家风范，一次次和颜悦色地耐心讲解、一次次手把手文字书写纠错，硬生生地将我从近乎中医“文盲”逐渐带入“菜鸟”角色。都说顾老对工作非常严谨，学术上要求十分严厉，对越是亲近的人越要求严格，在学术上尤其对层

次高的专家态度特别严厉，可我从没感受过那种“训斥”，想想好像有那么点“遗憾”，其实正是他老人家对于那时的我——一个刚步入临床工作“幼苗”的呵护。每念及此，总是怀念、感恩、感激。

在我的记忆中，顾老一直保持着旺盛的学习精力和进取动力，20 世纪 70 年代，免疫学的研究与探索成为当时国内外方兴未艾的热门话题。有一天查完房，顾老突然拍拍我问道：“小张，你喜欢看文献，我请教你个问题，法氏囊是个什么器官？在机体中起什么作用？”被顾老这么一问，我突然不知所措，有点愣住了，顾老这个大咖级别的前辈学者，对新的知识这么感兴趣，还用“请教”这个词来问我？在短暂的战战兢兢愣怔后，我赶忙将我粗略学到的知识回答给顾老：“这个法氏囊，又名腔上囊，是鸟类特有的免疫器官，当下研究显示人类中似乎没有发现该器官。”顾老在听完我的简短介绍后，兴趣更浓，让我再多找些资料给他学习下。在顾老的要求下，我抽空再查阅不少国内外文献，也对免疫系统有了更深的认识：法氏囊是独立于周围免疫器官与中枢免疫器官之外的独立的免疫器官，在人类有扁桃体、骨髓等。顾老的这次令人难忘的“下问”，深刻地镌刻在我的脑海里，给了我受益终身的教诲和勉励，做学问就是要孜孜以求，求实求真，对于救死扶伤的医学科学更容不得半点无知和含糊。

二、坚守初心，中医自信，衷中参西

顾老曾说：中医治疗急腹症是中医外科的发展。龙华医院顾氏外科的发展永远也不能忘记我的另一位恩师徐长生教授，徐长生教授是中国解放前毕业的西医外科医师，是上海龙华医院西医外科首任主任，曾任上海中医学院西医外科教研室主任、教授，中国中西医结合研究会急腹症专业委员会第一届副主任委员，上海中西医结合学会急腹症专业委员会第一届主任委员，是上海市首位被正式授予中西医结合主任医师资格的外科主任。

作为海派中医顾氏外科传承、发展和壮大历程中的举足轻重的关键人物，精于现代外科的徐长生教授在龙华医院建院初期即与著名中医外科大家顾伯华教授合作，将顾氏中医外科学诊治精髓和学术理念应用到西医外科领域内的难治性疾病和危重疾病，从中西医结合治疗急性阑尾炎与阑尾脓肿的临床研究开始，到中西医结合防治外科炎性急腹症，再到聚焦中西医结合防治慢性胆道感染、胆石病的临床和实验研究，充分展示了学科中西合璧，相得益彰的学术特色和学术影响力。在国内率先开展中药经方验方的甄别和梳理，有效验方的处方精简，中药的剂型改革，研制出治疗外科炎性急腹症的中成药——锦红片，这一现今被视为“转化医学”的雏形理念和实践成果，获得了 1977 年上海市科学技术大会重大科技成果奖。

众所周知，外科炎性急腹症是一类发病急、变化快、病情重的疾病，中西医结合治疗需要掌握高超的中西医辨病辨证能力，并能科学合理适时运用中医药和现代外科手术治疗技术手段。正是由于顾老深厚的中医外科底蕴和徐老先生精湛的现代外科技术保障，成就了 20 世纪龙华医院顾氏外科急腹症学科在中国中西医结合治疗外科急腹症领域享有“北有吴咸中、南有顾伯华和徐长生”的美誉和学术争鸣格局。作为中国南方地区的标志性人物，顾老、徐老两位前辈在中西医结合外科急腹症领域作出了卓有成效的开拓性工作，为我国中西医结合事业，尤其是中西医结合防治外科急腹症的研究事业作出了不可磨灭的贡献，堪为中西医结合外科学界的楷模和先驱。

跟随顾老和徐老从事中西医结合防治外科炎性急腹症的历程中，特别在考上中医学院研究生拜读于二老门下后，我永远不会忘记两位老师传授给我的精神和理念：衷中参西，中医自信。曾记得两位老师在编写教材、专著和对外学术交流时谆谆教导我，中医（中西医结合）治疗外科急腹症不能称作“保守治疗”，应该正确表达为“中西医结合非手术治疗”。从字面上粗略看，两个表述好像没什么差别，其实在主要采用手术治疗的西医外科领域，“保守治疗”的概念就是放弃了积极的手术治疗而不得已采用相对姑息稳妥的、被动的对症治疗，而“中西医结合非手术治疗”是积极的治疗，是运用“外静内动”“局部与全身结合”调动患者机体整体抗病能力的主动治疗，是需要我们医生掌握辨病辨证、捕捉瞬息变化、甄别轻重缓急，最大限度发挥中西医技术优势和特长，使患者最大限度减少损伤加速康复的治疗，其中，中医治疗理念和技术措施起着至关重要的作用。这是对中医自信、民族自信的表述。顾氏外科前辈语重心长的教诲，成为我此后医教研工作的座右铭，坚定了我一辈子从事中西医结合事业的信念。这些年来自己所取得的一系列成绩，无不源于前辈的精神激励和鞭策。

三、亦师亦友朱恩师，创新发展产学研

恩师朱培庭教授是引领、教导、扶持、陪伴我时间最长的老师。他多才多艺，学识过人，和蔼可亲，平易近人。他既是我的恩师，又是我这辈子最好的朋友。我们之间无话不说，话缘投机，灵犀相通。作为顾氏外科第四代代表性传人，朱师率先跟随顾老、徐老在国内开展中西医结合治疗外科急腹症，在中西医结合防治急、慢性胆道感染、胆石病，急性胰腺炎等外科急腹症领域卓有成就。他潜心钻研胆道感染、胆石病几十年，率先提出“胆病从肝论治”的学术观点，是我国中医胆病学的奠基者和创始人。

在 40 多年跟随朱师的医学生涯中，最让我敬佩的是他对中医事业的坚定毅力、对医教研工作的高效执行力，对科技发展的敏锐洞察力以及对医学科学（中医学）的卓越创造力。我们顾氏外科发展到现今的蓬勃势头，离不开他当年全力以赴、倾心投入的卓著贡献。记得 20 世纪 90 年代的一日，他带着我骑着两辆单车参加上海市医学领先专业重点学科擂台赛。博学多才的他以投影薄膜上亲手撰写的隽永文字、临床和科学实验翔实充分的数据、充满自信的精神状态和有理有据的敏捷答辩，硬生生地从上海众多中西医优势学科中争得了顾氏中医外科成为上海市医学领先专业的殊荣，赢得了 200 万元（当时绝对属于巨额）的学科发展资助经费。这也成为顾氏外科之后相继发展成为国家教委、中国中医药管理局、上海市教委、上海市重点学科以及上海市临床医学中心中医外科的重要起点，朱师对顾氏外科的传承发展居功至伟。

恩师朱培庭教授对中医有发自内心的热爱和极其坚定的信仰，对发展中医事业竭尽全力，对中医现代化又具有独到的见解和创造力。朱师有渊博的中医功底和现代科学理论知识积淀，几十年前他在跟师传承中就敏锐感悟到发展中医必须将科学研究成果转化为生产力，他及时捕捉到中医药现代化的趋势和信息，产学研开发中药新药就是最实在最有效的举措。为此，他在国内中医界率先开展“转化医学”实践，历经几十年的艰苦努力和卓绝付出，带领团队成功开发出三个国家级中药新药——胆宁片、升清胶囊和芍杞颗粒（朱老喜欢戏说养育出了他钟爱的三个宝宝），可以说这在当今中医领域也是空前的领先。这是顾氏外科的发展和荣耀，也是顾氏中医外科对人类健康事业的奉献。

有个关于朱师的小故事令我难以忘怀，足以说明朱师的博学和睿智。他一直认为，发展中医必须要讲科学，科学就是因地制宜，因国情而为。在开发出上海地区第一个国家级中药新药胆宁片后，他就琢磨着怎样结合中国国情更科学、高效实现中医药现代化的问题。我国人口众多而中药饮片资源相对匮乏这是现实难题，在传承好中医防病治病精髓基础上，如何科学利用资源开发新药，必须加以重视。或许他一直牵挂此事，又或许他实在聪颖过人，在一次他和我以及一位原上海中药制药一厂工程师外出参加学术会议的途中，我们三人正就中药的有关话题在闲聊，突然朱师灵感闪现，提出是否

可以在保持中医治疗原则基础上，对胆宁片进行进一步药材精简，既利于减少药材资源，又便于中药新药质量控制和疗效稳定，当日就此构思了删减药材的想法，也孕育了顾氏外科治疗胆病的第二个国家级中药新药升清胶囊的“胚胎”。

在顾氏外科门下工作学习所感受的点点滴滴，实在难以用寥寥几笔叙尽。两代三位恩师的人格魅力、学识、作风、精神影响了我的整个学术生涯，让我受益终身。昔日那个初出茅庐、一心想着开刀的小医生，在顾氏外科学术土壤的滋养下，已经不知不觉成长为如今的主任医师、学术带头人和代表性传承人。作为顾氏外科门人，我将始终恪尽职守、传承创新、不辱使命，把毕生所学毫无保留地传递给学科的未来后学，为顾氏外科的发展和繁荣，继续贡献自己的绵薄之力！

（张静喆）

往事并不如烟，初心依然难忘
——记在顾伯华老师身边学习的点点滴滴

欣闻顾氏外科将在龙华医院举办160周年的学术纪念活动，回想起曾经在顾伯华老师身边学习、工作的点点滴滴，再次浮现老顾先生的音容笑貌和谆谆教诲，恍若昨日，历历在目，感慨万千。

老顾先生的学术思想和为人品德是我一生学习并得以受益的榜样。虽然我在龙华医院仅工作了短短7年，但这七年是我行医生涯的开端，在老顾先生领导下的中医外科所受到的训练和培养，所得到的帮助和教育都给我在外谋生带来了一生受用的良好基础，无论我走到天涯海角，在龙华中外的7年生活是我最温馨的回忆。

我1983年毕业于上中医医疗系随即踏进了龙华医院的大门，经陆金根老师的推荐进了中医外科。开始第一个月在门诊换药间实习。当时我的同窗好友都进了西外或伤骨科，看他们风风火火，真刀真枪，我是不紧不慢，膏药丸散，心中有点沮丧。好在有金根大师兄不断鼓励，时常关心，他说你先稳定专业思想，老顾先生的学术水平和临床经验会让你大开眼界，心服口服。

当然，顾氏中医外科博大精深的学术价值，老中青三代医生严谨治学的工作态度把我完全给征服了。一个初涉临床的青年医生要养成像老顾先生等前辈们那样对中医事业的满腔热情，对中医理论的精益求精，这是合格的中医临床医生的基本素质。今天，顾氏外科已成为国家级非物质文化遗产，形成了一整套完整的理论体系，各路精英在当年中外基础上分门别类，从疮疡，皮肤，肛肠，急腹症发展而来。在《中医外科临床手册》基础上出版了《中医外科治疗学》等巨著，相信老顾先生在天有灵也倍感欣慰。

在我随老顾先生门诊及病房的临床中，几个细节留下了极其深刻的印象：对患者和蔼可亲、认真负责；望问闻切、一个不漏。患者上床检查，老先生会不顾自己年老体迈，亲自弯腰把患者鞋子鞋头朝外以便下床穿鞋方便。当年老顾先生已是全国名医、政协委员；如此大牌医生对患者的温暖态度，让我们在旁的青年医生倍受感动、受教终身。其次是每次老顾先生检查患者，一定会手把手教导我们怎样辨别疮疡，手法轻柔；如附骨疽患者老先生手指轻轻滑过，不给患者带来任何的痛苦。绝对禁忌粗暴简单的检查方法。在换药过程中也多次耐心教导怎样合理使用敷料和如何绷带固定；事无巨细，事必躬亲。这点我觉得今天金根大师兄是完全得到老顾先生的真传了。

老顾先生外科技术有家学渊源，但在临床上从不保守，在治疗患者过程中从不排斥现代医学的检查和诊断，每次都非常认真地阅读化验报告，掌握病情动态。今天龙华肛肠能有如此规模，新技术中西结合，临床效果显著，造福肛肠患者，与老顾先生衷中参西的临床理念是分不开的。

做事先做人，做人先立德。老顾先生培养的团队青年医生彼此团结和谐，以金根大师兄为首，顾乃芬，曹志敏，曹永清等医生业务上彼此交流，生活上互相关心，配合默契，情同手足。事隔多年还经常保持联系，共同回忆我们的美好往事。

1993年回国探亲，在乃芬的陪同下去延安中路福明邨拜访了老顾先生；先生依然问寒问暖，倍感亲切。鉴于老先生健康状况不能再举杯言欢，想不到这是最后一别。先生已仙逝，弟子当自强。愿顾氏外科在各代传人的传承发展努力下新人辈出、成果累累、遍地开花。

（王奇明）

记一次顾老查房

作为顾氏外科的第五代传承人，我曾有幸跟随顾伯华教授查房，亲耳聆听顾老的教诲。其中有一次查房，给我留下了深刻的印象。

记得那是1988年9月下旬，我当时是陆德铭教授的博士研究生，刚完成了第一学年的课程学习，初上临床，在四病区担任住院医生。我分管的床位上有一位年逾40的男性患者，因“左背部红肿疼痛二周，加剧一周”入院。当时患者左背部肿痛难忍，红肿范围约12 cm × 14 cm，中央有4 cm × 4 cm溃破面，脓水稀少，肿势边界不清，波及左腋部，左上臂活动受限，伴高热39℃。诊断为“有头疽”，是疮疡中的重症。我以前从来没见过这么严重的有头疽患者，在上级医师的指导下，予内服清热化湿、和营托毒中药，外敷八二丹、金黄膏等治疗。经约3周治疗，患者左背部肿势局限，脓液畅流，肿痛随之明显减轻，身热渐平。我大大地松了一口气，心想该患者不久就能治愈出院了。这天查房看到患者疮周皮肤上有三四枚红色小丘疹，我也没太在意。周四上午，顾伯华教授来查房。顾老是我导师的老师，又是全国著名中医外科专家，我确实有些紧张。听完了病史汇报，顾老又去病室仔细查看了患者，然后分析道：该患者为湿热蕴阻，气血凝滞局部而致病，经治虽邪去十之九八，脓腐大片脱落，但余毒未清。就像一盆炭火，表面虽熄但未全灭，时而还会有火星飞溅四周，这几枚红色小疮不能忽视，要警惕余烬复燃。治疗必须清解余毒，不能急于补益。短短几句话，使我茅塞顿开。顾老没有批评责怪，而是以生动形象的比喻，将他数十年的经验传授于我们，使我终身获益。

在中医外科学教学中，我经常会想起这一次查房，又把顾老的话传给我的学生们。

（陈红风）

忆顾氏外科的丰碑
——顾伯华先生

顾伯华（1961—1993）教授，上海浦东人，从事中医外科临床、教学逾50载，是当代中医外科学家。余有幸聆听顾老教诲，倍感荣幸，顾老贯通中西的精湛医术、以人为本的高尚医德、一丝不苟的治学理念是我一生追随和学习的目标。在这顾氏外科成立160周年之际，忆往昔顾老的谆谆教导、犹历历在目，宛如昨天，一直激励我们后辈不断进取。

顾老家学渊源，幼承庭训，专攻岐黄，勤学深研，才思敏捷，少年时即随父顾筱岩先生学医于浦东益生堂、南市万裕码头、南市紫霞路，1936年毕业于上海中医学院，悬壶沪上福明邨（今延安中路）。新中国成立后历任上海中医学院中医外

科教研组主任，曙光医院、龙华医院中医外科主任，上海市中医学会副理事长，上海市中医学会外科学会主任委员，全国中医药学会理事，上海中医药大学专家委员会副主任委员，第五、第六、第七届中国人民政治协商会议全国委员会委员，1978年被授予教授职称。顾老对疮疡、乳房疾病、肛肠痔瘘等多种外科疾病皆有颇深的临床造诣，1983年“垫棉法在外科临床应用研究”获上海中医科技成果奖（二等奖），1986年“浆细胞性乳腺炎瘘管期的临床研究”荣获国家卫生部重大科技成果奖（甲级奖），1992年“对乳癖的中医临床实验研究”获上海市重大科技成果奖（二等奖）。又先后主编《实用中医外科学》、高等医学院校教材《中医外科学》第四版，无论是在临床抑或是教学，皆留下了累累的硕果。

顾老医术精湛，临床审证用药殚精竭虑，对疮疡重症独具胆识，常挽笃症于濒危，无论是重症乳疾、疔疮、脑疽、发背，乃至急腹重症危疴均有极好的治疗效果。亦深研经典古籍，却不拘泥于文献记载，而以中为体，衷中参西，于继承中创新。令我记忆犹新的是顾老曾接诊的一位足背部气性坏疽的患者。该患者因足背部被饲养的公鸡啄破皮肤后，导致足背极度红肿，伴剧烈疼痛。先生接诊时该患者在外地已被诊断为足发背，但当顾老详细了解病史后，并根据患者的症状，力排众议要求立即给此患者手术切开。切开后一股恶臭随即而来，紧接着看到大量的泡沫包裹着坏死的组织。此时我们才明白，顾老认为此患者是气性坏疽，而并非简单的蜂窝织炎，从而避免了患者病情的加剧，甚至是截肢。此时我们不仅仅是感叹顾老医术的精湛，甚至是敬佩他中西贯通的学识以及那份当机立断的胆识。

顾老治学十分严谨，对我们学生的要求亦很严格。换药是一名外科医生的基本功，顾老为了将我们培育成合格的中医外科医师，便从最基础的备盘开始传授，并严格地要求到每一个盘中无菌棉球、酒精棉球的数量。棉球的数量虽微不足道，但处处体现着操作者对换药每个流程及细节的把控。一个棉球足以体现一个医生的细心程度，对换药流程的熟悉程度，甚至可以体现一名医生技术的高低。正是在顾老严厉且严谨的教导下，培养了我们严谨细致的治学态度，并将这种理念作为了顾氏外科传承的一种精神，培育了诸多优秀的中医外科医师。在这种精神理念的带领下，顾氏外科队伍不断壮大，同时也为中医学的发展贡献顾氏外科的力量。

顾老为人善良正直，敛怀感恩之心，处处与人为善。顾老因疾病导致长期卧床，作为晚辈的我有幸在其左右陪伴一二，虽短短几天的相处，但在我脑海中为先生的人物画像又增添了几笔。顾老无疑是正直且善良的，但这份善良体现在每一个人身上，无论对方的身份贵贱、级别高低。顾老卧床之际，神志时而清楚，时而昏迷，因此无法准确辨别对方的身份，但此时顾老依旧能保持感恩的心。我依稀记得那是一天清晨，顾老短暂的清醒了过来，他看到陪伴在旁的我，首先对我表达了感谢，并嘱咐我多休息。作为晚辈的我顿时泪目，内心感慨万千，思潮涌动。虽然先生清醒的时间并不多，但即使在那短暂的十几分钟里顾老仍保持着他的善良；即使他的身体虚弱，依然记得关心后辈的健康以及发展，这如何不令人感动！有这样的前辈在我们身后作为支撑，何愁后辈没有力量前行！可喜的是，如今我们已把顾老这种精神传承了下来，并通过各种学术活动来缅怀先生，激励我们的下一代学习先辈的思想和品行，不断发扬光大他们的学术思想。

人类在历史长河中不断发展和壮大，科技不断发展，社会不断变迁，我们的认识亦不断进步，但唯一不变的是信仰，是精神。即使我们前行的道路无比的曲折，经历各种挫折和磨难，但顾氏外科的永不言败、求真务实的精神一直支撑着我们走到胜利的彼岸。在顾氏外科成立160周年之际，再次缅怀我们的先辈，通过学习他们的精神，顾护我们在前行的道路中不迷失方向。

（刘　胜）

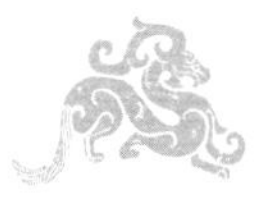

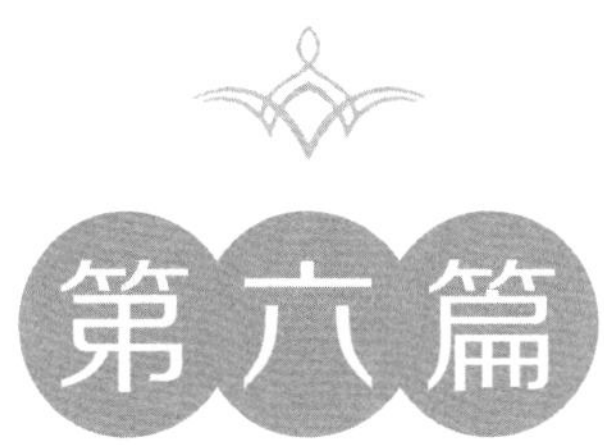

第六篇

后学感悟

第一章

中医外科后学感悟

我与顾氏外科30年

与顾氏外科结缘，因于大学《中医外科学》课程由顾氏外科诸位前辈教学。依稀记得，主讲老师为马绍尧教授，他上课不看教材，讲课如行云流水，自在黑板上板书，如同复印，并强调我只复述3遍，促使同学们聚精会神学习，不敢丝毫懈怠。马老师授课思路清晰，风趣幽默，引经据典，时而结合临床病例，引证课堂内容，让人感受到中医外科的独特、神奇、伟大，播下从事中医外科职业的种子。

1990年本科毕业后，感谢恩师陆德铭教授，愿意接受懵懂愚笨的我成为他的学生，引领我跨入顾氏外科温暖的大家庭，稍窥中医外科堂奥。曾随顾伯华先生查房，顾老平易近人，对待患者和蔼可亲，问诊仔细，悉心解惑，查房后，总是在医生办公室分析讨论病情，最后顾老口述，医生笔写病程记录，其掌握病情全面细致深入的程度，至今令我叹为观止。陆老师虽然工作繁忙，为带教我们，专门开设门诊，他常常结合临床病例，口授手传，手把手教授技术操作和传授临证经验、临证思维及精要剖析用药的中西医机制，告知我们要注意的事宜及细节。常勉励我们要特别重视中医理论学习及思悟，要不断汲取新理论、新成果、新方法、新技术，不要故步自封，要融西医、同行、民间等所长，兼收并蓄，为我所用，取长补短，才能更好地提高临床疗效。常记得，陆老师门诊半天就一百多号病患，中间毫无停歇休息。我曾问，是不是可以少看些，陆老师说，看到患者渴求的目光，作为一个医师，怎能拒绝任何一个患者的求治，自己再累，只要能解决患者的痛苦，就体现一个医师的价值了。他专家门诊时间，常常提前半个小时，为大学医院的同仁诊治疾病（挂普通号）；坚持十余年下乡，免费为患者诊治；陆老师每带教弟子一人，就在弟子所在医院开设门诊，将病患介绍到弟子门诊就诊，弟子门诊亦门庭若市，同时带动了医院专科专病的发展。他开放包容，淡泊名利，甘为人梯，提携后学的情怀，时时激励我挖掘传承顾氏外科流派精华，发展创新顾氏外科流派之道，努力做好顾氏外科事业薪火相传中传帮带的接力棒工作；他的仁心仁术，时时敦促我不忘医者初心，做一个有温度的合格医师，我们不能保证治好每一个患者，但必须尽己所能，好好治疗每一个患者，以仁心仁术，守望生命，努力给每一个病患信心和希望。

在临床，又遇到良师唐汉钧教授。唐老师认为为医之道，当尽心、尽力、尽责为患者服务，使患者及其家属安心、放心、舒心。唐老师怀着一颗对患者的赤诚之心，攻坚克难，敢啃硬骨头。记得有一位安徽来沪患者崔某，40多岁，因臀腿部瘘管在外地及本市多家大医院的外科和骨科行数次手术治疗，历时9年不愈，瘘管越来越长，到我院时已长达30多厘米，蜿蜒曲折环绕股骨头而行。唐老师运用X线瘘管造影、B超及其他理化检查详解病情，制定治疗方案，分阶段采用中医药冲洗、灌注、药捻、垫棉绑缚等法，门诊病房耐心治疗半年余，患者终告痊愈，随访2年未复发。唐老师常告诫我们，疾病复杂多变，治疗不可能一帆风顺。治疗顺利固然大家都称好，治疗受到挫折，患者情绪低落，家属轮番找医师，少不了出言不逊，甚至发生对抗。此时是考验主治医师医德、医术、医风时候，医师更要调整心态，不仅要态度和蔼，做患者的思想工作，树立患者攻克顽症的信心，亦要树立医务人员自身的信心，更要总结经验与教训，继续努力，或修正治疗方案，或排除干扰将原有治疗方案坚持进行到底，或旁征博引，深入钻研，从而最终攻克顽疾。为此，临证中每碰到疑难、复杂病例，治疗波折，医师、患者、家属都信心不足之际，我常常想起唐老师的话，告诉自己要“韧的战斗”，“坚持—坚持—再坚持—再坚持—转变”，要坚信人的潜能是无限的，坚信中医药的神奇伟大，要尽己所能，解决患者的问题，在整体把握疾病病势的前提下，只要病患的证候不断改善，就须坚持；如无明显改善，就要转变思路与方法，迎难而上，一步一步攻坚克难而最终取得成功。

也记得有一位江苏的不慎被毒蛇咬伤的儿童，当地医院治疗多日不见好转，病情恶化，已出现肾衰、肝损、呼吸衰竭、凝血纤溶功能障碍，生命垂危。唐老师带领全科人员积极抢救，患者转危为安。抢救过程中，患者的酸碱平衡紊乱状态虽多经儿科专家指导诊治，几番调整，但始终没有很好解决，唐老师认为，要调整思路，虽然病证千变万化，但出现这种状态的根源在于蛇毒，主要解决“毒”的问题，沿此思路，强化中西医的解毒措施，患者的酸碱平衡紊乱状态很快得到解决。孩子得救了，一个家庭被挽救了。每当我诊治疑难、复杂、危急重症，就时常告诫自己，治病求本，要抓发病的关键，抓主要矛盾，从疾病的发病的根本出发，才能更好地提高临床疗效和提升临证水平。

感谢龙华医院良好的“中医沃土”环境，感恩顾氏外科的各位前辈，陆金根老师、朱培庭老师……感恩顾氏外科给予我的幸运，让我能坚定地走在中医外科的路上，上下求索，为顾氏外科流派的学术繁荣及可持续发展贡献自己的微薄之力，共谱“杏林春色”。衷心祝愿顾氏外科的明天更辉煌灿烂。

（阙华发）

躬身垂范，润物无声

——顾氏外科160周年学术庆典之际感念师恩

2001年我从上海中医药大学中医学专业本科毕业，有幸进入龙华医院中医外科工作至今。岁月荏苒，一转眼，20多年过去了。20多年来，顾氏外科的医学人文、学术思想对我影响至深。

记得我刚工作的那个月，病房收治了一位臀部蜂窝组织炎合并糖尿病酮症酸中毒的患者。入院当天，患者臀部红肿疼痛剧烈，虽已成脓，但患者糖尿病合并酮症酸中毒，病情并不稳定。“是等酮症酸中毒纠正后手术，还是马上手术呢?”作为一名初上临床的小医生，心中充满了疑问。当天下午，唐汉钧主任结束门诊回到病房，诊察患者后当机立断，决定马上切开引流。随着手术刀片划开脓腔，大量秽臭的脓液和瘀血块一下子涌了出来，满满一大弯盘……手术十分顺利，不仅及

时解除了患者的病痛，还迅速纠正了酮症酸中毒。暮色中，眼前的这一幕幕让一个小医生深深地理解了“毒随脓泄”的道理和医生明辨病势轻重缓急，敢于承担风险，争分夺秒与病魔赛跑的“霹雳手段”。

对于难愈性窦道、慢性创面，这些西医同行都感到棘手的疾病，唐老师常常教导我们要发扬“蚂蚁啃骨头”的精神。记得有一位难愈性窦道的老先生，病变跨胸腹，涉及胸肋，胸骨外露破坏，辗转国内数家知名西医医院，历经多次手术，创面反复破溃，脓水淋漓，迁延不愈。面对这样一位患者，唐老师不惧困难和风险，接诊后精心为其处方、换药，充分发挥中医特色和优势，扶正托毒并举，内外治结合，带领团队，坚持不懈，即使是节假日也从未间断治疗……老先生终于痊愈了，痊愈后的他给唐老师写了一张感人至深的卡片，记得其中有一句是这样写的：“我相信病人和医生之间也是有医缘的。”每每回想这句话，我的眼眶都会湿润，是啊，这份医缘，承载了医生救死扶伤、永不言弃的信念和患者对医生毫无保留的理解与信任。老师的言传身教激励我不忘初心和使命，努力做一名好医生。

2012 年我有幸成为第五批全国老中医药专家学术经验继承班学员，跟随上海市名中医唐汉钧教授学习。每次看完门诊，唐老师都会详细回顾当日特殊的病例，一张张门诊附页上图文并茂，记录得密密麻麻。对于这些疑难、复杂的病例，唐老师会不断思考、总结，为患者提供最优的治疗方案，同时又将心得体会对学生们倾囊相授。工作之余，老师每每读到精彩的学习内容，总会在第一时间分享给我们：“第 5 页有经典讲堂”，“此医论点评可读，有启示”，“读书笔记心得之范本，可读”，“医案亦可如此，供参考”……每次接过老师手中厚厚一叠学习资料，心中充满了感动。老师耄耋之年，如此高涨的学习热情，“活到老、学到老”的终身学习精神，让我作为一个年轻人自叹弗如，又备受激励，每每于懈怠之时又重新提起精神。

对于我们的跟师笔记、学习心得、临床医案总结，老师每一篇都会仔细批阅，每一次都是评阅两遍。对于我们写的论文更是不厌其烦，一遍又一遍地修改，每一轮的改稿上都有老师标明的修改时间，成稿后看着那一摞摞改稿，从前往后，一串串时间，串起了从“一地鸡毛”到“凝练升华”的写作过程。老师认真、严谨的治学态度更是深深地影响了我。

何其幸运，我能够在顾氏外科这一源远流长、声名远播、名家辈出的学科中学习、实践、成长。我成长过程中的老师们都是铁杆中医，我的导师唐汉钧教授、阙华发教授，他们爱中医、信中医、用中医。每一次跟着阙华发教授查房、手术、学术讨论……都会有新的收获和体悟：从辨证思维的建立，遣方用药的选择，手术方案的设计到医患的交流沟通，科研思路的形成……如此种种，不一而足。老师们医德高尚，医术精湛，治学严谨，他们躬身垂范，润物无声，几十年如一日，于无数个平凡日常中教我为医、为师的道理，授我安身立命的本领，鼓励、帮助我成为更好的自己。

20 多年来，从大学实习轮转到工作后的临床、教学、科研、学术交流……在顾氏外科的大家庭中我接触到的各科室的前辈、老师们和蔼可亲、平易近人，他们闪烁着各自的光，发挥着各自的热，他们共同怀有的是那一份对顾氏外科传承、发展的使命感和治病救人、教书育人的责任感，他们是顾氏外科不断发展的中流砥柱，激励着顾氏外科的后人们不断继承创新、开拓进取。2016 年我开始带研究生，我把成长过程中顾氏外科老师们教我的再教给我的学生：“不忘初心，不忘为医者初心”“尽心、尽力、尽责”“书本是老师，病人是老师，学生是老师”“最好的传承是创新”……我想，这就是传承。

（邢　捷）

不计辛勤一砚寒，幽谷飞香不一般

——师从顾氏外科第四代传人唐汉钧教授

学习中医强调心悟、心法、灵感、直觉等体验功夫和思维方式，“医理无穷，脉学难晓，会心人一旦豁然，全凭禅悟”。医家个体性的诊疗经验更包含慧观悟性的成分和内容，“只可意会，不可言传”，只有经过长期的跟师学习体验，直观领悟，内向反思，才能心领神会，体会和感悟到名老中医治疗用药的良苦用心和用意。国医大师邓铁涛认为，师带徒是中华文化传统的教育方法，现代的教育与传统的跟师教育相结合，这是早出人才的一个好方法。现代院校教育模式主要可完成“普遍教育”和高端理论研究的目的，而跟师学习的“师承模式”则是侧重于实践，以“深耕细作”“经典传承与发展”为重点。跟师抄方，侍诊左右，言传身教，耳提面命，相机点拨，润物无声地把自己的学术思想、辩证思维方式、操作技能手法和处方用药方法、学术思想传承给学徒。

在经历了中医院校教育后，十分有幸进入龙华医院顾氏外科这个大家庭。经过15年的临床实践，深切感受到了自身的不足，尤其传统思维能力不足，中医基础理论和经典古籍在临床的运用僵硬、刻板，无法做到信手拈来，游刃有余。2017年12月25日、圣诞节，我又十分幸运地成为第六批全国名老中医学术经验继承班学员，拜师于顾氏外科第四代传承人唐汉钧教授门下，开始跟师学习。

唐汉钧教授1963年毕业于上海中医学院，师从现代中医外科奠基人之一的顾伯华教授，是顾氏外科第四代传人，为首届上海市名中医，第三至六批全国老中医药专家学术继承指导老师，上海中医药大学附属龙华医院主任中医师、终身教授。唐师从医50余年来，拜于名师，求于经典，勤于临床，敏于思考，精于学术，并常虚心向“书本、病人、学生”（唐师谓之“三师”）学习，传承并创新，终成一代中医大家，耄耋之年仍不辍于临床与学术，以其崇高的医德、精湛的医道医术惠及江浙沪乃至全国各地病家。

针对我的不足之处，初入师门，唐师就要求我熟读外科经典及医案。记得在唐师的指导下，读的第一本书是比较通俗易懂的《马培之外科医案》。在读完这本书后，我简单写了一点心得，而唐师则给予了大篇的批注。唐师耄耋之年，在这4年多的时间里，我写的每一份医案，每一篇论文，都会仔细阅读，亲笔撰写批注，修改论文，字字珠玉，常常让我茅塞顿开。唐师的思维之敏捷，常常让我自叹不如。

唐师非常强调研读经典的必要性和重要性，在4年多的时间里，唐师亲力亲为，主讲了“研习经典，践行临床”系列讲座1～8讲。唐师认为经典是中医学的根，仲景之后的各代医家汲取营养，结合实践，创立了大量学说与著作，是中医学的枝和叶。正是其根正，才枝繁叶茂，才赋予了中医学两千多年不竭的生命力。因此，持之以恒地熟读甚至背诵医籍经典及后世医书是提高中医临床思维能力的一条无法回避的途径，是中医成才的必由之路。

唐师认为秉承传统，开拓创新是一个永恒的主题。在传承经典的基础上，要不断创新，并付诸临床实践，造福病家，这是一个流派的生命力所在。随着疾病谱的变化，昔日的痈、疽、疖、疔等急性疮疡发病率逐渐降低，今日乳腺、甲状腺疾病患者日渐增多，唐师不断创新，提出以消为主，温清并用、内外合治治疗肉芽肿性乳腺炎、甲状腺结节消融术后，自创新制的“瘿瘤消肿散”（中药颗粒剂：丁香、肉桂、乳香、没药、白芷、南星、姜黄、象贝母、夏枯草等）外敷，临床取得良好效果。唐师始终秉承“从脾胃论治外科疾病”，且以顾护脾胃

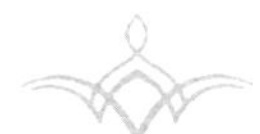

为第一，并将顾护脾胃治则从治疗疮疡全面推广至治疗外科诸病，在中医外科独树一帜，且治法平和，实乃“执中用两”之“中庸”思想在外科临床的体现，中正仁和乃医之大道，外科医者不可不知也。近年，唐师又创新提出“燮理阴阳”法治疗外科疑难杂症，唐师认为人体理想的健康状态为《素问·生气通天论》中所记载：“阴平阳秘，精神乃治。”阴阳失调，正气不足，外邪传内，以及脏腑虚弱，化源乏力，均可导致气血津液运行缓慢，病理产物堆积，而致人失安和，则疾病丛生。慢性疾病迁延不愈，往往病情相对复杂，可由单纯的实证、虚证、寒证、热证，渐渐发展为虚实相兼，或寒热错杂，或表里同病，或阴阳俱虚之证，并且容易累及多个脏腑。此时单方、单法难以照顾周全，面面俱到。故唐师多采用复方大法，两方或多方组合，攻补兼施，温清并用，表里同治，阳中求阴，阴中求阳等分层次、多角度给药，使疾病的主次矛盾都得以兼顾。在此基础上，还须时时注意顾护脾肾；肾为先天之本，肾中之阴阳流注全身脏腑即为脏腑之阴阳，脾为后天之本，气血生化之源，全身阴阳赖以充养，顾护脾肾，是治疗慢性杂病的王道。调后天以充养先天，中焦脾运健旺，则谷安精生，水谷化生的精气，源源不断地充养先天，是调补肾元重要的方法之一；另健脾助运，可使药力得行，气血得充，往往能获事半功倍之效。慢性杂病病情缠绵，往往迁延不愈，难以取得速效。慢性疾病的长期治疗中，尤其在病势相对稳定阶段，基本病机不会发生急剧变化，我们应重视耐心调治，很多情况下强调“守方为第一要义”。在一段时间的治疗后，若能取得阶段性的进展，则应坚持守法守方，做到“踵武前置”，“效不更方”；坚持不懈，方可取得良效。

唐师始终秉持“医乃仁术”“万事德为先”“老吾老以及人之老，幼吾幼以及人之幼”“己所不欲，勿施于人”“有时治愈，常常帮助，总是安慰”等名家先训。以大医精诚作为行为准则，在临床实践中尽医之天职，解苍黎之疾苦。因此，也要求我们年轻医师在跟师学习过程中，不仅要传承中医药精髓，更应把大医精诚、医者仁心和医德医风融入我们的行为准则中，修德敬业，真诚服务，淡泊名利，耐得寂寞，为发展中医药、造福人类健康事业贡献才智。

不计辛勤一砚寒，桃熟流丹，李熟枝残，种花容易树人难；幽谷飞香不一般，诗满人间，画满人间，英才济济笑开颜。

（单 玮）

医者仁心

自15年入职中医外科，间断跟随阙华发教授门诊抄方学习，收获颇丰。阙师从事医教研工作30余年，运用中西医结合疗法治疗中医外科常见病、多发病，传承顾氏外科临证经验与学术思想，提出慢性疮面当从络病论治，尤其在防治糖尿病性足病方面，提出“虚、瘀”为本，“虚、邪、瘀、腐、损”为主要病机特点，建立“益气化瘀”贯穿治疗始终观点，临床取得显著疗效，中医抑或是西医同道中均享有很高的威望，实为我辈之楷模。阙师每周两次雷打不动的教学查房，内容精彩，干货满满，但又可以用“惊心动魄”来形容，私下我们爱称阙师为“中医活字典”，他一发问，真是恨不得把内外妇儿的所有书都背在身上一起查房，才不至于两眼发直。阙师查房一定会亲自审阅病史，翻阅化验单及检查单，望闻问切一番后，调整中药内服药物。他常告诫我们，一份病史就如同一份标书，必须认真对待每一份病史，对患者负责也是对医生负责。

似乎每位老师门诊时，手里都拿着一相同的东西——年代久远的水杯，这水杯始终陪伴着阙师，再旧都不愿换，就像他的背包，千金不换。阙师为人和善，待患者如亲人，常告诫我们“不忘初心”“不为良相，便为良医”，说医生都是菩萨心肠，都是承载着救死扶伤的使命。对待学生，阙师也是常挂心头，尤其每年过年、中秋节等，阙师都会关心学生回不回家、有没有饭吃，时常带着大家聚一聚，聊一聊，就怕学生吃不饱。这和阙师平素的简约生活方式形成鲜明对比，大鱼大肉基本不吃，甜食油腻也很少碰，一杯牛奶、两个包子可能就是一顿午饭，但每日一包中药是不能少的，可能这就是老中医的“倔强”。

对于中医外科的发展与未来，感觉阙师自身背负着重大责任且承载着巨大压力，常说，中医外科是保留中医传统特色和优势最多的学科，要不断思考、实践、总结、提高，多想想自身的优势及劣势，融合中西医之长，凡中医药治疗临床疗效显著、中医优势和特色明显的疾病，必须重点研究及积极发扬，不断扩大中医外科的诊疗范围，引进新技术，学科发展了，患者也获益了。作为顾氏外科的一员，我们也是责任重大，“传承是最好的创新”，要秉承传统，在继承、发掘传统精华的同时，立足临床，不断总结中医药治疗外科常见病、多发病、疑难复杂病及急危重症的临证经验，建立新的理论体系、形成学术流派，为促进外科学术的繁荣和可持续发展贡献自己的一份力量。

（沈义婷）

第二章

中医乳腺科后学感悟

感恩沐浴在顾氏外科三十载
——顾氏外科160周年

今年正好是我成为龙华医院顾氏外科大家庭中一员的第三十个年头，又恰逢顾氏外科开创以来160周年喜庆。回想这些年来自己亲受恩师顾氏外科第四代传人唐汉钧教授毫无保留的引导和教诲，使我成长为顾氏外科临床骨干之一而深感庆幸。工作学习中为能得到顾伯康、陆德铭、马绍尧、陆金根、陈荣荣等师公、师伯、师叔们的指点而感荣幸；为能得到陈红风、阙华发、刘胜、黄鸿翔等师姐、师兄们的帮助而深表感谢。

一、追思先贤

1993年10月6日顾伯华师公仙逝，当年7月我刚进入龙华医院中医外科，虽曾被安排在医院特需病房顾老床边侍陪而有幸面见，但老先生当时病情已严重，未能得其亲口教导而稍感遗憾。对于顾老比较完整的认知大多获悉于唐汉钧老师、陆德铭师伯、陆金根师叔的日常谈论和讲课中。记得唐老师不止一次讲过他和顾老长子顾乃强是同班同学，一同大学毕业，当年在安排留校名额时作为留用单位外科负责人的顾老，出于学生的能力和公心考量，留下了唐老师，而让同样优秀的儿子去了区级中心医院开创自己的天地。唐师还讲过，顾老治学十分严谨，对学生的要求亦很严格；对病家无论贵贱贫富一视同仁，早年诊病对待贫苦劳众从不计诊金多少，甚至馈赠外用疮药；后进入公家第五门诊部工作，对广大基层劳动者关照有加，对待病员和蔼可亲，耐心听取病家诉说，从不厌怠。以及“六应丸”“锦红片”创生、“粉刺性乳痈”新病种产生并获卫生部重大科技成果甲级奖过程、顾老和学生陆德铭对酒的故事等等，通过师辈们口中这些点点滴滴的诉说，在我脑海中呈现出一位心怀大业、坦诚待人、一心为公、治医有方、勤于创新、快乐烟酒之儒医大家形象。

二、感恩师门

而顾老的某些优秀品质也能从唐汉钧老师身上看到。我通过大学课堂学习四年的刻苦、临床实习一年的努力，毕业时被时任龙华医院中医外科主任唐汉钧教授选中入科，又于2003年入选第三批全国老中医药专家学术经验继承班拜师于唐汉钧教授门下，正式成为顾氏外科第五代。跟随唐师门诊抄方、查房、手术期间，老师悉心指导我各种外科操作技术，传授疾病诊治思路及方法，使我能够较快地成长起来。记得20世纪90年代病房收治了不少西医大手术后遗留的复杂难治性窦漏病例（如头颅、心脏、肺、胃肠、肝脓疡、骨创伤等手术后），治疗期间需要进行瘘管造影，由于病变部分各不相同，窦道瘘管走向千差万别，对于我这个初入临床的小医生，有时根本无法操作成功，困难之时唐老师亲自穿上铅衣让给我跟随其旁，手把手教我如何固定导管、封闭外口，在X线透视下（当时还没有核磁共振检查）怎样把控推注或滴注造影剂的力度和速度以获得清晰完整的影像，这种治医的严谨、倾心的传授令我难忘，随着这些患者一个一个获得痊愈，更体会到老师高超的医术、娴熟的技能和勇于克难的精神。老师不端架子，平易近人，爱护患者，上至领导、下至医院扫地阿姨，不管是谁，只要是来求医的，他从不推诿，认真细致地给予诊察。在医疗上他有求必应，但绝不是没有原则，从不答应患者或其他人提出的无礼要求。若是谁要做些有碍疾病治疗的事，他总会出面制止。他总是说："作为一名医师，要时刻做到尽心、尽力、尽责，为病人服务，使其早日康复。"

唐师治学严谨、善于临床总结、笔耕不辍。对待学生既亲切慈祥又要求严格，在撰写《现代中医乳房病学》《中医民间外治独特疗法》《中医外科常见病证辨证思路与方法》《中医乳房病临床手册》等书籍中，在总结"切开拖线、灌注（介入）与垫棉绑缚法相结合综合治疗浆细胞性乳腺炎"申报上海市医学科技成果奖过程中，他对我所写的文稿、整理的临床数据逐字逐条进行修改，并提供我相应的材料作参考，培养并锻炼了我的组织归纳和写作能力。唐老师秉持对事不对人的工作作风，对我们后学工作中的错误当面严厉批评，无论嫡庶一视同仁，讲明利害关系，只希望我们虚心改正。老师通过自身的修为教导我要脚踏实地做事堂堂正正做人，不搞虚假不走左道。

转眼自己也年过半百，非常感恩能来到顾氏外科门下，时刻体会到大家庭的温暖，深感先辈大师风范及浓厚人文底蕴。由于天资并不聪慧，好在还算勤勉，在师辈们的传授、教导下，师门兄弟姐妹的帮助下，也为中医外科尤其是乳腺病方面的传承与发展做了一些工作。希望在今后的日子里能为顾氏外科中医乳腺的学科发展、团队建设、接班人培养等方面尽力。

（程亦勤）

诊室的灯光

值班，查完病房，吃完晚饭，老师还没回来。

快八点了，电梯口响起了老师和师妹们的说话声，我探头看门外，果然，老师和平时一样，带着暖暖的笑容和淡淡的疲惫走了过来。一刹那，我有些恍惚，时光仿佛回到了十几年前。

那时候，我和师妹们一样，还是个小姑娘，第一次去门诊找老师，也是一个老师看门诊的下午，我报考了老师的研究生，怀着忐忑和期待的心情，想去见见自己将要跟随的导师，跟老师谈谈自己的想法。谁知我一点钟到门诊时老师已经开始看了，我不好意思打扰老师工作，就坐在门口的长凳上等待。结果一等就等到了晚上八点钟。等在门口的时候，我就在一边悄悄听患者们谈论老师，虽然等候的时间很长，但我感觉时间过得很快，门口不时飘过老师温柔的声音，轻轻地，但非常坚定，带着鼓励和信心，我看着一个个患者皱着眉头进去，带着笑容离开，老师的声音就像潺潺的小溪，安抚着一颗颗被病痛折磨的心，我在门口听得入神，渐渐地没有了忐忑，只剩下期待。那一晚，老师加了很多号，有外地赶来的患者，有情况紧急的患者，也有焦虑不安的患者，我看着排着长队的患者，有点好奇，老师怎么就一点都不着急呢？下午过了5点，别的诊室陆陆续续都熄了灯，最后，整个楼层只剩下老师的诊室还亮着灯，我在漆黑的楼道里，看着诊室温暖的灯光，忽然有些明白为什么老师一点都

不着急了。对每一个患者来说，能坐在医生对面的时间并不多，医生的专注与细致，是对患者的尊重，也是对自己的尊重。只是说起来容易做起来难，能一如既往地坚持下来更难。后来，做了老师的学生，跟着老师抄了几年的方，每一次抄方几乎都和我第一次见老师的情形相似，老师总有看不完的患者，也总是一如既往的耐心。哪怕看七八十个患者，看到最后一个，也还是耐心倾听患者述说，一丝不苟做体格检查。老师心软，总是想着患者来一趟不容易，但凡力所能及，总是竭尽全力。有时老师身体不好，我们做学生的实在看不下去，嘀咕两句，老师也总是笑笑跟我们摇头，不让我们多说。

“医者父母心”，我从老师数十年如一日的日常工作中，深深地感受到这五个字的真谛和力量。正是如此，才会让老师瘦弱的身体迸发出如此强大的能量吧。黑夜里老师诊室的灯光，不仅温暖了患者的心，也照亮了学生们从医的路，坚定了我们前进的脚步。

（叶媚娜）

大医精诚，医者仁心

——记我的顾氏外科启蒙老师陈红风教授、学术传承老师陆德铭教授

癸未年炎炎仲夏的一个午后，带着对顾氏外科高山仰止的心情，装着书上得来的外科基础知识，我来到了上海市零陵路530号上海中医药大学（原校址），在陈红风教授的指导下，叩响顾氏外科求学之门。

那时学校尚未开学，初来乍到这举目无亲的新天地，除了兴奋激动外还有那丝丝的担忧，在陈老师和顾氏外科各位前辈，以及师姐的温暖关怀下，这成了第二个温暖的家。

难忘老师如家长如兄长般介绍了新环境、安置了住处、饮食。

难忘老师手把手教授老鼠灌胃、注射、造模、解剖、取样。

难忘老师白天上班，又夜以继日亲力亲为教授实验室指标检测、跑带至深夜。

难忘老师雷打不动每周二下午下班后开始的传医道，授医技，解学习与生活之惑。

难忘老师一轮一轮修改论文到深夜丑时，怎是一词“废寝忘食”了得。

难忘老师以身作则亲授的如何急患者之所急，苦患者之所苦。

难忘老师门诊时一旦坐下开始诊治疾病则进入虚定状态，清晰记得那年寒冷的年三十门诊结束时才发现华灯璀璨，原来已至酉时，别人家的年夜饭开始了。

难忘老师的母亲临别前的嘱托：“在她手边放杯水，再忙也督促喝一口。”这是一个母亲看到孩子连续门诊6个小时滴水未进时的担心和爱莫能助。

往事历历在目，一入师门，终身为母，只惜现如今的我未能再跟诊在老师身边，未能尽上绵薄之力，有愧于先人，有愧于先生。老师却教授了我许多许多……

老师的思路活泼，方法灵变，再复杂的病情与顾虑在老师的细心、耐心和权威专业知识通过深入浅出的讲解下，释然而解。

老师的手到病除，查房时细心探查、去除处处病灶；果断准确抽取个个积液，缩短了病程，减少了患者的疾苦。

老师的处方用药中肯綮，如鼓应桴：一个个平复如故后的喜悦；耄耋之年逐渐缩小的乳腺癌肿块；古稀之年用药后回缩的下垂如球的胞宫等，如此种种，非有真知灼见、精湛的医术，难以到

达之境界。

戊子年，同样是一个炎炎仲夏的午后，在陈老师引见下有幸成为全国第四批陆德铭教授学术经验传承人，拜在以前只有在书上见过大名的陆德铭教授门下，在两代顾氏外科老师的带领下，逐渐领进顾氏外科之门。

跟师随诊先生3年，生活中的点点滴滴，平素感之叹之却无以言语表达，在学习孙思邈的《备急千金要方》的《大医精诚》一篇时，一个苍生大医的形象清晰浮现在眼前。

先生门诊患者较多，一旦坐下开始诊治疾病则进入又快又准的诊治状态。不再起起坐坐甚或是上厕所、接打电话等。即便患者围着大声讨论，沸沸鼎鼎，我们戏言之如菜市场般热闹，完全不影响陆师的诊治。这是一个安神定志，无欲无求大医治病的画面！

对于病情较重的患者和外地赶来却一号难求的患者，陆师总是特别开绿色通道，每次早早来到诊所，在门诊开始前给其加号，或是免费诊治。就诊中患者插进来，再问自身的病情或亲属好友的病情等，先生理解患者为病所急之心，总是耐心地作出解释，或指明其正确的就医方向。这正是体现了先生大慈大悲、普救众生的行为准则和以仁为核心的道德观。

对于经西医或是他人诊治疗效欠佳的癌症和疑难病患者，或是家里经济条件不好的患者，先生建议把他的秘方全无保留地给他带回家，可照方继服一段时间，既减少了患者来回奔波，又减少经济支出。这是先生本着人命之贵贵于千金，人命面前人人平等之则，有求必应。

谈起当年的奉贤农村，医疗条件低下，乡村道路又泥泞难行，诊治不但涉及内、外、妇、儿各科，而且至患者家中给予诊治需全天24 h随叫随到。先生在奉贤一待就是10多年，一幅幅不论昼夜寒暑、饥渴疲劳、行医时的险峻、一心赴救的画面依稀还在眼前：

晚上夜已深，只听外面有人呼叫着谁家媳妇要生小孩了，先生赶紧披好衣服，背了药箱就出发。谁知外面正下着大雨，路上已被冲得辨不清路基了，任是凭着平常往返的感觉找到患者家中。等孩子平安降生了，先生这时才发现身上衣服已被雨水完全浸透了。

同样是一个夜晚，一名毒蛇咬伤患者，已在当地的郎中处治疗后，病情进一步恶化，郎中回天无术却执着静滴药物治疗必死无疑的谬论。谣言四起医院已被患者亲属层层包围，一副救活了医者才能出来，否则将永远留在那里的场景。医者非神仙但又不让采取较为有效的治疗方法，先生深知此去凶多吉少，却未护惜自身性命，一心前去赴救。一到那先生就把身上所带的东西全交付给公社的人，自己全身心地投入了抢救。这是一个没自虑吉凶，护惜生命，见彼苦恼，若已有之，深心凄怆的苍生大医的风范。

陆师怀着仁爱之心，一心救护患者，在过去医疗条件极简陋的乡下，陆师不知救治成功了多少内外妇儿各科疾病，现如今先生几十年如一日每周一次继续为一方百姓义诊至古稀之年，但其从无作功夫形迹之心。每当治好了数不清的疑难杂证和控制了疯狂的癌症病魔后，患者要报答陆师救命的大恩大德时，先生总是微笑着用带着乡音的简短话语说，“法诶”，又投入了下一个患者的诊治工作，意味着患者的康复是对他最大的安慰。

斗转星移，从癸未到戊戌，历十余岁，顾氏外科两代老师均以仁爱之心治人及病，传出了天下百姓爱心，体现了“上医医国，中医医人，下医医病”，济世，救人，治病三位一体的治疗观念。仰望顾氏外科这须弥之山，我扪叩之路漫漫而修远，有幸在各位大医的指引下，我将上下而求索。

（胡升芳）

为医、为师、为学
——我的老师陈红风教授

德不近佛者不可为医，才不近仙者不可为医。一名好医生的德才兼备，正是我的老师陈红风先生为医、为师、为学的概括。

陈红风教授是海派顾氏外科第五代传人，师从陆德铭教授，从事中医外科领域临床医疗、教学和科研工作38年，是中国中医外科第一位女博士。2001年起任龙华医院乳腺科主任、中医外科教研室主任、上海中医药大学中医外科研究所乳腺病研究室主任，2004—2005年美国哈佛大学医学院麻省总院访问学者。2012年获“全国优秀中医临床人才”称号，2016年被评为第四届“上海市名中医”。曾获全国先进工作者、上海市劳模、全国杰出女中医师、上海市育才奖等荣誉称号……

这些光环下的陈老师，在人们面前就是一个端庄、知性、随和的女医生。看病时，她会和患者聊几句家常，让她们的心平和下来；看病之后，她会给患者带上一张写有各种注意事项的小纸条，延伸门诊的服务；取药前，她会打个电话叮嘱药房……患者们说，当陈医生的患者很安心。

为医：医生给予患者的，首先是心

在陈老师看来，医生给予患者的，首先是心，然后才是药。38年来，陈先生的看患者次超过40万，但她却能始终待患者如亲人。

“陈老师对病人很好的”，药房的同事说了一件事：陈老师是我见过的唯一一个打过电话给药房的医生。一日傍晚6点多，陈老师打电话到药房关照说：“请你们留一留，给外地患者配好药，别让他们明天再跑一次。”陈老师的患者很多，不管是专家还是特需门诊，收工时已过饭点是常有的事。但无论多晚，自己多累，她也不会简单了事，总是认真细致地回答问题，关照必要事项。陈老师看门诊拎的袋子里有一张小纸条，写有各种注意事项。她对患者的好，不仅体现在她对患者春风化雨暖透心的关爱中，更是她急患者所急，想患者所想，为她们解决病痛的一个个临床攻坚克难、科研传承创新上。

作为顾氏外科第五代传承人，陈老师2001年起担任上海中医药大学附属龙华医院乳腺科主任、中医外科学教研室主任。作为上海中医药大学中医外科学术带头人，全国名中医工作室——陆德铭工作室负责人，陈老师继承顾氏外科精粹，在实践中不断体悟并创新发展——她强调辨病与辨证相结合，辨整体与辨局部相结合，多从肝、脾、肾论治乳腺疾病，运用疏肝清热、健脾益肾、理气活血等治法，内治方药配合多种外治法，解除患者疾苦；她制定的“切扩—拖线—熏洗—垫棉”四联疗法，综合治疗复杂性浆细胞性乳腺炎，具有疗效好、乳房外形损伤小、复发少的特点；她建立了浆细胞性乳腺炎从溢液期、肿块期、脓肿期到瘘管期的中医诊疗方案，牵头国家中医药管理局组织的该病中医诊疗指南的制订和修订工作；她创立“通乳法”治疗乳汁淤积的操作规范，并推广应用，有效地减少了哺乳期乳腺炎的发生；她研究制定“九一丹”的规范化使用方案和安全性检测方案，以降低临床应用中汞中毒的可能，填补了研究空白；她组织开展拖线法、垫棉法、熏洗法等外治法，治疗乳腺疾病的技术规范化研究，缩短疗程，提高临床疗效；她主持陆德铭老师经验方“复方仙蓉颗粒”治疗乳腺增生病的中药新药研究……

贯通古今、融会中西的学习经历，让陈老师有底气坚持疗效为重，医泽广被——在国内率先关注临床预后较差的三阴性乳腺癌，开展以“益气健脾法”为主防治乳腺癌术后转移复发的临床研究，探索中药抑制其增殖、侵袭及逆转多药耐药的机制。首次从神经—内分泌—免疫网络探索中医药纠正神经—内分泌—免疫功能紊乱、抑制乳腺组织增殖的作用机制。

在陈老师的诊室外，很多三阴性乳腺癌病友们交流着“4年了”“5年了”的经验，讲述着先生根据患者的情况和临床体质表现，提高着她们生活质量的种种。一些去普通门诊转方子的年长患者还会嘱咐年轻医生：“你们小医生要跟牢陈医生好好学，她本事很大的。”一位昆山来的患者举例说：“我一侧乳房拿掉了，另外一侧一直有个结节，别的医生一直说观察，陈医生仔细哦，一张张看片子，建议我开掉，结果也是坏毛病，幸好听了陈医生的。”

为师：严宽相济，甘为人梯

对于学生的毕业课题，陈老师的要求直接明了：课题设计要有收获，文章写作不能马虎了事。至今难忘自己做硕士课题的时候，随口说了一句“其他人的毕业课题也就随便做做”，陈老师当时正忙，听到后没多说什么，嘱咐我晚上8点去她办公室。当天晚上，陈老师不仅启发我设计、落实毕业课题，还就治学、做人、做事的态度，言近旨远地与我聊到深夜11点多。已参加工作的师妹，硕士毕业论文改了多次，交稿那日，陈老师又发现了新问题，晚上8点多回到家里逐行逐句手写为她修改后，打电话给她仔仔细细地再讲解……名师出高徒，至今，陈老师已经培养硕博士研究生40余名，其中多人获优秀毕业生称号，并成为学科中坚力量。

怀有身孕的师妹所管床位患者不明原因高热不退，患者乳房创面仍需每日换药，陈老师亲自去床边给患者换药却不让师妹进那间病房。我临时得知需要住院，陈老师自己顶了本是我的节假日普通门诊。“推优就不要推我了，要推你们年轻人”“你做了很多工作，理当写上你的名字”……

就是这样，涉及治学态度时陈老师严厉有原则，生活中又温柔如母亲，并如同母亲一般不断地为自己的学生创造条件使我们进步，从而变得更加优秀。

为学：严谨治学，担纲国家级精品课程

我曾经向老师借参考书，打开后发现，即使是老师深谙其道的《实用中医乳房病学》《乳腺肿瘤学》《乳腺病学》等大部头书籍上，都会有一次次铅笔标注的阅读记号。学生们读了文献的新进展，和老师交流起来，她永远都知道。老师不仅要求学生学深学透理论知识，自己也不断学习、创新。

陈老师从医从教38年，2008年起担任国家级精品课程——中医外科学课程负责人，是国家级规划教材主编，主编、副主编国家普通高等教育“十五”“十一五”“十二五”“十三五”“十四五”规划教材《中医外科学》等30部，发表论文90余篇。

陈老师还是国家级重点学科、国家中医药管理局重点学科、上海市重点学科、上海市领先医学专业、上海市临床医学中心——龙华医院中医外科学乳腺病学组负责人，全国中医流派传承工作室、上海市海派中医流派传承基地——顾氏外科乳腺病学组负责人。先生致力于中医药防治乳腺疾病的临床及基础研究，主持国家级和市部级科研项目等30余项。

陈老师在国内率先关注临床预后较差的三阴性乳腺癌，开展以“益气健脾法”为主防治乳腺癌术后转移复发的临床研究，成果获中华中医药学会一等奖、国家教育部科技进步二等奖等10余项。

陈老师时常说自己是个急性子，但是在我们眼里，老师是一个温文尔雅、细腻周全的好医生，

也是严谨治学、永攀高峰的学者，更是一个言传身教、甘为人梯的好老师，不同角色里都是令我们由衷尊敬的榜样！

（吴晶晶）

我在顾氏外科的成长之路

2012年我正式加入顾氏外科乳腺科，时至今日整整十年过去了。我也从当初初出茅庐小小实习医生，一步一步成长为现在可以独当一面的临床副主任医师。我的成长过程中有过迷茫和困惑，有过泪水和汗水，但是在成长之路上同时拥有良师益友般的顾氏前辈们，也有着鼓励自己不断进步的学科氛围感，让自己的成长之路充满力量，坚定前行。

（一）初学入门，感谢恩师

怀揣着儿时的梦想，我的高考三个志愿全部是医学院校。面临毕业时很多同学会问是否要转行，是否要继续待在临床等困惑，对此我从未有过犹豫。行医是一种热爱。学医的路上得遇人生最重要的两位老师，深感眷顾，无限珍惜。

第一位恩师是我的硕、博导师陈红风教授，是带领我进入乳腺学科的领路人。还记得作为硕士研究生跟诊学习时，就经常听到老师的教诲，记忆犹新。老师说“看病不能越看越窄，要对其他学科都广泛涉猎，方能成为一名合格的中医医生”，老师说“门诊时的每一次仔细问诊和体检，都可能给患者带来很多获益或减少不必要的心理负担”；老师还说“一个合格的医生就是要有所担当的，要站在患者角度考虑治疗，积极去解决问题寻找办法，切记不可推脱病人”……点点滴滴的话语，在我成为一名独立的看诊医生后每每回想依然感触深刻、获益匪浅。还记得曾经那么多次整栋楼都黑灯了，我的老师还在看诊，她面对每一位病人都是那么仔细认真，从不会因为快到下班时间就仓促结束，也不会因为自身原因轻易停改门诊，对待患者耐心悉心，对待学生包容肯教。老师的临诊思路和行医风貌深深地影响着我，也让我看到了应该努力成为的医者榜样！

我的另一位恩师是乳腺学组的程亦勤老师。程老师风趣幽默，常常在换药或查房时对我们谆谆教导，不厌其烦。乳腺科作为一个外科科室，手术技能是我们必备功夫。中医院校的外科手术教学整体来说培训不多。我们进入临床后所需掌握的技能只能在一次次的跟台手术中慢慢摸索学习。程老师在我的手术技能成长过程中给予了莫大的鼓励和教导。程老师每次手术都会毫无保留地告诉我每一步手术的重点、要点、难点在哪里，一次做不到位就下次继续练习，直到看着我们都能逐步上手、能独立主刀，程老师则会像安静的长辈一般在手术台旁静静地坐着，不催促也不询问，默默地用行动支持你，鼓励你。记得我第一次作为主刀带学生手术时程老师对我说：“你可以的，这有什么不可以”，每每想起，备受鼓舞！

（二）思路宽广，坐定中医

现代医学愈发色彩斑斓，治疗手段也是日新月异。作为当下的青年医生，不免会对中医的学习有过不自信或些许迷茫。当我问到一位顾氏外科长辈：“您是怎么能如此坚定的学习中医，运用纯中医药疗法治疗疾病，而不会有不自信的感觉呢？”这位老师的回答深深影响着我。老师说：“因为我看到了疗效，我看到了很多很多西医医院看不好的病人，反反复复按照它们理念手术的病人，依旧无法治愈。来到我们这里之后，不论按照中医的内治思路，还是中医外科的手术换药思路，能够彻底治愈它解决它。当你看到越来越多这样的例子，你就会对中医产生深深的自信和自豪感。你的手术技艺未必会有他们高，那么疗效差别的关键在哪里？在于中医的理念！所以我们一定要坐定中医，传承中医！”老师一席话，如醍醐灌顶。在顾氏外科的成长之路上，我学会了兼容并包，要努力学习现代医学的知识，但是要把思想坐定中医！要学会多元化的诊疗思路，要西为中用。学好让现代先进的诊疗技术，使之成为我们的助力。要发扬中医，努力传承顾氏外科学派优秀的诊疗理念及技术。

我的导师陈红风教授在这方面就做得非常突出。作为顾氏外科传承人之一，老师担负起乳腺学组的责任和义务，数十年工作中规范并传承顾氏外科特色化腐清创法治疗乳腺学组优势病种粉刺性乳痈；创立“通乳法”治疗乳汁淤积症的操作规范，并推广应用，有效减少了哺乳期乳腺炎的发生；以“益气健脾法”为主防治乳腺癌术后转移复发研究，开展多项实验研究证明乳腺术后方可抑制乳腺癌增殖、侵袭及逆转多药耐药等。陈师的探索精神一直鼓励着我努力前进，也深深影响着我们顾氏后辈们。

曾经在一次党支部举办的顾氏外科讲坛中我的老师陈红风教授这样讲道：“顾氏外科老一辈的老师们都是‘遇到疑难的病例，从不轻言放弃，总要迎难而上’‘真心肯教，悉心教导’‘愿意为学生锻炼成才给予机会’才有了现在的影响力。”仔细回想，我所遇之顾氏外科前辈们行医医风，我所见之顾氏外科带教师风皆有此“医”“师”风范，吾辈作为顾氏外科的传人，也定将延续顾氏外科医者们优秀的医风医德，秉持顾氏精神，砥砺前行。

（孟　畑）

心中永远的光亮

——朝着心中的光亮前进，一路温暖，一路阳光，哪怕有风雨相伴，一路蹉跎着前进，只要心中的灯塔不灭，成功和辉煌一定会到来。

2012年的今日，我怀着忐忑和激动的心情走入龙华医院，入眼的是那“龙兴华医”四个大字和建院元老的铜人塑像。在当时的特需楼里，我第一次见到陈红风老师，温柔和蔼的语气，亲切的话语，让第一次孤身来上海的我顿时感到家一般的温暖。此后3年求学的时光，我每日都沐浴在师恩中，感受龙医人的人文素养，聆听和感悟顾氏外科博大精深的医学文化内涵和情怀。传承是顾氏外科发扬光大的法宝，每一代顾氏外科传人以龙华医院为轴心，向全国乃至全世界辐射，让顾氏外科分支不断地生根发芽，而创新则让顾氏外科历经160年沧海桑田后仍焕发更耀眼的光芒。

作为顾氏外科的传承者，我倍感荣幸和骄傲，但又深感愧疚。2015年毕业至今，我回到家乡发展，因为对自己专业的坚持，对顾氏外科的深深眷恋，我一直都坚持在外科科室学习发展。3年的中医外科学习是我如今工作的原动力。曾经给陆德铭老师、唐汉钧老师抄方时的谆谆告诫，陈老师的耳濡目染，在龙华医院的所见所闻是我如今强大的精神和物质财富。由于地域和医院的差别，如今的自己距离一名乳腺专科医师仍有一定的差距，但乳腺专科医师的素养和素质我时刻保留着。也许有一天，我的坚持会迎来胜利的曙光，今日的努力只是为了日后更好发展打下坚实的基础。

是金子到哪里都会发光，每个人不同的选择才有了不同的道路和前进方向。顾氏外科的百年传承是所有顾氏外科传承者心中永远的光亮。也许渺小的我们永远也无法为这份光亮添砖加瓦，但只要这光亮不灭，这温暖永在，传承就永在，火种不灭，星星之火，可以燎原。那一日或许在明天，或许在遥远的将来！

（马疆青）

榜样的力量

——师从上海市名中医陈红风教授

时光荏苒，跟随导师陈红风教授学习、工作已近十年时间。在陈老师的悉心教导下，我从一名稚嫩的硕士研究生，逐渐成长为乳腺科住院医师、主治医师，目前继续在职攻读陈老师的博士研究生学位。陈老师渊博的知识、严谨的教学态度、诲人不倦的高尚师德和人格魅力对我影响深远。

陈红风教授为顾氏外科的第五代传承人、上海市名中医，师从中医外科名家陆德铭教授，续其薪传。陈老师从医30余年来，弘扬中医特色，传承顾氏外科学术思想和诊疗经验，在实践中创新，在中医外科领域尤其是乳腺疾病防治方面取得显著成果。通过开设中医外科学课程、名中医工作室带教，培养优秀人才；通过举办全国性继续教育学习班、学术会议等，广泛传播弘扬顾氏外科精粹。

跟随陈老师门诊抄方常见到这样的场景，乳腺癌术后10余年的患者，预约到陈老师复诊，进门兴冲冲地说："陈医生终于又看到您啦。"陈老师耐心询问病史、检查乳房及淋巴结，望闻问切一一进行。"情况很好，术后10多年了，以后可以不吃中药了，定期复查就好。"病人忙道："只有让陈医生您检查过，才觉得信心满满，门外候诊的某某也是您多年的粉丝啦。"

有很多从外地慕名而来的非哺乳期乳腺炎患者，在当地经过了长时间的治疗效果不佳甚至加重，有些结块累及到整个乳房，有些结块多处溃烂、流脓，久不愈合，也有发生下肢结节性红斑而影响行动的患者。他们往往因为既往的治疗经历、疾病的痛苦和惧怕手术治疗而焦虑不堪。对于这些患者，老师不管门诊多晚结束，都会亲自帮她们做切排、换药。常常是六点多才结束门诊，又接连几个切排手术，夜晚的换药室也是一片忙碌的场景。

陈老师对患者的细致和关怀，树立了我为医学而奋斗的理想；对学生的严格和关爱，培养了我严谨的工作态度，终身受益。作为顾氏外科第六代传承人，我越来越感受到身负的责任，我将谨记恩师的教诲，精勤学术和临床技能，学习恩师对专业的执着和追求，努力成长为一名合格的传承人。

（周　悦）

传承与坚守

顾氏外科自1862年创建，通过几代人的努力，在疮疡、乳腺、肛肠、皮肤等方面形成了融特色理论、特色诊治、特色外治法、特色方药等为一体的学术体系。当我成为顾氏外科第五代传人程亦勤老师的学生后，深刻体会到顾氏外科的百年传承离不开一代代人的言传身教和个人的坚守。

程老师从业30年，始终不忘作为一名医生的初心，以恢复患者的健康为首要任务，全心全意为患者服务，在精进医术的同时，保持着一颗仁者之心、赤子之心。他处处为患者着想，即使是本该休息的周末也会到医院探望患者，打开他的头灯，仔细查看伤口，亲自换药，几乎每周如此，几十年如一日。他的手机也是24 h on call，确保能在第一时间赶到医院处理患者出血的情况。他会抽出时间去普通门诊坐诊，方便患者术后随访，对于需要处理伤口的也是亲力亲为。

每天早晨换药时，程老师会和我们探讨中医理论和顾氏外科思想，分享粉刺性乳痈等疾病的治疗经验。程老师认为凡事应该讲求“中庸之道”，做人如此，治病亦是如此。治病时应审时度势、顺势而为，中病即止。患者也应顺应自然，饮食有节，起居有常。程老师还会和我们讲述他的老师唐汉钧教授的故事，让我们感受到了唐老的坚持和顾氏外科的魅力。我也曾有幸跟随唐老学习，看到唐老耄耋之年仍然精神抖擞，和病人们侃侃而谈，对学生们谆谆教导，我心生敬佩。

在唐老师、程老师以及顾氏外科所有人的坚守下，顾氏外科有了如今辉煌的成绩，许许多多的患者也因此摆脱了病痛的折磨。老师们的言传身教坚定了我传承顾氏外科的决心，也指引着我永葆医者初心，在传承顾氏外科的道路上砥砺前行。

（沈梦菲）

弘扬在术，为治在人

顾氏外科是海派中医流派杰出代表之一，也是我国的国家级非物质文化遗产。

顾氏外科源远流长、注重传承，将学术思想贯通于在临床治疗的同时，也注重传人的培养与知识的传递，我非常有幸能够成为顾氏外科第六代传人，入门已有 3 年整，从当年对中医外科充满兴趣的本科生，经过 3 年的研究生涯，成为一名中医乳腺科的住院医师。

我的导师陈红风老师传道授业期间对我们施行“量体裁衣”式培养，言传身教，注重培养学生勤学深研、求真求精的品格，锻炼其临床思辨及操作能力。在卷帙浩繁的临床与科研世界，幸有如此良师开卷。除了培养硕博研究生外，陈老师投身中医外科学的本科生、留学生的教学工作。在“十三五”“十四五”规划《中医外科学》教材修订的数月过程中，陈红风老师认真过目修订内容，逐字逐句斟酌，抓住每一处“漏网之鱼”，组织修订编写小组逐个问题拿出来讨论，力求将精确、完美的教材展现给全国高校的学生。这样严谨治学的精神值得我学习。

在平日跟师门诊时，陈红风老师、唐汉钧老师等总是鼓励我们多思考、多提问，并在门诊结束后与我们分享顾氏外科的治疗演变与用药经验。

深知弘扬在术，为治在人，于广博中钻研，于细微处育人，顾氏外科代代人不断探索的精神将源源传递于后来者，承前启后，引领中医药未来继承者们更进一程。

（程一凡）

第三章

中西医结合乳腺科后学感悟

结缘顾氏外科，投身中西结合

我从小的志向是长大要当一名医生，治病救人是心中的理想，无论中医西医。1988年在高考的志愿单上，我填满了西医院校、中医院校以及军医学校的志愿，最终，我如愿考取了上海第二医科大学（现上海交通大学医学院）医疗系临床医学专业。

记得1992年吧，在瑞金医院实习期间，班级里的男同学多半喜欢外科，看得见摸得着，而我恰巧在外科一病区实习，当时是院长兼普外科主任李宏为教授的“主场”。某天，外一病区收治了一位VIP的病人，叫顾乃康，据说病人也是一名医生，且和李宏为院长是同学，李院长将亲自手术。很多“包打听”的同学披露，这位病人的家庭是海派中医顾氏一门。据说顾氏一门是上海中医外科的名家，已经四代行医，而顾乃康先生则是顾氏大家族里的西医师。在病房的闲聊中，很多同学窃窃私语，老中医的儿子也学西医、也来手术，透露着对自己报考西医院校的沾沾自喜。术前例行查房，显然是对中西医之争的话语有所耳闻，李宏为院长语重心长地说，你们太年轻，以为手术刀可以包打天下，其实，等你们真正做了医生，真正成长起来以后，就会发现太多的问题是手术解决不了的，甚至现代医学也解决不了，而很多疑难问题交给中医却能得以解决得以缓解……其实，中医、西医都在为人类健康事业作着贡献，你们今后如果能既精通西医又精通中医，将中医西医技术取长补短合二为一，才是一名真正的好医生。正如，顾氏虽是中医外科，却也有学习现代医学的子女，恰恰显示了顾氏一门的胸襟和气度。次日，李宏为院长亲自主刀了顾乃康先生的手术，我参与了全程，心中一直回味着李院长查房时的话语。中医西医，合二为一，未曾想到我今后会和顾氏外科有这么大的缘分。

我毕业以后在上海市虹口区中心医院（现上海中医药大学附属中西医结合医院）做一名外科医生，第二年，医院名称变成了上海市中西医结合医院。当年老院长程祖龙先生坚信中西医结合才是医学的发展方向。医院拥有最早一批“西学中”的大家，比如脉管病专家奚九一教授。程祖龙院长更是邀请了一大批上海各专科的名中医到中西医结合医院开设特需门诊，并且安排各相关专科的年轻医生学习中医。当年，西医学习中医的氛围很浓，我在普外科跟随一些前辈医生使用着大承气汤、大黄红藤汤、丁香柿蒂汤等，也使用着皮硝外敷阑尾包块、乳腺炎性包块以及回乳，也学习并实践了九一丹、生肌散、纸捻药线等中医外科外用药的功效。

1999年，我出国进修专门学习了乳腺癌早期诊断和保乳手术以及综合治疗。回国以后在2002年，我开设了乳腺专科门诊，将专业方向转为乳腺疾病。随着诊治的乳腺良恶性肿瘤病人越来越多，经常有一个名字出现在病人口中——陆德铭院长。传说这是一位上海中医学院（现上海中医药大学）的老院长，是一位中医外科的大家，是一位乳腺疾病的圣手。我的很多病人，在乳腺癌术后都会去龙华医院旁边的零陵路（上海中医药大学旧校址）找陆德铭院长就诊开方。于是，我的信念越来越深，中西结合，中西合璧，陆德铭院长正是我要找的人，我一定要拜他为师，将中医治疗乳腺疾病的本领学会。机缘凑巧，我由私人关系获得了跟随陆德铭老师抄方学习的机会。而后在 2004 年，我报考了上海市高级“西学中”研修班，正式师从陆德铭教授。

陆德铭老师郑重地告诉我，祖师爷顾伯华老师是龙华医院建院八大元老之一，整个中医外科学科可以说都是在顾老的指导下发展壮大起来的。并且，陆师告诉我，顾氏外科第三代传人顾伯华老先生绝不保守，打破了中医界传男不传女等“规矩”，非常乐意将学术经验毫无保留地传授给外姓的学生，这样才成就了他和马绍尧老师作为中医学院首届毕业生跟师，成为顾氏外科第四代的传承人。因此，陆德铭老师传授中医技术也绝不保守，带教了一大批中医和“西学中”的学生，按辈分排，我算顾氏外科的第五代弟子。

我在中西医结合医院算有一些中医基础，有一次我诊治一位乳腺增生病人，疗效始终一般，最终我将病人带到陆师处，陆师出手在逍遥散基础上增加了仙茅、仙灵脾、肉苁蓉，果然病人症状大为缓解。在我惊叹之时，陆师说，这是他的老师，中医外科大家顾伯华先生在 20 世纪 50 年代观察了大量乳腺增生病人获得的经验，这些病人除了有乳房部结块外，常伴有月经来潮前两乳房胀痛或肿块变大，月经过后疼痛减轻或消失，肿块缩小等症状，有些病人伴有月经不调或婚后不育等病史，显然与冲任不调有关；从而提出在疏肝理气的基础上加用调摄冲任的药物来治疗乳腺增生病，临证取得较好疗效。调摄冲任治疗乳腺增生的理论突破了历代单一的“从肝论治”治疗乳腺疾病的方法，经多年实践论证，临床效果良好，得到了中医学术界的认可。自全国中医高等院校《中医外科学》第四版教材（年）起，调摄冲任治疗乳腺增生的观点正式被采纳编撰。

随着乳腺癌发病率上升，术后病人越来越多，陆师说必须区分内分泌依赖型和非内分泌依赖型，对内分泌依赖型的病人，由于内分泌治疗已经带来了生存率的提高，中医药更需要“扶正”的治疗，如果能缓解内分泌药物的副作用，比如更年期症状、血脂代谢紊乱、子宫内膜增厚等，给予相应的调摄冲任、清脂柔肝、活血化瘀等治疗，减缓西药副反应，提高病人的依从性就是间接对于生存率的帮助。而对于无法内分泌治疗的那部分病人，需要加强“祛邪”药物的治疗，比如当年抗 Her-2 的靶向药物赫赛汀非常昂贵，许多病人望药兴叹，陆师在乳癌术后方基础上给予温肾助阳、活血化瘀、消痰散结、清热解毒等一系列措施，让这部分病人得以减少复发、延长生命。同样是乳腺癌，类型不同，治疗的方向不尽相同，但总体目标一致，就是提高生存率，提高生活质量。

跟随陆德铭老师学习顾氏外科诊治经验的时光，是最为快乐的，我在“西学中”研修班三年学业完成以后，继续跟师侍诊了十年。每次开车载着陆老师出诊、侍诊，听陆师讲解着诊疗的经验，以及中医界的奇闻轶事，更新了我很多的理念，也夯实了我中医基础，使我在中西结合的道路上能走得更远。

我于 2006 年有幸进入龙华医院乳腺科工作，犹记得时任院长陆金根师叔在面试考核的时候问我，知不知道龙华医院乳腺科有什么特色，我当时已经跟师学习 3 年，当然了解“浆细胞性乳腺炎”的诊治，也正是顾伯华老师和陆德铭老师根据这一疾病的特点，命名了“粉刺性乳痈”中医病名，且应用拖线挂线、切开引流、垫棉压迫等

外治法，以及清消法温阳法等，将这一难治的疾病给出了有效的中医治疗方法，曾经在20世纪80年代初获得了国家卫生部的奖项。

初到龙华医院，我一下子置身于中医外科的汪洋中，多多少少还是有些不适应，幸运的是，师叔唐汉钧教授每周的大查房都讲解得仔仔细细、条理清晰；又加上师姐陈红凤教授、师兄刘胜教授的悉心帮助，使我尽快适应环境，努力提升自己。终于，现在的我可以在拿起手术刀的同时，也掌握顾氏外科的精髓。从医30年，跟师20载，结缘顾氏外科，成长为一名真正的中西结合医者。

值此顾氏外科160周年之际，感谢恩师陆德铭教授的培养，感谢顾氏外科大家庭中诸多前辈和师姐师兄的无私帮助。愿顾氏外科一代一代传承下去，发展创新，发扬光大，造福更多的病人。

（秦悦农）

蛇六谷抗乳腺癌

——顾氏外科经验后学感悟

顾氏外科是我国著名的中医外科流派，创建于1862年。在160年的传承过程中，顾氏外科立足传统中医理论，博采和融会历代外科医家所长，形成了融顾氏特色理论、顾氏特色诊治、顾氏特色外治法、顾氏特色方药等于一体的学术体系。其中，顾氏第四代传人——上海名医陆德铭教授早年常侍诊于顾伯华先生左右，全面继承顾伯华医师的学术思想和临床经验，执医逾半百年，精于中医外科诸多痼疾的辨治，对乳腺疾病的治疗尤有心得。

在此一提，陆德铭教授在继承顾伯华先生对乳腺疾病诊治的基础上，将蛇六谷应用于乳腺癌的治疗及其防治方面，以毒攻毒，兼顾护脾胃，可增加放化疗耐受性，防治复发转移。陆老认为转移患者“虚甚邪亦实”，故扶正同时不能忽视祛邪，务必使邪尽毒清，否则余邪未尽，则易死灰复燃，强调“病重药亦重”，常用蛇六谷30 g预防转移，嘱患者无需久煎，如有远处转移则用量达60 g并久煎，以药毒攻其癌毒。

顾氏第五代传人刘胜教授则发展了陆老的乳腺癌的“痰毒瘀结”理论，认为“毒邪”是贯穿乳腺癌发生、发展和转移始终的病因和病理产物，“六淫伏毒”和“七情郁毒”是乳腺癌发生的两大主要病因，“痰毒瘀结”是乳腺癌发展的核心病机。而蛇六谷具有化痰散结、解毒消积、行瘀止痛之功，可有效针对乳腺癌的痰毒瘀结理论，发挥抗癌作用。

在上海求学数载，吾有幸得陆德铭教授和刘胜教授二位高师传道解惑，习得顾氏外科疾病诊治经验。作为顾氏外科的学派弟子，吾将顾氏外科的特色理论及诊治方法传扬至美丽的西子湖畔，在浙江省中医院乳腺科长达10余年的执业工作中，一直坚持顾氏外科内外结合的治疗原则，在临床上沿用顾氏外科经验，常常采用蛇六谷抗乳腺癌，尤其对蛇六谷进行了一系列的实验基础研究，以蛇六谷抗乳腺癌的内容先后主持过两项浙江省自然基金和两项国家自然基金，发表10余篇SCI论文、EIS、北大中文核心期刊论文。在数十年的基础研究中，体内体外实验结果证实了蛇六谷的抗乳腺癌作用，其中蛇六谷石油醚萃取物作用最强，大大降低三阴性乳腺癌肺转移。此外，通过基因芯片技术和IPA软件分析蛇六谷石油醚提取物作用三阴性乳腺癌细胞，发现差异表达基因在DNA复制，重组和修复，细胞组装和组织以及细胞周期中发挥关键作用。蛇六谷石油醚提物降低*OLFML2A*、*KNL*1、*RTKN*2和*SGO*1基因表达，可诱导细胞周期停滞并抑制细胞增殖和迁移，这可能是通过调节纺锤体检查点，染色体和中心体的不稳定性以及细胞膜的稳定性。后续还有很多实验可以做，在全基因筛选的基础上，继续发现蛇六谷抗乳腺癌特有的机制，为临床广泛使用蛇六谷抗乳腺癌提供实验依据，甚至发现防治乳腺癌复发转移的新药、抗乳腺癌新靶点。

一部顾氏外科的发展史也是现代中医外科学的发展缩影。路漫漫其修远兮，作为顾氏外科第六代传人，吾将不断拓展顾氏外科的学术内涵，上承师道、下育英才。顾氏外科在一众后学的不断执着、不懈努力下，也必将更加卓越。

高秀飞

二代人的顾氏情

从2005年我师从刘胜教授至今，同时作为顾氏外科的第六代，已经17年了。从入门到现在，我身上打上了深深的顾氏外科的烙印，我自入门起以自己是一名顾氏人而感到无比的骄傲。这片土地上有无数辛勤耕耘的顾氏人，他们秉承着对顾氏中医外科的传承、发展、创新，一路走来，给了我们后辈无穷的力量和引领。

我出身于一个五世为医的家庭里，家里除了中医人，没有第二个职业。整天目睹着父亲、祖父强烈的被需要感和患者疾病痊愈后的深切感激，我从小内心充满着对中医人的崇拜和自豪。对于我的职业道路，其实没有选择，祖辈父辈整整五代人都是中医医生，生在这样的家庭，我注定就是下一代传承者。当年高考报志愿的时候，我的志愿表上从头到尾填的全是各地中医药大学。

源于顾氏情——立志报考上海中医药大学

我们家从一代鼻祖赵铎创医学之门开始，经过了二代赵尉春、三代赵镜堂，渐渐形成了以中医外科为主要诊疗方向和特色的家族传承，到我的祖父赵怀德先生，赵氏中医外科特色已完全建立。至我的父亲——第五代传承人赵凤林主任医师，执业专长已经清楚明晰为中医外科。

和顾氏外科的渊源就是从父亲开始的。从本科入学开始，父亲就对我寄予厚望，希望我能去上海中医药大学附属龙华医院去系统学习中医外科，他说这里是中国近代中医外科的传承复兴之地。

父亲结识顾氏三代，渊源由此开始

父亲幼承庭训，继承家学，刻苦努力，辨析医理。十几岁时便随祖父行医乡里。耳闻目睹，亲临实践，为以后的临床奠定了坚实的基础。作为赵氏中医外科第五代传承人，父亲善于广读医书，学习各家之长，其中，著名中医外科学家——上海龙华医院顾伯华教授主编的《实用中医外科学》就是父亲经常研读的案头之书。1985年3月全国首届中医外科皮肤疮疡班在西安举办，父亲作为陕西省中医外科学界优秀代表参加学习并担任班长。那次学习让父亲有幸结识了全国中医外科诸多大师，其中就有顾伯华、顾伯康、朱仁康、刘辅仁、姜树荆等享誉全国的名家，父亲与顾氏外科的情谊也自此开始。顾氏外科的三代传人顾伯华教授带领顾伯康、马绍尧老师来西安授课，那年顾伯华教授已经是70多岁的老人了，但他仍然坚持上讲台。据父亲讲，顾伯华教授授课方法独特、语言幽默、妙趣横生，引人入胜，让父亲印象深刻。有一次顾老身体不适，让马绍尧老师代讲，他虽然没上讲台，但他整节课都坐在讲台的一侧旁听，并在下课后耐心地回答同学提的各种问题，父亲被

顾老严谨的治学精神和大师风采深深地感染。通过半个多月跟师顾老的学习以及被他一日三餐生活上的照顾，父亲和顾老结下了深厚的感情。在对中医外科顽固性疾病——浆细胞性乳腺炎的诊治上，顾老教导父亲，他认为乳头病属足厥阴肝经、乳房病属足阳明胃经，本病乃素有乳头凹陷畸形，加之肝郁气滞，营血不从，气血壅滞，结而成块，肝郁日久化热，蒸酿肉腐而成脓肿。顾老从临床表现、诊断和鉴别诊断上提出了独特的见解，在治疗上强调以疏肝清热、活血软坚为主，并辅以外治。另外，对于肠痈的辨证，提出了病在肠腑，以通为用，治当辨证要注重正邪消长，处常应变，主张清热化湿，寒热并用……这些宝贵的经验都让父亲在以后的临床实践中受益终身。学习班结束后，同年 11 月，父亲带队陕西中医代表团至上海龙华医院进行了参观学习，并受到了顾老的热情接待。通过几次交流，顾伯华教授作为一代名医，在为人、处事、治学、授业上的优良品质在父亲的心中扎下了根，并让父亲崇拜钦佩。

拜师顾氏门下，圆两代人梦想

带着父亲的期望和自己对顾氏外科无比崇拜和憧憬，我报考了顾氏外科第五代传承人刘胜教授的研究生。2005 年 4 月，读研的我第一次来到了龙华医院，终于亲眼看到了我们中医外科教材上讲过的金黄膏、红油膏、九一丹、八二丹等各种中医外科传统的膏、丹、丸、散；见到了我本科学习时《中医外科学》教材的主编——陆德铭教授。在龙华医院的 3 年，我度过了人生最宝贵的时光。我们被浸泡在中医外科的浓浓的学术氛围里，门诊、病房、科研红楼的外科基地都是我和其他顾氏人奋斗的地方。我周一、周二跟着导师刘胜教授出诊、周三跟着唐汉钧教授抄方、周四跟陆德铭教授出门诊。印象中陆老师很忙，几乎一周所有半天都被门诊占据着。跟陆老师抄方我每次都要定好闹钟，因为平时 8 点钟的门诊，陆老他 7 点 10 分就开诊了。陆老诊病十分仔细，基本每个患者都会亲自触诊，面带微笑非常和蔼，对于外地来的患者，他宁可牺牲自己的休息时间，也会给患者加号，加班加点看完。经常是中午门诊结束后，饭都顾不上吃就匆匆赶往奉贤出下午的门诊。陆老对于职业高度的责任感和挚爱让我们这些徒子徒孙们心生佩服。在我的印象中陆老师在门诊中是不喝水的，我当时以为这是陆老的习惯，后来等我自己参加工作出门诊后才懂得，这是陆老师时时刻刻都把患者放在第一位，他不是不渴，是根本就顾不上，喝水就会上洗手间，患者就要多等。我现在出专家门诊也基本不喝水，估计就是沿袭陆老的风格吧。

我的导师刘胜教授，在我读研期间，无论在医疗还是科研能力上都给了我极大的教导和帮助，我的临床素养和科研思维也是在刘老师的启发和帮助下成长。记得我当年的毕业论文是写“乳癌术后方的 5 年临床疗效观察”，我每写完一稿，刘老师都会帮我提意见并修改，有一次我凌晨 4 点发邮件给了刘老师，早晨 7 点多就收到了刘老师的回复，文章边上都是满满的批注和修改意见，当时我的胸口一下被一种复杂的情绪填满，感动着刘老师对我的悉心教导和培养，心疼着刘老师连夜给我修改文章，也敬佩着刘老师科学严谨的治学态度。当我的论文被评为上海中医药大学优秀毕业论文的时候，当刘老师亲自给我拨过硕士帽穗的时候，当我在各种学术会议上进行学术交流的时候，我从内心无比感谢刘老师，感谢顾氏外科的大家庭对我的培养，我以自己是顾氏外科的一员感到无比的骄傲和荣耀。

顾氏精神激励我辈奋斗终身

现如今，我离开龙华医院已经 12 年了，作为顾氏外科开枝散叶在外院的顾氏子弟，顾氏精神一直在激励和影响着我。我始终以中医乳腺病作为自己诊疗方向，在临床中传承发扬着顾氏外科的治疗特色。近些年，顾氏外科的学术会议、经方会议，父亲也会安排时间专门从陕西来到上海参会，也时常有父女二人并肩坐在台下聆听大师讲座的场景。毕业至今，导师刘胜教授也依然在教导和指引着我们，师门的微信群是我们线上学习交流的阵地，刘老师总会把最新的学术进展、名家经验、顾氏外科的会议信息发在群里，并组织我们进行病例讨论，共同学习，共同进步。每年的中医外科学术会议、乳腺病会议和经方会议，恩师刘胜老师总会给我们在外的学生发出会议邀请，让我们有机会重新回炉，交流思想，继续进步。现如今，我也已经开始带教研究生了，对我的学生，我依旧带他们学习和传承顾氏外科学术经验，一直跟随着顾氏外科的脚步努力前行。

我和父亲两代人延续着和顾氏外科近40年的情谊，我们和无数的顾氏人一起，努力传承着顾氏外科的学术特色，发扬着顾氏外科的治学精神。在顾氏外科诞辰160周年之际，献上我们最真挚的祝愿，愿顾氏精神代代相传，愿我们祖国医学永放光芒！

（赵婧、赵凤林）

桃李春风，走进顾氏外科

学医10载，为医12年，每每还能清晰地记起2005年研究生复试面试的那一天，第一次怀揣着希望走入龙华医院的大门，第一次看到医院草坪上伫立着的八个铜人像。十几名踌躇满志的医学生第一次相聚在龙华医院，如火如荼地展开中医外科学的研究生面试。见到了和蔼可亲的学姐和正襟危坐的导师们。经过两轮的考试，最后宣布考试结果时有人欢欣鼓舞、有人失望沮丧的影像仍旧历历在目。

在上海中医药大学短暂学习半年的基础课程后，从2006年起我正式进入龙华医院开始我的研究生临床生涯，随着与导师刘胜教授慢慢的接触以及乳腺科学习生涯的开展，我对顾氏外科的过去、当下才有了初步的了解。知道了医院草坪上伫立着的八个铜人像是医院的“建院八老”，其中就有龙华医院中医外科的奠基人和学科兴盛发展的带头人顾伯华先生；知道了我所在学习的中医外科学是国家级的重点学科；知道了顾老也是我们中医院校五版《中医外科学》的主编；知道了中医外科学乳腺疾病中难治性疾病“粉刺性乳痈”也是顾老命名的。翻看着顾氏外科学术传承和累累的临床科研学术成就，心中的敬佩之情油然而生，内心暗自庆幸有机会成为顾氏门人之一。

在5年的研究生生涯中，除了跟随导师学习以外，也曾有幸跟随龙华医院顾氏外科优秀的传承人陆德铭、唐汉钧、陆金根、马绍尧等名老中医抄方学习。在不断的临床锤炼过程中，感悟到各位名老中医的临证、治学、为人的态度，言传身教之下，为我之后的从医之路指引了一盏明灯。

在顾氏外科基础上发展壮大起来的乳腺、疮疡、肛肠、皮肤、急腹症等中医外科各相关临床科室，我们总能找到顾氏外科一脉相承的学术思想和精髓。顾氏门人思想开明、思维活跃，衷中参西、取长补短，在长期的临床实践中，广泛吸收采纳中、西医关于中医外科疾病诊治的各自优势和特点，精益求精，以过硬的临床疗效，使顾氏外科门楣不断发扬光大。

顾氏外科诊治中医外科疾病倡导整体观念，善于从宏观上把握疾病的发展趋势，知晓阴阳顺逆，继而去认识疾病的表里、寒热、虚实。在此基础上，也十分注重局部辨证，善于运用外用药物和外治技术配合内服药物协同治疗，进一步提高临床疗效，缩短疾病病程。在临床实践中，我有幸见到了《中医外科学》教材中记载的外用药如金黄膏、

青黛膏、生肌白玉膏、红油膏、九一丹、八二丹、七三丹、生肌散，还有院内制剂清热败毒饮、复方愈创油等。亲身经历中医外科疾病初起、成脓、溃后不同阶段外用药物的合理选择使用，以及拖线疗法、挂线疗法、垫棉绑缚等书本上艰涩难解的中医外治技术的实际使用，使我对中医外科学中外用药物和外治技术有了较为深刻的认识和理解，为我自己积累下了一笔宝贵的学习财富。

顾氏外科中不同学科的带头人们都有善于钻研、敢为人先的探索精神，尤其是针对本专业临床疗效欠佳的难治性疾病，在继承顾氏外科学术思想和经验基础上，更是迎头而上、融贯中西、传承创新，以提高临床疗效为最终目标。如乳腺难治性疾病浆细胞性乳腺炎临床病因不明，疾病病程长，反复发作后部分患者出现乳房毁损现象，严重影响患者身心健康。陆德铭教授在治疗该病时，在总结先贤学术观点和用药经验上，进一步提出使用“切开拖线、灌注（介入）与垫棉绑缚法相结合”的中医外治综合疗法治疗浆细胞性乳腺炎，可加快疮面的愈合，缩短疾病的总疗程，降低复发再发的概率，提高了中医药治疗该类疾病的临床疗效，也使浆细胞性乳腺炎成为中医药治疗的优势病种之一。

顾氏外科门下的传承人们，在国家发展中医药的大时代背景下，善于在临床实践中，发现问题、提出问题、凝练问题，通过设计合理的临床或实验研究，解决临床问题，最后指导临床实践，这样的临床—科研—再临床的反复研究模式，最终促进疾病治疗有效率不断螺旋式的上升。在跟随导师刘胜教授学习的5年时间里，感受到导师博采众长、思维敏锐、治学严谨的学者态度，在申请临床及科研课题的过程中，不断学习提升自身的临床科研思维和能力，使我在五年的研究生生涯中获益匪浅，也为我现在从事一线的临床、科研、教学工作夯实了较为扎实的基础。

在5年的求学生涯中，不仅感受到顾氏外科杰出学者们的治学态度，也在他（她）们的身体力行中，感受到顾氏外科人所怀有的对病患疾苦的仁爱之心、恻隐之心和感怀之心。作为顾氏外科门人的一分子，吾将勤于学、敏于思、践于行，仁心仁术、探索岐黄之路，为顾氏外科的传承、发展和创新尽自己一份绵薄的心力。

（刘玲琳）

乳腺外科临床实践中发扬顾氏外科

自入海派顾氏外科学派已逾10载，今值顾氏外科160周年之际，受恩师刘胜教授之邀浅谈学习体悟，倍感荣幸又不胜惶恐。吾之后辈能跟师学习顾氏外科百年集萃，此乃一生之幸，必当视同拱璧，不断思悟，反复实践，深耕厚植，传承创新。谨以此文致敬刘胜教授及众多顾氏外科前辈。

初入师门，角色转换，改观认知

自硕士阶段至硕士毕业后的4年工作时间，受专业兴趣驱使，学习和工作均容集中在西医外科，除本科在读期间对中医外科专业课程的学习外，对中医外科再无过多学习和涉及，也未曾想自己未来会在中医外科的某一专业中耕耘，成为中医外科的践行者和传承者。

2008年攻读博士学位，意外成就了我与中医外科乳腺专业这一份不解的缘分，有幸投入刘胜教授门下学习。初入师门，对于一位普外科医生而言，中医外科乳腺专业无疑是专业学习的一个巨大挑战。如何从西医外科思维转变到中医外科？如何放弃原来的肝胆胰外科专业而在乳腺专业重新学习？如何不断建立中医外科乳腺专业的自信？自己是否有能力在乳腺专业方面有所作为……此间，内心曾数次纠结挣扎。然而，随着跟随刘胜教授学习顾氏外科乳腺专业知识，内心的疑虑渐渐被打消。当第一次接触乳腺专科特有的疾病浆细胞性乳腺炎时，使用拖线法、垫棉法、金黄膏、青黛膏外敷等这些顾氏外科特有的中医外治技术后取得显著的临床疗效，不由使我震惊。一直以为西医甚至西医外科技术已足够完备，但面对浆细胞性乳腺炎、肉芽肿性乳腺炎这类特殊类型的乳房炎性疾病时竟无良策，而中医外科不动用“一刀一枪”，仅用简单的治疗方法却疗效显著，这让我又重新审视中医外科学在医学中的地位和作用。

为解心中疑惑，我开始不断学习中医外科学相关书籍及顾氏外科证治思想，并在跟随刘胜老师的临床学习中观察思考所见所闻，从临床疗效方面不断认识、认可顾氏外科在乳腺疾病诊治中的重要地位。随着学习的不断深入，对中医外科学、顾氏外科学术思想指导下的中医乳腺专业更加自信。也正是在跟随刘胜教授耳濡目染的学习过程中，在中医外科学、顾氏外科学术思想潜移默化的影响中，我的专业认知逐步变化。意识到在西医外科领域之外，还有中医外科相对独立地存在，能够独立解决一些西医外科的常见疾病，特别在疑难类疾病治疗中，有一套独特的治疗体系与方法；意识到中医外科是对西医外科一个有效的补充，并且不断焕发旺盛的生命力。

也正是基于此，我在以后的学习和临证中始终报以持之以恒的热忱，不断探索乳腺外科这一全新的专业领域。专业认知的这一巨大转变对我以后的工作和学习，影响举足轻重。

深入学习，中西结合，豁目开襟

对专业的认可和信心激起了我强烈的求知欲，因此在不断学习的过程中对顾氏外科学术思想进行不断总结。

顾伯华先生是我一生敬仰之人，先生在顾氏外科乳腺专业的证治思想对我的专业发展影响深远。他首次将粉刺性乳痈概念引入中医外科学，并对其中医的诊治规律详做讲述，至我入师门学习，“拖线法”“垫棉绑缚法”“药线引流法”等顾氏外科治疗粉刺性乳痈的常规治法已十分成熟。顾氏外科在粉刺性乳痈的治疗上强调辨病与辨证分期相结合，内治与外治相结合的治疗法则。内治以“清消法”为主，“清消法”是在遵循中医外科疮疡分期治疗的消、托、补治则的基础上，刘胜老师创新性提出的以“消”法为首的内治方法。认为消法不仅在粉刺性乳痈的初期使用，在成脓期、溃后期仍可以应用此法，且命名为“清消法”，即消法要贯穿于本病的始终。同时顾氏外科发挥中医外科外治疗法简、便、廉、验优势，将中医外治技术的优势在粉刺性乳痈的治疗中发挥得淋漓尽致。如初期以金黄膏、青黛散外敷消肿止痛，成脓期及溃后期在“清消法”的基础上配合切开引流、外敷九一丹、八二丹加药线提脓祛腐引流，生肌散、白玉膏祛腐生肌敛疮，垫棉压迫治疗袋脓、传囊乳痈和乳漏，拖线疗法治疗复杂难治性窦道等众多操作简单但收效甚著的外治疗法。我也在此期间学习并掌握上述技法的操作及要领，这也为我在博士毕业后重回工作岗位时寻找专业突破点埋下伏笔。

跟随刘胜教授学习期间，门诊病人中乳腺恶性肿瘤的中医诊治尤为常见，我也得此机会有幸学习顾氏外科在乳腺癌的诊治经验。综合顾氏外科几代人的临床诊疗经验总结，刘胜教授认为“痰毒瘀结”是乳腺癌发生和发展的核心病机，“余毒”是术后复发转移的关键因素。而临床常以益气养阴、养血疏肝、温肾扶阳为治则，临证常用生黄芪、淫羊藿、麦冬；因乳腺癌术后余毒残留体内，日久痰毒瘀结致毒性渐变而易旁窜他处的

特点，以活血化瘀、化痰软坚、清热解毒为治则防止复发转移，以山慈菇、露蜂房、八月札等为常用。陆德铭教授创制的乳癌术后方，在抗乳腺癌术后复发转移临床实践中，尤为门下子弟常用；唐汉钧教授扶正祛邪的治疗理念，均受病人追捧，这也让我对乳腺癌的中医治疗有了更深的认识。

除对中医乳腺癌临床知识的学习，我还有幸跟随秦悦农教授、袁永熙教授等专家学习乳腺外科技术，乳腺外科相较于肝胆胰外科、胃肠外科，其手术理念、手术操作又有不同，这对于普外科出身的我而言也需认真学习，在此过程中我也深刻体会到乳腺外科“疗效、功能、美学”相统一的外科理念，始终是我在乳腺外科中不断践行的标准。

也正是在跟随刘胜教授学习期间，我深入接触中医中药基础科研，这个新奇有趣却又挑战重重的新领域让我对科研的热爱一发不可收拾。十分有幸，博士期间，我在刘胜教授的指导下开展了对中医药防治乳腺癌复发转移的深入研究，深入学习了乳腺癌的基础科研方法，包括：乳腺癌骨转移、肺转移的建模方法，乳腺癌、转移灶的病理检测方法，RT-PCR、Western-Blot 等分子生物学实验方法，高效液相中药物质基础实验方法等，领略了中医药的科研魅力。当然，在做课题期间，也得到了上海交通大学附属胸科医院杨顺芳教授、华东理工大学生物反应器国家实验室刘建文教授的悉心指导，不断训练自己在中医药领域的科研思维，锻炼在中医药研究的思维敏锐性，培养严谨的科研与治学态度，这些也为我以后开展科学研究奠定了良好的基础。每每回忆博士期间的科研和学习经历，都觉充实满满，更常怀感恩之心。

经过博士 3 年的学习，我已由一个肝胆胰胃肠等大普外科医生，逐渐完成了向中西医结合乳腺专科医生的转变。同时具备了中医、西医两套专业知识体系，同时掌握了西医外科、中医外科两套专业疾病诊治方法，掌握了运用现代科研方法论证中医药科学性的基本思路。开阔了专业视野，初步奠定了内科、外科结合应用的临床基础，具备了中医药科研的基本素质。

学以致用，发挥优势，崭露锋芒

博士毕业后，在医院领导的全力支持下，在刘胜老师的鼓励与指导下，2012 年 4 月份在河南中医药大学第一附属医院建立了乳腺外科。科室成立之初，困难重重，中医院乳腺专科如何在强大的西医乳腺专业林立的形势中占有一席之地，成为首要面临的困境。

作为科室创建者及负责人，我分析中西医乳腺专业的优势与不足，分析各自的发展特点，提出“发挥中医特色，中西结合，以点带面，以优势病种带动专业发展”的专业思路。在当时，浆细胞性乳腺炎和肉芽肿性乳腺炎在省内西医缺乏有效的治疗方法，往往采取多次手术或直接乳房切除，病人的心身创伤很大。所以，病人对有效的治疗方法需求十分迫切。面对西医治疗的不足与弱势，我运用博士所学，充分发挥顾氏外科的治疗理念，辨证与辨病分期论治相结合，在肉芽肿性乳腺炎肿块期、巩固期，根据病情特点，建立了荆防温消方、余毒清消方等经验方及一系列中医外治方法，因其显著的临床疗效及微小的乳房损伤、较低的复发率等优势，在河南省内非哺乳期乳腺炎的诊疗方面声名鹊起，由此吸引了大批病人，挽救了很多女性病人的乳房，科室也得以在省内迅速立足。

同时运用顾氏外科在乳腺疾病的诊疗理念和方法，结合现代乳腺外科最新技术，发挥中西医结合治疗的优势，在乳房良性疾病和恶性疾病的诊疗中也取得很大的突破。在顾氏外科乳腺疾病诊疗思想的指导下，辨病与辨证相结合，良性疾病在调理冲任基础上，根据河南地区女性乳房疾病“肝郁、脾虚、阳郁、痰凝”的病机特点，针对乳腺增生性疾病、良性肿瘤术后患者，创制了以“温肾疏肝健脾、理气通阳助阳、化痰软坚散结”为主要治法的中医内治与外治方法。恶性肿瘤的诊治以顾氏外科“痰毒瘀结”病机和“扶正祛邪”治则为指导，三因制宜，认为“肝郁、脾虚、肾虚”贯穿整个乳腺癌疾病的始终，在临床中以有效的现代医学治疗为主，在疾病的不同阶段配合中医中药治疗。在乳腺癌化疗阶段、放疗阶段、内分泌治疗阶段、转移复发阶段、三阴性乳腺癌稳定期阶段，均建立了科室的经验方，如参附乳岩方、乳岩转移方等；并且针对乳腺癌西医治疗的毒副作用也创制相应的中医治疗方法。

科室成立后，在医院率先开展了改良性低位切口乳腺癌改良根治术、保乳技术、前哨淋巴结活检技术、乳头乳晕整形技术，创新性开展肉芽肿性乳腺炎雕刻式切除术，沿乳晕多发性良性肿瘤微创旋切术、几何立体定位乳腺可疑钙化活检等先进技术。乳腺癌治疗遵循CSCO乳腺癌诊疗指南、中国抗癌协会乳腺癌指南与规范、NCCN乳腺癌诊疗指南精神与原则，开展化疗、靶向治疗、内分泌治疗、放疗等辅助治疗。重视规范化治疗，突出个体化，善于不断优化治疗方案，善于不同阶段配合中医中药治疗，在疗效相当情况下，减轻毒副反应，追求更佳的治疗效果。使河南省内乳房良、恶性疾病的治疗由单一西医治疗模式发展为中西医结合综合治疗，在临床上得到患者的广泛赞誉。

也正是在此过程中，我更加充分认识到顾氏外科的重要性。在顾氏外科学术思想指导下，充分发挥顾氏外科治疗特色与优势，结合现代西医乳腺疾病诊疗技术，开创“人无我有，人有我优，中西结合，优势互补，齐头并进”的专科发展模式，使科室从无到有、从小到大、从弱到强，实现了专业的快速发展，赢得了河南省同行业的认可，在社会、病人群中形成了良好的口碑。以中西医结合的优势，在河南省行业领域独树一帜，专业影响力在河南省中医外科系统名列前茅。

温故知新，反复思悟，传承创新

专业不断发展的过程于我也是一个不断学习、积累沉淀、自我完善的过程。因职称考试的需要，2019年我有机会再次系统重温中医外科学及顾氏外科知识。两个月系统的专业知识学习结合多年的临床实践，让我又更深层次地体悟到中医外科学和顾氏外科学的理论精髓，及其对临床和科研强有力的指导作用。也正是这次知识的回炉，为我在专业发展中遇到的问题和困惑时找到理论指引，为接下来的中医药临床实践和科学研究找到方向，找到专业科学可持续发展的助力点，更让我意识到顾氏外科及中医外科学是一个随着时代发展不断被完善、传承、创新的富有生命力的医学体系。

此次学习，让我认识到中医外治疗法在乳腺疾病治疗中不可替代的地位和作用，并开始在临床中不断实践、思考、创新。巧妇难为无米之炊，根据顾氏外科所学，针对不同类型的乳腺疾病先后研制并改进相关外治方法及方药。期间，通过不断开展临床研究，观察乳腺增生病外治中药硬膏的疗效与安全性，在此基础上不断优化中药硬膏——散结消痛膏的处方组成，令其临床疗效不断提高，在门诊形成了特色鲜明的外治结合内治的乳腺增生病治疗方法。针对部分炎症、微创术后、伴多发结节的乳腺增生病患者，广泛应用五子散热敷，积极推广“温通”外治法，其止痛散结疗效十分显著。在乳房炎性疾病的诊治中，在顾氏外科辨证指导下，根据中医外科阴证、阳证、半阴半阳证的辨证要点，配置了对应的玉龙膏、金黄膏、冲和膏，对乳房炎性疾病进行辨证外治，使外治更加准确。对于肉芽肿性乳腺炎脓肿期的中医外治，推广应用药线引流方法，考虑传统丹药的安全性，研制象芷药线，相关临床观察与研究正在进行。在乳腺癌新辅助治疗阶段，依据中医外科学外治方药，配置了阿魏消痞膏，外敷于

肿瘤患处；在乳腺癌化疗期，研制温中降逆散进行穴位外敷，减轻恶性呕吐等消化道毒副反应；创立舒筋活络熏洗方，防治乳腺癌紫杉类药物化疗所致肌肉关节疼痛。创立活血通络方，防治乳腺癌化疗相关性手足综合征，目前均正在临床应用与观察阶段。

正是对顾氏外科的不断学习，将顾氏外科与现代西医外科相结合，盯紧西医治疗各个阶段的薄弱环节与不足之处，并以此为突破点，突出顾氏外科治疗优势，运用顾氏外科特色中医疗法，结合临床实践传承创新顾氏外科学术思想，才使得专业发展具备强劲动力，使中西医结合乳腺专业焕发出新的生机活力。

踔厉奋发，笃行不怠，赓续前行

对于顾氏外科的传承创新，自己责无旁贷；对于推动中医乳腺专业的发展，身兼一份责任。路漫漫其修远兮，吾将上下而求索。在以后的工作中，我会充分发掘并应用顾氏外科的治疗方法，在乳腺增生病、急性乳腺炎、浆细胞性乳腺炎、肉芽肿性乳腺炎等常见良性或疑难疾病中，达到摒弃西药，全程独立于单纯应用中医中药治愈疾病的疗效，不断凸显顾氏外科的优势和特色，坚定其学术思想在中医乳腺疾病中的重要地位与作用。同时，也会与西医同行积极合作，把在顾氏外科指导下的创制的优势技术进行交流学习，不断扩大顾氏外科的学术影响力；并积极配合导师刘胜教授团队的临床与基础研究工作，为顾氏外科的传承发展贡献绵薄之力。

顾氏外科的学术精粹自己也仅体悟一二，尚有很多知识未得真谛。面对未来专业发展的困难与瓶颈，仍需不断从顾氏外科前辈的实践经验中寻找答案与突破点，在临证中不断总结与思考，不断汲取顾氏外科学术精华，使其在专业领域内传承发展。在顾氏外科的传承及乳腺专业的发展道路上，我必踔厉奋发，笃行不怠，赓续前行，继续成为顾氏外科学术思想的践行者和传承者。

行文至此，意犹未尽，一得之见，还望指正。再次感谢刘胜老师专业上的倾囊相授，感谢师门的帮助，感谢顾氏外科前辈与老师的指导。祝愿顾氏外科学术思想能永放异彩、发扬光大！

（程旭锋）

矢志岐黄，积跬步
精勤不倦，行千里

——拜师顾氏外科第五代传人刘胜教授感悟

如果说每一位病人的患病史都是用血和泪写成的，那对于顽疾缠身的患者而言更像是在黑暗中摸索前进的赶路者，带着绝望与希望，来寻找那一丝光亮。“若不是刘教授的诊疗准确，我还不知会继续奔波于各大医院多久，是刘教授的高超医术，让我过上了健康的生活。”回想起自己的看病经历，27 岁的女患者李某感慨万千。27 岁，对于大多数人来说，正处于家庭事业的巅峰时期，李女士 2 个月来却满面愁容地徘徊辗转于各大西医院之间。全乳皮肤溃烂剥脱，溃脓流滋水……令她心力交瘁，她服用过大量激素、抗生素，疗效不显，束手无策的医生建议行全乳切除术，李女士不能接受，万般绝望下她偶然得知龙华医院的刘胜教授师承海派中医顾氏外科，在乳腺疾病、疮疡疾病、皮肤疾病、甲状腺疾病及血管疾病等外科学方向博采和融会众家所长，尤其擅长乳腺疾

病，已形成了“清消法”等崭新的治疗理念，疗效确切，便迫切来诊。刘老师仔细查体并查看了患者的各项检查检验结果后，诊断患者为粉刺性乳痈，现病变已累及全乳，证属肝郁火旺，热盛肉腐，需尽快积极治疗，予自创的有清热解毒消脂功效的“柴葵清消方”加减内服，同时配合清热解毒祛腐生新中药外洗方外敷，经过近半年的治疗，患者终于彻底痊愈，保住了乳房，也一扫患者心中的阴霾。类似的例子举不胜举，当绝望的心灵得到拯救，当萎靡的精神得以重振，当黯淡的生活重现亮光，当难治的顽症妙手回春，生命中也增添了无数的喜悦与感动。

对职业真正的热爱，不仅仅是时间的消耗，更是精力的付出。刘老师的门诊量大，放弃周末休息时间，每周六上午雷打不动出诊，有膏方门诊时，常常忙得来不及吃午饭。尽管这样，无论遇到何种类型的患者与家属，刘老师都能用他温文尔雅的语气、精准明晰的诊疗思路赢得患者的信赖和肯定。我还记得刘老师的一位老患者第一次来看诊时的情景，原本是事业家庭一把抓、精明强干的她，确诊了三阴性乳腺癌，并发现已存在骨转移，经过化疗等西医治疗，患者仍有明显的骨痛，已严重影响生活质量，家人心急如焚，多方打听后慕名前来。首次看诊时，坐在轮椅上的患者因为对病情难以接受，并被疾病及药物的副作用影响，性情大变，脾气变得非常暴躁阴郁，问诊过程中横眉冷对，不理不睬。刘老师并不在意，反而耐心疏导病人，将三阴性乳腺癌的病因、症状、治疗方案一一讲解，病人脸上的神情由不以为然转变为专注倾听，甚至不自觉地频频点头，并主动询问适合自己的治疗方案，刘老师辨证该患者证属肝肾阳虚，在三阴方基础上加入温肾壮骨散寒止痛药，刘老师特意将每种药的药理作用、用途不厌其烦地向患者解释清楚，并在复诊时对患者取得的每一个微小的进步都给予赞赏。用药2月后患者的骨痛就明显缓解了。

在用药如神的背后，是数代顾氏外科中医人的不懈努力精进钻研，顾氏外科创始于1862年，历经三个世纪，160年的沉淀，成就了顾氏外科在现代中医外科领域学术界的领军地位。第五代传人刘胜老师从踌躇满志的莘莘学子，到崭露头角的青年才俊，再到今天学识渊博的知名中医外科乳腺专家，历经岁月的磨砺、时间的沉淀，以传承顾氏外科学术思想与临证经验为己任，以乳腺专科专病诊治研究为重点，不断扩展顾氏外科的学术内涵，带领学科谋求新发展，紧跟疾病谱变化、与时俱进。“粉刺性乳痈”首先由顾氏外科学术流派第三代继承人顾伯华先生提出，刘胜老师在继承顾氏外科治疗粉刺性乳痈“疏肝泻火、健脾化浊”的主要学术思想基础上，结合疾病病理分类，拓展了“消法”的内涵，并自拟“柴葵清消方”，取得良好的临床疗效。刘老师在临诊时观察到部分患者就诊时为阴证或经清热解毒药物治疗后呈现出阴证的特点，故而提出“以消为贵、温清分治”，灵活地运用清消与温消，不必拘泥于一种治法。

“最好的传承是创新”这句话在刘胜老师身上得到了充分的体现。刘胜老师在顾氏外科诊治“乳腺癌”的原有理论基础上，提出“痰瘀毒结”是乳腺癌发展的核心病机；“余毒未清”是术后的主要病机；“余毒旁窜”是术后复发转移的关键病机；既是对以往认知的延伸，又进一步拓展了新的治疗用药思路。故治疗以活血化瘀、化痰软坚、清热解毒为治则的“截断扭转法”防治乳腺癌术后复发转移。对于晚期乳腺癌在“散结解毒”的基础上，针对不同脏腑的转移特点，提出了“从化而治”的理论观点。如肺转移以“化痰解毒”为主；骨转移以“温阳壮骨，散寒止痛”为主；肝转移以“化瘀解毒”为主；脑转移则以“化痰祛风”为主。对于治疗手段匮乏预后差的三阴性乳腺癌，刘胜老师根据多年的临床经验总结本病的主要病机是“脾肾亏虚，痰毒瘀结”，据此提出治以健脾益肾、化痰散结，形成了以此为主方原则

的三阴方，取得了良好的抗肿瘤复发和预防转移的治疗作用。

蓦然回首，时光宛若白驹过隙，我作为刘胜老师的亲传弟子，得蒙师恩栽培至今已有14年，从研究生毕业后便留在老师身边，有幸继续跟随刘老师精进医技，钻研中医经典，并兼顾学习临床基础科研思路，为顾氏中医外科的发展提供高级别循证医学证据支持，力争将海派中医的优势发扬光大。

曾经的我内心更偏爱从事临床工作，总觉得中医的生命力在于有效，只有通过临证看诊才能积累经验，看好一个个患者才有实打实的成就感。而对于科研，我总有一丝说不清道不明的畏惧感。幸好我的研究生导师是刘胜老师，刘老师是我临床科研道路上的领路人，更是我前行路上的指明灯。拜师于刘老师门下，成为一名科研型研究生，最开始接触的就是导师的国自然基金课题，这份高起点的课题让我见识到真正的科研模式是什么样子，也为我今后的科研思路指引了方向。还记得刚刚接触实验开始探索未知的我，遇到每一个查询无果的问题都跑去请教刘老师，刘老师无论多忙都会抽时间详尽解答。当时的我只觉得这是理所应当的事儿，而现在回想起来越发觉得刘老师为人为师品质可贵。

科研的过程难免乏味枯燥，还很有可能因为种种意外因素导致前功尽弃。实验做到紧要关头，我经常“泡”在实验室熬夜过周末，在体力心力严重不足的时候，我也会有打退堂鼓的念头。在曲折漫长的科研路上艰难前行的我就像不停搬石头的西西弗斯一样，看不到前路，看不到成果，迷茫又疲惫。每当这时候，我就会想起刘胜老师和我说过的话：“一脚踏入科研路，就要耐得住寂寞，不要为了研而研，要适应临床疾病需求，要做立足于临床的科研，服务于临床，最终目的是让患者受益。”内心的动力被唤醒，眼前的艰辛枯燥乏味就不那么难熬，心理难关一一化解，收获和成绩反而接踵而至，慢慢的，我成长着。在基地轮转时，跟诊刘胜老师抄方门诊结束的短暂空暇，刘老师说：“现在你们可以报国自然了，你可以试试看！”我惊讶又不自信地反复问“我可以吗？我真的可以吗？”刘老师肯定地点点头，我的内心充满了被最崇敬的老师给予肯定的欣喜，我斗志满满地开始了自己的国自然基金申请之路，路上有风有雨，有苦有甜。在攀爬科研高峰的路上，付出最多的不是我而是刘老师，我的每一稿论文思路都是刘老师在百忙之中抽出宝贵的时间来逐字逐句修改的，好几次是他刚刚从会场出来，门诊刚结束的午休，下班后的私人时间……我想我的科研思维和对真理追求到底的韧劲就是在刘老师一遍遍教导中形成塑形的。

我不是个例，刘胜老师对于学科的发展和后辈的培养是非常注重的。每周五中午开展的师门内小讲课已经开展了快20年了，内容围绕着临床科研的最新进展，包括最新的SCI文章的解读，以及每个学生在临床和科研中遇到的问题都可以在这个时间提出大家共同探讨。刘胜老师总能一针见血地指出问题核心所在或者循循善诱的引导我们自己去思考，去寻找正确的答案以培养我们的临床科研思维能力。这个优良传统也在师门内一直传承，一届届毕业生离开龙华医院进入新的工作岗位，一届届研究生进入医院临床实习轮转，冬去春来，刘老师从未停下脚步，无论他多忙，都会尽力赶来参加每周的小讲课，即便是在疫情期间，线上教学也在持续着。我想这也是一种精神的传承。耳濡目染下我似乎能够感受到刘老师从心底腾涌起的那一片宁静与淡泊中透出的力量，辛苦与满足感相伴而生。这份持久的内在驱动力同样也正是驱使我不断精进医术、发文章、做课题的原动力，我要为光大顾氏中医外科添砖加瓦，贡献自己的一份微薄之力。

岁岁年年，刘胜老师始终站在中医外科学的前沿，与时俱进，永不懈怠地创新，征服了一座座科学高峰，摘取了一顶顶科研医疗桂冠，确立了龙华医院中医外科治疗在国内的领先地位。身为全国知名的中医外科专家，各种奖状、锦旗、证书摆满了一层层书架。然而面对沉甸甸的荣誉，刘胜老师却一如既往地保持着他特有的淡定与从容。有人曾问在他获得的所有荣誉中，他最看重、最喜爱是哪一项？他笃定地说："是学科的发展与传承。"

正所谓博极医源，精勤不倦，让我们积跬步，行千里！愿顾氏外科守正创新，再创辉煌！

（吴春宇）

一朝沐杏雨，一生念师恩

榜样是看得见的哲理，诠释着大医精诚的杏林品质。

标杆是可追赶的目标，引领者中医药人在新征程上一往无前。

顾氏外科一代代传人就是这样的榜样标杆，激励着我们后学者赓续前行。在喜迎海派中医顾氏外科160岁生日这一重要时间点，我们后学者也为自己身为顾氏学子倍感骄傲，作为一名医务工作者，健康所系，生命相托。我们会时刻铭记着前辈们"手持仁术，胸怀仁心，心系患者"的作风，践行在每一次诊治中。

时光匆匆，几易寒暑，一转眼，我已经踏入顾氏外科从事中医外科近14年，从一名中医外科研究生成长为一名活跃在龙华分院临床一线的年轻医师。值此共迎顾氏外科160周年之际，我以一名新生代年轻医师的眼睛，记录下这个大家庭带给我感动的点点滴滴。

回想起2008年，我有幸考入上海中医药大学攻读硕士研究生，跟随顾氏外科第五代传人刘胜教授系统学习中医外科，回想起那段经历，总是感触颇深。良好的跟师条件和氛围，以及分反复的临床实践、理论学习中，领悟到老师"精而深"的医术，也让我学会不断地思考、感悟、践行，这段经历让我得以启迪心智、重塑认知。

学生时，记得初次跟刘师抄方，因为语言不通，又不好意思频频打断刘师诊治过程，整个人如坐针毡，上一个病人的病历还没写完，下一个病人已经候于诊间内，感觉所有人的目光都在我身上，焦急又尴尬。此时，刘师已经觉察到我的尴尬处境，起身去为病人查体，给我留下宝贵的时间，把"历史"遗留问题都处理好。老师再次回来时，明显地放慢了语速并用上了普通话。周一的专家门诊人次最多，但刘师十分注重专科体检，坚持每个病人亲自体检，并告诉我们要相信自己的双手，不要过度依赖辅助检查。"刘医生，您看过，体检过，我就放心了，谢谢您。"这是门诊听到最多的话语。60号病人看到了将近下午一点。十多年的时光，说长不长，说短不短，但是，每每忆起，温暖如昔。

工作后，开始有了自己看门诊的时光，才能真正体会到老师们在一线门诊短时间内一人一症一方，药到病除，也并非一日之功。记得一个秋高气爽的周三上午，一位四五十岁模样的中年妇女，大汗淋漓步入诊室，落座后，不停地擦汗，"医生，我上个月刚开完右乳乳腺癌手术，现在伤口都长得很久，唯一让我难过的就一样出汗太多，活动与不活动都出汗，实在太难熬。"听到这里，我心里暗自庆幸，还好跟师时，门诊经常遇到。经过望闻问切后，果断给予乳腺术后方加玉屏风散。一周后，患者如约而至，汗出的症状较前好转。我心中大喜，又续方1周。当第三周来时，患者告知，此周中药，效果甚微，出汗的症状减轻不如第一周明显。到这里，我已无计可施。后请教刘师："此患者刚做完手术，除了考虑气虚

之外，还应结合实际年龄、舌苔、脉象综合分析。围绝经期妇女，肝肾阴亏，阴虚火旺，阴虚失润，虚热内炽，则五心烦热，盗汗。治疗上可以考虑滋补肝肾，如女贞子、墨旱莲、覆盆子、赤芍等中药共同使用。”教诲如春风，师恩似海深。有老师谆谆教诲、倾囊相授，我得以坚定信心在中医外科的专业道路上勇敢走下去。

从神农尝百草，到孙思邈的千金方，数千年来，古人前赴后继，不断丰富和完善中医学理论体系，造就了一座医学宝库。我们在传承前人的经验外，也要不断实践，发展、创新中医药学术。“最好的传承就是创新”正如顾氏外科第五代传人陆金根教授所说，中医外科学是与时俱进的学科，千百年来与时代同屏共振，不断汲取先进的科学技术丰富自身内涵。我们第六代顾氏传人，肩负着创新的责任，在赓续前行中永葆顾氏外科的青春活力。一朵浪花的力量有限，千万朵浪花却可以推动巨轮的前行。我们后学者恰似奔涌浪潮，托举起顾氏外科创新发展的巨轮，以一往无前的决心驶向光辉彼岸。

一朝杏林人，一世苏仙公，橘井泉香，遍洒甘露，惠泽神州。

（宋晓耘）

传承中医经典内涵，践行顾氏外科理论

2008 年我进入顾氏外科学习，跟随上海市中医医院吴菊生教授学习乳腺和皮肤方面的中医知识，吴老师是顾氏外科第四代传人陆德明教授的弟子。学习中印象最深的一件事：一个快 60 岁的男性患者得了腹痈，即右肋下近腹部皮肤底下长了一个直径约 10 厘米大小的肿块。吴老师接诊后细心诊断，发现皮薄中间有波动感，确定脓已成熟，当即行切开排脓。考虑脓腔较大，且无法一次性清除干净，用无菌棉花蘸九一丹填塞脓腔，再用纱布缠缚加压包扎。经过一个月的换药，患者逐步恢复至痊愈。当时我就想：中医外治真是神奇！仔细检查，采取恰当的治疗方法，完全可以帮助患者早日康复。

2011 年我跟随顾氏外科第五代传人刘胜教授学习，诊治过程中碰到了很多粉刺性乳痈的患者，即非哺乳期乳腺炎患者。病情初起时刘老师采用中药清热解毒消痈口服结合金黄膏外敷的方法，成脓之后采用切开排脓和药线引流的方法，恢复期加以中药补气托毒，在临床上取得了很好的疗效。中医外科消、托、补的治疗方法，在这个疾病上体现得淋漓尽致。辨病与辩证的结合，中药内服与外用综合治疗，正是中医外科治疗疾病的特色和优势。

毕业后，我进入临床开始了中医外科诊治工作，时常会想起跟随老师们学习的六年学习经历。对待病人要细心耐心，多聊几句，可以更好地掌握疾病发病原因，做到审证求因；给病人换药过程中，发现器具的改良，可以减轻患者的皮肤不良反应，获得了国家授权的实用新型专利；“外治之法，即内治耳”，对于不愿口服中药的患者，运用临床有效的经典方剂，改用外治的方法，也可以取得不错的临床疗效。

今年是顾氏外科创立 160 周年，作为顾氏外科第六代传人，我将秉承顾氏外科治病救人的宗旨，牢记“外之症实根于内”的理论，认真钻研顾氏外科的学术思想和特色用药，为顾氏外科的传承发展和发扬光大贡献自己的一份力量。

（陈　华）

第四章

皮肤科后学感悟

师承难忘，守正创新

我于20世纪1984年毕业于上海中医药大学医疗系，当年因成绩优秀而留在附属医院工作，那时十分仰慕龙华医院中医外科，向往能到该科室工作，无奈那个年代都由院部统一分配，结果被分到了儿科，从1984年7月至1994年底历任儿科住院、主治医师，也曾赴上海瑞金医院儿科进修一年，谦逊好学，刻苦努力，打下了较为扎实的儿内科基础。1990年被聘为龙华临床医学院儿科教研室助教，记得有一年院内各学科教研室主任督查指导，我有幸结识了教学生动、学识渊博、风趣幽默的马绍尧老师，而当年我的授课也给身任中医外科学教研室执行主任、海派顾氏外科第四代传人、首创龙华医院一级学科中医皮肤科的掌门人马绍尧教授留下了良好的印象。

1995年初，使我真正迈入皮肤科的机会悄然降临，那时正逢马师从英国行医1年后回国，深知中医药治疗在诸多发病机制不清、复发难愈性皮肤病中大有作为，急欲寻觅中医药大学本科毕业且具有一定内科基础的主治医师协助临床工作，在医院人力资源部举荐下、征求我本人意愿后，经过院党委领导班子综合考察而得以正式转入龙华医院皮肤科，跟随马老师从事中医皮肤科临床工作。

马师是新中国首批成立的四所中医院校——上海中医学院（现上海中医药大学）1962届六年制本科医疗专业毕业生，中医基础理论扎实，学术功底深厚，既能对四大经典娓娓道来，却也师古而不泥古，他告诫我学习中医基本理论和前人经验是十分必要的，但绝对不能脱离临床实际，毕竟基础理论只是原则性的，不经过临床实践加以验证，就无法深入，遇到实际问题，就无法处理，正所谓“实践是检验真理的唯一标准”。我们既要尊重古人、前辈，也不要迷信拘泥，因为时代在发展，医学要进步，前人的经验不等于就是自己的经验，必须通过自己的实践、临床验证，成功与否当从实践中去认识所学、检验所学。他在勉励我坚定中医药治疗皮肤病理念的同时，也要求我多学习一些西医知识，认为中西医各有所长，各有所短，譬如诊断明确，应急措施多是西医之长；辨证论治，个体化治疗是中医特点，两者结合起来，扬长避短，发挥优势，方能提高临床疗效。马老师几十年坚持每周一天去上海市皮肤病防治所出诊、到华山医院跟随施守义教授查房，学贯中西，医技精湛，灵活施治，在他的精心安排下，我先后到上海中山医院、瑞金医院皮肤科进修学习，打下了中西医结合诊治皮肤病临床基础。2002—2005年作为第三批全国老中医药学术经验继承班学员，师承上海市名中医马绍尧教授，随师侍诊3年。马师通文精医，学验颇丰，尤其擅长于慢性复发性银屑病、湿疹等皮肤

病的辨证治疗，诊务繁忙，门庭若市，每次门诊四五十号人次屡见不鲜，周六全天更是百余人次，因此3年跟师侍诊，我收获颇丰、长进很快。马师教导我说："除学习书本知识、跟师抄方外，更要多实践，多在病人身上下功夫，还要勤于思考，常做总结，尤其在应用导师验方时，一定要领会组方意图，从病人整体着眼，结合具体情况，同中求异，异中求同，因人、因地、因时制宜，善于变通化裁，加减用药，恰到好处，方能奏效，此乃用药如用兵，其理则一。"马师衷中参西，结合西医对银屑病、湿疹发病机制方面的深入研究，在唐容川《中西医学汇通》启发下，集40余年皮肤病治疗经验，将众多六淫致病学说、气血辨证、辨证与辨病相结合等论治方法与西医学对银屑病的病因探讨，疾病典型的身心特征性及免疫失衡等相联系，不拘一格地提出以脏腑辨证法论治银屑病，认为银屑病不是单一的皮肤病，而是"外伤皮肤，内及脏腑"的系统性疾病，若仅以"血分论治"银屑病不足以概括全部，如特殊类型之关节炎型、脓疱型、红皮病型银屑病。正如清末名医《血证论》唐容川所说："业医不知脏腑，则病原莫辨，用药无方。"因为中医理论是以脏腑学说为核心的，临床上辨病因病机，分八纲、六经、三焦和卫气营血的辨证，处方用药以气味、升降浮沉和归经为依据，都要从脏腑理论出发，否则会迷失辨证方向。正是在马师"从肝论治银屑病"脏腑辨证学术思想的影响下，我系统整理总结其临证验方，归纳为"从肝论治白疕九法"，并进行了495例寻常性银屑病临床疗效观察，同时还对常用的一个验方及一个外用搽剂开展了临床与实验研究，均获得了良好的结果。因此我撰写的跟师结业论文"凉血解毒、从肝论治银屑病"于2005年在《名医薪传》上发表。2012—2014年借助海派顾氏外科建设项目又进行了多中心临床研究，嗣后更有科室博士研究生对验方开展了基础实验研究，结果无论临床还是实验研究，均提示在凉血解毒基础上给予泻肝、柔肝、疏肝的药物分型论治银屑病可收到满意疗效，"从肝论治白疕九法"理论也是对中医药治疗银屑病方法的有益探索，并与西医认为银屑病发病与精神因素相关不谋而合。由此而形成的龙华医院自制制剂"芍地泻肝消银颗粒""芍地柔肝消银颗粒""芍地疏肝消银颗粒"广泛应用于临床，给众多银屑病患者提供了安全有效而便捷的中医药治疗。

马师常说"继承是基础，发展要创新"，一个优秀的学生要敢于超越导师，在学习前辈经验的同时，也要阅读各种医学著作，搜集资料，有利于吸取前人和今人的宝贵经验，融会贯通，推陈致新，在他勤于学习，不断进取的言传身教下，我除了临床工作外，积极投身科研工作，2002年通过分析马师创制的"除湿止痒合剂"遣方用药特点，结合西医对湿疹发病机制研究进展，查阅大量文献后率先提出"风湿热三邪俱清，心肺脾三脏同调""肺脾同调，相互为用"治疗湿疹的中医辨证理论，由此获得了上海市卫健委院内自制制剂临床研究资助项目，打破了当时皮肤科局级课题"零"的突破，嗣后有序开展了多中心临床研究、基础实验研究等，近几年又进一步拓展到特应性皮炎治疗的大样本临床研究，充分体现我们不仅是继承，更要扩大思路，触类旁通，引申发展，以进一步提高药物疗效，为中西医结合提供线索。由此"心肺脾三脏同调理论指导下湿疹的防治研究"于2015年获得了第六届上海中医药科技成果二等奖。

跟随马师25年，尤其敬佩他的处世为人，记得1993年他赴英国，在那里运用中医药治疗银屑病、特应性皮炎等皮肤病，疗效良好，广受欢迎，英国诊所要求他留下长期工作并给予高额薪资乃至举家出国，他却毅然拒绝，一年合约期满即刻回国，他说道"我是新中国培养的首届中医院校毕业生，理应秉承从医信念，践行自己的初心使命，报效祖国"。回国后马师立即向党组织递交了入党申请书，之前由于家庭成分缘故，他一直没能加入中国共产党组织，却时刻以中国共产党员的标准严格要求自己，即使身在异国他乡，对中国共产党的坚定信仰始终不变，终于在他花甲之年成为一名中国共产党党员，实现了40年的夙愿。马师为人正直，淡泊名利，对待病人一视同仁，不以身份、地位、贫富论治；对待同道真心诚意，从不以贬低他人来抬高自己；对待学习朝斯夕斯，持之以恒；对待工作兢兢业业，精益求精；对待学生关怀备至，不遗余力，倾囊传授。他一生平淡，不好烟酒，唯喜爱读书，年逾古稀之时，仍通读中西医著，撰写心得笔记，为我们后辈留下了宝贵的临证经验。马师生前一直告诫我们要勤学以补拙，恒学以所得，“书山有路勤为径，学海无涯苦作舟”，生命不尽，学习不止，他以实际行动为我们做出了榜样。马师是我走上皮肤科岗位的领路人，也是我皮肤科职业生涯的良师和贵人，他于1990年创立的龙华医院皮肤科，经过30多年的建设与发展，目前为沪上中西医同道认为是最具有中医特色的皮肤学科，也深获大众百姓喜爱称赞。马师为培养新人、科室壮大发展付出了毕生心血，他的精神激励鞭策着我，虽然我已退休、年逾花甲，但要以马师为榜样，对于学问钻研，坚持不懈，自勉不怠，尽心尽力为广大患者服务，为中医皮肤科事业发展添砖加瓦，贡献绵薄之力。

（李咏梅）

桃李不言，下自成蹊
——念恩师马绍尧教授有感

本不想写这篇文章，但时值顾氏外科160周年庆。追忆往昔，跟随马老师的点点滴滴逐渐浮上心头。在此就用我的拙笔，记述下我与恩师的一些琐碎记忆。

初识马老师还是27年前。那时我还就读于中医药大学龙华临床班三年级。我们班《中医外科学》的主讲教师之一就是马绍尧老师。记得马老师第一次给我们班上课的时候，略显黝黑的脸庞，并不高大而略显清瘦的身形，迈着缓慢而稳健的步伐，徐徐踏入教室。手中并没有课本，带着严肃的表情，拿起了一支粉笔就开始了他的上课。“疖是单个毛囊及其附属器的炎症……”，上课具体的内容已记不太清晰了，但与马老师严肃的初始印象截然相反，是整个课堂不断徜徉出欢快的笑声，寓教于乐，妙语连珠。上课结束前又能回到正题，把本节课的要点进行详细复述，以画龙点睛之笔结束有趣生动的课程。这就是老师与众不同的授课风格，幽默、有趣而不古板，风趣而不失儒雅。这就是我对马老师的首次印象。此后工作期间也开始涉足教学，曾想模仿老先生的风范，奈何不得其门径。

大学实习的时候，中医外科是三选二，当时我选择了去皮肤科和中医外科。选择皮肤科的缘由，就是因为马老师精彩而幽默的讲课深深吸引了我。而在实习的时候，我们主要在门诊，当时是跟何川娣老师门诊学习。马老师平时在病房，每天下班结束前四点就会来门诊，是科室门诊留守的最后一个人。因为何川娣老师身体一直不好，家又住得比较远，所以马老师就会提前来门诊顶班，让何老师提前走，避开下班高峰。短短1个月，与马老师接触虽不多，还是能够体会到马老师带领的皮肤科是一个富有人文关怀的科室。

1997年大学毕业后，我被幸运地分配进了龙华医院皮肤科，加入了顾氏外科大家庭。初到皮肤科报到时，因为那时内向、少言而愈懒，常常被马老师单独教导，逐渐融入了这个温馨的大家

庭。初到皮肤科临床，专业技术水平从头学起，都是在马老师及李咏梅老师精心指导下，不断精进积累的。当时主要工作在病房，平时在病房写病史，跟着马老师查房。下班前会到门诊去跟马老师一起在门诊留守。马老师说："我们一老一小，家里都没负担，一起看门到结束。"期间跟着马老师看后续的一些病例，耳濡目染学习了很多。日常跟着马老师查房、门诊抄方，才知道马老师是个如此认真、严谨、踏实的人。陆续也开始跟随马老师的专家门诊，马老师的专家门诊患者非常多，常常要看到很晚。每次开诊前，马老师都会拿出一张记录了他常用经验方的纸板，这张纸是用旧的年历背面的空白硬板纸装订而成，上面马老师用他那金钩铁划、棱角分明的字体记述了多年积累的经验方，每年都会根据实际应用效果，不断精进调整。马老师门诊时往往根据患者症状、体征给予的精确诊断，同时根据中医的局部及全身辨证，根据经验方随证加减，形成了独有特色的治疗体系。潜移默化中，不断增进了西医诊断知识，也学习了中医辨证思辨过程。虽然因为太忙，很难在就诊过程中解说用法，但在门诊结束后，马老师会有的放矢地予以精准点拨，实在是受益良多。也曾问过马老师，为什么用旧的日历的硬板纸做底板而不用正常的纸呢？他说这是跟恩师顾伯华老先生学的。当时顾老在编写《实用中医外科学》，每当想起一段妙句，就用他平时抽的香烟外壳背面的白纸，用钢笔以整整齐齐的小楷写下来，再把这些手写记录交给马老师，由马老师进行相关整理誊写。受顾老潜移默化的影响，马老师也非常珍惜纸张。他说："这个日历纸啊，相对来说比较硬实，相对不容易磨损，背面有大片空白，可以用很久。比普通的白纸，更硬实啊，更利于长期保存。"马老师是在师从顾老传承过程中学习到了物尽其用的情结，由此可见马老师的勤俭、认真、踏实的作风由来，是顾氏外科良好传承的造就。

由于我是大学本科毕业后直接进入龙华医院，后续进科的同仁都是硕士、博士，马老师和李老师在日常工作之余鼓励我攻读相关专业的研究生，后来在马老师及李咏梅老师的鼓励和支持下，读了在职临床型的研究生。2003 年龙华医院正式成立了老先生的名中医工作室。作为名中医工作的首批成员，正式拜师跟老师抄方学习。在跟师过程中耳濡目染，学临床、学经典，更是学做人。马老师不仅将顾氏外科的相关的学术经验倾囊相授，马老师一直在说不怕我不教，只怕你不学，顾氏外科从顾老开始一直秉承着，授人不留手，只有充分地继承，才能更好地创新。对徒弟一向视如亲人，从不保留。马老师在 1999 年退休后，开始认真研读经典，学习《伤寒论》《内经》，重读秦伯未、程门雪经典论述。为了给我们学生讲课，马老师每次都用练习本，仔细摘录相关的学习体会和学习心得，并在每次的工作室会议给大家授课。真不容易啊，历经多年已经积累了近十本相关的笔记。马老师的严谨、踏实的学风给我们很大的鼓励。后来有机会参加上海市名老中医经验继承高级研修班学习，攻读同等学力的临床博士，拜马老师为师时。老师曾和我谈了一次话，他引用齐白石曾经告诫弟子的话："学我者生，似我者死。"齐白石的话是说学习他风格的人会比较有前途，但是完全模仿他画风的人只有死路一条。在中医也是如此，如果你只是知道抄方，全盘照搬我的经验的话，那始终是无法超越的，所以老师给我的学习赠言是"继承是基础，创新是发展"。从此以后，教学上不再追求单纯的像，而追求神似，从而能有所斩获。临床上更是秉持老师的相关教导，在继承老先生治疗湿疹皮炎的临床病例基础上，总结了马老师"从脾论治湿疹"的相关经验，对以此理论指导的相关制剂药物开展相关的临床研究和实验研究，取得了一定成果。21 世纪以来随着疾病谱的变化，特应性皮炎诊断不断更新，临床病例越来越多。在马老师的鼓励下，继承创新，将马老师的经验方加以拓展衍化，形成治疗特应性皮炎缓解期的良方，成功申报了上海市卫健委的重点课题，并取得了临床较好的疗效，目前正在进一步研究探索开发中。

跟师数十年，师徒日久更是无话不谈，马老师门诊时间的后半段，老先生也常以与顾老往事鼓励我们。谈及顾氏外科诸多过往，顾老如何与徐长生徐老精益求精，攻克难关。也谈及顾老如何潇洒自如，爱徒如子，临床上精益求精、换药亲力亲为、三个棉球严格要求。说起顾老门诊治疗乳痈人山人海、排队开刀，口述经验方“地丁、野菊、银花、连翘、草河车、半枝莲”的盛况。从言辞之间，能体会到马老师对顾老的敬仰及感恩之情。闲时与马老师漫谈，更是哲学、人生、书画、手串、翡翠等，涉猎广泛，充分体现了老师博文广记、涉猎众多。遇事不明，前往请教，往往能直指症结之处。虑及至此，同样的感怀油然升起。深刻体会到了，顾氏外科传承中代代师徒间，虽为师徒，情同父子的深厚情谊。

转眼前，马老师已经离开我们1年多了，但他的音容笑貌和谆谆教导始终铭记在心，斯人已逝，精神长存。马老师一生为人不张扬，精神内敛而磅礴，纵使千言万语不及他老人家内涵之万一。“桃李不言，下自成蹊”，相信他传承给我们的顾氏外科精神，我们会一直流传发扬下去的。

（宋　瑜）

记我的老师马绍尧教授

马绍尧教授是我进入龙华医院工作以后，跟诊时间最长的一位教授，我几次人才培养计划都是在马老师的协助下完成的。马老师行医60载，治好的患者不胜枚举。虽然马老师离开我们已经有1年多了，还是经常有远道的患者前来问马老师的出诊时间，或者拿出珍藏的马老师的处方要求抄方，每当这个时候，都会唤起我对马老师深深的思念，和一些深深浅浅难以忘怀的记忆。

（一）全心全意为患者着想

有些皮肤科的疾病不影响健康，也无需治疗，比如毛周角化、老年性白斑等，一些病人对这些疾病不了解，而为此困扰，专程来寻求中医治疗。马老师经常是在做足了科普解释工作，打消了病人对疾病的疑虑不安之后，再让病人去退挂号费，而病人也都能满意而归。有时马老师解释的时间比正常看病的时间还要长，我们都劝马老师花了这么长时间跟病人交流，回答病人的各种问题，就不要让病人退号了，但是马老师却经常说病人赚钱不容易，能帮他们省一点就省一点吧。

马老师门诊有时会遇到家长带小朋友来看斑秃或者白癜风，马老师通常都会非常耐心地跟家长讲解这些疾病的注意事项、饮食宜忌等，对于病情较轻的患儿，马老师会简单开几味药让家长给孩子泡水喝，能不系统用药尽量不系统用药。一则简便易行，孩子容易接受，能够坚持；再则副作用小，对生长发育不会造成影响。神奇的是，经过这种简单的治疗，小患者们往往也能取得良好的疗效。每逢各种重大节日前，门诊经常会碰到已经长大成人的当年的小患者来看望马老师，亲切地称呼“马爷爷”，马老师的喜悦之情溢于言表，这是作为医者最开心和最有成就感的事情。

（二）不给别人添麻烦

小到日常出行，大到住院手术，马老师一贯奉行的原则就是“不给别人添麻烦”。马老师有数十

年的高血压病史，冬天有时收缩压要到 200 mmHg 以上，但他每次都坚持自己到医院看病配药，尽管作为学生，我们屡次劝阻，他仍旧“我行我素”，原因就是“我自己可以，你们也很忙，不用麻烦你们”。马老师生病住院期间，我早上交完班或下午下班前会去看看马老师有没有什么需要我做的，但是每次稍作寒暄，马老师就会说“你去忙吧，我这里没事。”或者“下班了早点回家吧，家里还有小孩，我这里没事。”甚至在马老师发现大便带血，也是自行去医院做 CT，没有告诉我们任何人。如果不是放射科的同事说出来，我们还不知道。马老师一直是这样，倔强而固执地怕麻烦到别人。

（三）涉猎广泛，对玉石翡翠颇有研究

马老师除了喜欢读书、侍弄花草以外，对玉石、翡翠等收藏品也颇有研究。看病之余，如果正好有本院同事得了一块玉、翡翠或价值不菲的手串等，来找马老师“掌眼”，马老师就会拿出放大镜，仔细端详，然后从翡翠的“种”“水”“色”“地”“工”，“优先种水，再说颜色”，什么是缅甸玉，新坑和老坑的区别等方面娓娓道来；或者从和田玉的质地、光泽、颜色等讲起。什么是 A 货、B 货，等等。一般这种时候就会有一群人闻风而来，听马老师讲这些艺术品或收藏品的鉴别。讲到兴起，马老师也会毫不吝啬地拿出自己的家藏，跟大家讲这块玉是什么来历，有什么特点，价值在哪里，又有哪里是美中不足……这也是跟马老师抄方的一大乐事，马老师讲得饶有兴致，不厌其烦，我似懂非懂，努力听着。马老师常说：“不怕不识货，就怕货比货。”这些年跟随马老师听得看得多了，一来二去，我竟然也多少看懂了一些有关翡翠鉴赏的皮毛。

（四）平易近人，幽默健谈

马老师对于名利看得很淡，经常拿自己的一些头衔调侃，比如他经常说“所谓名中医，有名字的中医就是名中医，所以每一个中医师都是名中医啊！”

马老师平时也经常和学生开玩笑，丝毫没有高高在上的名老中医的架子，他经常跟我们说，做事要光明磊落，晚上睡觉也心安。经常说的一句笑谈就是“要想人不知，除非鸡没有尾巴（鸡没尾，谐音，己莫为）”。

一次马老师给培训班的学员做一个讲座，当时是一个夏天的午后。马老师走上讲台，缓缓地说：“我今天应邀来跟大家讲讲行医体会，但是我平生有两怕，30 岁之前，怕老师给我上课，我懂的不听也懂，我不懂的再怎么听还是不懂；30 岁之后，怕给别人上课，因为不管我怎么努力备课、努力讲好，总有人听不懂，或者在睡觉。”大家立刻被马老师的开场白惊艳到了，几句话讲得本来有些昏昏欲睡的我们哈哈大笑，倦意全无，那天的讲座气氛非常活跃。后来马老师总结说，这叫“因人因地因时制宜”。马老师总是善于把看似深刻的道理融入轻松浅显的事情中。

马绍尧教授虽然已经离我们而去，但是他谦和低调的为人、严谨求实的治学态度、视救死扶伤为已任的大义担当、对我辈后学者的谆谆教诲、耳提面命，以及谈笑风生的音容笑貌，将永远留在我的记忆中，时刻提醒我在顾氏外科的大家庭中尽已所能，不断进取。

（高尚璞）

缘

始终觉得人和人能够走到一起并不是偶然的，是你生命中的一份缘，同学间如此，同事间如此，夫妻间如此，师生间亦如此……

1999年7月，我在长春中医学院本科毕业后，在某部队从事行政岗位，但一直对临床工作特别是皮肤病的诊疗感兴趣。工作之余，我会购买一些皮肤病的图谱翻看，也常研读全国名老中医专家治疗皮肤疾病的医案。学习过程中，我了解到了“顾氏外科”，了解到了龙华医院，对“顾氏外科”百年来能够成功救治众多的疔疮顽癣的患者感到惊叹。那时，我常梦想着有一天能够到上海来，到“顾氏外科”来学习。但已经脱离临床工作多年的我不知道是否有这样的机会，我是否与“顾氏外科”有缘……

2006年9月，通过不断的坚持和努力，我幸运地考上了上海中医药大学附属龙华医院中医外科专业的硕士研究生，研究方向是应用中医药治疗难愈性皮肤病，我的导师是“顾氏外科”第五代传人李咏梅教授。当我离开家乡，来到上海，步入龙华，走到导师身边，成为“顾氏外科”大家庭中的一员时，我的内心是不平静的，感谢李老师选择了我，感谢“顾氏外科”接纳了我，更感谢我曾经的梦想、努力与坚持。那一刻，我想我和“顾氏外科”是有缘的……

可能是脱离临床太久了，研究生学习之初我有些吃力，感觉好多知识点都很陌生但又似曾相识。那时，李老师给了我极大的鼓励和指导，同时也给了我大量管理患者和实践操作的机会。李老师常说，医学不能纸上谈兵，要在临床实践中检验理论知识的掌握情况。医生也不要怕犯错，但不能在同一问题上反复出错，否则就是没有认真总结，不善于总结的人业务能力是难以提高的。平时，李老师会把她总结的诊疗经验与科室成员分享，而这些临床经验也陆续成为“顾氏外科”在传承过程中的宝贵财富。李老师为人正直，做事认真，她说当医生要做事严谨，实事求是，不能浮夸，切忌急功近利，只有心态平和才能走得稳、走得远。为了方便一些老患者复诊，李老师长期坚持看普通门诊，她说有些老患者挂专家门诊挂不上，我们要为他们复诊提供一定的便利条件。他们信任我们不仅是对皮肤科的肯定，也是对“顾氏外科”的肯定。可以说，多年来，我跟随李老师学习，学到的不仅仅是如何去治病，学到更多的是如何去行医，如何去做人……

与皮肤科共用一间医生办公室的还有“顾氏外科”另一分支——中医外科。中医外科以中医药治疗难愈性创面全国闻名，成功救治毒蛇咬伤更是多次成为媒体的新闻热点。硕士学习阶段，我曾经在中医外科轮转两个月，同为“顾氏外科”第五代传人的阙华发主任给我留下了极其深刻的印象。他个子不高，形体偏瘦，目光深邃，头发花白稀疏，日常穿着随意，说话浓重的南方口音。每次查房时，他都特别认真，仔细观察患者创面的长势情况，指导床位医生换药。记得我曾管理过一位双下肢广泛溃疡的老年女性患者，面对患者的巨大创面我信心不足，这么大的溃疡能长好吗？阙老师查看患者后说如此巨大的皮肤溃疡患者很多医院不愿收治，但我们龙华医院中医外科要收治，而且要想办法治好，因为“顾氏外科”治疗难愈性创面有传统、有经验、有疗效、更有责任。他亲自给我演示如何对这名患者进行换药，并制定了非常完善的治疗方案。在后面的治疗过程中，我每次为患者换药都将近1 h，常常大汗淋漓，但看到患者的创面在一天天缩小时，我感到无比欣慰，更感受到了祖国医学的神奇与伟大。2015年

9月，我考上阙老师的博士研究生。之后的4年里，阙老师对我在学术研究上给予了大量的指导，也使我对“顾氏外科”疗法也更加充满信心。

在龙华医院学习和工作期间，我还接触过很多“顾氏外科”的传人和老师，他们虽然从事着不同的亚专业，但具有相同的特征。他们都以“顾氏外科”传人为荣，愿意为“顾氏外科”的传承与发展不断奉献、担当人梯。在“顾氏外科”的大家庭中，我们都是有缘人，这个缘不仅使大家从天南地北走到了一起，更会在今后激励所有传人为“顾氏外科”的蓬勃发展携手并进、奋勇前行！

（李晓睿）

记我的硕导李咏梅教授

我的硕士生导师是海派顾氏外科第五代传人李咏梅教授，是她把我领进了皮肤科的大门，在我大学刚毕业，懵懵懂懂，完全没有方向的时候，李老师带领我进入了皮肤科这个浩瀚的学术海洋，她言传身教，不仅传授知识，更重要的是她的很多精神深深地影响并改变了我。

刚接触皮肤病不久，我就发现皮肤科并非传说中的“很轻松”的科室，有数千种皮肤病，很多病的皮损和症状非常类似，需要医生有丰富的经验才能进行辨别。皮肤性病科学还是一门内容涉及非常广泛的学科，专业内容就包括皮肤病学、性病学、皮肤外科学、皮肤美容学等，另外，皮肤科和其他基础学科的联系非常多，要求皮肤科医生对免疫学、药理学、病理学、分子生物学等都有较好的掌握，很多皮损也是其他内科疾病等的皮肤表现，需要我们系统掌握内科学、外科学、诊断学等，才能成为一名合格的皮肤科医生。跟随李老师抄方前，我还是做了一番准备，认真地把大学学习的《中医外科学》皮肤病章节认真地复习了一遍，但跟随李老师门诊一段时间后，我着实有点晕，看着差不多的皮疹，患者症状也基本相似，诊断却是完全的不同；或是看着简单的皮疹，却检查出患者有严重的内科疾病。临床遇到常见的皮肤病，也遇到不常见，甚至连名字都没听到过的皮肤病，李老师却总能娓娓道来，病因是什么，诊断要点是什么，西医治疗中医治疗，鉴别诊断是什么，国际上最新的治疗是什么，我当时觉得神奇，怎么说到什么病李老师都能如数家珍。每次教学查房，李老师也总能从基础、到临床、到前沿研究，都能条理清晰，详细地一一道来。直到有一次，跟随老师去出差，路途中，大家都在打盹或闲聊，李老师却在认真地看资料学习，那一幕深深地印在我的心中，虽然老师已经是皮肤科领域的资深专家，但她仍然不断学习，我们这些后辈更应奋起直追。跟随李老师抄方的这些年里，老师也一直鼓励我不断学习，跟诊抄方1年多后，她就指导我独立门诊，而后又安排我跟随她的老师——上海市名中医马绍尧教授抄方学习，之后又鼓励我继续博士阶段学习，她就是这样一个积极向上，热爱专业、热爱学习的人，她的这种精神一直激励着我。

跟随李老师抄方的这些年，包括后来跟随马老师抄方，有一个深深的感触，他们对待病人充满了“温度”。李老师专长银屑病的中医治疗，她有很多银屑病的老病人，跟着她数年甚至十数年，她和很多患者就像老朋友一样，和一些年轻的患者，她就像一位长辈，除了病情外，还熟知他们的工作、家庭、生活情况，患者们遇到事情了常常会来门诊和李老师倾诉、寻求建议，银屑病是一个和情绪密切相关的疾病，马老“从肝论治银屑病”的理论，在李老师这里得到了最好的发展和诠释，不少银屑病患者的经济条件并不好，李老师直到退休前几年还一直看着固定时间的普通门诊，她说：为了这些老病人们，她们长期看病，经济条件也不好，普通门诊就开着吧。

不断学习，用自己的所学，充满“温度”地对待患者，这就是我这些年一直在做的，仔细想来，这正是从医之初，受到老师的影响。

（平　立）

心怀感恩，砥砺前行

在龙华医院的草坪上，有着一群建院元老的雕像静静矗立着，默默注视着龙华医院风风雨雨。其中一位戴着眼镜、神态安详的老人，就是中国现代中医外科学的奠基人顾伯华，也是我们“顾氏外科”最杰出的继承者和发展者。在不断发展中，顾氏外科形成了疮疡、乳腺、皮肤、肛肠、胆石病等有中医特色和优势的中医外科学术体系，也是目前国内唯一具有完整传统中医外科学术的体系。而“顾氏外科”在我看来更像一个大家族，各学科间互通有无，团结协作，能融入其中更是一种荣幸。一晃眼，入门求学已 10 余年，点点滴滴，感恩不尽。

（一）大师风采，镌骨铭心

我是幸运的，在硕士及规培期间，有幸跟随顾氏外科第四代传人陆德铭、马绍尧、唐汉钧老师门诊抄方跟师多月，亲眼目睹了各位先生的临床实战，精彩绝伦。更是对先生们的敏捷思路、严谨细心、认真热心所折服。先生们就犹如启明星一般，照耀着我们前进的方向。同时，还在不断增强着我们对于学科的热爱与信心。

（二）滴水穿石，坚韧不拔

3 年的硕士生涯，我师从于顾氏外科第五代传人阙华发主任。在这 3 年间，阙老师亦师亦父亦友，对我影响很深。阙老师对于传统中医的信仰与热情，更是不断鞭策着我们前进。阙老师通过他自身的践行，让我们见识到中医的力量，认识到“顾氏外科”中“外科与内科不同之处，在于内治、外治并重”的功力。面对着现代外科技术的飞速发展，正是有着如阙老师这般的中医自信，让我认清方向，不会迷失。正是那种“蚂蚁啃骨头”般的韧劲与坚毅，督促着我们不断前进。

（三）需仁心，但更需仁术

在毕业后，阙老师非常支持我从事我所喜欢皮肤领域，所以有幸经过规培后留在了皮肤科工作。因此也有了更多的时间向马绍尧老先生学习。马老师是一个风趣幽默，知识面浩瀚的儒医。每次跟诊都是一次治愈的体验。看着那些难愈性皮肤病患者病情逐渐好转，患者的心情也逐渐乐观。我们改变的可能不仅仅只是外表的皮肤，更是一个活生生的人。顾氏外科第五代传人李咏梅主任是我皮肤专业的领路人。有着李主任每周两次业务过硬、详尽前沿的主任查房，快速为我开启了皮肤之门。李主任在不断传授知识的同时，也逐步培养起我不断学习新知识的习惯。此外，李主任延续了马老师一贯对患者的仁心仁爱之术，而在临证中仍不断更新与学习新知识，丰富着自己的诊疗体系。我想过硬的技术才是对患者更好的仁心吧。

“顾氏外科”是我专业的基石，教会我诊疗的技能。但“顾氏外科”更教会我们待人处事的方式。顾伯华老先生用药的“便、验、廉”、打破“传子不传女，传徒留三分”的传统等等这些小细节，潜移默化地影响着这个大家族中的每一员。我们的老师都个个尽心尽力、毫无保留地传授着他们

的知识。而我们现在做的，也只是学着老师的样，能尽量多地教会我们后面的学生罢了。为中医外科学术的繁荣创新和可持续发展奉献自己的力量。

（程蹇渊）

导师指引我在从医道路上不断前行

我的导师李咏梅老师，是顾氏外科第五代传人，李老师曾任上海中医药大学附属龙华医院皮肤科主任，师从上海市名中医、顾氏外科第四代传人马绍尧教授。恩师的教诲体现在方方面面，难以一一论述，以下谨从临床辨证处方、治学和医风医德三个方面分开简述。

（一）继往开来，古方新用

李老师是我得以有幸踏入顾氏外科的引路人，由此我选择以中医皮肤病为研究方向。李老师曾在一次会议上分享了先师马绍尧教授的一些事迹，当时由于自然灾害原因，部分地区出现了粮食供应短缺的问题，在上海松江地区发生了因过量食用“红花草”而爆发的日光性皮炎疾病，马老师在顾老的指导下，用普济消毒饮治疗，临床随证治之，疗效显著，因此写了《红花草日光性皮炎的中医治疗》的临床病例经验总结文章，发表在《江苏中医药》杂志上，这是国内第一篇中医药治疗该疾病的报道。可见，中医经典方剂在临床适用证上具有研究价值，这让我坚定了中医皮肤病学的学习道路，也对中医药防治皮肤病兴趣倍增。

（二）勤求古训，博采众方

李老师是学生创新思维的引路人。李老师临床善于发现和总结问题，由此不断革新。李老师在总结整理马绍尧教授“从肝论治银屑病”方面进行了系统的临床观察与分析评估，同时通过总结导师经验方——“除湿止痒合剂”遣方用药特点，并借鉴历代医家相关医案医话，率先提出了“风湿热三邪俱清，心肺脾三脏共调”“肺脾相互为用，相互协调”治疗过敏性湿疹的中医理论。这也让我坚定了继承顾氏外科优良传统，勤采历代诸家治疗经验的目标。

（三）志存救济，医风严谨

李老师是锤炼学生品格的引路人。李老师从医数十载，对待工作严谨认真，对待患者细致耐心，长期以来一直工作在临床一线，凭着高尚的医德精湛的医术，在广大皮肤病患者心目当中具有良好的口碑。虽然我们也在以不辱医生的神圣使命标准要求自己，但毕竟我们才工作几年，我们不知自己是否还能一如既往地保持这份责任，在当今医患问题多发的情况下，是否还能一如既往地保持这份神圣。在我们彷徨犹豫的时候，李老师始终以党和人民利益为重，以服务人民为己任，向每一位病人无私地奉献着自己。李老师十分强调严谨的工作态度，失之毫厘，谬以千里，没有严谨的工作态度，是对医生这一神圣职业的亵渎。由此，我坚定了不断精诚医术与仁心治人的从医理想。

不积跬步，无以至千；不积小流，无以成江海，未来的学习道路还很长，我将坚守本心，立志成为一名优秀的顾氏外科传人。

（吴孙思）

两位老师的教导使我受益终身

我的导师李咏梅主任医师是海派顾氏外科第五代传人，上海市名中医马绍尧教授的弟子。在多年的跟师过程中，我得到了李咏梅老师在学习中医方面的谆谆教导，也有幸跟随马老师侍诊抄方。我现在还清晰地记得，第一次见到马老师时，他就像自家长辈一般，和蔼亲切地与我聊起家常，问我在学习中的迷惑以及工作中的困难，就连患者都时常亲切地称呼马老“马爷爷”。虽跟随马老师学习的时间不长，但马老师的诊疗思想却令我大受启发。他谨守病机，辨证与辨病相结合，体现中医特色。马老师认为，辨析病因病机，对诊治疾病至关重要，正如张景岳所言：“机者，要也，变也，病变所由也。”辨证是中医治病——辨证论治的第一步，而辨病是西医治病——明确诊断的第一步。两者目标是一致的，对象也是一致的，其结果也应该是一致的。马教授临床诊治疾病注重辨证论治，以法统方，法随证立，方从法出。他认为方剂的组成是有其原则的，而方剂的运用又要灵活多变，必须符合辨证的要求。马教授认为前人的方剂，皆为医学理论和临床经验密切结合而成，是留给后人的宝贵财富，必须很好地继承与发扬。前人的很多方剂组织严谨、配伍巧妙，直至今天，依法使用，仍有非常良好的效果，成为临床上经常应用的方剂。但是，在使用这些方剂时，应注意到古今生活不同，社会环境、人体禀赋、饮食、居住、病因等，均有不同，需要按照中医辨证论治的原则，结合具体情况，进行加减化裁而灵活变通才能方证合宜，收获良效。

李咏梅主任在马老师的学术思想基础上，将“脏象学说”广泛应用到皮肤科治疗，提出了“从肝论治银屑病”等理念。在李老师多年的教导下，我逐步从一名对皮肤病不甚了解的研究生到现在可以独立看诊的皮肤科主治医师。犹记得第一日跟李老师门诊时，我什么都不懂，手忙脚乱，李老师却一点也没有责备，反而是耐心地指导我，言语间也充满鼓励。那时候李老师经常教导我们学习中医一定要多背多记，在中医的学习过程中记忆是基础，而且是最重要的，即使还不能完全理解书中所讲的内容精髓，也要多看多学，这样在临床实践中才能更充分地体现书中的旨意。在学习任何一门学科时，最宝贵的就是能得到前人的指导和教诲，在坚定自己学习目标的同时，也能增强自己的理解能力，扩展自己的知识领域。在我的人生轨迹当中，跟师是一项重大的收获，让我对中医学习有了更深的了解。在学习中医的过程中，往往能感受到理论知识的抽象性，让我有时无法真正地理解其含义。当我向李老师请教时，她并没有因为问题浅显而置之不理，每次她都会不厌其烦地讲解并结合实际临床实际使我能够举一反三。李老师也时常告诫我，可以学习前辈们的辨证思路及临床经验，但并不能一味照抄他们的方子，要学会自己独立思考问题。

中医内科和中医外科虽同属于祖国传统医学的一部分，但很多理念又有所不同。两位老师强调五脏六腑的病理变化与皮肤病有密切关系，脏腑与肢体、五官有着所主与归属、开窍的关系。外科辨证虽多从局部病变着手，以局部症状为重点，但也绝不能孤立地以局部症状为依据，只有从整体观念出发，局部与全身辨证相结合，外在表现与五脏六腑病变相结合，辨证求因，全面分析疾病的性质，综合起来进行辨证，抓住证候的主要致病因素，才能为施治提供可靠的依据。

马老师和李老师这种敬业和专业的精神，以及与病人之间良好的医患关系，提醒我们年轻一辈的医生，要“用心读书、用心看病、用心总结、用心做人”。感谢马绍尧老师和李咏梅老师的指导和帮助，令我不论是临床方面还是为人处世方面都收获颇丰，这些读书、临证、做人的经验是书本上学不到的。每个人的成长都离不开自己的努力和身边人的支持、指点、提携。愿我等在中医之漫漫长路上，上下求索。

（张香坡）

上善若水，虚怀若谷
——跟师顾氏外科第四代传承人马绍尧教授抄方有感

穿越三个世纪，160年的凝练，成就了顾氏外科在现代中医外科领域学术界的领军地位。顾氏外科是我国著名的中医外科世家，创建于1862年。它起业于顾云岩，奠基于顾筱岩，腾飞于顾伯华，之后又进一步发展于陆德铭、马绍尧、唐汉钧、朱培庭、陆金根、顾乃强等第四代传人。

10年前，我非常幸运地，在实习期间，能够有机会和我的老师，龙华医院皮肤科主任宋瑜教授的老师，顾氏外科第四代传承人马绍尧教授抄方学习。那个时候，初出茅庐的我十分羞涩，在和马老师抄方的时候时不时地因为紧张经常犯一些小错误，当时马老师就坐在我对面，我可谓是如坐针毡啊，深怕自己电脑不够熟练拖累马老师。可是，马老师总是不紧不慢地对我说，“不着急，慢慢来”。同时，伴随着马老招牌式的冷峻而又温暖的笑容，久而久之，我就不紧张了。跟马老师抄方的次数多了，马老师经常会教育我们年轻人，学中医，要带着一颗敬畏之心，要勤学、勤背中医经典古籍。马老师还会和我们讲他自己的故事，曾经讲到他的父亲是农村的开业医师，每天给村里的人看病，还会从老乡手中收取药材。在当地，很多名贵药材都产于附近的八公山。马老师从小就帮助父亲一起晾晒草药，蒲公英、车前草都成为他童年的玩具。马老师常往药房里跑，是因为他被一本名为《本草备要》的书所吸引。为什么如此吸引人呢？因为有插图。马老师记得书中记载的蒲公英，长得很小，它成熟的时候，会飘上去一丝一缕，非常有诗意感。家庭的耳濡目染和医书上生动的插画，让马老师从小就对中医有了浓厚的兴趣。在马老师的口中，那一味味难背的中药仿佛变得鲜活起来，再次翻阅书籍看插图时也觉得它们可爱了许多。就这样，不知不觉，我跟随马老抄方的一年中，被马老师的一个个故事，一段段经历，以及马老师行医的高尚节操所感动。

“上善若水，虚怀若谷”出自老子《道德经》，写的是人要善良，要像水一样包容和帮助别人；人要虚心，心胸要像山谷一样宽阔。而这，正是马老师在我心中的写照，在平日的临床工作中，我也时常以此来劝诫自己，要像马老师一样，永远怀揣一颗平凡之心，无私奉献，谦虚有礼，做一个高层次的中西医结合人才。

（杨　扬）

桃李不言，下自成蹊
——忆我的顾氏外科传承受业第一课

“皮肤病，痒痒痒，有什么办法？”

“有个家传秘方。”

“秘方写得啥？”

10年前在龙华临床医学院七年制学习《中医外科学》课程的场景还历历在目，面对讲台上老师抛出的提问，教室里的同学都在思索——到底这个秘方是什么？

“俩字：挠挠。”

忍俊不禁的同时，我一下子就被老师风趣幽默的授课吸引住了。原来专业课也可以很有趣不枯燥！精彩的段子引入主题后，老师将历代文献命名，病因病机分析，现代医学诊断治疗，中医遣方用药重点等一一娓娓道来。电子幻灯片中的许多一手病例资料图片，更是图文并茂，加深了我对皮疹学习的直观印象。正是这次听课的经历，使我逐渐对顾氏外科中的中医皮肤科萌生了浓厚的兴趣，而授课老师、顾氏外科流派传人宋瑜教授也成为我的导师。有幸得到身为全国高等中医药院校教学竞赛一等奖获得者、上海中医药大学金牌教师的宋老师指引，使我走进了中医皮肤科的领域。龙华学习期间，我在皮肤科门诊跟随上海市名中医马绍尧教授和宋老师抄方；在病房管床，跟随皮肤科各位老师教学查房、进行疑难病例讨论；并参与编写专著《马绍尧治疗皮肤病临证经验医案集要》，马老还欣然为我题辞，赠我“坚持”二字勉励。尤其记得跟宋老师专家门诊抄方，早饭要吃饱一点。原因是宋老师对待病患耐心和蔼，问诊周详，因此处方用药虽精简轻灵，疗效却很好。慕名而来要求加号的患者很多，为了不让患者白跑一趟，宋老师又往往不忍拒绝，且皮肤病多数是慢性病，又要关照每个患者各类饮食起居宜忌，每次门诊基本都是整层楼最晚结束的，早上的门诊常常要看诊到中午将近一点钟。医者仁心，如沐春风，宋老师对待病患所一贯秉承的顾氏外科流派的人文关怀，也令我始终铭记于心，以为榜样。

时光荏苒，自毕业后在上海中医药大学附属普陀医院皮肤科工作至今，我自己也成为一名皮肤科主治医生兼带教老师，带教包括上海中医药大学、成都中医药大学等校的医学生和社区全科骨干医生学员，带教时讲“家传秘方”的小段子，也往往引得同学一笑。门诊工作中，顾氏外科多种皮肤病验方，辨证用之于临床，更是多有良效。并继续在宋老师指导下总结临床经验，撰写和发表论文。

“桃李不言，下自成蹊。”再次感恩宋老师和各位老师的教诲和指导，祝愿海派中医顾氏外科在未来更加枝繁叶茂，生机勃发！

（秦　岭）

身为顾氏外科传人，我很自豪

我的导师高尚璞主任医师，是顾氏外科第五代传人。高尚璞老师不仅是龙华医院皮肤科的临床老师，也是上海中医药大学外科教研室的老师。研究生学习期间，高尚璞老师的循循善诱让我至今感念于心。

因对皮肤病兴趣盎然，大二那年从校园书店购入了《马绍尧学习经验撷英》一书，从而认识了马绍尧教授。2018年经导师的牵线，使我有机会和马绍尧教授抄方学习。马教授知识渊博，作

为皮肤科医生他不仅掌握了大量的医学知识，还坚持记录天气变化情况，提醒患者在治疗期间的注意事项。和马教授抄方的时候，他已年近八旬，但是每到坐诊时间，他总是早早出现在诊室，这种敬业乐业的态度让我深感佩服。

身为外籍学生，我一直担心自己与惯用沪语的马教授沟通不来，但是亲切的马教授总能在沪语和普通话当中切换自如，为我讲解。马教授从不因为我的提问过于浅白而避而不答，甚至常常和我分享他的经验。马教授擅长治疗银屑病，他总结了个人经验提出了从肝论治银屑病的观点。我曾向马教授请教银屑病的鉴别方式，马教授生动讲解了摄领疮（有时亦被称作牛皮癣）病名的由来，这些知识使我听得津津有味。马教授还语重心长提点我，临床上若无法明确是否为银屑病，切忌妄下银屑病诊断。因为银屑病在大众心里是不治之症，草率诊断将给患者带来沉重的心理负担。马教授贵为上海市名中医，但是对待病人从不马虎，耐心倾听患者的诉求，一些幼童患者甚至把马教授亲切地称为“马爷爷”。马教授言传身教了“大医精诚”的精神，作为后辈我将恪守这份精神。

除了传授专业知识，马教授还时常与我分享他早年走访各地的经历与趣事，这也是我格外珍惜与马教授抄方时光的原因之一。我曾打趣问马教授在龙华医院服务了60余年有什么感想，马教授说：“这是国家分配的单位，是我的责任。”马老师坚定的目光至今仍深刻映画在我的脑海里。

有幸向马绍尧教授和高尚璞老师学习是我这辈子的荣幸，我以他们为学习榜样，成为一名好医生。感谢这3年在上海的学习的经历，这些学习经验将化作我在马来西亚行医的养分，不断滋养我未来的道路。希望为中医学尽一份绵力，将顾氏外科发扬于海外。

（温碧盈）

第五章

肛肠科后学感悟

最好的传承是创新，迎难而上是我的使命

自千禧年加入龙华医院肛肠科，便踏上中医肛肠专业之路，我越发感觉到中医肛肠以及顾氏外科的博大精深。龙华医院肛肠科是1993年独立建科，在此之前一直属于中医外科，而龙华医院的中医外科就是顾氏外科。工作之初，我每周跟顾乃芬老师抄方，了解到她是顾伯华教授的女儿。后来考上了在职研究生，师从陆金根教授，知道他是顾伯华教授的关门弟子，是顾氏外科第四代传人。

对于“顾氏外科”直观的印象来自矗立于医院大草坪上的八尊铜像，右手边第二位即是“顾伯华教授”，他是顾氏外科的第三代传人，也是最杰出优秀的代表。我的导师陆金根教授是他的关门弟子，按资排辈我是顾氏外科的第五代传人。陆金根当时任龙华医院院长，工作繁忙，但在我攻读研究生阶段给了我很多学习指导。硕博连读期间，我有更多的时间跟随导师门诊和协助手术，陆老师在工作中非常严谨细致，而生活中又是不乏幽默风趣，据他说顾伯华先生也是这样的性格，对顾氏外科我逐渐有了比较清晰的了解。

2016年是顾伯华教授百年诞辰，陆金根教授提出要用学术形式纪念顾老，我有幸加入会议筹备小组，进行资料整理收集，便有了更多机会去了解聆听多位顾氏外科第四代传人对顾老以及顾氏外科的点点滴滴。顾伯华教授的女儿顾乃芬教授也从事肛肠专业，她和陆金根都是第一批全国老中医药专家学术经验继承人，师从顾伯华教授。顾乃芬老师先讲述了她的爷爷顾筱岩先贤——当时被誉为沪上“疔疮大王”在开业期间的一些故事，还了解到了顾伯华教授6个子女中有5位从事医学专业，其中从事中医外科的有大儿子顾乃强，双胞胎女儿顾乃芬和顾乃芳。顾伯华教授早年曾在浦东烂泥渡开业，擅长外科疡病治疗，他还自学很多书籍，内外兼通。顾伯华教授多才多艺，不仅会拉小提琴，还写得一手精美小楷，让我意外的是顾老还会开车，想像一下当年他驾驶着奥斯丁汽车上班一定非常拉风。在陆金根老师眼里，顾老不仅精通中医古籍还读了不少西医书籍，他擅长思考，业务全能，不断创新，诊治理念更符合“海派中医”。对于急性感染他会主动提出应尽早使用抗生素并联合中医辨证治疗，解放初期，中山医院外科邀请顾老作担任外科顾问，碰到危重疑难病症请他及时会诊。1958年上海第三钢铁厂司炉长邱财康因大面积烫伤在广慈医院（现上海交通大学附属瑞金医院）救治，主治团队史济香教授请顾老会诊，联合中医中药治疗，让患者及时脱离危险。顾老对中医外科疾病的治疗不仅有理论、术式创新，更研发系列药物、器械进一步提高了临床疗效。我不仅疑问，顾老年轻时代的物质和学习条件和现在根本无法相比，完全没有网络信息，顾老是怎么做到熟悉掌握各种知识，

做到博学多才的呢？后来又听了陆德铭、唐汉钧、马绍尧和朱培庭教授介绍，分别从不同角度更加全面了解了顾老，可以说顾伯华教授是顾氏外科最杰出的传承和发展者，在他的带领下顾氏外科形成了包括乳腺、疮疡、肛肠、皮肤和急腹症五大学组，成为国内建制最全的中医外科体系。

今年是我在龙华肛肠科工作第 23 年，从本科毕业生到为肛肠专业的研究生导师，对我专业和人生影响最大的就是导师陆金根教授。他的学术渊博、为人真诚、对患者细致耐心、对学生谆谆教诲、做学术严谨认真、日常又乐观风趣。他多次讲到顾氏外科的特质有“爱徒如子、倾囊相授”，当年顾老教导弟子时就是“不怕我不教就怕你不学”。陆老师带教时会从患者的症状体征鉴别、经方使用、现代术式演变等角度全面讲解，治疗患者的躯体疾病。临床有不少复杂性肛瘘、长期便秘、肛门坠胀的患者前期已在多家医院辗转治疗，无效后找到陆师，他在辨证施治基础上，往往会花不少时间和患者详细沟通，告知防治要点，并且开导他们以减轻心理压力。医病医心，这正是大医的体现。顾氏外科极富特色的一点就是“富于创新”，当年顾伯华教授创制了“锦红片、六应丸、肛管压迫器”等新药和器械，在顾老带领下顾氏后代诸学从“学术观点、技术方法、中药新药”等方面得以不断创新发展。陆金根老师也尤重创新，他提出了中医微创“拖线疗法”治疗肛周疾病，很好地保护了肛门功能；创立的“痔静脉丛剥离”手术有效降低静脉曲张性痔疮的复发率；他采用益气养阴，清化通便治疗慢性功能性便秘；益气温阳、清热排毒治疗炎症性肠病；分期辨证、内外合治会阴部急性坏死性筋膜炎等已在临床广泛使用。陆老师对我们学生的要求就是“攻坚克难，勇于挑战”，这亦是顾氏外科的特质之一。临床有会阴部急性坏死性筋膜炎、直肠阴道瘘、直肠全层脱垂、骶前囊肿等危重和疑难疾病，还有不少伴有严重基础疾病的良性疾病，如白血病脓肿患者、心脏起搏器或支架长期服用抗凝剂患者、肾功能衰竭血透的重度痔疮患者、肝移植术后会阴部筋膜炎患者。要让这些被其他医院所拒之门外的患者得到有效治疗，提高生活质量，就是我们顾氏外科后学的责任和担当。顾氏外科后学们先后到国内外专科医院访学进修。陆师希望我们能把现代医学的理念方法与顾氏外科内涵相结合，不要忽略传统中医的疗效，采用不同的方法通过组合拳的方式精准治疗每一位患者。他经常说到：“复杂性肛瘘的优势在中国，在我们中医！”这种中医自信、民族自信让我深深感动。在临床上，碰到疑难疾病，我也学习陆师，发现问题全面学习思考，结合团队优势互相讨论，绝不放弃。”最好的传承是创新、迎难而上是我的使命！

龙华肛肠团队作为顾氏外科的重要组成部分，在陆金根教授、曹永清教授带领下坚持用顾氏外科的文化内涵特质感染每一位团队成员。我想，作为科主任，更应带领团队一起发挥出全部的真情、深情和激情，让顾氏肛肠事业更加蒸蒸日上，弘扬海外！

（王　琛）

顾氏外科，伴随我成长

今年是顾氏外科纪念 160 周年，回首往事，历历在目。作为顾氏外科第五代传人，毕业后一直在龙华医院顾氏外科工作，迄今已近 35 载。亲眼见证了顾氏外科的学术地位，深厚的医学理论，精湛的医术和一代一代的传承精神，顾氏外科培养了我，伴我成长。

1987 年当时我刚毕业，我们是第一届第一次和用人单位双向选择，我有幸进入龙华医院中医外科，也就是顾氏外科工作。和顾氏外科的前辈，师兄师姐们一起工作。从一个开始不是很懂得医学生，逐步了解了顾氏外科的历史，了解了顾氏外科丰富的医学理论和精湛的治疗技术。当时非常幸运的是顾伯华先贤，每周都会来医院科室查房，指点我们年轻的医生。记得当时外科疮疡病人很多，顾氏外科特别是顾老先生对疮疡疖肿病的治疗有丰富的经验，享誉沪上。当时对一些“有头疽”“无头疽”“疔疮”“乳痈”“毒蛇咬伤”等采用中医外科总的治则，针对不同时期不同病程，采用消、托、补治疗原则，早期清热解毒消肿，中期提脓祛腐，后期补益生肌，取得了良好的疗效，当时中医外科膏剂散剂有很多如八二丹、黑虎丹、千金散、千锤膏等治疗痈、疖、疮疡等疾病。疗效显著，成为上海一绝，连西医的同行们遇到这种病人都会推荐到龙华医院顾氏外科来治疗，当时中医外科前辈，如顾伯康、马绍尧、唐汉均、汝丽娟，顾乃芬都是享誉上海的名医，包括许多师兄师姐都给了我医术上的指导。

1993 年顾氏中医外科因为学科建设的需要拆分了多个二级学科包括中医疮疡、乳腺、皮肤、肛肠、胆道五个二级学科。我有幸跟着陆金根老院长专门从事肛门直肠良性疾病的诊治，陆老根据中医外科的理论，创造性地提出了用拖线疗法。最早用于治疗浆细胞性乳腺炎多支管的引流问题，保护乳腺外形，减少创伤，辅以顾氏外科特有的，以丹药提脓祛腐，后广泛用于复杂性肛瘘多支管的治疗，保护肛门功能。完全按照顾氏外科消、托、补理论原则来治疗取得了很好的疗效，顾氏外科这一拓展的技术目前享誉全国，也得到了西医同行的认可。

顾氏外科 160 年有许多传承，技术，经验，是我这一代还学得远远不够的，需要我们一代又一代的顾氏外科的传人不断地去挖掘，去思考，去创新。“最好的传承是创新”这是我们陆金根老院长对顾氏外科传承精神最好的诠释，必将激励着我们后辈书生们不断地去进取、努力把顾氏外科的精神、医术发扬光大，造福于广大患者。

（易　进）

顾氏外科德润后学，术泽苍生

值此顾氏外科流派创立 160 周年庆典之际，作为顾氏外科第五代传人感到由衷的高兴。我是 2001 年跟师陆金根教授，攻读硕士研究生，其后于 2006 年在职跟师唐汉钧教授攻读博士学位。我有幸跟随两位上海市名中医，老师耐心严谨、善良和蔼的工作态度，使我感受到了医者仁心的大爱精神，高尚的医德及严谨治学的学风给我很多的教诲和受益。老师常说做事先做人，做医生首重医德。陆老师告诉我们顾氏先贤为上海“疔疮大王”，解放前拉洋车的车夫易患此病，顾家看病从不嫌弃这些贫困百姓而且免费赠药，这种高尚的医德医风至今值得我们传承学习。医德与医技是皮与毛的关系，皮之不存毛将焉附，医技是可以在漫长的行医过程中慢慢培养不断进步的，医德是一种根植于内心的仁爱与良善。如经常有外地慕名前来求诊的小儿肛瘘患者，一家老小来到上海，因挂不到陆老师的号，无法看病。老师常安排挂个肛肠科普通号，精心诊治尽快安排入院治疗，对于家庭困难者，通过慈善机构等多种措施，解决患者的疾苦，得到广大患者好评。在这种医德的感召下，我们面诊每一位病人，培养每一位后学。我的研究生杨杰同学在读期间成功捐献造血干细胞。他用爱点燃他人生命之光，坚守初心，用自己默默无闻的奉献，在平凡的人生道路上留下了闪光的足迹。曾记得，有一年

科室连续收治了几位坏死性筋脉炎的患者，我连续好多天住在病房里，随叫随到，精心医治病人，待病人如家人。这次上海新型冠状病毒性肺炎疫情，我作为市中医医院的带队支部书记，在长兴岛隔离点工作一个半月，收治了3 600多阳性患者，在最艰苦的时候我们不忘初心，传承顾氏外科大医精诚的精神，圆满完成了任务。

（郭修田）

薪火相传，传承发展，针药并重

金色的九月是温馨的，灿烂的九月是丰硕的。2003年9月，我带着无比激动的心情踏上了去往上海中医药大学深造的征途，带着金秋的喜悦，迎来了新的开始，进入到来了研究生学习阶段，开启了新的希望，也承载了新的梦想。在上海中医药大学附属医院龙华医院肛肠科，见到了我的导师，顾氏外科第五代传人——曹永清教授、刘胜教授，从此开启了对顾氏外科的学习之路。

顾氏外科在百余年的传承中，立足于传统中医理论，融汇历代外科医家所长，形成了融顾氏特色理论、顾氏特色诊治、顾氏特色外治法、顾氏特色方药等于一体的学术体系。对于疮疡疾病、乳腺疾病、皮肤疾病、肛肠疾病、胆道疾病等均能获得良好的疗效。近年来，随着中医药现代化的研究不断深入，顾氏外科充分汲取古代先辈圣贤的经验，博采众家之所长，不断创新，在顾氏外科学术流派基础上，结合现代科学观点，总结和形成了系统的、完整的、科学的中医现代化的顾氏外科学。

5年的研究生学习，给我启发最大的还是顾氏外科尤其强调中医整体观念的重要性，认为人体是一个有机的整体。《内经》言：“视其外应，以知其内者，当以观外乎诊于外者，斯以知其内，盖有诸内者，必形诸外。”《丹溪心传》云：“有诸内者，必形诸外。”故而，顾氏外科十分重视“内调外养”的治疗大法，强调采取外治和内治相结合的方法。首先治疗痈肿疮疖重视外用药，认为：“疡医不可一日无外治”，其次，顾氏外科同样重视内服药，认为：“务必精内。”非物质文化遗产顾氏外科奠基人顾筱岩曾说：“疮疡大证其形于表，而根于内，治外而不治其内，舍本求末，焉能得瘳厥疾。”

2008年博士毕业后，重新回到河北中医学院针灸推拿学院任教。近些年一直从事针灸的教学、科研及临床工作，这几年的工作中一直秉承顾氏外科的治病理论，临床、科研、教学突出把顾氏外科的理论与针灸的实践相结合。前贤孙思邈有言：“知针知药，固是良医。”我仅从以“针药并重”来谈谈近些年来对所学顾氏外科理论知识的传承和发展。

（一）便针灸治疗秘倡“益气开秘法”

顾氏外科第四代代表性传人、全国名老中医陆金根教授开创“益气开秘法”治疗便秘，这些年的实践过程中，采用针药结合治疗便秘取得良好效果。在此基础上，曾获批河北省科技厅及河北省自然基金项目各一项。基于“益气开秘法”治疗大法，针灸治疗便秘，主方：足三里、气海、天枢、腹结、支沟等。其中，以足三里、气海穴达到益气之功效，配合天枢、腹结、支沟等，可收“益气开秘”之功。

（二）外科创面修复，倡灸疗

在研究生学习阶段，在导师刘胜教授、曹永清教授指导下，毕业课题“温和灸促进肛瘘术后创面组织修复的临床与实验研究”，在后期的工作中，一直致力于灸法促进创面愈合及改善创面修复质量的研究和临床，曾获批河北省中医药管理局项目和河北医科大学重点支持项目各 1 项。

（三）皮肤科疾病，倡“内外兼修”，配合刺血

在临床治疗疾病过程中，对于皮肤科常见疾病，如痤疮、发际疮、银屑病等，遵循顾氏外科内治外治相结合的原则，采用内服中药、外敷中药，配合针灸的方法取得了良好疗效。刺络出血具有清热解毒、凉血散结之功，对于体内热邪偏生的效果尤为突出。比如痤疮患者在内服外用中药的基础上，配合刺血可选用耳尖、关冲、商阳及背部肩胛区反应点，银屑病辩证属有血热的可配合刺络出血，尤其是大面积或全身泛发性皮损的，可采用“四弯”（委中、曲泽）刺血，出血量一般可 100 mL 左右，效果突出。

（孙彦辉）

承上启下，做人，以诚待人；行医，践行学医的初心

蓦然回首，我作为顾氏外科一员，从懵懂少年到鬓角些许白发的今日，匆匆 18 年也是一瞬间。2004 年我来到龙华，恍然间还能想起第一次和老师的会面，并不记得当时对于人生的向往和期盼是什么？仍然记得的是忐忑、兴奋，以及对于新生活的向往和憧憬。18 年的时间，是流逝的时光也是人的足印。每一步在今天看来都留有印记，可能还记得发生过的事情，但是却不记得那些是汗水还是欢笑，是忐忑还是焦虑，是不断地自我否定中逐渐肯定，还是其他的什么？而今天顾氏外科 160 周年，作为其中的一分子，仓促中落笔，却不知该如何表达我的感悟之情。

医学薪火相传，生生不息，顾氏外科百年也仅仅是中医流派传承的一个缩影。无论是前辈们细细道来的老先生们的逸闻趣事，还是一张张发黄的相片和手稿，无一不在诉说和记录着一个时代的变迁、一个学科的发展和传承脉络。每个流派都有不同的学术内涵和文化传承。顾氏外科传承的正是一代的海派豁达、专注而有风骨。陆老师曾说做人要“纯情”，简简单单，不要太过于世故；对专业要专情，要有专注力；对待工作要热情，充满赤诚赤子之心。话语朴素，但却道尽了为人、为医的本质内涵。

一、真诚做人，欢喜做事，成长的自我驱动

细细看了我的成长，可能代表一部分顾氏外科后学的成长经历，可能也有些许的不同。每五年的一个变化，回头看才能总结出其中的不同。我成长在老师的眼光中和肛肠学科宽容的怀抱中，在这里与同门互帮互助，共同成长。作为住院医生的 5 年，细碎的临床实践、不断涌出的挫折和挑战，让我对于专业有了清晰的认识，也对和患者的相处有了不一样的定义。身处其地而察其心也，我学会了如何站在别人的角度去看问题。生活和工作的积累，让我懂得珍惜我的工作，善待和理解我的同事，尊重我的患者；而在其中也慢慢汲取来自同门的信任、同道的认可以及患者的认同。也正是这一份任重而道远，让我有了更多的责任感，更强的内驱力。

二、与自我和解，解读顾氏外科后学的责任和使命

成长中总会有迷茫，在我成为主治医生的那几年，我常会有内心的困扰。在历练中成长，在

磨练中成熟，建立了学科自信，也对自己的身份和责任有了新的认识。学科为青年医生的成长搭建有益平台，2014年赴美学习，让我对肛肠外科的专业有了更为深入的了解，严谨性、规范性和科学性给我很大的冲击。也让我突破了自己的一些限制，勇敢接受一些挑战。2016年是我在专业角度非常困惑的时间，赴日本短期学习的时候，一位朋友的一句话让我时刻提醒自己，与其没有目标的迷茫，不如把当下的事情做好。海外学习既能够有机会让更多的人了解到我们中医外科治疗外科疾病的优势，也能够提醒我们认识到自身的不足，进行有目标的改进和完善，能够更好地将我们临床实践中的工作更具体，更好量化，为中医外科专业的现代化发展找到自己需要努力的方向。

医生的成长需要磨练也需要坚持，2018年代表科室赴宁波援建。全新的工作环境，如何能安全有效地做好工作，能展现顾氏外科的学科特色和理念，这都是当时让我倍感压力的。一个人好与坏其实没什么，但是每次看到老师们和科室的关怀和支持，就会让我觉得一定要做些什么，要做好，要做的能代表龙华，代表顾氏外科肛肠团队。要感谢科室对我的培养，在宁波的一年，以诚待人，让科室的每一个都拥有发展的空间和方向；勤奋工作，扩大影响力，一年科普讲座近百余场；加强交流，与区域内中西医充分建立合作和交流。如今，援建的岁月已经过去许久，但是时光沉淀下的是那一刻的努力，坚持和使命感。

三、承上启下，面对顾氏外科明天

时代变化，对现代中医人有了更高的要求，而作为年富力强的中青年医生如何思考明天？如何能够取长补短，坚定中医信念？如何能够认清自我，真正找到现代中医肛肠的学科定位？作为承上启下的一代人，应该承担更多的责任和使命。

陆老师在古稀之年，仍常常问我们能够为专业、为学科做些什么？无论是“借西守中”还是“衷中参西”，都是一个原则，如何将现代的治疗技术与传统中医外科技术相结合，在治疗中“宜中则中，宜西则西，或者中西互补”。但是这一切的前提是我们这一代人对于自己的要求和选择，如何学会用标准的国际通用语言表达我们的技术，如何采用科学规范的研究方法开展对于中医肛肠技术及方法的临床及科学研究。在新的时代，这是我们作为后学，一直努力的方向。

顾氏外科百年传承，学科培育我们成长，成熟。而今天我们又变成老师、前辈。承上启下，做人，以诚待人；行医，践行学医的初心。

（姚一博）

在顾氏外科大家庭幸福成长

源于对中医外科的喜爱，2004年我报考了上海中医药大学中医外科学专业，从此跟龙华医院肛肠科结缘。从2004年攻读硕士到2010年攻读博士，陆金根教授是我的导师。2007年留在肛肠科工作，有了更多的机会跟随导师学习与共事，入科以后，我分管了大部分陆老师收治的病人，并几乎参与了陆老师每台手术。2014年入选上海市杏林新星，2017年入选第六批全国老中医药专家学术经验继承人，2019年确立为全国中医学术流派传承工作室顾氏外科主要传承人，我又三次拜师陆金根教授。他精诚为医，他淡然处事。从他的身上，我深深感受到他作为中医人对中医外科事业的执着初心，他对待患者的医者仁心，他对待学生的师者悉心。

除了跟随陆老师研习医术，我也有幸跟随陆老师参与了顾氏外科流派建设的诸多具体工作。陆老师常说："'流派'建设注重的是传承，'流派'传承的目标是发展，'流派'能否发展的关键是创新。"大家最熟悉他说的"最好的传承是创新"。对于顾氏外科的发展，陆老师可以说是不遗余力，自2011年起上海市卫健委在全国率先开展"海派中医流派传承研究基地建设"，顾氏外科先后入选上海市第一轮、第二轮"海派中医流派传承研究基地建设"，第三轮"海派中医"顾氏外科流派诊疗中心建设，2021年陆老师更是牵头了第四轮海派中医流派传承延伸计划。2013年国家中医药管理局"中医学术流派顾氏外科传承工作室"以来，顾氏外科先后入选第一轮、第二轮国家中医学术流派传承工作室。此外，顾氏外科疗法先后入选了第三批上海市非物质文化遗产名录（2011年）及第四批国家级非物质文化遗产代表性项目名录（2014年）。从上海到北京，再到广州，记得每一次的项目申报和汇报，陆老师都身体力行，亲自撰写PPT字稿，认真修改每个标点，反复掐表计时演练，时常工作到深夜。他对顾氏外科的传承发展倾心奉献，他带领顾氏外科走上国内国际的舞台，获得一致赞誉。而我在这个过程中也对顾氏外科有了更加深入的了解，作为顾氏外科的传人，我深感荣幸与自豪。

同时，我切身感受到了顾氏外科流派的传承与发展靠的是"创新"。这个创新充分体现于"专业学术创新"与"培养后学新人"两个方面。以我所在的肛肠学组为例，科室非常注重"专业学术创新"的传承创新。肛肠学组坚持走中医药可持续发展路线，陆金根教授依据中医"腐脱新生"理论，在挂线疗法和药线疗法的基础上创立"拖线疗法"，并以此为基石，不断拓宽肛瘘治疗的广度及深度；曹永清教授、王琛教授古法今用，发展了"置管疗法""负吸疗法"等中医特色疗法，并带领肛肠团队积极与国外开展学术交流，引进现代化诊治手段，逐渐形成了顾氏外科特有的中西医并重治疗复杂性肛瘘的治疗技艺及理论。如果说"专业学术创新"是流派传承与发展的原动力，那么"培养后学新人"就是流派传承与发展的生命力。正如曹永清教授所说"一个人的能力有限，团队的力量无穷；把大家的力量凝聚在一起，为一个共同的梦想而奋斗，就会梦想成真"。顾氏外科肛肠学组坚持创新，秉承传承，追求发展，并在此过程中培养了一大批后学骨干，形成了一支"政先术精"，朝气蓬勃，讲奉献，有作为的年青团队。肛肠团队先后入选了上海市科技创新团队，上海市工人先锋号，上海市劳模集体，全国青年文明号。这里有爱徒如子，倾囊相授的老师；这里有同心共济，肝胆相照的同门；青年在这里幸福成长。

2022年是顾氏外科创立160周年，跨越三个世纪的传承，历经七代传人的努力，顾氏外科初心不改，历久弥坚。作为顾氏后学，当百尺竿头，进取一步，弘扬发展顾氏外科。我们相信：坚持走中医传承与发展的"创新"之路。"功成不必在我，功成必定有我"。顾氏外科的传承发展是我们青年传承人的使命与担当。

（梁宏涛）

严师如父

陆金根教授是我的导师，关于记录和描述他的文章和报道已有很多，这里我想给大家从我这个学生的视角讲述我尊敬的老师——如父亲般的老师。

自信的眼神，坚定的脚步，走路很快，嗓音略带沙哑——这是我记忆中陆师带给我的第一印象。那时陆师还在担任龙华医院院长一职，繁忙的医院

管理工作让我们这些徒子徒孙们难得见陆师一面。但不管工作多忙，每周五一早的科室大交班，陆师只要有时间都会准时参加，有时是对科室工作的关心指导，有时只是聆听、喝一杯茶，有时却是关心科室老师或学生的生活，有时也会诙谐地讲个笑话逗得大家开心一笑。从那时起，我就觉得陆师像肛肠科的大家长，像父亲般呵护着这个大家庭。

陆师很严谨。作为顾伯华教授的关门弟子，陆师从一开始就肩负起了继承和发扬顾氏外科的重要使命，这使得他无论在临床工作还是教学科研中都要求精益求精，容不得半点瑕疵。手术中的陆师优雅自如，游刃有余。对瘘管的探寻细之又细，常能发现连核磁都显示不清的隐蔽瘘管；对皮瓣的保留细致入微，毫厘必争，徒手常规操作也可达到微创效果。讲台上的陆师慷慨陈词，激情四射。每次学术交流的讲稿，都要经过陆师反复修改，从构思策划到内容字句，甚至标点符号老师都会仔细查阅，确保准确无误。科研中的陆师与时俱进，不断创新。每次有新的知识出现，老师都会积极关注；在继承的同时，又在积极地进行创新。而生活中的陆师就像溺爱自己孩子的慈祥的父亲一样，关心着这个大家庭中的每一个成员。小到感冒发烧、吃饭起居，再到结婚生子、住房出行，学习工作……只要陆师知道了都会关心。

陆师很敬业。记忆中陆师没有固定的休息日，“医院为家”这句对很多人来说是个口号的形容，却是陆师的真实工作状态。门诊、病房、手术、会议、出差，穿插着、继续着，没有停止过。而绝大多数人眼中的陆师都是精力充沛、不知疲倦的。很少有人看到陆师劳累的一面。陆师因手术工作量大以及长期伏案工作，右肩患有肩周炎，疼痛时整个上肢运动都困难，记得有一次手术结束，老师肩周炎又犯了，严重得连脱掉羊毛衫都要协助，但就是这样，陆师也没有耽误一台手术、一次门诊、一次会议。记得还有一次，老师患了下肢脉管炎，他把输液瓶带到研究室，一边输液一边修改汇报用的讲稿。为了第二日的会议顺利进行，老师常审稿到凌晨……

陆师热爱生活。熟悉陆师的人都知道陆师最宝贝的是他的孙女，如果有一个人能够骑到陆老师脖子上，那就是他的孙女了。在小孙女面前陆师永远是那个凌晨3点还将她抱在怀里摇啊摇的最慈祥的爷爷。熟悉陆师的人都知道他有一个爱好，足球。现在的陆师只要有时间，还会驰骋在绿茵场上，盘带、过人、传球、射门，下场后还会打着赤膊改作教练指挥比赛，晚上还会熬夜看球。熟悉陆师的人都知道他烧得一手好菜，各种蔬菜的价格他都知晓，就连菜场的小贩、老板见了他都像是熟悉的老友般亲热。

陆师是伟大的。陆师从事中医外科医、教、研工作30多年，继承中医、发扬中医是他的使命和追求。陆师常说：“作为一名医生应该做到德艺双馨，医疗技术、优良医德缺一不可。”在全面继承了“顾氏外科”精髓的同时，陆师还在不断发展、创新、丰富顾氏外科。陆师依据中医传统的“腐脱新生”理论，运用“微创”理念、采用“蚀管”原理，“以线代刀”，在国内首创了“隧道式对口拖线引流术”“主管拖线法”等拖线引流法，开创了治疗复杂性肛瘘的新术式。他还创造了“瘿痈”（甲状腺脓肿）和“肛疽”（会阴部急性坏死性筋膜炎）两个中医病名，被全国《中医外科学》教材收录。

走在陆师的身后，看着他坚定的背影，觉得是那样的高大，让我们敬仰。陆师常说他也是个平凡的人。但他却有着不平凡的品质。这点是很值得我们学习的。许多人总是讨论这个世界给自己多少回报，却忽略了自己到底为这个世界付出了多少，其实世界每个人都是公平的，只有付出才会有回报。老师教会了我们只有让自己付出，让自己做得最好，我们的生活才会更加美好。老师是无私的，他不求得到学生的任何回报，而且毫无保留地将自己的知识奉献传授；老师是“好面子”的，他希望自已的学生成才、优秀。作为学生，我们更应该用真诚敬献满腔的热情、无限温暖和一颗赤诚的心，创造优异的成绩回报我们的老师!

最后，我只想用最简单也是最真诚的语言代表所有的学生向陆师说一声：“谢谢您！您辛苦了！”

（李　锋）

仁心仁术救苍生，医高德高育桃李

自 2012 年跟随陆老师学习至今，已整整 10 年。在随陆老学习的过程中，他不仅在专业技能上指导我，还教会了我很多待人处事的方法。在与患者的沟通中，要学会换位思考，避免不必要的医患纠纷。

一、医术医风

陆金根老师作为上海市名中医、上海工匠、国家级非物质文化遗产“顾氏外科流派”第四代传人，曾师承已故中医外科名家、全国名中医顾伯华教授，也是国家教育部重点学科—中医外科带头人，国家临床重点专科—中医外科带头人，国家中医药管理局重点学科—中医外科带头人，国家中医药管理局重点专科—中医外科带头人，全国中医学术流派传承工作室—顾氏外科负责人，上海市海派中医流派传承研究基地—顾氏外科负责人。陆老师虽然业务繁忙，但他仍坚持每周门诊、手术、查房。每次临诊都要仔细询问病史，严格按照望、闻、问、切来整治疾病。无论患者是服药后症状改善的还是改善不明显的，他都会和他们仔细交谈、分析病情。到陆老师这里来就诊的患者大多是在外院或外地看了没有效果，他院医生推荐或患者本人慕名而来的。病情大多是复杂的、难治的、棘手的。无论前位医生治疗是否正确，陆老师总是给予积极肯定，同时告知患者疾病的复杂性，并将他的治疗方案告诉病人，以提高他们战胜疾病的信心。

记得有个刚满月的男婴来就诊，陪诊的有 6 位大人，由于该婴儿患的是“婴幼儿肛瘘”，需要手术方能解决问题。于是大人们都很紧张，你一句我一句，整整问了近 1 h，连后面排队的患者也急了。可陆老师还是在耐心地解答他们每个人的问题，事后我们谈到这个病人时，陆老师和我们说：“你们换位思考下，如果自己的孩子，才刚满月，就要手术。大家同样会很着急和担忧的，肯定也会有很多疑虑。况且他们还都不是学医的，就会更加担心了。如果不解释清楚，父母肯定不愿意给婴儿做手术。最可怜的就是那个婴儿，他不能说话，只能不停地靠哭来表达他的疼痛。只有当我们都解释清楚，父母放心了，才会同意给婴儿手术。手术后肛瘘治愈了，孩子才能健康、快乐地成长。”

二、专业技能

陆老师执医近 50 载，学验俱丰，通晓理论，精于临床，形成了自己独特的学术思想和治疗理念，精于辨治中医外科诸多痼疾，尤擅中医肛肠领域疾患的诊治。

首先，他提倡局部整体观。陆老师在治疗肛肠疾病时，既强调把局部作为一个整体来认识，又强调局部的问题要从整体的观念来分析。例如肛瘘的治疗来说，肛瘘可以潜行于肛周各个间隙，所以要从肛门局部整体观出发，以保护好肛门的功能为先。所以他首创了“拖线疗法”来治疗复杂性肛瘘，用“以线代刀”的方式，避免了直接切开瘘管，从而最大限度地保护了肛门功能。同时，

在治疗肛瘘的同时还要注重内科疾病。如克隆氏病引起的肛瘘，在手术治疗的同时还要配合中药、西药治疗原发疾病。陆老师常说“最好的传承是创新”。在陆老师的指导下，我将拖线疗法运用于治疗马蹄状肛周脓肿，取得了良好的效果，申报了课题，并发表了论文。又如便秘的治疗，陆师则认为便秘虽表现为局部的现象，但要从整体的观点来分析。从西医分类有结肠慢传输型、出口梗阻型及混合型三种；也有可能为全身性疾病导致。从中医的观点出发，便秘多因大肠传导失司所致，与五脏皆相关。其中与肺脾肾关系尤为密切，肺与大肠相表里，肺气宣发与肃降和大肠传输密切相关，陆老师常用“提壶揭盖”法治疗便秘而获效。

其次，陆老师在治疗疾病的过程中以气血为重。他认为外科疾病虽形于外，必根于内。论部位无外乎脏腑、经络，论病性无出阴阳二证，而无论外感还是内伤，所伤者无非气血 . 气血失调是贯穿外科病变始终的一根红线。例如在治疗混合痔术后创面愈合缓慢的患者时，除了外用药外，还要配合口服中药以补益气血。因为气血的通调盛衰，与创面的愈合有着密切的关系。气血旺，外邪不易侵犯。即使病了，气血充足，创面也易于生肌长肉，迅速愈合；反之，血少者难于生肌收口。有如便秘的治疗上，他认为便秘的病机是由于气化不利、气机郁滞、气津不足。若气得补养，复其刚大之性，则冲突排荡，开秘行滞。故创立了“益气开秘方”。我在继承了陆老学术思想的基础上，将中药保留灌肠技术与此相结合，运用益气活血灌肠方来治疗便秘，也取得了良好的效果。

三、工作学习

陆老师除了指导我们的医术医技外，还会告诉我们许多新的有关中医的政策、方针，开阔我们的科研思路。当碰到疑难、复杂的手术病例时，会事先告知我们手术时间，让我们在安排好工作的情况下去参观学习。并在术后随访时告知我们患者目前的情况，及他在治疗过程中所碰到的问题及解决的方法，以此来提高我们的诊疗本领。

陆老师认为一个好的医生不但要学会看病，而且还要善于总结自己和他人的经验。在平时，他会督促我们多看些学术类文章，吸取他人的经验，并定期撰写论文。此外，他会鼓励我们每一位学生积极申报课题，帮助我们修改申请书。

“师恩难忘意深浓，桃李人间茂万丛。历苦耕耘勤育李，谆谆教诲记心中。”陆老师，您就像一支红烛，为我们学生献出了所有的热和光！您的品格和医德是我们学习的榜样。我将以您为榜样，不断奋斗与前进。

（孙　健）

传顾氏医风，习岐黄之术，学做流派新青年

——“最好的传承是创新”

传承是延续的希望，承载责任使命；创新是时代的主题，谋求未来发展。不忘传承千年文化瑰宝的初心，开创属于中医独特的发展之路。“传承”与“创新”是中医流派发展壮大的原动力，前者以时代眼光认真珍视并发扬古老珍宝，后者则以前瞻姿态放眼未来并追寻无限可能。

自成为顾氏外科肛肠学子的一员起，令人印象最深刻的一句话是我的导师陆金根教授对所有后学的谆谆教导——“最好的传承是创新”，无时无刻不激励着我坚持自己的中医肛肠学习之路。

一、流派传承——夯实基础，敢于临证实践

作为顾氏外科肛肠科后学，熟知流派特色用药和疗法是入门基本功。从金黄膏、消痔膏、冲和膏，到青黛膏、红油膏、白玉膏，清热解毒、消肿止痛、软坚散结，收湿止痒，祛腐敛疮，润肤生肌，小小药膏大大用途，十八般武艺样样精通。从六应丸、锦红片、复黄片，到红萸饮、促愈汤、益气开秘方，每一种药物的成功研制都饱含着先贤的心血和汗水，每一张组方的精心设计都蕴藏着前辈的智慧和力量。从摊药膏、搓药线，到熏洗塌渍、隧道式拖线，每一项操作技巧和要点总结，都是前人一点一滴的临床经验积累。

垫棉法作为中医外治特色疗法之一，是用棉花或纱布折叠成块以衬垫疮部的一种辅助疗法，常用于袋脓、空腔和慢性窦道。在肛肠疾病中，垫棉法则应用于复杂性肛瘘、肛周脓肿治疗后期，以促进创腔愈合。在实际操作过程中，要完整掌握肛周特殊部位的垫棉法，需要一定的技巧。而陆老每每都不厌其烦地一遍又一遍演示：纱布垫衬于空腔对应皮肤处，从底端开始，用宽胶布一层一层“叠瓦式”地进行加压固定，使得空腔中的新肉黏合而达到加快愈合的目标。

陆老则一直秉持着“不怕我不教、就怕你不学”的教学理念，对后学无私提携。为加强学生的临床操作技巧，提升实战水平，让学生做主刀，放手让我们积累临床经验。当然，陆老师他坚持的是：放手不放眼！

二、流派创新——不畏艰难，奋力开拓前行

顾氏外科早期以治疗疔疮闻名，顾筱岩先祖善用独特药味“疔疮虫”，又称苍耳子虫，将其浸泡于含有朱砂和冰片的蓖麻籽油中，数日后拿出置于疔疮之上，提疔拔毒，促溃祛腐。此法不独治疗疔疮有效，亦可用于阳痈红肿已成脓者。顾氏外科一代又一代前辈将外治之法不断更迭革新，应用于肛痈，即肛周脓肿的治疗中。从顾伯华先生的小切口、药线引流祛腐，至创面的全愈合过程中，辨识分泌物黏稠性状，到陆金根教授的多点小切口、拖线引流，垫棉压迫疗法促进创腔黏合，再演变至曹永清教授的拖线 + 置管，又及至王琛教授的拖线 + 置管 + 负压吸引，从而加速腔内愈合。经验的循序传承让探索创新的脚步迈得更扎实、更坚定。

在肛肠疾患中，有一类疾病鲜少有医院愿意收治，并非由于疾病本身治疗困难，而是因为患有疾病的都是脏腑娇嫩的婴幼儿。由于年龄的特殊性，大多数医院对于婴幼儿肛瘘采用的是坐浴熏洗、肛周清洁等保守疗法，不敢贸然手术。然而，病魔并不乖巧，它总是缠着小患者们，久久不愿离去。时间一长，它便开始肆意地开辟新天地。从一个溃口、到两三个溃口，更有甚者炎症累及整个肛周。孩子整日哭闹不安，父母天天愁容满面，不知何处寻医。

“幼吾幼以及人之幼”，从医将至50载的陆老不忍看到小病患们承受痛苦，带领顾氏外科肛肠团队不断攻坚克难，推进“婴幼儿肛瘘”的技术攻关，理清婴幼儿肛周精细解剖，在保证肛门正常生理功能的前提下，主张早发现、早治疗、早手术、早康复，减少患儿痛苦。并牵头促成“美滋润心”小儿肛瘘专项基金的成立，为小患者们的救治增添了强有力的后盾。

三、流派青年——顺应潮流，勇担时代重任

顾氏外科云云后学，感念先贤谆谆教导，不忘初心，传承使命，锐意进取，不断创新。在医学事业高速发展的当下，“如何在时代浪潮中做好流派

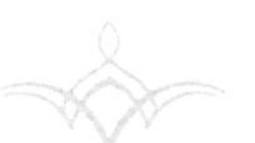

新青年”是我们每位学子需要面临的问题与挑战。

先贤一辈作为顾氏外科学术思想体系开疆辟土的一代，始终是我们敬佩和学习的榜样。他们全心全意投身于中医事业，朝乾夕惕，锲而不舍，将经验秘方毫无保留地倾囊相授，编写教材、经验集、临床手册推动学科与专业发展。作为顾氏外科第五代传人的我，虽未曾聆听师祖伯华公的教诲，但先贤们的逸闻趣事与高尚医德则是充满两耳。为此如何继以传承、创新、可持续发展好顾氏外科，后学的我们不容懈怠，要只争朝夕，不负韶华，要善于独立思考，更要勇于付诸实践，师古而不泥古，学今而能化裁，用精诚之心为人民群众的生命健康保驾护航。

陆老常说：“一个中医流派之所以具有生命力，一定具有吐故纳新的能力，有不分门户的胸襟，在传承中创新，并不断付诸临床实践，还要有贯穿始终的医者仁心流派文化。”作为顾氏外科后学的一员，倍感荣幸，也深知肩上的责任与重担，希望自己能够保持一以贯之的努力，坚守先贤医者用仁心创造的仁术，将顾氏外科思想精华和流派文化永久地传承发展下去，顺应时代浪潮变化，做一名合格的流派新青年！

路漫漫其修远兮，吾将上下而求索！

（孙琰婷）

第六章

肝胆外科后学感悟

一次难忘的救治，见证顾氏外科治疗危急重症的神奇

顾老生前经常讲这样一句话：“中医治疗急腹症是中医外科的发展”。正是这一句话，顾老和徐老的精诚合作，成就了龙华医院顾氏外科的另一重要学术研究方向——中西医结合治疗急腹症的发展，同时，推动龙华医院成为了建国早期急腹症四大研究基地之一，在中西医结合治疗急腹症的发展历程中发挥重要作用。作为顾氏外科后学，亲眼见证了顾氏外科治疗危急重症的神奇。值此顾氏外科诞生160周年之际，特此整理成文，向学科前辈致敬，以飨后学同道。

那是21世纪初，在我们的外科病房里，重症胰腺炎患者并不少见。因为该病起病急骤，发展迅速，并发症多，多是急性胰腺炎伴有脏器功能障碍，或出现坏死、脓肿或假性囊肿等局部并发症者，或两者兼有，因此之前的死亡率高达40%～70%，虽说当时临床疗效已经有所提高，但是仍然有接近20%左右的死亡率，严重危害人民健康。在一般的类似病例治疗中，在朱培庭老师、张静喆老师带领下，团队在西医治疗原则和应用措施的基础上，根据不同病期不同证型患者的辨证特点进行中医治疗，当时以我院经验方锦红汤加减为主，均能收获不错的临床疗效。但是，其中有1位病人却似乎与众不同，至今难忘。这位病人在以往的经验治疗方案上，无论怎么调整，就是高热不退、大便不通、胸腔积液不减，收效甚微。朱老十分焦急，立刻带领团队开展疑难危重病例讨论，如何打破常规，寻找救治病人的另外途径？突然，朱老紧皱的眉头一松：“我们的突破口是不是应该在胸腔积液？这不正是中医的悬饮病么？何不在锦红汤的基础上，加用大陷胸汤一试？”说干就干，我们马上去执行了这一医嘱。接下来，神奇的现象出现了，经过两日的用药，病人的大便通了，一日10余次，在我们再次为病人捏把汗的同时，神奇再次出现了，高热逐渐退了，胸腔积液也慢慢吸收了，病人的状态神奇般地恢复了。当然，结局依然美好，病人顺利出院了。

事后，我们及时进行了病例总结，并在以往重症胰腺炎中医辨证分型（胃肠热结型、肝胆湿热型及热毒血瘀型）的基础上，增加了饮停胸胁型，同时在疾病的治疗全程中，不忘加用一味生地顾护体内津液。后续临床实践亦证明，早期护养阴液，对于减轻患者的临床症状，减少病死率，提高重症急性胰腺炎的临床治愈、好转率具有积极意义。而后在中国中西医结合学会急腹症专业委员会年会等会议上进行交流，获得同行认可，很大程度上完善了重症胰腺炎中医辨证治疗。

通过这一次深刻难忘的经历，见证中医在外科危急重症治疗中的神奇之外，更是深切感受到顾氏外科那种师于古而不拘泥于古，在传承的基

础上勇于创新、迎难而上的执着情怀！就我而言，自1989年7月成为顾氏外科急腹症团队的一员，至今已有30余载，从一名刚出校门的医学生成长为今天的主任医师、国家863专家，离不开学科和师长的培养，更离不开学科精神的鞭策。即将迎来顾氏外科诞生160周年，祝愿顾氏外科薪火相传，传承不已，创新不止！

（高 炬）

职业生涯的领路人
——我与恩师朱培庭老师

我是1987年7月于原上海第二医科大学医疗系毕业，后经学校统一分配到龙华医院外科。当时医院外科还在著名中西医结合外科大家徐长生老先生领衔下，作为原上海中医学院的附属医院，从事中西医结合外科临床、科研、教学工作。1991年徐长生老先生因病故世后，这方面重担就落在顾氏外科第四代传人朱培庭老师身上。

记得当时科室除处理日常医疗工作外，在总结顾氏外科特色基础上，重点对胆石病的中西医结合防治、急腹症的中西医结合非手术治疗及围手术期的中医药应用，特别是在胃肠道手术后促进胃肠蠕动功能的恢复方面进行探索研究。消化道的手术后，胃肠蠕动功能的恢复是病患手术后康复的重要指标之一，术后患者通常先有肠鸣音的出现，接下来再排气、排便恢复，医师也根据病患胃肠蠕动功能的恢复拔除胃肠减压引流管，开始流质饮食，并逐步过渡到半流质与普食饮食。事实上消化道的手术后促进胃肠蠕动功能恢复也一直是外科界关注的重点之一，更早的胃肠蠕动功能的恢复、更早的拔除胃肠减压引流管、更早的恢复进食等能减少病患痛苦，加快术后康复。

在我进入外科之前，在朱培庭老师的倡导下，科内就已开展相关工作的观察研究。在我做住院医生时，朱老师就告诫我加强中医药知识的系统学习，今后在围手术期病患中医药应用方面多做研究。在朱培庭老师的鼓励与推荐下，我于20世纪90年代中期完成了当时市卫生局举办为期3年的青年医师中医“希望之星”培养，于90年代末期参加“文革”后首批为期3年的“西学中”学习班，并在2000年经考核通过，参加上海中医药大学同等学力研究生班学习。本科毕业后这三个阶段的学习，朱老师都作为我的中医指导导师，我有幸更进一步系统地跟师学习，朱培庭老师也给我指明今后研究方向，建议我在围手术期中医药应用，特别是胃肠道手术后促进胃肠蠕动功能方面重点做些观察研究。20世纪90年代中末期起，在朱老师指导下和科室前期工作铺垫的基础上，我对胃肠道术后病人施以中医药治疗，开展促进胃肠蠕动功能恢复的相关观察研究，对不同手术部位的患者，选择采取大承气汤肛滴、电刺激下肢穴位、耳穴按压、穴位敷贴、中药胃管内注入等中医药技术与方法，总结疗效，制定科室特色围手术期诊疗方案，相关研究结果也通过论文发表。

开展的围手术期中医药应用工作也对急腹症的中西医结合非手术治疗起到推动作用。顾氏外科在急腹症的治疗方面有许多经验与理论，当时我们在朱培庭老师带领下，对年纪轻且空腹的十二指肠球部溃疡小穿孔、单纯及早期化脓性急性阑尾炎、阑尾炎性包块等急腹症患者采取中西医结合非手术治疗。根据顾氏外科治疗急腹症的经验，病人治疗的重要部分就是在半卧位下的“人静肠动”。中医的“五脏六腑以通为用，通则不痛，不痛则痛”，其中的“通”，就是促进急腹症患者胃肠蠕动功能的恢复。前者会用大承气汤肛滴，后者口服锦红汤、大黄牡丹皮汤等。其他围手术期促进胃肠蠕动功能的中医药治疗方法也会在急腹症的中西医结合非手术治疗上应用，加快病患的康复。

朱老师为人儒雅随和，善良大度，对待工作一丝不苟，精益求精，对待学生亲切和蔼，循循善诱，在朱老师的影响与教诲下我不断成长，围绕围手术期的中医药应用为自己外科职业的研究方向，也一路成长为主任医师。

2005年9月，因医院工作需要，在征得朱培庭老师同意与支持后，我离开工作近20年的外科，转岗到医院医务处，开始医疗管理工作。朱老师为人处世原则、作风一直是我学习的楷模，也让我在以后的医务管理岗位上受益多多。感恩我的恩师朱培庭老师！

（沈　平）

精诚为医，无私奉献

——师从顾氏外科第四代传人朱培庭教授心悟

“大医精诚”是为医者所要达到的最高境界，“精”是指技术精湛；“诚”是指品德高尚，也就是说，为医者必须医术精湛，医德高尚。我有幸师从朱培庭教授近30载，无论从医学技艺还是医学道德方面都深深感受到恩师的教诲，受益良多。恩师的言行举止也影响到了我的整个行医生涯。

朱老师自1965年从上海中医学院医疗系毕业以来，即在龙华医院中西医结合外科长期从事中西医结合外科的医、教、研工作，他师从我国著名的中医外科专家顾伯华教授和著名的中西医结合外科专家徐长生教授，充分继承和总结并发扬了二位专家的学术精髓，在中西医结合防治胆道感染、胆石病和外科炎性急腹症方面取得了卓越的成就，成为我国中医药防治胆道疾病方面的著名专家和权威。特别是在医学科学研究和学术成果的转化和产业化方面，由于成果众多而居于国内同行的前列。

对于胆石病的中医药治疗，朱老师通过深入的思考和研究认为，中医的精髓在于辨证论治。然而，在胆石病防治研究不断深入的今天，中医的辨证论治研究仍主要以症状、体征、舌质舌苔、脉象作为依据，缺乏具体参数，具有一定的主观性、临床不易操作、结果难以重复、结论不能令人信服，以致现阶段胆结石的临床证型数目不一，名称各异，严重阻碍了中医临床疗效和学术水平的提高，也阻碍了中西医学在胆石病治疗领域的交流与沟通。因此建立胆结石病常见证候的客观辨证标准已迫在眉睫。在他的领导下，龙华医院胆道外科拟订了专门的课题，从生理、病理、生化、细胞、基因等水平寻找胆石病中医辨证的客观物质基础并加以量化，以使中医治疗胆石病的辨证标准得以客观化、规范化，以期提高中医药防治胆石病的诊疗水平，并利于中西医学在胆石病防治领域的交流与沟通。

通过大量临床辨证规律探索和一系列实验研究，朱老师总结出“胆病从肝论治”学说是中医胆病重要的发展途径。胆石病的非手术治疗，20世纪六七十年代以中医排石为主，七八十年代则以口服与T管溶石疗法为特色，80年代中期形成了碎石疗法，90年代以后则更注重结石的防治结合。过去，对中医治疗往往认识局限在排石，而通过中医辨证论治不同处方研究，发现中医药方剂除了排石作用外，更具有溶石、防石、消炎、利胆、清除自由基，抗肝细胞脂肪变性，逆转致石胆汁等综合调理的作用，寓治与防于一体。

在多年的科研工作中，作为第一完成人，朱老师先后承担国家自然科学基金，上海市科委、市

教委、市卫生局等课题近20项，获得包括上海市科技进步一等奖、上海市优秀产学研工程一等奖省部级以上科技成果奖10余项。发表论文100余篇，编写学术著作与教材10余部。培养硕博士、博士后以及来自全国各地的中西医结合各类人才近百名。1992年被卫生部、人事部、国家中医药管理局授予“全国卫生系统模范工作者”荣誉称号，享受国务院政府特殊津贴，1994年列入《国际名人录》(剑桥国际传记中心)，1995年授予上海市名中医称号，2002年度被评为上海市科技创业领军人物，2003年度更被评为上海市科技创业领军人物30强，成为中医界唯一获得此荣誉的专家。

朱老师是一个和蔼可亲的学者，他给人的感觉就是平易近人，没有丝毫的架子。虽然每次门诊慕名而来的各地患者络绎不绝，常常使他耽误了用餐，但他总是毫无怨言，也从不草草打发了事，因为朱老师不忍心让那些从外地赶来、半夜就等在医院门口的病人带着痛苦和失望而归。晚年后更是在繁忙的工作之余倾心照顾患老年痴呆的师母，因为这就是责任。在略显浮躁的现代社会，朱老师的言行举止为学生们树立了典范。

在学术和业务上，朱老师又是一位严谨的学者，他常常告诫我们，科学研究来不得半点虚假，尤其是事关人命的医学事业，更容不得半点马虎。每次在申报课题或核对相关的实验结果时，他总要反复询问立题的依据，相关的文献报道，研究的可操作性以及实验的过程，数据的来源，操作的步骤等，直到得到确切满意的答复他才放心，他才同意开始下一步的研究。同时，作为一名中医学家，朱老师还时刻紧跟现代科学技术的步伐。他经常对我们说，虽然中医学是一门古老的科学，但作为我们研究中医学理论内涵的人，必须采用现代的科学技术方法，才能使我们的研究结果让中医和西医都信服，才能让中医学真正为西医同道所认可，并且可以为中西医学架起沟通的桥梁。

朱老师对于自己的学术经验毫无保留，他将自己对于胆道感染、胆石病以及外科领域疾病的诊治经验通过门诊抄方、查房、讲座、医案等形式倾囊相授给学生们。同时，他还将治疗胆石病的常用方剂通过新药开发，院内制剂等形式，近乎无偿交付给医院，为中医药事业、为龙华医院、为他的学生们、为整个社会留下一大笔宝贵的财富。朱老师行医生涯中共开发了3个治疗胆道疾病的中药新药，其中胆宁片获得上海地区第一个中药新药证书，因临床疗效良好被中、西医界共同认可，目前广泛运用于临床，年产值超过3亿元。2016年12月15日，胆宁片获得加拿大卫生部天然药品和非处方药局批准的上市许可证，成为了首个走出国门的中成药。

闲暇之余，朱老师爱好书法。朱老师的书法独树一帜，颇具特色。为教育学生们，朱老师将中医肝胆方面的中医古籍孤本亲手用毛笔抄录成册，赠与学生们，嘱意学生们勿忘中医之本，勿忘中医这一国之瑰宝。

能成为朱老师的学生，是我一生之幸。朱老师以其高尚的医德、勤勉的工作态度、严谨的学术作风深刻地影响了我，并使我受益终身。

（顾宏刚）

开启悬壶之门
——结缘中医，岐黄传承

当初作为一名临床医学专业本科生，在大学学习期间，接触的多是解剖、生理、病理等西方医学脉络，向往的也是今后执掌手术刀，在手术台上“斩尽人间疾苦”，为病人解除痛苦，捍卫生命的延续。因此，外科是我执着的职业抉择，毕业选择医院，定位始终是以外科为唯一选择。

就在毕业前最后一学期的一次旅行中，一场突如其来的小意外，让我的选择方向发生了变化。云南玉龙雪山，千里冰封，和昆明的春城完全是两个季节两种温度，温差诱发了感冒，感冒诱发了肠胃炎，而且一发不可收拾，急诊输液之后仍不见好转……手足无措之际，旅馆的房东拿来了几根不知名的草药和一碗煮熟的苹果水，不明就里囫囵吞下。可是，就是这么神奇，隔天晨起，里急后重、眩晕虚脱的症状完全好了。经此一事，让我对中医中药的兴趣和好奇心油然而生，自此结下了岐黄传承的不解之缘。

不多久，我收到了多家医院的录用意向，这一次，我坚定地选择了龙华医院，自此，开启了一条中西并重的外科之路。

2012年的仲夏，经过严格考核入选第五批全国老中医药专家学术经验继承人，跟随上海中医药大学附属龙华医院著名胆道专家朱培庭教授进行临床学习。朱培庭教授是首批上海市名中医，上海中医药大学博士生导师，享受国务院政府特殊津贴。朱师长期致力于中医、中西医结合防治外科急腹症的临床、教学及科研，尤其是在胆石病防治领域成就卓著。

作为海派中医顾氏外科继承、发展、壮大至今日的诸多中流砥柱之一，朱培庭教授始终致力于坚守对国学中医的虔诚信仰、挖掘与传承，更潜心于将国粹与西医外科融合发展，以彰显中西合璧的学术特色。

在最初跟随朱师的时候，朱师便教导他“欲做学问先做人”。西汉思想家杨雄《发言》中说：“师者，人之模范也。”。学习医学亦是如此，培养医生学习医学专业知识，救死扶伤，治病救人就要从培养医德医风的角度开始，他深知作为一名医生，首先要懂得在社会主义医德范畴下的权利和义务，在充分享受权利的同时，自觉地去履行一个医务工作者应尽的义务，同时清楚地认识情感与良知，荣誉与幸福，审慎与保密等。

当今医学科学的发展已突破传统的生物医学模式的框架，发展为“生物-心理-社会”医学模式，医生应该适应新医学模式的转变，更新知识，善于拓宽知识面，学习有关的人文科学知识，并有机地运用到临床实践中，更好地为防病治病、促进病人身心健康服务。在医学实践中建立互诚互信的医患关系，有助于维护家庭及社会的稳定，更有助于提高医疗服务质量。

作为一名当代的医生，更应该遵守自身的职业道德，对于医德这个概念，被誉为“药王”的唐代名医孙思邈有过精当的论述：“凡大医治病，必先发大慈恻隐之心。见彼苦恼，若已有之，身心凄怆，勿避昼夜、寒暑、饥渴、疲劳，一心赴救。”“夫为医之法，不得多语调笑，道说是非，议论人物，炫耀声名，訾毁诸医，自矜己德。”医务人员应当奉行“仁爱救人”的精神，把全心全意为人民服务作为自己的神圣职责和道德标准。

在跟随朱师学习做人的基础之上，我认为继承朱师的丰富中医经验应该要做到勤于温习，勤于思考，勤于倾听。勤于温习，经常温习中医经典著作，历代医家的著作；勤于思考，不要忘记中医的基础，把每个病做到得心应手；勤于倾听，在接诊病人的时候要细心聆听其诉说。在运用中医治疗疾病时必须以辨证论治为原则，扶正祛邪、调整阴阳为核心，以调动人体自身的抗病能力，也就是正气，协调内在技能活动，从而驱逐病邪，恢复健康。

跟随朱师学习的多年来，我也始终用实际行动力争达到朱师对于做人和做学问的双重要求，成为一名合格的继承人，导师的高尚品质和人格魅力也时刻激励我在成长中不断完善。

“业精于勤，荒于嬉”，即使踏上工作岗位，繁重的日常诊疗、手术仍没有妨碍我继续学习、深造自我；我在入职后的这些年间，相继完成了硕士、博士研究生学业，主修中西医结合外科；扎实的理论根基成为临床诊疗的安全保障。

“行成于思，毁于随”，所谓家国情怀，对于个人而言，即是日常和工作。我始终以认真的作风面对每一天的工作，用严谨的态度完成每一次手术、用一颗“医者仁心”对待每一位病患；“以病人为中心”，从患者需求出发，是我一贯的行医宗旨。心怀感恩，把对医学的敬畏、对病患的责任与担当落实到工作的每一个细节，我用自己的言行诠释着“工作就是职责、职责就是担当、担当就是价值”，履行着恩师的教诲与敦促。

“九层之台，起于累土。”“不驰于空想，不骛于虚声。”

凡是过往，皆是序章，明天仍会继续，初心不改，砥砺前行。

（李　炯）

感动感恩顾氏外科

中医外科，一个神奇的学科，将各种药膏和手术做到完美结合。顾氏外科，一个充满创新和开拓激情的学科，一个充满自信和活力精气神的学科。而我，幸运地成为这个大家庭中的一员，已有18年余。回顾成长之路，从茫然到清晰，从不知所措到坚定自信，后学感悟，“感动感恩”四字足矣。

1. 调剂入门　2004年4月，我满怀兴奋而激动，坐了18个h火车来上海参加复试。但由于名额有限，复试过程并不顺利。后续的调剂之路更是辗转莫测。在我灰心至极准备返程的前一日，龙华医院的缺额补录再次为我点燃了希望之火。在经历了看似简短，但是充分的复试准备后，在复试现场我第一次见到了我的导师——顾氏外科第五代代表性传人张静喆教授，以及其他复试专家团成员——高炬老师、沈平老师和顾宏刚老师。在走向复试房间的路上，看似淡定的我，内心也有一丝丝不安，因导师是外科专业，作为一名女生，可能并不占优势。但导师和复试专家团的亲和力和鼓励，让所有的不安和顾虑转瞬即逝。第二天被录取的消息更是让我喜出望外，那种感觉真的是难以言表！现在想想，这就是学科的大度和谦和的魅力所在吧。

2. 努力修行　在后续攻读研究生的日子里，做实验、门诊抄方、跟台做手术、查房，忙碌、充实而快乐。无论是我的导师张老师，还是朱老师、章老师、顾老师、马老师、孙老师、林老师，他们给我的感觉，就是已经把我作为团队的一员。每每遇到问题求助时，得到的总是耐心而清晰的讲解。和陆金根老师在讲课时常挂在嘴边的一句话“不怕我不教，就怕你不学”不谋而合。毕业后进入顾氏外科急腹症学组（中医外科研究所）工作，时光荏苒，现在的我已经成长为一名副研究员。回顾18年来的点点滴滴，给我印象最深刻，也是让我最感动的是，无论是在学科起源、发展、壮大的哪一个阶段，无论是顾氏外科第四代传人（师爷一代），还是第五代传人（师父一代），还是第六代传人（我辈一代），无论身处哪里（国内、外），都在用实际行动时刻践行着学科的“传、承、拓”使命，不仅将学科的学术发扬光大，更是将学科的那股“精气神”传递到很多角落，满满的正能量潜移默化地影响着越来越多的后学。

虽算不得成绩卓越，但作为顾氏外科的一员，归属感和荣誉感一如既往的满满。今后仍毅然将顾氏外科的热情、坚定、自信和创新责无旁贷地传递下去。

（梁晓强）

衷中参西，与时俱进，仁心济世
——师从顾氏外科第五代传人张静喆教授心悟

时光荏苒，有幸师从张静喆教授已逾10载，受益良多。张师早年受业于顾伯华、徐长生、朱培庭等中医外科大家，从事中西医结合外科医教研工作40余年，致力于外科炎症性急腹症、胆胰疾病及围手术期处理的中西医结合临床与应用基础研究及理论创新研究。

临证过程中，张师探索总结胆石病的辨证分型规律，认为六腑病证多实，胆石病属于腑病，根据“六腑以通为用”的原则，治疗多用通利祛邪法，其中急性发作期多属肝胆气郁、肝胆湿热、热毒蕴结，治疗常用清热通下法，常用药对为大黄和黄芩；慢性静止期多见肝胆气郁，治疗多用疏肝利胆理气法，常用药为大黄。将“六腑以通为用”理论指导下的通法贯穿于胆石病的治疗全过程，领衔开展中医药防治胆石病的临床辨证客观化研究、“方-证”研究及系列药物物质基础研究，疗效显著，为丰富和完善以中医理论为指导、中医辨证论治为基础的胆病综合防治体系提供科学依据，率先创建辐射全国的中医辨证论治胆病防治体系，亦奠定和巩固了我院胆石病在全国中医系统及中西医结合外科领域的领先地位，学验颇丰，不禁令我等后学肃然起敬。

急腹症是外科常见病，中西医结合在急性阑尾炎、急性胆道感染、急性胰腺炎等急腹症治疗中取得良好临床疗效。张师在学科已有成果基础上，重视肠黏膜屏障是急性胆源性感染病程中的重要环节，根据中医“六腑以通为用，以降为顺”的理论，结合现代医学相关研究的最新进展和关注点，联系到具有“清”“下”功能的中药具有保护和修复肠黏膜屏障的作用，推理中药泻热通腑之功效与保护肠黏膜屏障存在相关性，认为中医“从肠论治”可能是急性胆源性感染新的治疗切入点，并率先用现代循证医学方法对我院院内制剂锦红片治疗急性胆源性感染的疗效再评价，提倡“从肠论治”急性胆源性感染及急腹症的学术观点，指导我在博士学位课题研究中科学验证肠黏膜屏障功能在急性胆道感染中的重要作用，揭示锦红片保护和修复肠黏膜屏障功能的重要作用环节和物质基础。张师严谨的学术作风深深影响着我等后学的治学态度，这也奠定了我后期从事胆胰疾病相关研究的科研思路基础。

作为擅长外科手术操作的中西医结合外科专家，张师致力于探索中西汇通，以期更科学有效发挥中医药在外科疾病综合治疗体系中的作用。在诊治外科疑难重症特别是外科术后患者中，重视“一元论”的指导作用，张师观察到历经手术（如胃肠、肝胆胰等重要脏器切除甚至联合脏器切除等脏腑缺失）的患者，其脏器秩序重建、体内平衡重构过程的中医病机转归或现代病理生理学变化都与未经手术患者存在巨大差异，手术的近远期并发症和后遗症处理有其特殊性。针对这类“现代病患”的中医治疗，既无先例可循，亦无今例可参，很难套用传统“脏腑辨证”体系。对此，张师提出要有基于外科病理生理学的中医辨证思路。他依据几十年外科医师特有的临床思维和经验，创新性采用“八纲辨证”体系进行辨证论治，分型简单、疗效显著。例如腹部手术后病人，由于手术前后疾病对机体的消耗、麻醉、手术时的创伤、手术中的失血、手术后的发热、禁食等因素，均可造成病人全身及局部病理改变，病人常表现为气阴两伤证，临床上常见病人乏力、肢体倦息、自汗、口干、大便欠畅等症。早期善用太子参、黄芪、白术、茯苓、甘草益气健脾、清热利湿，北沙参、石斛、生地、杞子养胃生津，浮小麦收敛止汗，佛手、玫瑰花理气而不伤阴，诸药合

用以达扶正祛邪、健脾和胃、生津润燥、理气通便不伤阴，对改善病人气阴两虚症状、促进病人术后早期恢复具有良好疗效。现代医学证明，益气养阴中药具有调节机体免疫功能、增强机体防御能力、改善心肺功能、改善微循环、调节体液电解质平衡、促进消化液分泌、改善消化功能、促进人体物质代谢、降低交感神经兴奋性等作用。

此外，张师对于中西医结合的临床研究亦有独到见解，以期客观地评价中西医结合的临床科学价值。张师认为中西医结合是用现代科学知识及手段来继承和发展中医药，中、西医学相互补充，取长补短，诊治疾病的医学形式。其研究出发点是将中医中药与西医西药的知识和方法结合起来，在提高临床疗效的基础上，阐明机理进而获得新的医学认识。鉴于中西医的不同思维方法，中医长于整体观念和辨证论治，以阴阳五行等理论为指导，四诊合参，运用八纲辨证、脏腑辨证等方法对疾病进行治疗，注重自身“正气”的抗邪能力，达到“阴平阳秘”。西医运用现代科学技术和手段，重视局部功能变化、病理组织学改变或致病微生物的不同属性，能够做出明确的定位、定性、定量诊断，从而确定疾病的对因对症治疗。因此，将中医的辨证与西医的辨病相结合，是中西医结合临床研究的基本思路。在此基础上，张师总结发现，目前的中西医结合研究多是将微观辨证和宏观辨证有机地结合，提高识病治病的水平；将功能辨证与形态辨证相结合，以中医的辨证方法与西医病理变化结合起来诊治疾病，使中医学与现代人体形态学逐步接近；将局部治疗和整体治疗结合起来并治，从个体治疗中总结规律，优化中西药配合运用选择，从而发挥更大的临床治疗优势。但是，这些临床研究内容多处于理论研究阶段，尚未形成系统化科学化的研究成果，并建议遵循循证医学作为中西医结合临床研究发展的关键，重视研究课题的科学设计，不断获取和更新医学知识，拓宽思路，掌握流行病学和生物统计学方法，用于指导诸如中、西药物优化选择的评价等，以最低的成本、最高的效率和最优的质量为中西医结合的临床治疗提供服务。强调“中西并重”,“科学解释”与“科学发现”并举，敢于突破传统观念、传统理论，不必过分强调“必须遵循中医药理论”,“不能违背《内经》”等论调。只要能做到第 1 级的临床证据，就是最有力的循证医学依据。张师不拘泥于古的临证态度，与时俱进的治学作风，不禁开拓了我等后学的科研思路，不失为师者风范。

作为张师的学生，我不仅学到了安身立命的一技之长，更领悟到了其高尚的医德、与时俱进的工作态度和严谨的学术作风，以上仅仅是张师从医从教、治学济世的点滴缩影，感念其对我等后学的谆谆教诲，关怀体贴，凡此亦可受用终身。

（谢金昆）

仗剑行江湖，侠胆济苍生

一、懵懂少年闯魔都，误入名门浑不觉

时间回到 14 年前，2008 年魔都上海下起了一场大雪，在这场大雪之后，我来到了上海中医药大学附属龙华医院，彼时，医院的新门诊大楼刚落成没有几年，我就在这栋楼中参加了一场研究生入学考试的面试。我报考的是心血管方向，虽然当时自我感觉良好，但是由于种种原因，当面试结束后，我所报考的导师还是告诉我，建议我调剂其他老师。彼时的我，非常地绝望，于是在第一时间上网选择了调剂，结果被调剂到湖南中医

药大学附属第一医院，并通知我去面试。湖南的面试结束后，次日便接到面试通过的信息，告知我去体检。与此同时，我也再次接到了龙华医院教学处的电话，告知我被安排调剂到普外科（胆道外科）的张静喆教授这边，我网上查询了下导师的信息，在看到导师的照片和简介后，有种特别亲切的感觉，我立即回电教学处，告知我愿意接受调剂。于是连夜从湖南赶回上海，参加了第二轮的面试。

面试时，导师简单了解了下我的个人情况，随后问道："你之前报的是内科专业，此次如果调剂成外科专业，是否会造成较大的心理落差？"我毫不犹豫地回答："绝对不会，我是经过慎重考虑之后才决定的，我很感激老师可以给我这样一个机会；如果犹豫不决，我就不会过来，而是把机会留给其他更加渴望的人。"

直到入学半年后来到龙华医院进行临床学习，我方才知晓，我所在的胆道外科属于中医外科的一部分，而龙华医院中医外科是国家中医药管理局重点学科。2012 年上海启动海派中医流派传承研究项目，龙华医院成为"顾氏外科"流派传承基地，2014 年"顾氏外科疗法"被列为国家级非物质文化遗产代表性项目，由此可知，龙华医院中医外科堪称中医学界的名门望族。冥冥中自有安排，我很幸运能成为"顾氏外科"的一分子。

二、有所为，则无愧于心

2008 年 9 月，研究生入学以后，我一直努力学习各门专业课。与此同时，为了历练自己，在学校的半年时间中，我利用课余时间承担了部分校研究生会的工作，担任了上海中医药大学第二十届研究生会办公室主任，在此期间我负责策划及组织了第二十届研究生会的首次活动——"喜迎世博，共建和谐校园——上海中医药大学研究生书画摄影大赛"。学期结束时，我还参与组织了上海中医药大学首届"中医英语查房 DV 摄影大赛"，带领龙华临床医学院的同学一起，摘得了"最佳导演奖"的桂冠。我在研究生会的工作得到了学校的认可，于是，我被评为 2008—2009 学年上海中医药大学"优秀学生干部"，这是我在"魔都"获得的首次荣誉，同时也是一种无形的激励。

2009 年进入龙华临床医学院后，我在导师的支持和鼓励下，发起并成立了龙华医院首个社团组织——龙华医院传统保健体育协会，并担任协会首任会长兼首席教练。其后，协会每年都参与医院内外的各项活动达数十次，我还利用下班后的业余时间，定期在院内为本院职工进行中国传统功法及太极拳的义务教学，通过这些活动，我很快得到了医院同事和老师的认同，加上我在学习上并没有丝毫松懈，因此获得了上海中医药大学研究生一等奖学金、雷氏英才奖学金，还相继被评为上海中医药大学优秀学生、龙华医院优秀青年志愿者、上海市优秀毕业生、龙华医院优秀青年、上海中医药大学优秀团干部等。

我的导师张静喆教授曾对我说："许多事情，只要你认为是值得去做的而且不耽误你的工作和学习，那就放手去做吧。也许有一天，你所做的事会为你带来意想不到的收获。需知有所为，有所不为即可。"如今，我所取得的这些荣誉，也验证了导师的话语。这些和我专业不太相关的社会实践活动，为我在医院和医疗系统中积累了大量的人脉关系，锻炼了我的社交能力和执行力，同时也为我带来了一些荣誉，这些都成了我的无形资本。

三、胆大心细，衷西参中

刚进入临床工作时，导师曾问我："小余，你知道怎样当好一名外科医生吗？"我懵懂地摇摇头。他说："外科医生并不是想象中的手起刀落的洒脱，更多的时候需要谨慎细致。但是一味地细心会让人陷入寸步难行的地步，真正高明的外科

医生，往往都是胆大而心细。”

在我独立管床位的时候，曾经遇到一位患者，因为手术后禁食，术后第三日复查血电解质时，发现血钾只有 2.5 mmol/L，属于比较严重的低钾血症。我按照教科书上的流程，计算了补钾量后，对患者进行了纠正电解质的治疗，但是在连续用了 3 日的足量氯化钾后，患者的低血钾未有丝毫改善。在我百思不得其解时，导师提醒我：这个患者术后胃肠减压管每日的引流量都较大，要考虑此人有代谢性碱中毒的可能。随后的血气分析结果验证了导师的话，于是我一边纠正酸碱平衡紊乱，一边补充氯化钾，次日患者的血钾即恢复至正常水平。

还有一次，从泌尿外科转来一位患者，该患者因为前列腺增生、尿潴留在泌尿外科住院治疗，入院第三日，患者突发中上腹疼痛不适，既往有胆囊结石病史，腹部立卧位 X 线片未见膈下游离气体。科室医生开始讨论此患者是否有穿孔，是否有手术指征。于是分成了两派意见，大多数人主张暂时保守治疗，因为包括 CT 检查在内的检查均未见脏器穿孔及腹腔积液，但是仅一两位老师认为，有可能是胆囊结石导致的胆囊穿孔，需要剖腹探查。对于这样小概率的事件，我认为可能性不大，但是导师提醒我，这种情况不能排除，因为患者的腹膜炎体征很明确。最终，该患者还是进行了剖腹探查，术中确诊是胆囊结石穿孔，穿孔位置在胆囊体部，比较隐秘。导师说：外科最大的魅力，也在于此，如果你觉得有疑惑，手术会给你答案。这个病例也让我深刻地体会到，胆大心细不只是优秀的外科医生才需要具备的品质，每一位合格的外科医生都需要。

进入临床以后，我发现有很多外科疾病是手术无法治愈的。导师说：这时就该轮到中西医结合展露身手了。例如，腹部外科术后肠麻痹（肛门没有排气、排便、腹胀）、胃瘫、肠粘连等都是外科医生最头痛的术后并发症，而中医药治疗却常常取效良好。

我一边学习外科技术，一边跟随导师及朱培庭老师门诊抄方学习中医临证思路。加上很早就自学中医和针灸，大学期间即开始钻研《伤寒论》《脾胃论》《黄元御医学全书》等中医典籍，研究生阶段又开始钻研中医医案，尤其喜欢《柳选四家医案》和朱培庭老师推荐的《未刻本叶氏医案》。中医临证学习及博览中医典籍使我的中医临床能力得到了快速的提升。遇到外科手术解决不了的问题时，导师会鼓励我开动脑筋，在临床中运用针灸及中药治疗外科围手术期的并发症。记得有一次，一位结肠癌患者，术后 1 周左右开始出现呕吐不适，检查后发现是术后胃瘫。而这个术后并发症是外科医生最头痛的了，到目前为止，其病因及治疗均没有实质性的进展。在上级医生做了各种尝试均未果后，导师建议我用中医的方法试试，于是我在检索相关文献后，提出用针灸加上穴位注射的方法来进行治疗，最后成功地治愈了该患者。

朱培庭教授以前教学查房时也曾说过一个中西医结合的案例，他年轻的时候遇到一例急性消化道穿孔伴弥漫性腹膜炎的患者，因为患者身体情况较差无法耐受手术，朱老师在征得顾伯华、徐长生两位老师的同意后，尝试采用中医药进行治疗，在辨证后采用了大承气汤加甘遂末为主方的药物进行鼻饲治疗，最后竟然成功地挽救了患者的生命。朱老师说，如果按照现代医学的思维，这种病人没有人敢用中医药治疗，更别提用具有毒性的甘遂了。

老师们的支持和鼓励给了我信心，我屡次在临床上运用针灸治疗术后胃瘫、针灸结合中药灌肠治疗术后肠麻痹、针灸治疗胃癌晚期顽固性呃逆等疾病，均取得了较好的疗效，与此同时也赢得了患者的信赖。2015 年初，我被导师张静喆教授推荐进入第五批全国名中医（朱培庭）工作室，进一步学习并传承中医，我有幸正式位列顾氏外科门墙第六代传承人之一。

四、仗剑行江湖，侠胆济苍生

我自幼身体素质较差，经常生病，高中时会定期在学校附近的推拿馆做治疗，推拿师是一位伤退转业的军人，自学的推拿。我第一次去做推拿时，他刚回来，一身的汗，他冲洗整理了下就准备帮我做推拿，我出于礼貌，说道："看您挺累，歇一会吧，我不急。"后来因为这一句话，他破例收了我这个徒弟，使我踏上了习武之路，再后来我们成了忘年交，至今仍经常探讨武术与中医。我也是在他的建议和鼓励下，才开始走上中医之路的。此后，这位武术老师因工作原因去了外地，他将我托付给了他的好友。于是我拜了第二位太极拳老师，继续学习陈氏太极拳。

因为习武，我结识了很多爱好武术的人士，初到上海时人生地不熟，但是我很快就结识了一批武林中的朋友。2009 年进入龙华医院后，我创立了龙华医院首个社团组织"传统保健体育协会"，并在院内进行太极拳和传统功法的义务教学。龙华医院 50 周年院庆时，我还有幸与邵长荣、朱培庭教授共同表演了一个"太极・书法"节目，邵老作画，朱老书法，我在后面舞动太极，一举成为全场的焦点。后来，朱老师还亲自为我创立的协会题写了一幅字——"传承中华武术、弘扬民族精神"，鼓励我将中华传统文化传承下去，这幅墨宝目前仍保存在医院工会里。此后，在我侍诊朱培庭老师的过程中，他经常会与我聊起这一段往事。

住院医师规范化培训阶段，我在皮肤科轮转的时候，无意间结识了一位老者，这位老者因为皮肤顽固性湿疹，全身皮肤大范围的苔藓样变，他的皮肤病反复发作，几乎每月都要来住院治疗。有次查房时，偶尔聊到武术的话题，他就说要看看我武术练得如何，中午时分，这位老者过来找我，然后将我所练的武术批判了一通。我看他双目炯炯有神，心想必定是位行家，于是就多了几分恭敬。后来了解到他是一代武术宗师、形意拳大师邵善康先生的弟子，也受过"千斤大力王"王子平先生的指导。为了让他同意教授我武术，我便同他打赌：如果一个月时间内我治好了他的皮肤病，他就必须要收我为徒。之后我用顾伯华先生的一个方子，加上梅花针刺络拔罐放血，采用"去瘀生新"的方法，成功地治愈了他的皮肤病，老先生自此对我刮目相看，我也如愿拜入他的门下。

武术与中医是一脉相承的，均源于中国传统道家文化的阴阳理论，所以我至今仍坚持习练太极拳、形意拳这些内家拳术。习武之人骨子里都有一股侠义之气，而我所从事的专业是胆道外科，拿的是手术刀，做的是治病救人的行当，正所谓"侠胆济苍生，仗剑（刀）行江湖"。

我最喜欢南怀瑾先生的那句"佛为心，道为骨，儒为表，大度看世界"，这段话也可用在医学之中，医学不是简单的科学而是人学。在学习成长的过程中，老师们经常教导我：学医之人，需有仁心仁术方能成为仁医，我对此深以为然。学术的传承伴随的是文化的传承，我的成长离不开前辈老师们的教导和熏陶。大医精诚，我相信顾氏外科人的精神会代代相传，发扬光大。

（余　奎）

第七章

胃肠外科后学感悟

顾氏外科是相亲相爱的一家人

在我看来，有幸成为顾氏外科传人是件偶然的事情。因为我生于湖南长沙，长于湖南长沙，就读于湖南中医学院，大学毕业后工作于湖南省长沙县中医院，只因不安分，有些冲动，莽莽撞撞报考中医外科唐汉钧教授的研究生，后又师从朱培庭教授，供职于龙华医院外科，唐汉钧教授、朱培庭教授都是顾氏外科第四代传人，因此自然成了顾氏外科的一员。既已入门顾氏外科，就将自己同顾氏外科的因缘巧合进行梳理，算是感悟吧。

1. 初“识”顾老于湖南　1986年我已是大四学生，即将进入临床实习，当时湖南中医学院正试点专科实习模式，将学生分成内科、外科、儿科、妇科、五官科、针灸科等几个临床专科小组，学生可选择某专科作为自己的重点实习科室，强化临床技能，为保障实习质量，只有湖南中医学院的附一、附二院及湖南中医药研究院附属医院才有接纳专科实习生的资格，总人数约为实习生总数的25%，约60人，我因学习成绩中上，就选择了外科，获批后进入湖南中医学院附一院进行临床实习，现在看来，这种模式类似于现在的专科住院医生培养。当时湖南中医学院附一院外科只有一个病区，床位约50张，普外科、中医外科、肛肠科、皮肤科都混在一起，实习医生写入院录时，开始参考《中医外科学》教材，不久恰逢顾伯华主编的《实用中医外科学》出版，病区外科医生几乎人手一册，遇到困难就拿来翻阅，似乎都能找到满意答案，解决临床问题，因此，对此书有些神圣感，自然记住了主编顾伯华，只是当时囊中羞涩，没有买下此书，但顾伯华、中医外科已印入脑海。

2. 再“识”顾老于上海　大学毕业后进入湖南省长沙县中医院工作，医院不大，分科不细，就内、外、妇、儿科，因在外科专科实习过，因此自然成了一名外科医生。手术不多，病种不多，缺高人指点，感觉十分迷茫，有了进一步深造的想法，1993年参加全国研究生统考，成为唐钧教授的研究生，当时的研究方向是“复黄生肌愈创油膏促进慢性溃疡愈合”。1993年下半年进入上海中医学院（地址是零陵路530号）理论学习。一日晚饭后在学院大门口看到一纸讣告，顾伯华教授与世长辞了！虽没见过顾老，但因中医外科的缘故还是对顾老略有所知，一纸讣告的出现难免在心中产生了些惆怅。

3. 从顾氏外科获得滋养　师从唐汉钧教授后，有近两年的时间在中医外科门诊及病区学习，有机会系统学习顾氏外科的精华，从旁观者变成参与者，从纯粹的学生变成学生兼医生，识病、辨脓、换药、内治、外治、药线、药膏、升丹、丸散等顾氏中医外科的核心内涵逐步融入我的知识体系中，并应用于临床，从感性知识变成了理性知识，从书本经验变成了临床经验，时至今日还时有应用，并获应验。

4. 顾氏外科烙入脑海　从唐汉钧教授获中医外科硕士学位后，1996年有幸成为朱培庭教授的博士研究生，当时朱培庭教授研发的“胆宁片”成功面市，朱教授领衔的中医外科是上海市重点学科，“免受开刀苦，唯有胆宁片”的宣传充满媒体，我为朱教授的成就所折服，为胆宁片的成功所吸引，对顾氏外科有了更加强烈的神秘感和好奇心。博士研究课题是锦红片治疗急性胆道感染的临床疗效及作用机制研究，虽没取得多大成绩，但对顾氏外科在急腹症方面的应用有较为全面的了解，其临床经验仍指导着我现在的临床、科研工作，不知不觉中打上了顾氏的烙印。

5. 在顾氏外科成长　进入龙华医院普外科工作后，长期受顾氏外科熏陶，潜移默化之中，成长为一名主任医师。回顾30多年所见所闻所思所虑，顾氏外科在以下几方面影响、改变了我。一是顾氏外科的缜密的理、法、方、药、器体系引领我从医。由于几代人的积累，顾氏外科治疗外科疾病，甚至是一些其他科病症都有较完善的理法方药器，只要应用得当，都能取得预期的临床疗效，如此一来，面对临床形形色色的病人，心里踏实得很，相对也较轻松，少走了不少弯路，更是避免了不少麻烦。二是顾氏外科团队解除了我的后顾之忧。刚从长沙到上海，难免在生活上会遇到这样那样的困难，甚至因此而分心。但顾氏外科是一个温暖的大家庭，我的困难，团队老师看在眼里，记在心上。记得博士毕业后不久，朱培庭教授就主动询问我生活上有什么困难，得知妻子尚在长沙工作，来上海工作毫无眉目后，朱教授一边替我分析各种可能，还安排我与相关人员联系。唐汉钧教授得知我的情况后，主动找龙华医院护理部领导，请组织给我解决困难。陆金根教授知道情况后，从医院层面将我妻子调到了一家兄弟医院，解决了我的后顾之忧。扪心自问，作为一名来龙华医院工作不久的新员工能享受到如此待遇，令我非常感动，从此发誓要终身感恩龙华医院，这也是我后来踏实工作、取得一丁点成绩的重要原动力。三是顾氏外科强大的人才群体为我树立了人生的标杆。顾氏外科第四代传人陆德铭、马绍尧、唐汉钧、朱培庭、陆金根，第五代传人陈红风、曹永清等都是上海名中医，个个在各自领域饮誉海内外，不仅常识渊博，而且医德高尚，桃李满园，都成了我心中的偶像，更是将他们视为标杆。榜样的力量是无穷的，心中有了榜样，学习工作的动力就很充足了，甚至取之不尽了。四是顾氏外科为我提供了施展才华的宽阔舞台。进入顾氏外科团队后，无论是学习中医理论、临床技能、还是科研方法、教学技巧，都有很多的机会。机会对个人成长的重要性不言而喻，正是有了这样那样的机会，我才有机会获得博士学位、取得教师资格、拿到科研课题、获得多种荣誉。我深知，我能有今天，不是我有多聪明、有多努力，而是从顾氏外科起步，站在了成功者的肩膀上。

随着海派中医流派工作的推进，名扬上海百余年的顾氏外科再次引起了全社会的广泛关注。顾氏外科防治肿瘤方面的经验、优势光芒四射，宝藏昭示天下。传承工作的深入，传承、弘扬顾氏外科先贤防治肿瘤的精华成为同仁的共识，而且呼声渐高。时代呼唤顾氏外科重振防治肿瘤雄风，傲立防治肿瘤潮头，为苍生大众减轻、消除肿瘤之苦。胃肠外科为防治胃肠道肿瘤而生。胃肠外科创立之初，本人有幸成为胃肠外科负责人，得益于多年顾氏外科的熏陶，将顾氏外科经验、思想应用于临床，胃肠外科得以迅速成长。顾氏外科的全体同道全方位给予支持，尤其是陆金根教授、曹永清教授、王琛主任领衔的肛肠科学组的专家，从技术上、资源方面给予无私帮助，胃肠外科的全体同仁团结一心，拧成一股绳，快速开创了胃肠外科的崭新局面。胃肠外科已成为顾氏外科的不可或缺的重要生力军。

成为顾氏外科人30年，最大的感悟是：顾氏外科是一个温暖的大家庭，顾氏外科相亲相爱一

家亲。家庭里的每位成员，都竭力将顾氏外科继承下来，发扬光大，以此为责任和义务。都竭尽所能，为之添砖加瓦，奉献绵薄之力。正因为此，顾氏外科历经一个多世纪，长盛不衰，历久弥新。永立潮头！

章学林

中西结合，传承顾氏外科的人文精神

我 1995 年从浙江医科大学毕业，当时抱着对祖国医学的浓厚兴趣，来上海中医药大学读了第二学士学位，西学中班，经过两年的学习，我对中医有了粗浅的认识，毕业后为了能有继续学习中医的机会，选择了进龙华医院工作，又由于对外科工作的不舍，依旧选择了西医外科作为自己的专业。

龙华医院是一个中医为主的综合性医院，中医属性源远流长，西医外科也是有其中医的基因，龙华医院的西医外科源于顾氏外科（顾氏外科的历史简介），科室领军人物是第四代传人朱培庭教授，朱教授在平时工作中坚持中西医结合，在诸多外科疾病中充分发扬中医治疗的优势，尤其是在胆道疾病、急腹症方面，朱教授中医基础理论扎实，通过多年的中西医结合临床实践总结，他提出了“胆病从肝论治”，并以“养肝柔肝法”治疗肝阴不足证，治疗急腹症要遵循“六腑以通为用”的原则等，使中西医结合治疗的临床疗效更加有优势，让中西医结合发挥出 1+1 ＞ 2 的效果，也让我萌生在中医方面继续学习的念头。1998 年我师从朱培庭老师，攻读在职硕士学位，开始对中医外科临床进行深入学习，并逐渐在临床中应用中医药解决问题。2014 年，我参加了上海市高层次中医人才培养计划学习班，并顺利通过考核。朱老师在胆石病和急腹症治疗上的临床策略和科研思路，让我对中西医结合有了更深刻的认识，也使得我逐渐走向临床和科研结合、中医和西医结合之路。

在龙华医院的 25 年，我了解到顾氏外科第四代传人在中医外科各个领域的成就，认识到顾氏外科作为祖国传统医学重要组成部分，其理论和实践的结合，在各代传承人的不懈努力下焕发出强大的生命力。顾氏外科的传承人在传统理论的基础上不断创新，不拘泥于古方古法，在各专业都有创新发展。而我们胃肠外科也在顾氏外科的理论指导下，发扬了中西医结合的优势，中西合璧，洋为中用，把手术和中医药有机结合，在手术病人的围手术期治疗和胃肠道肿瘤的中西医结合综合治疗等方面做出了特色，给病人带来了更大的获益。

顾氏外科的传承人在学术上推陈出新，循古不泥古，发扬了顾氏外科的学术思想，拓宽了专业范围。老一辈顾氏外科传承人在践行“医者仁心”“大医精诚”等为我们作出了表率，第四代传承人年已古稀，但还是坚持悬壶济世，将其作为一生的事业。其中感受最深的是陆金根教授，他没有因为从事行政工作而放弃临床，反而在退下行政岗位后继续开拓肛肠专业新领域，无惧艰险失败，以“工匠”精神精益求精，首先开展小儿肛瘘手术。

顾氏外科的传承人在医德上勤恳努力，一丝不苟。第五代传人章学林师兄在平时工作中认真细致，追求完美，不畏困难，从小事做起，力争做到最好。带头创建胃肠外科，经过 3 年多的努力，胃肠外科各项业务指标也名列医院前茅，科室的临床科研等工作在章师兄的带领下从无到有，目前胃肠外科已经成为顾氏外科不可或缺的一分子。

正是一代代顾氏外科传承人的不懈努力，舍小家为大家，才使顾氏外科享誉海外，我们后辈不仅要继承创新顾氏外科的理论内涵，更要传承顾氏外科的仁者之心。

（许阳贤）

一脉相传，砥砺前行

悠悠20载，从一懵懂学生变为龙华医院顾氏外科的一员。在龙华顾氏外科大家庭里成长，感悟至深。选择中医，选择外科，选择顾氏外科，是我人生最重要的一个选择，也是最好的选择。

在上海中医药大学就读期间，中医外科学是由各位龙华医院顾氏外科大家、前辈给我们授课，学习到各位顾氏外科老师高尚的师德医德，深厚的学术底蕴。让我感受到了我们顾氏外科的魅力，那时就立志要努力成为顾氏外科的一分子。

毕业后也毅然决然地选择了龙华顾氏外科。进入朱培庭教授、张静喆教授领衔的中西医结合外科学组。进入科室，我们医院中西医结合外科的优势让我倍感骄傲，西医能做的事我们能做，西医不能做的事我们也能做。把传统顾氏外科的理念方法和现代医学的治疗手段结合在一起，为各类患者解决问题。尤其在急腹症和胆道疾病方面，发挥中医外科特色，让很多患者免于手术，让很多西医没办法治疗的患者得以康复。跟着朱培庭、张静喆、章学林等等各位老师，学习中医、学习手术、学习顾氏外科传承，慢慢感悟，慢慢成长，倍感荣幸。

跟随朱培庭教授查房、抄方，一点点地学习"胆病从肝论治"精髓，看着一个一个全国各地慕名而来的患者，好多西医已经无法医治。朱师用纯中医或者中西结合的方法来治疗，基本都疗效显著，满意而归，让我更加坚定地走中西医结合的道路。

近年来，顾氏外科各个科室之间密切合作，共同努力，愈发壮大。自从转入胃肠外科学组以来，顾氏外科兄弟科室给了我很大帮助，尤其肛肠科各位老师为我们科室推荐了很多直肠肿瘤患者。其中不乏疑难杂症，我们两个科室一起讨论，一起手术，一起管理，治愈了一个一个难治患者。让我在诊疗过程中学习到了很多，也做了一些创新型的治疗模式。

陆金根教授常言"最好的传承是创新"，随着临床经验的进一步提高，愈发感受到其中的道理。不管在临床上还是科研上，保持创新，才能保持生命力，才能继续成长。龙华医院胃肠外科在章学林主任的带领下，中西结合，中西并进，中西碰撞，迸发出越来越多的火花，这些火花既是一种创新，又是一种传承。比如在直肠肿瘤伴有肛周感染的患者中，我们两个科室采用手术加顾氏外科的传统方法取得了很好的治疗效果，可以说在国内已经处于领先地位。

顾氏外科的精神理念、顾氏外科的传承发展，顾氏外科的前辈支持，顾氏外科大家庭的互帮互助，为我指明方向，为我照亮前路，我要再接再厉，为顾氏外科的发展添砖加瓦。

（孙　逊）

一位佛系西学中医生的中医成长经历和学习感悟

本人2002年毕业于上海第二医科大学临床医学系（现上海交通大学医学院），由于当时二医系统各附属医院外科趋于饱和，而我喜欢外科，所以来了龙华。到2012年我又师从普外科张静喆教授，攻读了中西结合硕士学位，同时还通过了卫健委西学中研修班，于2018年考过了中西结合执照。掐指一算，我在龙华外科也待了有20年，前10余年专业侧重中西医结合普外科，2016年后侧重胃肠学组。作为龙华医院诸多西学中医生中的一员，我的日常工作就是一边学习精研着各种手术技巧和日

新月异的现代医学理念，一边也在顾氏外科的浓烈中医氛围里汲取实用的中医中药知识来“武装”自己，造福病患。

说起成长经历还记得初入龙华医院的不适应，深切感受了“慢郎中”的节奏，那时从瑞金医院实习结束来到龙华，最感纳闷的是急查个血需要等两小时，这比瑞金是足足慢了两拍的节奏。而每当我以此吐槽时，医院里西学中的前辈们就会安慰我，让我逐步适应这样的节奏。很惭愧这是我对龙华医院最初的感受。此后开始逐步地接触各种中医中药治疗，外科从中医病史写起，到中医诊疗常规，目睹很多术后或者保守治疗的病人悠然地吃着中药，用着针灸，艾灸等治疗，感觉颇为神秘，观察下来有些还真是有用，让我这个大学里只学了点中医皮毛的西学中医生有了兴趣。

后来我们外科朱培庭朱老粉墨登场了，儒雅的老先生例行周一查房，管床医生都要汇报病情然后床边听写病因病机、辨证施治及中药处方。起初令我尴尬的事情几乎每周一都会发生，因为对中医中药基础不熟悉，所以听写不下来，老先生一气呵成说完后一看，这管床医生写得是零零碎碎、遍布天窗，没办法朱老只能再放慢语速回忆一遍，有时候还要劳烦老先生亲自动手写，因为我当时实在是个中医药小白。直到半年后逐步熟悉并且认真学习常用中药后情况才有所改观。我也在学习中逐渐从朱老的常用药物里看出了门道：比如小柴胡汤，一贯煎，四君子汤等经方的药底子及其使用时机；还有诸如咳嗽、呃逆、腹胀、肠绞痛等症状出现时常用的药物或药对。我想顾氏外科嫡传弟子们肯定会对此嗤之以鼻，但这确实对西学中医生来说就是最初的对中医学习的感受，未经足够系统的学习就如同在品尝中医快餐，既有实用性，也有片面性。

话说朱老在龙华医院有大名鼎鼎的胆道疾病院内制剂三兄弟：锦红片、清胆胶囊和养肝利胆颗粒，分别用于肝胆湿热，肝胆气郁和肝阴不足的证型。2012 年我攻读硕士学位时的毕业论文也是主要研究锦红片对胆道术后围手术期的证型影响。然而其中让我感触最深的恰恰是机缘巧合将养肝利胆颗粒用于中医的异病同治：当时我太太的奶奶 80 多岁高龄，由于肺部感染，住在普陀区中心医院治疗。有一日去看她老人家的时候无意间说起口干得厉害，当时还初入中医的我很自然地看了下她的舌苔：舌红光剥苔！这不就是一派阴虚之证么？这和我们术后那些阴虚病人的舌苔没啥两样，临床上常常给予养肝利胆颗粒。于是乎立马在我们医院开了让带去给她服用，等 1 周后再去探院时，老人症状好了许多。连主管医生都忍不住夸赞：这从哪里搞来的神药，非常适合老人服用。自此我充分地感觉到中药蕴含的力量和神奇。

随着年资不断升高，我对中医中药知识的需求也不断增加，因为龙华医院在中医界的名气如雷贯耳来院病人自然多数有中药的需求。然而学习中医中药不同于西医，西医的治疗体系是有标准的，有指南的，大部分手术也有标准程序，而中药治疗相当于个体化治疗，每个病人情况不一样，不同医生中医治疗思路也会不一样，可能循各条路都能到“罗马”。因为临床实践中病人往往没有那么明显的分型，常常有兼证，主证次证也会变换，这既不同于教科书以及论文中明显的证型分组，也像考中西结合执照题型中那样明确的证型区别提示。比如一个病人他有血瘀也有气虚同时还有湿滞，可能从任一方证型下手使用中药都会有一定的缓解或者改变征象，但如果没有及时、恰当地调整用药，后续症状改善可能会不明显甚至反复。所以当病人越来越多时，就会发现自己的中医知识越来越不足。当自己看专家门诊更加如此。病人对龙华医院专家都会寄予厚望！虽然多数病人中药治疗都会有一定疗效，成功的中药治疗也如同手术成功一样令人振奋，然而总会有不对“路子”的，病人如果就诊几次后中药治疗效果不佳，不仅对病人对医生也会带来深深的挫败感。所以多向中医前辈学习，探讨并且温习经典再加上反思，努力搞清楚八纲辨证极其互相转化影响，切实地提高中医疗效。

说说作为佛系西学中医生近两年的部分开方感悟，还很肤浅，各位见笑：比如说补脾益气适用于百分之70%～80%病人，大概我属于“补脾派”吧，因为很多病人术后或久病会有气血亏虚表现，继而血瘀，这在肿瘤病人身上常常是兼证之一，充分说明气机不畅会转为血瘀，气机不畅湿热也会聚集，所以湿热也会常常看到，治疗时都要兼顾。再比如药物有升降、补泻、寒热之性，常常要合用以平衡互补，这并不矛盾也更助于人体各部调和，当然要搞清楚主要方向，避免“反向操作”或“矫枉过正”。还有以前开药往往忽视剂量，后来发现用药方向对但用量不够或者时间不够也会无效，只有当辨证准确同时熟知药性，才会把量用准确，比如黄芪，还有附子。

我们外科西学中典范许阳贤主任说过：外科西学中医生的目标是要成为中医里最好的开刀医生，同时成为开刀医生里最好的中医师！深表同意，无论使用哪种手段，让病人获益是医生真正追求的目标。不要拘泥于自己的属性，运用恰当的拿来主义永远都是一种积极理性的态度！

曾几何时，我想成为一名外科医生是因为感受到手术解决疾病所带来的无与伦比的成就感，现在有时在开中药上也会感受到。然而我这样半路出家的西学中医生的中医基础薄弱，其内涵在我看来如同西藏天路尽头高耸的雪山，路漫漫其修远兮，中医学习永无止境。

值此恰逢顾氏外科诞辰纪念大典，西学中的我勉强算是“俗家弟子”，这些年来在顾氏外科的中医深厚底蕴下能够得到熏陶是幸运的，希望和我一样也在西学中漫漫长路中徜徉的各位医师能够珍惜并且自勉。

（林天碧）

中西医并重，传承顾氏外科

在龙华医院做外科医生，顾氏外科的耳濡目染在骨子里对我留下了不可磨灭的印记。20年前，刚刚入职胸外科的我，也算是科室内的第一个中医毕业生，那个时候，科室的主任和前辈们都是西医出身，做事也是相当的雷厉风行。我学到了相当多的知识和技能，担任助手上台做一些胸部的手术，动手的满足感当然是不言而喻的。但我空闲之余，常常在想，我学习了5年的中医知识，难道真的是要放弃中医吗！

一、了解中医的契机

说到中医，我记得那是高中二年级的时候，有一次学校举办拔河比赛，我和同学们竭尽全力，赢得了比赛。放学后开心地回到家里，我像往常一样站在马桶前解了个手，顿时被惊呆了，马桶里全是血色的尿液，这是我第一次看到肉眼血尿。我当时心中充满了恐惧，以为得了不治之症，幸好后来去医院检查发现是肾结石导致的尿路损伤出血。但接下来问题又来了，肾脏里直径一厘米的结石，看了好几家医院，有说要激光碎石，有说要手术取石，但都无法避免对身体的损伤。父母亲想着我年龄这么小就要遭受手术的痛苦，心情十分的郁闷。有没有什么办法可以没有痛苦解决问题，这个时候，有人向我们推荐了镇上有名的一位老中医，我们抱着试试看的心态去找到了他。在我的记忆里，老先生面容清癯，待人亲切，看到我之后，他什么也没问，很自然地给我搭了搭脉，然后对我说“有肾脏结石啊！”我当时就佩服得五体投地，顿时觉得自己有希望了。接下来，

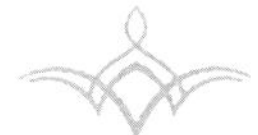

老先生问了我一些问题，提起笔刷刷刷给我开了7日的中药处方。然后，我就人生第一次知道了中药是什么味道，7日后，老先生又给我调整了处方，并跟我说，吃完这七帖药，你应该可以不用来了。伴随着不适症状的消失，我信心满满地去医院复查了B超，1 cm的结石已经不见踪影。就是这样的一次经历，让我免去了手术的创伤和痛苦，让我见识了中医的神奇，原来外科疾病也是可以通过中医来解决的。时隔多年，老先生已驾鹤西去，但那两张处方，仍被我视若珍宝的收藏着。现在想来，这可能就是我和中医的缘分吧。

二、走近顾氏外科

在胸外科做住院医生，每天写写病史，做做手术，看看病人，日子过得似乎很充实。随着对龙华医院院史的接触和了解，我也逐渐熟悉了海派中医的一些流派，这个时候，"顾氏外科"的名字也频频地出现在我的耳边。我这才了解到，原来龙华医院这么多科室，都有着"顾氏外科"的传承，朱培庭、马绍尧、陆德铭、唐汉钧、陆金根……这些医院的顶级专家，各个学科的学术带头人，居然都是"顾氏外科"的嫡系传人。他们都有着自己的绝活，内外并举，中西活用，治好了一个又一个西医都难以治愈的疑难杂症。越是了解深入，越是觉得顾氏外科的博大精深，向往之情就越是难以遏制。

那段时间，给我印象最深刻的，是朱培庭老师经常讲述的一个故事，也就是"锦红片"的故事。1965年，我国一艘远洋轮船在航运途中突然有人患急性阑尾炎，可是船上没有手术条件，生命危殆！怎么办？后来，靠直升机将病人紧急运送到最近的外国港口城市的医院，做了急症手术，才保住了性命。这则报道在《解放日报》一经披露，顿时引起了顾伯华、徐长生两位中西医外科主任的关注和沉思。他们经过多次科研实验，将中医名方"大黄牡丹汤"和"薏苡附子败酱散"进行反复的剂型改良，终于研制成了"锦红片"。该药在急性单纯性和早期化脓性阑尾炎的治疗中达到了90%的治愈率，让千千万万的阑尾炎患者能及时救治，免遭金创之苦。这则故事再次让我有了中西医结合治疗外科疾病的信心和方向。

三、拜入门下

2007年，我与顾氏外科的缘分终于来了。那一年，医院批准我攻读在职硕士研究生，那时恰逢顾氏外科第五代传人章学林老师第一次招收研究生，我抱着对顾氏外科的向往，找到了章老师，章老师二话没说就答应了我的请求。就这样，我如愿以偿地进入了顾氏外科，也有幸成为章老师的第一个弟子！尽管章老师自己从事的领域主要在普外科，但在我读研期间，章老师也根据我的专业给我量身定制了研究课题，时时关心研究进度，并亲自带我拜访统计学专家，真正让我感受到师恩难忘。在他的影响下，我也逐步明确了自己以后的努力方向，中西医并重，把重心放在中医药对围手术期并发症的干预和中医药防治肺部恶性肿瘤的方向上。在章老师的言传身教下，我学到了他对待病人和科学研究的严谨态度，毕业的时候我也不负所望，获得了上海市优秀毕业论文的荣誉。我想，这应该也是继承了顾氏外科的优良传统吧。

四、继承和开拓

毕业以后，工作之际，仍时时能感受到顾氏外科无处不在的影响力。给我印象很深的是有一次，一位外地病人被毒蛇咬伤，因缺乏相应的蛇毒血清，在当地各家医院求医无门，眼看腿部发黑肿胀从脚踝一直向上蔓延，如再不能得到及时救治，整条腿可能面临截肢的后果，甚至危及生命。当地医院和病人多方打听，听说龙华医院顾氏外科在治疗毒蛇咬伤上有丰富的治疗经验，且有相应的蛇毒血清，就直接包了直升机送至我院。我院外科进行及时救治，并采用了自制的药膏外敷整个下肢，不但保住了性命，连原先发黑溃烂的下肢也全部恢复正常，再次彰显了顾氏外科的医治特色。此事也在各大主流媒体争相报道，龙华医院顾氏外科再次名扬沪上。我不由感叹，顾氏外科的诊治经验有太多值得继承的宝贵财产。

从医一转眼已经整20年，每每与人谈到中医师门和渊源，嘴上总自豪地和别人介绍，我是顾氏外科的一分子，但心里却不由自主会有一丝惭愧之情。自豪的是我从顾氏外科学到了严谨的治学精神，仁爱的救人之心，求实的工作作风和创新的科研态度。在顾氏外科，我看到了“胆病从肝论治”的中医学说，看到了金黄膏、生肌散的神奇疗效，看到了浆细胞乳腺炎的中医治法，还看到了肛瘘的挂线疗法，处处都是中医外科的治病瑰宝。但惭愧的是，这么多宝贵经验，我却大多不能用在我的临床工作中。但我相信，我既然能够继承顾氏外科的精神财富，就一定能坚定自己的方向，走中西医并重的道路，用中医药来解决肺部疾病的预防以及胸部手术后的快速康复问题。这可能是我举着顾氏外科的旗帜，在新的领域中的努力和尝试。前方本无路，我却愿意蹚出一条路来，我想，这才是顾氏外科人不断继承和创新的开拓精神。

（俞杞泉）

与顾氏外科的机缘巧合

2022年上海中医药大学附属龙华医院“顾氏外科”作为全国和上海的非物质文化遗产传承至今已有160周年。时至今日，我入门“顾氏外科”也近11年，回顾自己在“顾氏外科”学习、临床工作经历，最为感恩我的恩师章学林教授，是他带领我进入上海顾氏外科学术流派传承事业之门，并且一路扶持帮助我的成长。今将自己在顾氏外科的成长经历作简要梳理。

（一）缘起

记得上高二的时候上嘴唇长了个小疙瘩，第三天嘴唇肿了起来，就诊后医生就开了点头孢，出来两天后没见好转，于是邻居介绍去了奉贤区找了个老中医看，他给我配了点金黄色的药膏外敷，继续口服头孢，没过几天红肿消退了，表面出现了个小白头，那老中医拿针挑破后告诉我再吃两天消炎药就好了。因此，我也有了学习中医的想法。

（二）引路人

2006年我如愿进入了河北医科大学中医学院学习，学习中医外科后，我知道了自己当时得的叫“人中疔”，那个外敷药应该就是如意金黄散。大四那年，针灸治疗学授课的孙彦辉老师是龙华医院顾氏外科毕业的博士，这也是我第一次听说“顾氏外科”；后来我也加入了他的课题组，研究“艾灸对难愈性创面的影响”，我主要负责造模，这也是我第一次接触外科操作。之后在选择考研方向时，孙彦辉老师建议我报考龙华医院顾氏外科。

（三）入门

2011年我如愿收到了上海中医药大学研究生录取通知书，导师是顾氏外科第五代传人——章学林教授。章老师所在的科室是普外科（顾氏外科的急腹症学组），对于我一个学中医的来说感觉

非常陌生，刚到临床时，普外科的病人完全不是按照书上写得那样得病，都超出了我的理论认知，每当碰到一个新病种，章老师就会全面地跟我讲解一下这个疾病的相关知识，让我慢慢来，别着急，一定多看病人，多查体，多问病史，多看书。我印象最深的一次是章老师带我上一台肠癌手术，他从划皮开始，给我讲解解剖结构、术中要注意的事项、切除肿瘤的肠管长度、吻合口要加固缝合等，就连到最后缝皮，也一步步地详细教导：要三个垂直，针尖对鼻尖等。正是章老师的细心、耐心的教导，让我对普外科常见病、多发病的诊断、鉴别诊断、治疗原则有了系统的了解，引领我一步步地进入了普外科的殿堂。

除此之外，章老师还安排我每周一次跟随顾氏外科第四代传人朱培庭教授门诊抄方，朱师是国家教委重点学科——中医外科学术带头人，在中西医结合防治急、慢性胆道感染、胆石病、急性胰腺炎等外科急腹症领域卓有成就，学验俱丰。提出“胆病从肝论治”是中医药治疗胆道疾病的基本原则。成功地开发出上海地区第1个国家级中药三类新药胆宁片，使众多胆石患者免受开刀之苦。随后又陆续研发了清胆胶囊、锦红片、养肝利胆颗粒，临床疗效显著。师者，所以传道授业解惑也。在最初跟随朱师的时候，朱师便教导我“欲做学问先做人”。朱师始终做到以身作则，言传身教，把我们中华民族传统美德通过自己的言行潜移默化地影响着我们这些学生。我也体会到了在临床要做到勤于温习，勤于思考，勤于倾听。勤于温习，经常温习中医经典著作，历代医家的著作；勤于思考，不要忘记中医的基础，把每个病做到得心应手；勤于倾听，在接诊病人的时候要细心聆听其诉说。空余之时，还跟我讲述胆宁片、清胆胶囊、锦红片、养肝利胆颗粒，这几个新药的研发之路，详细讲解了各个药物的处方组成、君臣佐使、详细方解，因此我对这四个药物有个更深一层的认识。

（四）短暂的离别

研究生毕业后我短暂地离开了龙华医院，到了浙江中医药大学附属舟山市中医院普外科工作，但是我并没有离开顾氏外科。在这里我碰到了两位主任是上海中医药大学毕业的，他们说当年中医外科就是顾伯华老师教的。在临床上碰到胆囊炎、胰腺炎、阑尾炎等急腹症患者时，我就会给患者口服中药，如：胆宁汤、锦红汤、养肝柔肝汤等。碰到被鱼虾蟹扎伤的病人，我就会叫龙华医院的老师或同学给我邮寄金黄膏过来，给病人外敷……在这3年的工作中我经常会用到顾氏外科的特色疗法来为患者去除病痛。

（五）成长之路

2017年9月，是作为一名医生，我重新回到龙华医院，回到了顾氏外科，回到了普外科，回到了章学林主任门下，开启一段新的旅程。从学生转变到医生后，我要自己去接诊患者、给出诊断、定治疗方案、进行手术操作等，心里总是担心会做不好。章老师就会对我说：“你放心大胆地去做，后面还有我们呢。”对我的叮嘱也从学生时代的“四多”变成了“六多”：一定多看病人，多查体，多问病史，多看医嘱，多看报告，多看书。这大大提高了我的自信心，在章老师对我“放手不放眼的”培养模式下，我在临床处理门急诊病人的能力上有了很大的提高，在手术能力上更是有了质的改变。章老师始终站在我外科的成长道路上，点燃自己，照亮我前方的道路。

（六）跨越世纪的连线

2021年11月28胃肠外科普通门诊来了一个“特殊的”病人，病人是一位耄耋老人，他进来第一句话就是：“请问这里是顾氏外科吗？”我立马回答道：“对的，我们是顾氏外科中的一个学科。”于是老人家很激动地坐下来，开始和我诉说他的病情，道："我叫陈某某，今年 84 岁，应该是脐尿管瘘又发作了，今天特地到龙华医院来看顾氏外科的。"我心里还在纳闷："老人家尽然知道自己是脐尿管瘘，还一直强调顾氏外科。"陈大爷接着和我说道："50 年前我因为肚脐眼肿痛流脓，在各大西医院都看过了，都没看好，还发烧到 40℃，辗转反侧来到了龙华医院外科就诊，当时在门诊碰到了顾伯华医生，顾医生在最肿大的地方做了个小切口，然后塞了线（药线）引流，再用上膏药外敷（金黄膏），过了一段时间后肿痛消退，肚脐眼也不流脓了，这一好就是 50 年。"当天我就将陈大伯收入病房，章学林主任详细了解病情后，完善检查后，先用金黄膏外敷，待脐周炎症消退后安排腹腔镜手术治疗，手术由孙逊副主任、我以及刘薛萍医生完成，彻底治愈了陈大伯的疾病。

（七）展望

"最好的传承是创新"，作为顾氏外科的一员，会有更多像我一样的青年医师，不断努力，奋发图强。无惧风浪与磨练，紧紧跟随先辈们的脚步，以他们为榜样，接过他们手中的旗帜，继续将顾氏外科继承下去，发扬光大，是责任，更是义务。

（蒋海涛）

顾氏外科
——医路漫漫，与您同行

2009 年我有幸考入龙华医院中西医结外科就读研究生，师从章学林主任医师，也因此与"顾氏外科"结缘，随着 3 年的跟师学习，尤其是跟随我的师爷，也就是顾氏外科第四代传人朱培庭教授抄方学习，让我对顾氏外科有了更深入的了解，令我受益良多、受用终身！

（一）顾氏外科——中医外科教父

顾氏外科起源于上海！是我国著名的中医外科世家，自 1862 年，迄今已逾百年。顾氏外科肇始于顾云岩。第二代传人顾筱岩被誉为"疔疮大王"，主张"外之症实根于内"。第三代传人顾伯华是顾氏外科最杰出的继承者和发展者、又是现代中医外科学的奠基人与开拓者，勇于创新，融通中西，丰富和发展了顾氏外科学术思想、夯实了中医外科临床实践和理论的基础。全面秉承顾氏外科精髓，确立了顾氏外科在现代中医外科领域学术界的领军地位，通过几代人的努力，顾氏外科逐步形成了疮疡、肛肠、乳腺、甲状腺、外伤性疾病及炎性急腹症等具有中医特色和优势的中医外科学术体系，是目前国内唯一具有完整的传统中医外科学术体系和建制的临床学科。国家中医药管理局重点学科、上海市重点学科、上海市医学领先专业重点学科，国家中医药管理局重点专科（外科协作组组长单位）、上海市临床医学中心，顾氏外科疗法已被列入第三批上海市非物质文化遗产名录及第四批国家级非物质文化遗产代表性项目名录。顾氏外科流派成为上海市海派中医流派传承研究基地，及国家中医药管理局全国流派传承工作室建设单位！

（二）言传身教，体悟中医

顾氏外科学术传承人、龙华医院终身教授朱培庭，以中西医结合防治胆石病享誉沪上。他创建了中医胆病学，倡立"胆病从肝论治"理论，并成功开发"胆宁片、锦红片"等防治胆石病系列中药新药。跟随朱培庭教授抄方学习以来，师爷为人处世的点点滴滴、豁达开阔的胸襟、大医精诚的医德，都使我深刻地认识到，要想学好中医，

首先要“学会做人，学会做事”，认认真真做事，踏踏实实做人，做到“仁心、仁德、仁术”，这也是中医学的核心精神。在门诊学习的日子里，我深深地体会到朱教授是一位博学的老师，他善于把自己行医多年的临床诊疗经验上升为理论，用于指导学生的工作，使我开拓了思路，活跃了思维，开阔了视野，更新了观念，坚定了对中医药的信心。作为一位名老中医，朱教授具有博大包容的胸怀和高瞻远瞩的视野，对于现代医学，主张扎根中医，西为中用，中西医结合，潜心钻研胆道感染、胆石病40余年，在中西医结合防治急、慢性胆道感染，胆石病、急性胰腺炎等外科急腹症领域卓有成就，学验俱丰，活人无数。正是由于朱教授这种开明包容、与时俱进的积极向上的心态，高尚的医德和强大的人格魅力，使他成为医学界经久不衰的常青树！

（三）继承总结，发扬光大

顾氏外科第四代传人陆德铭、马绍尧、唐汉钧、朱培庭、陆金根，第五代传人陈红风、曹永清、阙华发、李咏梅、刘胜等将顾氏外科推向了一个新的发展时期他们不仅学识渊博，而且医德高尚、桃李满园，皆为我辈学习之楷模！面对丰富的医学遗产，只有继承总结，才能发扬光大！作为顾氏外科的一员，我将认真学习总结各位先辈的学术思想和临床经验，将识病、辨脓、换药、内治、外治、药线、药膏、升丹、丸散等顾氏中医外科的核心内涵逐步融入我的知识体系、应用于临床，将他们毕生之精华，总结继承下来，传播下去！

（王玉凤）

道阻且长，未来可期

2015年8月我进入了龙华临床医学院，10月来到了普外科实习，幸运地加入了顾氏外科第五代传人章学林教授、许阳贤教授的诊疗团队，自此便和外科与顾氏结下缘分。初入临床，尚未选择未来研究方向的我，正是感受到了章老师与许老师高尚的医德、精湛的医术以及对中医学和外科学独到的认识，坚定地选择中医外科胃肠肿瘤作为自己医学道路上终生奋斗的方向。后来，我正式拜入章学林老师门下，攻读中医外科学硕士学位。

入门后，我有幸跟随顾氏外科第四代传人朱培庭教授门诊抄方学习。朱老门诊多为胆道疾病患者，但也有一部分胃肠癌患者前来求医。朱老也会和我们后辈分享一些他学医的感悟，给了我很大的启发。朱老曾说：“我跟顾老学中医，跟徐老学西医。我们中医不是不能开刀，并不是开刀就是西医，这些观点是错误的。中医、西医、中西医结合都是为病人服务，不应有门户之见……做课题你要做中医，治疗上要常规处理不分中西。所以我们这个科室很难，很特殊，很难生存。我们西医没有办法和人家比。所以，如果我们不搞中医，我们就没有出路了。”我想起本科在校学习期间，社会上、网络上经常会看到中医与西医的争论，每当看到一些对于中医的抹黑也会愤愤不平，反之也存在许多所谓的传统中医排斥现代医学诊治的观点。而朱老的教诲给了我很大的启示：只要能将疾病治好、能为患者带来获益，被称为西医还是中医、内科还是外科又有什么关系呢？学术上可以存在研究方向的不同，临床应用实在不应有门户之见。

我的硕士导师章学林老师，我非常敬佩他的为人与眼界。在我选择硕士课题时，老师便对我说：“将来一定要搞胃肠肿瘤。”我起初十分不解，中医外科在校授课时肿瘤并不是重点，咱们普外科在

顾氏外科也属于急腹症学组，我另起炉灶搞胃癌肠癌，会不会走了弯路。老师的一番点拨使我茅塞顿开："作为一名三甲医院的医生，一定要研究一些有难度的疾病、对于人类有重大危害的疾病。随着医学的发展，良性疾病、炎性疾病最终都会有不错的疗效，至少不会危及生命。只有搞胃癌、肠癌才是未来医学发展的方向，才不会'饿死'。"在我刚入门时，科室里胃肠肿瘤的手术，特别是微创手术还刚刚起步，有时会听到患者说"龙华医院也能开胃（肠）癌吗？龙华医院不是吃中药的吗？"甚至院内很多医生也抱有这种想法。但我却从未对自己的选择产生过怀疑，因为我看到了时任普外科行政主任的章老师对学科发展的独到见解与临床布局，科室里胃癌肠癌手术患者数量和微创手术比例逐步升高，我相信在龙华医院发展胃肠肿瘤这条道路虽然困难重重，但一定前途光明。2018年，我们顾氏外科胃肠肿瘤学组正式建立了胃肠外科，开创了"中医与西医相结合、手术与非手术相结合、微创技术与传统手术相结合"的学术风格，在病人数量、诊疗质量、学术研究和医疗口碑等多方面都较过去取得了巨大的进步。正当胃肠肿瘤的手术及综合治疗逐渐成为学科特色与常规时，章老师居安思危，提早规划起了胃肠癌的科普工作，提出"防重于治、早诊早治、中西协同、规范诊疗"学术观点。近年来国家愈发重视健康科普工作，我们学科利用此契机也获得了可喜的成绩。都说最好的传承是创新，但我认为最好的创新也是传承。直到现在我才知道，胃肠肿瘤早就存在于顾氏外科占有重要地位、中医外科学诊疗体系中，科普健康知识、预防肿瘤也与中医学"治未病"思想不谋而合，只要将老一辈的学术思想好好地总结提炼，便能发现一些值得深入研究的诊疗领域，顾氏外科就能不断地发展壮大。我的老师章学林无疑是顾氏外科优秀的继承人和开拓者，是胃肠肿瘤学组的奠基人。我的目标便是接过老师的接力棒，让顾氏外科胃肠肿瘤学组无论是手术还是中医的综合治疗水平在业内成为一个响亮的招牌。

宏大的目标一定要有雄厚的实力作为基础，对于医生来说那就是扎实的诊疗能力，包括手术也包括中医。在这方面给予我力量的是我的第二位老师许阳贤教授。许老师是浙医大临床医学专业毕业后来到我院工作，后成为朱培庭教授的硕士研究生。许老师身上具有一种外科医生的气质：自信、执着、果断，在龙华医院能遇到这样的外科医生是幸运的，他在临床和手术中总是表现出一种令人安心的淡定，这背后是数十年扎实的专业能力与实践积累。许老师经常戏称自己是龙华外科手术的"天花板"，我觉得这不是狂妄自大，而是一份令人向往的大气。只有心中有了成为第一的欲望，才能鞭策自己不断地去学习最新的进展、去攻克疑难的疾病、去征服复杂的手术。许老师对中医也有独到的见解，作为一名"西学中"的医生，他总是能提出一些与中医学教科书上所不同的观点，比如对于活血药的应用，比如在手术时对内脏进行辨证等。我想中医学应当是开放包容的，古代那些悬壶济世的医家们，如果有机会见到现代医学的解剖学、化学药物，一定会将它们纳入中医理论中的。我们现代人遇到的疾病与古代也是不同的，许多疾病与问题是以前没有的，故步自封是学不好中医的。

胃肠外科是顾氏外科这棵参天大树上一条重新焕发生机的幼小树枝，我是这条树枝上一片向往阳光的树叶，继承与发展是每一个顾氏外科人的责任，大树的生长离不开每一片叶子努力地进行光合作用。我始终感恩有幸成为顾氏外科的传人，朱老、章老师和许老师是我医学生涯终身学习的榜样。道阻且长，行则将至；行而不辍，未来可期。

（侯佳伟）

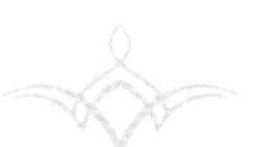

传承与创新，浅学顾氏外科之感悟

初识顾氏外科，是在2018年的夏天，当时作为龙华临床医学院的实习生，于龙华医院普外科实习，有幸跟随朱培庭教授临诊，朱老在胆石病诊治方面，在国内首倡“胆病从肝论治”理论，将胆石病归纳为急性发作期和静止期，将胆石病静止期主要中医证型归纳为肝胆气郁型和肝阴不足型，在跟诊的过程中发现，朱老在胆石病肝胆气郁和肝阴不足临床辨证论治用药中，多喜用疏肝气、解肝郁、补肝气、养肝阴、利湿热之药，少用专于治胆伐胆之药品，充分体现了“治胆先调肝”“正本求源”之根本，寓含“扶正后而邪自除”之意。看着一个个从全国各地慕名而来的患者，在朱老细心辨证治疗中痊愈而归，让我更坚定了从事外科工作的信念。

2019年8月，我通过大学和学院的推免，顺利进入顾氏外科急腹症学组——胃肠外科，进入科室的第一日，我查阅了顾氏外科的发展史，发现其在百年的传承过程中，形成了融顾氏特色理论、顾氏特色诊治、顾氏特色外治法、顾氏特色方药等于一体的学术理论体系。顾氏外科采取外治与内治相结合的方法，对于肛肠疾病、皮肤疾病、周围血管疾病、外伤性疾病等均能获得良好的疗效。在胃肠外科轮转时，急诊收治了一名肝内胆管结石患者，全身皮肤及巩膜黄染，在外院经手术及激素治疗后病情无好转，黄疸甚至较前加深，章主任对患者进行仔细辨证处方，患者服用3剂汤药后，黄疸较前减半，7剂后，黄疸基本消失。感叹中医药之神奇外，更坚定了努力成为顾氏外科一分子的信念。为了系统深入学习顾氏外科不同学组之间的临床诊治经验，我主动向规培办申请轮转肛肠科、疮疡科和皮肤科。科室老师们对我细心带教，从不吝啬分毫，让我迅速从一个临床小白，成长为一名合格的外科住院医师。

如陆金根教授所言“最好的传承是创新”，一个中医流派之所以具有生命力，能够生生不息的发展，是因为其具有吐故纳新的能力，有不分门户的胸襟，在临床实践中不断创新发展。如今有幸成为顾氏外科的一分子，我将更加努力奋斗，积极发挥主观能动性，并结合自己的专业，充分发扬中医药在治疗胆道疾病、急腹症的优势。将中医与西医结合、临床与科研并重，为顾氏外科的长足发展添砖加瓦。

（蒋增华）

薪火相传，顾氏外科在身边

顾氏外科是我国著名的中医世家，至今已有160周年历史，每一个时期的更迭，作为知识的传播者，他们的创作都结出了丰硕的成果。时代虽不相同，传承却湍流不息，多年后的我们，独坐尘嚣，透过那一篇篇深挚的文字，这一代代人的恳切的努力，穿透历史的烟尘，领悟着当年的风云际会。

我所学中医专业是因为年少时太喜欢中国古代传统文化，“为天地立心，为生民立命，为往圣继绝学”是高三铅笔盒里刻下的字，那时心中热烈，总是向往着远方，向往着做一个对社会有用的人。直到大三的暑假去湖南省中医附一心胸外科见习，在手术台这一方小小的战场里，目睹一个团队与死神争分夺秒，那样潋滟的红色，浓烈的绿色，记忆犹新。心里埋下种子之后，无论是实习还是规培，目标一直都十分明确，那时八年制分配导师湖南省中医附一名额有限，只要 90 人，我只能努力考到最好，获得了优先选择导师权，选择了当时的外科大主任做导师，选择外科之后发现科里的老师基本都是外科手术为主，很少再碰中医。

有人说到了分岔口要学会温柔道别，可我不想道别。

作为启蒙读物而影响力最大的，莫过于《中医外科学》教材，可做囊中之宝，学写病历时时翻阅，初步领略外科精粹。空暇时跟跟脾胃科老师的门诊。直到毕业后就职于龙华医院，遇见章学林主任才发觉自己何其有幸与顾氏外科传人们交流学习，渐渐的除去了笼罩在中医外科路上的障碍和迷雾，将我推回到明确的轨道上。此时才发现原来那些书上写的青黛膏、锡类散、九一丹皆是在龙华医院触手可及的药物，而和规培基地们一起学习搓药线亦是十分有趣，知识果然要靠薪火相传才能得以更好地延续，而我们传承的不仅仅是中医外科学知识，更是一种学习态度，千百年后还会留下它的余香，让有心学习的人闻香而至。所谓上有传承，下有创新，顾老先生开刀的脐尿管瘘的病人 50 年后来龙华医院看病最终通过现代外科技术手段彻底治愈。这一切都深深地激荡着我的内心，我突然意识到原来顾氏外科一直在身边。正是这些新旧思想不断的碰撞才能推陈出新，只有像现在这样不断地跟随时间和技术的脚步，顾氏外科的发展和传播才会具有更大的价值和意义。

苏轼说：“人生如逆旅，我亦是行人。”外科是一条漫长的路，路上可能遍布荆棘与坎坷，可从开始踏上这条旅途，便无法停住脚步。即使一路奔行却也喜欢看路边的风景，如今江南的风景虽醉人，滚烫的心却从未荒芜，遇见你们，何其有幸。

（刘薛萍）

顾氏外科后学感悟

记忆中最深刻的是第一次进入胃肠外科病区大门，就看到醒目的顾氏外科四个大字，也是第一次对中医治疗外科疾病有了粗浅的了解。

在西医的十几年学习中，对于胃肠外科常见疾病如阑尾炎、肠梗阻、胃肠癌等的治疗方法中，抗生素、手术、放化疗这些治疗方案相对单一，而在章学林主任这位顾氏外科传人的指导下，对阑尾炎合并周围脓肿的病人，可以采用金黄膏外敷、锦红片内服的治疗方法，对肠梗阻保守治疗的病人，可以采用大承气汤口服或灌肠的手段，对胃肠癌化疗的病人如果出现呃逆等药物不良反应，可以采用针灸的方式来改善。这些治疗途径极大地丰富了外科疾病的治疗手段，更有利于病人的康复，极大的开阔了我的临床视野。

顾氏外科，传承悠久，治疗胃肠外科疾病疗效确切，我们当继承先辈的智慧，努力开拓进取，为战胜病魔事业奋斗终生。

（何　剑）

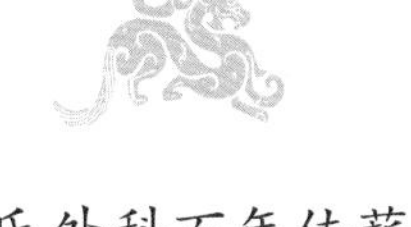

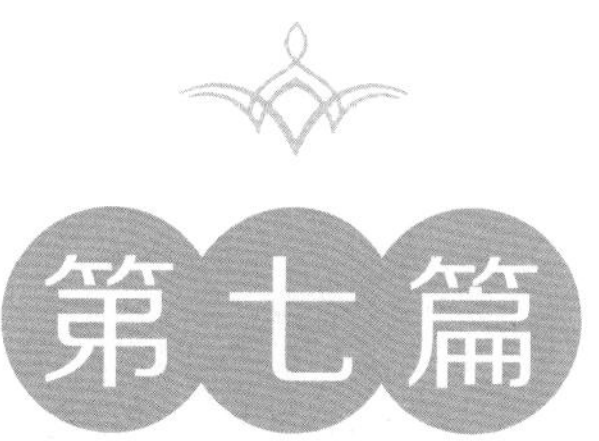

第七篇

顾氏外科传承图录

第一章

获奖图录

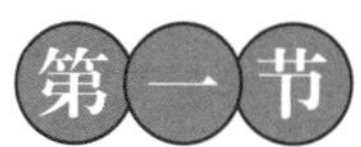

第一节 顾伯华团队获奖

顾伯华带领团队获奖情况如下（图 7-1-1 至图 7-1-5）。

上海中医学院附属龙华医院
荣获一九八六年度全国（部级）中医药重大科技成果甲级奖
卫生部副部长
国家中医管理局局长 胡熙明
一九八六年十二月二十日

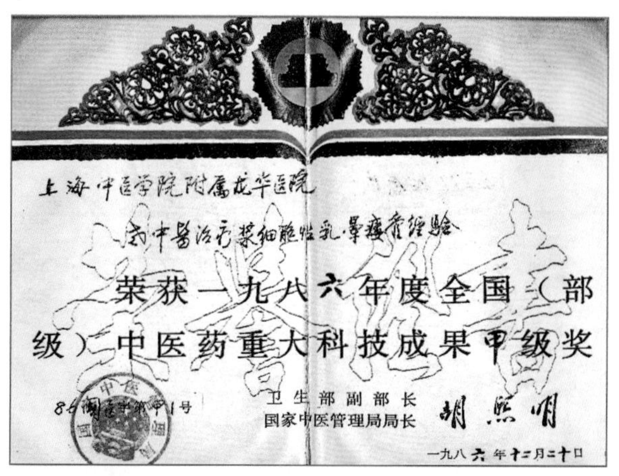

图 7-1-1　1986 年全国（部级）中医药重大科技成果甲级奖

上海市科学技术进步奖奖状
授予 顾伯华、徐长生教授治疗气郁型胆石病经验方—胆宁片临床与实验研究 项目
一九九〇年度上海市科学技术进步奖 二等奖
完成单位：上海中医学院附属龙华医院
上海市人民政府
科学技术进步奖评审委员会
一九九一年三月
编号：

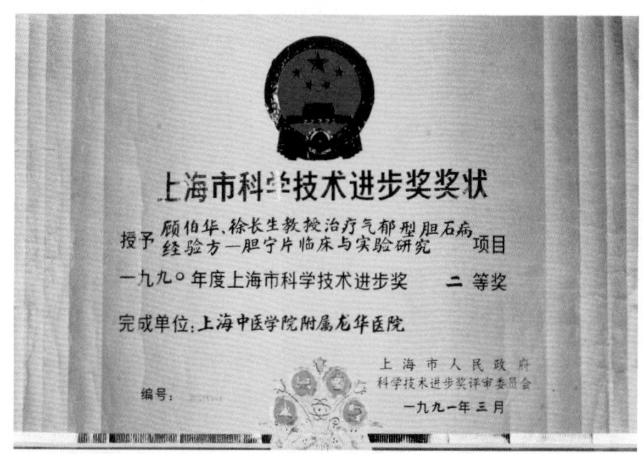

图 7-1-2　1991 年上海市科技进步奖二等奖

奖状
上海中医学院附属龍華医院
荣获一九八七年度上海市卫生局
中医药科技进步三等奖

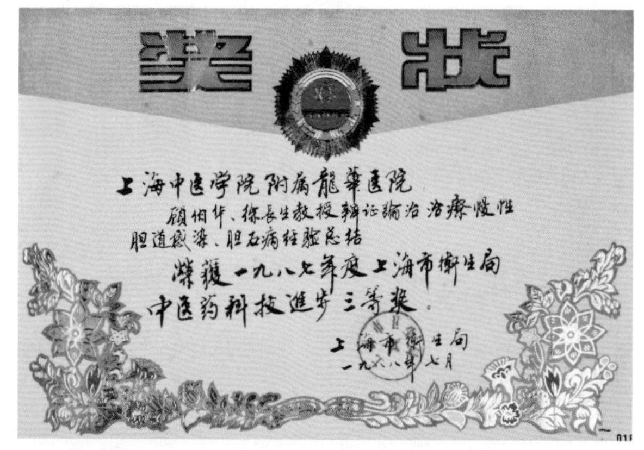

图 7-1-3　1987 年上海市卫生局中医药科技进步奖三等奖

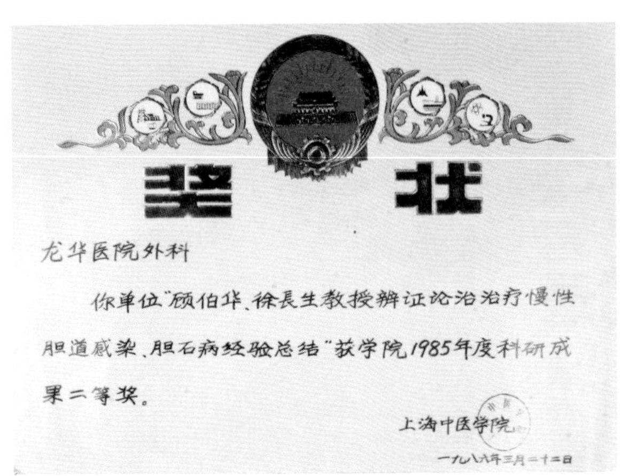

奖状

龙华医院外科

你单位"顾伯华、徐長生教授辨证论治治疗慢性胆道感染、胆石病经验总结"获学院1985年度科研成果二等奖。

上海中医学院

一九八六年三月二十二日

图 7-1-4　1986 年上海中医学院科研成果奖二等奖

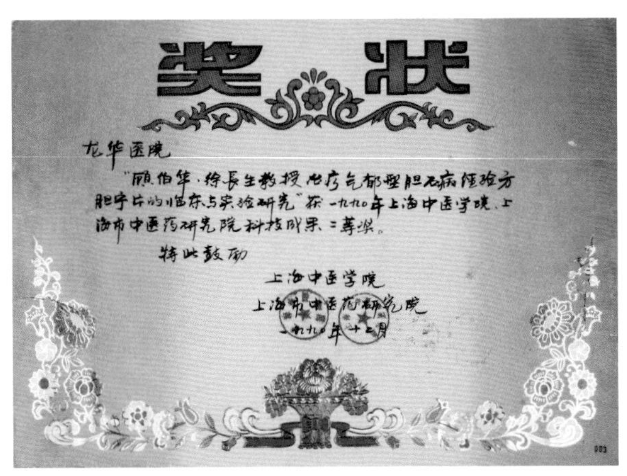

奖状

龙华医院

"顾伯华、徐長生教授治疗气郁型胆石病经验方胆宁片的临床与实验研究"获一九九〇年上海中医学院、上海市中医药研究院科技成果二等奖。

特此鼓励

上海中医学院

上海市中医药研究院

一九九〇年十二月

图 7-1-5　1990 年上海市中医药研究院科技成果奖二等奖

（沈义婷，仲芫沅，郝炜，王怡，李晓睿，梁宏涛，梁晓强，余奎，侯佳伟）

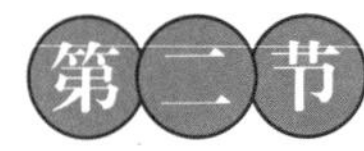

后学团队获奖

一、科室荣誉

顾氏外科后学团队获得集体荣誉如下（图 7-1-6 至图 7-1-15）。

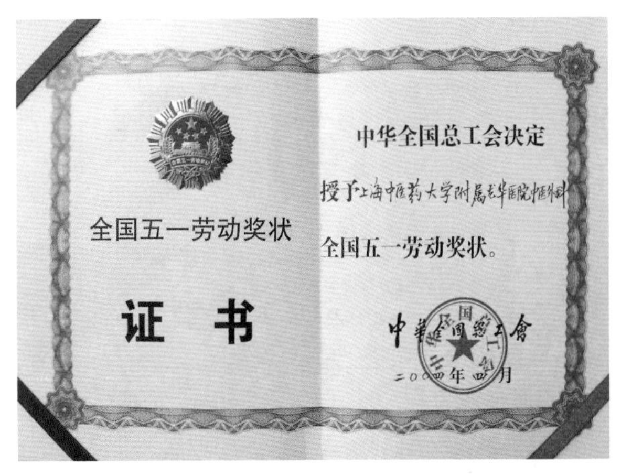

全国五一劳动奖状

证　书

中华全国总工会决定

授予上海中医药大学附属龙华医院中医外科

全国五一劳动奖状。

中华全国总工会

2004年四月

图 7-1-6　2004 年中医外科五一国际劳动奖章 1

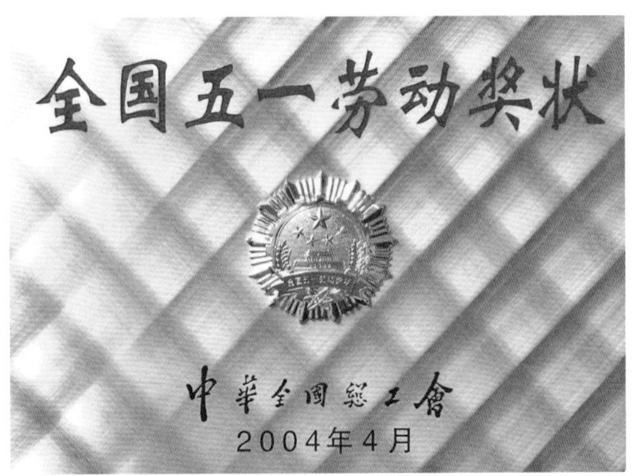

图 7-1-7　2004 年中医外科五一国际劳动奖章 2

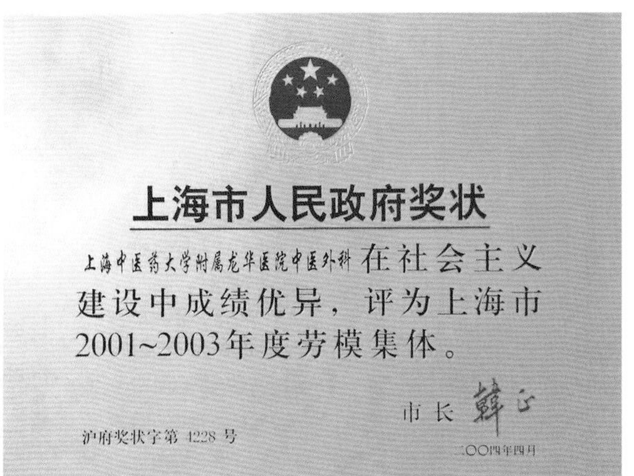

图 7-1-8　2004 年中医外科上海市劳动模范集体称号

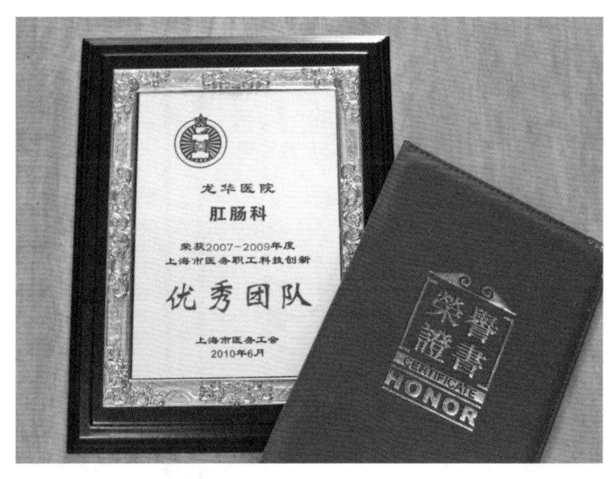

图 7-1-9　2009 年肛肠科上海市医务职工科技创新优秀团队

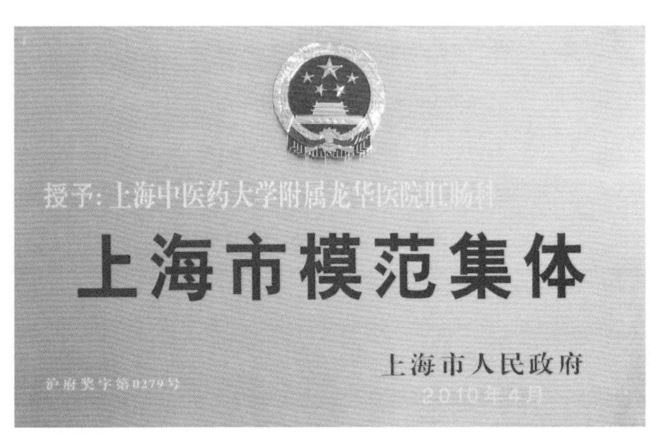

图 7-1-10　2010 年肛肠科上海市模范集体

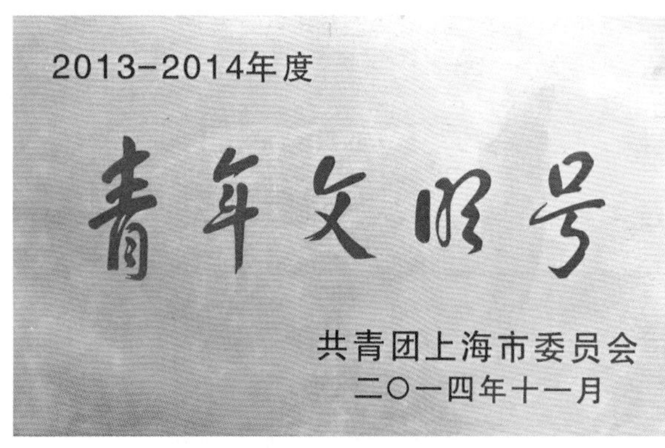

图 7-1-11　2014 年肛肠科上海市青年文明号

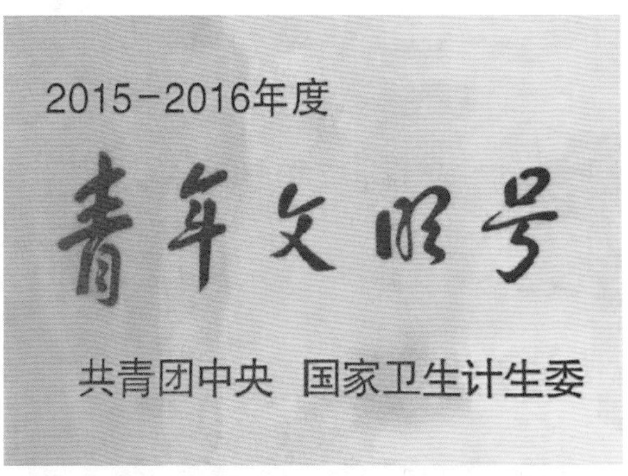

图 7-1-12　2016 年肛肠科全国青年文明号

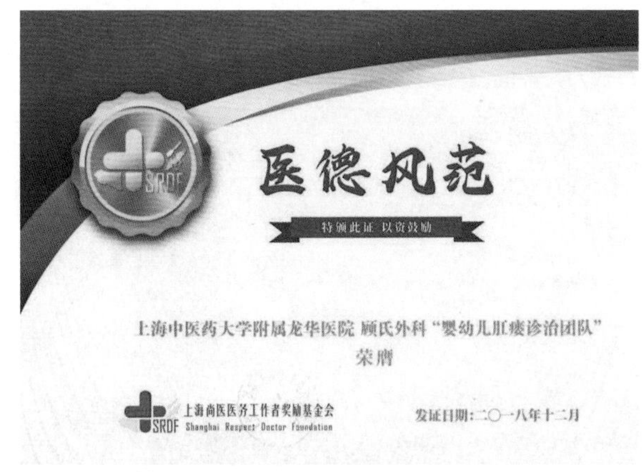

图 7-1-13　2018 年顾氏外科"婴幼儿肛瘘诊治团队"上海市医德风范奖

授予：上海中医药大学附属龙华医院上海工匠陆金根中医肛肠团队

工人先锋号

荣誉称号。

第 254 号

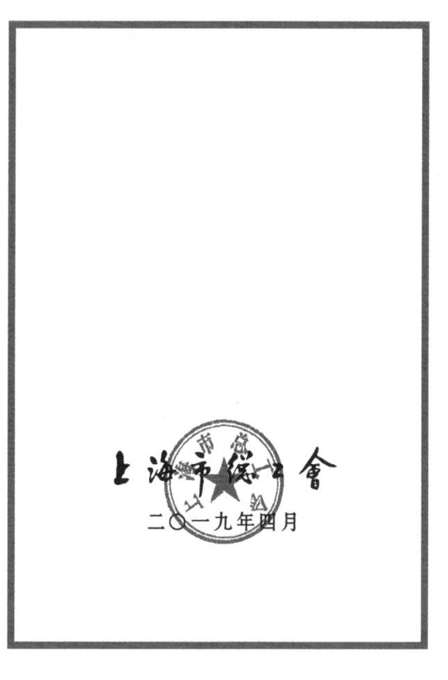

图 7-1-14　2019 年陆金根中医肛肠团队上海市工人先锋号

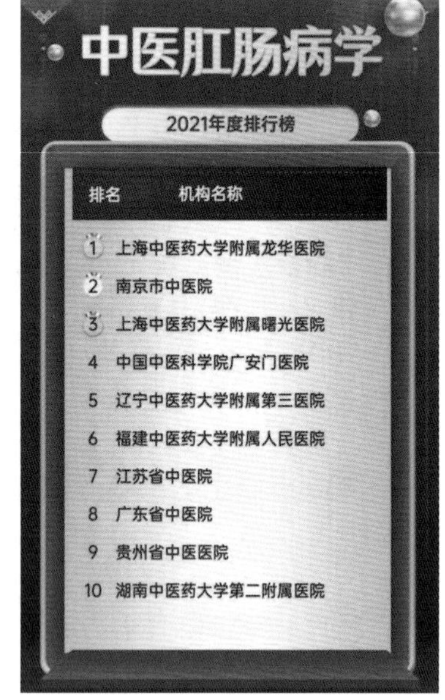
中医肛肠病学

2021年度排行榜

排名	机构名称
1	上海中医药大学附属龙华医院
2	南京市中医院
3	上海中医药大学附属曙光医院
4	中国中医科学院广安门医院
5	辽宁中医药大学附属第三医院
6	福建中医药大学附属人民医院
7	江苏省中医院
8	广东省中医院
9	贵州省中医医院
10	湖南中医药大学第二附属医院

图 7-1-15　2021 年肛肠科中华中医药学会 2021 年度中医医院学科（专科）学术影响力中医肛肠专科排名第一

二、科学技术类奖项

（一）省部级奖项

顾氏外科获得省部级科学技术类奖项具体如下（图 7-1-16 至图 7-1-30）。

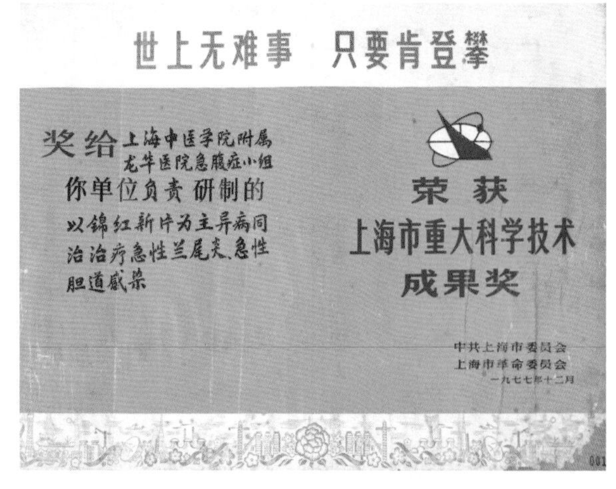
世上无难事　只要肯登攀

奖给上海中医学院附属龙华医院急腹症小组

你单位负责研制的以锦红新片为主异病同治治疗急性兰尾炎、急性胆道感染

荣获

上海市重大科学技术成果奖

中共上海市委员会

上海市革命委员会

一九七七年十二月

图 7-1-16　1977 年上海市重大科技成果奖

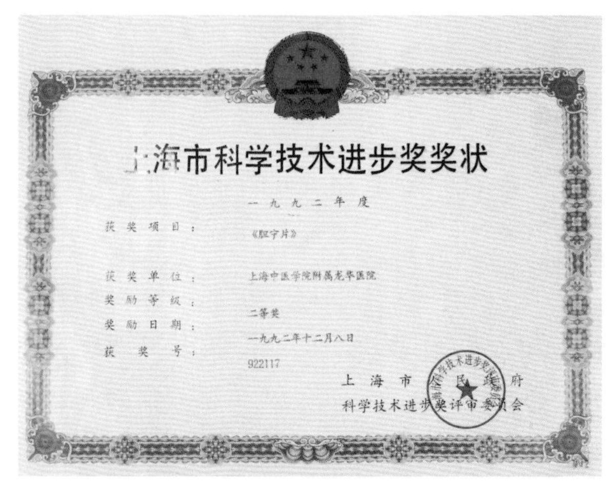
上海市科学技术进步奖奖状

一九九二年度

获奖项目：《胆宁片》

获奖单位：上海中医学院附属龙华医院

奖励等级：二等奖

奖励日期：一九九二年十二月八日

获奖号：922117

上海市人民政府

科学技术进步奖评审委员会

图 7-1-17　1992 年上海市科技进步奖二等奖

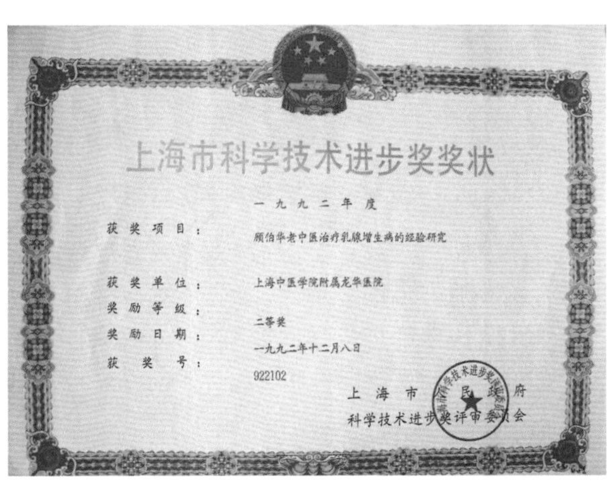

图 7-1-18 1992 年上海市科技进步奖二等奖

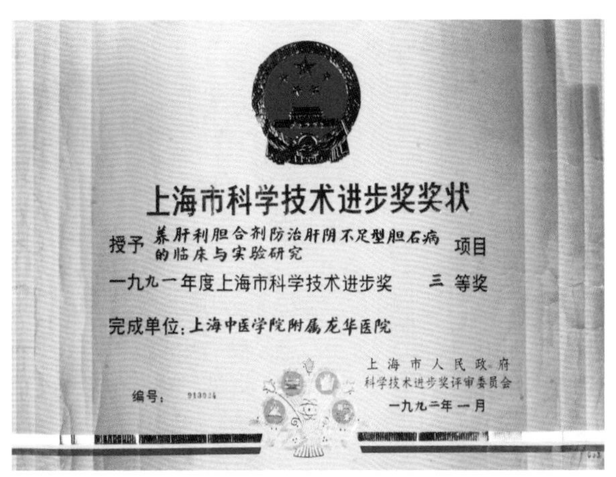

图 7-1-19 1992 年上海市科技进步奖三等奖

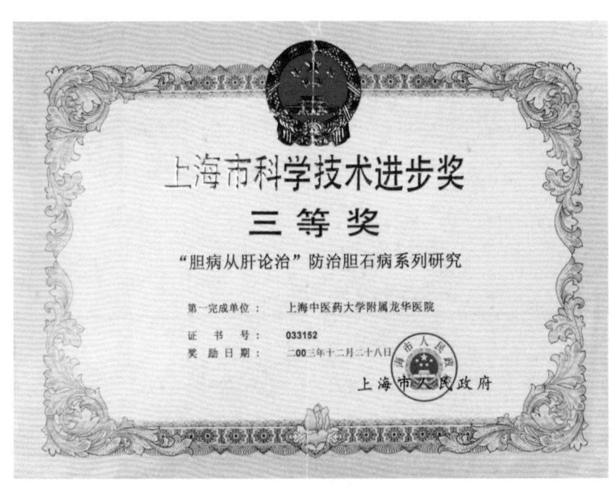

图 7-1-20 2003 年上海市科技进步奖三等奖

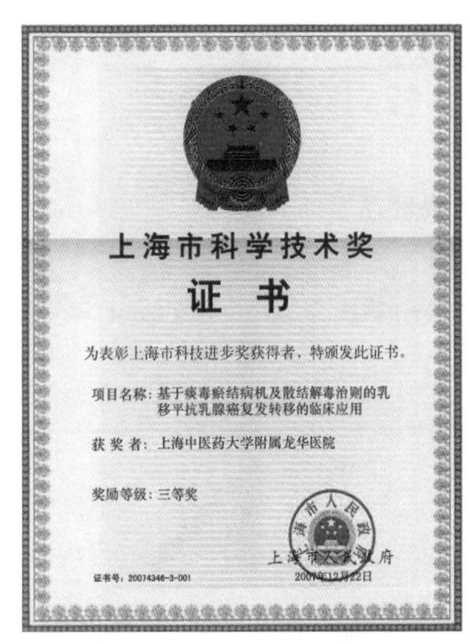

图 7-1-21 2007 年上海市科技进步奖三等奖

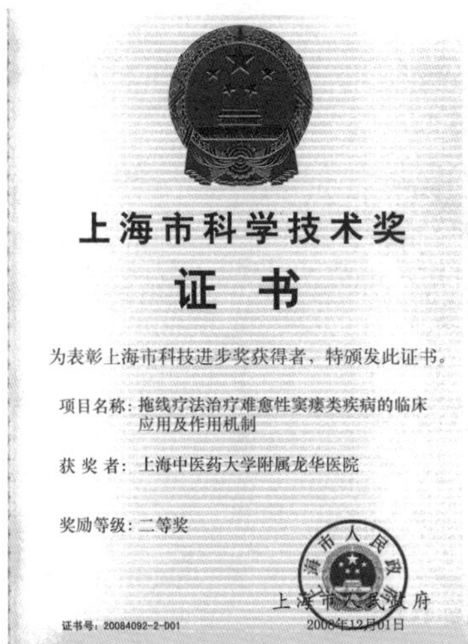

图 7-1-22 2008 年上海市科技进步奖二等奖

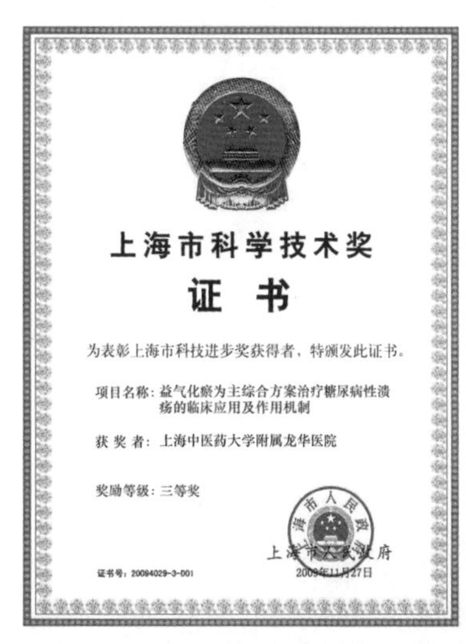

图 7-1-23 2009 年上海市科技进步奖三等奖

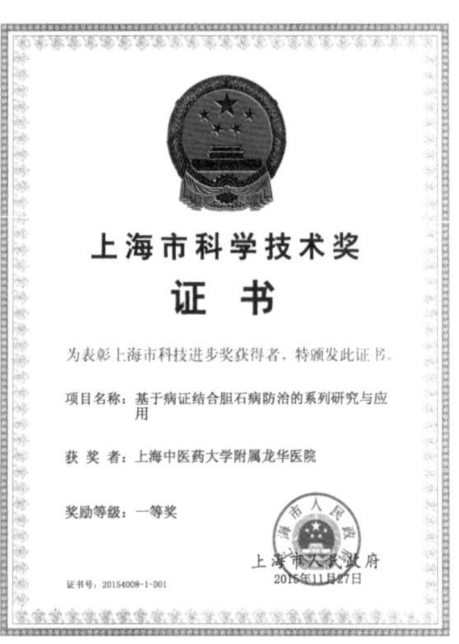

上海市科学技术奖
证 书

为表彰上海市科技进步奖获得者，特颁发此证书。

项目名称：基于病证结合胆石病防治的系列研究与应用

获 奖 者：上海中医药大学附属龙华医院

奖励等级：一等奖

证书号：20154008-1-D01

上海市人民政府
2015年11月27日

图 7-1-24　2015 年上海市科技进步奖一等奖

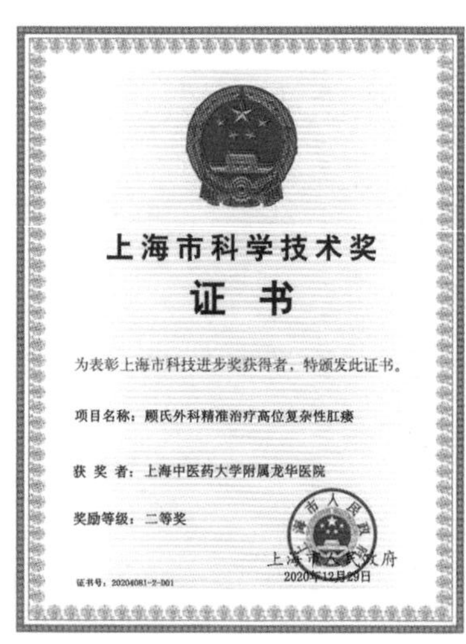

上海市科学技术奖
证 书

为表彰上海市科技进步奖获得者，特颁发此证书。

项目名称：顾氏外科精准治疗高位复杂性肛瘘

获 奖 者：上海中医药大学附属龙华医院

奖励等级：二等奖

证书号：20204081-2-D01

上海市人民政府
2020年12月29日

图 7-1-25　2020 年上海市科技进步奖二等奖

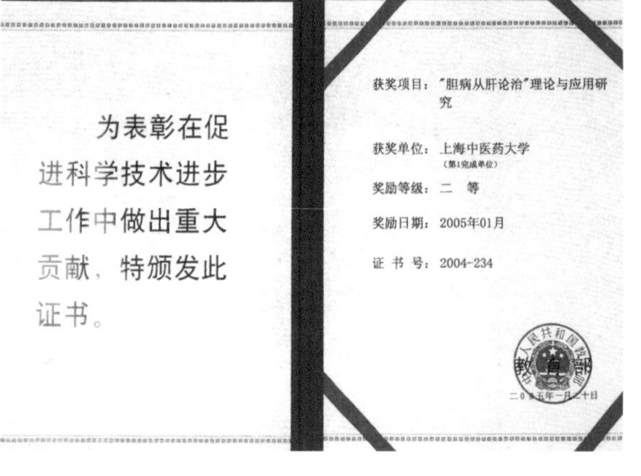

为表彰在促进科学技术进步工作中做出重大贡献，特颁发此证书。

获奖项目："胆病从肝论治"理论与应用研究

获奖单位：上海中医药大学
（第1完成单位）

奖励等级：二　等

奖励日期：2005年01月

证 书 号：2004-234

教育部

图 7-1-26　2004 年国家教育部科学技术进步奖二等奖

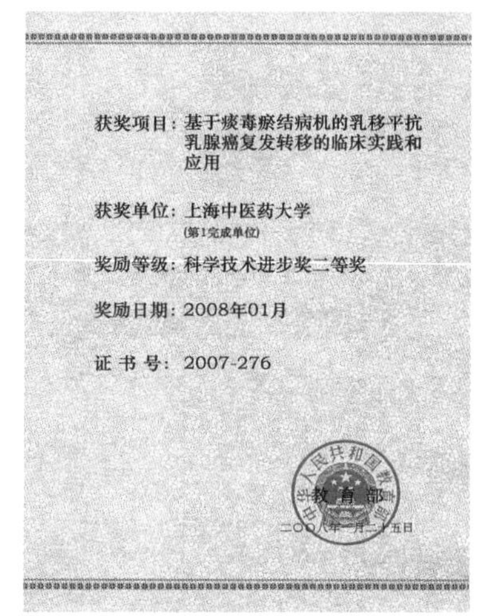

获奖项目：基于痰毒瘀结病机的乳移平抗乳腺癌复发转移的临床实践和应用

获奖单位：上海中医药大学
（第1完成单位）

奖励等级：科学技术进步奖二等奖

奖励日期：2008年01月

证 书 号：2007-276

教育部

图 7-1-27　2008 年国家教育部科学技术进步奖二等奖

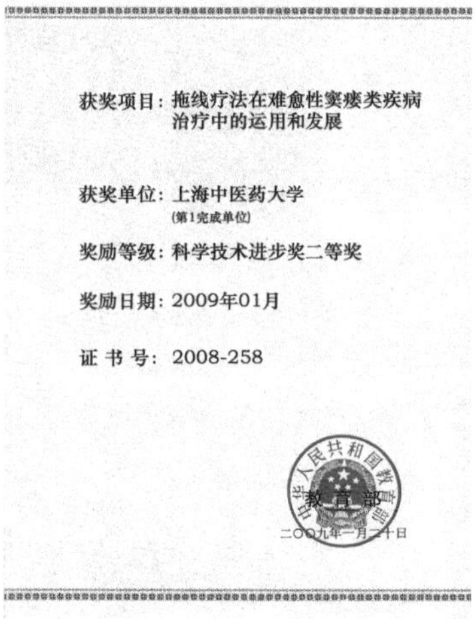

获奖项目：拖线疗法在难愈性窦瘘类疾病治疗中的运用和发展

获奖单位：上海中医药大学
（第1完成单位）

奖励等级：科学技术进步奖二等奖

奖励日期：2009年01月

证 书 号：2008-258

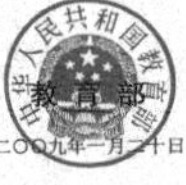

教育部
二〇〇九年一月二十日

图 7-1-28　2009 年国家教育部科学技术进步奖二等奖

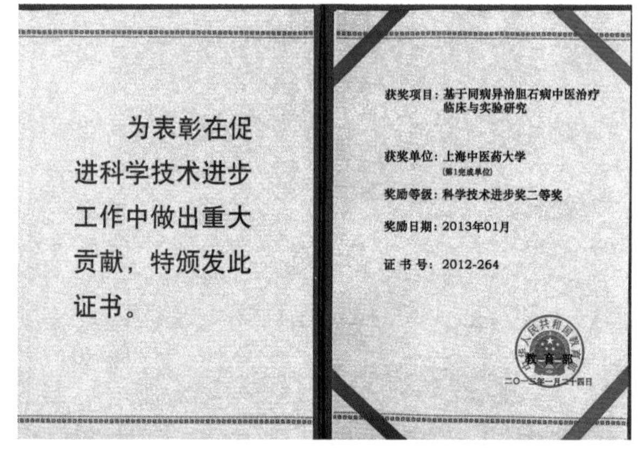

为表彰在促进科学技术进步工作中做出重大贡献，特颁发此证书。

获奖项目：基于同病异治胆石病中医治疗临床与实验研究

获奖单位：上海中医药大学
（第1完成单位）

奖励等级：科学技术进步奖二等奖

奖励日期：2013年01月

证 书 号：2012-264

教育部

图 7-1-29　2013 年国家教育部科学技术进步奖二等奖

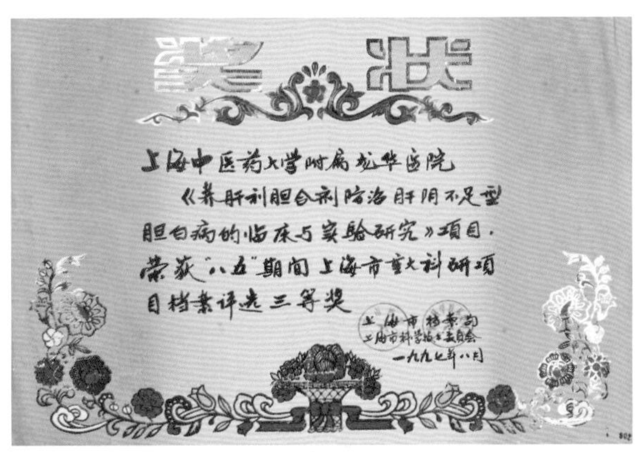

奖状

上海中医药大学附属龙华医院

《养肝利胆合剂防治肝阴不足型胆石病的临床与实验研究》项目，荣获"八五"期间上海市重大科研项目档案评选三等奖

上海市档案局
上海市科学技术委员会
一九九七年八月

图 7-1-30　1997 年上海市重大科研项目档案评选三等奖

（二）上海市总工会颁发奖项

顾氏外科获得上海市总工会颁发的奖项如下（图 7-1-31 至图 7-1-33）。

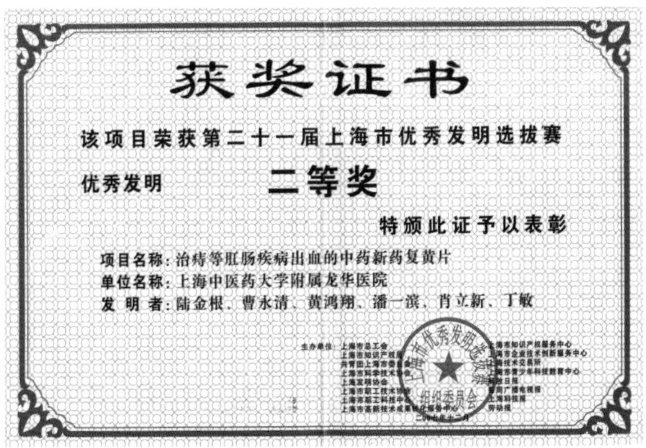

获奖证书

该项目荣获第二十一届上海市优秀发明选拔赛

优秀发明　二等奖

特颁此证予以表彰

项目名称：治痔等肛肠疾病出血的中药新药复黄片
单位名称：上海中医药大学附属龙华医院
发 明 者：陆金根、曹永清、黄鸿翔、潘一滨、肖立新、丁敏

图 7-1-31　2007 年上海市优秀发明选拔赛优秀发明奖二等奖

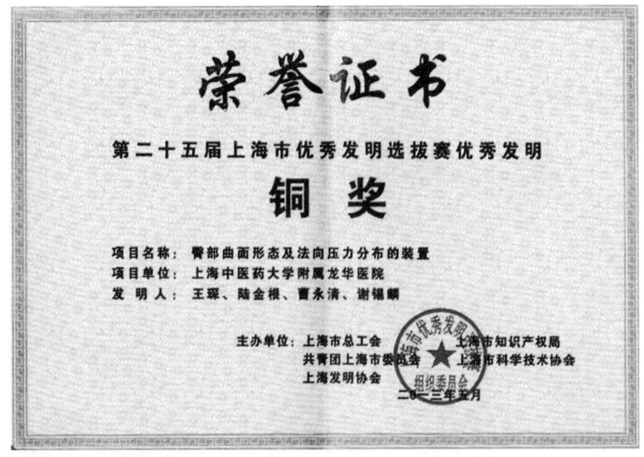

荣誉证书

第二十五届上海市优秀发明选拔赛优秀发明

铜 奖

项目名称：臀部曲面形态及法向压力分布的装置
项目单位：上海中医药大学附属龙华医院
发 明 人：王琛、陆金根、曹永清、谢锡麟

主办单位：上海市总工会　上海市知识产权局
共青团上海市委员会　上海市科学技术协会
上海发明协会

二〇一三年五月

图 7-1-32　2013 年上海市优秀发明选拔赛优秀发明铜奖

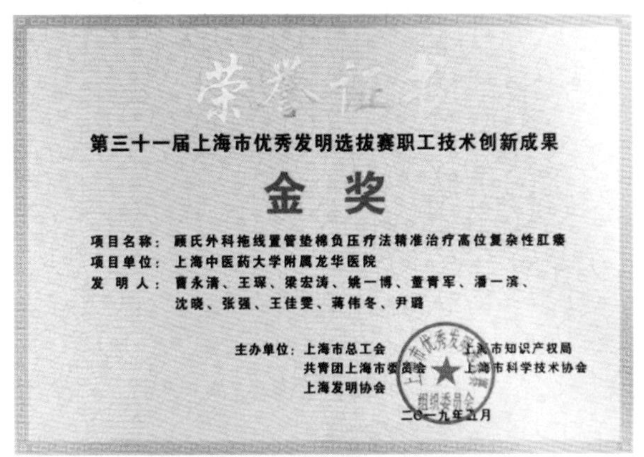

荣誉证书

第三十一届上海市优秀发明选拔赛职工技术创新成果

金 奖

项目名称：顾氏外科拖线置管垫棉负压疗法精准治疗高位复杂性肛瘘
项目单位：上海中医药大学附属龙华医院
发 明 人：曹永清、王琛、梁宏涛、姚一博、董青军、潘一滨、沈晓、张强、王佳雯、蒋伟冬、尹璐

主办单位：上海市总工会　上海市知识产权局
共青团上海市委员会　上海市科学技术协会
上海发明协会

图 7-1-33　2019 年上海市优秀发明选拔赛职工技术创新成果金奖

（三）中华中医药学会颁发奖项

顾氏外科获得中华中医药学会颁发的奖项如下（图 7-1-34 至图 7-1-36）。

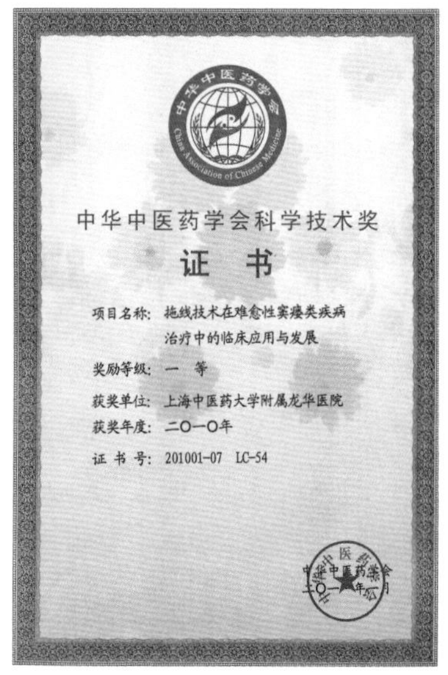

中华中医药学会科学技术奖
证 书
项目名称：拖线技术在难愈性窦瘘类疾病治疗中的临床应用与发展
奖励等级：一 等
获奖单位：上海中医药大学附属龙华医院
获奖年度：二〇一〇年
证 书 号：201001-07 LC-54

图 7-1-34　2010 年中华中医药学会科学技术奖一等奖

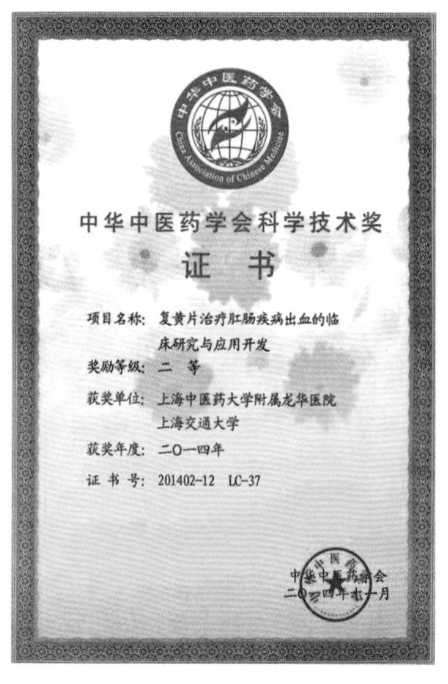

中华中医药学会科学技术奖
证 书
项目名称：复黄片治疗肛肠疾病出血的临床研究与应用开发
奖励等级：二 等
获奖单位：上海中医药大学附属龙华医院
上海交通大学
获奖年度：二〇一四年
证 书 号：201402-12 LC-37

图 7-1-35　2014 年中华中医药学会科学技术奖二等奖

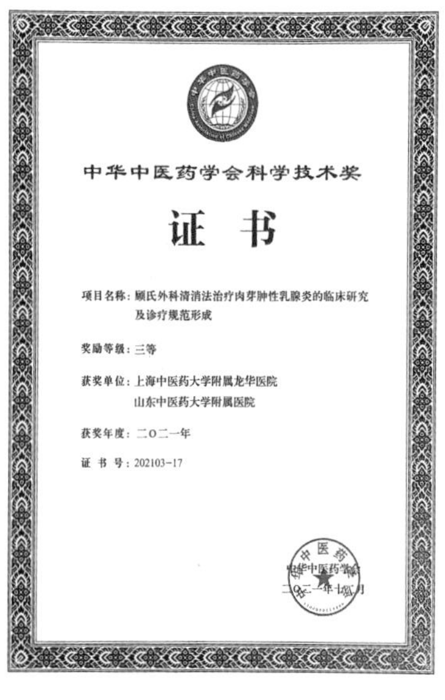

中华中医药学会科学技术奖
证 书
项目名称：顾氏外科清消法治疗肉芽肿性乳腺炎的临床研究及诊疗规范形成
奖励等级：三等
获奖单位：上海中医药大学附属龙华医院
山东中医药大学附属医院
获奖年度：二〇二一年
证 书 号：202103-17

图 7-1-36　2021 年中华中医药学会科学技术奖三等奖

（四）中国中西医结合学会颁发奖项

顾氏外科获得中国中西医结合学会颁发的奖项如下（图 7-1-37 至图 7-1-40）。

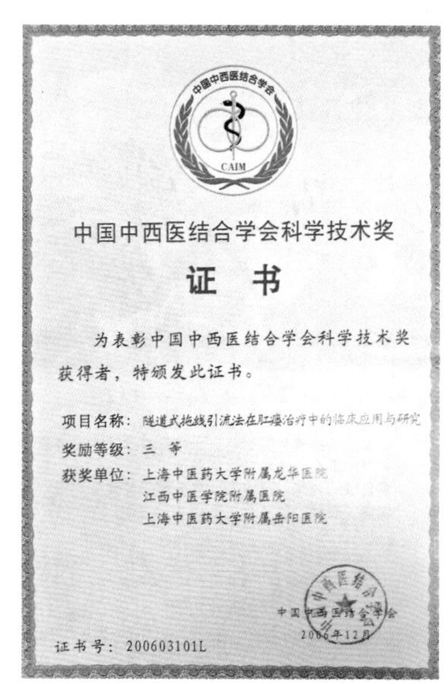

中国中西医结合学会科学技术奖
证 书
为表彰中国中西医结合学会科学技术奖获得者，特颁发此证书。
项目名称：隧道式拖线引流法在肛瘘治疗中的临床应用与研究
奖励等级：三 等
获奖单位：上海中医药大学附属龙华医院
江西中医学院附属医院
上海中医药大学附属岳阳医院
证书号：200603101L

图 7-1-37　2006 年中国中西医结合学会科技进步奖三等奖

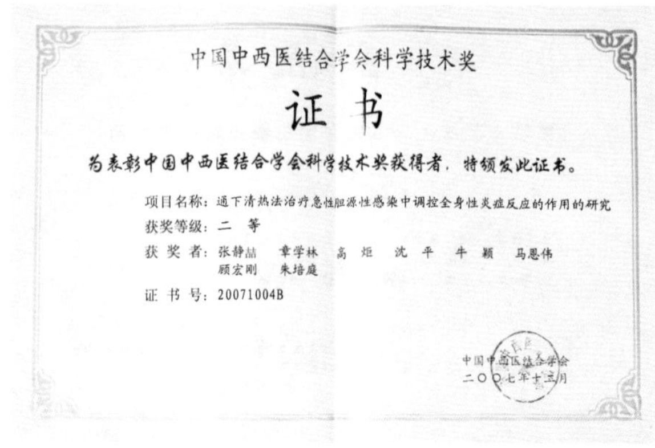

中国中西医结合学会科学技术奖
证 书
为表彰中国中西医结合学会科学技术奖获得者，特颁发此证书。
项目名称：通下清热法治疗急性胆源性感染中调控全身性炎症反应的作用的研究
获奖等级：二 等
获 奖 者：张静喆 章学林 高 炬 沈 平 牛 颖 马恩伟
顾宏刚 朱培庭
证 书 号：20071004B
中国中西医结合学会
二〇〇七年十二月

图 7-1-38　2007 年中国中西医结合学会科技进步奖二等奖

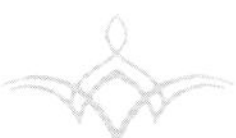

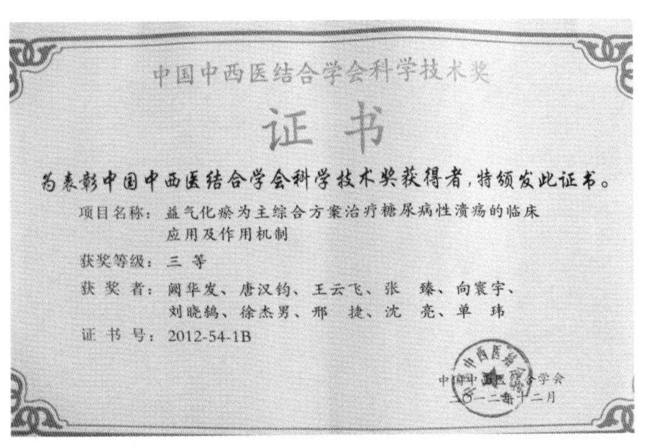

中国中西医结合学会科学技术奖

证书

为表彰中国中西医结合学会科学技术奖获得者，特颁发此证书。

项目名称：益气化瘀为主综合方案治疗糖尿病性溃疡的临床应用及作用机制

获奖等级：三 等

获 奖 者：阙华发、唐汉钧、王云飞、张 臻、向寰宇、刘晓鸫、徐杰男、邢 捷、沈 亮、单 玮

证 书 号：2012-54-1B

图 7-1-39　2012 年中国中西医结合学会科技进步奖三等奖

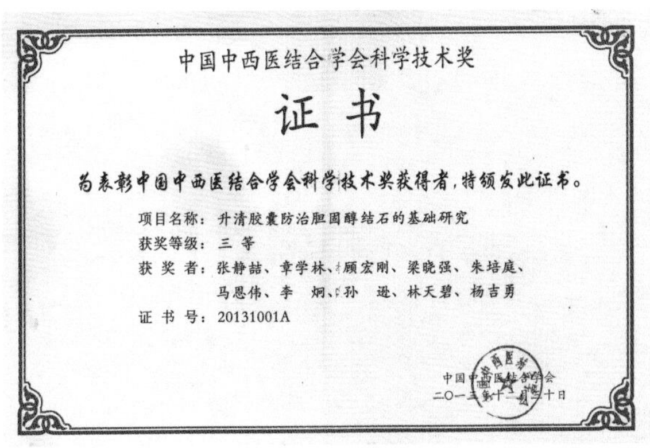

中国中西医结合学会科学技术奖

证书

为表彰中国中西医结合学会科学技术奖获得者，特颁发此证书。

项目名称：升清胶囊防治胆固醇结石的基础研究

获奖等级：三 等

获 奖 者：张静喆、章学林、顾宏刚、梁晓强、朱培庭、马恩伟、李 炯、孙 逊、林天碧、杨吉勇

证 书 号：20131001A

中国中西医结合学会

二〇一三年十一月二十日

图 7-1-40　2013 年中国中西医结合学会科技进步奖三等奖

（五）上海市卫生局颁发奖项

顾氏外科获得上海市卫生局颁发的奖项如下（图 7-1-41 至图 7-1-48）。

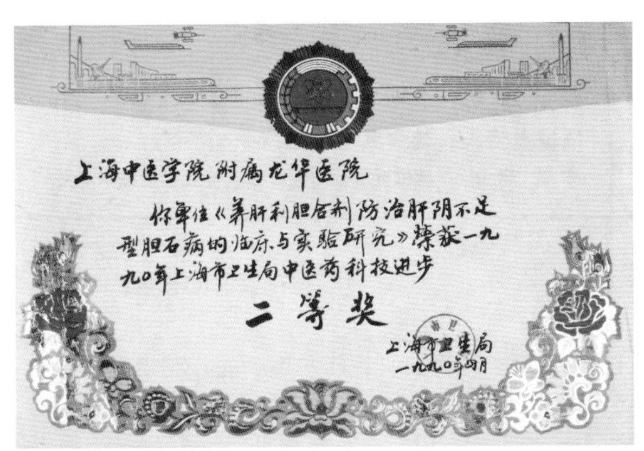

上海中医学院附属龙华医院

你单位《养肝利胆合剂防治肝阴不足型胆石病的临床与实验研究》荣获一九九〇年上海市卫生局中医药科技进步

二等奖

上海市卫生局

一九九〇年四月

图 7-1-41　1990 年上海市卫生局中医药科技进步奖二等奖

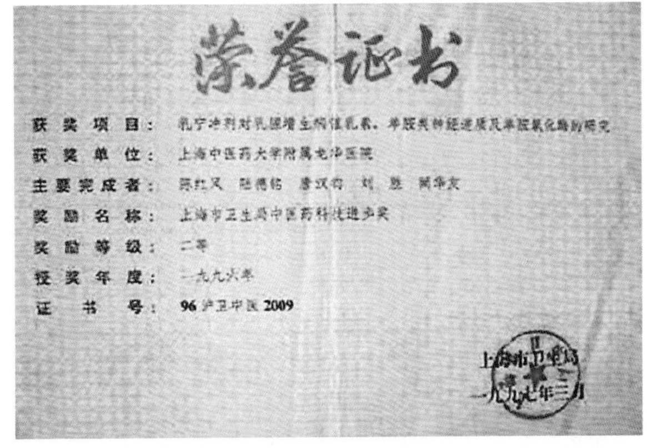

荣誉证书

获奖单位：上海中医药大学附属龙华医院

奖励名称：上海市卫生局中医药科技进步奖

奖励等级：二等

授奖年度：一九九六年

证 书 号：96 沪卫中医 2009

上海市卫生局

图 7-1-42　1996 年上海市中医药科技成果奖二等奖

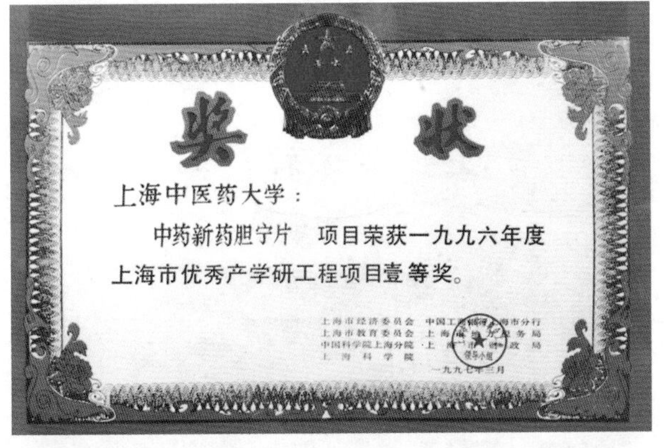

奖状

上海中医药大学：

中药新药胆宁片　项目荣获一九九六年度上海市优秀产学研工程项目壹等奖。

一九九七年三月

图 7-1-43　1997 年上海市优秀产学研工程项目奖一等奖

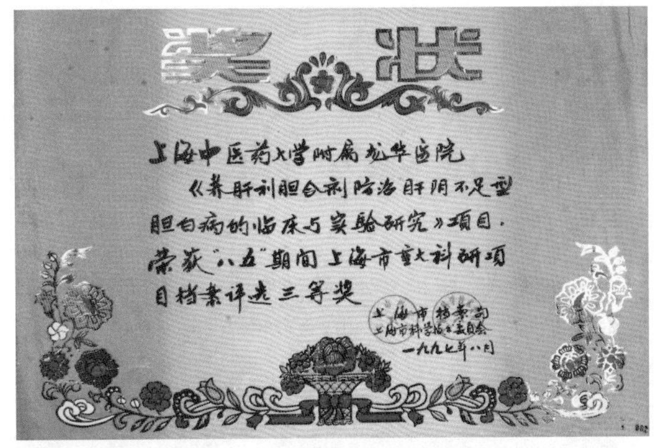

奖状

上海中医药大学附属龙华医院

《养肝利胆合剂防治肝阴不足型胆石病的临床与实验研究》项目，荣获"八五"期间上海市重大科研项目档案评选三等奖

一九九七年八月

图 7-1-44　1997 年上海市重大科研项目档案奖三等奖

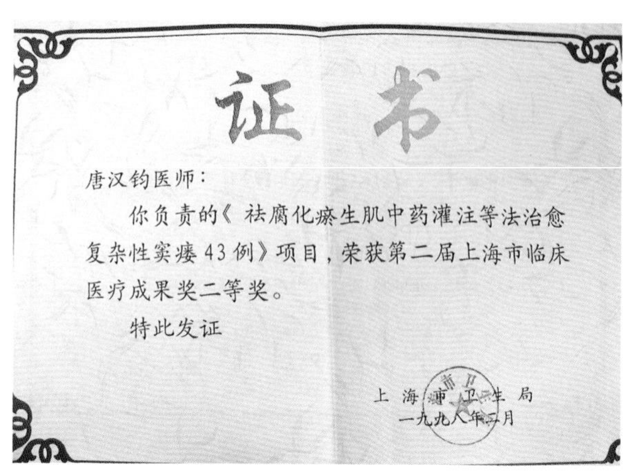
证书

唐汉钧医师：

你负责的《祛腐化瘀生肌中药灌注等法治愈复杂性窦瘘43例》项目，荣获第二届上海市临床医疗成果奖二等奖。

特此发证

上海市卫生局

一九九八年二月

图 7-1-45　1998 年上海市临床医疗成果奖二等奖

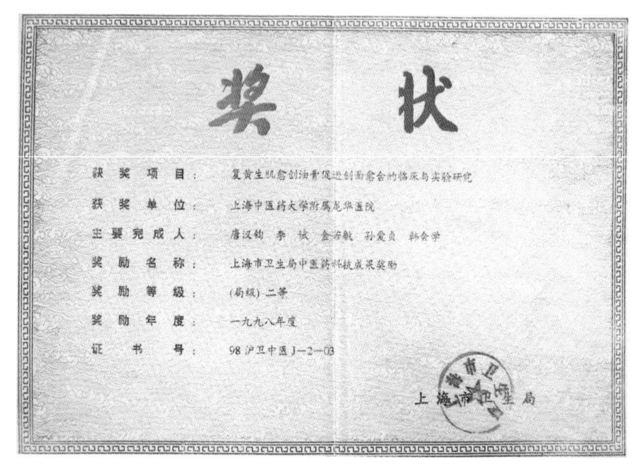
奖状

获奖项目：复黄生肌愈创油膏促进创面愈合的临床与实验研究

获奖单位：上海中医药大学附属龙华医院

主要完成人：唐汉钧　李斌　金芳敏　孙爱贞　韩会学

奖励名称：上海市卫生局中医药科技成果奖励

奖励等级：（局级）二等

奖励年度：一九九八年度

证书号：98沪卫中医J—2—03

上海市卫生局

图 7-1-46　1998 年上海市卫生局中医药科技成果奖二等奖

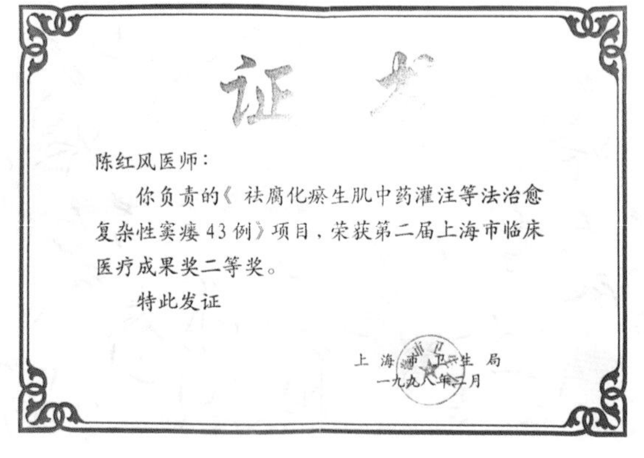
证书

陈红风医师：

你负责的《祛腐化瘀生肌中药灌注等法治愈复杂性窦瘘43例》项目，荣获第二届上海市临床医疗成果奖二等奖。

特此发证

上海市卫生局

一九九八年二月

图 7-1-47　1998 年上海市临床医学成果奖二等奖

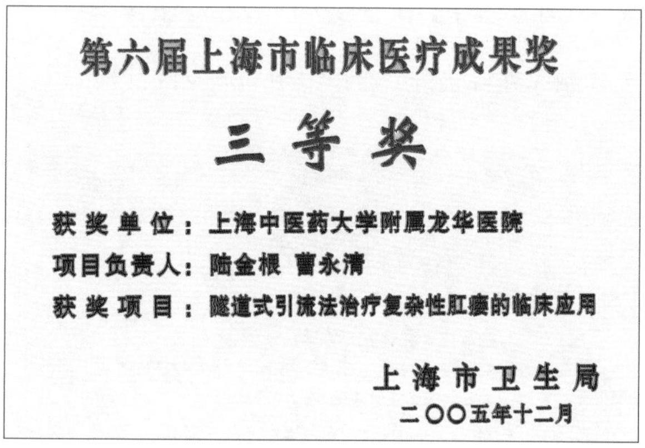

第六届上海市临床医疗成果奖

三等奖

获奖单位：上海中医药大学附属龙华医院

项目负责人：陆金根　曹永清

获奖项目：隧道式引流法治疗复杂性肛瘘的临床应用

上海市卫生局

二〇〇五年十二月

图 7-1-48　2005 年上海市临床医疗成果奖三等奖

（六）上海市医学会颁发奖项

顾氏外科获得上海市医学会颁发的奖项如下（图 7-1-49 至图 7-1-53）。

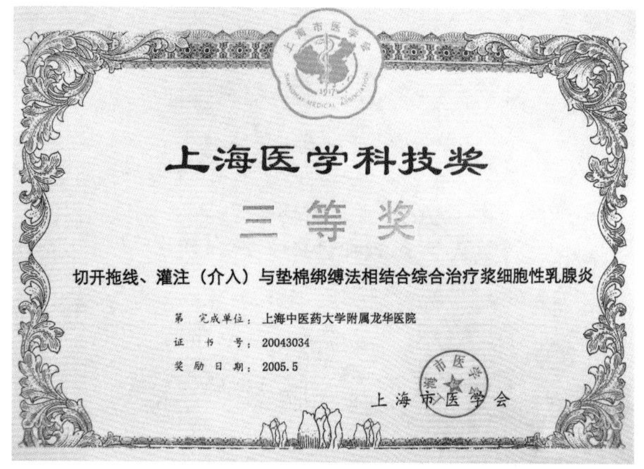
上海医学科技奖

三等奖

切开拖线、灌注（介入）与垫棉绑缚法相结合综合治疗浆细胞性乳腺炎

第　完成单位：上海中医药大学附属龙华医院

证书号：20043034

奖励日期：2005.5

上海市医学会

图 7-1-49　2005 年上海市医学科技成果奖三等奖

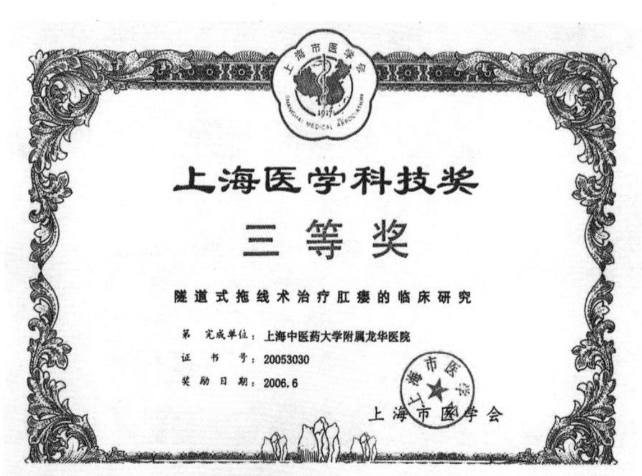
上海医学科技奖

三等奖

隧道式拖线术治疗肛瘘的临床研究

第　完成单位：上海中医药大学附属龙华医院

证书号：20053030

奖励日期：2006.6

上海市医学会

图 7-1-50　2006 年上海市医学科技奖三等奖

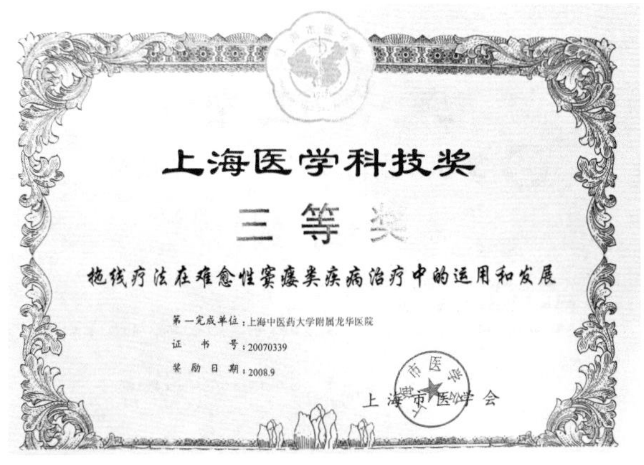

上海医学科技奖

三等奖

拖线疗法在难愈性窦瘘类疾病治疗中的运用和发展

第一完成单位：上海中医药大学附属龙华医院

证 书 号：20070339

奖 励 日 期：2008.9

上海市医学会

图 7-1-51　2008 年上海市医学科技奖三等奖

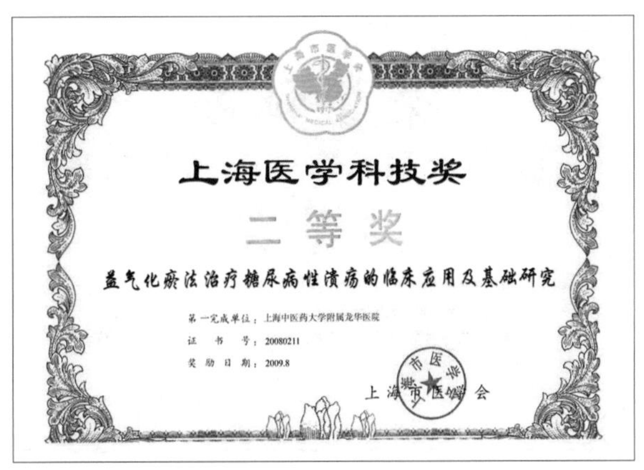

上海医学科技奖

二等奖

益气化瘀法治疗糖尿病性溃疡的临床应用及基础研究

第一完成单位：上海中医药大学附属龙华医院

证 书 号：20080211

奖 励 日 期：2009.8

上海市医学会

图 7-1-52　2009 年上海市医学科技奖二等奖

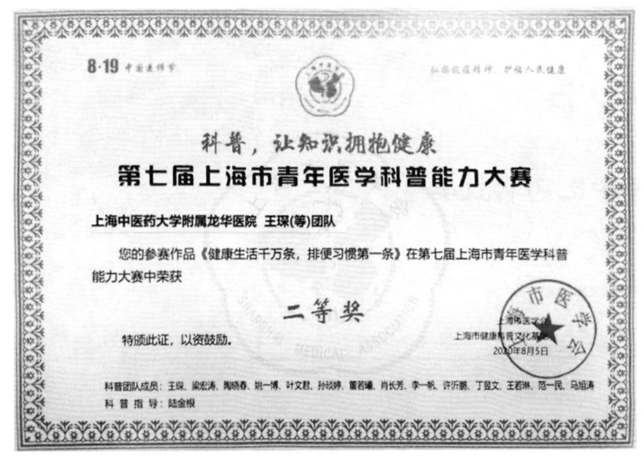

8·19 中国医师节

科普，让知识拥抱健康

第七届上海市青年医学科普能力大赛

上海中医药大学附属龙华医院 王琛(等)团队

您的参赛作品《健康生活千万条，排便习惯第一条》在第七届上海市青年医学科普能力大赛中荣获

二等奖

特颁此证，以资鼓励。

上海市医学会

上海市健康科普文化基金会

2020年8月5日

科普团队成员：王琛、梁宏涛、陶晓春、姚一博、叶文君、孙琰婷、董若曦、肖长芳、李一帆、许沂鹏、丁昱文、王若琳、范一民、马旭涛

科 普 指 导：陆金根

图 7-1-53　2020 年上海青年医学科普能力大赛二等奖

（七）上海市中医药学会颁发奖项

顾氏外科获得上海市医学会颁发的奖项如下（图 7-1-54 至图 7-1-60）。

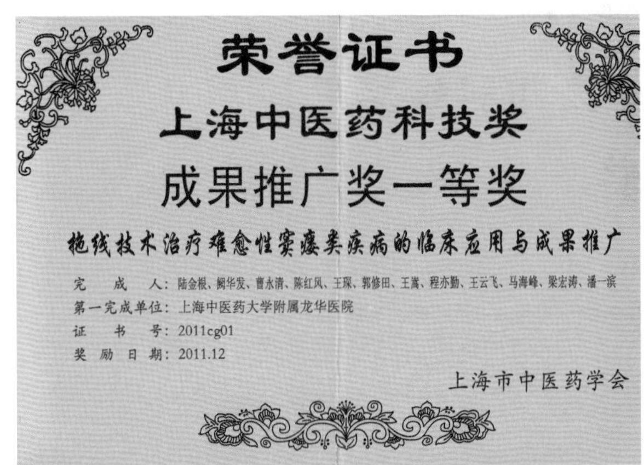

荣誉证书

上海中医药科技奖

成果推广奖一等奖

拖线技术治疗难愈性窦瘘类疾病的临床应用与成果推广

完 成 人：陆金根、阙华发、曹永清、陈红风、王琛、郭修田、王蕾、程亦勤、王云飞、马海峰、梁宏涛、潘一滨

第一完成单位：上海中医药大学附属龙华医院

证 书 号：2011cg01

奖 励 日 期：2011.12

上海市中医药学会

图 7-1-54　2011 年上海市中医药学会成果推广奖一等奖

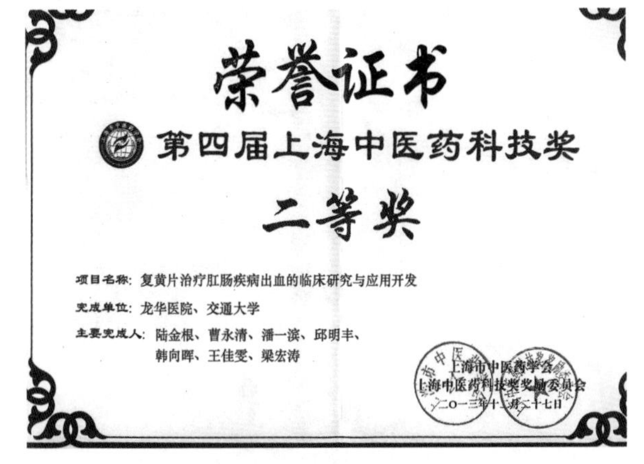

荣誉证书

第四届上海中医药科技奖

二等奖

项目名称：复黄片治疗肛肠疾病出血的临床研究与应用开发

完成单位：龙华医院、交通大学

主要完成人：陆金根、曹永清、潘一滨、邱明丰、韩向晖、王佳雯、梁宏涛

上海市中医药学会

上海中医药科技奖奖励委员会

二〇一三年十二月二十七日

图 7-1-55　2013 年上海中医药科技奖二等奖

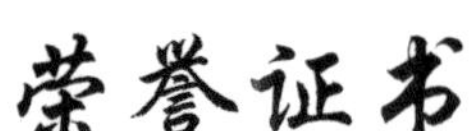

荣誉证书

第六届上海中医药科技奖

二等奖

项目名称：心肺脾三脏同调理论指导下的湿疹防治研究

完成单位：上海中医药大学附属龙华医院

主要完成人：马绍尧、李咏梅、宋瑜、李燕娜、顾敏婕、高尚璞、冯国强、李晓睿

上海市中医药学会
上海中医药科技奖奖励委员会
二〇一六年一月二十二日

图 7-1-56　2016 年上海中医药科技奖二等奖

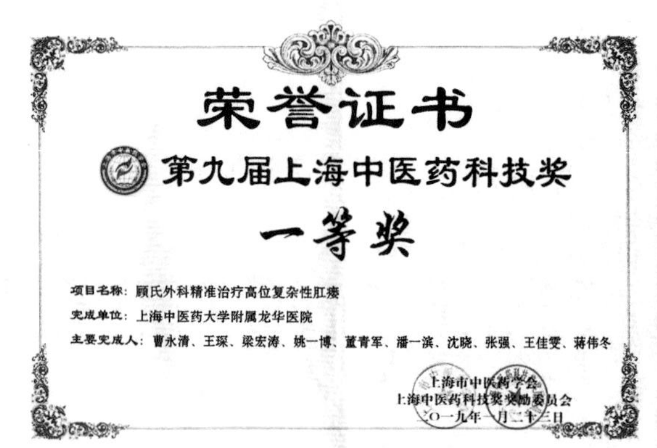

荣誉证书

第九届上海中医药科技奖

一等奖

项目名称：顾氏外科精准治疗高位复杂性肛瘘

完成单位：上海中医药大学附属龙华医院

主要完成人：曹永清、王琛、梁宏涛、姚一博、董青军、潘一滨、沈晓、张强、王佳雯、蒋伟冬

上海市中医药学会
上海中医药科技奖奖励委员会
二〇一九年一月二十三日

图 7-1-57　2019 年上海中医药科技奖一等奖

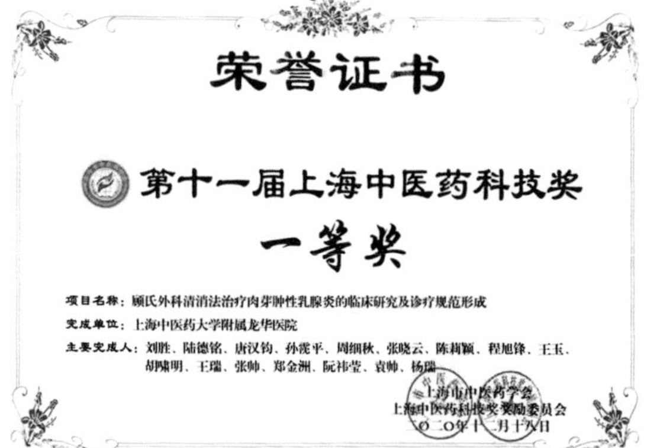

荣誉证书

第十一届上海中医药科技奖

一等奖

项目名称：顾氏外科清消法治疗肉芽肿性乳腺炎的临床研究及诊疗规范形成

完成单位：上海中医药大学附属龙华医院

主要完成人：刘胜、陆德铭、唐汉钧、孙霃平、周细秋、张晓云、陈莉颖、程旭锋、王玉、胡陟明、王瑞、张帅、郑金洲、阮祎莹、袁帅、杨瑞

上海市中医药学会
上海中医药科技奖奖励委员会
二〇二〇年十二月十八日

图 7-1-58　2020 年第十一届上海中医药科技奖一等奖

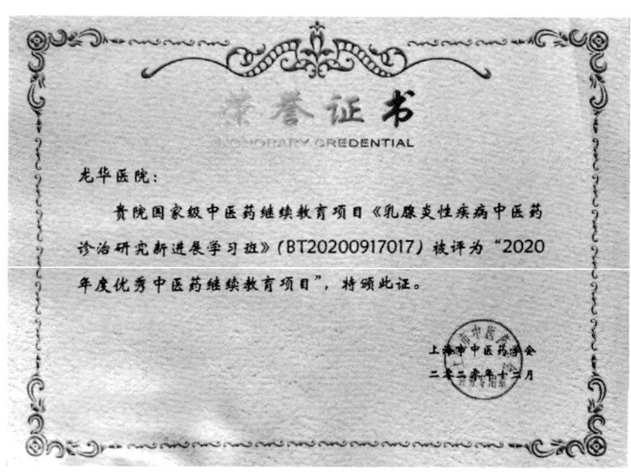

荣誉证书

HONORARY CREDENTIAL

龙华医院：

贵院国家级中医药继续教育项目《乳腺炎性疾病中医药诊治研究新进展学习班》（BT20200917017）被评为“2020年度优秀中医药继续教育项目”，特颁此证。

上海市中医药学会
二零二零年十二月

图 7-1-59　2020 年优秀中医药继续教育项目

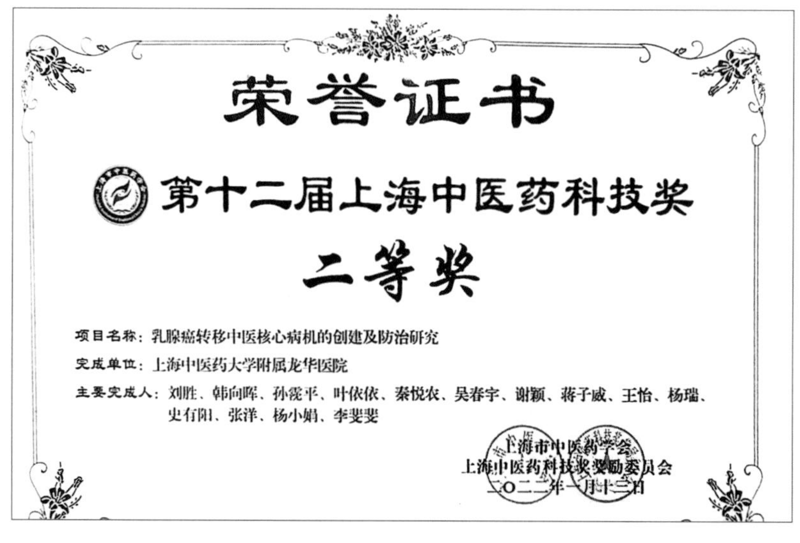

荣誉证书

第十二届上海中医药科技奖

二等奖

项目名称：乳腺癌转移中医核心病机的创建及防治研究

完成单位：上海中医药大学附属龙华医院

主要完成人：刘胜、韩向晖、孙霃平、叶依依、秦悦农、吴春宇、谢颖、蒋子威、王怡、杨瑞、史有阳、张洋、杨小娟、李斐斐

上海市中医药学会
上海中医药科技奖奖励委员会
二〇二二年一月十三日

图 7-1-60　2022 年上海中医药科技奖一等奖

（八）上海市中西医结合学会颁发奖项

顾氏外科获得上海市中西医结合学会颁发的奖项如下（图 7-1-61 至图 7-1-63）。

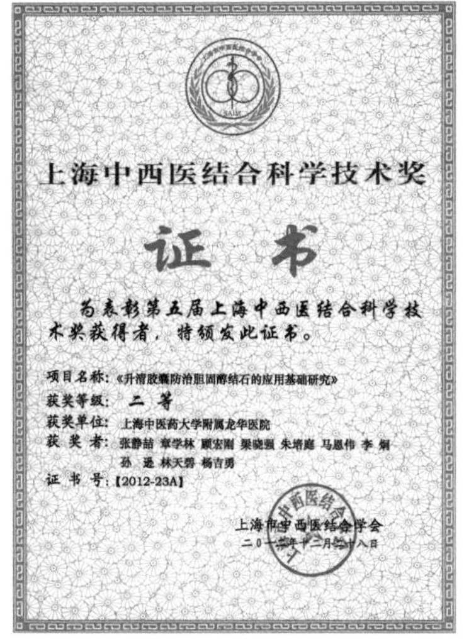

上海中西医结合科学技术奖

证 书

为表彰第五届上海中西医结合科学技术奖获得者，特颁发此证书。

项目名称：《升清胶囊防治胆固醇结石的应用基础研究》

获奖等级：二 等

获奖单位：上海中医药大学附属龙华医院

获 奖 者：张静喆 章学林 顾宏刚 梁晓强 朱培庭 马恩伟 李 炯 孙 逊 林天碧 杨吉勇

证 书 号：【2012-23A】

上海市中西医结合学会

二〇一二年十二月二十八日

图 7-1-61 2012 年上海中西医结合科学技术奖二等奖

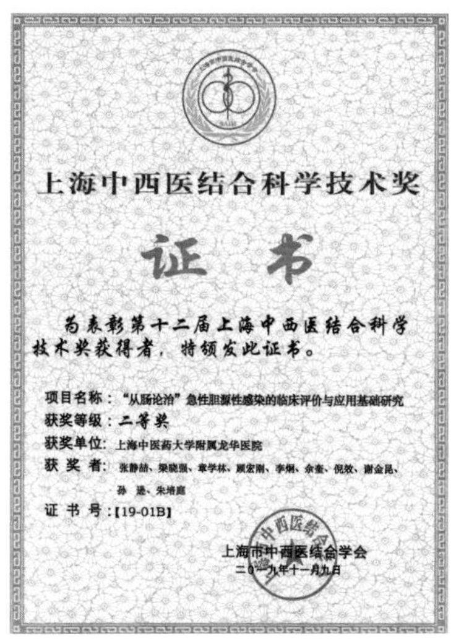

上海中西医结合科学技术奖

证 书

为表彰第十二届上海中西医结合科学技术奖获得者，特颁发此证书。

项目名称：“从肠论治”急性胆源性感染的临床评价与应用基础研究

获奖等级：二等奖

获奖单位：上海中医药大学附属龙华医院

获 奖 者：张静喆、梁晓强、章学林、顾宏刚、李炯、余奎、倪效、谢金昆、孙 逊、朱培庭

证 书 号：【19-01B】

上海市中西医结合学会

二〇一九年十一月九日

图 7-1-62 2019 年上海市中西医结合科学技术奖二等奖

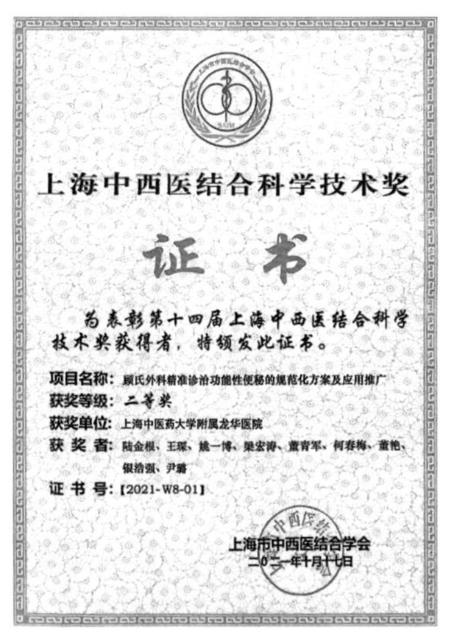

上海中西医结合科学技术奖

证 书

为表彰第十四届上海中西医结合科学技术奖获得者，特颁发此证书。

项目名称：顾氏外科精准诊治功能性便秘的规范化方案及应用推广

获奖等级：二等奖

获奖单位：上海中医药大学附属龙华医院

获 奖 者：陆金根、王琛、姚一博、梁宏涛、董青军、何春梅、董艳、银浩强、尹璐

证 书 号：【2021-W8-01】

上海市中西医结合学会

二〇二一年十月十七日

图 7-1-63 2021 年上海中西医结合科学技术奖二等奖

（九）上海中医药大学颁发奖项

顾氏外科获得上海中医药大学颁发奖项如下（图 7-1-64 至图 7-1-66）。

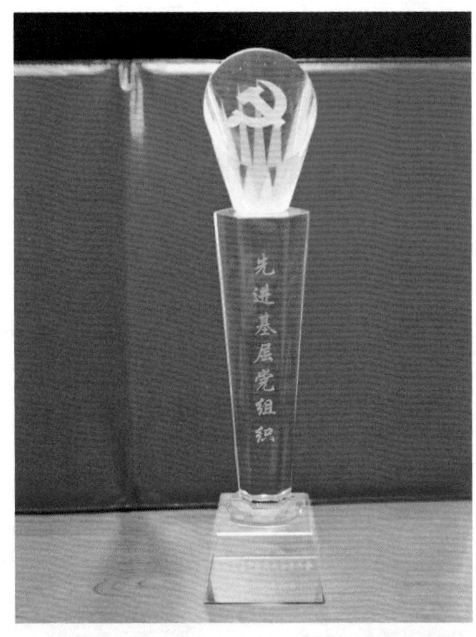

图 7-1-64 2019 年上海中医药大学先进基层党支部

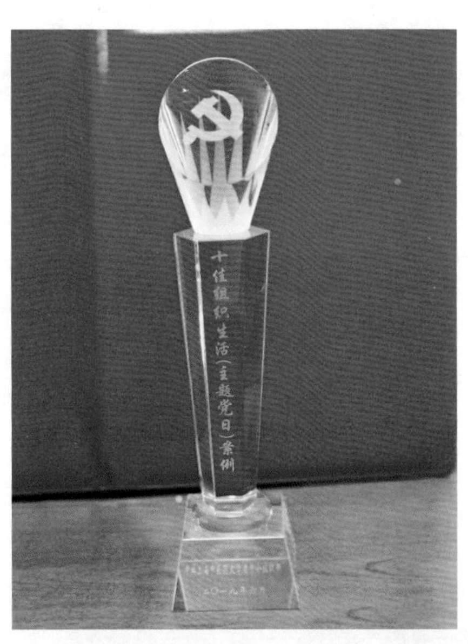

图 7-1-65 2019 年上海中医药大学十佳组织生活（主题党日）案例

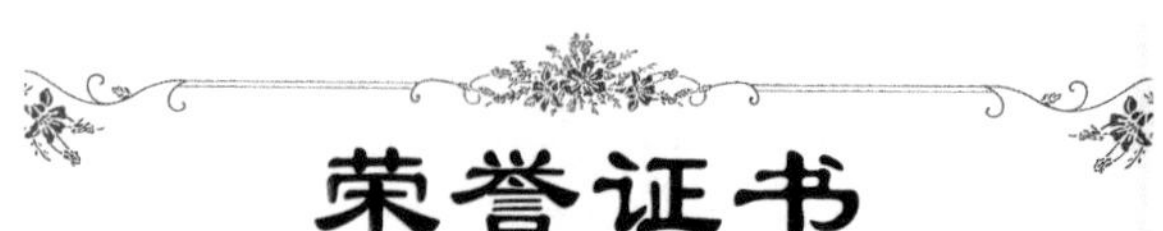

龙华医院中医外科党总支：

被评为上海中医药大学党委系统先进基层党组织。

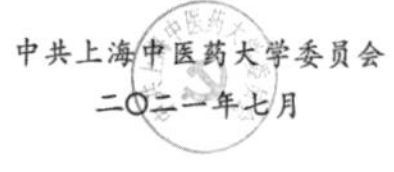

中共上海中医药大学委员会

二〇二一年七月

图 7-1-66　2021 年上海中医药大学先进基层党支部

三、教学类奖项

顾氏外科获得教学类奖项如下（图 7-1-67 至图 7-1-70）。

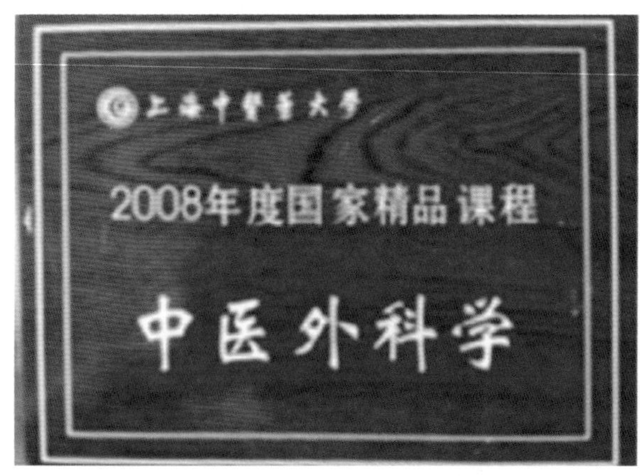

图 7-1-67　2008 年国家级精品课程

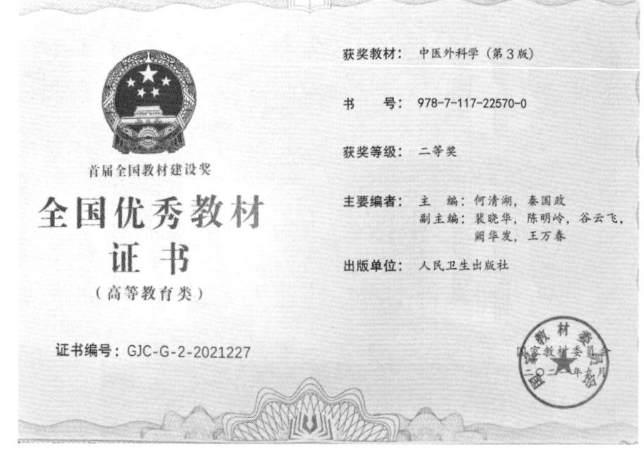

首届全国教材建设奖

全国优秀教材

证书

（高等教育类）

证书编号：GJC-G-2-2021227

获奖教材：中医外科学（第3版）

书　号：978-7-117-22570-0

获奖等级：二等奖

主要编者：主　编：何清湖，秦国政

副主编：裴晓华，陈明岭，谷云飞，阙华发，王万春

出版单位：人民卫生出版社

图 7-1-68　2021 年国家教育部首届全国优秀教材（高等教育类）二等奖

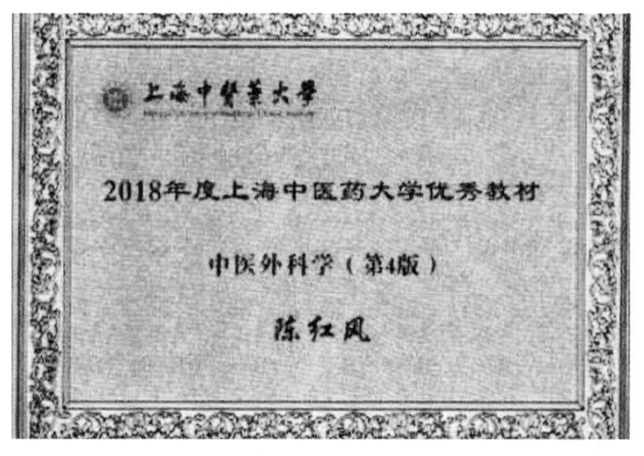

图 7-1-69　2014 年上海中医药大学优秀教材一等奖

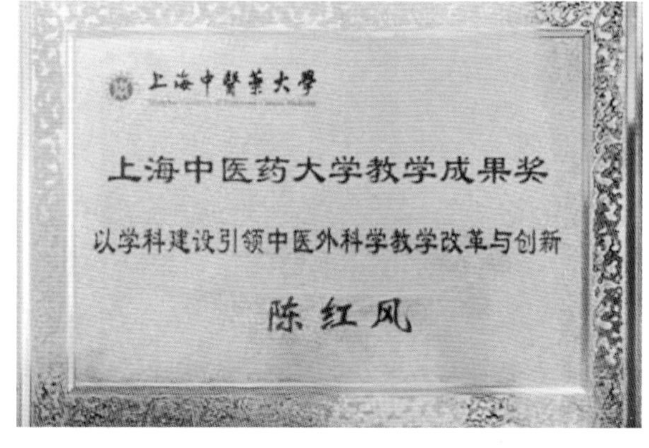

图 7-1-70　2016 年上海中医药大学教学成果奖

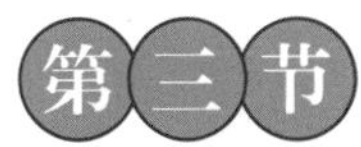

第三节 个人荣誉及获奖

一、陆德铭

陆德铭领取我国政府特殊津贴证书（图 7–1–71）。

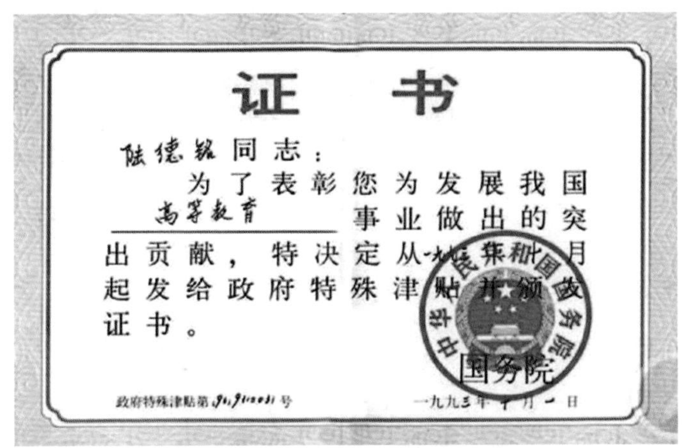

证书

陆德铭同志：

为了表彰您为发展我国高等教育事业做出的突出贡献，特决定从一九九三年十月起发给政府特殊津贴并颁发证书。

国务院

政府特殊津贴第(93)9100031号　　一九九三年十月一日

图 7–1–71　1993 年陆德铭荣获我国国务院颁发的政府特殊津贴

二、唐汉钧

唐汉钧个人荣誉及获奖具体如下（图 7–1–72 至图 7–1–77）。

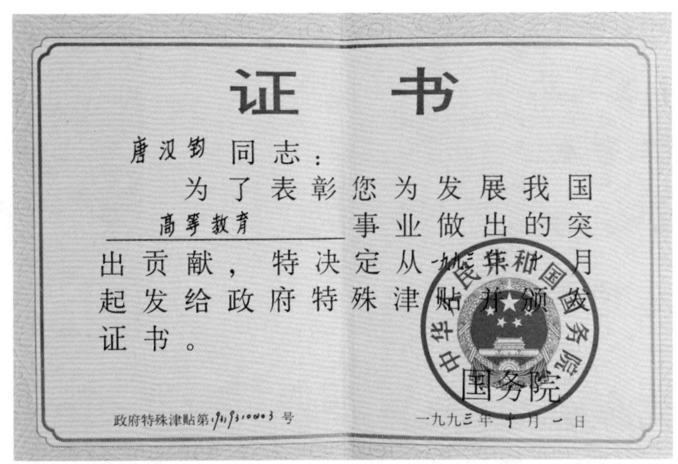

证书

唐汉钧同志：

为了表彰您为发展我国高等教育事业做出的突出贡献，特决定从一九九三年十月起发给政府特殊津贴并颁发证书。

国务院

政府特殊津贴第(93)9310003号　　一九九三年十月一日

图 7–1–72　1993 年唐汉钧获我国国务院颁发的政府特殊津贴

上海市人
民政府决定授
予唐汉钧同
志一九八三年
度上海市劳动
模范称号。
第 0551 号
上海市人民政府
一九八四年四月

劳动模范
上海市人民政府奖

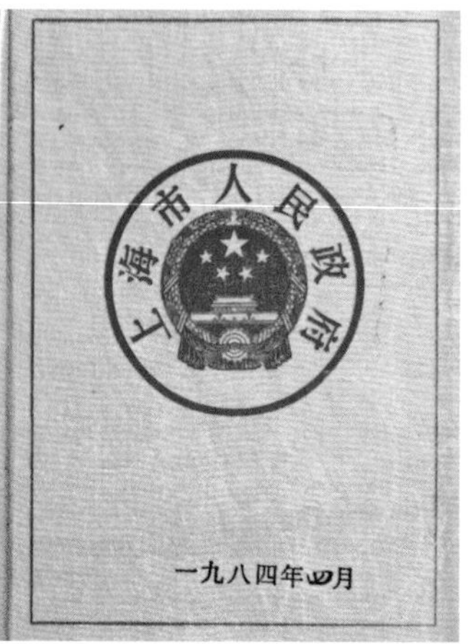

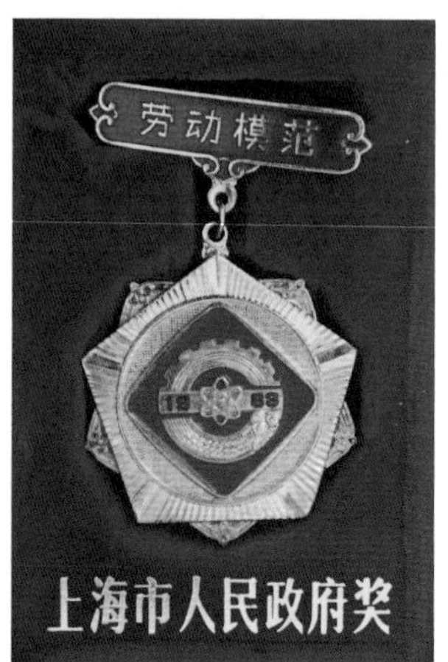

图 7-1-73 1983 年唐汉钧获上海市劳动模范称号

榮譽證書
唐汉钧 教授
上海市名中医
上海市卫生局
一九九五年十二月

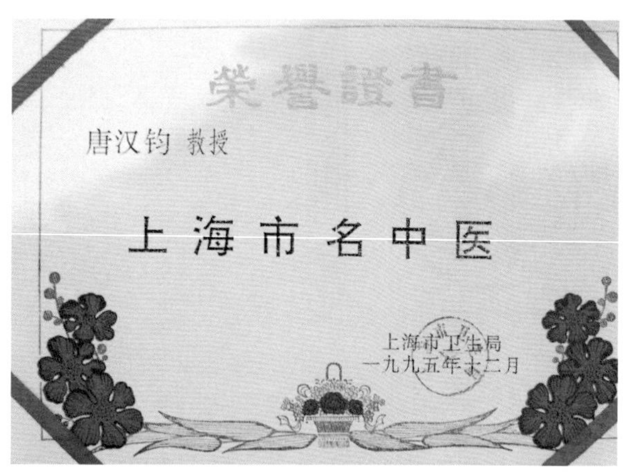

图 7-1-74 1995 年唐汉钧获上海市名中医

荣誉证书
HONORARY CREDENTIAL
授予唐汉钧同志：
上海市中医药杰出贡献奖
上海市卫生健康委员会 上海市中医药管理局 上海市人力资源和社会保障局
2020年5月

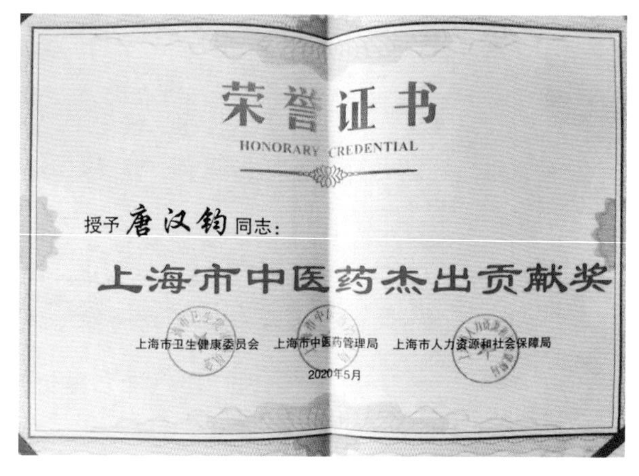

图 7-1-75 2020 年唐汉钧获上海市中医药杰出贡献奖

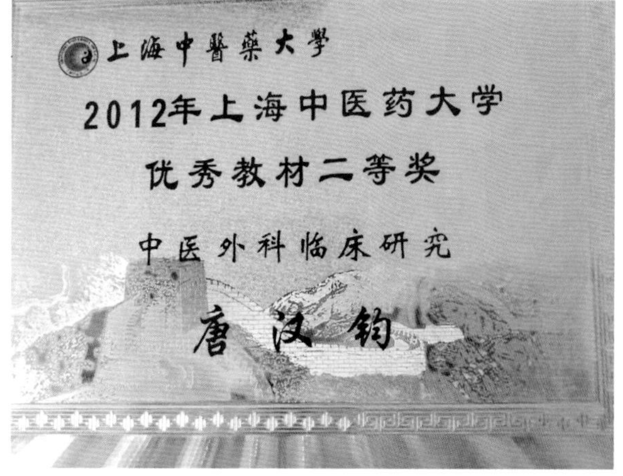

图 7-1-76 2012 年唐汉钧获上海中医药大学优秀教材二等奖——中医外科临床研究

唐汉钧
全国中医药传承
博士后合作导师
中国中医科学院博士后科研流动站
二〇一三年一月

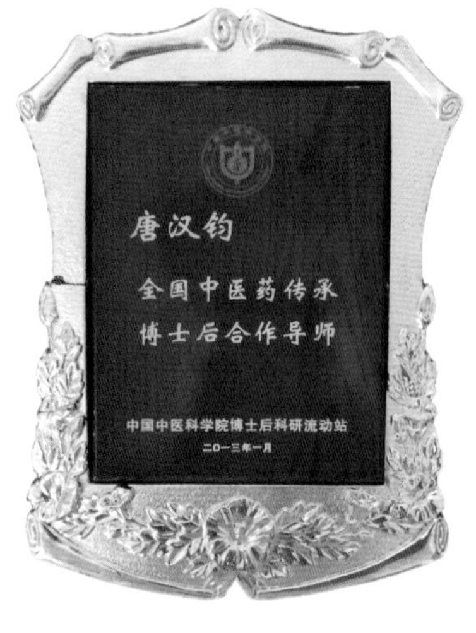

图 7-1-77 2013 年唐汉钧全国中医药传承博士后合作导师

三、朱培庭

朱培庭获第四届徐光启科技奖金奖（图 7-1-78）。

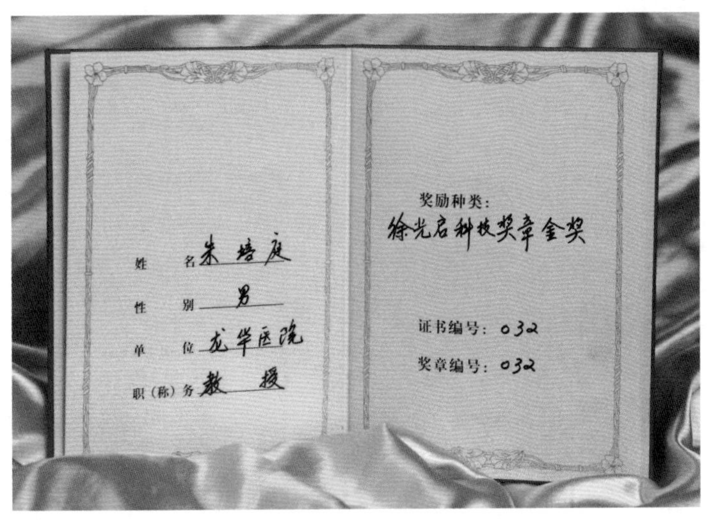

图 7-1-78　2006 年朱培庭获第四届徐光启科技奖金奖

四、陆金根

陆金根个人荣誉具体如下（图 7-1-79 至图 7-1-81）。

陆金根同志：
荣获二〇〇二年度优秀医院
院长称号

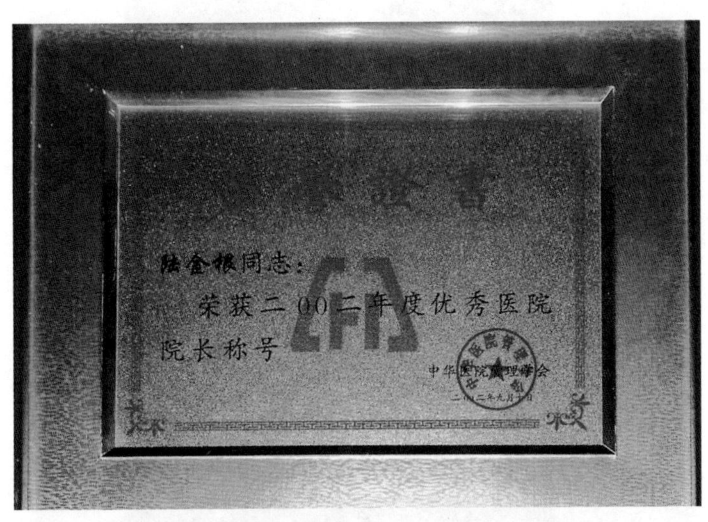

图 7-1-79　2002 年陆金根获评全国优秀院长

DOI：10.13935/j.cnki.sjzx.2007.11.002
·682· 世界中西医结合杂志 2007 年第 2 卷第 11 期 World Journal of Integrated Traditional and Western Medicine 2007,Vol.2,No.11

中华中医药学会
关于表彰“全国首届中医药传承高徒奖”获奖人员的决定

在中医学发展的历史长河中，师徒传承发挥着重要的作用。中医学术理论和实践的精华，正是通过历史上的这种最基本的形式得以延续、融合、发展、创新的。这一传承过程，也同时造就了历代一批又一批的名师高徒，使中医学术与时俱进，中医英才代有人出。

为了认真贯彻落实吴仪副总理今年有关发展中医药事业的重要批示，更好地继承名老中医药学家的学术思想，突出中医药特色优势，中华中医药学会联合相关单位开展了“全国首届中医药传承高徒奖”的评选活动，表彰在中医药继承工作中有突出表现的名老中医的高徒们。一年来，经各省、自治区、直辖市及副省级市中医药学会及各有关单位的推荐，经评审委员会认真评审并经过社会公示后，中华中医药学会决定对丁义江等 145 位名老中医的高徒进行表彰。

希望获奖代表，再接再厉，不断进取，高举社会主义的伟大旗帜，坚持科学发展观，努力为传承中医，弘扬国粹，推进中医药事业发展，开创中医药工作的新局面做出更大的贡献。同时也希望广大中医药工作者以他们为榜样，刻苦学习，扎实工作，在继承中医药理论和规律的基础上，开拓创新，与时俱进，不断发挥中医药的特色和优势，更好的服务人民，造福人民。

中华中医药学会
2007 年 11 月 26 日

附件：

“全国首届中医药传承高徒奖”获奖人员名单

（按姓氏笔画排序）

丁义江 丁彩飞 干　千 方　路 王小云 王伟明 王光辉 王庆其
王胜圣 王　峰 王晓峰 王晞星 王霞芳 车树强 邓中光 冯全生
史晓霞 叶愈青 司徒红林 本　考 田维柱 任喜波 刘光宪 刘　军
刘旭生 刘沈林 刘建设 刘松林 刘春甫 刘静宇 向　阳 吕文海
孙玉信 朱立国 朱建华 许仕纳 闫慧敏 严季澜 何建成 吴　山
吴焕林 吴耀南 宋晓鸿 张　军 张　耀 张永康 张　冰 张佩青
张宗礼 张勉之 张重华 张琼英 张雅丽 李　军 李七一 李云英
李文泉 李廷俊 李成义 李丽红 李应存 李秀玉 李春生 李秋贵
李桂林 李　莉 杨　宁 杨志敏 杨国汉 杨茂清 苏凤哲 邹　旭
陆金根 陈逊文 陈　生 陈达灿 陈秀华 陈建章 陈柏楠 陈理书
陈新瑜 陈慧娲 陈霞波 周　慎 周文强 周计春 周兆山 周建宣
庞学丰 林丽珠 林寿宁 林昌松 林　琳 武　智 罗珊珊 罗　翌
罗翠花 郎宜男 郑伟达 俞承烈 俞昌德 娄玉钤 宫晓燕 段凤丽
胡兰贵 胡顺金 胡晓灵 赵文海 赵永厚 赵进喜 钟顺儿 阐亚非
侯江红 徐荣谦 柴　巍 秦淑芳 袁　青 袁思芳 郭恩绵 郭艳锦
陶　红 高风琴 高社光 曹　晖 符文彬 黄　莺 黄　燕 黄穗平
储浩然 彭江云 景洪贵 曾斌芳 焦　平 琚　玮 程海英 董尚朴
董振华 谢　强 韩延华 窦永起 路　洁 蔡业峰 蔡而玮 颜乾麟
颜　新 魏　华

图 7-1-80　2006 年陆金根获全国首届中医药传承高徒奖

证　书
陆金根 同志：
在开展“上海工匠”培养选树千人计划活动中，被命名为“2018年上海工匠”。
特发此证。
上海市总工会
2018年11月

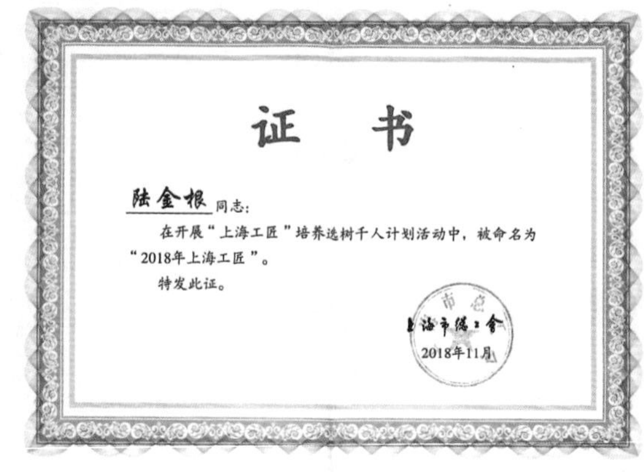

图 7-1-81　2018 年陆金根获评“上海工匠”

五、曹永清

2017 年曹永清被评为上海市名中医（图 7-1-82）。

特授予
曹永清
上海市名中医
上海市卫生和计划生育委员会
上海市人力资源和社会保障局
上海市中医药发展办公室
2017 年

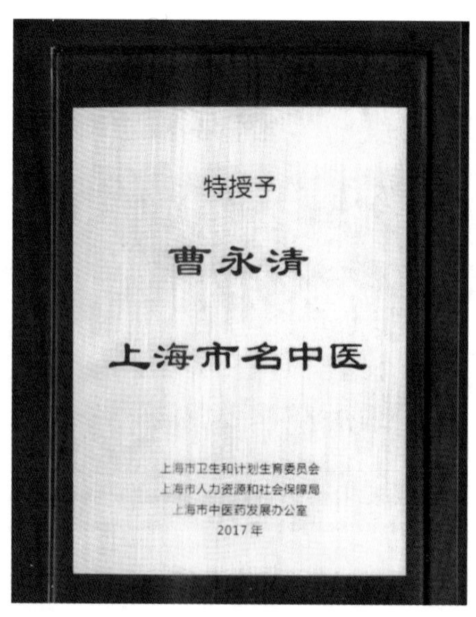

图 7-1-82　2017 年曹永清被评为上海市名中医

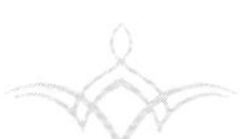

六、陈红风

陈红风个人荣誉及获奖具体如下（图 7-1-83 至图 7-1-90）。

榮譽證書
第一届上海中医药科技奖
一等奖
项目名称：
名老中医学术思想及临床经验传承研究
主要完成人：

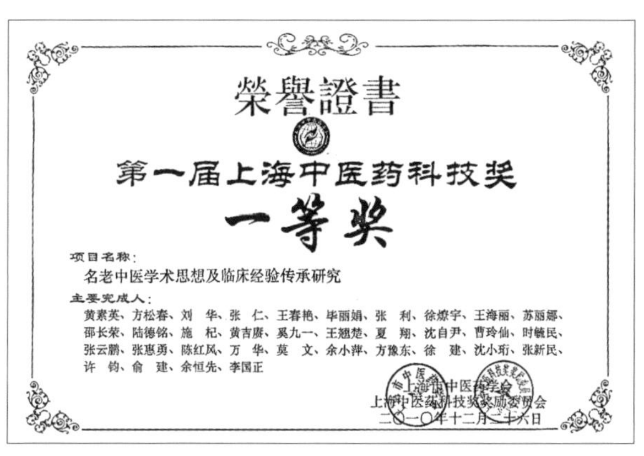

图 7-1-83　2010 年上海市中医药科技奖一等奖

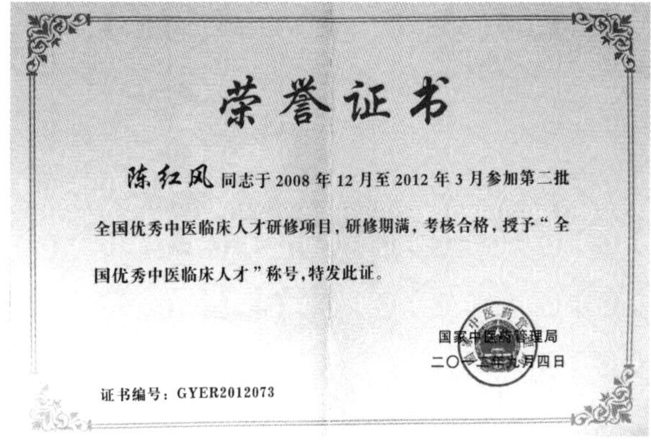

图 7-1-86　2012 年陈红风获全国优秀中医临床人才

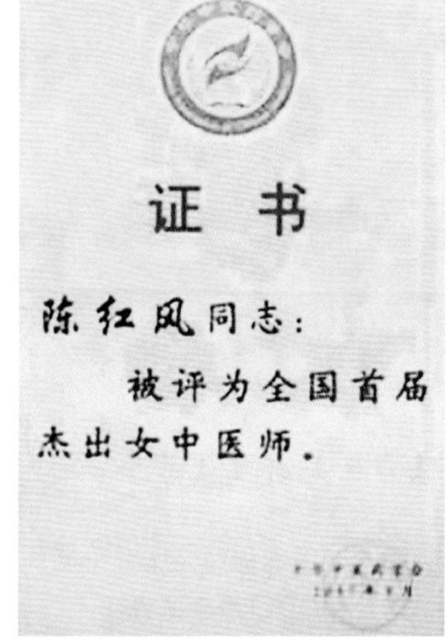

图 7-1-84　2007 年陈红风获全国杰出女中医师

授予：陈红风
“全国先进工作者”
荣誉称号
二〇一五年四月
第 0237 号

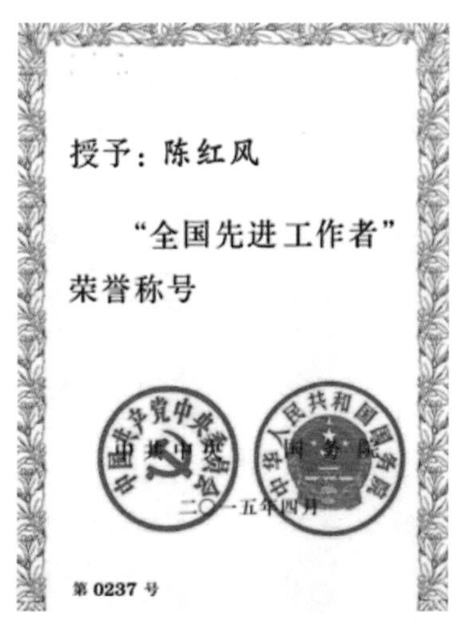

图 7-1-87　2015 年陈红风获全国先进工作者

图 7-1-88　1997 年陈红风获上海市劳动模范

荣誉证书
授予陈红风同志：
全国卫生系统先进工作者荣誉称号。
国家中医药管理局
二〇一二年十二月

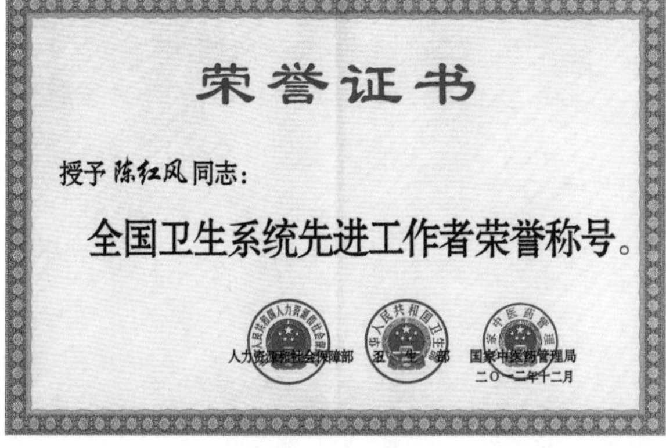

图 7-1-85　2012 年陈红风获全国卫生系统先进工作者

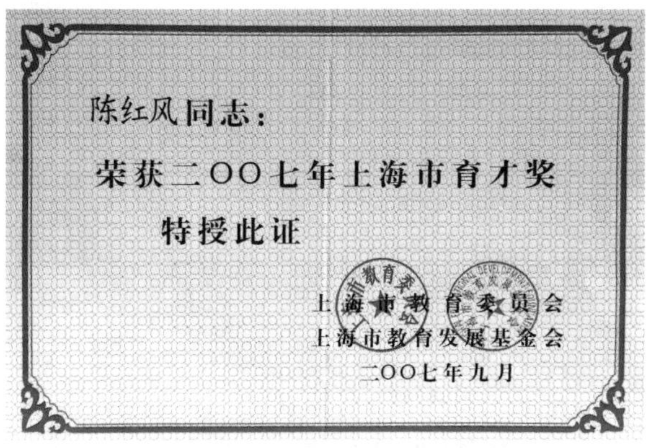

图 7-1-89　2007 年陈红风获上海市“育才奖”

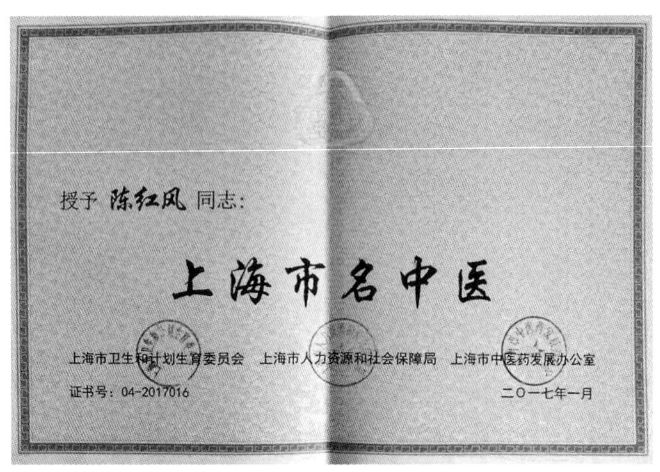
授予 陈红风 同志：

上海市名中医

上海市卫生和计划生育委员会　上海市人力资源和社会保障局　上海市中医药发展办公室

证书号：04-2017016　二〇一七年一月

图 7-1-90　2017 年陈红风获上海市名中医

七、阙华发

阙华发个人荣誉及获奖具体如下（图 7-1-91 至图 7-1-100）。

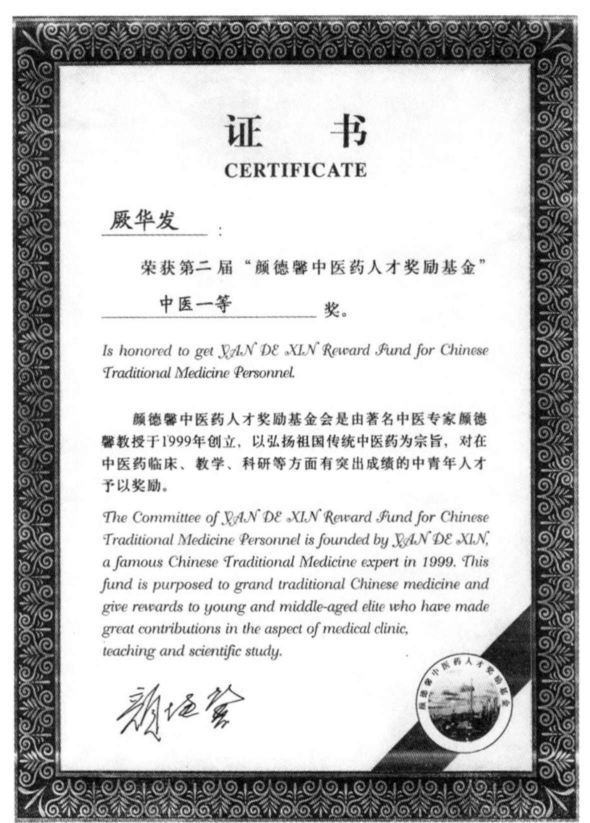
证　书

CERTIFICATE

厥华发：

荣获第二届“颜德馨中医药人才奖励基金”

中医一等奖。

Is honored to get YAN DE XIN Reward Fund for Chinese Traditional Medicine Personnel.

颜德馨中医药人才奖励基金会是由著名中医专家颜德馨教授于1999年创立，以弘扬祖国传统中医药为宗旨，对在中医药临床、教学、科研等方面有突出成绩的中青年人才予以奖励。

The Committee of YAN DE XIN Reward Fund for Chinese Traditional Medicine Personnel is founded by YAN DE XIN, a famous Chinese Traditional Medicine expert in 1999. This fund is purposed to grand traditional Chinese medicine and give rewards to young and middle-aged elite who have made great contributions in the aspect of medical clinic, teaching and scientific study.

颜德馨

图 7-1-91　2004 年阙华发获颜德馨中医药人才奖励基金中医一等奖

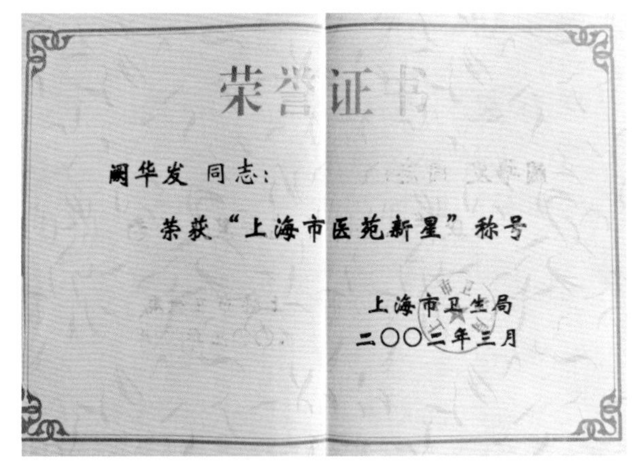
荣誉证书

阙华发 同志：

荣获“上海市医苑新星”称号

上海市卫生局

二〇〇二年三月

图 7-1-92　2002 年阙华发获上海市医苑新星

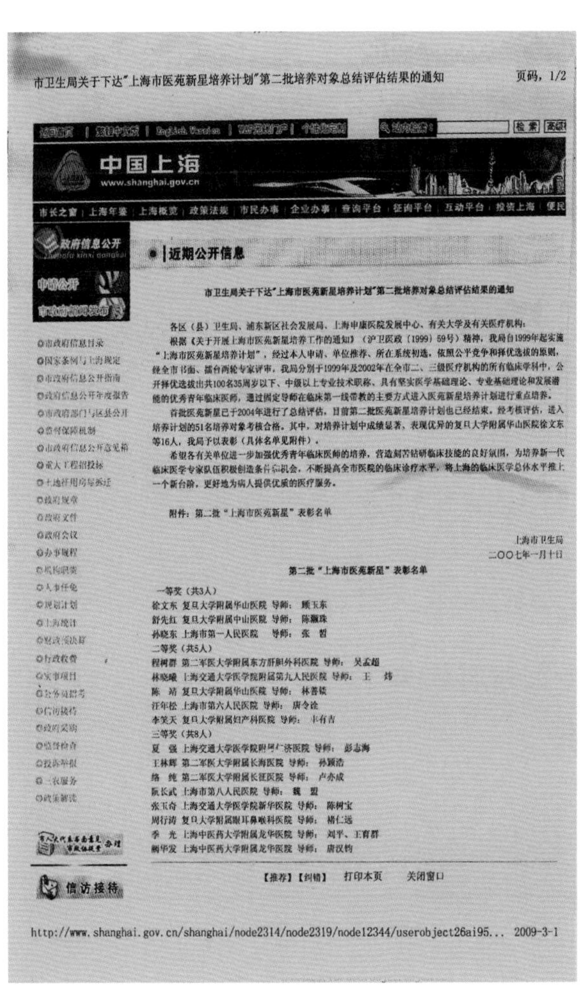

市卫生局关于下达"上海市医苑新星培养计划"第二批培养对象总结评估结果的通知　　页码，1/2

中国上海
www.shanghai.gov.cn

近期公开信息

市卫生局关于下达"上海市医苑新星培养计划"第二批培养对象总结评估结果的通知

各区（县）卫生局、浦东新区社会发展局、上海申康医院发展中心、有关大学及有关医疗机构：

根据《关于开展上海市医苑新星培养工作的通知》（沪卫医政〔1999〕59号）精神，我局自1999年起实施"上海市医苑新星培养计划"，经过本人申请、单位推荐、所在系统初选，依照公平竞争和择优选拔的原则，经全市书面、擂台两轮专家评审，我局分别于1999年及2002年在全市二、三级医疗机构的所有临床学科中，公开择优选拔出共100名35周岁以下、中级以上专业技术职称、具有坚实医学基础理论、专业基础理论和发展潜能的优秀青年临床医师，通过固定导师在临床第一线带教的主要方式进入医苑新星培养计划进行重点培养。

首批医苑新星已于2004年进行了总结评估，目前第二批医苑新星培养计划也已经结束。经考核评估，进入培养计划的51名培养对象考核合格。其中，对培养计划中成绩显著、表现优异的复旦大学附属华山医院徐文东等16人，我局予以表彰（具体名单见附件）。

希望各有关单位进一步加强优秀青年临床医师的培养，营造刻苦钻研临床技能的良好氛围，为培养新一代临床医学专家队伍积极创造条件和机会，不断提高全市医院的临床诊疗水平，将上海的临床医学总体水平推上一个新台阶，更好地为病人提供优质的医疗服务。

附件：第二批"上海市医苑新星"表彰名单

上海市卫生局
二〇〇七年一月十日

第二批"上海市医苑新星"表彰名单

一等奖（共3人）
徐文东 复旦大学附属华山医院 导师：顾玉东
舒先红 复旦大学附属中山医院 导师：陈灏珠
孙晓东 上海市第一人民医院 导师：张 哲
二等奖（共5人）
程树群 第二军医大学附属东方肝胆外科医院 导师：吴孟超
林晓曦 上海交通大学医学院附属第九人民医院 导师：王 炜
陈 靖 复旦大学附属华山医院 导师：林善锬
汪年松 上海市第六人民医院 导师：唐令诠
李笑天 复旦大学附属妇产科医院 导师：丰有吉
三等奖（共8人）
夏 强 上海交通大学医学院附属仁济医院 导师：彭志海
王林辉 第二军医大学附属长海医院 导师：孙颖浩
缪 纯 第二军医大学附属长征医院 导师：卢亦成
阮长武 上海市第八人民医院 导师：魏 盟
张玉奇 上海交通大学医学院新华医院 导师：陈树宝
周行涛 复旦大学附属眼耳鼻喉科医院 导师：褚仁远
季 光 上海中医药大学附属龙华医院 导师：刘平、王育群
阙华发 上海中医药大学附属龙华医院 导师：唐汉钧

【推荐】【纠错】　打印本页　关闭窗口

http://www.shanghai.gov.cn/shanghai/node2314/node2319/node12344/userobject26ai95...　2009-3-1

图 7-1-93　2006 年阙华发获上海市医苑新星

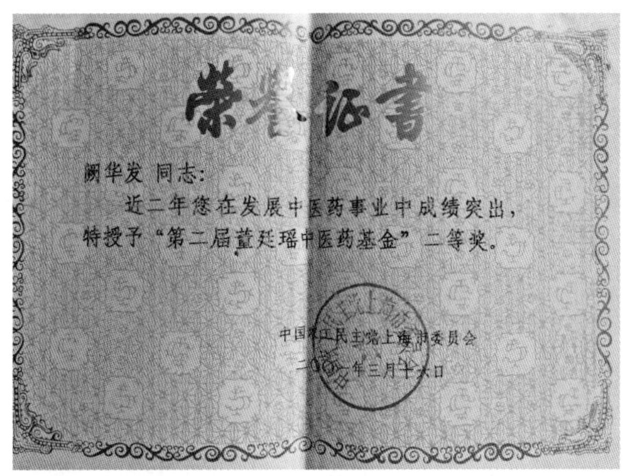

荣誉证书

阙华发 同志：

近二年您在发展中医药事业中成绩突出，特授予"第二届董廷瑶中医药基金"二等奖。

中国农工民主党上海市委员会
二〇〇一年三月十六日

图 7-1-94　2001 年阙华发获上海市第 2 届董廷瑶中医药基金二等奖

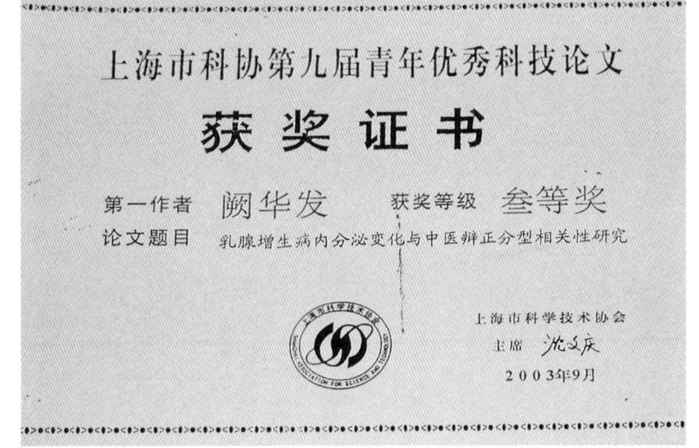

上海市科协第九届青年优秀科技论文

获奖证书

第一作者 阙华发　获奖等级 叁等奖
论文题目 乳腺增生病内分泌变化与中医辩正分型相关性研究

上海市科学技术协会
主席 沈文庆
2003年9月

图 7-1-95　2003 年阙华发获上海市科协第 9 届青年优秀科技论文三等奖

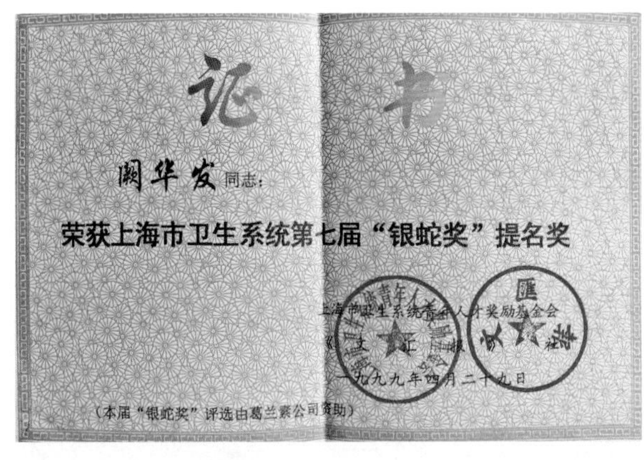

证书

阙华发 同志：

荣获上海市卫生系统第七届"银蛇奖"提名奖

上海市卫生系统青年人才奖励基金会
一九九九年四月二十九日

（本届"银蛇奖"评选由葛兰素公司资助）

图 7-1-96　1999 年阙华发获上海市卫生系统第 7 届"银蛇奖"提名奖

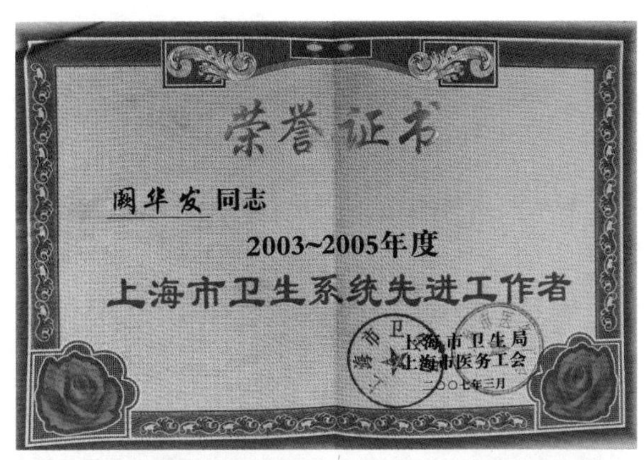

荣誉证书

阙华发 同志

2003~2005年度

上海市卫生系统先进工作者

上海市卫生局
上海市医务工会
二〇〇七年三月

图 7-1-97　2003—2005 年阙华发获上海市卫生系统先进工作者

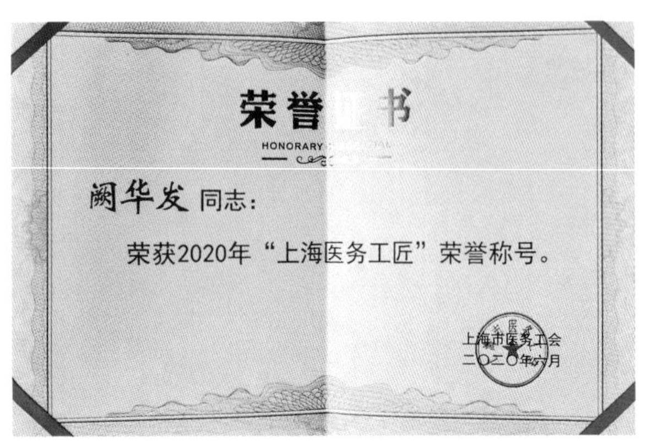

图 7-1-98　2020 年阙华发获“上海医务工匠”称号

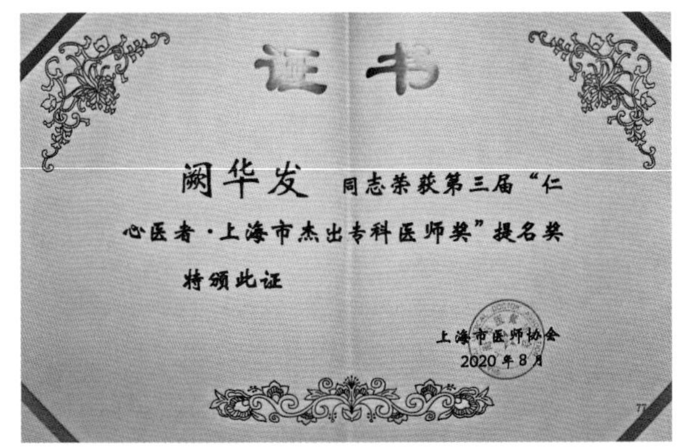

图 7-1-99　2020 年阙华发获上海“仁心医者·上海市杰出专科医师奖”提名奖

荣誉证书
第十二届上海中医药科技奖
一等奖
项目名称:《中医病证分类与代码》等4项国家标准
完成单位:上海中医药大学、中国中医科学院中国医史文献研究所、福建中医药大学、辽宁中医药大学、上海师范大学外国语学院、中日友好医院、重庆市中医院、广州中医药大学第一附属医院、成都中医药大学附属医院、江苏省中医院、上海中医药大学附属曙光医院、上海中医药大学附属龙华医院、上海中医药大学附属岳阳中西医结合医院、上海市中医医院、中华中医药学会
主要完成人:严世芸、朱邦贤、周强、朱伟常、李照国、李德新、朱建平、李灿东、桑珍、罗颂平、闫小萍、刁庆春、陈小宁、段俊国、竺丽明、周崇仁、程磐基、包来发、窦丹波、苏励、李明、阙华发、张婷婷、虞坚尔、李其忠、祖亮华、杨丽娜、鲍颖洁、董全伟、娄月丽、蒋小贝、郭宇博、苏祥飞
上海市中医药学会
上海中医药科技奖奖励委员会
二〇二二年一月十三日

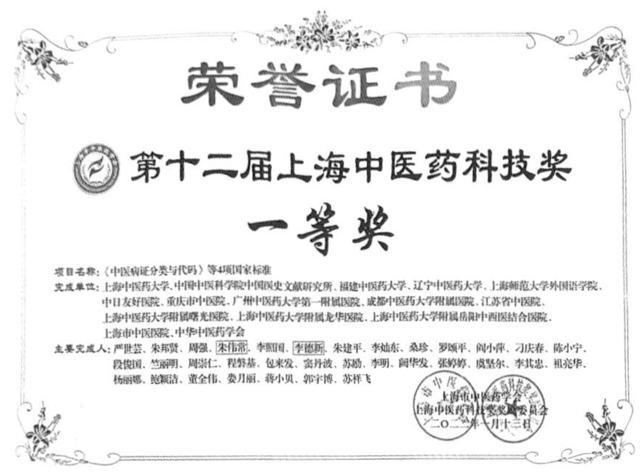

图 7-1-100　2022 年第十二届上海中医药科技奖二等奖

八、章学林

章学林个人荣誉具体如下（图 7-1-101 至图 7-1-105）。

荣誉证书
授予 章学林
抗震救灾优秀党员荣誉称号。
中国农工民主党中央委员会
二〇〇八年十二月

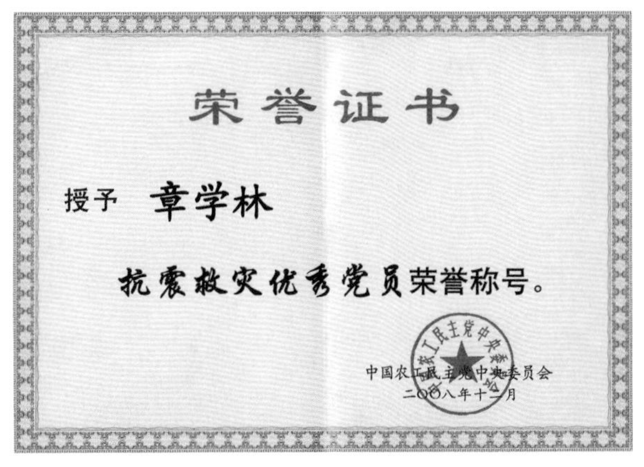

图 7-1-101　2008 年章学林获中国农工民主党抗震救灾优秀党员

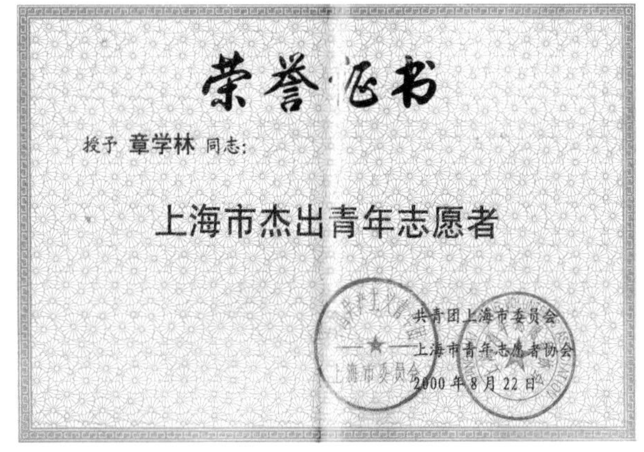

图 7-1-102　2000 年章学林获上海市杰出青年志愿者

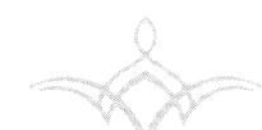

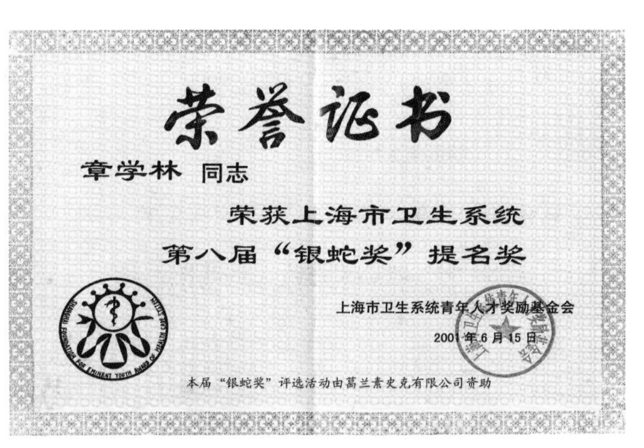

荣誉证书

章学林 同志

荣获上海市卫生系统
第八届“银蛇奖”提名奖

上海市卫生系统青年人才奖励基金会
2001年6月15日

本届“银蛇奖”评选活动由葛兰素史克有限公司资助

图 7-1-103　2001 年章学林获上海市卫生系统第八届“银蛇奖”提名奖

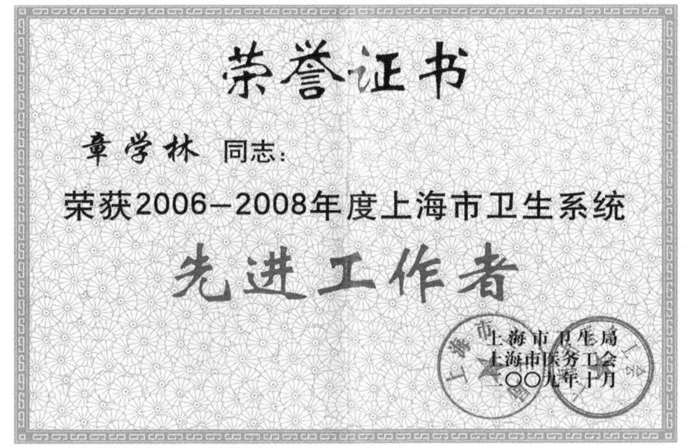

荣誉证书

章学林 同志：

荣获2006-2008年度上海市卫生系统

先进工作者

上海市卫生局
上海市医务工会
二〇〇九年十月

图 7-1-104　2009 年章学林获 2006—2008 年度上海市卫生系统先进工作者

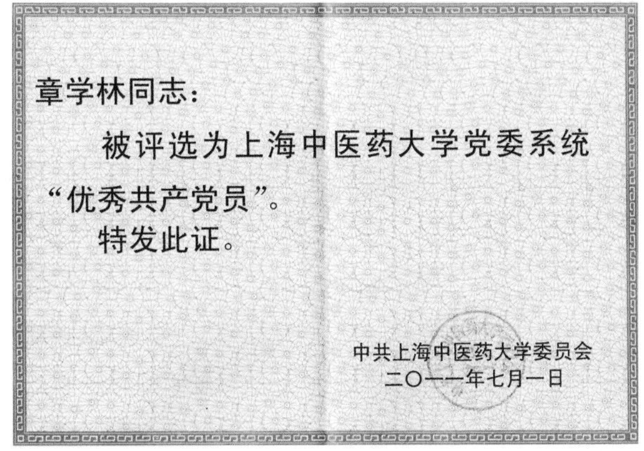

章学林同志：

被评选为上海中医药大学党委系统“优秀共产党员”。

特发此证。

中共上海中医药大学委员会
二〇一一年七月一日

图 7-1-105　2011 年章学林获上海中医药大学党委系统“优秀共产党员”

九、宋瑜

宋瑜个人荣誉及获奖如下（图 7-1-106 至图 7-1-108）。

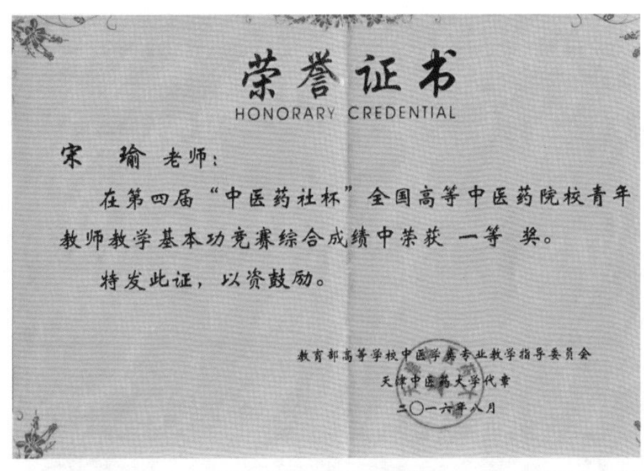

荣誉证书
HONORARY CREDENTIAL

宋　瑜 老师：

在第四届“中医药社杯”全国高等中医药院校青年教师教学基本功竞赛综合成绩中荣获 一等 奖。

特发此证，以资鼓励。

教育部高等学校中医学类专业教学指导委员会
天津中医药大学代章
二〇一六年八月

图 7-1-106　2016 年，宋瑜获第四届“中医药杯”全国高等中医药院校青年教师教学基本功竞赛中医临床高级组一等奖

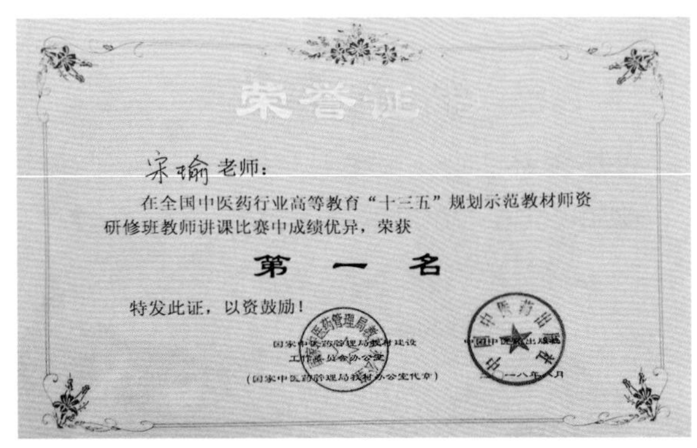

图 7-1-107　2018 年，宋瑜获全国中医药行业高等教育“十三五”规划教材教师讲课比赛，中医外科学第一名

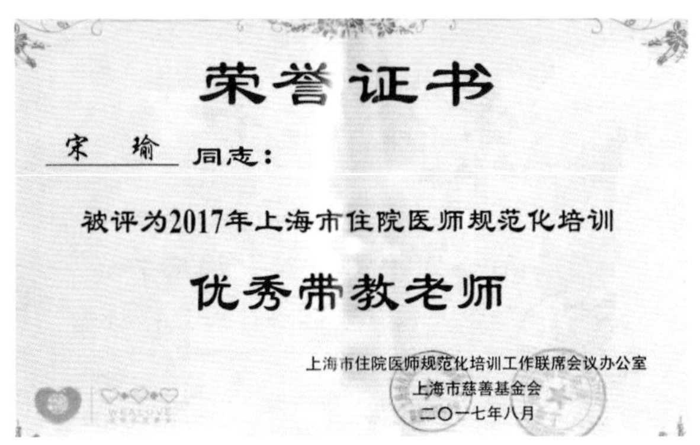

图 7-1-108　2017 年，宋瑜获上海市住院医师规范化培训优秀带教老师称号

十、王琛

王琛个人荣誉及获奖如下（图 7-1-109 至图 7-1-115）。

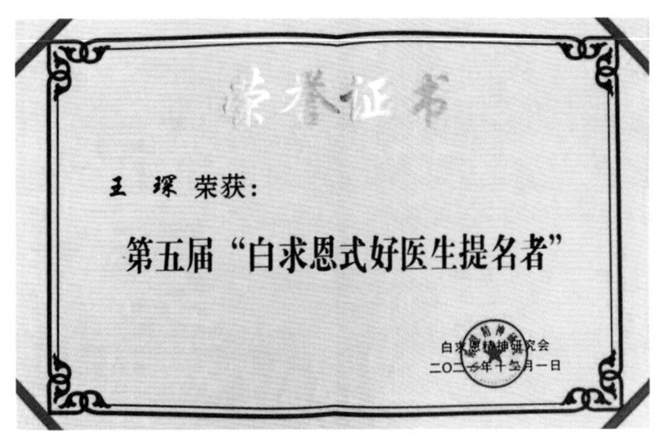

图 7-1-109　2021 年王琛获白求恩式好医生提名奖

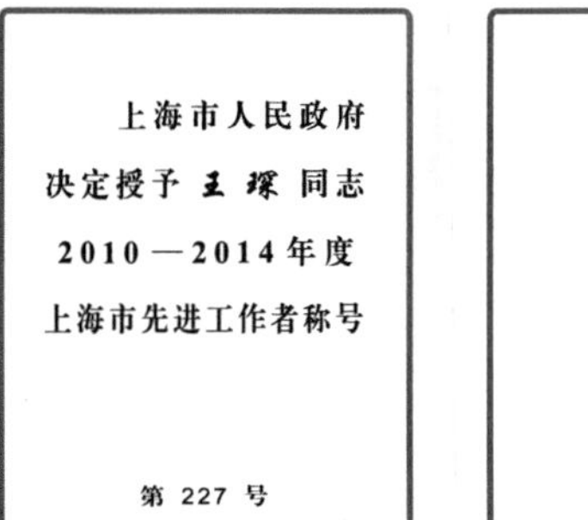

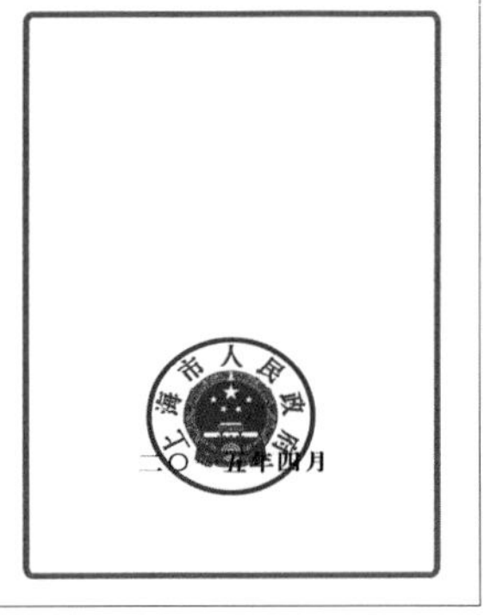

图 7-1-110　2015 年王琛获上海市先进工作者

荣誉证书
王琛同志：
当选二〇一〇年度
“上海市青年科技启明星
（A类）”
证书编号：10QA1406600
上海市科学技术委员会

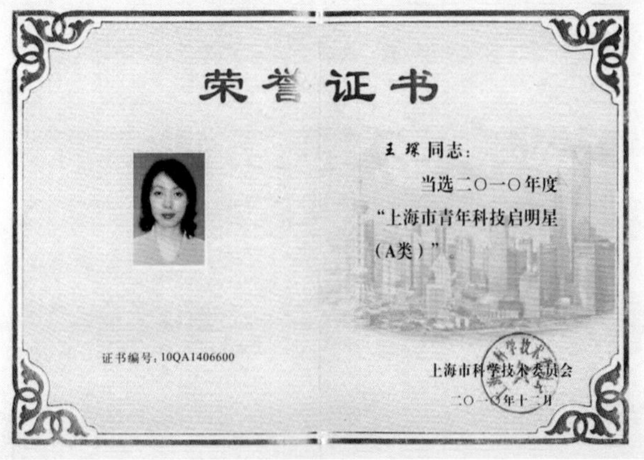

图 7-1-111　2010 年王琛获上海市青年科技启明星

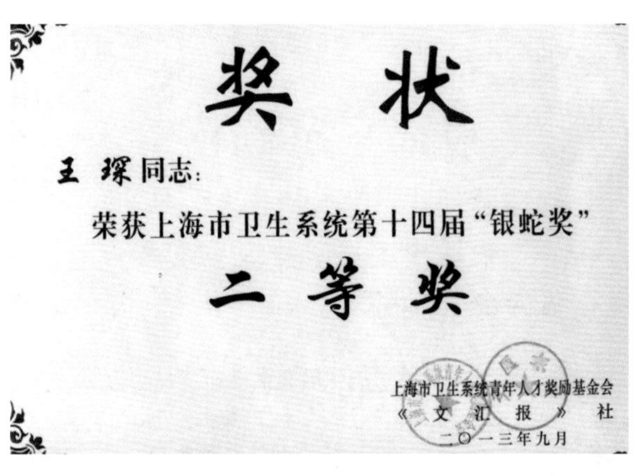

图 7-1-112　2013 年王琛获上海市卫生系统"银蛇奖"二等奖

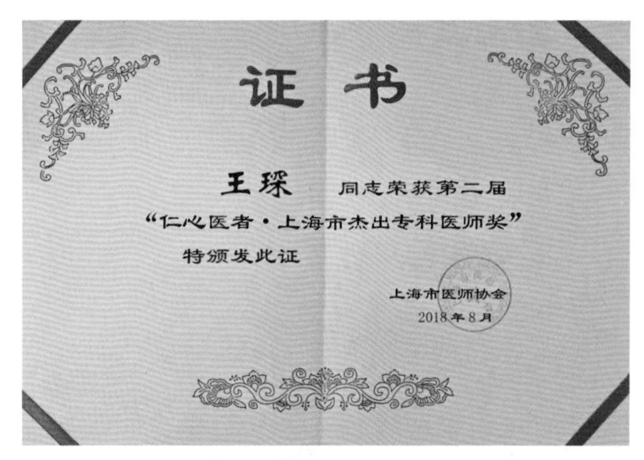

图 7-1-113　2018 年王琛获"仁心医者·上海市杰出专科医师奖"

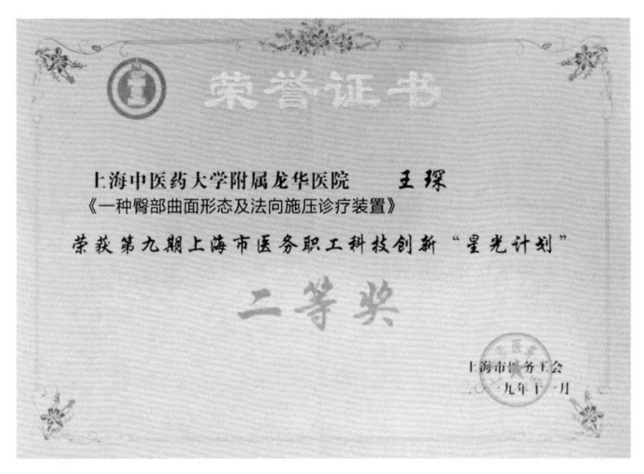

图 7-1-114　2019 年王琛获上海市医务职工科技创新"星光计划"二等奖

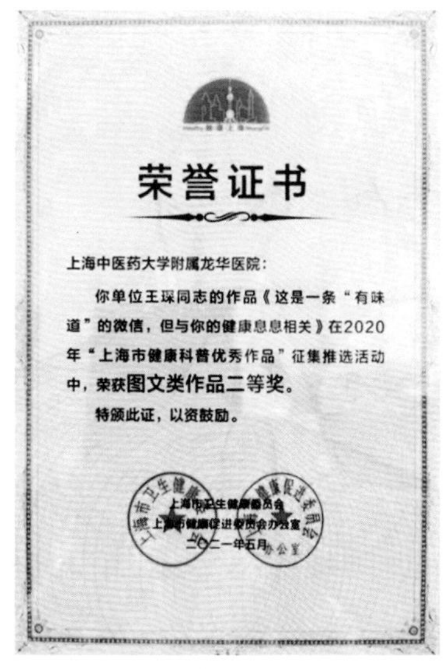

图 7-1-115　2021 年王琛获上海健康科普优秀作品图文类二等奖

十一、其他

顾氏外科其他成员个人荣誉及获奖具体如下（图 7-1-116 至图 7-1-125）。

荣誉证书
许阳贤 医生:
荣获德技双馨"2018人民好医生年度人物"
特发此证

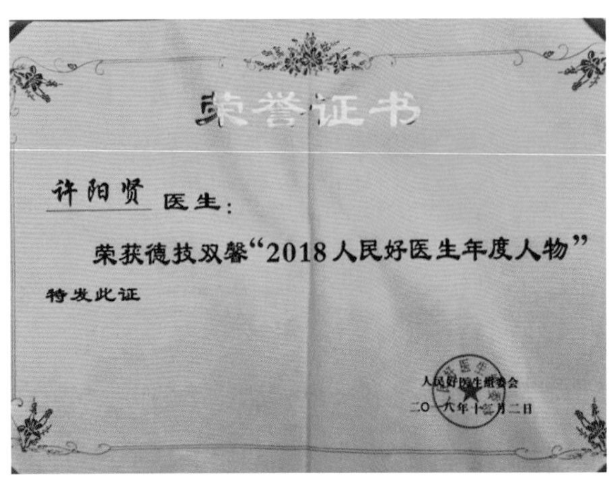

图 7-1-116　2018 年许阳贤获德技双馨"2018 人民好医生年度人物"

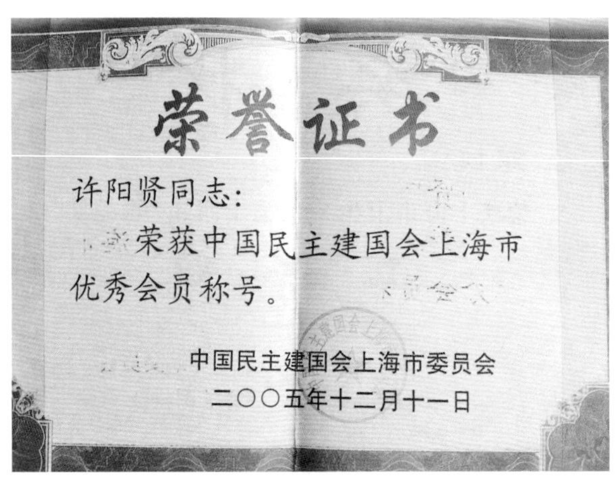

图 7-1-117　2005 年许阳贤获中国民主建国会上海市优秀会员

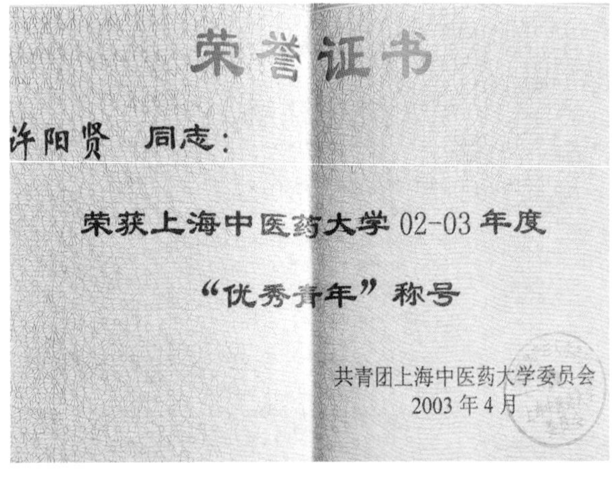

图 7-1-118　2003 年许阳贤获上海中医药大学"优秀青年"

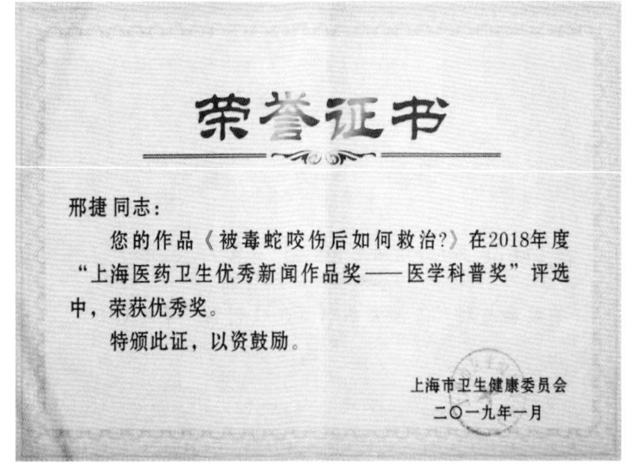

图 7-1-119　2019 年邢捷获"上海医药卫生优秀新闻作品奖——医学科普奖"优秀奖

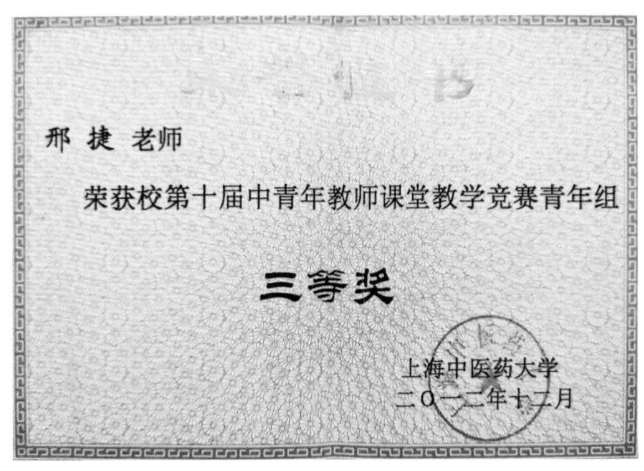

图 7-1-120　2012 年邢捷获上海中医药大学第十届中青年教师课堂教学竞赛青年组三等奖

荣誉证书
尊敬的 邢捷 老师:
您被评为2019年度上海中医药大学金牌教师。
特发此证，以资鼓励。
上海中医药大学
2020年1月1日

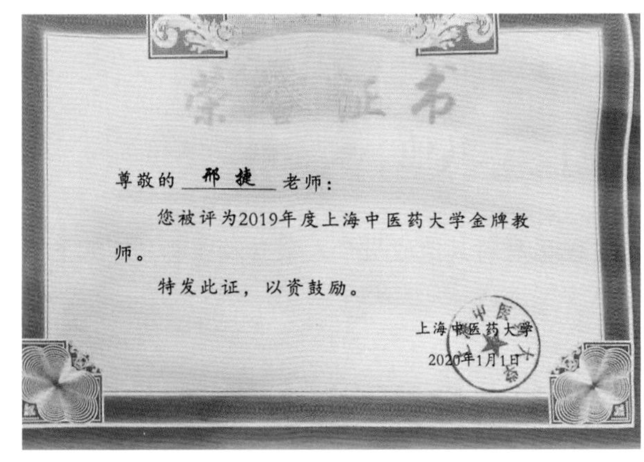

图 7-1-121　2020 年邢捷获上海中医药大学金牌教师

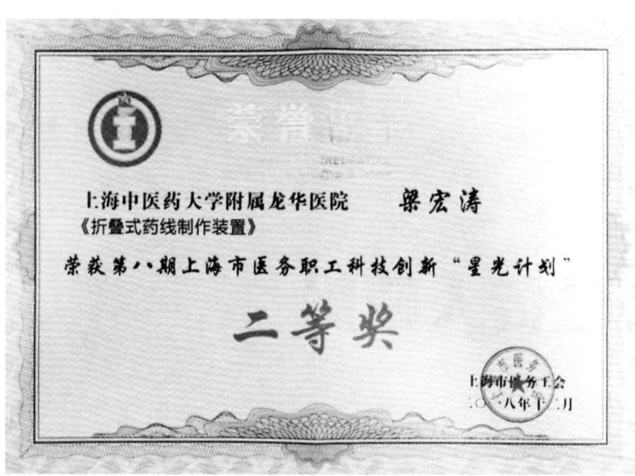

图 7-1-122 2018 年梁宏涛获上海市医务职工科技创新"星光计划"二等奖

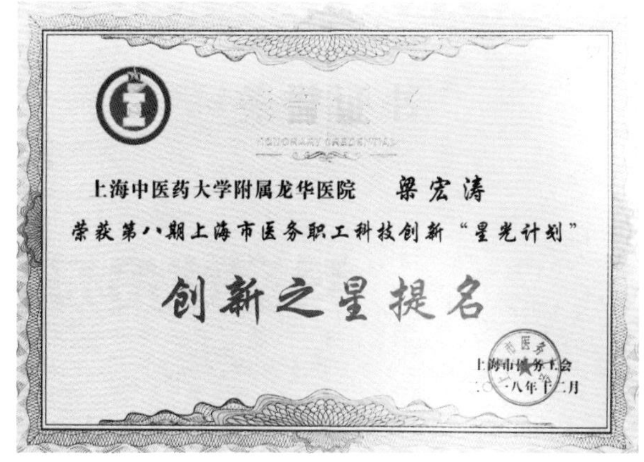

图 7-1-123 2018 年梁宏涛获上海市医务职工科技创新"星光计划"创新之星提名奖

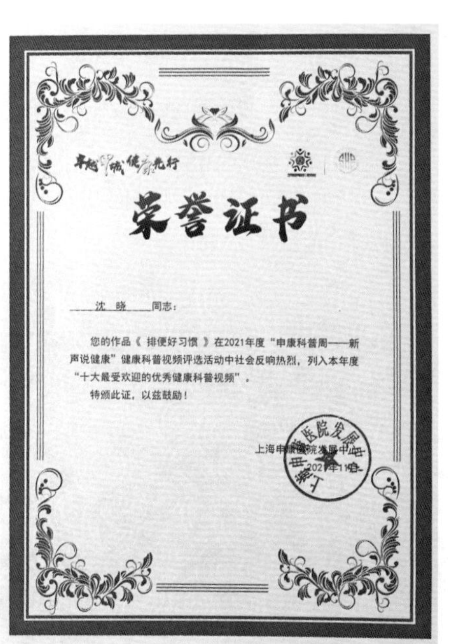

图 7-1-124 2021 年沈晓作品获"申康科普周——新声说健康"十大最受欢迎的优秀健康科普视频

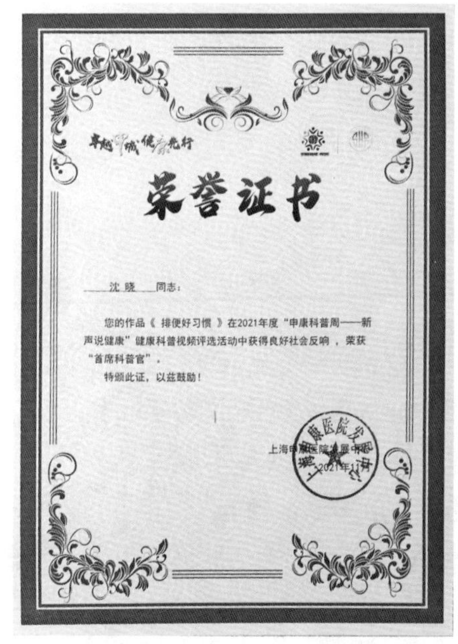

图 7-1-125 2021 年沈晓获"申康科普周——新声说健康"首席科普官

（沈义婷，仲芜沅，郝炜，王怡，李晓睿，梁宏涛，梁晓强，余奎，侯佳伟）

第二章

科室成员及代表性传人留影

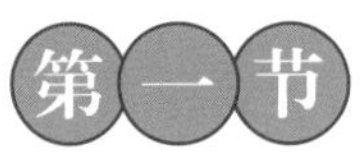

科室成员合影

顾氏外科各科室成员合影如下（图 7-2-1 至图 7-2-8）。

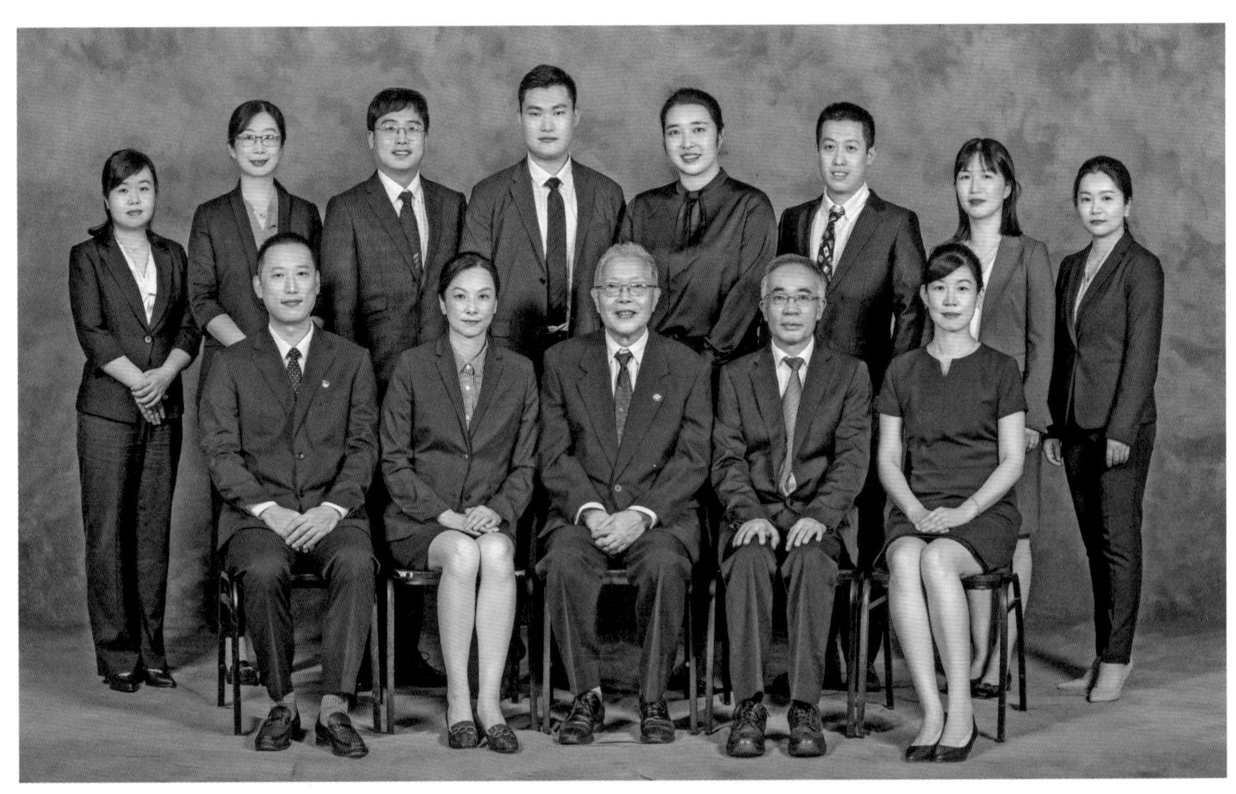

图 7-2-1　中医外科

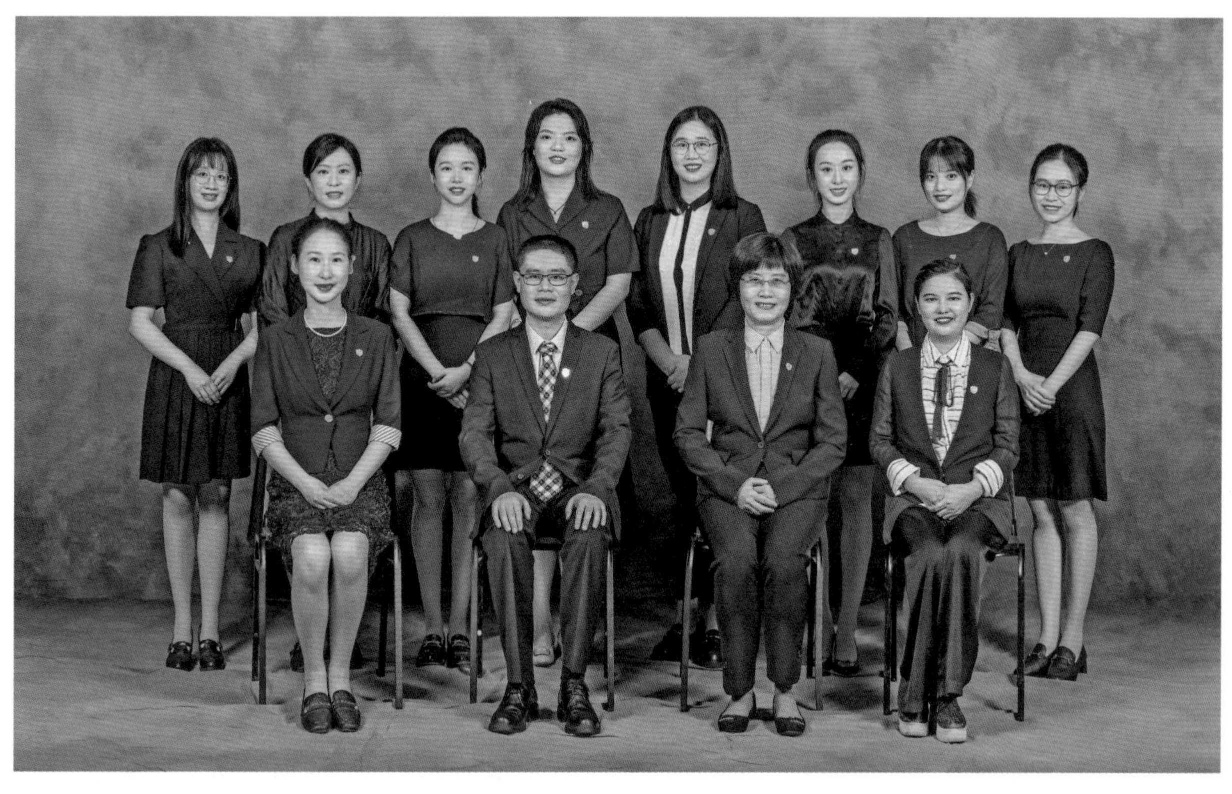

图 7-2-2　中医乳腺科

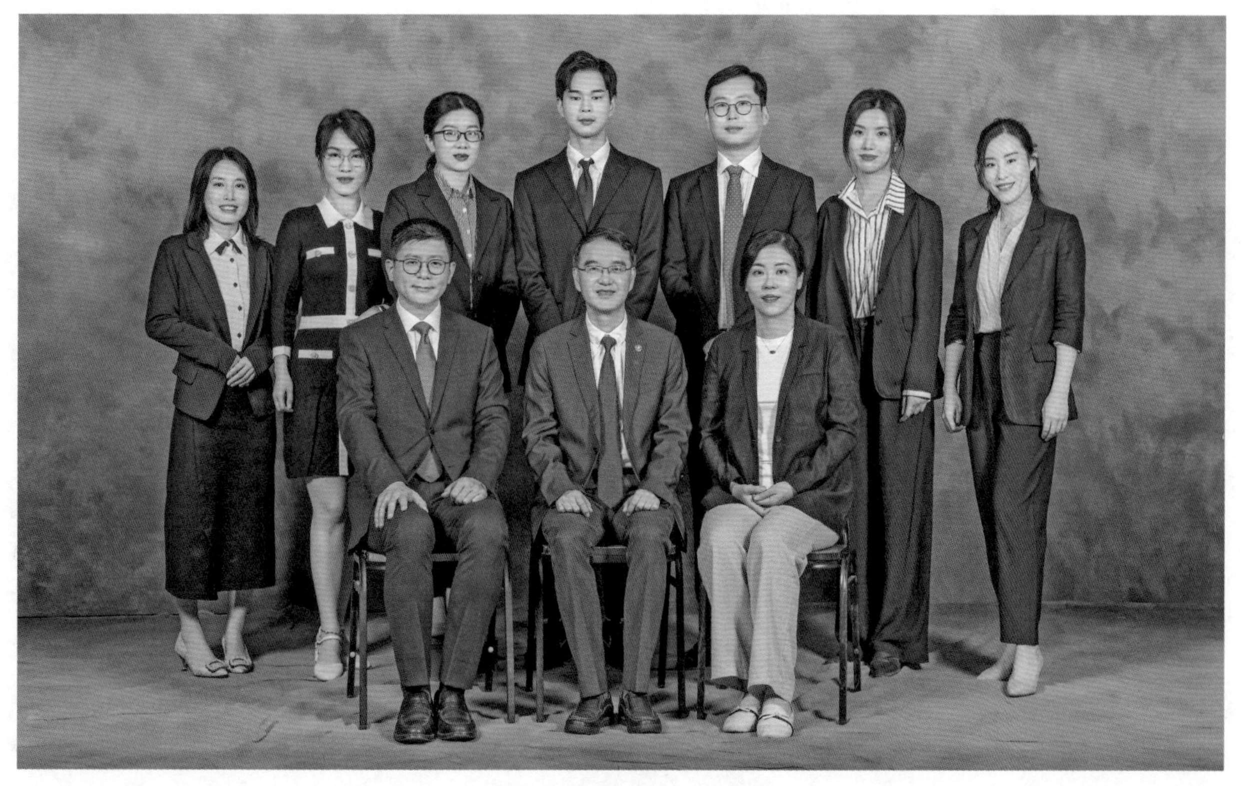

图 7-2-3　中西医结合乳腺科

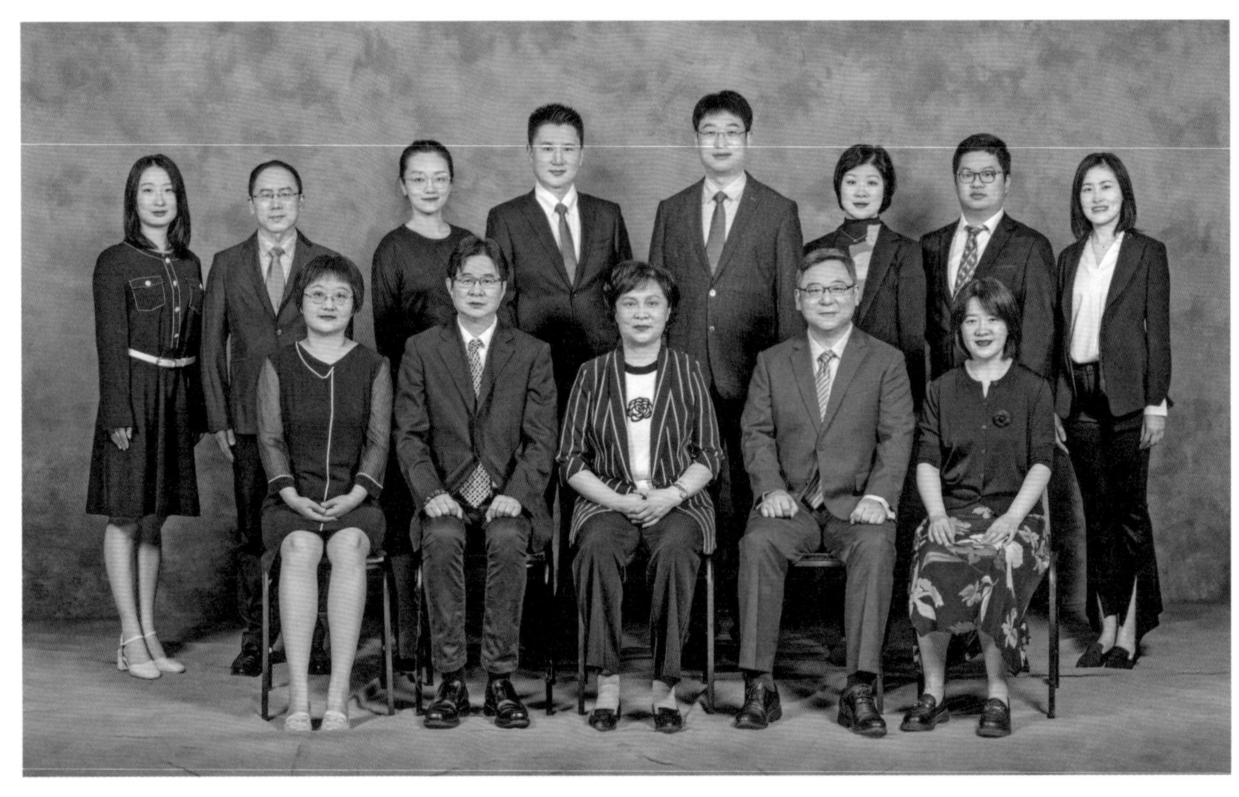

图 7-2-4　皮肤科

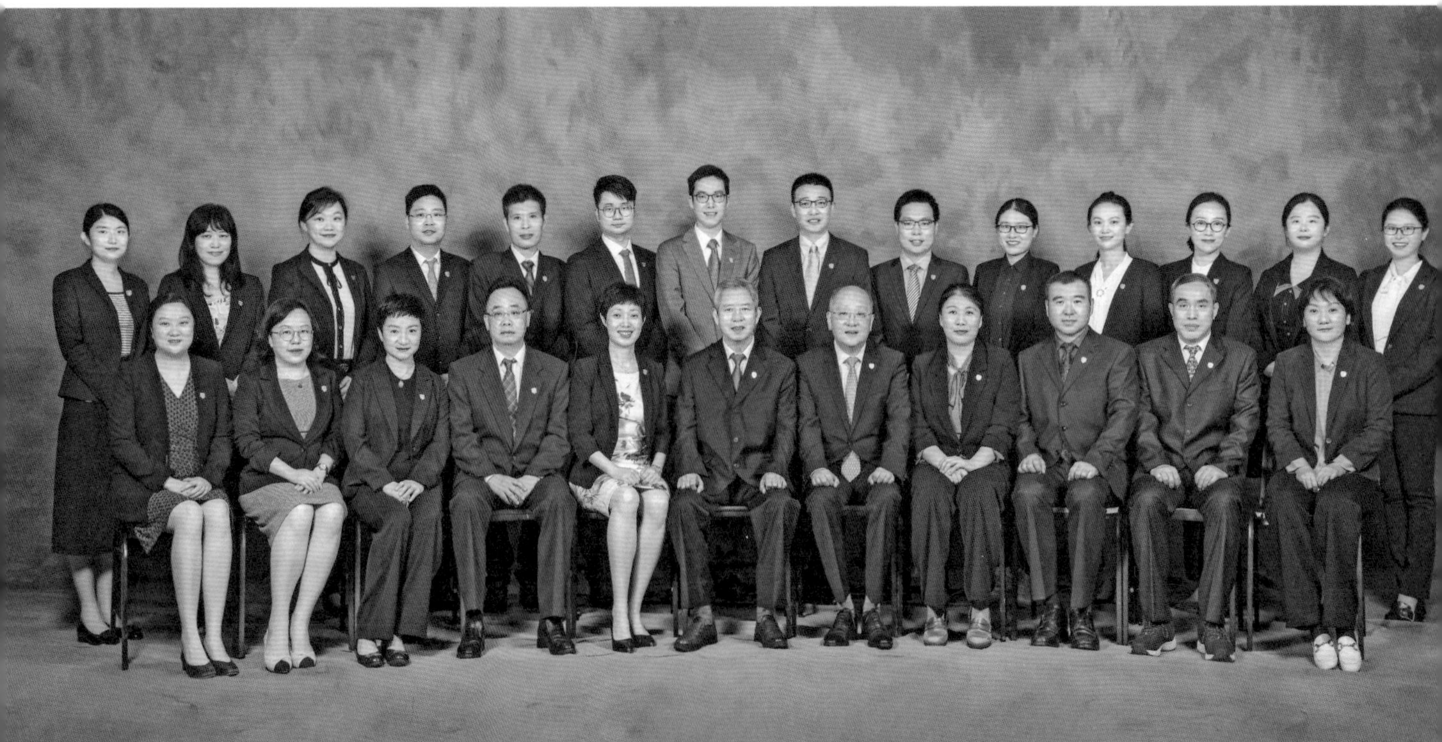

图 7-2-5　肛肠科

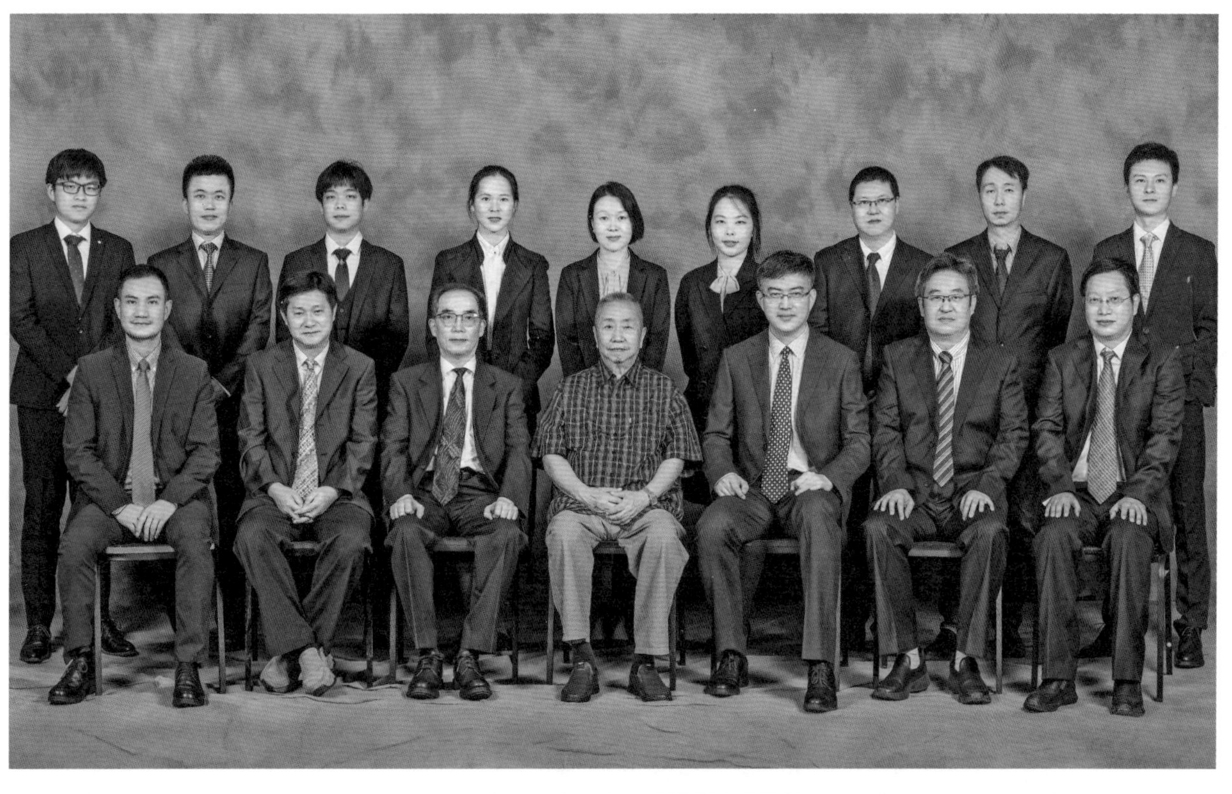

图 7-2-6 肝胆外科

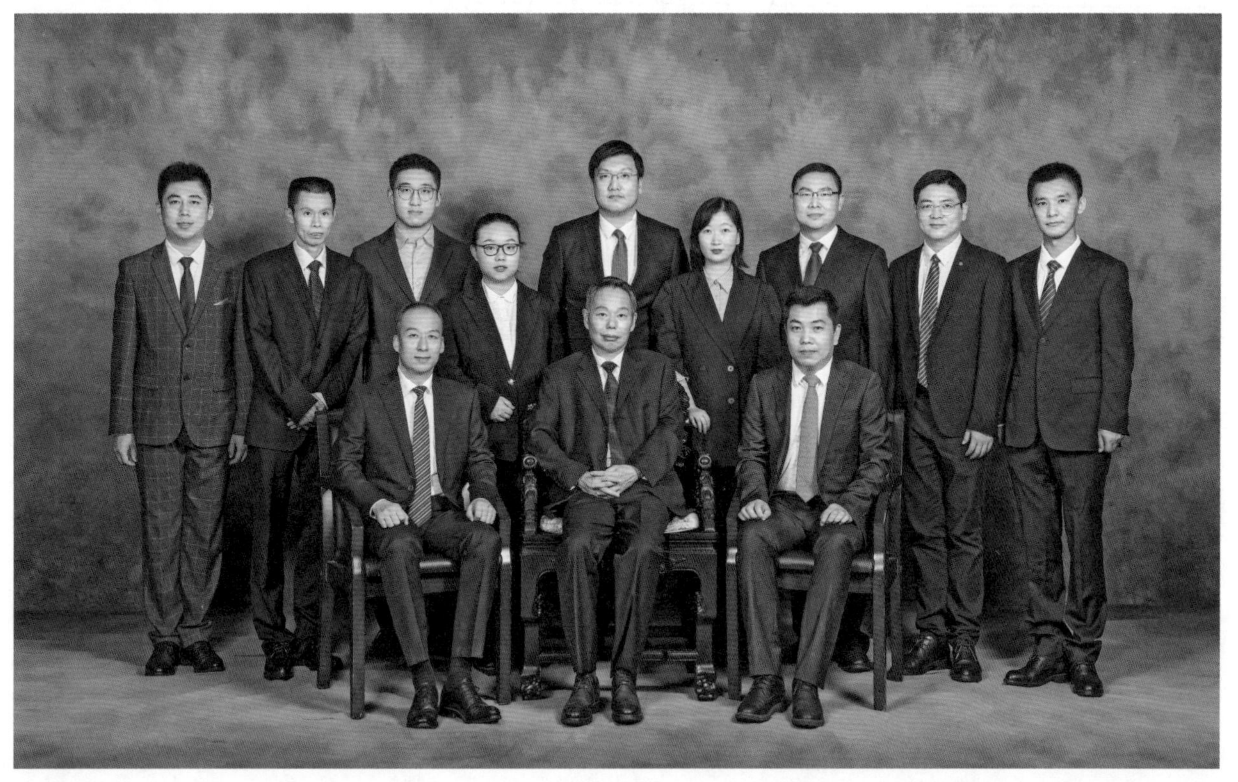

图 7-2-7 胃肠外科

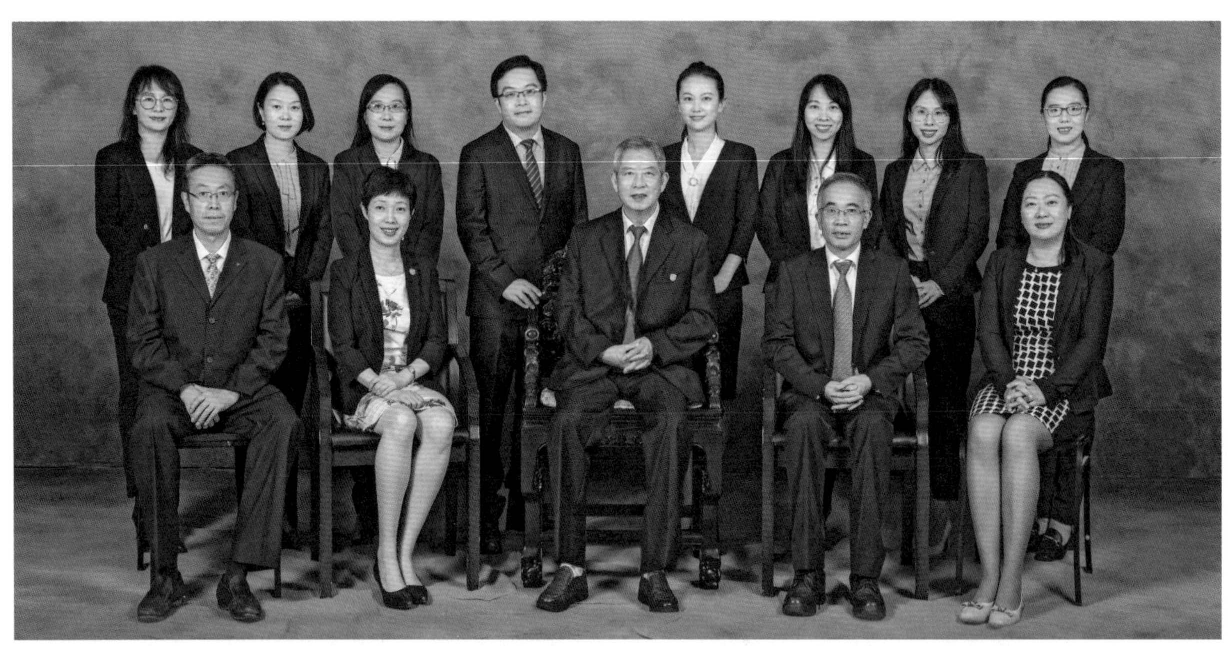

图 7-2-8　中医外科研究所

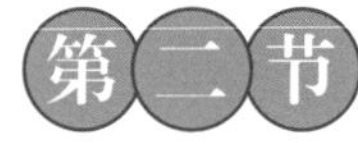

代表性传人留影

一、第一至第四代传人

顾氏外科第一至第四代代表性传人留影如下（图 7-2-9 至图 7-2-20）。

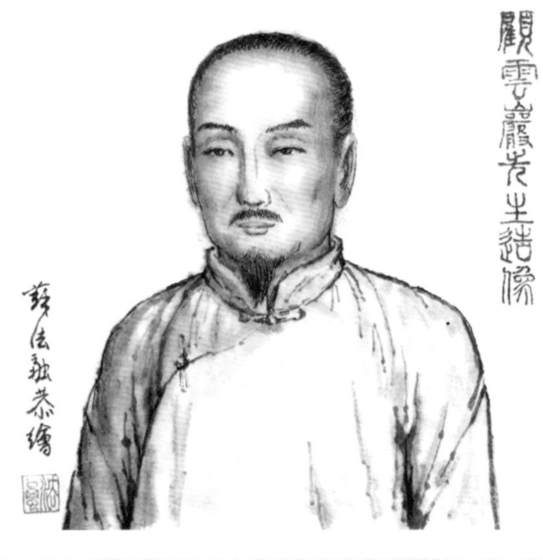

图 7-2-9　顾云岩画像

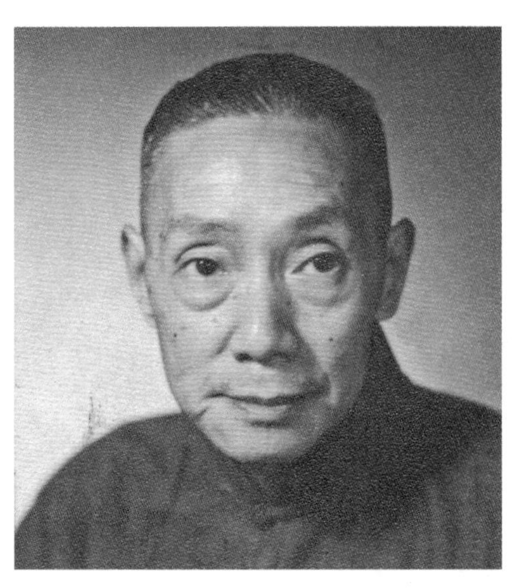

图 7-2-10　顾筱岩像 1

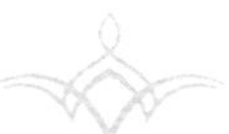

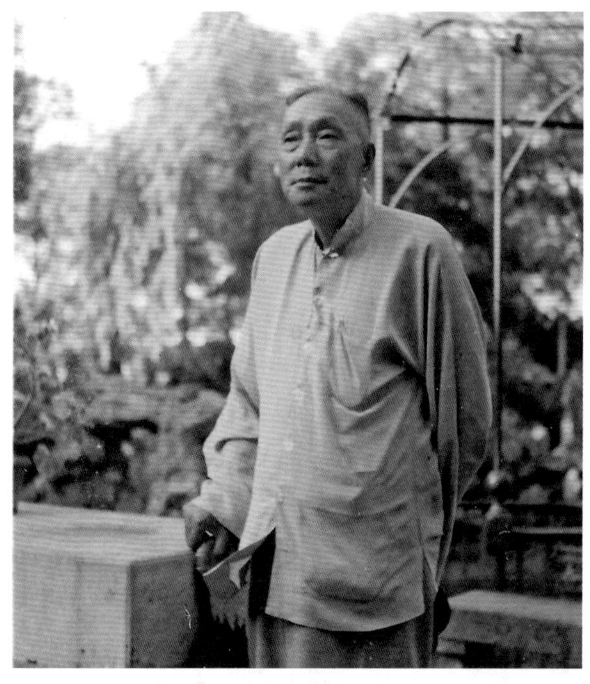

图 7-2-11　顾筱岩像 2

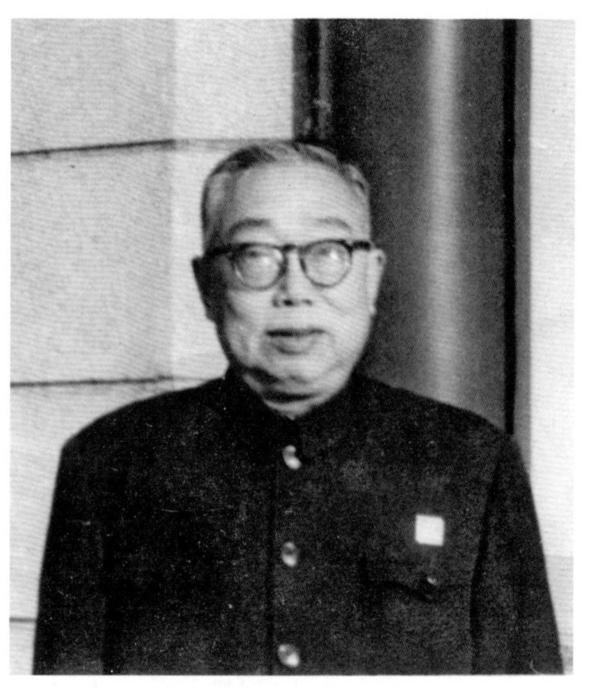

图 7-2-12　顾伯华

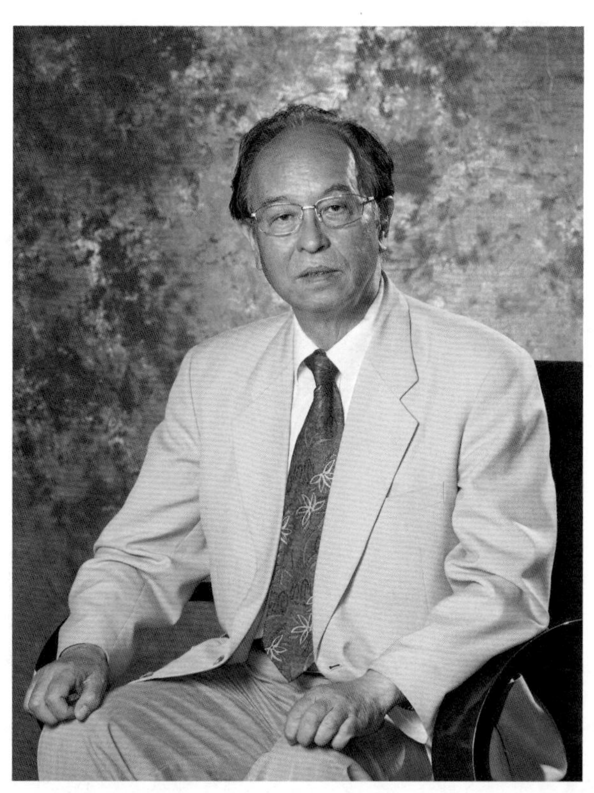

图 7-2-13　陆德铭

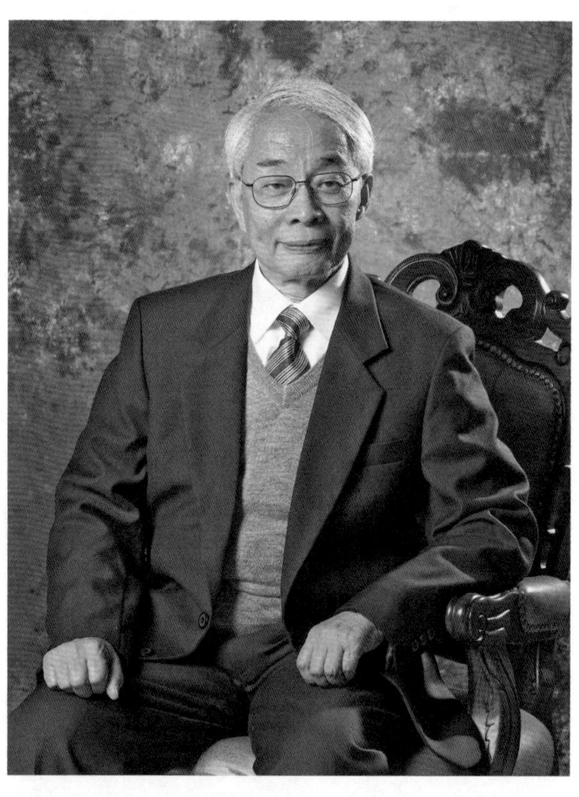

图 7-2-14　马绍尧

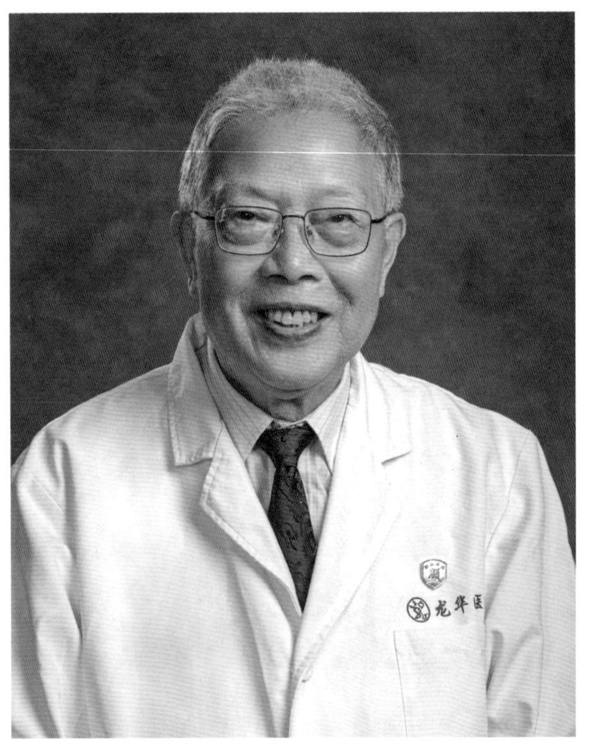
图 7-2-15　唐汉钧

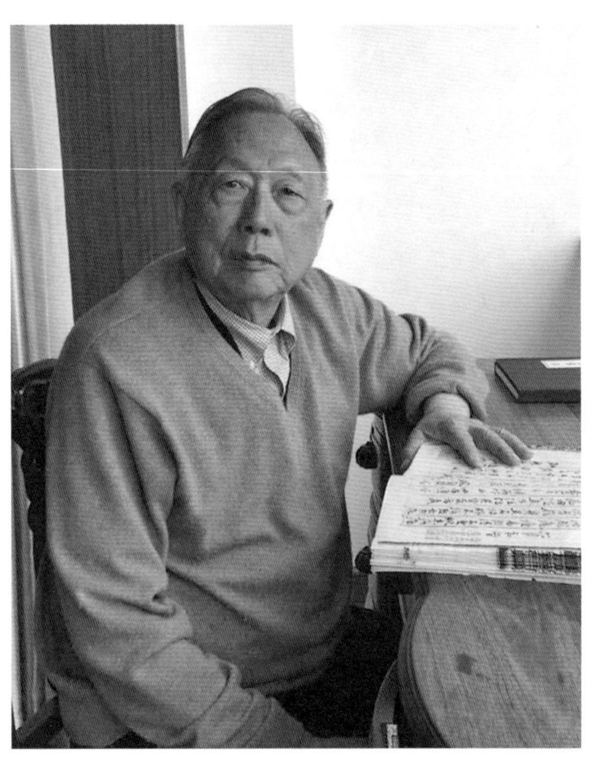
图 7-2-16　顾乃强

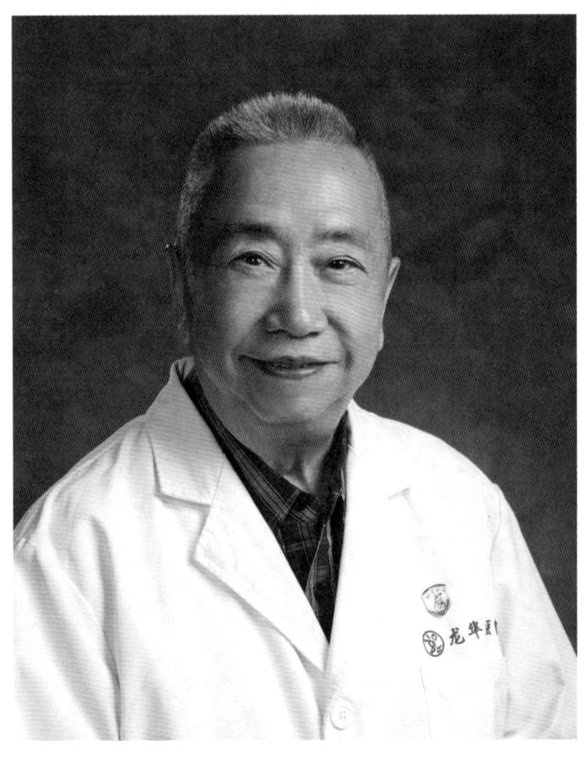
图 7-2-17　朱培庭

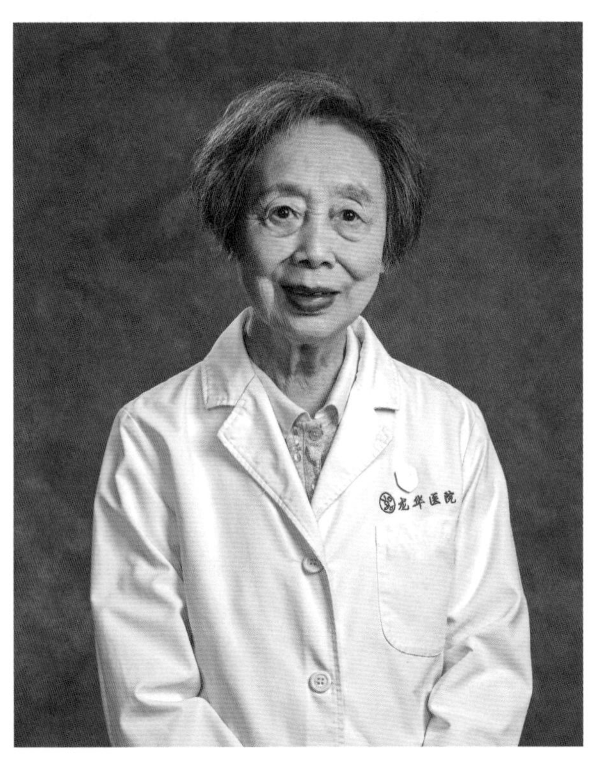

图 7-2-18　顾乃芬

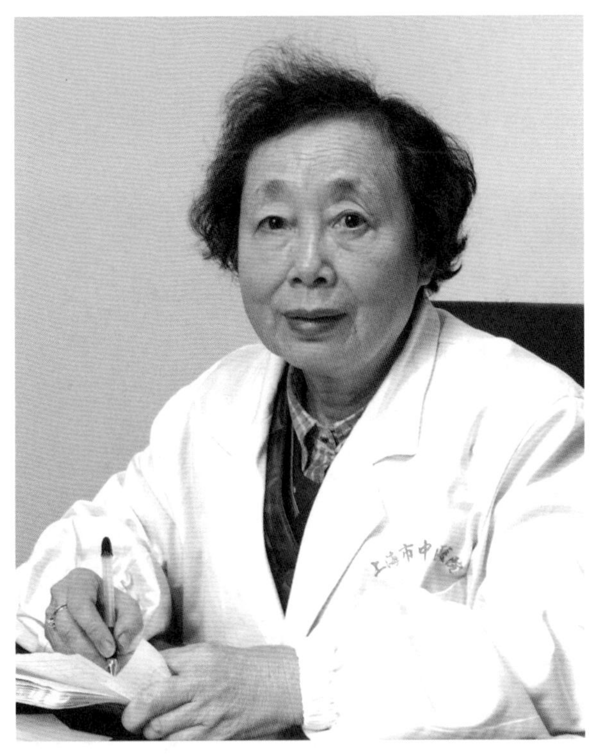

图 7-2-19 顾乃芳

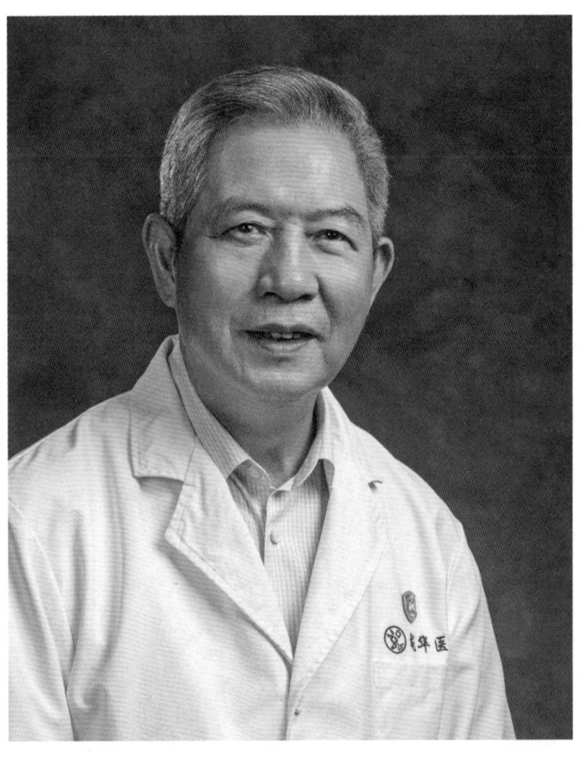

图 7-2-20 陆金根

二、中医外科

中医外科代表性传人留影如下（图 7-2-21、图 7-2-22）。

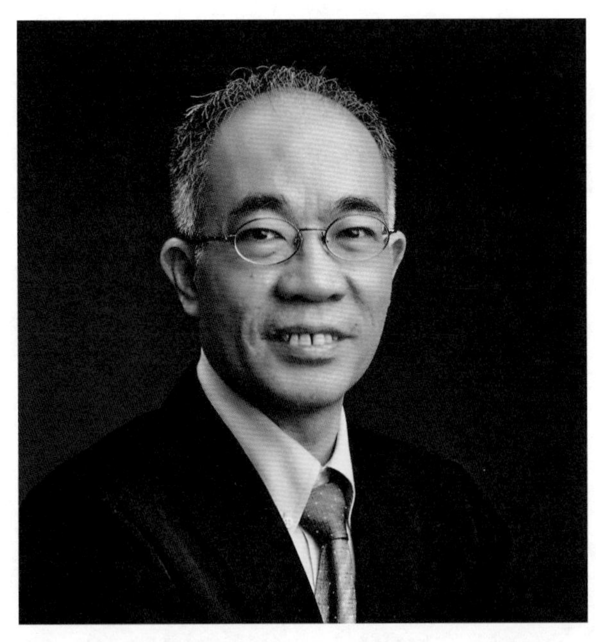

图 7-2-21 阙华发

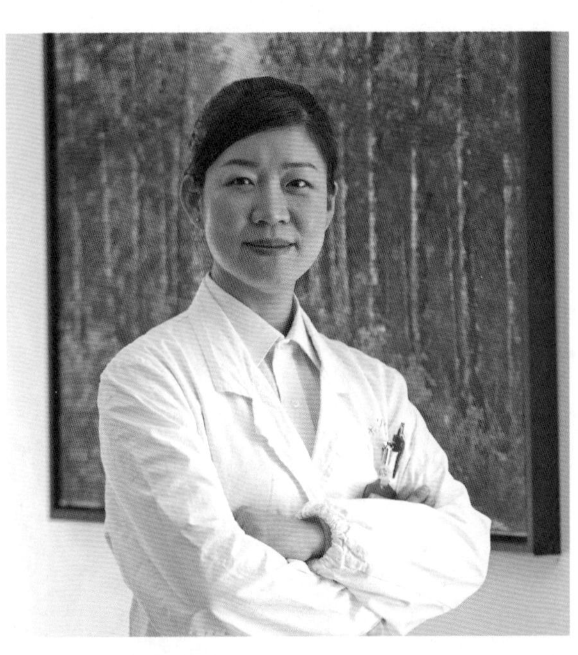

图 7-2-22 王云飞

三、中医乳腺科

中医乳腺科代表性传人留影如下（图 7-2-23 至图 7-2-25）。

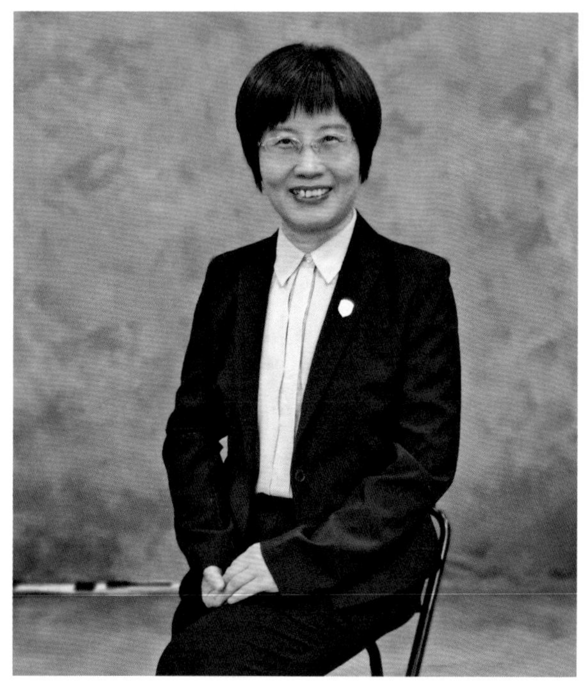

图 7-2-23　陈红风

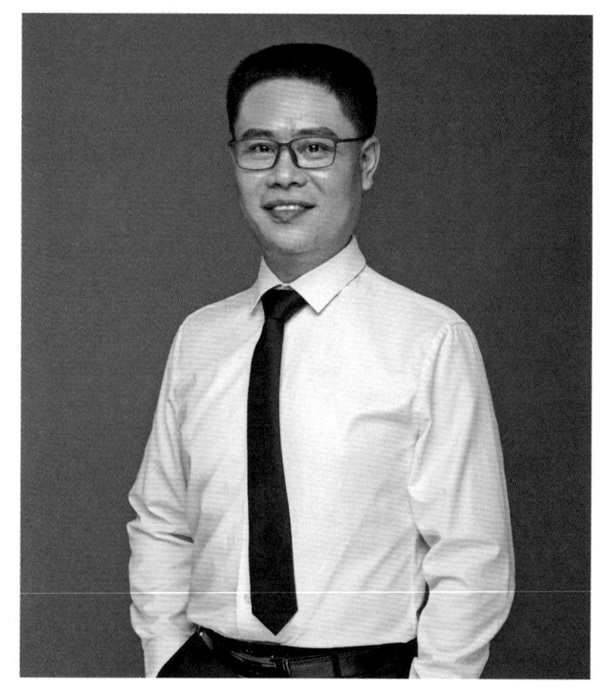

图 7-2-24　程亦勤

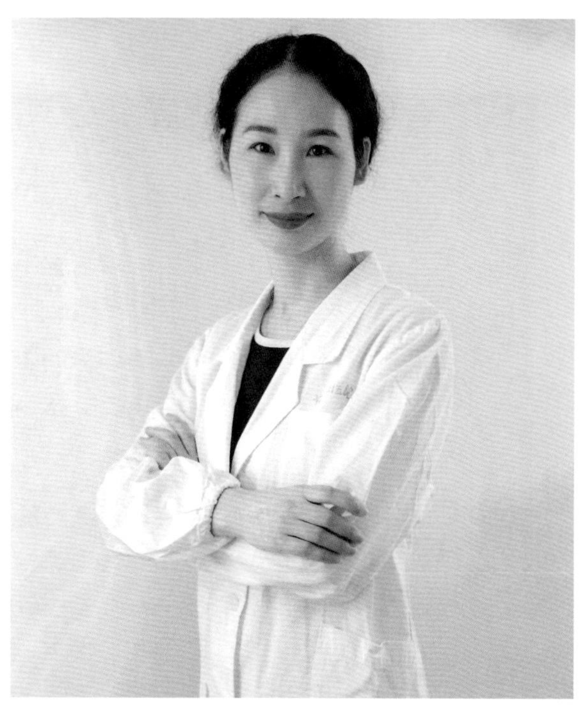

图 7-2-25　叶娟娜

四、中西医结合乳腺科

中西医结合乳腺科代表性传人留影如下（图 7-2-26、图 7-2-27）。

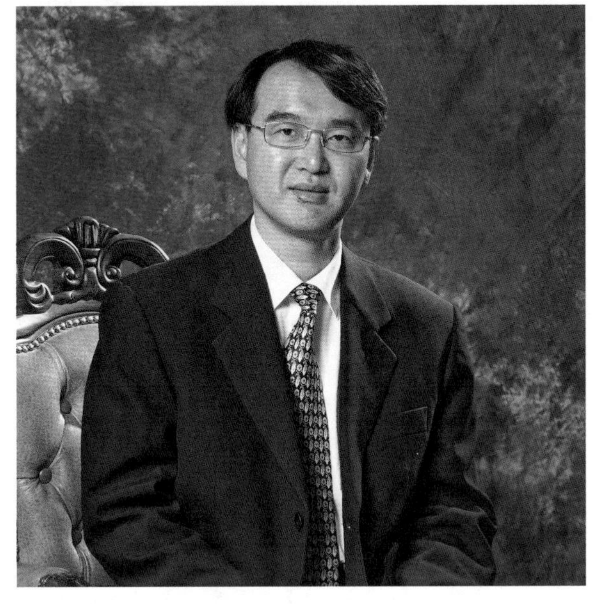

图 7-2-26 刘 胜

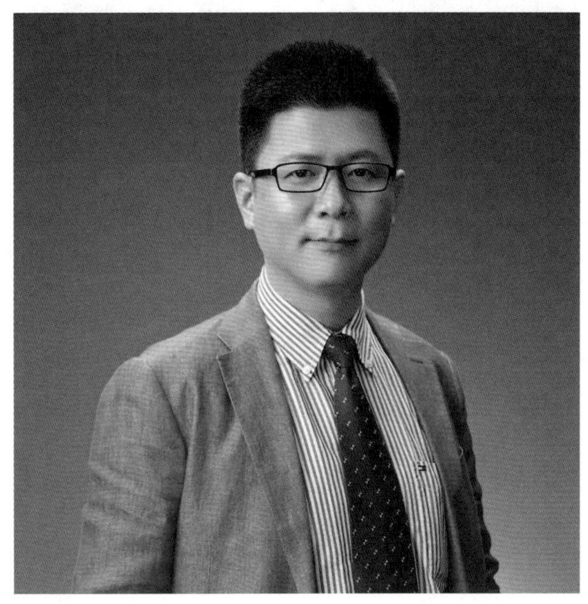

图 7-2-27 秦悦农

五、皮肤科

皮肤科代表性传人留影如下（图 7-2-28 至图 7-2-30）。

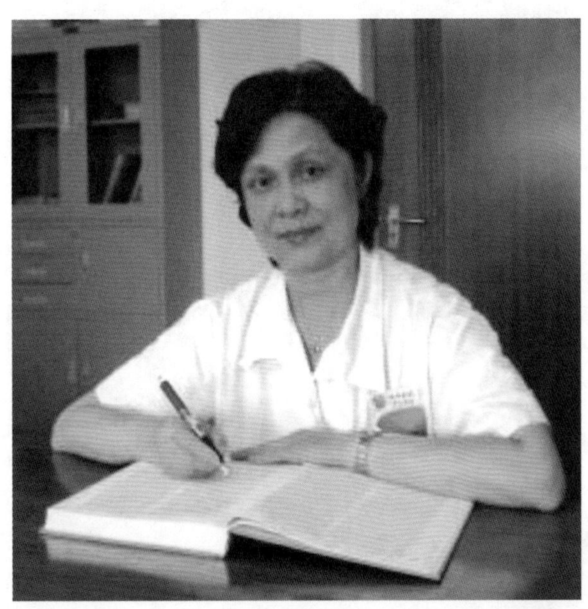

图 7-2-28 李咏梅

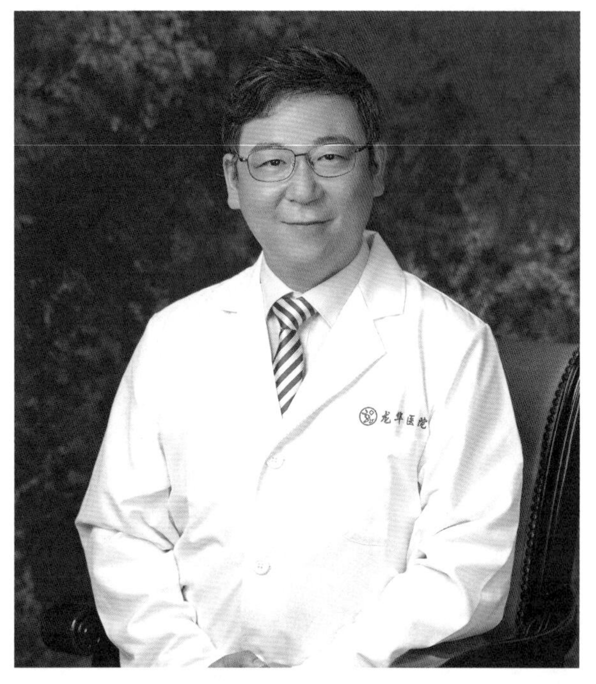
图 7-2-29　宋　瑜

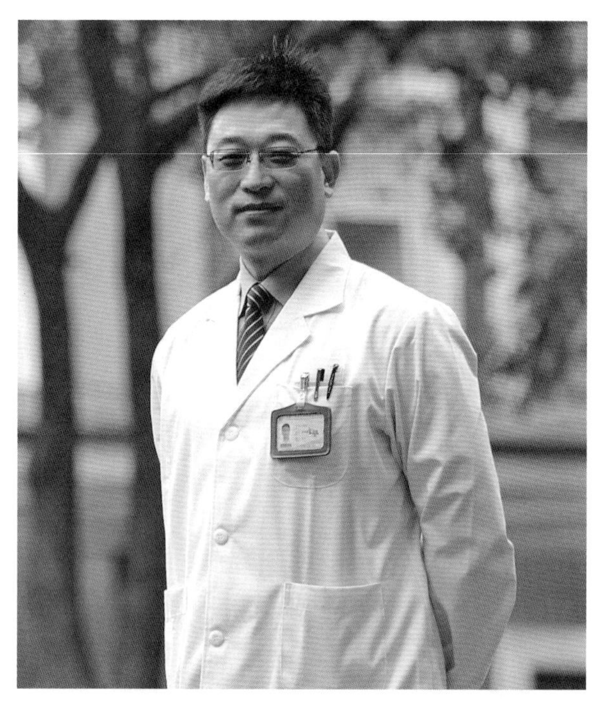
图 7-2-30　李晓睿

六、肛肠科

肛肠科代表性传人留影如下（图 7-2-31 至图 7-2-35）。

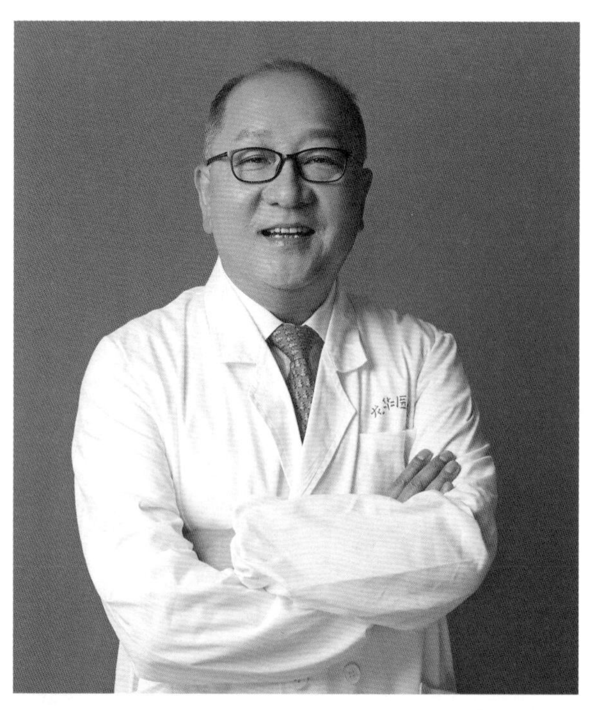
图 7-2-31　曹永清

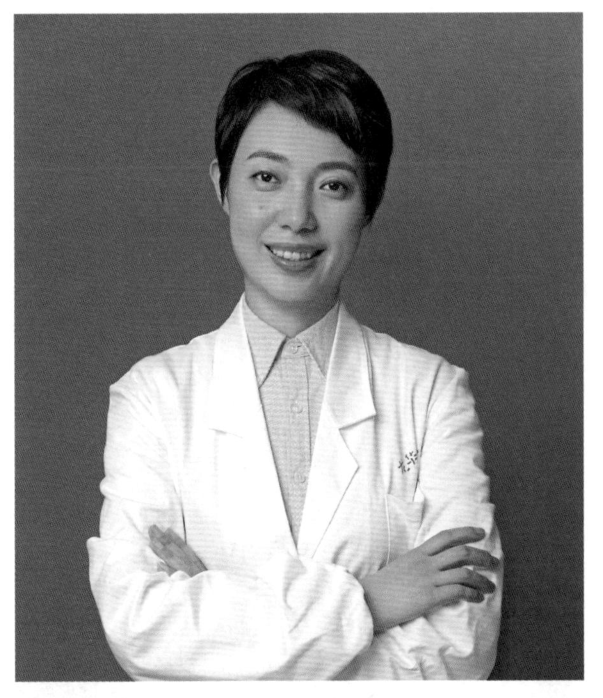

图 7-2-32 王 琛

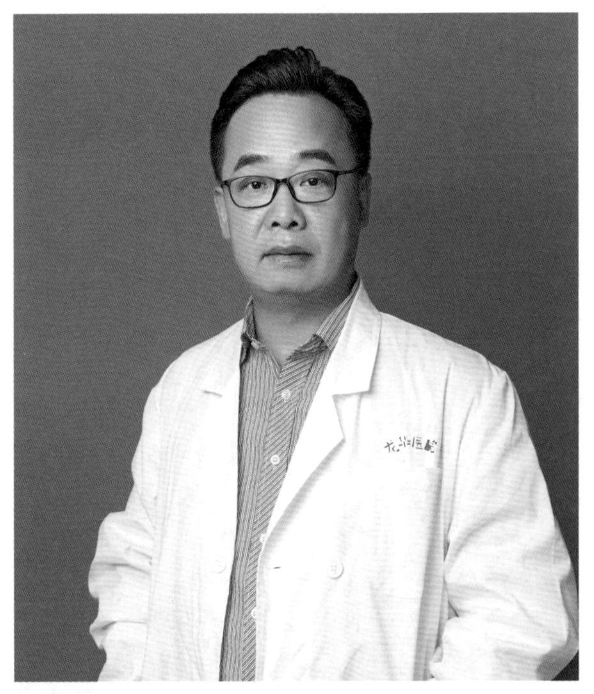

图 7-2-33 易 进

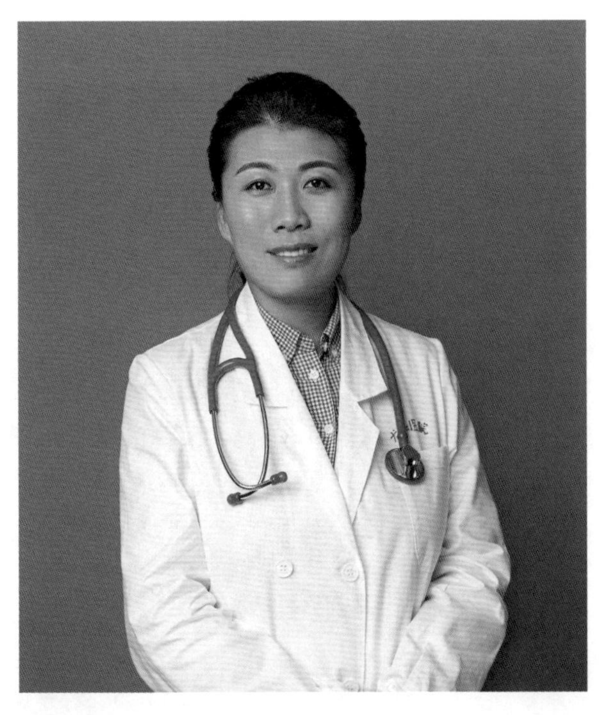

图 7-2-34 姚一博

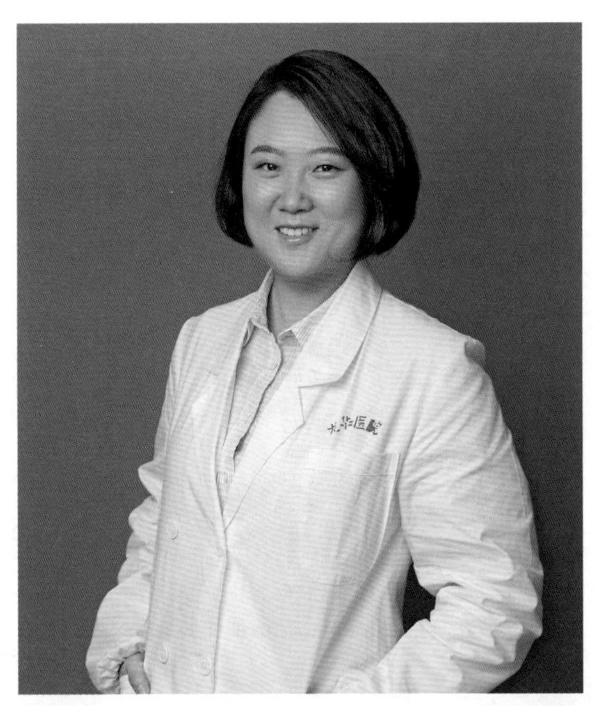

图 7-2-35 梁宏涛

七、肝胆外科

肝胆外科代表性传人留影如下（图 7-2-36、图 7-2-37）。

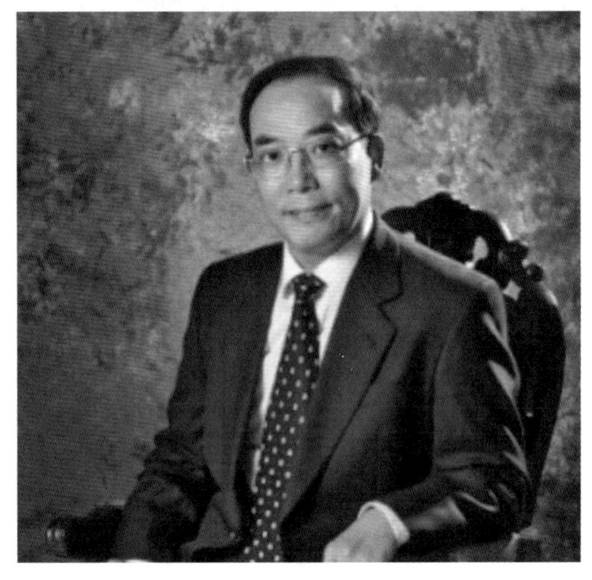

图 7-2-36　张静喆

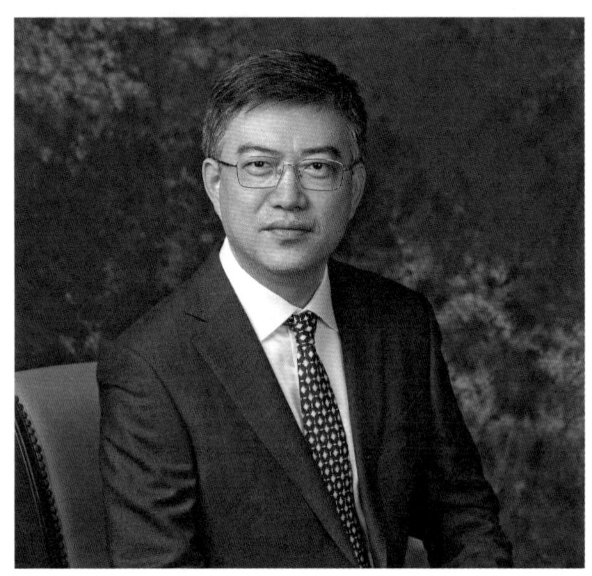

图 7-2-37　顾宏刚

八、胃肠外科

胃肠外科代表性传人留影如下（图 7-2-38、图 7-2-39）。

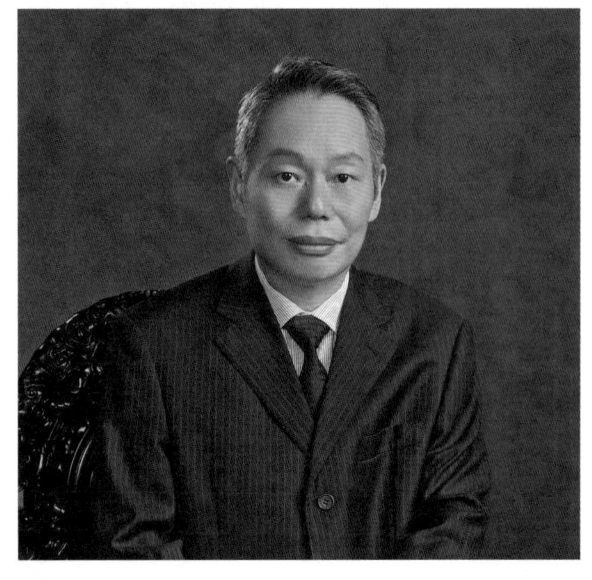

图 7-2-38　章学林

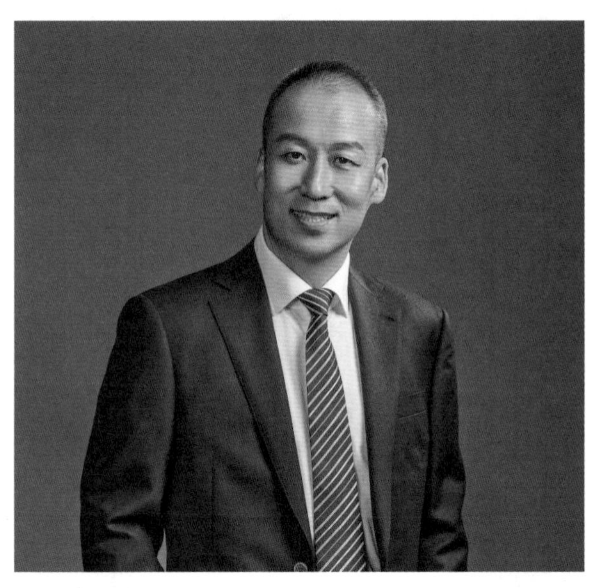

图 7-2-39　许阳贤

（本书编写组）

第三章

书籍出版与专利发明

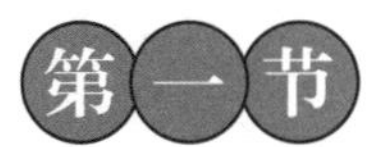

教材与专著

一、顾伯华及顾氏外科合编

顾伯华主编及顾氏外科合编的教材、专著如下（图 7-3-1 至图 7-3-8）。

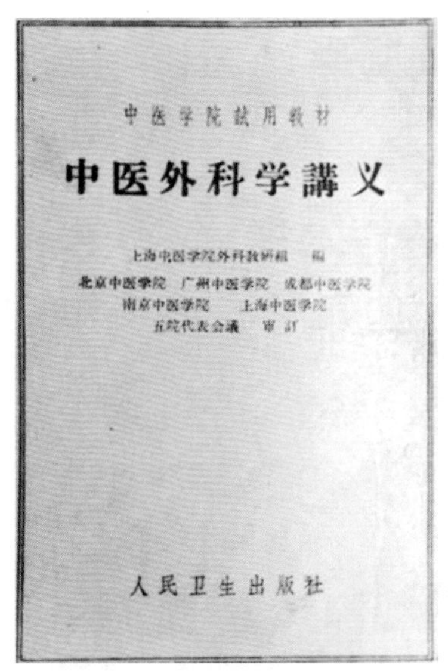

图 7-3-1　1960 年出版，上海中医学院外科教研组编写，《中医外科学讲义（一版）》

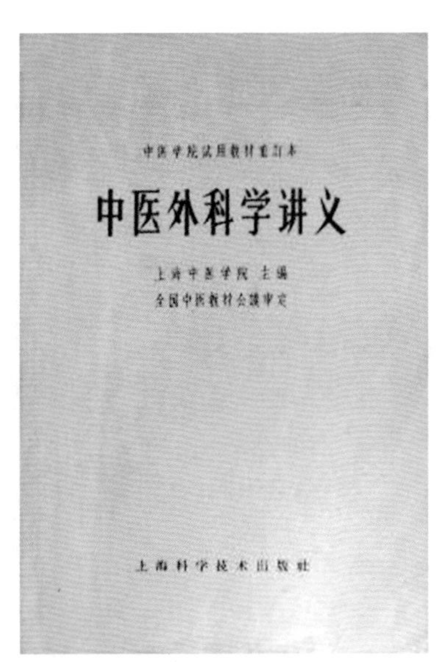

图 7-3-2　1964 年出版，上海中医学院编写，《中医外科学讲义》(二版）

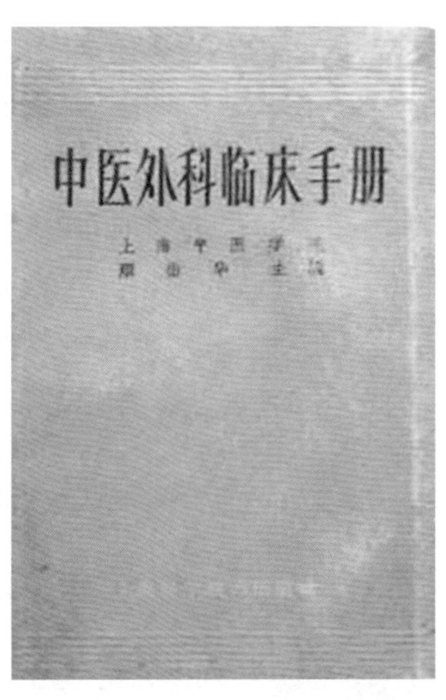

图 7-3-3　1966 年出版，顾伯华主编，《中医外科临床手册》(第二版）

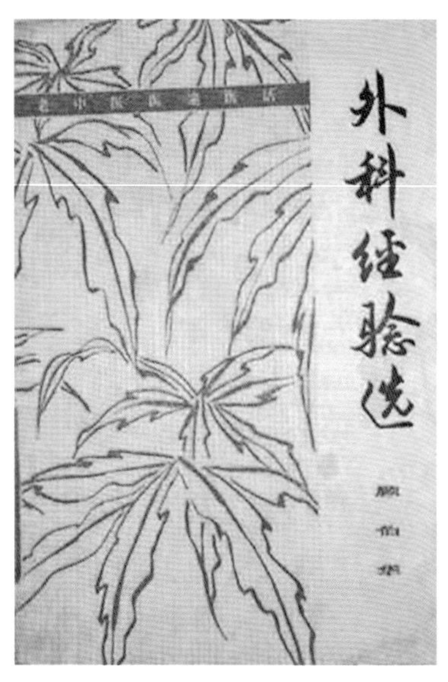

图 7-3-4　1977 年出版，顾伯华主编，《外科经验选》

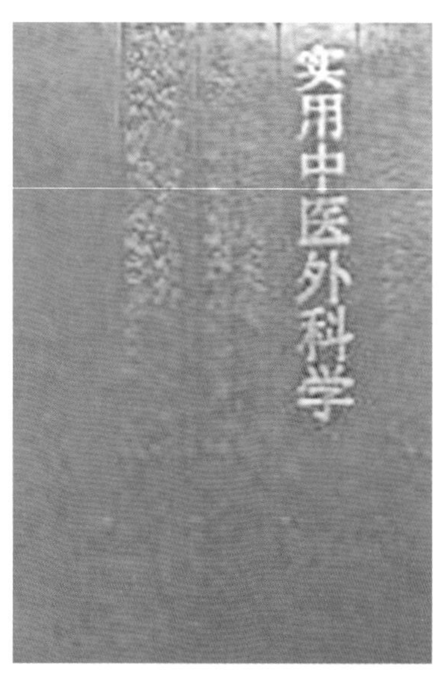

图 7-3-5　1985 年出版，顾伯华主编，《实用中医外科学》

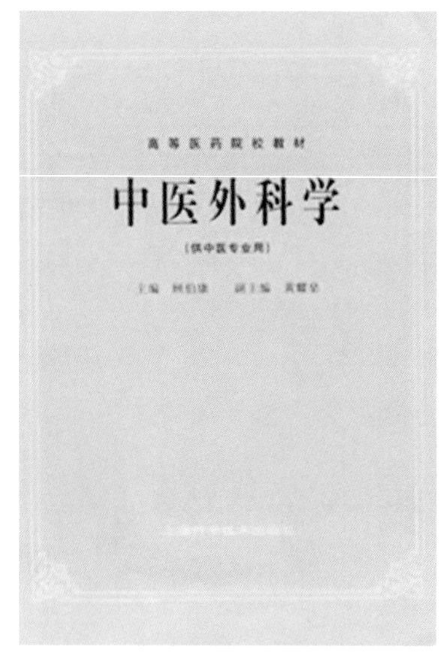

图 7-3-6　1987 年出版，顾伯康主编，《中医外科学》（五版）

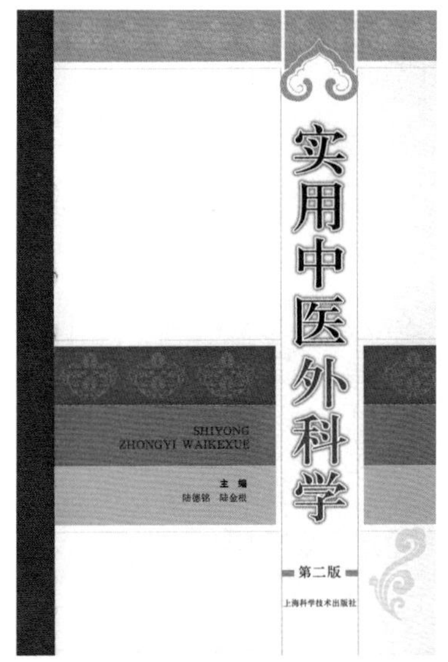

图 7-3-7　2010 年出版，陆德铭、陆金根主编，《实用中医外科学》（第二版）

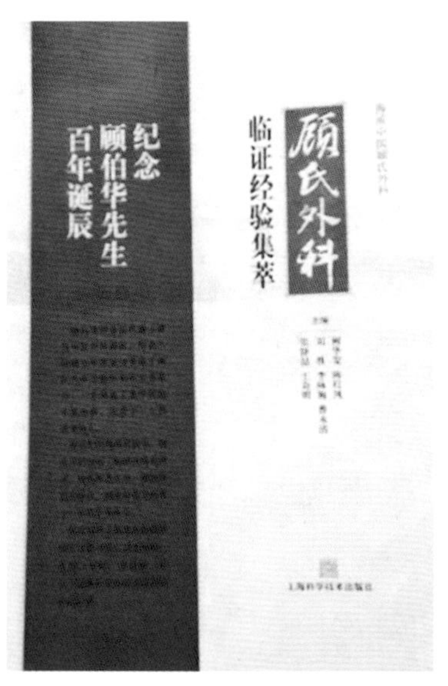

图 7-3-8　2016 年出版，阙华发、陈红风、刘胜、李咏梅、曹永清、张静喆、王奇明主编，《顾氏外科临证经验集萃》

二、中医外科成员主编教材

中医外科成员主编的教材如下（图 7-3-9 至图 7-3-11）。

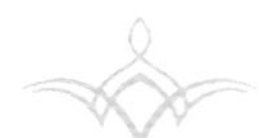

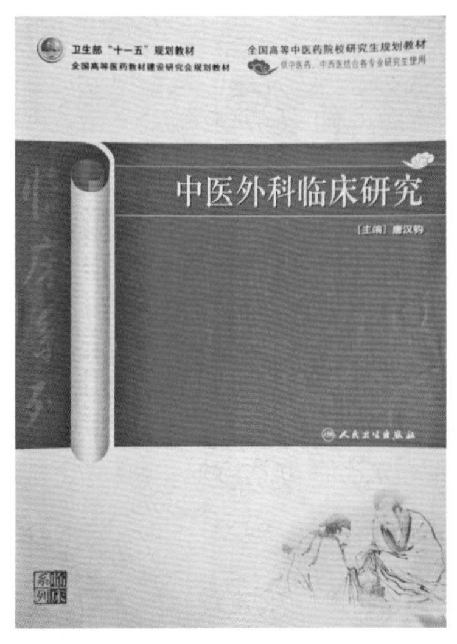

图 7-3-9 2009 年出版，唐汉钧主编，《中医外科临床研究》

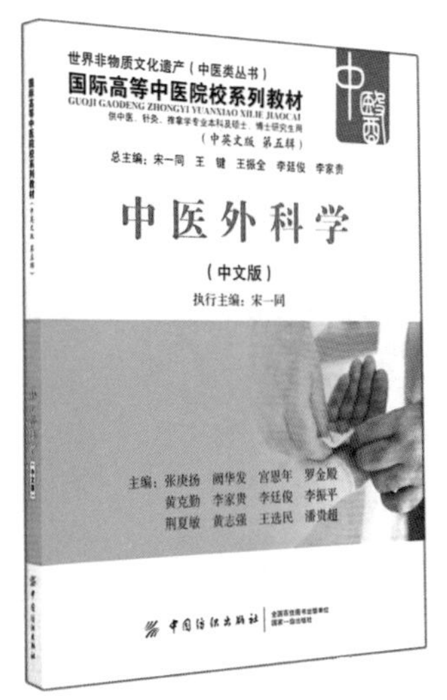

图 7-3-10 2014 年出版，张庚扬、阙华发、宫恩年、罗金殿、黄克勤、李家贵、李延俊、李振平、荆夏敏、黄志强、王选民、潘贵超主编，国际高等中医院校系列教材《中医外科学》

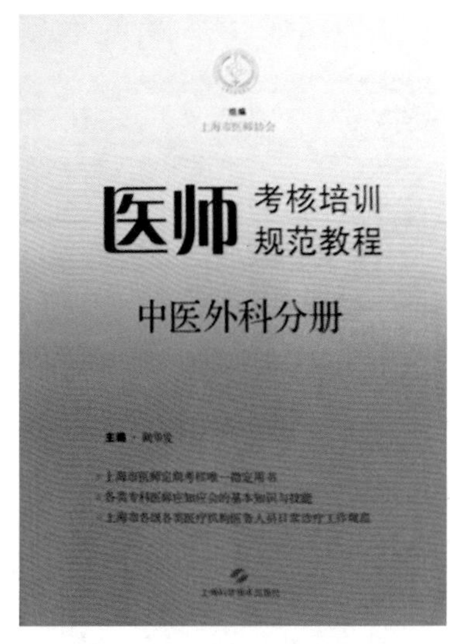

图 7-3-11 2016 年出版，阙华发主编，《医师考核培训规范教程·中医外科分册》

三、中医外科成员主编专著

中医外科成员主编的专著如下（图 7-3-12 至图 7-2-31）。

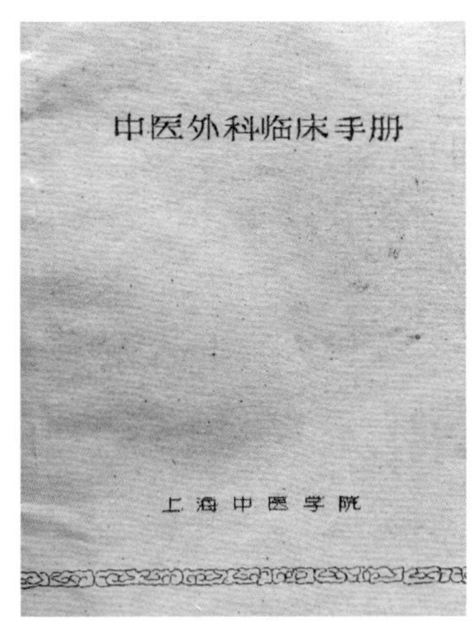

图 7-3-12 1958 年出版，上海市中医研究班外科小组主编，《中医外科临床手册》（油印本）

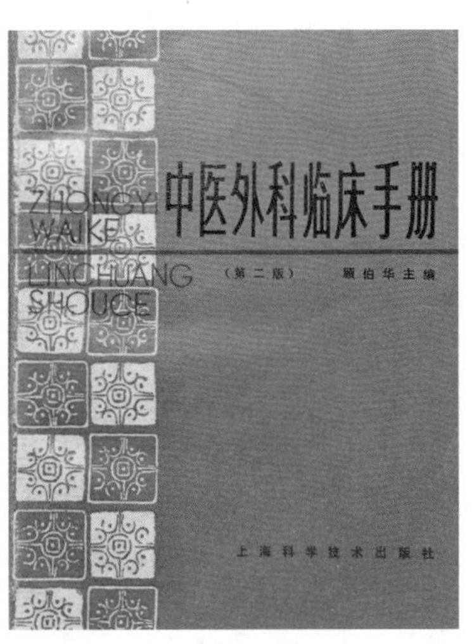

图 7-3-13 1970 年出版，上海中医学院外科学教研组编写，《中医外科临床手册》（第二版重印）

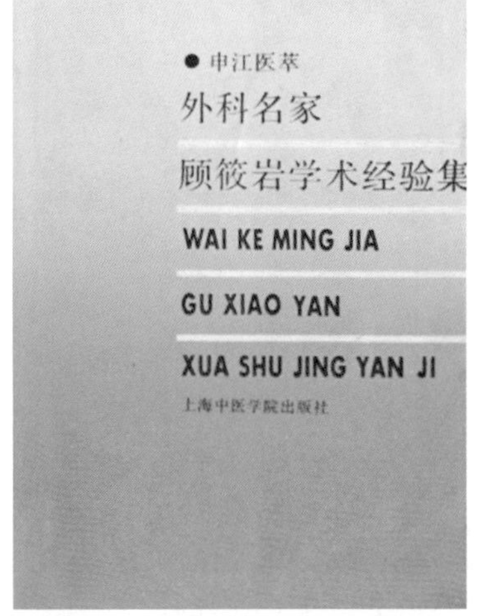

图 7-3-14 1987 年出版，上海中医学院中医文献研究所编写，《外科名家顾筱岩学术经验集》

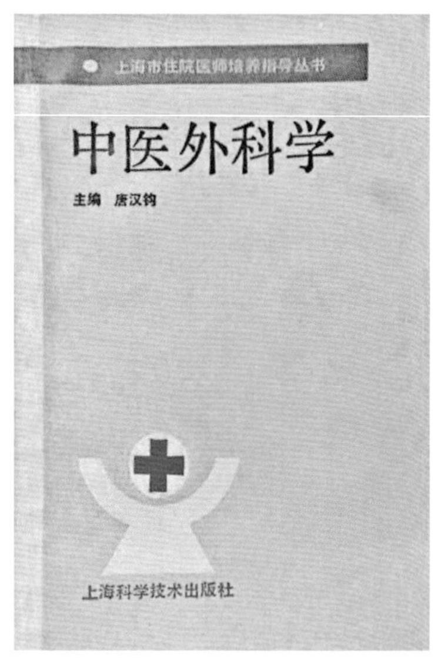

图 7-3-15 1991 年出版，唐汉钧主编，上海市住院医师培养指导丛书《中医外科学》

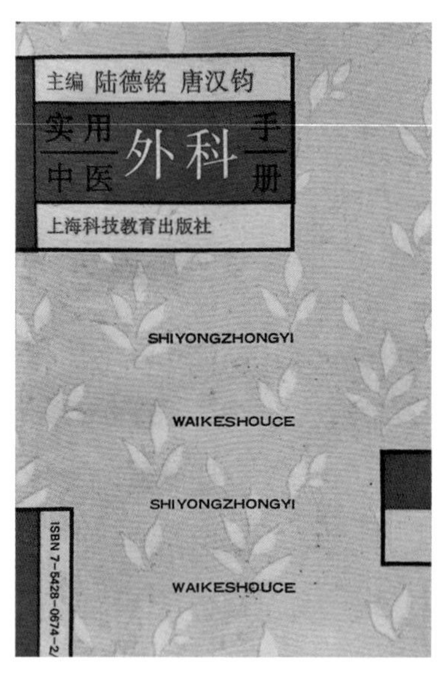

图 7-3-16 1993 年出版，陆德铭、唐汉钧主编，《实用中医外科手册》

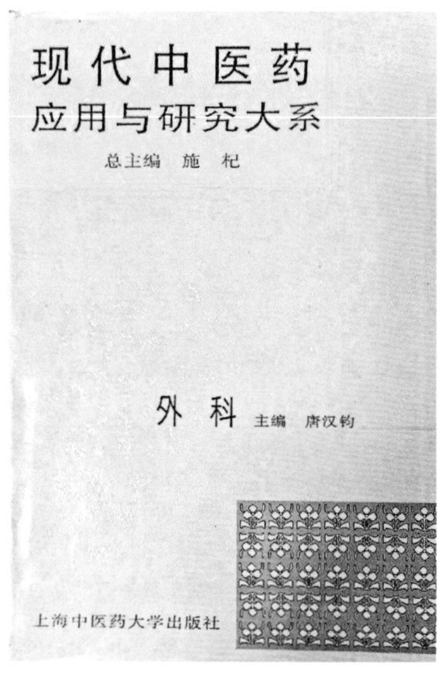

图 7-3-17 1996 年出版，唐汉钧主编，《现代中医药应用与研究大系·第 9 卷·外科》

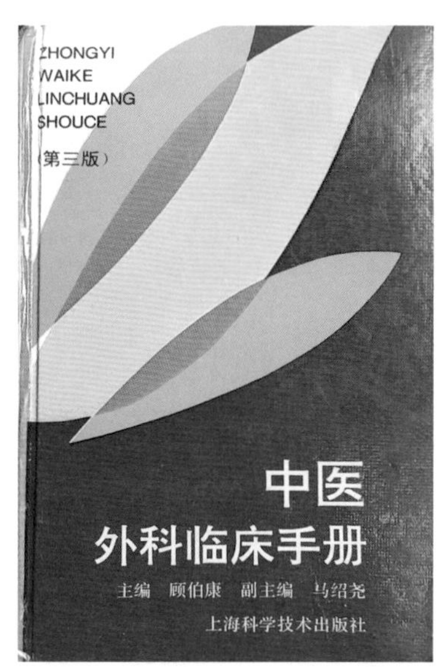

图 7-3-18 1996 年出版，顾伯康主编，《中医外科临床手册》(第三版)

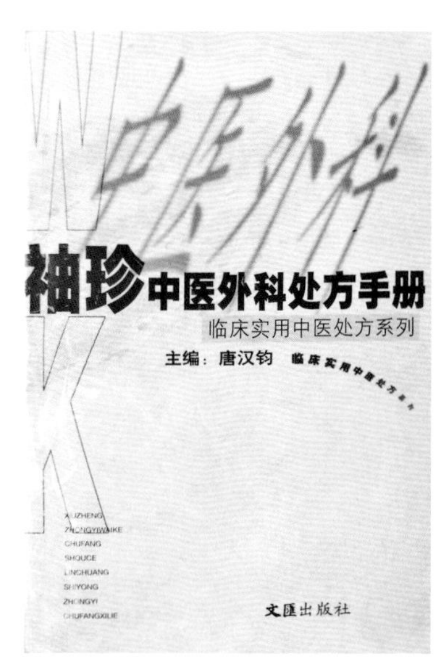

图 7-3-19 2000 年出版，唐汉钧主编，《袖珍中医外科处方手册》

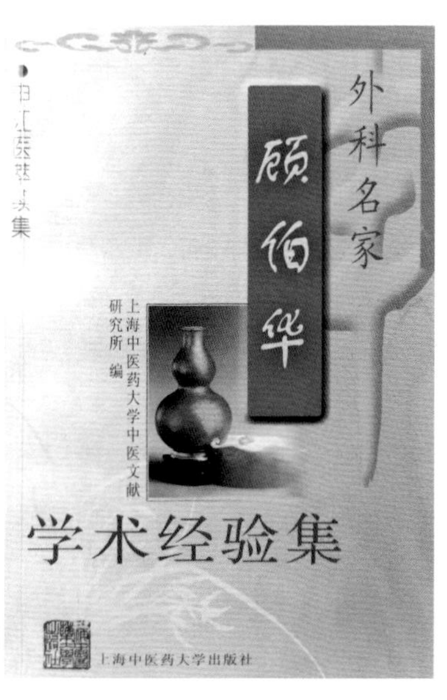

图 7-3-20 2002 年出版，顾乃强、顾宏平主编，《外科名家顾伯华学术经验集》

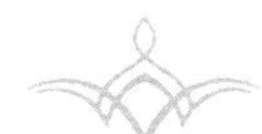

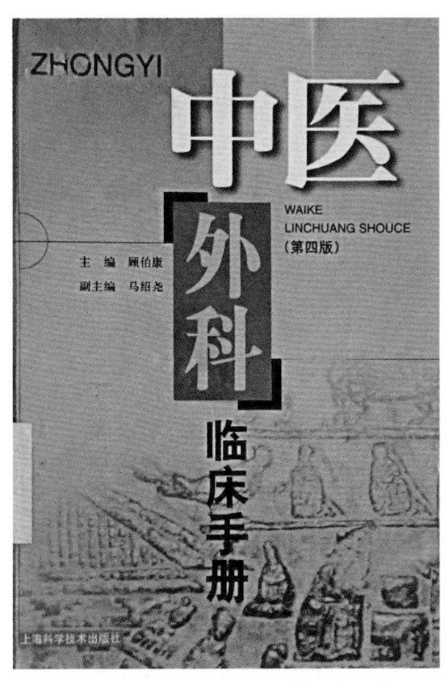

图 7-3-21 2002 年出版，顾伯康主编，《中医外科临床手册》

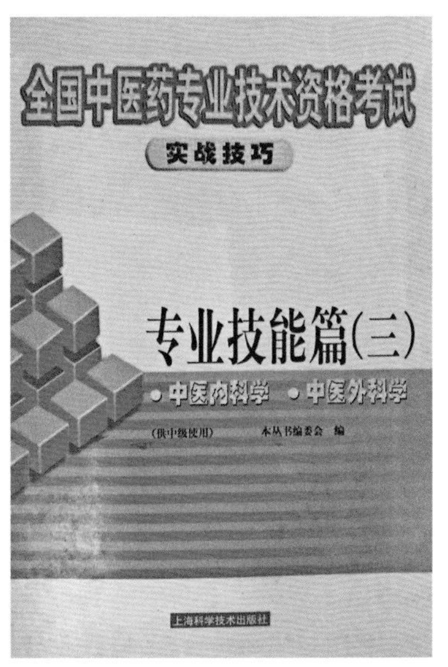

图 7-3-22 2003 年出版，《全国中医院专业技术资格考试实战技巧》编写委员会编写，《全国中医院专业技术资格考试实战技巧专业技能篇（三）中医外科学》

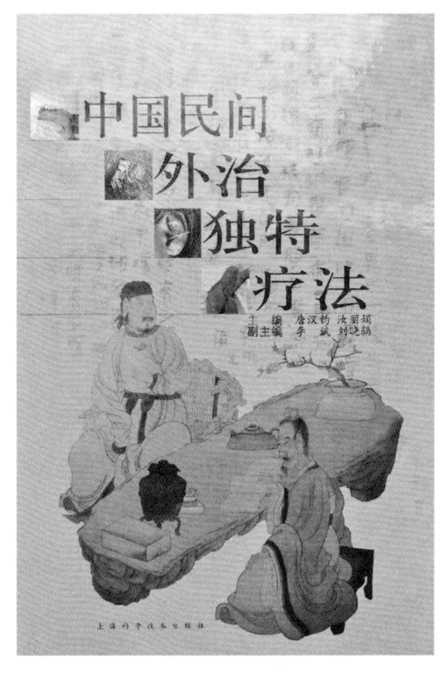

图 7-3-23 2004 年出版，唐汉钧、汝丽娟主编，《中国民间外治独特疗法》

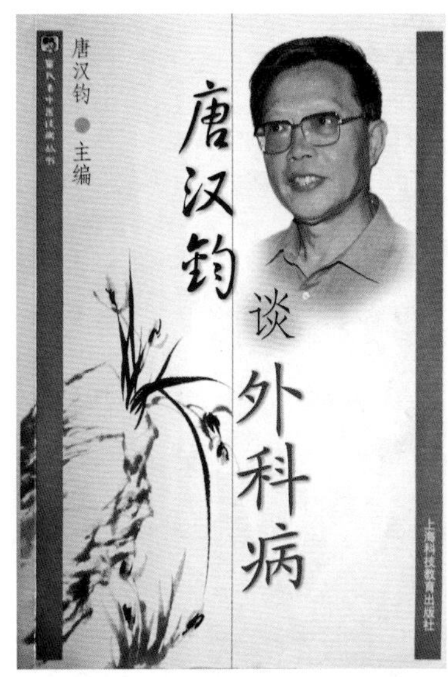

图 7-3-24 2004 年出版，唐汉钧主编，《唐汉钧谈外科病》

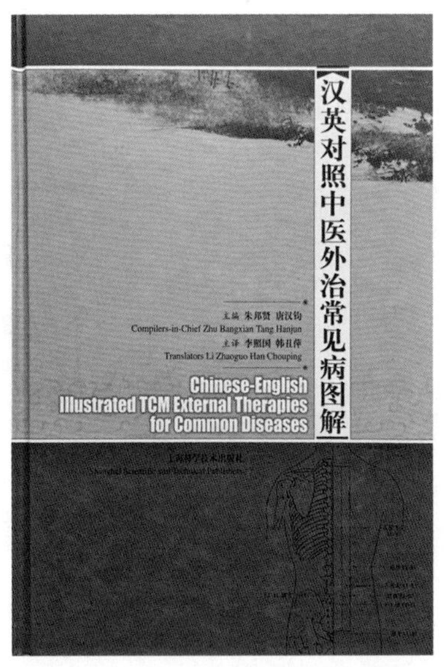

图 7-3-25 2006 年出版，朱邦贤、唐汉钧主编，《汉英对照中医外治常见病图解》

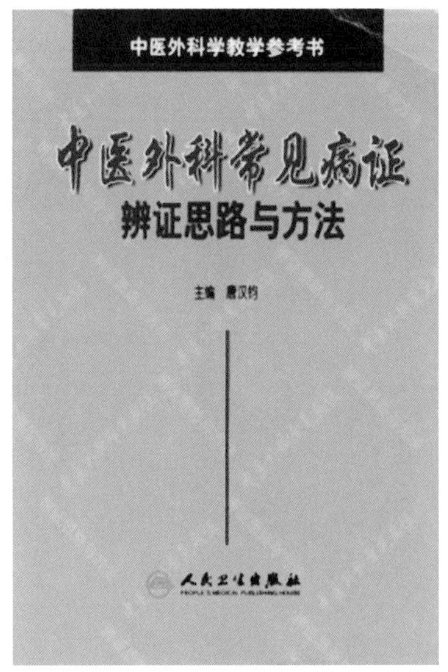

图 7-3-26 2007 年出版，唐汉钧主编，《中医外科常见病证辨证思路与方法》（一版）

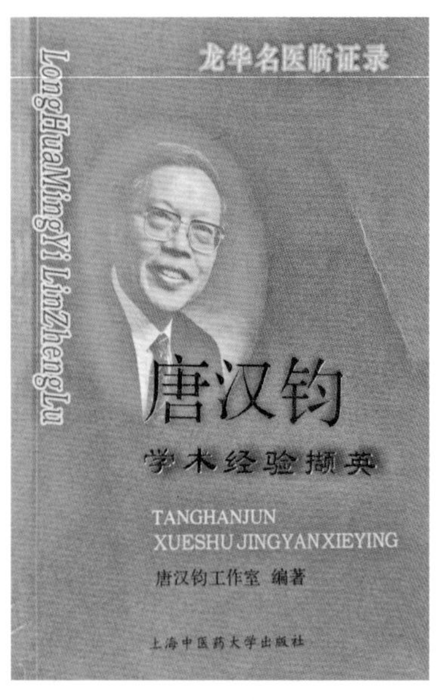

图 7-3-27　2009 年出版，唐汉钧工作室编写，《唐汉钧学术经验撷英》

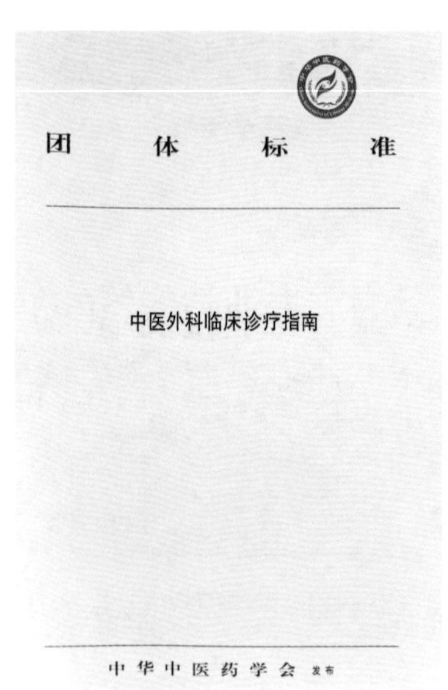

图 7-3-28　2012 年出版，中华中医药学会外科分会编写，《中医外科常见病诊疗指南》

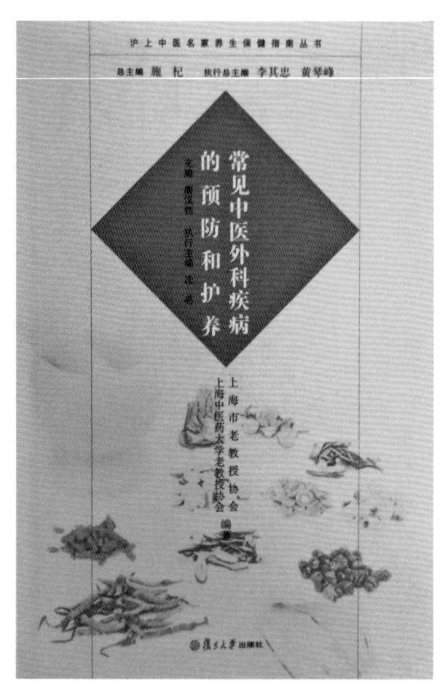

图 7-3-29　2013 年出版，唐汉钧主编、沈亮执行主编，《常见中医外科疾病的预防和护养》

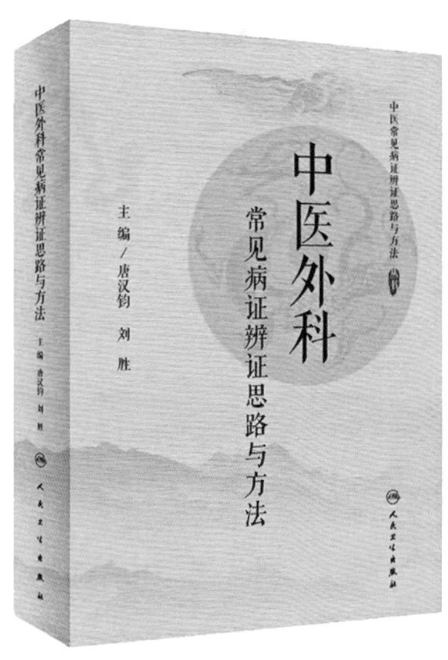

图 7-3-30　2020 年出版，唐汉钧、刘胜主编，《中医外科常见病证辨证思路与方法》(二版)

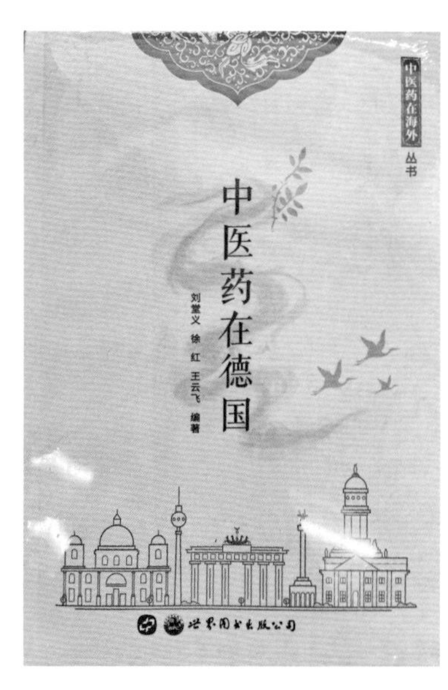

图 7-3-31　2020 年出版，刘堂义、徐红、王云飞主编，《中医药在德国》

四、中医乳腺科成员主编教材

中医乳腺科成员主编的教材如下（图 7-3-32 至图 7-3-45）。

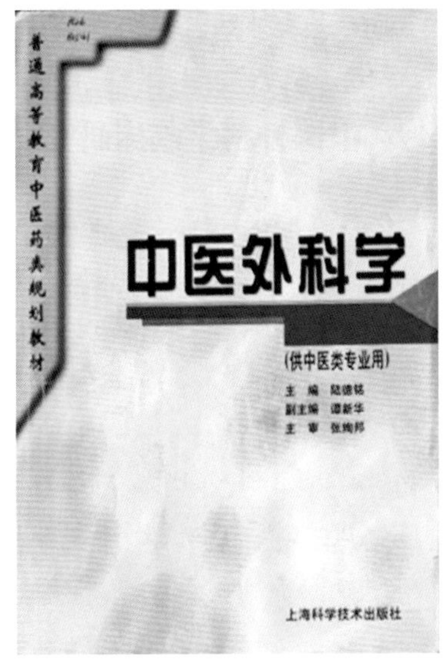

图 7-3-32 1997 年出版，陆德铭主编，《中医外科学》

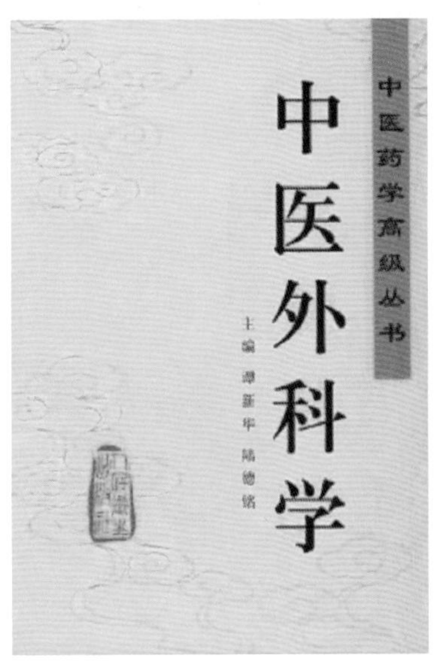

图 7-3-33 1999 年出版，谭新华、陆德铭主编，《中医外科学》

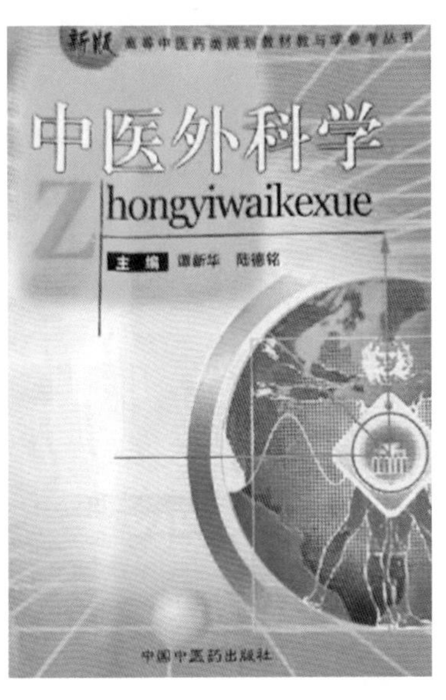

图 7-3-34 2000 年出版，谭新华、陆德铭主编，《中医外科学》

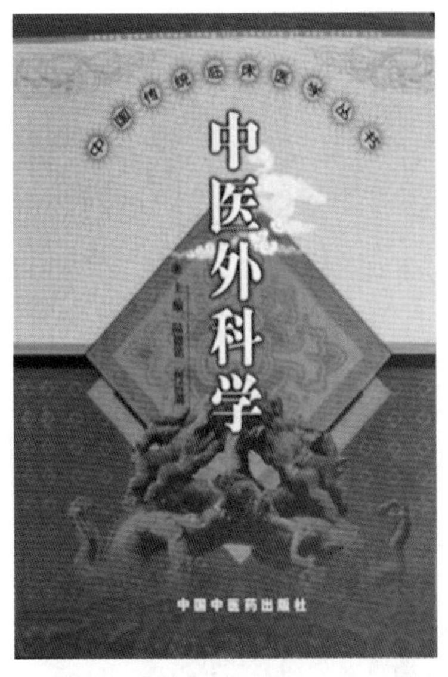

图 7-3-35 2004 年出版，陆德铭、何清湖主编，《中医外科学》

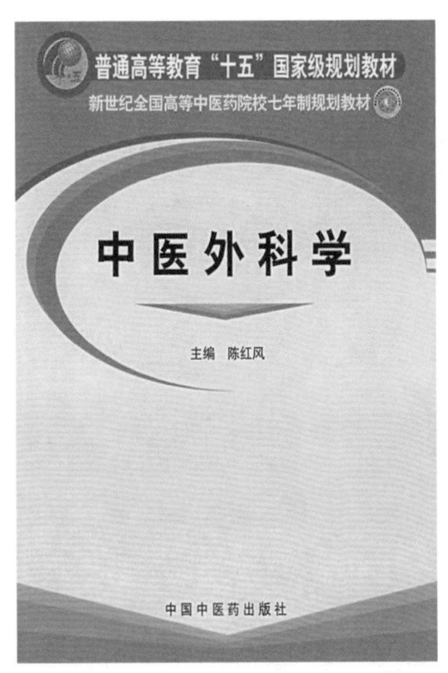

图 7-3-36 2005 年出版，陈红风主编，全国高等中医药院校规划教材（七年制）《中医外科学》

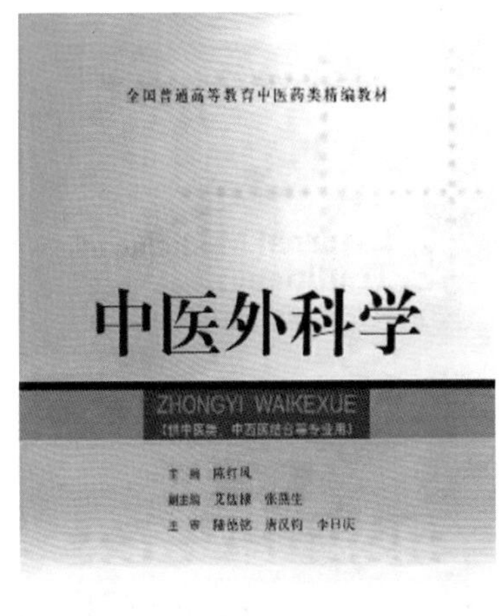

图 7-3-37 2007 年出版，陈红风主编，全国普通高等教育中医药类精编教材《中医外科学》

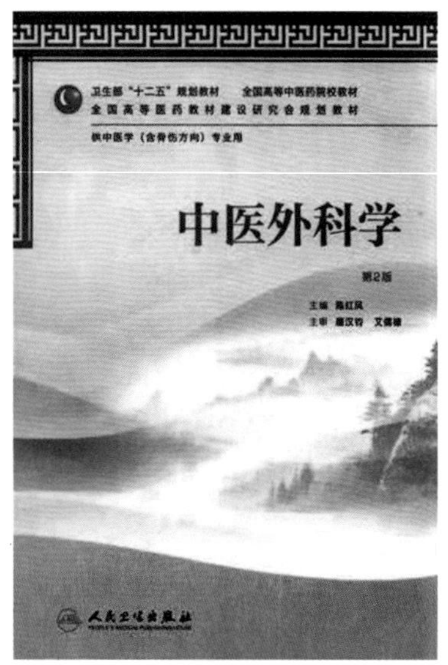

图 7-3-38　2012 年出版，陈红风主编，“十二五”规划教材《中医外科学》

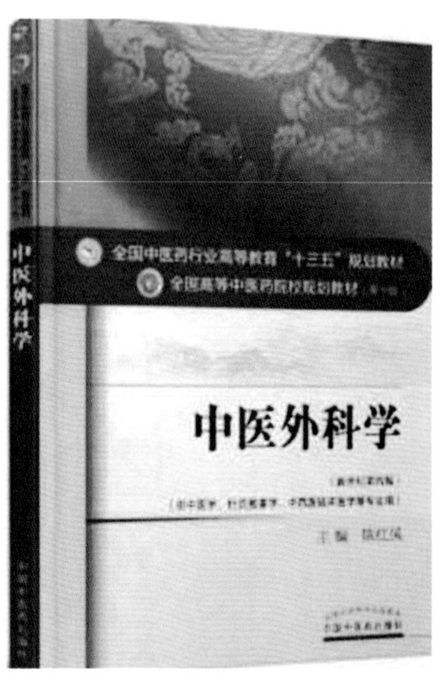

图 7-3-39　2016 年出版，陈红风主编，“十三五”规划教材《中医外科学》

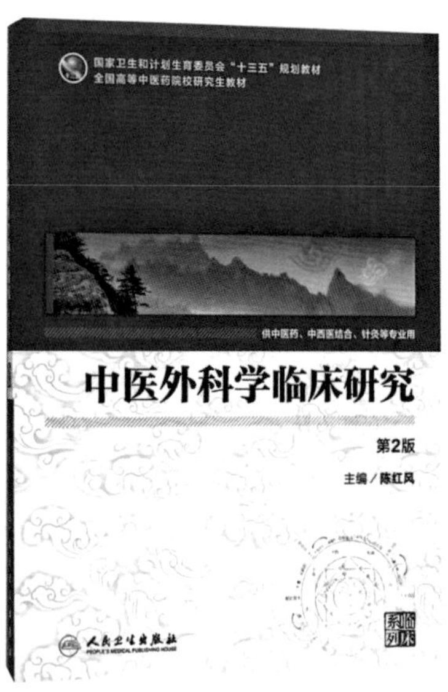

图 7-3-40　2017 年出版，陈红风主编，《中医外科学临床研究》

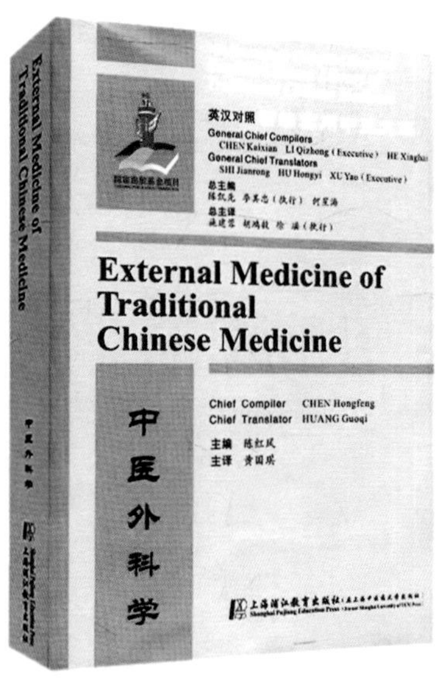

图 7-3-41　2018 年出版，陈红风主编，《中医外科学》(英汉对照精编实用中医文库)

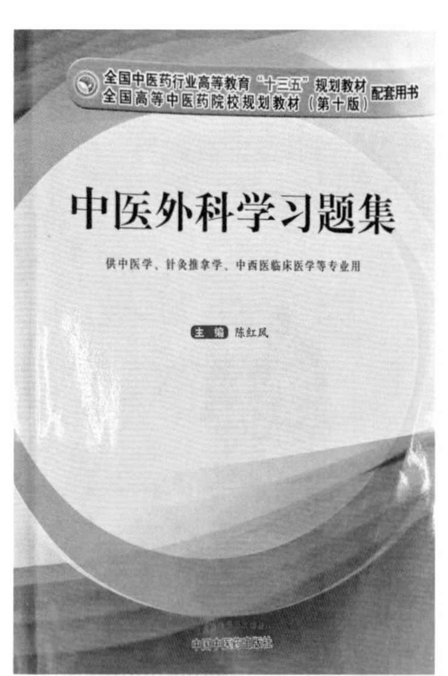

图 7-3-42　2019 年出版，陈红风主编，《中医外科学习题集》

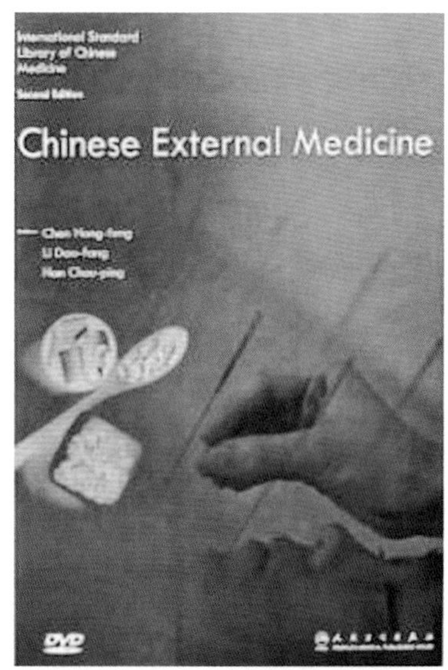

图 7-3-43　2020 年出版，陈红风、李道坊、韩丑萍主编，《中医外科学》(英汉对照精编实用中医文库)

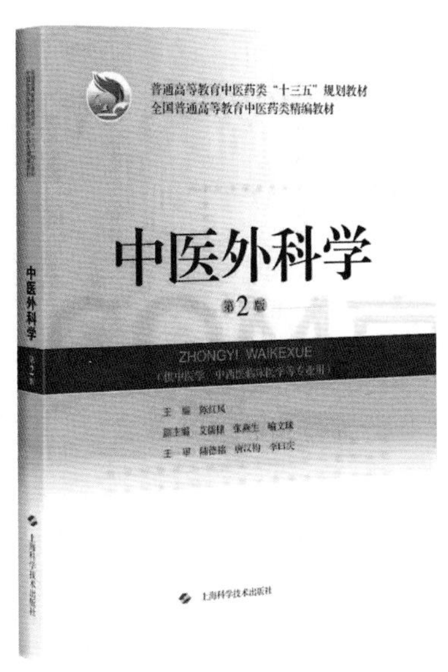

图 7-3-44 2021 年出版，陈红风主编，《中医外科学》

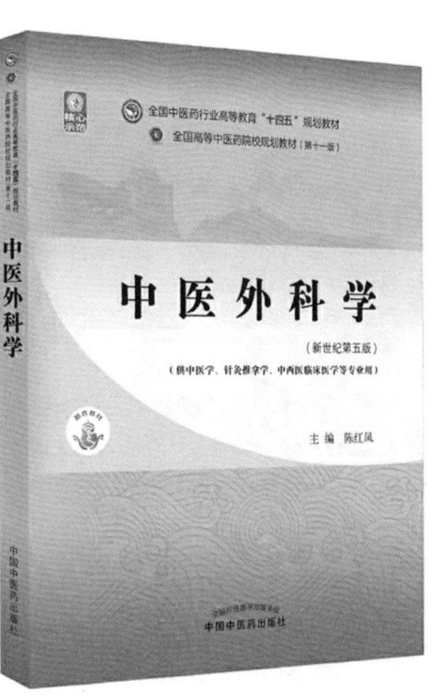

图 7-3-45 2021 年出版，陈红风主编，"十四五"规划教材《中医外科学》

五、中医乳腺科成员主编专著

中医乳腺科成员主编的专著如下（图 7-3-46 至图 7-3-56）。

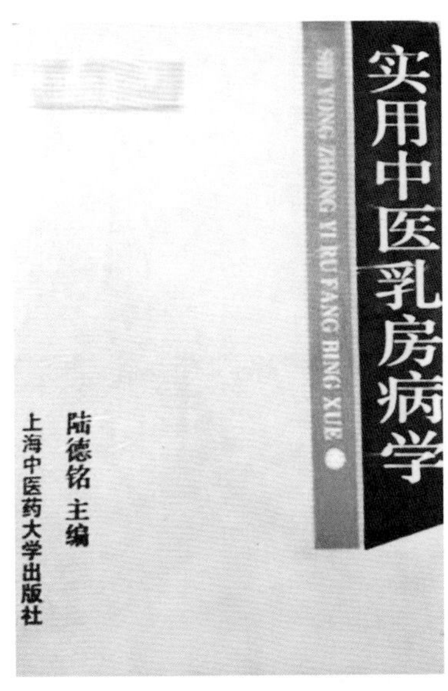

图 7-3-46 1993 年出版，陆德铭主编，《实用中医乳房病学》

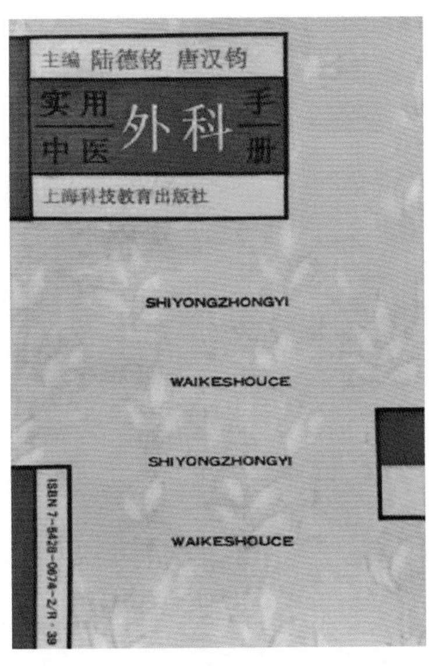

图 7-3-47 1993 年出版，陆德铭、唐汉钧主编，《实用中医外科手册》

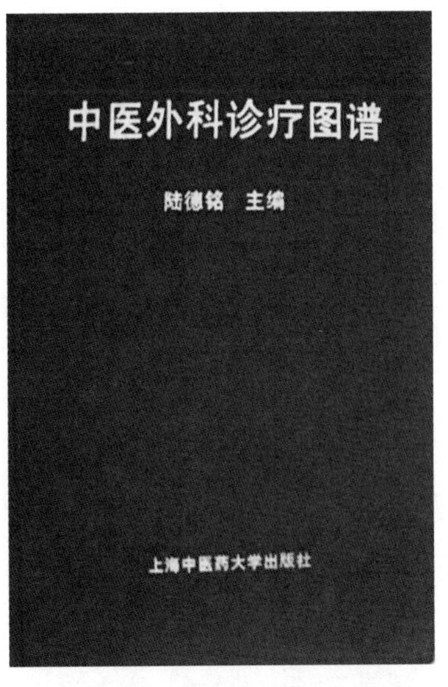

图 7-3-48 1993 年出版，陆德铭主编，《中医外科诊疗图谱》

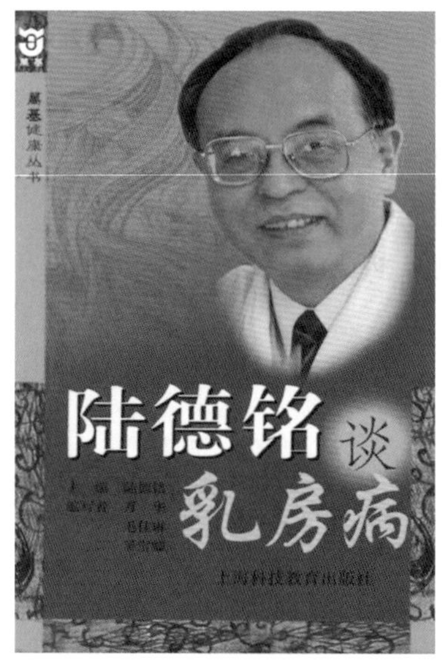

图 7-3-49　2000 年出版，陆德铭主编，《陆德铭谈乳房病》

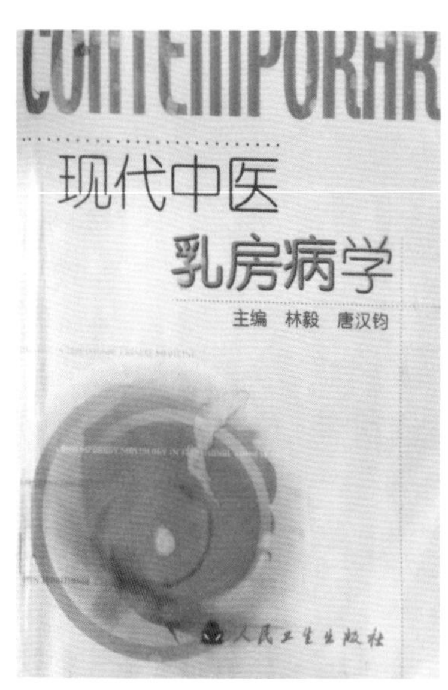

图 7-3-50　2003 年出版，林毅、唐汉钧主编，《现代中医乳房病学》

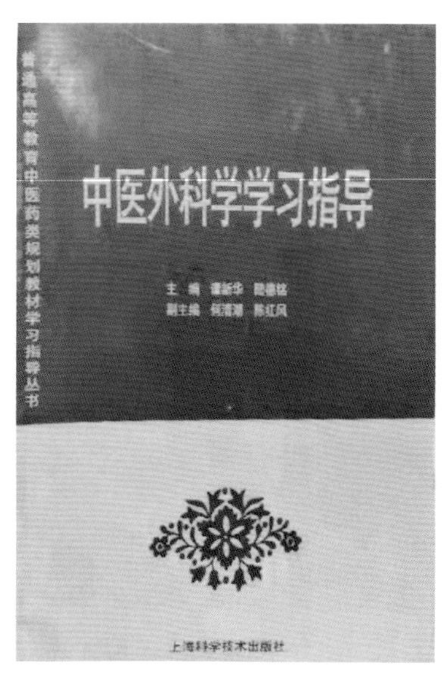

图 7-3-51　2004 年出版，谭新华、陆德铭主编，《中医外科学学习指导》

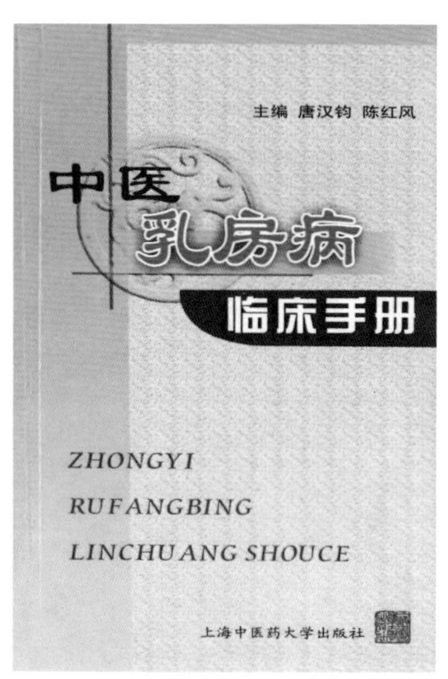

图 7-3-52　2004 年出版，唐汉钧、陈红风主编，《中医乳房病临床手册》

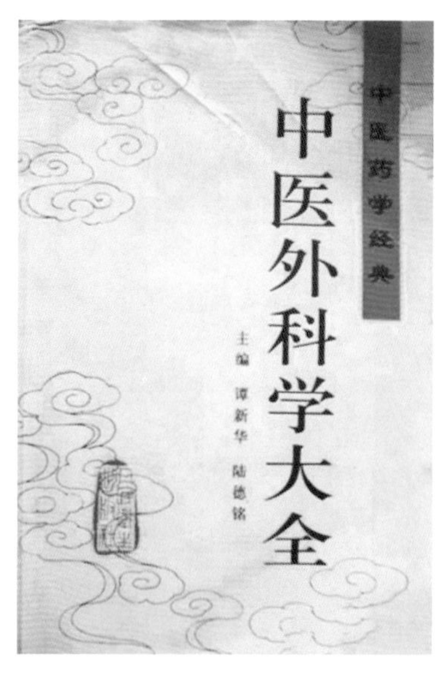

图 7-3-53　2006 年出版，谭新华、陆德铭主编，《中医外科学大全》

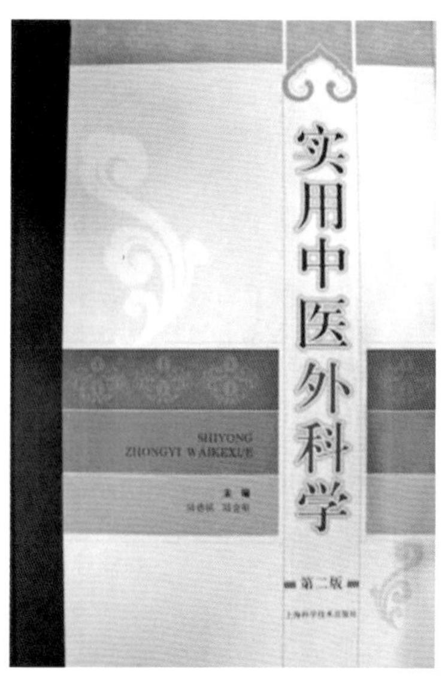

图 7-3-54　2010 年出版，陆德铭、陆金根主编，《实用中医外科》第二版

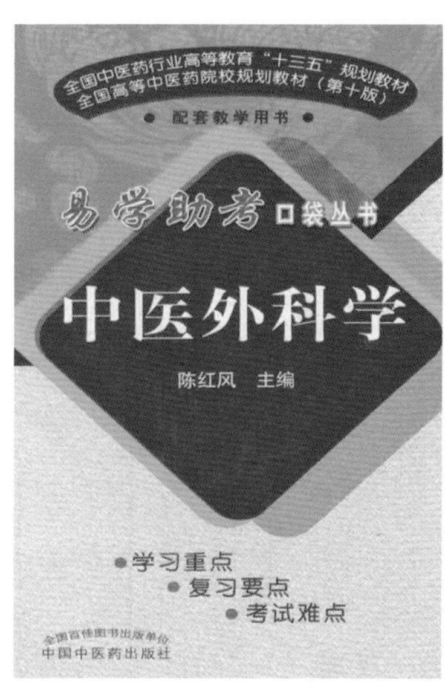

图 7-3-55 2018 年出版，陈红风主编，易学助考口袋丛书《中医外科学》

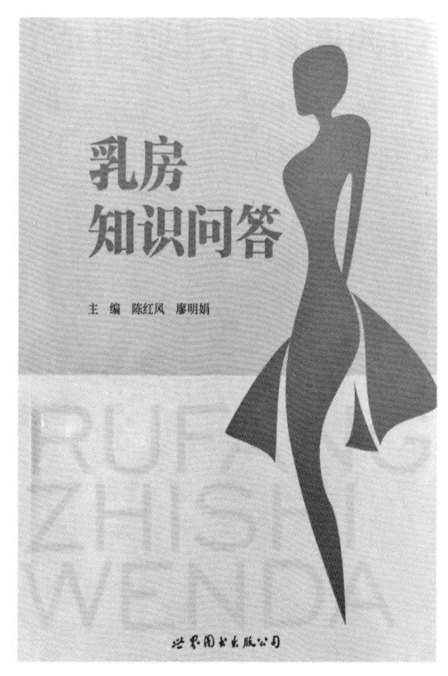

图 7-3-56 2018 年出版，陈红风、廖明娟主编，《乳房知识问答》

六、中西医结合乳腺科成员主编教材

中西医结合乳腺科主编的教材如下（图 7-3-57 至图 7-3-59）。

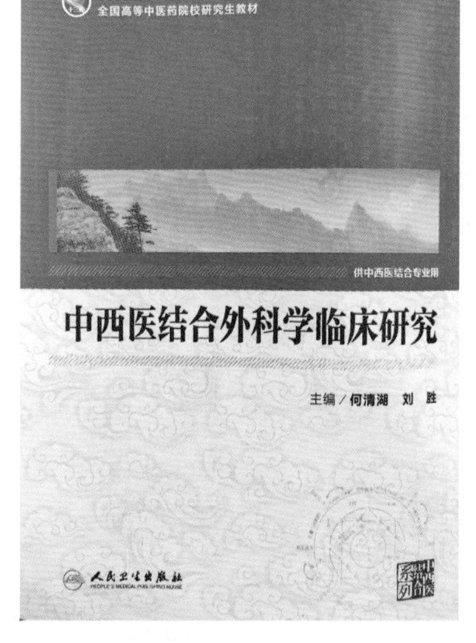

图 7-3-57 2017 年出版，何清湖、刘胜主编，《中西医结合外科临床研究》

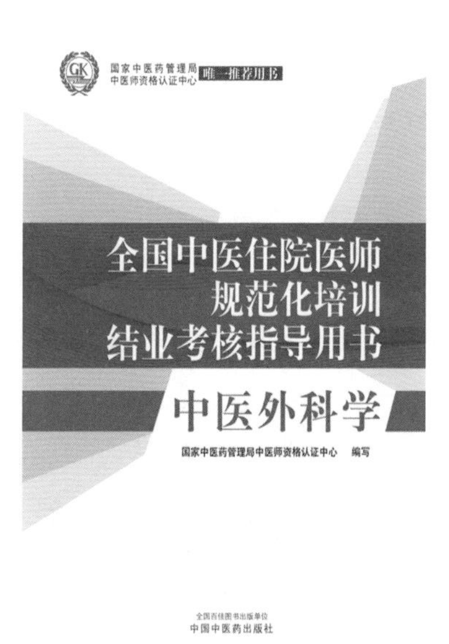

图 7-3-58 2020 年出版，陈达灿、高兆旺、刘胜、刘陆阳主编，全国中医住院医师规范化培训结业考核指导用书《中医外科学》

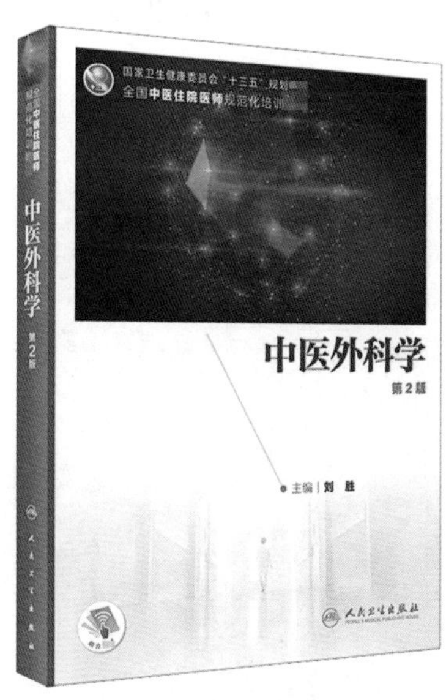

图 7-3-59 2020 年出版，刘胜主编，《中医外科学》（第二版）

七、中西医结合乳腺科成员主编专著

中西医结合乳腺科主编的专著如下（图 7-3-60、图 7-3-61）。

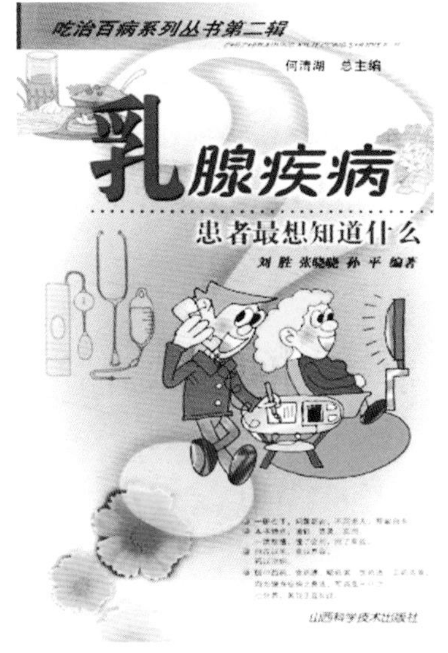

图 7-3-60　2004 年出版，刘胜、张晓晓、孙平主编，《乳腺疾病——患者最想知道什么》

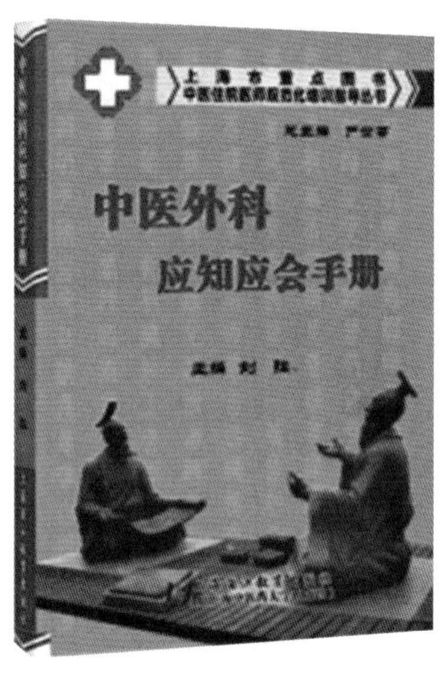

图 7-3-61　2014 年出版，刘胜主编，《中医外科应知应会手册》

八、皮肤科成员主编专著

皮肤科成员主编的专著如下（图 7-3-62 至图 7-3-66）。

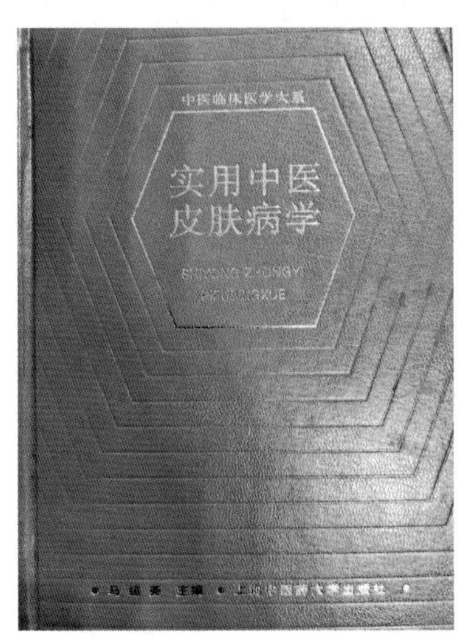

图 7-3-62　1995 年出版，马绍尧主编，《实用中医皮肤病学》

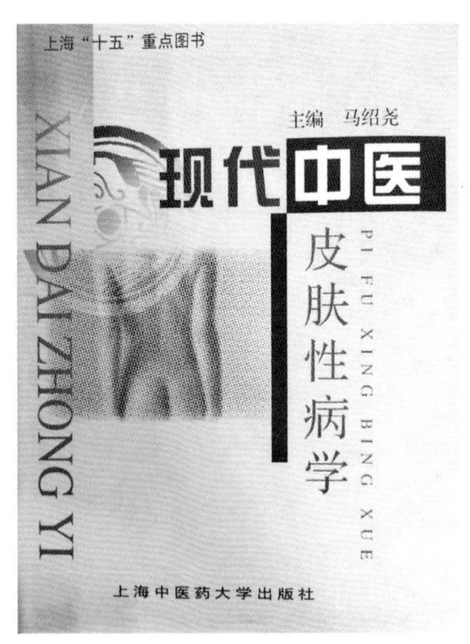

图 7-3-63　2001 年出版，马绍尧主编，《现代中医皮肤性病学》

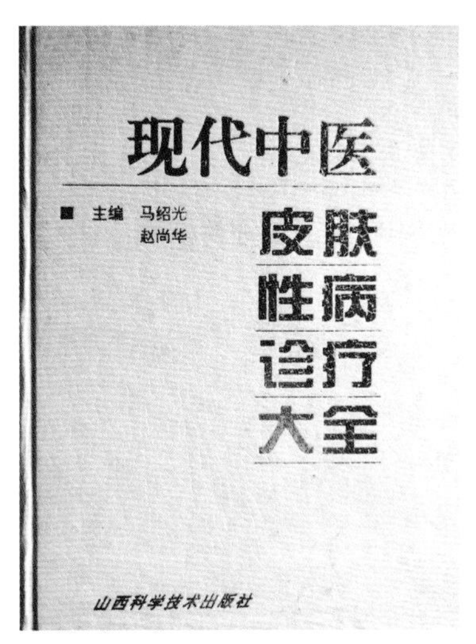

图 7-3-64　2002 年出版，马绍尧、赵尚华主编，《现代中医皮肤性病诊疗大全》

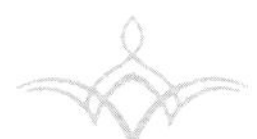

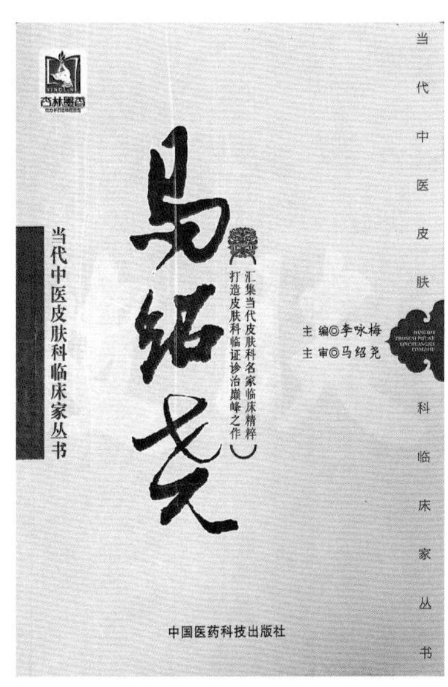

图 7-3-65 2014 年出版，李咏梅主编，当代中医皮肤科临床家丛书《马绍尧》

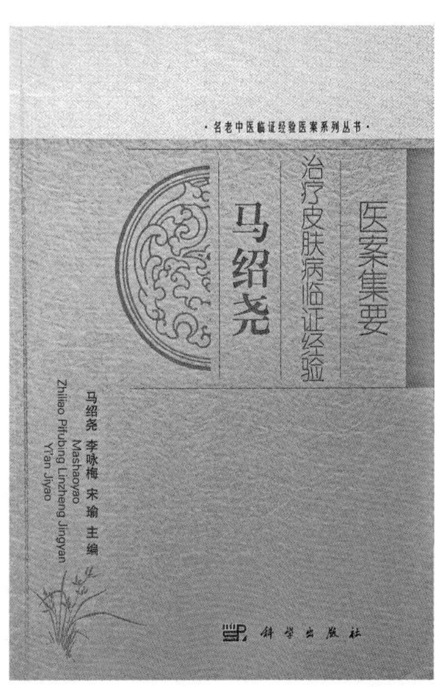

图 7-3-66 2014 年出版，马绍尧、李咏梅、宋瑜主编，《马绍尧治疗皮肤病临证经验医案集要》

九、肛肠科成员主编教材

肛肠科成员主编的教材如下（图 7-3-67）。

图 7-3-67 2009 年出版，陆金根主编，《中西医结合肛肠病学》

十、肛肠科成员主编专著

肛肠科成员主编的专著如下（图 7-3-68 至图 7-3-74）。

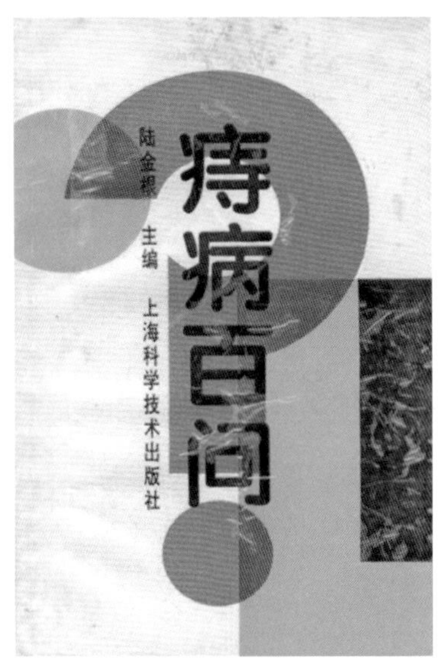

图 7-3-68　1996 年出版，陆金根主编，《痔病百问》

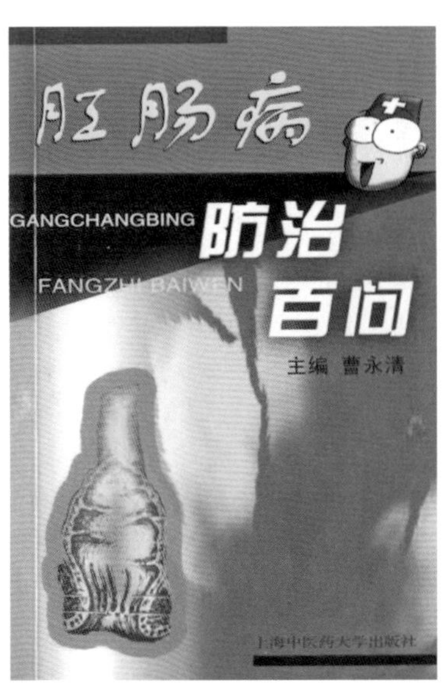

图 7-3-69　2002 年出版，曹永清主编，《肛肠病防治百问》

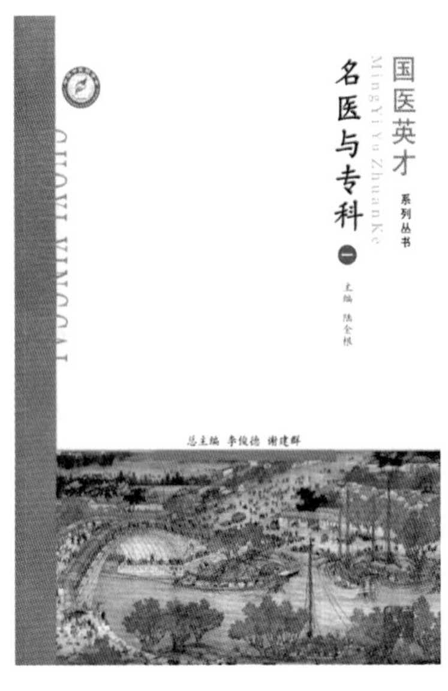

图 7-3-70　2007 年出版，陆金根主编，国医英才系列丛书《名医与专科》

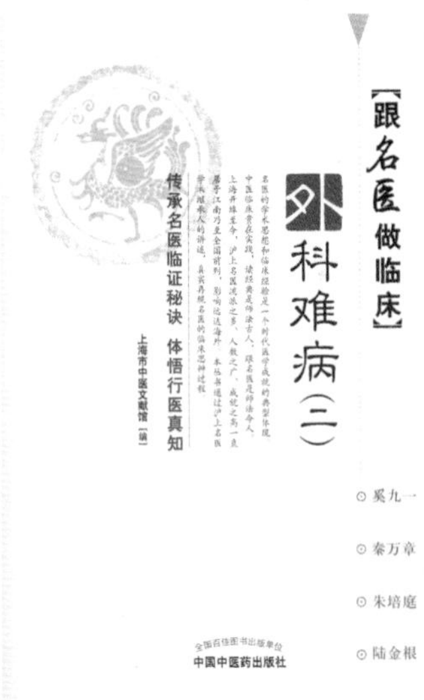

图 7-3-71　2011 年出版，方豫东、李斌、章学林、潘一滨主编，《跟名医做临床·外科难病》

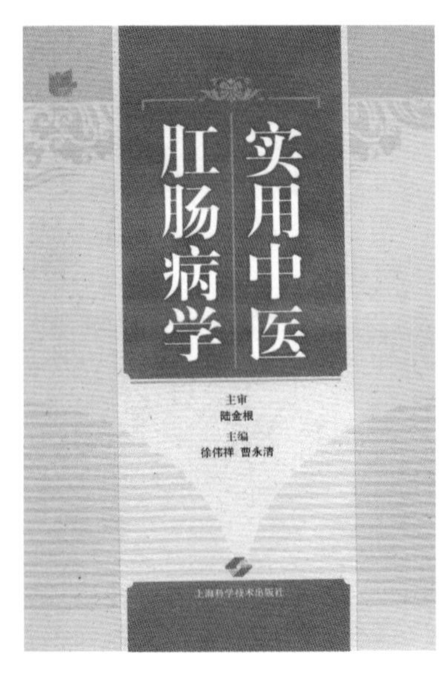

图 7-3-72　2014 年出版，徐伟祥、曹永清主编，《实用中医肛肠病学》

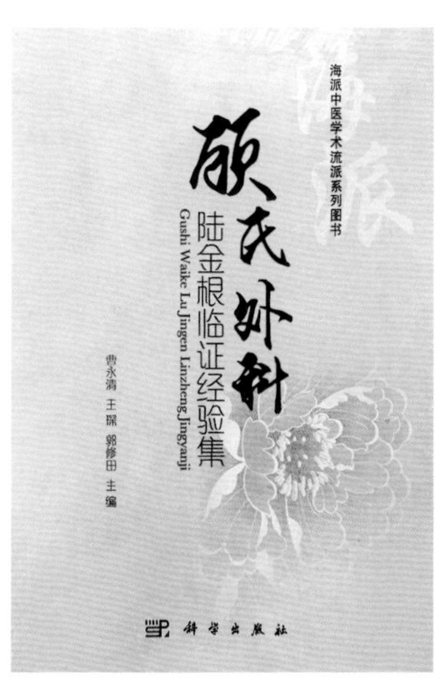

图 7-3-73 2014 年出版，曹永清、王琛、郭修田主编，《顾氏外科陆金根临证经验集》

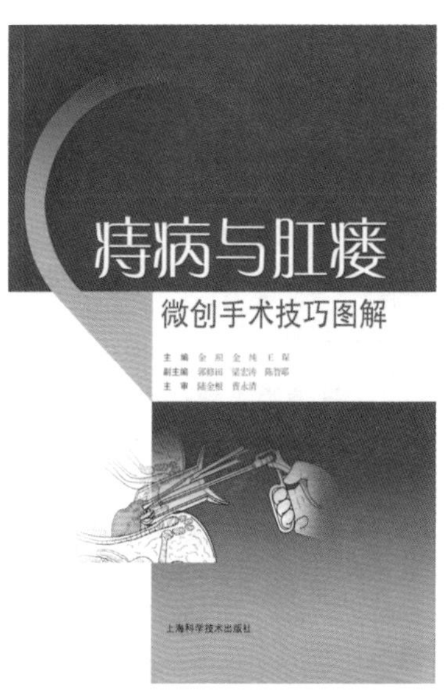

图 7-3-74 2016 年出版，金照、金纯、王琛主编，《痔病与肛瘘微创手术技巧图解》

十一、肝胆外科成员主编专著

肝胆外科成员主编的专著如下（图 7-3-75 至图 7-3-79）。

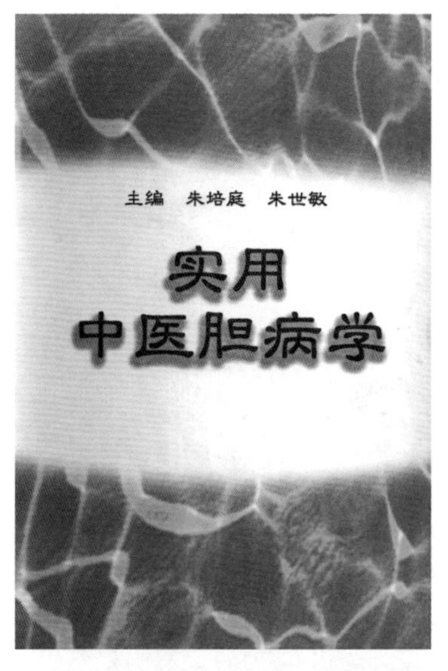

图 7-3-75 1999 年出版，朱培庭、朱世敏主编，《实用中医胆病学》

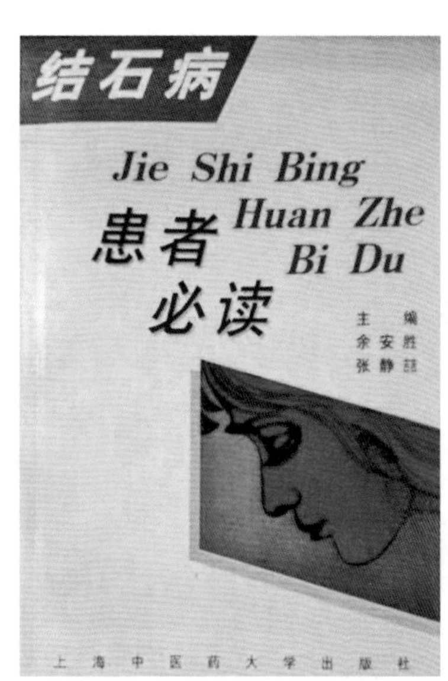

图 7-3-76 1999 年出版，余安胜、张静喆主编，《结石病患者必读》

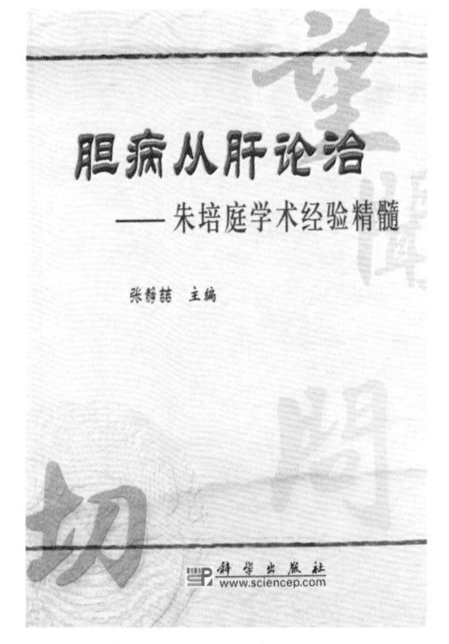

图 7-3-77 2008 出版，张静喆主编，《胆病从肝论治—朱培庭学术经验精髓》

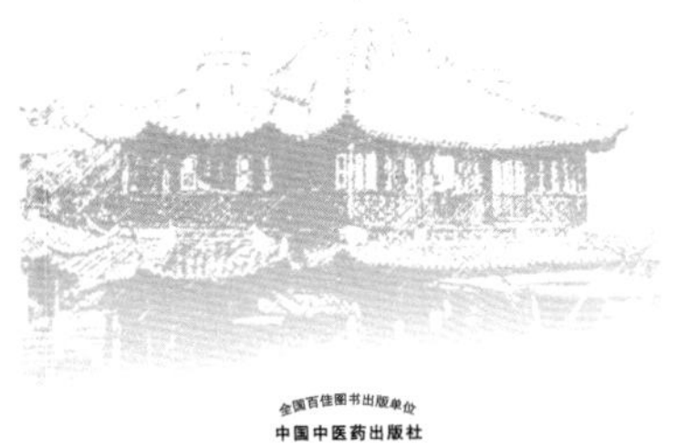

图 7-3-78 2015 年出版，方邦江主编，《沪上名医朱培庭治疗危急疑难病经验》

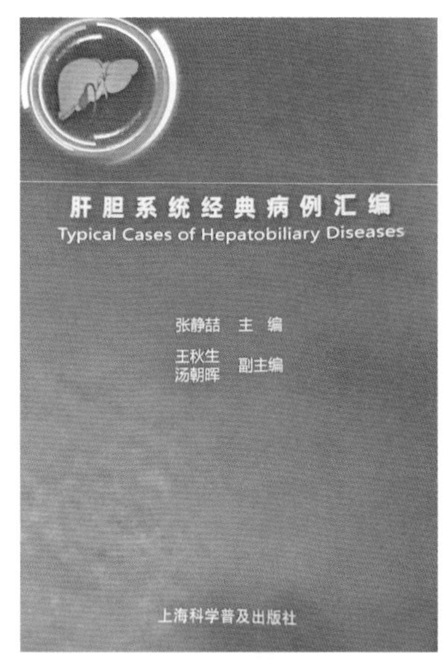

图 7-3-79 2021 年出版，张静喆主编，《肝胆系统经典病例汇编》

十二、胃肠科成员主编专著

胃肠科成员主编的专著如下（图 7-3-80）。

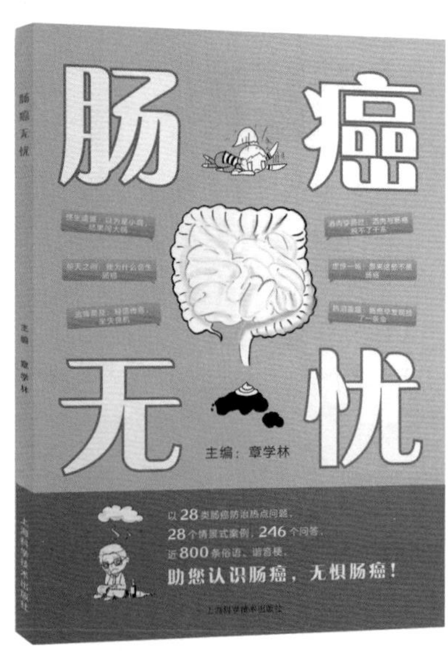

图 7-3-80 2022 年出版，章学林主编，《肠癌无忧》

（梁越，仲芫沅，王怡，李晓睿，尹璐，梁晓强，余奎，侯佳伟）

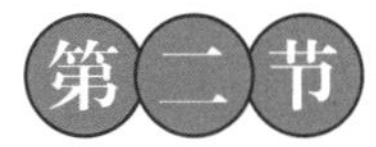

专利发明

一、发明专利证书

顾氏外科发明专利证书如下（图 7-3-81 至图 7-3-88）。

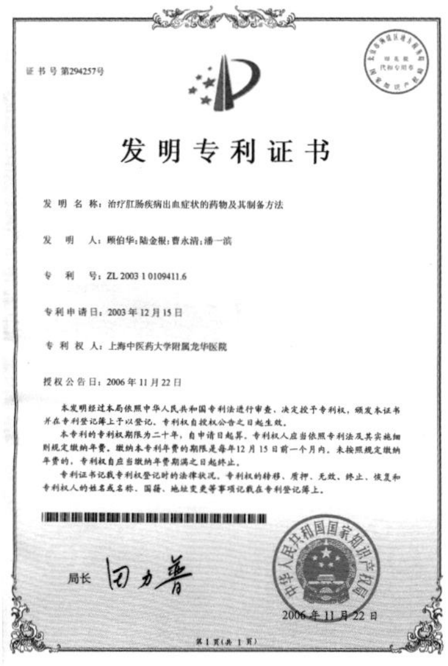

证书号第294257号

发明专利证书

发明名称：治疗肛肠疾病出血症状的药物及其制备方法

发明人：顾伯华；陆金根；曹永清；潘一滨

专利号：ZL 2003 1 0109411.6

专利申请日：2003 年 12 月 15 日

专利权人：上海中医药大学附属龙华医院

授权公告日：2006 年 11 月 22 日

本发明经过本局依照中华人民共和国专利法进行审查，决定授予专利权，颁发本证书并在专利登记簿上予以登记。专利权自授权公告之日起生效。

本专利的专利权期限为二十年，自申请日起算。专利权人应当依照专利法及其实施细则规定缴纳年费。缴纳本专利年费的期限是每年12 月 15 日前一个月内。未按照规定缴纳年费的，专利权自应当缴纳年费期满之日起终止。

专利证书记载专利权登记时的法律状况。专利权的转移、质押、无效、终止、恢复和专利权人的姓名或名称、国籍、地址变更等事项记载在专利登记簿上。

局长 田力普

2006 年 11 月 22 日

图 7-3-81　治疗肛肠疾病出血症状的药物及其制备方法　ZL200310109411.6

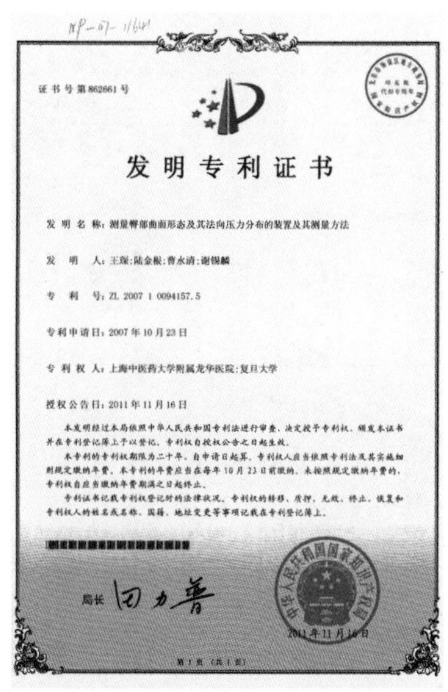

证书号第862661号

发明专利证书

发明名称：测量臀部曲面形态及其法向压力分布的装置及其测量方法

发明人：王琛；陆金根；曹永清；谢锡麟

专利号：ZL 2007 1 0094157.5

专利申请日：2007 年 10 月 23 日

专利权人：上海中医药大学附属龙华医院；复旦大学

授权公告日：2011 年 11 月 16 日

本发明经过本局依照中华人民共和国专利法进行审查，决定授予专利权，颁发本证书并在专利登记簿上予以登记。专利权自授权公告之日起生效。

本专利的专利权期限为二十年，自申请日起算。专利权人应当依照专利法及其实施细则规定缴纳年费。本专利的年费应当在每年 10 月 23 日前缴纳。未按照规定缴纳年费的，专利权自应当缴纳年费期满之日起终止。

专利证书记载专利权登记时的法律状况。专利权的转移、质押、无效、终止、恢复和专利权人的姓名或名称、国籍、地址变更等事项记载在专利登记簿上。

局长 田力普

2011 年 11 月 16 日

图 7-3-82　测量臀部曲面形态及其法向压力分布的装置及其测量方法　ZL200710094157.5

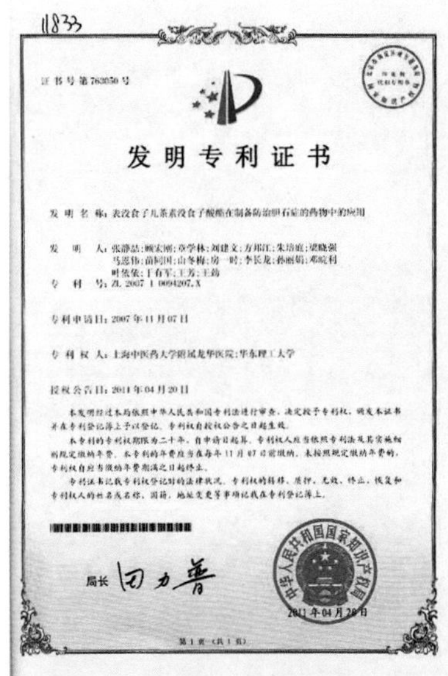

证书号第763050号

发明专利证书

发明名称：表没食子儿茶素没食子酸酯在制备防治胆石症的药物中的应用

发明人：张静喆；顾宏刚；章学林；刘建文；方邦江；朱培庭；梁晓强；马恩伟；苗同国；山冬梅；房一村；李长龙；孙丽娟；邓皖利；叶依依；丁有军；王芳；王鸫

专利号：ZL 2007 1 0094207.X

专利申请日：2007 年 11 月 07 日

专利权人：上海中医药大学附属龙华医院；华东理工大学

授权公告日：2011 年 04 月 20 日

本发明经过本局依照中华人民共和国专利法进行审查，决定授予专利权，颁发本证书并在专利登记簿上予以登记。专利权自授权公告之日起生效。

本专利的专利权期限为二十年，自申请日起算。专利权人应当依照专利法及其实施细则规定缴纳年费。本专利的年费应当在每年 11 月 07 日前缴纳。未按照规定缴纳年费的，专利权自应当缴纳年费期满之日起终止。

专利证书记载专利权登记时的法律状况。专利权的转移、质押、无效、终止、恢复和专利权人的姓名或名称、国籍、地址变更等事项记载在专利登记簿上。

局长 田力普

2011 年 04 月 20 日

图 7-3-83　表没食子儿茶素没食子酸酯在制备防治胆石症的药物中的应用　ZL200710094207.X

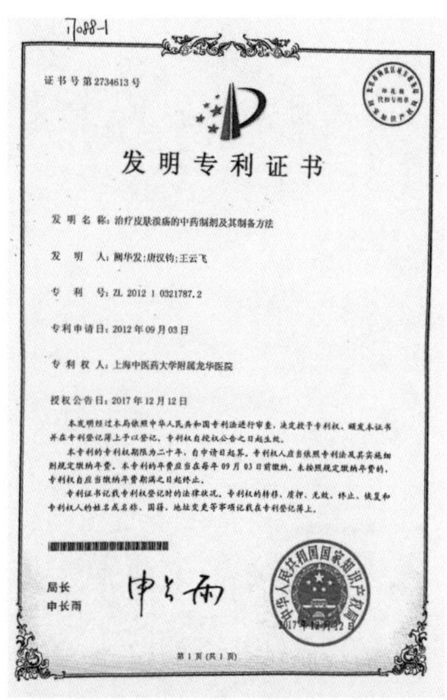

证书号第2734613号

发明专利证书

发明名称：治疗皮肤溃疡的中药制剂及其制备方法

发明人：阙华发；唐汉钧；王云飞

专利号：ZL 2012 1 0321787.2

专利申请日：2012 年 09 月 03 日

专利权人：上海中医药大学附属龙华医院

授权公告日：2017 年 12 月 12 日

本发明经过本局依照中华人民共和国专利法进行审查，决定授予专利权，颁发本证书并在专利登记簿上予以登记。专利权自授权公告之日起生效。

本专利的专利权期限为二十年，自申请日起算。专利权人应当依照专利法及其实施细则规定缴纳年费。本专利的年费应当在每年 09 月 03 日前缴纳。未按照规定缴纳年费的，专利权自应当缴纳年费期满之日起终止。

专利证书记载专利权登记时的法律状况。专利权的转移、质押、无效、终止、恢复和专利权人的姓名或名称、国籍、地址变更等事项记载在专利登记簿上。

局长 申长雨

2017 年 12 月 12 日

图 7-3-84　治疗皮肤溃疡的中药制剂及其制备方法　ZL201210321787.2

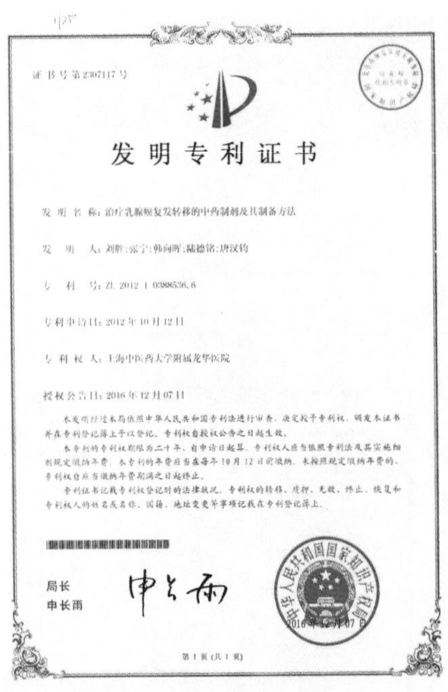

证书号第2307117号

发明专利证书

发明名称：治疗乳腺癌复发转移的中药制剂及其制备方法

发明人：刘胜；张宁；韩向晖；陆德铭；唐汉钧

专利号：ZL 2012 1 0388536.6

专利申请日：2012年10月12日

专利权人：上海中医药大学附属龙华医院

授权公告日：2016年12月07日

本发明经过本局依照中华人民共和国专利法进行审查，决定授予专利权，颁发本证书并在专利登记簿上予以登记。专利权自授权公告之日起生效。

本专利的专利权期限为二十年，自申请日起算。专利权人应当依照专利法及其实施细则规定缴纳年费。本专利的年费应当在每年10月12日前缴纳。未按照规定缴纳年费的，专利权自应当缴纳年费期满之日起终止。

专利证书记载专利权登记时的法律状况。专利权的转移、质押、无效、终止、恢复和专利权人的姓名或名称、国籍、地址变更等事项记载在专利登记簿上。

局长
申长雨

2016年12月07日

第1页（共1页）

图 7-3-85　治疗乳腺癌复发转移的中药制剂及其制备方法　ZL201210388536.6

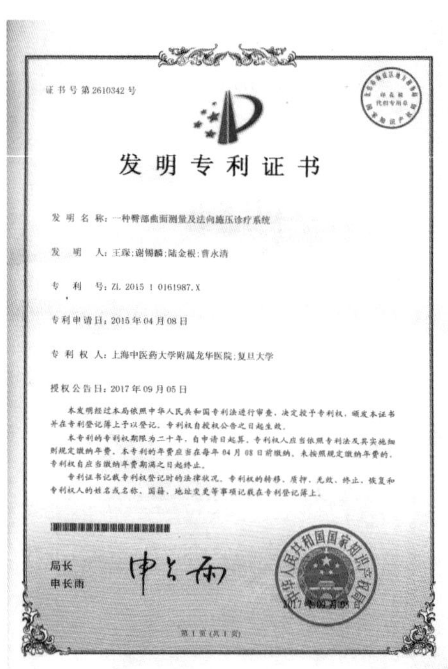

证书号第2610342号

发明专利证书

发明名称：一种臀部曲面测量及法向施压诊疗系统

发明人：王琛；谢锡麟；陆金根；曹永清

专利号：ZL 2015 1 0161987.X

专利申请日：2015年04月08日

专利权人：上海中医药大学附属龙华医院；复旦大学

授权公告日：2017年09月05日

本发明经过本局依照中华人民共和国专利法进行审查，决定授予专利权，颁发本证书并在专利登记簿上予以登记。专利权自授权公告之日起生效。

本专利的专利权期限为二十年，自申请日起算。专利权人应当依照专利法及其实施细则规定缴纳年费。本专利的年费应当在每年04月08日前缴纳。未按照规定缴纳年费的，专利权自应当缴纳年费期满之日起终止。

专利证书记载专利权登记时的法律状况。专利权的转移、质押、无效、终止、恢复和专利权人的姓名或名称、国籍、地址变更等事项记载在专利登记簿上。

局长
申长雨

第1页（共1页）

图 7-3-86　一种臀部曲面测量及法向施压诊疗系统　ZL201510161987.X

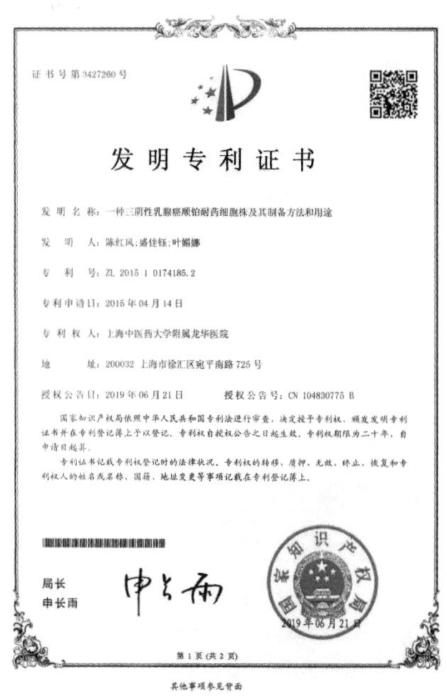

证书号第3427260号

发明专利证书

发明名称：一种三阴性乳腺癌顺铂耐药细胞株及其制备方法和用途

发明人：陈红风；盛佳钰；叶媚娜

专利号：ZL 2015 1 0174185.2

专利申请日：2015年04月14日

专利权人：上海中医药大学附属龙华医院

地址：200032 上海市徐汇区宛平南路725号

授权公告日：2019年06月21日　　授权公告号：CN 104830775 B

国家知识产权局依照中华人民共和国专利法进行审查，决定授予专利权，颁发发明专利证书并在专利登记簿上予以登记。专利权自授权公告之日起生效。专利权期限为二十年，自申请日起算。

专利证书记载专利权登记时的法律状况。专利权的转移、质押、无效、终止、恢复和专利权人的姓名或名称、国籍、地址变更等事项记载在专利登记簿上。

局长
申长雨

2019年06月21日

第1页（共2页）

其他事项参见背面

图 7-3-87　一种三阴性乳腺癌顺铂耐药细胞株及其制备方法和用途　ZL.201510174185.2

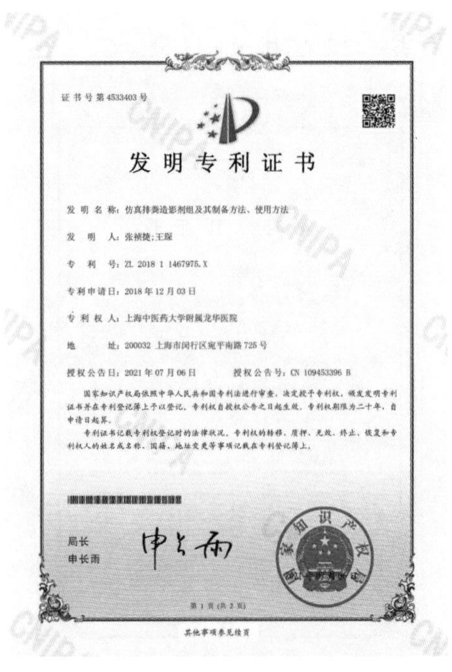

证书号第4533403号

发明专利证书

发明名称：仿真排粪造影剂组及其制备方法、使用方法

发明人：张祯捷；王琛

专利号：ZL 2018 1 1467975.X

专利申请日：2018年12月03日

专利权人：上海中医药大学附属龙华医院

地址：200032 上海市闵行区宛平南路725号

授权公告日：2021年07月06日　　授权公告号：CN 109453396 B

国家知识产权局依照中华人民共和国专利法进行审查，决定授予专利权，颁发发明专利证书并在专利登记簿上予以登记。专利权自授权公告之日起生效。专利权期限为二十年，自申请日起算。

专利证书记载专利权登记时的法律状况。专利权的转移、质押、无效、终止、恢复和专利权人的姓名或名称、国籍、地址变更等事项记载在专利登记簿上。

局长
申长雨

第1页（共2页）

其他事项参见续页

图 7-3-88　仿真排粪造影剂组及其制备方法、使用方法　ZL201811467975.X

二、实用新型专利证书

顾氏外科实用新型专利证书如下（图 7-3-89 至图 7-3-119）。

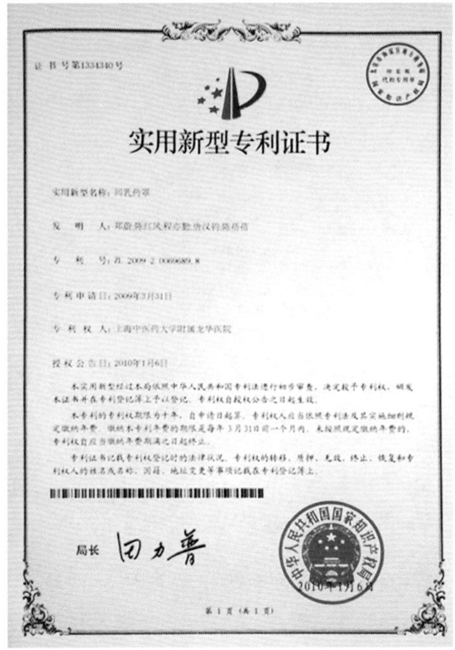

证书号第1334340号

实用新型专利证书

实用新型名称：回乳药罩

发　明　人：[illegible]

专　利　号：ZL 2009 2 0069689.8

专利申请日：2009年3月31日

专 利 权 人：上海中医药大学附属龙华医院

授权公告日：2010年1月6日

本实用新型经过本局依照中华人民共和国专利法进行初步审查，决定授予专利权，颁发本证书并在专利登记簿上予以登记。专利权自授权公告之日起生效。

本专利的专利权期限为十年，自申请日起算。专利权人应当依照专利法及其实施细则规定缴纳年费。缴纳本专利年费的期限是每年3月31日前一个月内。未按照规定缴纳年费的，专利权自应当缴纳年费期满之日起终止。

专利证书记载专利权登记时的法律状况。专利权的转移、质押、无效、终止、恢复和专利权人的姓名或名称、国籍、地址变更等事项记载在专利登记簿上。

局长 田力普

2010年1月6日

第1页（共1页）

图 7-3-89　回乳药罩　ZL200920069689.8

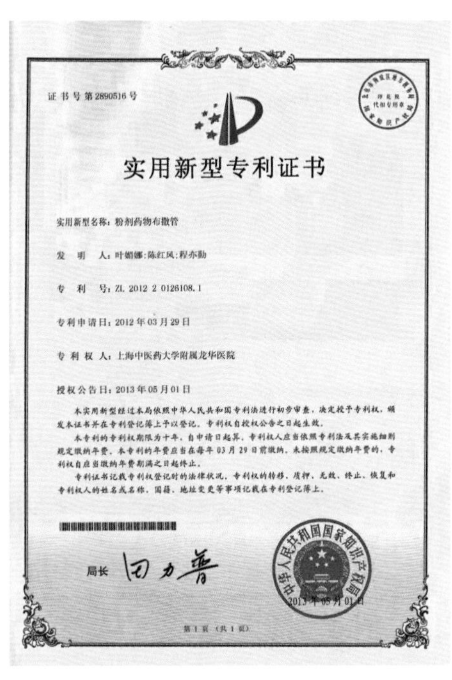

证书号第2890516号

实用新型专利证书

实用新型名称：粉剂药物布撒管

发　明　人：叶媚娜;陈红风;程亦勤

专　利　号：ZL 2012 2 0126108.1

专利申请日：2012年03月29日

专 利 权 人：上海中医药大学附属龙华医院

授权公告日：2013年05月01日

本实用新型经过本局依照中华人民共和国专利法进行初步审查，决定授予专利权，颁发本证书并在专利登记簿上予以登记。专利权自授权公告之日起生效。

本专利的专利权期限为十年，自申请日起算。专利权人应当依照专利法及其实施细则规定缴纳年费。本专利的年费应当在每年03月29日前缴纳。未按照规定缴纳年费的，专利权自应当缴纳年费期满之日起终止。

专利证书记载专利权登记时的法律状况。专利权的转移、质押、无效、终止、恢复和专利权人的姓名或名称、国籍、地址变更等事项记载在专利登记簿上。

局长 田力普

2013年05月01日

第1页（共1页）

图 7-3-90　粉剂药物布撒管　ZL201220126108.1

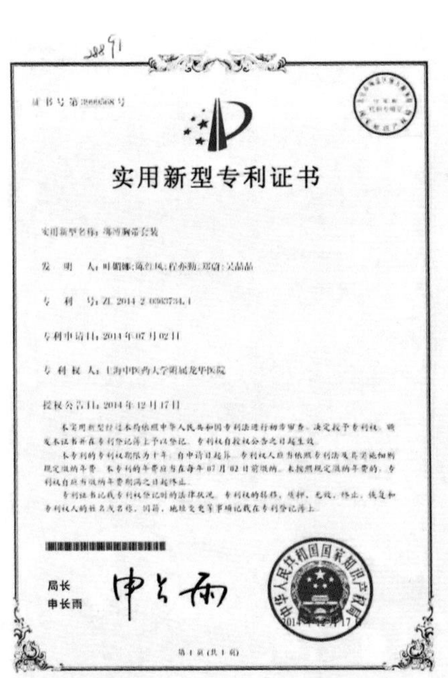

证书号第[illegible]号

实用新型专利证书

实用新型名称：绑缚胸带套装

发　明　人：叶媚娜;陈红风;程亦勤;邢捷;吴晶晶

专　利　号：ZL 2014 2 0363734.1

专利申请日：2014年07月02日

专 利 权 人：上海中医药大学附属龙华医院

授权公告日：2014年12月17日

本实用新型经过本局依照中华人民共和国专利法进行初步审查，决定授予专利权，颁发本证书并在专利登记簿上予以登记。专利权自授权公告之日起生效。

本专利的专利权期限为十年，自申请日起算。专利权人应当依照专利法及其实施细则规定缴纳年费。本专利的年费应当在每年07月02日前缴纳。未按照规定缴纳年费的，专利权自应当缴纳年费期满之日起终止。

专利证书记载专利权登记时的法律状况。专利权的转移、质押、无效、终止、恢复和专利权人的姓名或名称、国籍、地址变更等事项记载在专利登记簿上。

局长 申长雨

2014年12月17日

第1页（共1页）

图 7-3-91　绑缚胸带套装　ZL201420363734.1

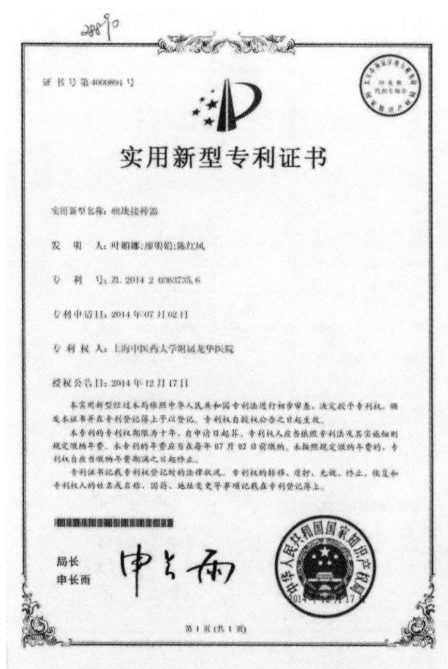

证书号第[illegible]号

实用新型专利证书

实用新型名称：瘤块接种器

发　明　人：叶媚娜;廖明娟;陈红风

专　利　号：ZL 2014 2 0363735.6

专利申请日：2014年07月02日

专 利 权 人：上海中医药大学附属龙华医院

授权公告日：2014年12月17日

本实用新型经过本局依照中华人民共和国专利法进行初步审查，决定授予专利权，颁发本证书并在专利登记簿上予以登记。专利权自授权公告之日起生效。

本专利的专利权期限为十年，自申请日起算。专利权人应当依照专利法及其实施细则规定缴纳年费。本专利的年费应当在每年07月02日前缴纳。未按照规定缴纳年费的，专利权自应当缴纳年费期满之日起终止。

专利证书记载专利权登记时的法律状况。专利权的转移、质押、无效、终止、恢复和专利权人的姓名或名称、国籍、地址变更等事项记载在专利登记簿上。

局长 申长雨

2014年12月17日

第1页（共1页）

图 7-3-92　瘤块接种器　ZL201420363735.6

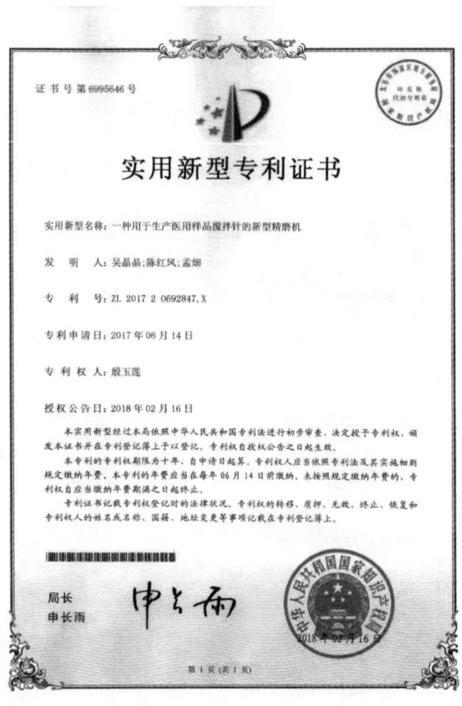
证书号第6995646号

实用新型专利证书

实用新型名称：一种用于生产医用样品搅拌针的新型精磨机

发　明　人：吴晶晶；陈红风；孟畑

专　利　号：ZL 2017 2 0692847.X

专利申请日：2017年06月14日

专利权人：殷玉莲

授权公告日：2018年02月16日

本实用新型经过本局依照中华人民共和国专利法进行初步审查，决定授予专利权，颁发本证书并在专利登记簿上予以登记。专利权自授权公告之日起生效。

本专利的专利权期限为十年，自申请日起算。专利权人应当依照专利法及其实施细则规定缴纳年费。本专利的年费应当在每年06月14日前缴纳。未按照规定缴纳年费的，专利权自应当缴纳年费期满之日起终止。

专利证书记载专利权登记时的法律状况。专利权的转移、质押、无效、终止、恢复和专利权人的姓名或名称、国籍、地址变更等事项记载在专利登记簿上。

局长
申长雨

2018年02月16日

第1页（共1页）

图 7-3-93　一种用于生产医用样品搅拌针的新型精磨机　ZL201720692847.X

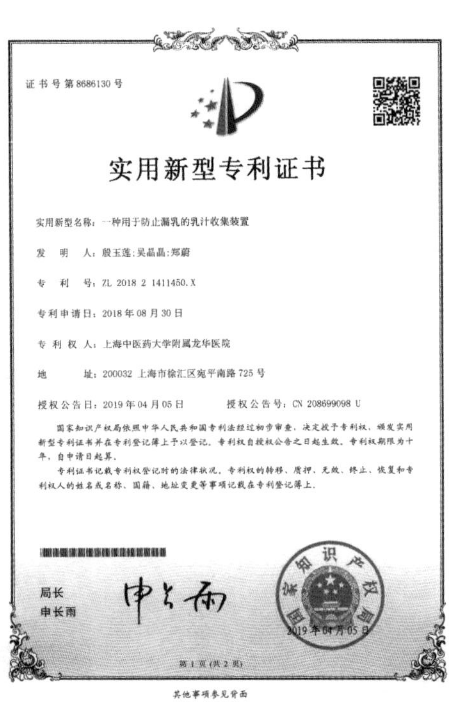
证书号第8686130号

实用新型专利证书

实用新型名称：一种用于防止漏乳的乳汁收集装置

发　明　人：殷玉莲；吴晶晶；郑蔚

专　利　号：ZL 2018 2 1411450.X

专利申请日：2018年08月30日

专利权人：上海中医药大学附属龙华医院

地　址：200032 上海市徐汇区宛平南路725号

授权公告日：2019年04月05日　　授权公告号：CN 208699098 U

国家知识产权局依照中华人民共和国专利法经过初步审查，决定授予专利权，颁发实用新型专利证书并在专利登记簿上予以登记。专利权自授权公告之日起生效。专利权期限为十年，自申请日起算。

专利证书记载专利权登记时的法律状况。专利权的转移、质押、无效、终止、恢复和专利权人的姓名或名称、国籍、地址变更等事项记载在专利登记簿上。

局长
申长雨

2019年04月05日

第1页（共2页）

其他事项参见背面

图 7-3-94　一种用于防止漏乳的乳汁收集装置　ZL201821411450.X

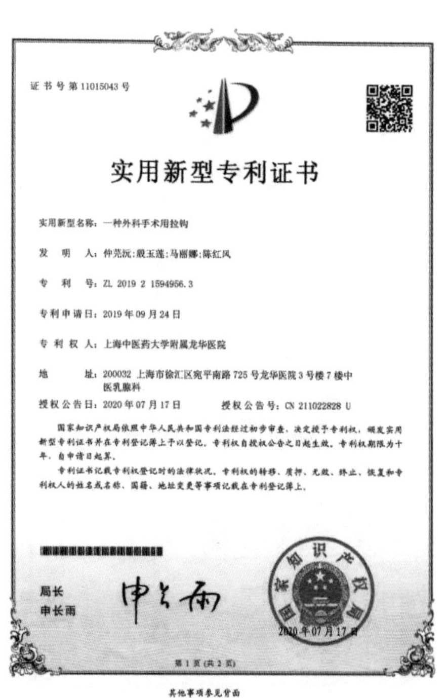
证书号第11015043号

实用新型专利证书

实用新型名称：一种外科手术用拉钩

发　明　人：仲芫沅；殷玉莲；马丽娜；陈红风

专　利　号：ZL 2019 2 1594956.3

专利申请日：2019年09月24日

专利权人：上海中医药大学附属龙华医院

地　址：200032 上海市徐汇区宛平南路725号龙华医院3号楼7楼中医乳腺科

授权公告日：2020年07月17日　　授权公告号：CN 211022828 U

国家知识产权局依照中华人民共和国专利法经过初步审查，决定授予专利权，颁发实用新型专利证书并在专利登记簿上予以登记。专利权自授权公告之日起生效。专利权期限为十年，自申请日起算。

专利证书记载专利权登记时的法律状况。专利权的转移、质押、无效、终止、恢复和专利权人的姓名或名称、国籍、地址变更等事项记载在专利登记簿上。

局长
申长雨

2020年07月17日

第1页（共2页）

其他事项参见背面

图 7-3-95　一种外科手术用拉钩　ZL201921594956.3

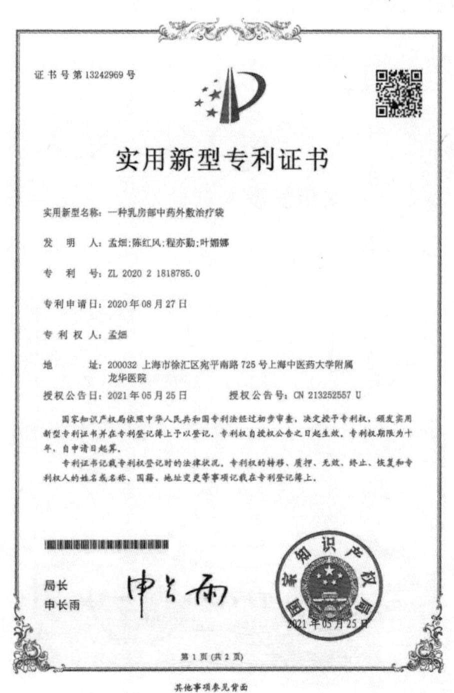
证书号第13242969号

实用新型专利证书

实用新型名称：一种乳房部中药外敷治疗袋

发　明　人：孟畑；陈红风；程亦勤；叶媚娜

专　利　号：ZL 2020 2 1818785.0

专利申请日：2020年08月27日

专利权人：孟畑

地　址：200032 上海市徐汇区宛平南路725号上海中医药大学附属龙华医院

授权公告日：2021年05月25日　　授权公告号：CN 213252557 U

国家知识产权局依照中华人民共和国专利法经过初步审查，决定授予专利权，颁发实用新型专利证书并在专利登记簿上予以登记。专利权自授权公告之日起生效。专利权期限为十年，自申请日起算。

专利证书记载专利权登记时的法律状况。专利权的转移、质押、无效、终止、恢复和专利权人的姓名或名称、国籍、地址变更等事项记载在专利登记簿上。

局长
申长雨

2021年05月25日

第1页（共2页）

其他事项参见背面

图 7-3-96　一种乳房部中药外敷治疗袋　ZL202021818785.0

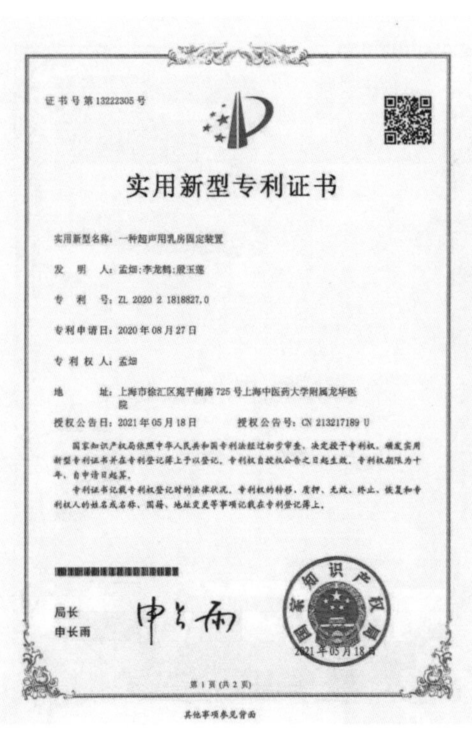

证书号第13222305号

实用新型专利证书

实用新型名称：一种超声用乳房固定装置

发 明 人：孟畑;李龙鹤;殷玉莲

专 利 号：ZL 2020 2 1818827.0

专利申请日：2020年08月27日

专 利 权 人：孟畑

地 址：上海市徐汇区宛平南路725号上海中医药大学附属龙华医院

授权公告日：2021年05月18日　　授权公告号：CN 213217189 U

国家知识产权局依照中华人民共和国专利法经过初步审查，决定授予专利权，颁发实用新型专利证书并在专利登记簿上予以登记。专利权自授权公告之日起生效。专利权期限为十年，自申请日起算。

专利证书记载专利权登记时的法律状况。专利权的转移、质押、无效、终止、恢复和专利权人的姓名或名称、国籍、地址变更等事项记载在专利登记簿上。

局长
申长雨

第1页（共2页）

其他事项参见背面

图 7-3-97　一种超声用乳房固定装置 ZL202021818827.0

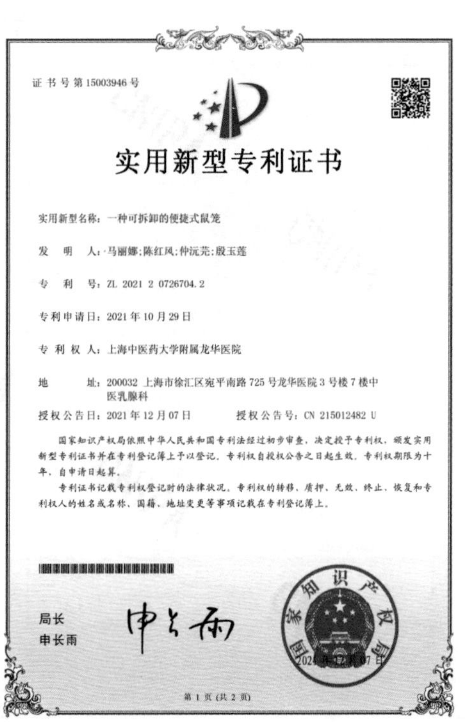

证书号第15003946号

实用新型专利证书

实用新型名称：一种可拆卸的便捷式鼠笼

发 明 人：马丽娜;陈红风;仲沅芫;殷玉莲

专 利 号：ZL 2021 2 0726704.2

专利申请日：2021年10月29日

专 利 权 人：上海中医药大学附属龙华医院

地 址：200032 上海市徐汇区宛平南路725号龙华医院3号楼7楼中医乳腺科

授权公告日：2021年12月07日　　授权公告号：CN 215012482 U

国家知识产权局依照中华人民共和国专利法经过初步审查，决定授予专利权，颁发实用新型专利证书并在专利登记簿上予以登记。专利权自授权公告之日起生效。专利权期限为十年，自申请日起算。

专利证书记载专利权登记时的法律状况。专利权的转移、质押、无效、终止、恢复和专利权人的姓名或名称、国籍、地址变更等事项记载在专利登记簿上。

局长
申长雨

第1页（共2页）

图 7-3-98　一种可拆卸的便携式鼠笼 ZL202120726704.2

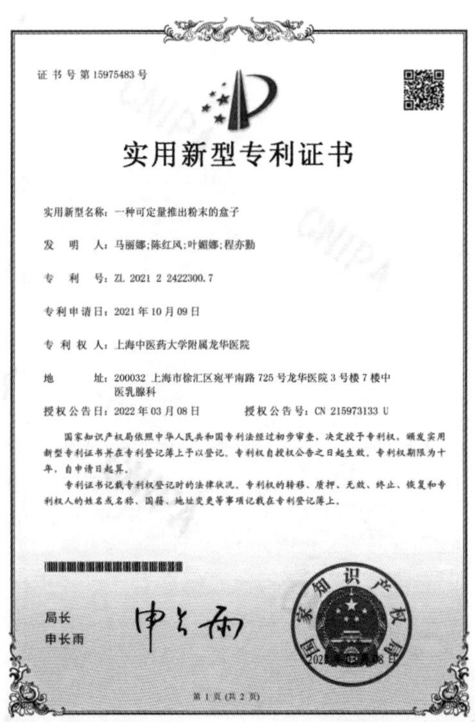

证书号第15975483号

实用新型专利证书

实用新型名称：一种可定量推出粉末的盒子

发 明 人：马丽娜;陈红风;叶媚娜;程亦勤

专 利 号：ZL 2021 2 2422300.7

专利申请日：2021年10月09日

专 利 权 人：上海中医药大学附属龙华医院

地 址：200032 上海市徐汇区宛平南路725号龙华医院3号楼7楼中医乳腺科

授权公告日：2022年03月08日　　授权公告号：CN 215973133 U

国家知识产权局依照中华人民共和国专利法经过初步审查，决定授予专利权，颁发实用新型专利证书并在专利登记簿上予以登记。专利权自授权公告之日起生效。专利权期限为十年，自申请日起算。

专利证书记载专利权登记时的法律状况。专利权的转移、质押、无效、终止、恢复和专利权人的姓名或名称、国籍、地址变更等事项记载在专利登记簿上。

局长
申长雨

第1页（共2页）

图 7-3-99　一种可定量推出粉末的盒子 ZL202122422300.7

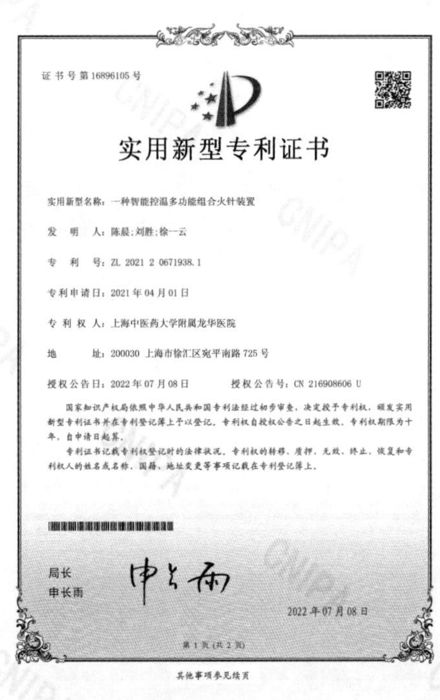

证书号第16896105号

实用新型专利证书

实用新型名称：一种智能控温多功能组合火针装置

发 明 人：陈晨;刘胜;徐一云

专 利 号：ZL 2021 2 0671938.1

专利申请日：2021年04月01日

专 利 权 人：上海中医药大学附属龙华医院

地 址：200030 上海市徐汇区宛平南路725号

授权公告日：2022年07月08日　　授权公告号：CN 216908606 U

国家知识产权局依照中华人民共和国专利法经过初步审查，决定授予专利权，颁发实用新型专利证书并在专利登记簿上予以登记。专利权自授权公告之日起生效。专利权期限为十年，自申请日起算。

专利证书记载专利权登记时的法律状况。专利权的转移、质押、无效、终止、恢复和专利权人的姓名或名称、国籍、地址变更等事项记载在专利登记簿上。

局长
申长雨

2022年07月08日

第1页（共2页）

其他事项参见续页

图 7-3-100　一种智能控温多功能组合火针装置 ZL202120671938.1

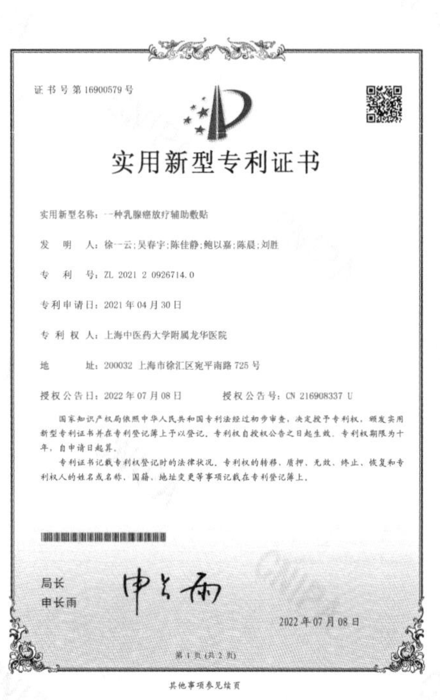
证书号第16900579号

实用新型专利证书

实用新型名称：一种乳腺癌放疗辅助敷贴

发　明　人：徐一云;吴春宇;陈佳静;鲍以嘉;陈晨;刘胜

专　利　号：ZL 2021 2 0926714.0

专利申请日：2021年04月30日

专 利 权 人：上海中医药大学附属龙华医院

地　　址：200032 上海市徐汇区宛平南路725号

授权公告日：2022年07月08日　　　授权公告号：CN 216908337 U

国家知识产权局依照中华人民共和国专利法经过初步审查，决定授予专利权，颁发实用新型专利证书并在专利登记簿上予以登记。专利权自授权公告之日起生效。专利权期限为十年，自申请日起算。

专利证书记载专利权登记时的法律状况。专利权的转移、质押、无效、终止、恢复和专利权人的姓名或名称、国籍、地址变更等事项记载在专利登记簿上。

局长
申长雨

2022年07月08日

第1页(共2页)

其他事项参见续页

图 7-3-101　一种乳腺癌放疗辅助敷贴 ZL202120926714.0

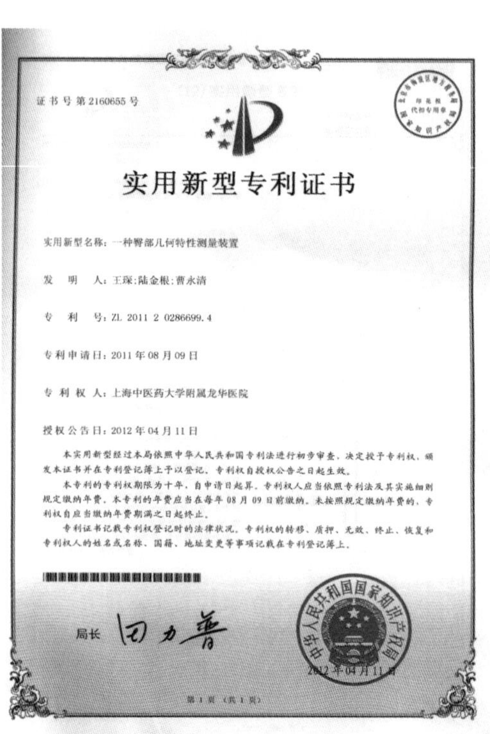
证书号第2160655号

实用新型专利证书

实用新型名称：一种臀部几何特性测量装置

发　明　人：王琛;陆金根;曹永清

专　利　号：ZL 2011 2 0286699.4

专利申请日：2011年08月09日

专 利 权 人：上海中医药大学附属龙华医院

授权公告日：2012年04月11日

本实用新型经过本局依照中华人民共和国专利法进行初步审查，决定授予专利权，颁发本证书并在专利登记簿上予以登记。专利权自授权公告之日起生效。

本专利的专利权期限为十年，自申请日起算。专利权人应当依照专利法及其实施细则规定缴纳年费。本专利的年费应当在每年08月09日前缴纳。未按照规定缴纳年费的，专利权自应当缴纳年费期满之日起终止。

专利证书记载专利权登记时的法律状况。专利权的转移、质押、无效、终止、恢复和专利权人的姓名或名称、国籍、地址变更等事项记载在专利登记簿上。

局长

中华人民共和国国家知识产权局
2012年04月11日

第1页(共1页)

图 7-3-102　一种臀部几何特性测量装置 ZL201120286699.4

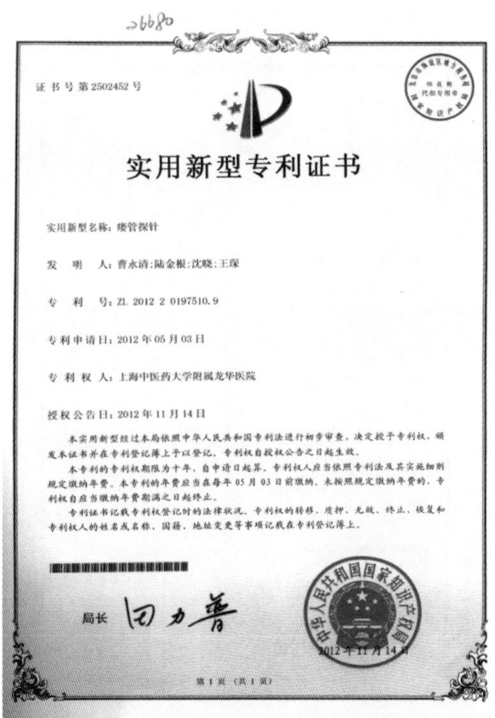
证书号第2502452号

实用新型专利证书

实用新型名称：瘘管探针

发　明　人：曹永清;陆金根;沈晓;王琛

专　利　号：ZL 2012 2 0197510.9

专利申请日：2012年05月03日

专 利 权 人：上海中医药大学附属龙华医院

授权公告日：2012年11月14日

本实用新型经过本局依照中华人民共和国专利法进行初步审查，决定授予专利权，颁发本证书并在专利登记簿上予以登记。专利权自授权公告之日起生效。

本专利的专利权期限为十年，自申请日起算。专利权人应当依照专利法及其实施细则规定缴纳年费。本专利的年费应当在每年05月03日前缴纳。未按照规定缴纳年费的，专利权自应当缴纳年费期满之日起终止。

专利证书记载专利权登记时的法律状况。专利权的转移、质押、无效、终止、恢复和专利权人的姓名或名称、国籍、地址变更等事项记载在专利登记簿上。

局长

中华人民共和国国家知识产权局
2012年11月14日

第1页(共1页)

图 7-3-103　瘘管探针　ZL201220197510.9

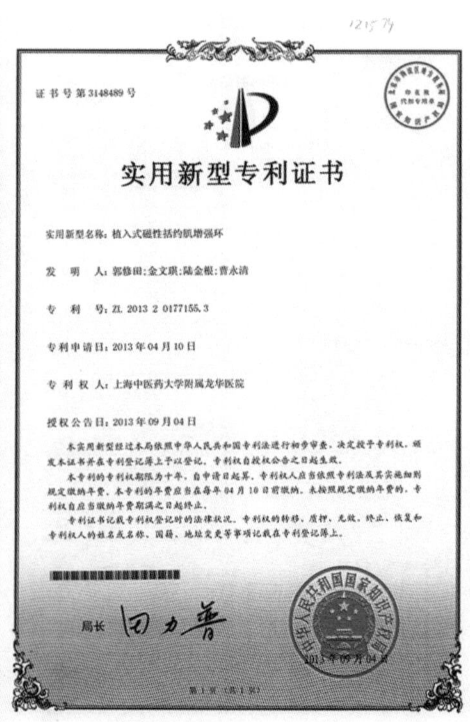
证书号第3148489号

实用新型专利证书

实用新型名称：植入式磁性括约肌增强环

发　明　人：郭修田;金文琪;陆金根;曹永清

专　利　号：ZL 2013 2 0177155.3

专利申请日：2013年04月10日

专 利 权 人：上海中医药大学附属龙华医院

授权公告日：2013年09月04日

本实用新型经过本局依照中华人民共和国专利法进行初步审查，决定授予专利权，颁发本证书并在专利登记簿上予以登记。专利权自授权公告之日起生效。

本专利的专利权期限为十年，自申请日起算。专利权人应当依照专利法及其实施细则规定缴纳年费。本专利的年费应当在每年04月10日前缴纳。未按照规定缴纳年费的，专利权自应当缴纳年费期满之日起终止。

专利证书记载专利权登记时的法律状况。专利权的转移、质押、无效、终止、恢复和专利权人的姓名或名称、国籍、地址变更等事项记载在专利登记簿上。

局长

中华人民共和国国家知识产权局
2013年09月04日

第1页(共1页)

图 7-3-104　植入式磁性括约肌增强环 ZL201320177155.3

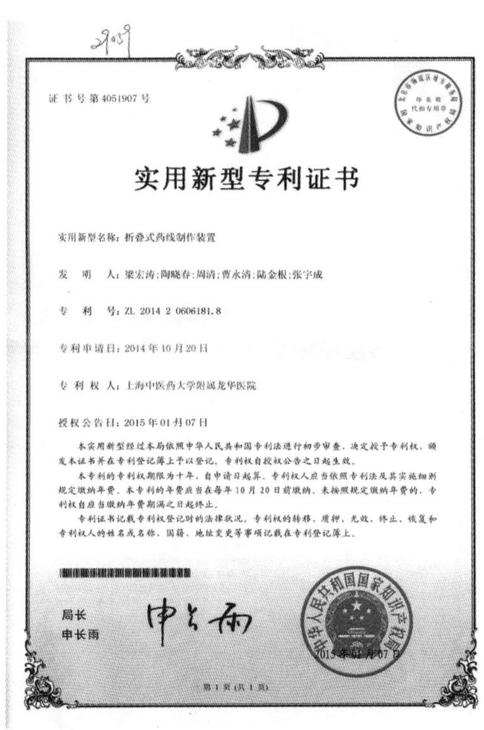

证书号第4051907号

实用新型专利证书

实用新型名称：折叠式药线制作装置

发　明　人：梁宏涛；陶晓春；周清；曹永清；陆金根；张宇成

专　利　号：ZL 2014 2 0606181.8

专利申请日：2014年10月20日

专 利 权 人：上海中医药大学附属龙华医院

授权公告日：2015年01月07日

本实用新型经过本局依照中华人民共和国专利法进行初步审查，决定授予专利权，颁发本证书并在专利登记簿上予以登记。专利权自授权公告之日起生效。

本专利的专利权期限为十年，自申请日起算。专利权人应当依照专利法及其实施细则规定缴纳年费。本专利的年费应当在每年10月20日前缴纳。未按照规定缴纳年费的，专利权自应当缴纳年费期满之日起终止。

专利证书记载专利权登记时的法律状况。专利权的转移、质押、无效、终止、恢复和专利权人的姓名或名称、国籍、地址变更等事项记载在专利登记簿上。

局长　申长雨

中华人民共和国国家知识产权局

第1页（共1页）

图 7-3-105　折叠式药线制作装置
ZL201420606181.8

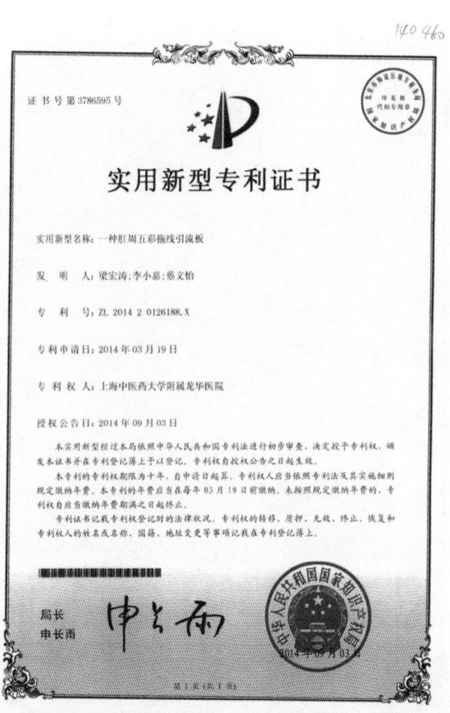

证书号第3786595号

实用新型专利证书

实用新型名称：一种肛周五彩拖线引流板

发　明　人：梁宏涛；李小嘉；蔡文怡

专　利　号：ZL 2014 2 0126188.X

专利申请日：2014年03月19日

专 利 权 人：上海中医药大学附属龙华医院

授权公告日：2014年09月03日

本实用新型经过本局依照中华人民共和国专利法进行初步审查，决定授予专利权，颁发本证书并在专利登记簿上予以登记。专利权自授权公告之日起生效。

本专利的专利权期限为十年，自申请日起算。专利权人应当依照专利法及其实施细则规定缴纳年费。本专利的年费应当在每年03月19日前缴纳。未按照规定缴纳年费的，专利权自应当缴纳年费期满之日起终止。

专利证书记载专利权登记时的法律状况。专利权的转移、质押、无效、终止、恢复和专利权人的姓名或名称、国籍、地址变更等事项记载在专利登记簿上。

局长　申长雨

中华人民共和国国家知识产权局

第1页（共1页）

图 7-3-106　一种肛周五彩拖线引流板
ZL201420126188.X

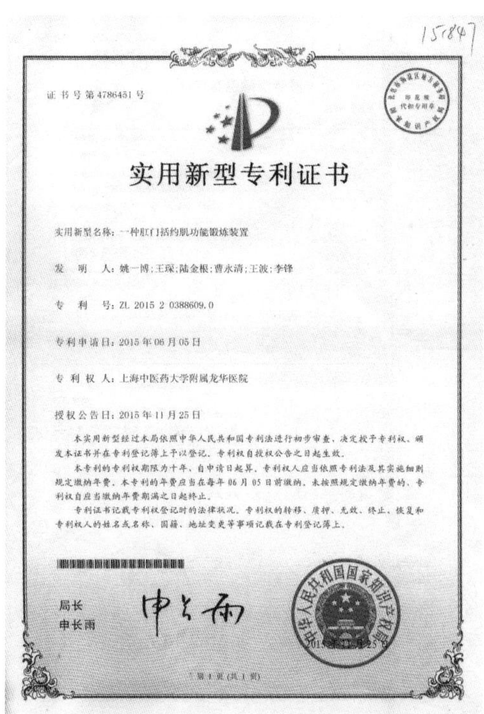

证书号第4786451号

实用新型专利证书

实用新型名称：一种肛门括约肌功能锻炼装置

发　明　人：姚一博；王琛；陆金根；曹永清；王波；李锋

专　利　号：ZL 2015 2 0388609.0

专利申请日：2015年06月05日

专 利 权 人：上海中医药大学附属龙华医院

授权公告日：2015年11月25日

本实用新型经过本局依照中华人民共和国专利法进行初步审查，决定授予专利权，颁发本证书并在专利登记簿上予以登记。专利权自授权公告之日起生效。

本专利的专利权期限为十年，自申请日起算。专利权人应当依照专利法及其实施细则规定缴纳年费。本专利的年费应当在每年06月05日前缴纳。未按照规定缴纳年费的，专利权自应当缴纳年费期满之日起终止。

专利证书记载专利权登记时的法律状况。专利权的转移、质押、无效、终止、恢复和专利权人的姓名或名称、国籍、地址变更等事项记载在专利登记簿上。

局长　申长雨

中华人民共和国国家知识产权局

第1页（共1页）

图 7-3-107　一种肛门括约肌功能锻炼装置
ZL201520388609.0

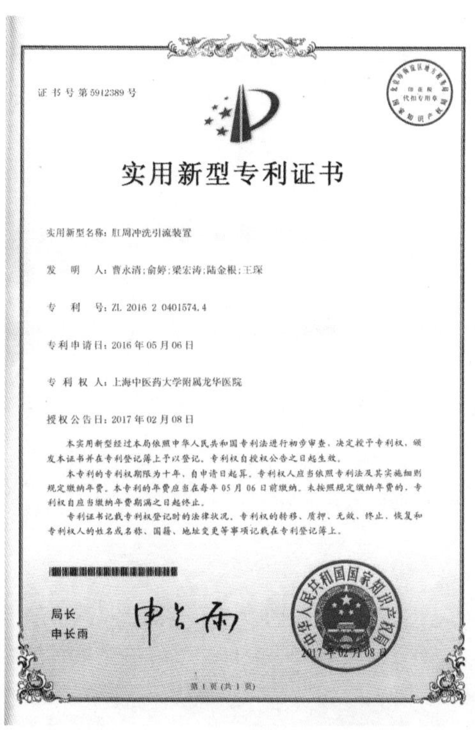

证书号第5912389号

实用新型专利证书

实用新型名称：肛周冲洗引流装置

发　明　人：曹永清；俞婷；梁宏涛；陆金根；王琛

专　利　号：ZL 2016 2 0401574.4

专利申请日：2016年05月06日

专 利 权 人：上海中医药大学附属龙华医院

授权公告日：2017年02月08日

本实用新型经过本局依照中华人民共和国专利法进行初步审查，决定授予专利权，颁发本证书并在专利登记簿上予以登记。专利权自授权公告之日起生效。

本专利的专利权期限为十年，自申请日起算。专利权人应当依照专利法及其实施细则规定缴纳年费。本专利的年费应当在每年05月06日前缴纳。未按照规定缴纳年费的，专利权自应当缴纳年费期满之日起终止。

专利证书记载专利权登记时的法律状况。专利权的转移、质押、无效、终止、恢复和专利权人的姓名或名称、国籍、地址变更等事项记载在专利登记簿上。

局长　申长雨

中华人民共和国国家知识产权局

第1页（共1页）

图 7-3-108　肛周冲洗引流装置
ZL201620401574.4

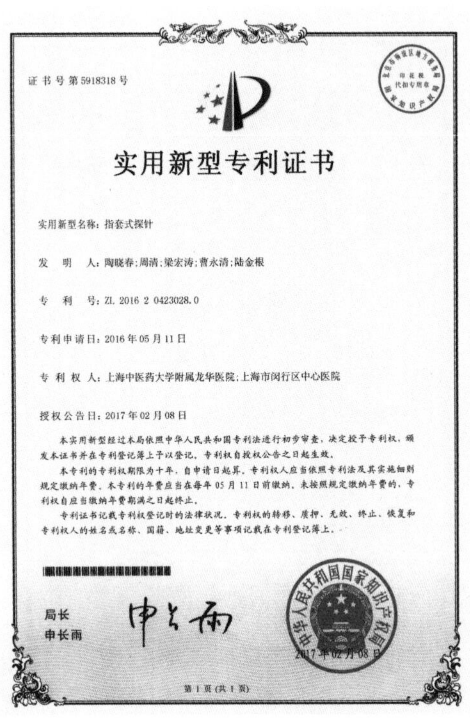
证书号第5918318号

实用新型专利证书

实用新型名称：指套式探针

发　　明　　人：陶晓春;周清;梁宏涛;曹永清;陆金根

专　　利　　号：ZL 2016 2 0423028.0

专利申请日：2016年05月11日

专　利　权　人：上海中医药大学附属龙华医院;上海市闵行区中心医院

授权公告日：2017年02月08日

本实用新型经过本局依照中华人民共和国专利法进行初步审查，决定授予专利权，颁发本证书并在专利登记簿上予以登记。专利权自授权公告之日起生效。

本专利的专利权期限为十年，自申请日起算。专利权人应当依照专利法及其实施细则规定缴纳年费。本专利的年费应当在每年05月11日前缴纳。未按照规定缴纳年费的，专利权自应当缴纳年费期满之日起终止。

专利证书记载专利权登记时的法律状况。专利权的转移、质押、无效、终止、恢复和专利权人的姓名或名称、国籍、地址变更等事项记载在专利登记簿上。

局长
申长雨

2017年02月08日

第1页(共1页)

图 7-3-109　指套式探针　ZL201620423028.0

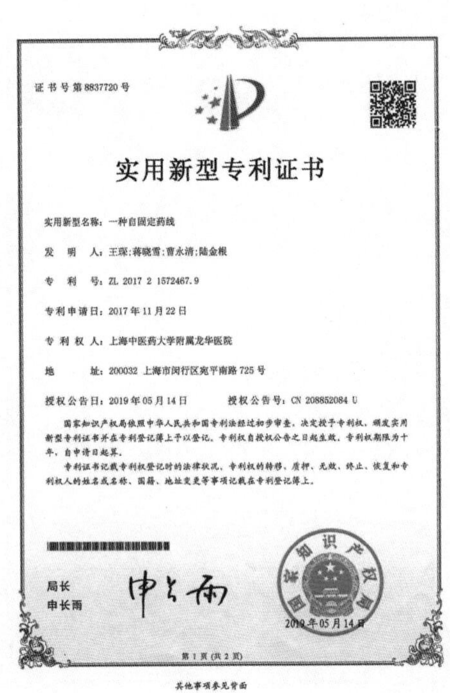
证书号第8837720号

实用新型专利证书

实用新型名称：一种自固定药线

发　　明　　人：王琛;蒋晓雪;曹永清;陆金根

专　　利　　号：ZL 2017 2 1572467.9

专利申请日：2017年11月22日

专　利　权　人：上海中医药大学附属龙华医院

地　　　　址：200032 上海市闵行区宛平南路725号

授权公告日：2019年05月14日　　　授权公告号：CN 208852084 U

国家知识产权局依照中华人民共和国专利法经过初步审查，决定授予专利权，颁发实用新型专利证书并在专利登记簿上予以登记。专利权自授权公告之日起生效。专利权期限为十年，自申请日起算。

专利证书记载专利权登记时的法律状况。专利权的转移、质押、无效、终止、恢复和专利权人的姓名或名称、国籍、地址变更等事项记载在专利登记簿上。

局长
申长雨

2019年05月14日

第1页(共2页)

其他事项参见背面

图 7-3-110　一种自固定药线　ZL201721572467.9

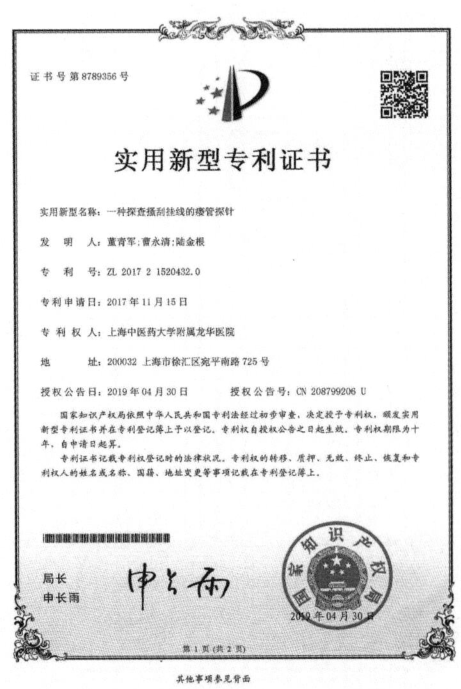
证书号第8789356号

实用新型专利证书

实用新型名称：一种探查搔刮挂线的瘘管探针

发　　明　　人：董青军;曹永清;陆金根

专　　利　　号：ZL 2017 2 1520432.0

专利申请日：2017年11月15日

专　利　权　人：上海中医药大学附属龙华医院

地　　　　址：200032 上海市徐汇区宛平南路725号

授权公告日：2019年04月30日　　　授权公告号：CN 208799206 U

国家知识产权局依照中华人民共和国专利法经过初步审查，决定授予专利权，颁发实用新型专利证书并在专利登记簿上予以登记。专利权自授权公告之日起生效。专利权期限为十年，自申请日起算。

专利证书记载专利权登记时的法律状况。专利权的转移、质押、无效、终止、恢复和专利权人的姓名或名称、国籍、地址变更等事项记载在专利登记簿上。

局长
申长雨

2019年04月30日

第1页(共2页)

其他事项参见背面

图 7-3-111　一种探查搔刮挂线的瘘管探针　ZL201721520432.0

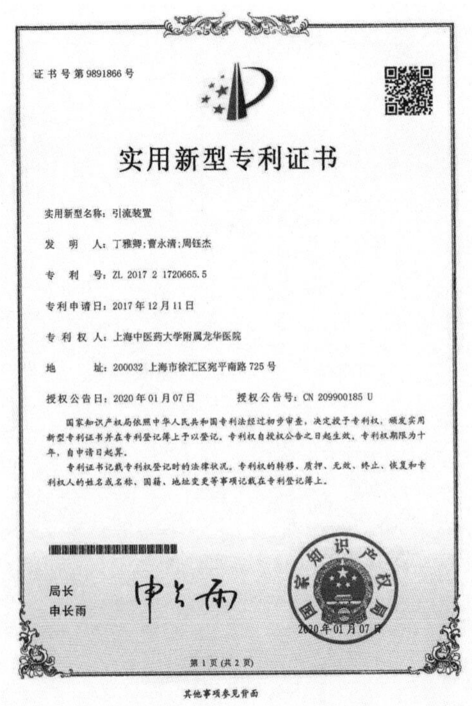
证书号第9891866号

实用新型专利证书

实用新型名称：引流装置

发　　明　　人：丁雅卿;曹永清;周钰杰

专　　利　　号：ZL 2017 2 1720665.5

专利申请日：2017年12月11日

专　利　权　人：上海中医药大学附属龙华医院

地　　　　址：200032 上海市徐汇区宛平南路725号

授权公告日：2020年01月07日　　　授权公告号：CN 209900185 U

国家知识产权局依照中华人民共和国专利法经过初步审查，决定授予专利权，颁发实用新型专利证书并在专利登记簿上予以登记。专利权自授权公告之日起生效。专利权期限为十年，自申请日起算。

专利证书记载专利权登记时的法律状况。专利权的转移、质押、无效、终止、恢复和专利权人的姓名或名称、国籍、地址变更等事项记载在专利登记簿上。

局长
申长雨

2020年01月07日

第1页(共2页)

其他事项参见背面

图 7-3-112　引流装置　ZL201721720665.5

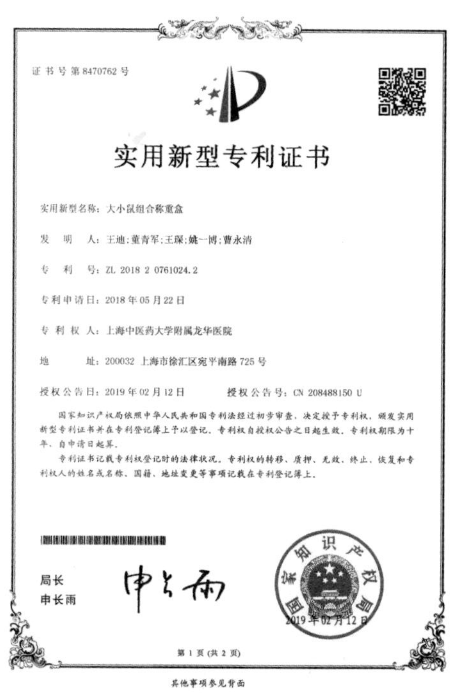

证书号第8470762号

实用新型专利证书

实用新型名称：大小鼠组合称重盒

发　明　人：王迪;董青军;王琛;姚一博;曹永清

专　利　号：ZL 2018 2 0761024.2

专利申请日：2018年05月22日

专 利 权 人：上海中医药大学附属龙华医院

地　　　址：200032 上海市徐汇区宛平南路725号

授权公告日：2019年02月12日　　授权公告号：CN 208488150 U

国家知识产权局依照中华人民共和国专利法经过初步审查，决定授予专利权，颁发实用新型专利证书并在专利登记簿上予以登记。专利权自授权公告之日起生效。专利权期限为十年，自申请日起算。

专利证书记载专利权登记时的法律状况。专利权的转移、质押、无效、终止、恢复和专利权人的姓名或名称、国籍、地址变更等事项记载在专利登记簿上。

局长
申长雨

2019年02月12日

第1页(共2页)

其他事项参见背面

图 7-3-113　大小鼠组合称重盒　ZL201820761024.2

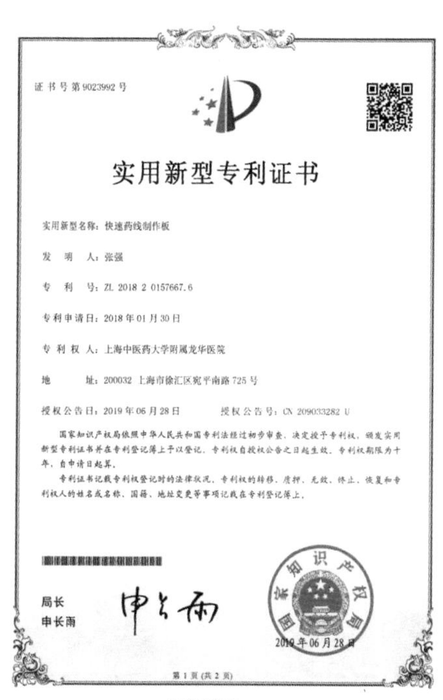

证书号第9023992号

实用新型专利证书

实用新型名称：快速药线制作板

发　明　人：张强

专　利　号：ZL 2018 2 0157667.6

专利申请日：2018年01月30日

专 利 权 人：上海中医药大学附属龙华医院

地　　　址：200032 上海市徐汇区宛平南路725号

授权公告日：2019年06月28日　　授权公告号：CN 209033282 U

国家知识产权局依照中华人民共和国专利法经过初步审查，决定授予专利权，颁发实用新型专利证书并在专利登记簿上予以登记。专利权自授权公告之日起生效。专利权期限为十年，自申请日起算。

专利证书记载专利权登记时的法律状况。专利权的转移、质押、无效、终止、恢复和专利权人的姓名或名称、国籍、地址变更等事项记载在专利登记簿上。

局长
申长雨

2019年06月28日

第1页(共2页)

其他事项参见背面

图 7-3-114　快速药线制作版　ZL201820157667.6

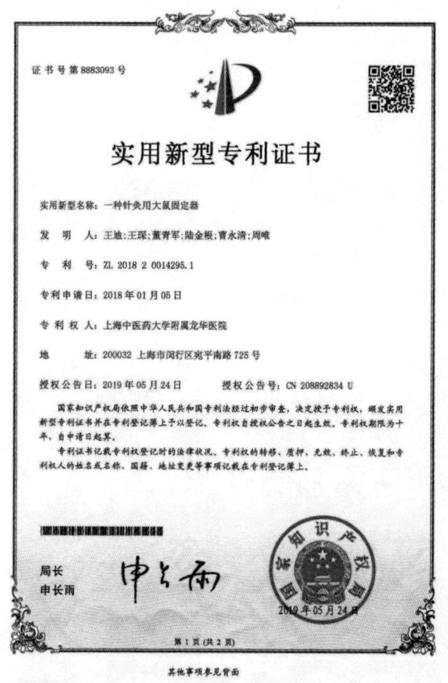

证书号第8883093号

实用新型专利证书

实用新型名称：一种针灸用大鼠固定器

发　明　人：王迪;王琛;董青军;陆金根;曹永清;周唯

专　利　号：ZL 2018 2 0014295.1

专利申请日：2018年01月05日

专 利 权 人：上海中医药大学附属龙华医院

地　　　址：200032 上海市闵行区宛平南路725号

授权公告日：2019年05月24日　　授权公告号：CN 208892834 U

国家知识产权局依照中华人民共和国专利法经过初步审查，决定授予专利权，颁发实用新型专利证书并在专利登记簿上予以登记。专利权自授权公告之日起生效。专利权期限为十年，自申请日起算。

专利证书记载专利权登记时的法律状况。专利权的转移、质押、无效、终止、恢复和专利权人的姓名或名称、国籍、地址变更等事项记载在专利登记簿上。

局长
申长雨

2019年05月24日

第1页(共2页)

其他事项参见背面

图 7-3-115　一种针灸用大鼠固定器
ZL201820014295.1

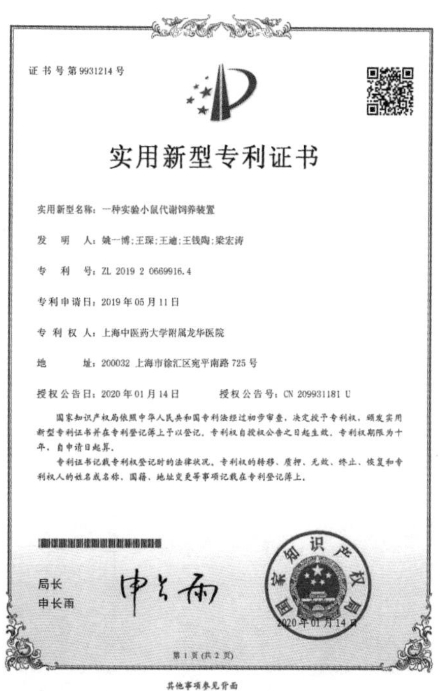

证书号第9931214号

实用新型专利证书

实用新型名称：一种实验小鼠代谢饲养装置

发　明　人：姚一博;王琛;王迪;王钱陶;梁宏涛

专　利　号：ZL 2019 2 0669916.4

专利申请日：2019年05月11日

专 利 权 人：上海中医药大学附属龙华医院

地　　　址：200032 上海市徐汇区宛平南路725号

授权公告日：2020年01月14日　　授权公告号：CN 209931181 U

国家知识产权局依照中华人民共和国专利法经过初步审查，决定授予专利权，颁发实用新型专利证书并在专利登记簿上予以登记。专利权自授权公告之日起生效。专利权期限为十年，自申请日起算。

专利证书记载专利权登记时的法律状况。专利权的转移、质押、无效、终止、恢复和专利权人的姓名或名称、国籍、地址变更等事项记载在专利登记簿上。

局长
申长雨

2020年01月14日

第1页(共2页)

其他事项参见背面

图 7-3-116　一种实验小鼠代谢饲养装置
ZL201920669916.4

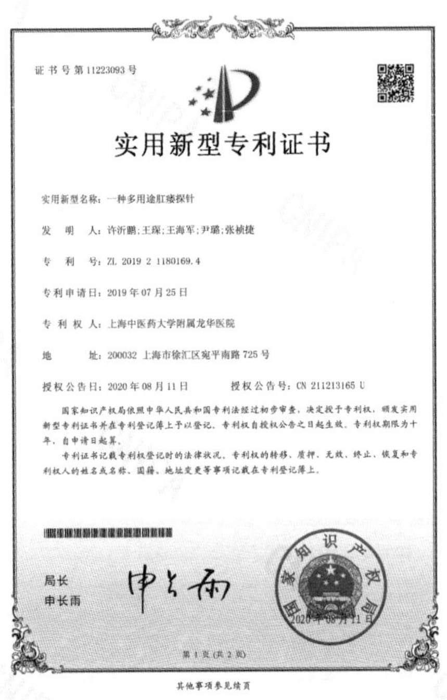
证书号第11223093号

实用新型专利证书

实用新型名称：一种多用途肛瘘探针

发　明　人：许沂鹏;王琛;王海军;尹璐;张祯捷

专　利　号：ZL 2019 2 1180169.4

专利申请日：2019年07月25日

专 利 权 人：上海中医药大学附属龙华医院

地　　　址：200032 上海市徐汇区宛平南路725号

授权公告日：2020年08月11日　　授权公告号：CN 211213165 U

国家知识产权局依照中华人民共和国专利法经过初步审查，决定授予专利权，颁发实用新型专利证书并在专利登记簿上予以登记。专利权自授权公告之日起生效。专利权期限为十年，自申请日起算。

专利证书记载专利权登记时的法律状况。专利权的转移、质押、无效、终止、恢复和专利权人的姓名或名称、国籍、地址变更等事项记载在专利登记簿上。

局长
申长雨

2020年08月11日

第1页（共2页）

其他事项参见续页

图 7-3-117　一种多用途肛瘘探针
ZL201921180169.4

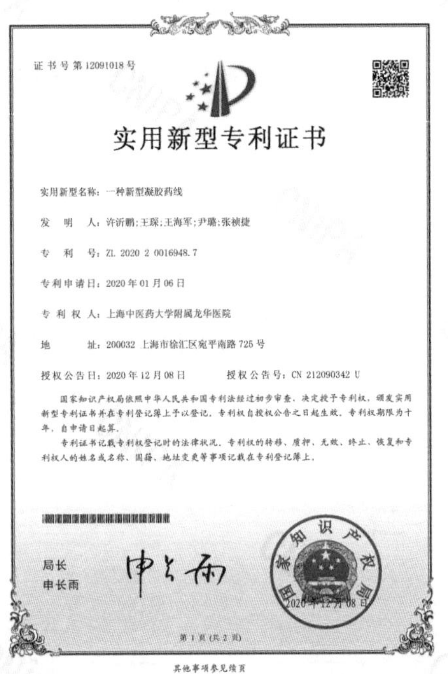
证书号第12091018号

实用新型专利证书

实用新型名称：一种新型凝胶药线

发　明　人：许沂鹏;王琛;王海军;尹璐;张祯捷

专　利　号：ZL 2020 2 0016948.7

专利申请日：2020年01月06日

专 利 权 人：上海中医药大学附属龙华医院

地　　　址：200032 上海市徐汇区宛平南路725号

授权公告日：2020年12月08日　　授权公告号：CN 212090342 U

国家知识产权局依照中华人民共和国专利法经过初步审查，决定授予专利权，颁发实用新型专利证书并在专利登记簿上予以登记。专利权自授权公告之日起生效。专利权期限为十年，自申请日起算。

专利证书记载专利权登记时的法律状况。专利权的转移、质押、无效、终止、恢复和专利权人的姓名或名称、国籍、地址变更等事项记载在专利登记簿上。

局长
申长雨

2020年12月08日

第1页（共2页）

其他事项参见续页

图 7-3-118　一种新型凝胶药线
ZL202020016948.7

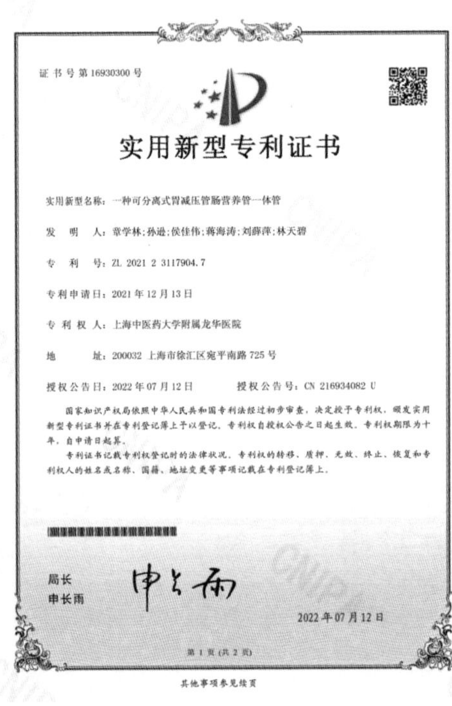
证书号第16930300号

实用新型专利证书

实用新型名称：一种可分离式胃减压管肠营养管一体管

发　明　人：章学林;孙逊;侯佳伟;蒋海涛;刘薛萍;林天碧

专　利　号：ZL 2021 2 3117904.7

专利申请日：2021年12月13日

专 利 权 人：上海中医药大学附属龙华医院

地　　　址：200032 上海市徐汇区宛平南路725号

授权公告日：2022年07月12日　　授权公告号：CN 216934082 U

国家知识产权局依照中华人民共和国专利法经过初步审查，决定授予专利权，颁发实用新型专利证书并在专利登记簿上予以登记。专利权自授权公告之日起生效。专利权期限为十年，自申请日起算。

专利证书记载专利权登记时的法律状况。专利权的转移、质押、无效、终止、恢复和专利权人的姓名或名称、国籍、地址变更等事项记载在专利登记簿上。

局长
申长雨

2022年07月12日

第1页（共2页）

其他事项参见续页

图 7-3-119　一种可分离式胃减压管肠营养管一体管　ZL202123117904.7

三、软件著作权及作品版权登记书

顾氏外科设计软件的著作权及作品登记书如下（图 7-3-120 至图 7-3-127）。

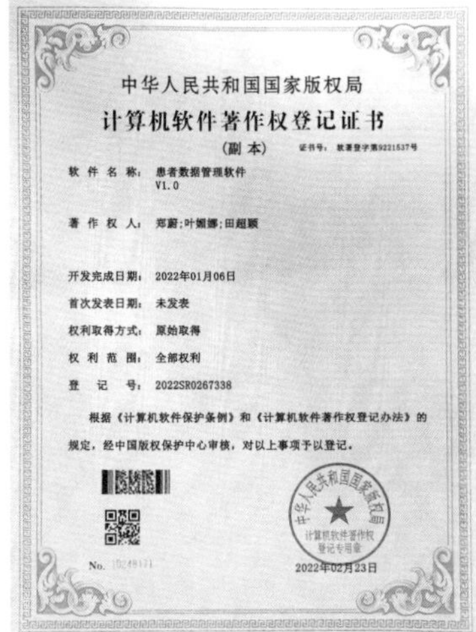

中华人民共和国国家版权局

计算机软件著作权登记证书

（副本） 证书号：软著登字第9221537号

软 件 名 称：患者数据管理软件 V1.0

著 作 权 人：郑蔚；叶姗娜；田超颖

开发完成日期：2022年01月06日

首次发表日期：未发表

权利取得方式：原始取得

权 利 范 围：全部权利

登 记 号：2022SR0267338

根据《计算机软件保护条例》和《计算机软件著作权登记办法》的规定，经中国版权保护中心审核，对以上事项予以登记。

中华人民共和国国家版权局 计算机软件著作权登记专用章

No.

2022年02月23日

图 7-3-120 患者数据管理软件 2022SR0267338

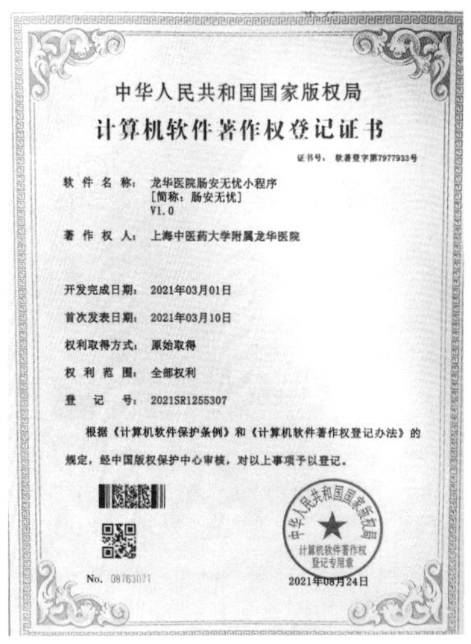

中华人民共和国国家版权局

计算机软件著作权登记证书

证书号：软著登字第7977933号

软 件 名 称：龙华医院肠安无忧小程序 [简称：肠安无忧] V1.0

著 作 权 人：上海中医药大学附属龙华医院

开发完成日期：2021年03月01日

首次发表日期：2021年03月10日

权利取得方式：原始取得

权 利 范 围：全部权利

登 记 号：2021SR1255307

根据《计算机软件保护条例》和《计算机软件著作权登记办法》的规定，经中国版权保护中心审核，对以上事项予以登记。

中华人民共和国国家版权局 计算机软件著作权登记专用章

No. 08763071

2021年08月24日

图 7-3-121 龙华医院肠安无忧小程序 2021SR1255307

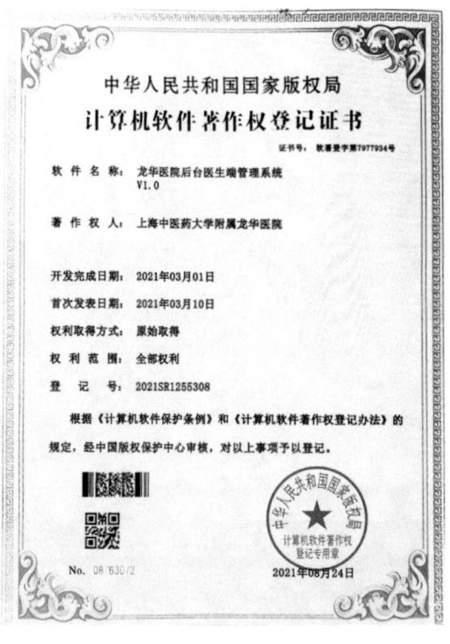

中华人民共和国国家版权局

计算机软件著作权登记证书

证书号：软著登字第7977934号

软 件 名 称：龙华医院后台医生端管理系统 V1.0

著 作 权 人：上海中医药大学附属龙华医院

开发完成日期：2021年03月01日

首次发表日期：2021年03月10日

权利取得方式：原始取得

权 利 范 围：全部权利

登 记 号：2021SR1255308

根据《计算机软件保护条例》和《计算机软件著作权登记办法》的规定，经中国版权保护中心审核，对以上事项予以登记。

中华人民共和国国家版权局 计算机软件著作权登记专用章

No. 08763072

2021年08月24日

图 7-3-122 龙华医院后台医生端管理系统 2021SR1255308

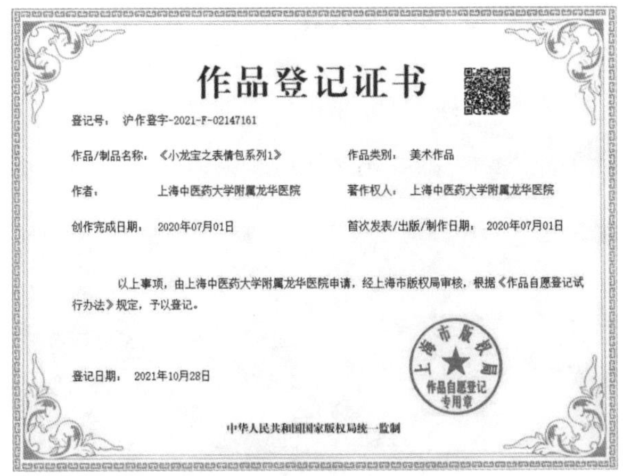

作品登记证书

登记号：沪作登字-2021-F-02147161

作品/制品名称：《小龙宝之表情包系列1》 作品类别：美术作品

作者：上海中医药大学附属龙华医院 著作权人：上海中医药大学附属龙华医院

创作完成日期：2020年07月01日 首次发表/出版/制作日期：2020年07月01日

以上事项，由上海中医药大学附属龙华医院申请，经上海市版权局审核，根据《作品自愿登记试行办法》规定，予以登记。

登记日期：2021年10月28日

上海市版权局 作品自愿登记专用章

中华人民共和国国家版权局统一监制

图 7-3-123 小龙宝之表情包系列 1 沪作登字-2021-F-02147161

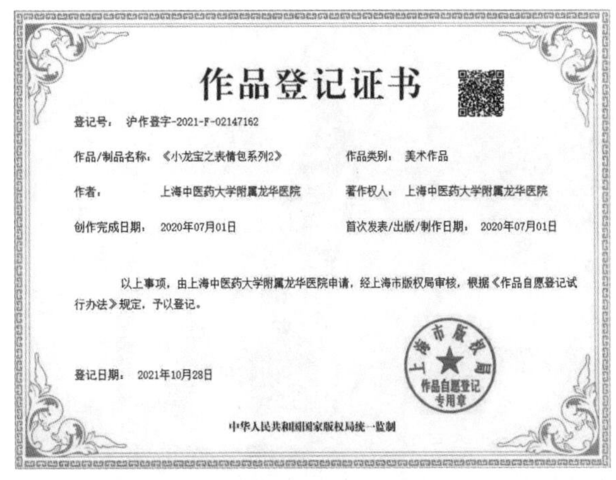

作品登记证书

登记号：沪作登字-2021-F-02147162

作品/制品名称：《小龙宝之表情包系列2》 作品类别：美术作品

作者：上海中医药大学附属龙华医院 著作权人：上海中医药大学附属龙华医院

创作完成日期：2020年07月01日 首次发表/出版/制作日期：2020年07月01日

以上事项，由上海中医药大学附属龙华医院申请，经上海市版权局审核，根据《作品自愿登记试行办法》规定，予以登记。

登记日期：2021年10月28日

上海市版权局 作品自愿登记专用章

中华人民共和国国家版权局统一监制

图 7-3-124 小龙宝之表情包系列 2 沪作登字-2021-F-02147162

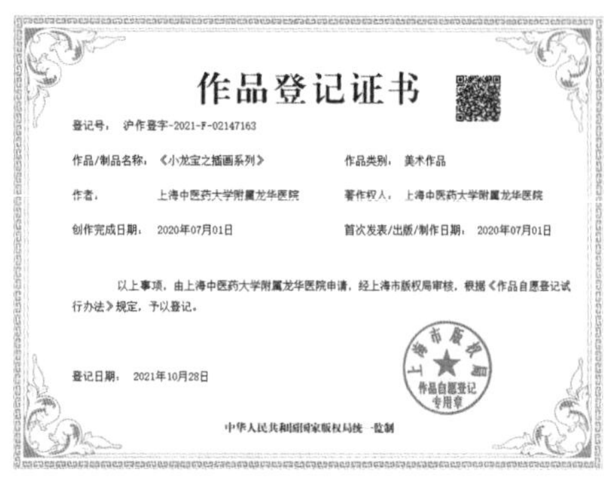

作品登记证书

登记号：沪作登字-2021-F-02147163

作品/制品名称：《小龙宝之插画系列》　作品类别：美术作品

作者：上海中医药大学附属龙华医院　著作权人：上海中医药大学附属龙华医院

创作完成日期：2020年07月01日　首次发表/出版/制作日期：2020年07月01日

以上事项，由上海中医药大学附属龙华医院申请，经上海市版权局审核，根据《作品自愿登记试行办法》规定，予以登记。

登记日期：2021年10月28日

上海市版权局 作品自愿登记专用章

中华人民共和国国家版权局统一监制

图 7-3-125　小龙宝之插画系列沪作登字-2021-F-02147163

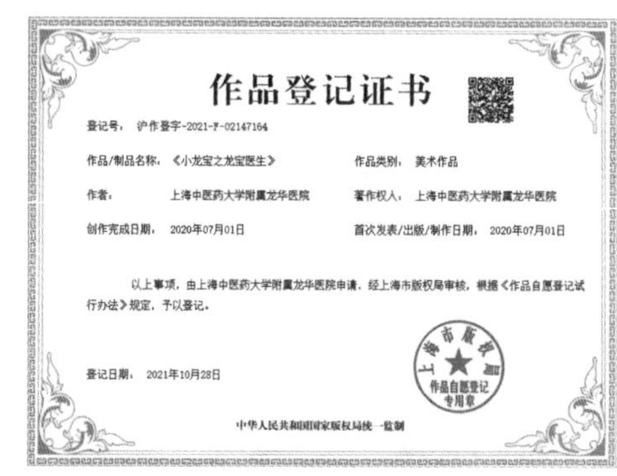

作品登记证书

登记号：沪作登字-2021-F-02147164

作品/制品名称：《小龙宝之龙宝医生》　作品类别：美术作品

作者：上海中医药大学附属龙华医院　著作权人：上海中医药大学附属龙华医院

创作完成日期：2020年07月01日　首次发表/出版/制作日期：2020年07月01日

以上事项，由上海中医药大学附属龙华医院申请，经上海市版权局审核，根据《作品自愿登记试行办法》规定，予以登记。

登记日期：2021年10月28日

上海市版权局 作品自愿登记专用章

中华人民共和国国家版权局统一监制

图 7-3-126　小龙宝之龙宝医生沪作登字-2021-F-02147164

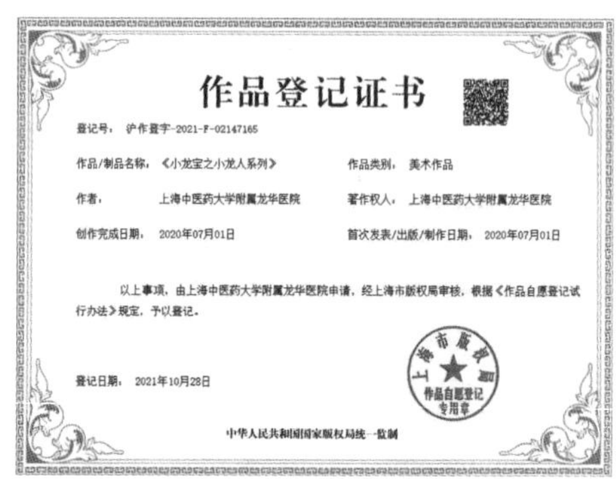

作品登记证书

登记号：沪作登字-2021-F-02147165

作品/制品名称：《小龙宝之小龙人系列》　作品类别：美术作品

作者：上海中医药大学附属龙华医院　著作权人：上海中医药大学附属龙华医院

创作完成日期：2020年07月01日　首次发表/出版/制作日期：2020年07月01日

以上事项，由上海中医药大学附属龙华医院申请，经上海市版权局审核，根据《作品自愿登记试行办法》规定，予以登记。

登记日期：2021年10月28日

上海市版权局 作品自愿登记专用章

中华人民共和国国家版权局统一监制

图 7-3-127　小龙宝之小龙人系列沪作登字-2021-F-02147165

四、专利实物图

顾氏外科发明专利成品实物图如下（图 7-3-128、图 7-3-129）。

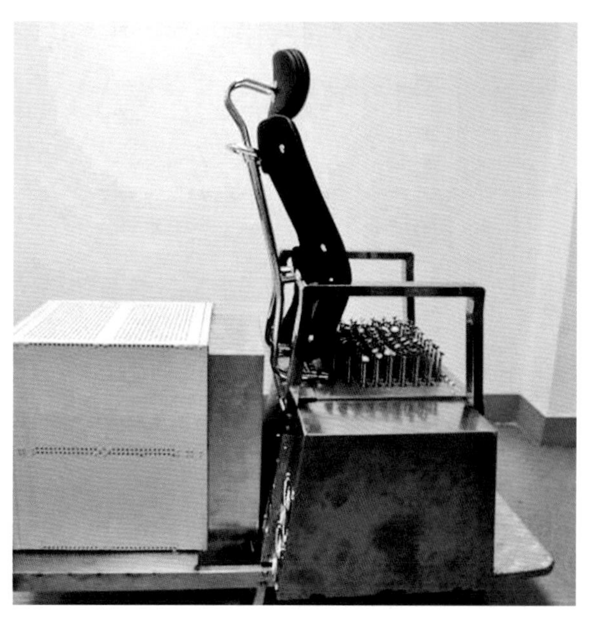

图 7-3-128　臂部曲面测量及法向施压诊疗系统

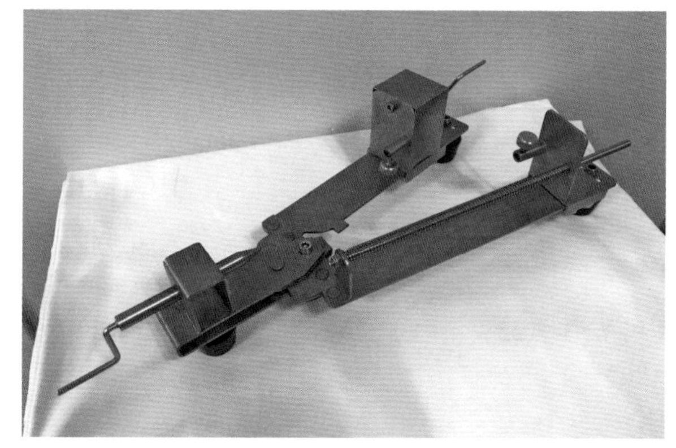

图 7-3-129　折叠式药线制作装置

（郭树豫，仲芫沅，王怡，尹璐，梁晓强，余奎，侯佳伟）

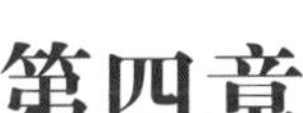

第四章

新药、自制制剂及典型病例图

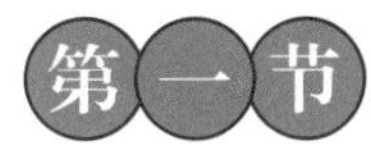

第一节

新药、自制制剂

顾氏外科新药和自制制剂成品图如下（图 7-4-1 至图 7-4-37）。

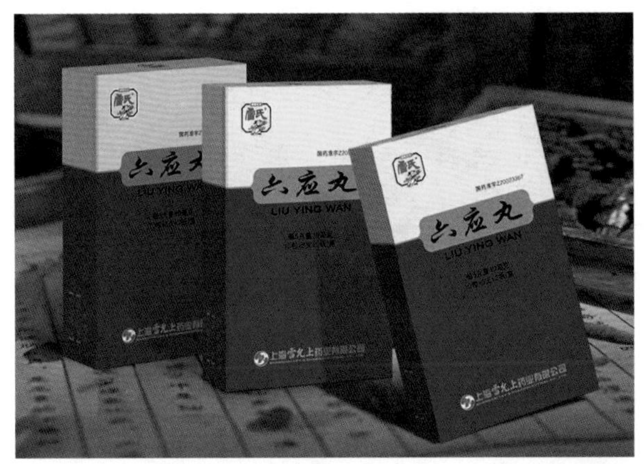

图 7-4-1　六应丸

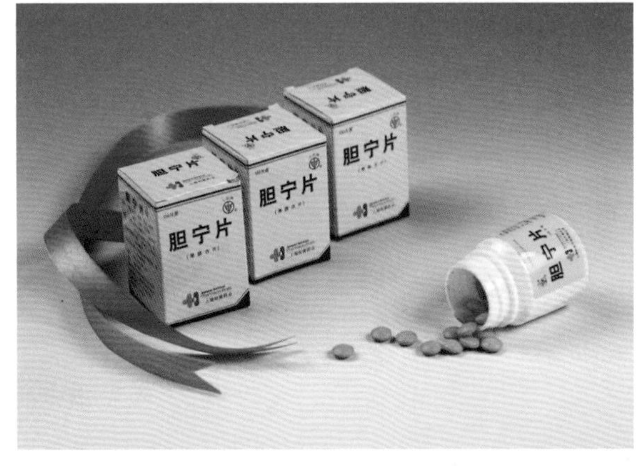

图 7-4-2　胆宁片

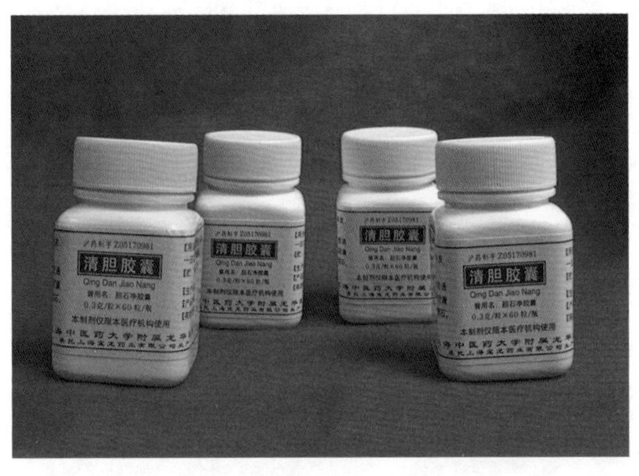

图 7-4-3　升清胶囊（又名清胆胶囊）

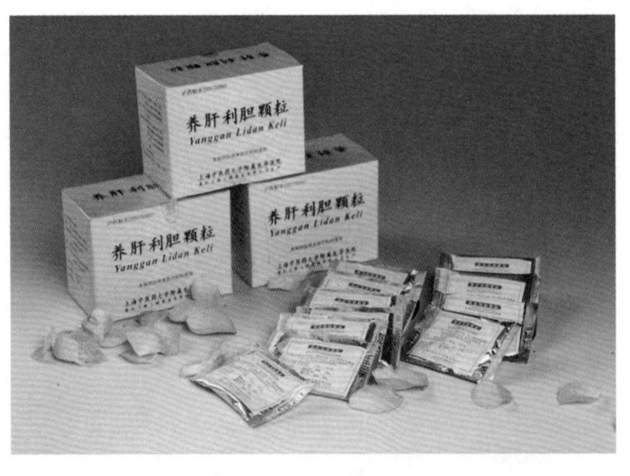

图 7-4-4　芍杞颗粒（又名养肝利胆颗粒）

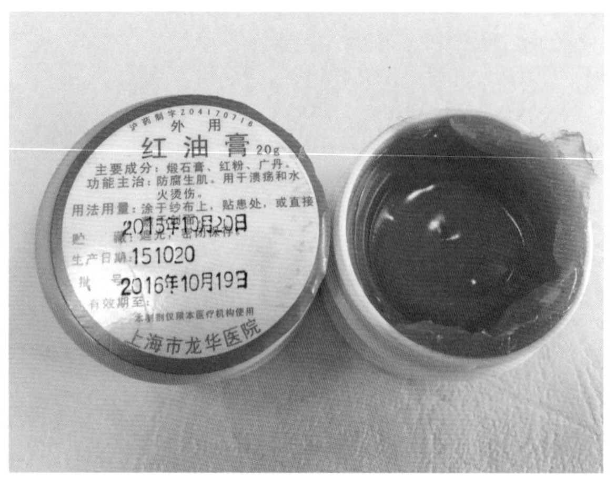

图 7-4-5　红油膏

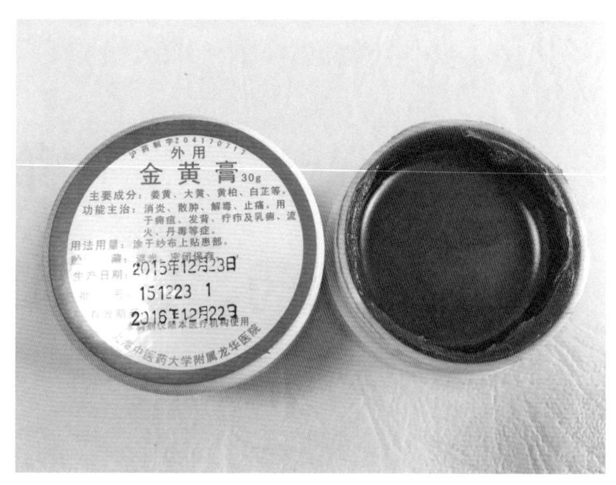

图 7-4-6　金黄膏

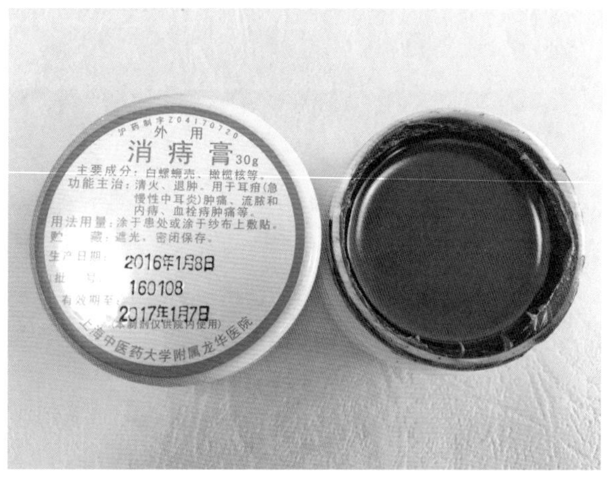

图 7-4-7　消痔膏

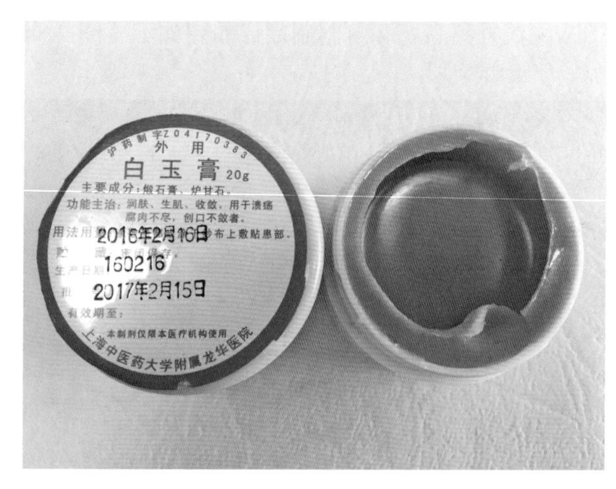

图 7-4-8　白玉膏

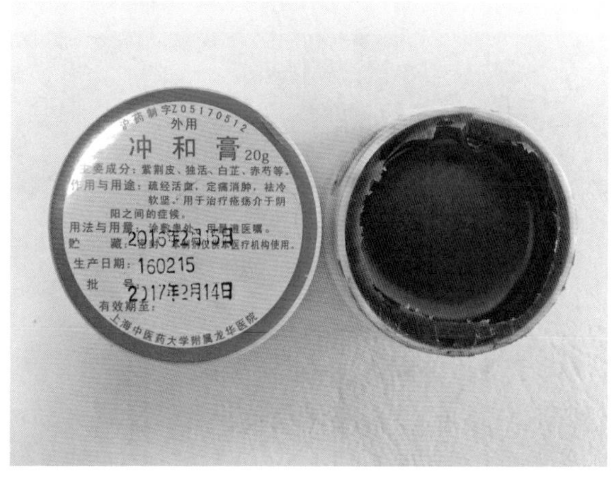

图 7-4-9　冲和膏

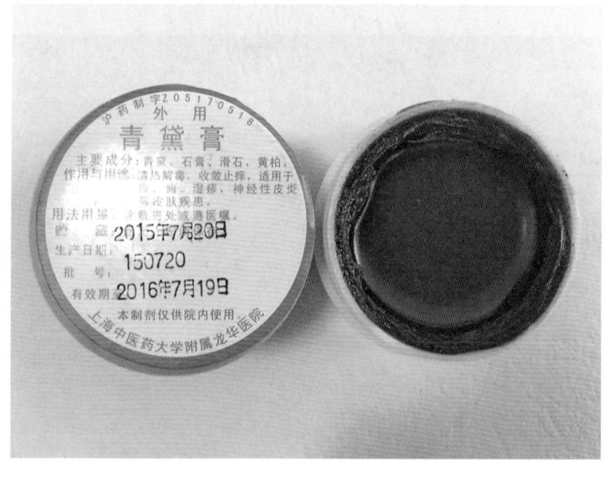

图 7-4-10　青黛膏

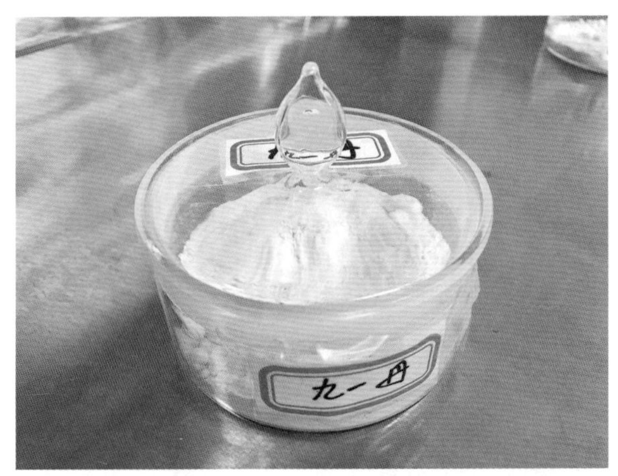

图 7-4-11 九一丹

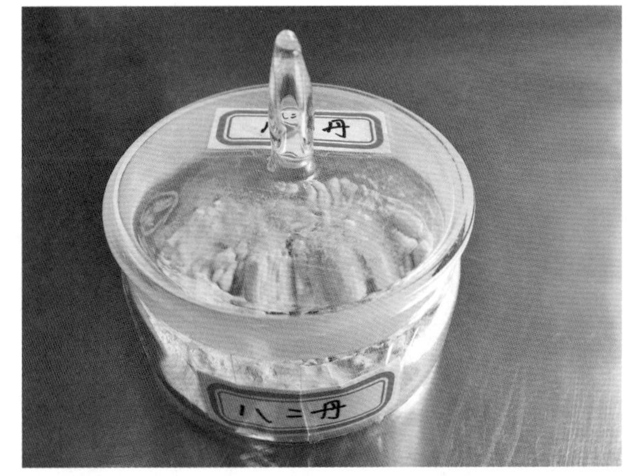

图 7-4-12 八二丹

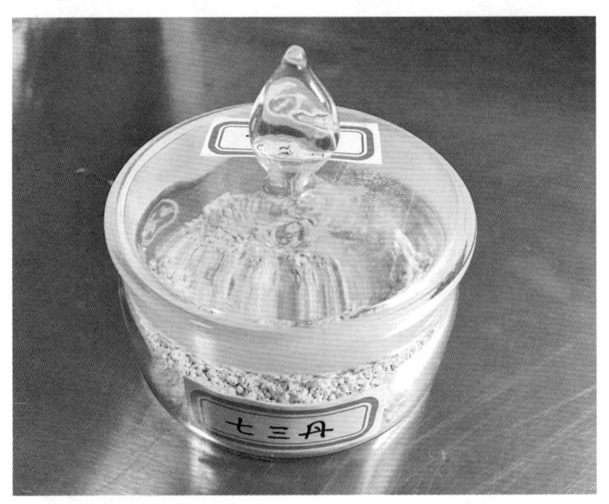

图 7-4-13 七三丹

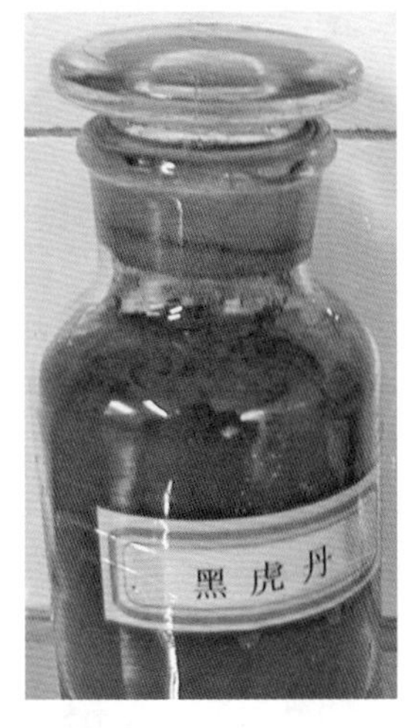

图 7-4-14 黑虎丹

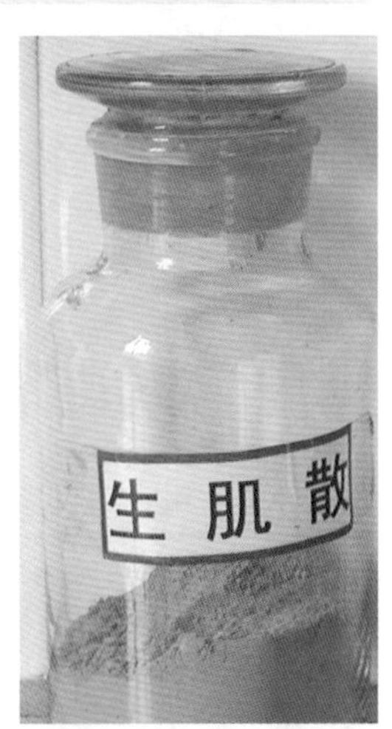

图 7-4-15 生肌散

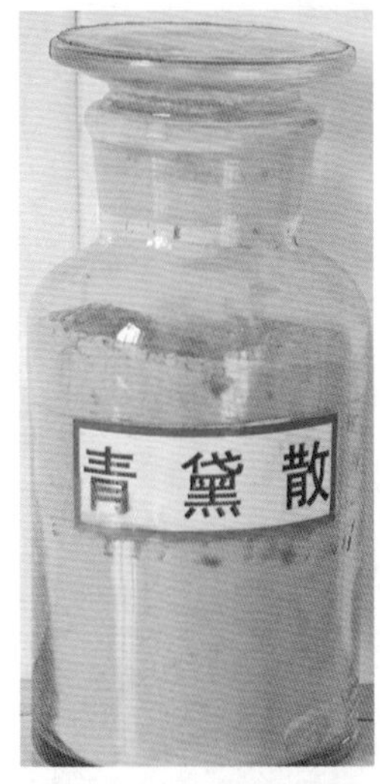

图 7-4-16 青黛散

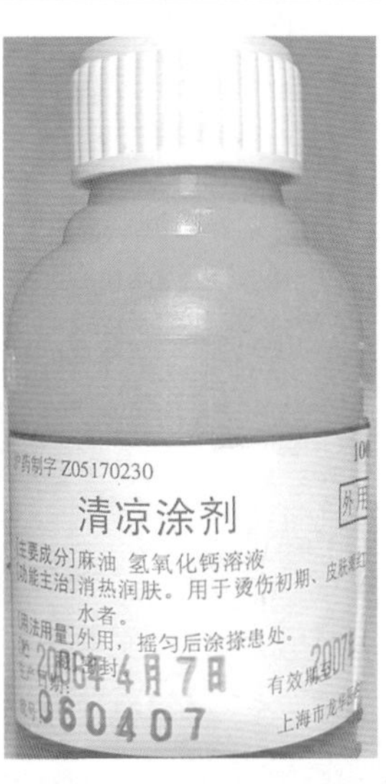

图 7-4-17 清凉涂剂

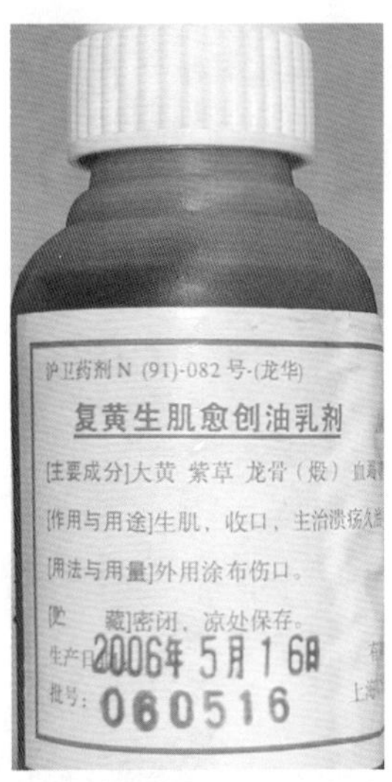

图 7-4-18 复黄生肌愈创油乳剂

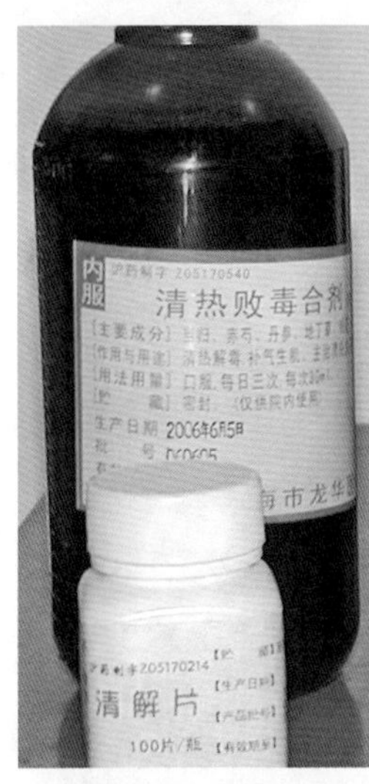

图 7-4-19 清热败毒合剂、清解片

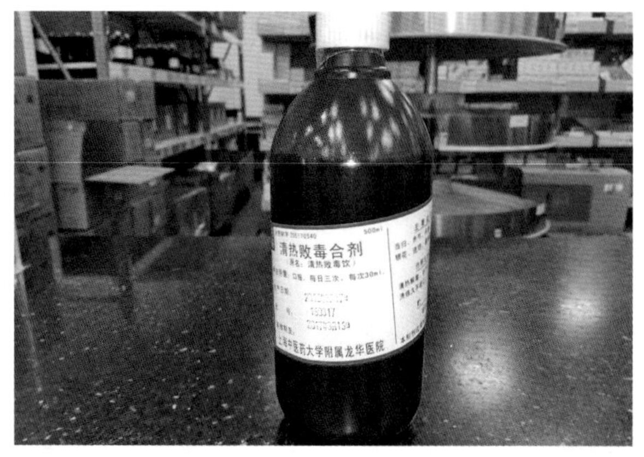

图 7-4-20　清热败毒合剂

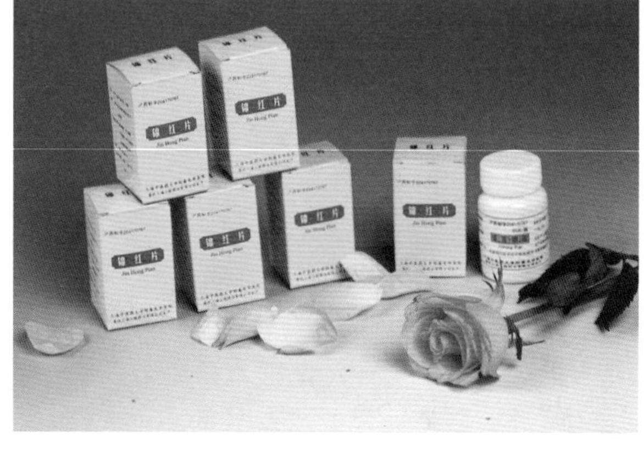

图 7-4-21　锦红片

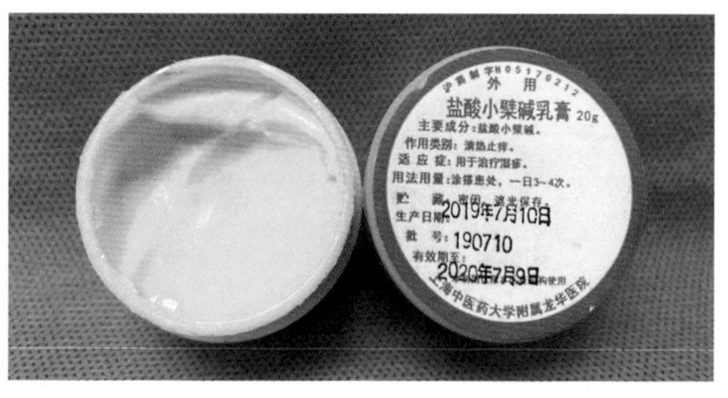

图 7-4-22　盐酸小檗碱乳膏

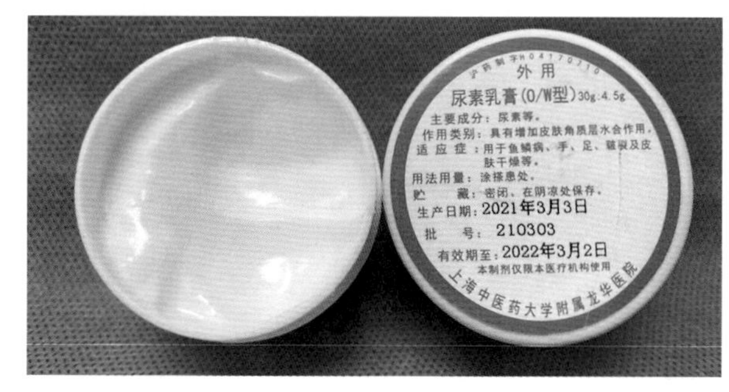

图 7-4-23　尿素乳膏

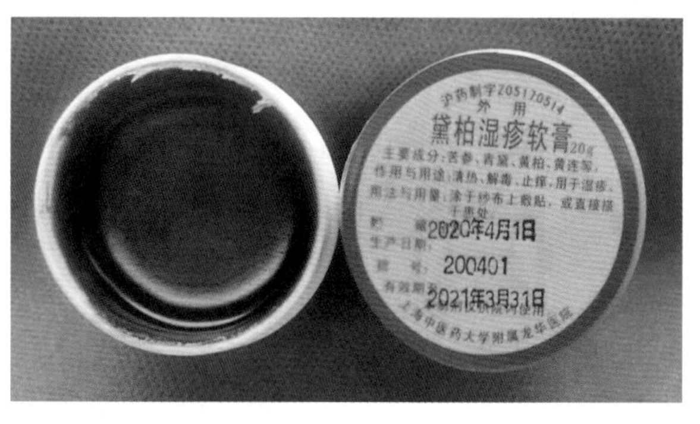

图 7-4-24　黛柏湿疹膏

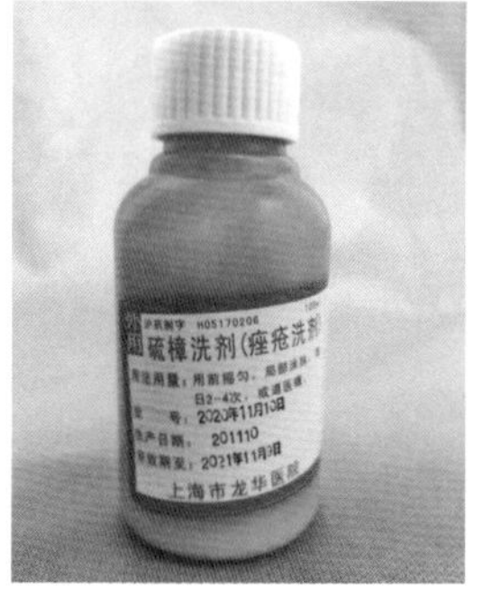

图 7-4-25　硫樟洗剂

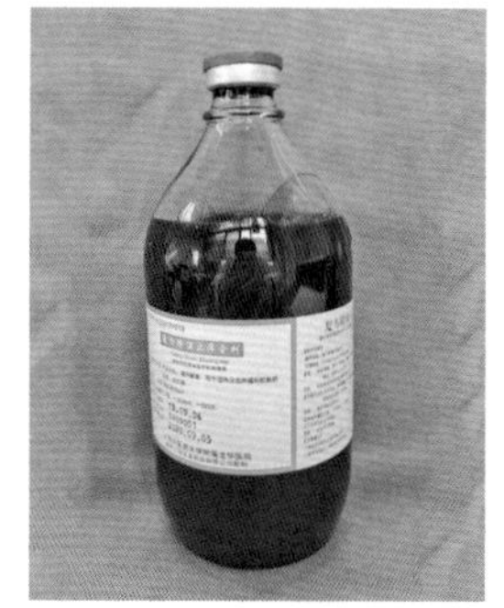

图 7-4-26　除湿止痒合剂

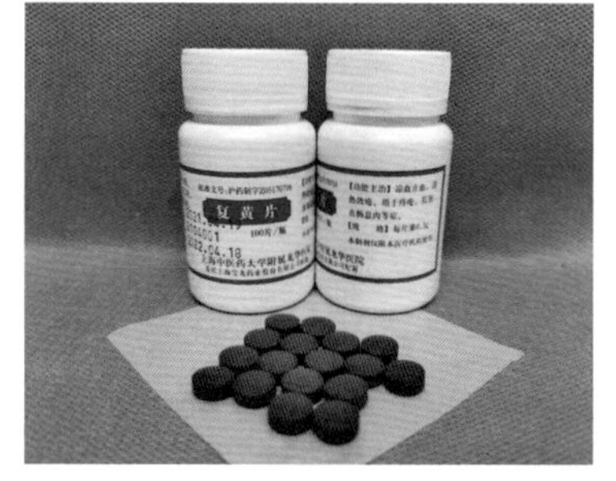

图 7-4-27　复黄片

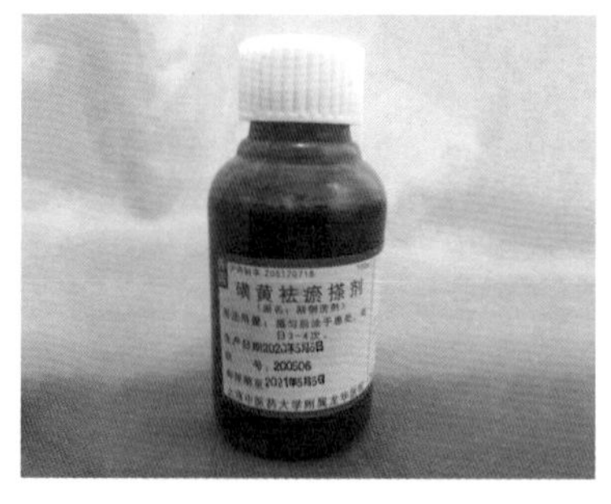

图 7-4-28　磺黄祛瘀搽剂

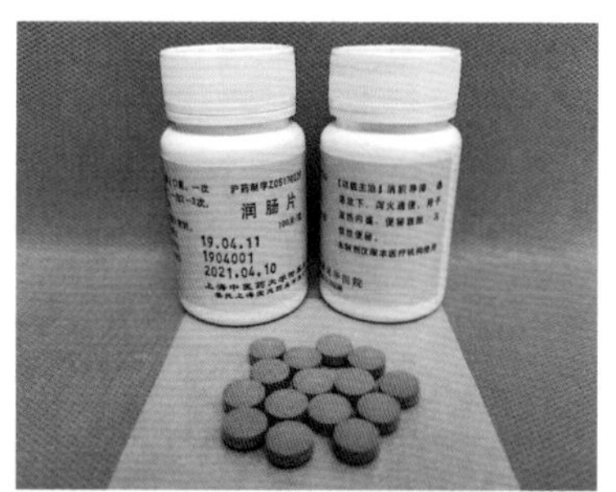

图 7-4-29　润肠片

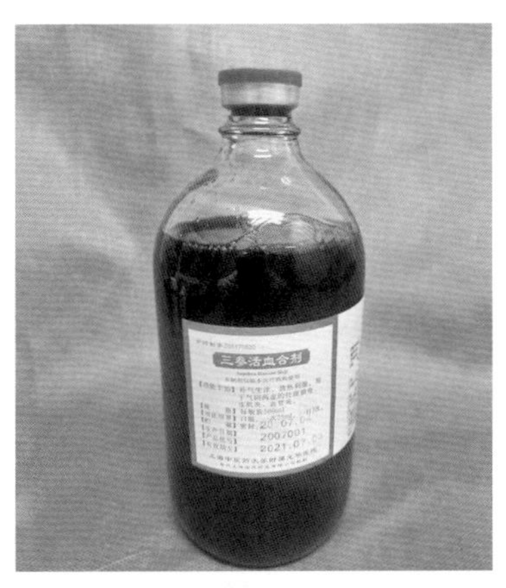

图 7-4-30 三参活血合剂

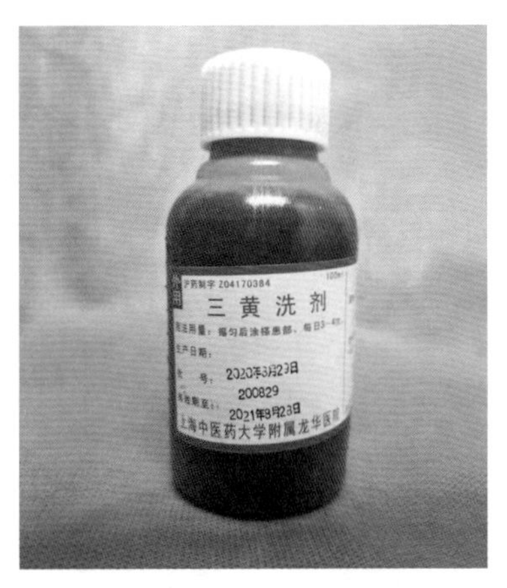

图 7-4-31 三黄洗剂

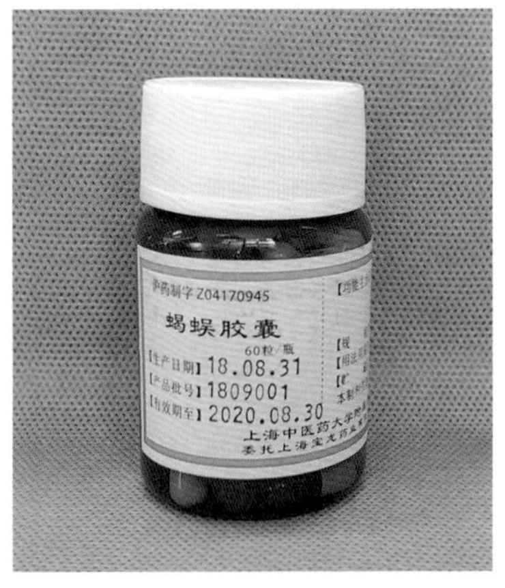

图 7-4-32 蝎蜈胶囊

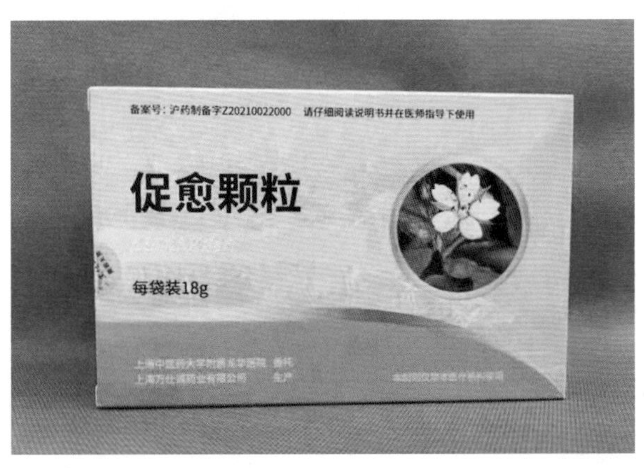

图 7-4-33 促愈颗粒

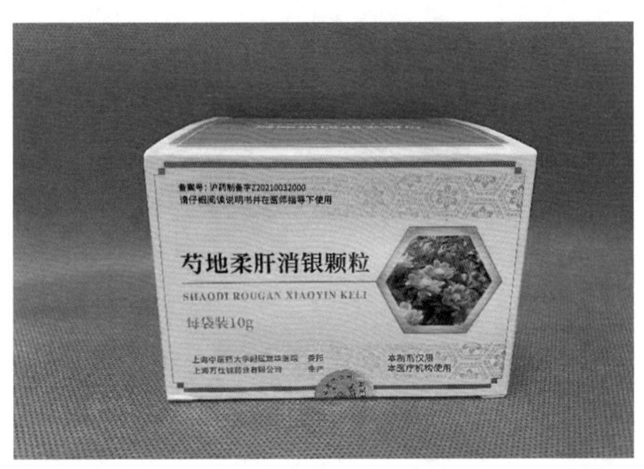

图 7-4-34 芍地柔肝消银颗粒

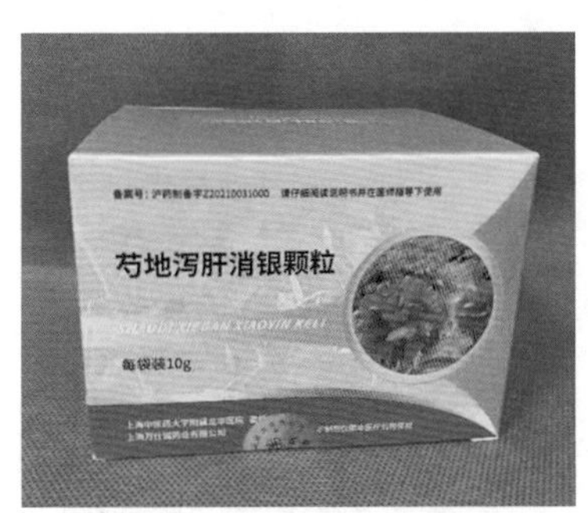

图 7-4-35 芍地泻肝消银颗粒

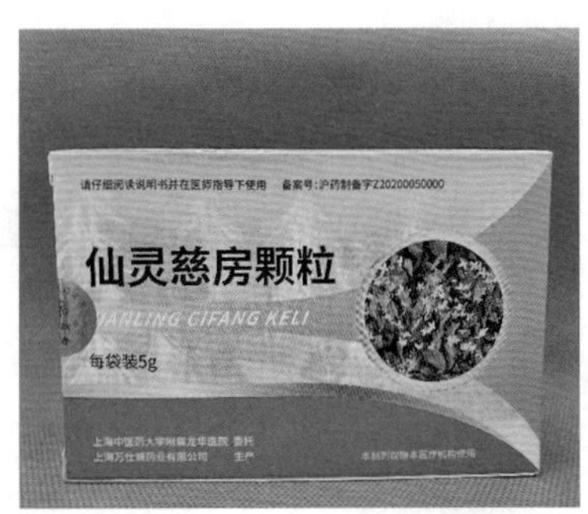

图 7-4-36 仙灵慈房颗粒

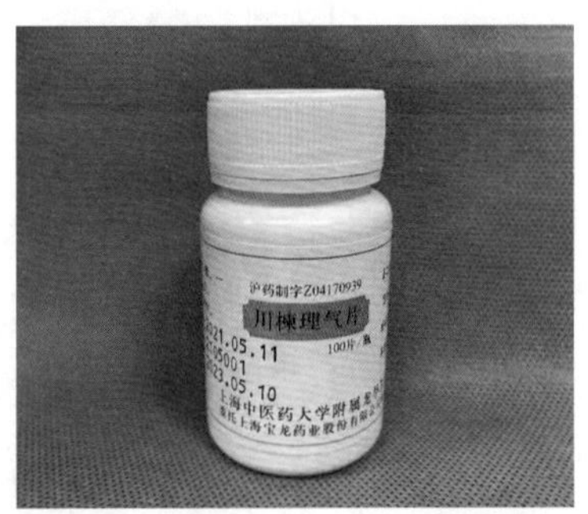

图 7-4-37 川楝理气片

（李晓睿，梁宏涛，梁晓强，余奎）

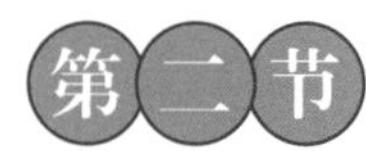

第二节 典型病例图

一、中医外科

（一）有头疽

有头疽相关治疗图片如下（图 7-4-38 至图 7-4-43）。

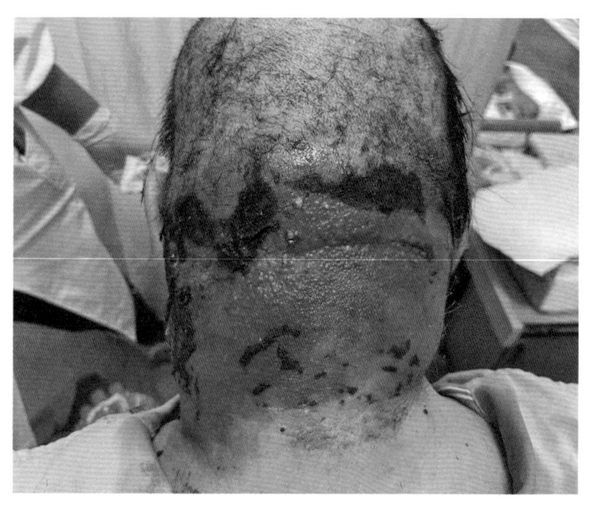

图 7-4-38　有头疽治疗前

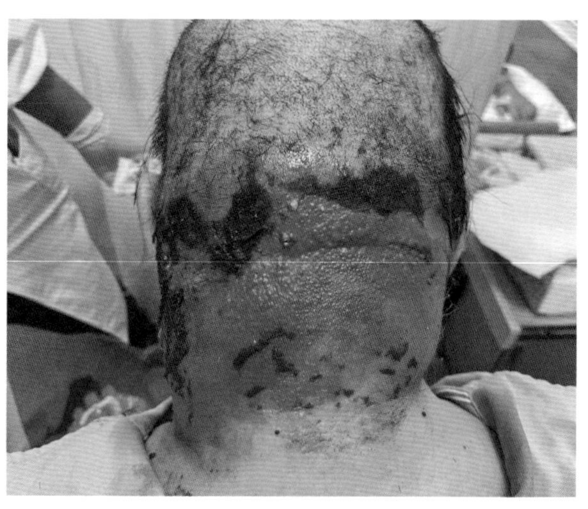

图 7-4-39　有头疽治疗中 1

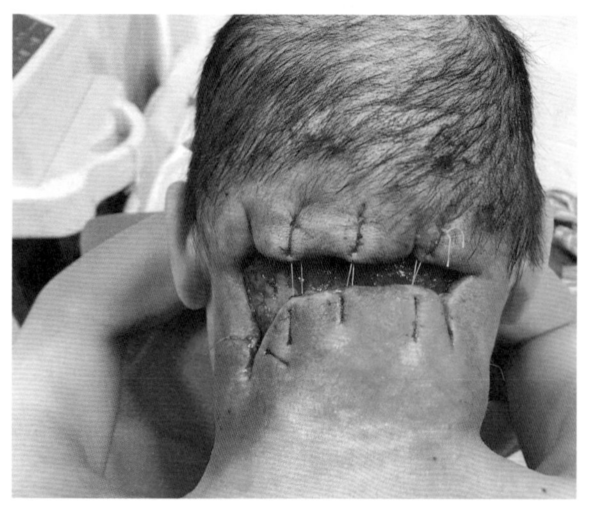

图 7-4-40　有头疽治疗中 2

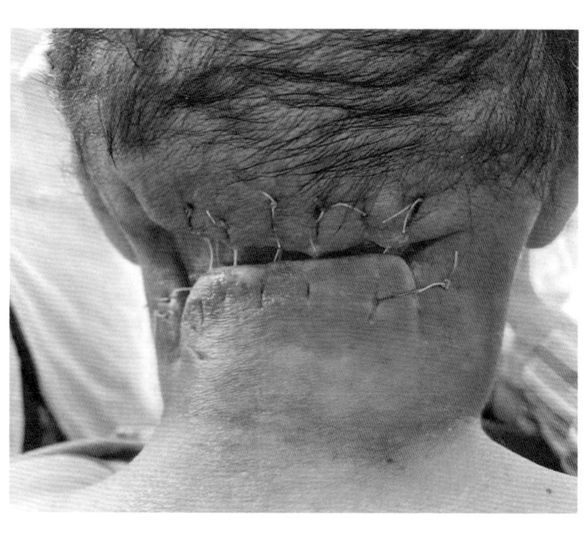

图 7-4-41　有头疽治疗中 3

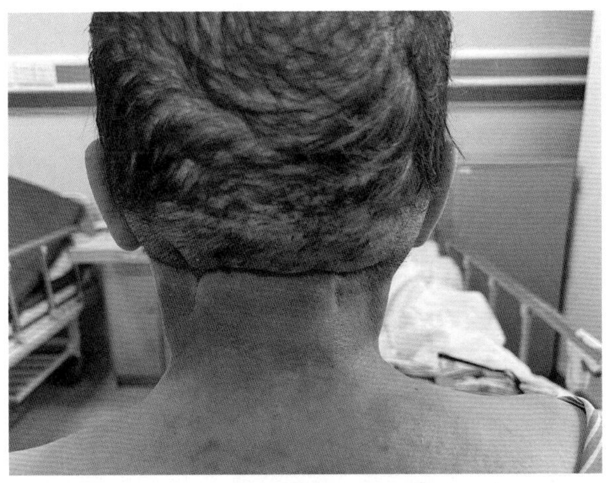

图 7-4-42 有头疽治疗中 4

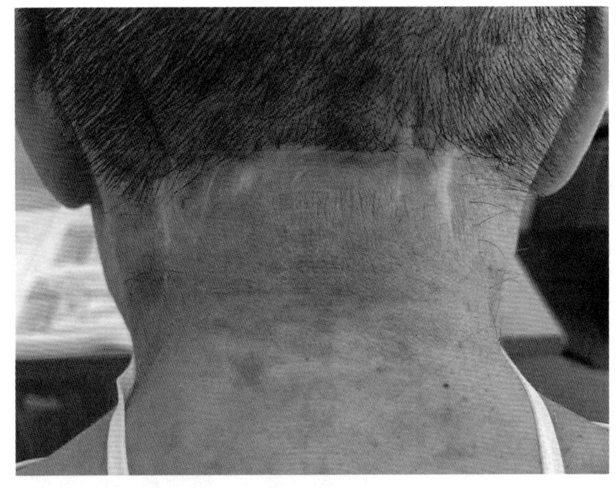

图 7-4-43 有头疽治疗后

（二）丹毒

丹毒相关治疗图片如下（图 7-4-44 至图 7-4-48）。

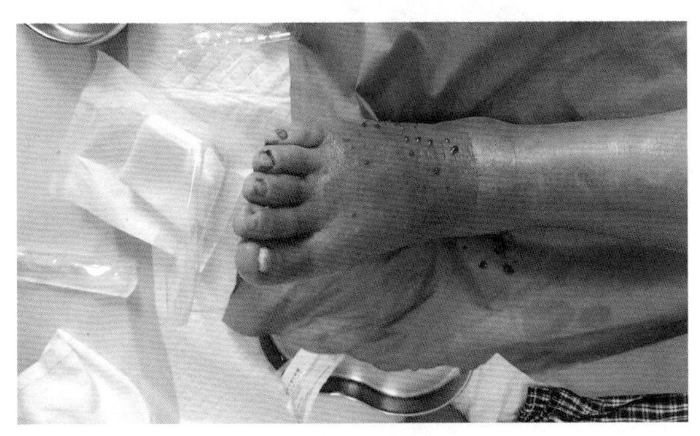

图 7-4-44 丹毒 1 治疗前

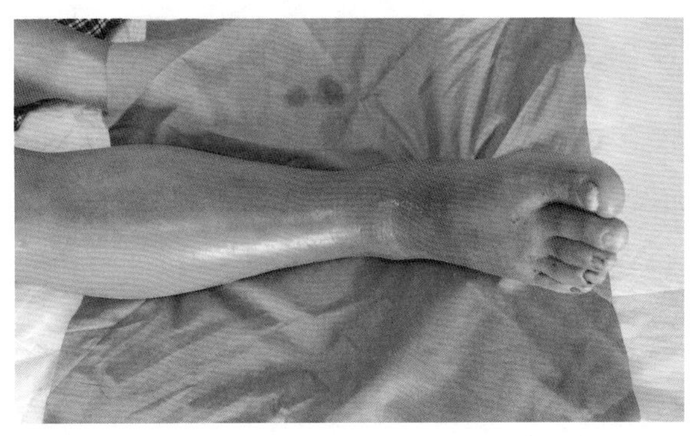

图 7-4-45 丹毒 1 治疗中

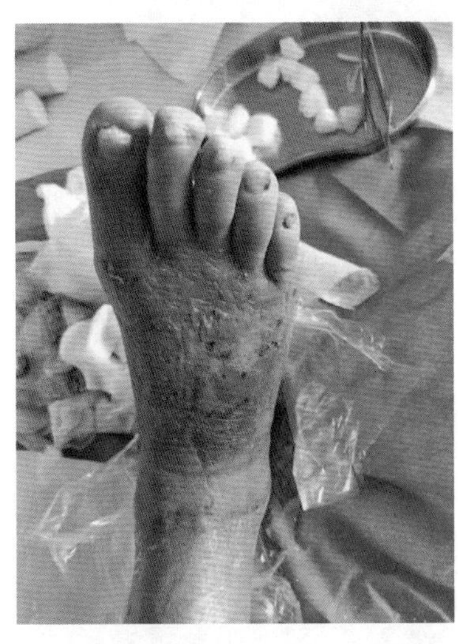

图 7-4-46 丹毒 1 治疗后

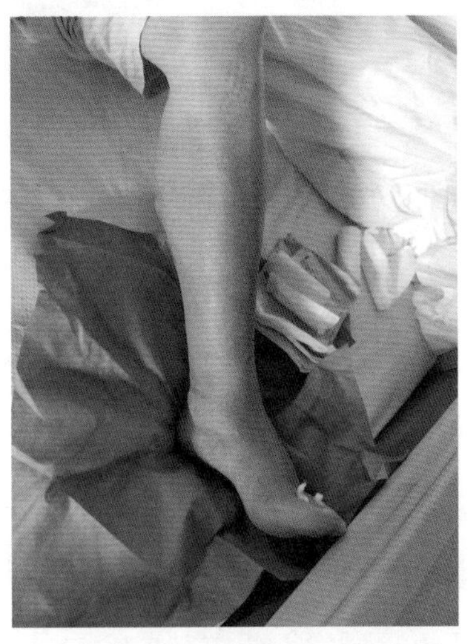

图 7-4-47 丹毒 2 治疗前

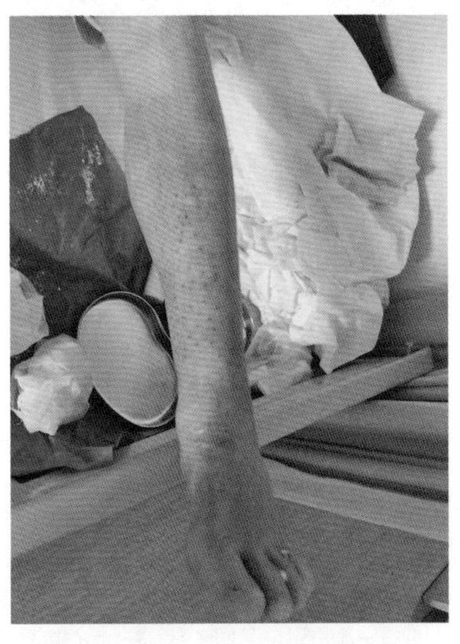

图 7-4-48 丹毒 2 治疗后

（三）慢性创面

蛇伤性溃疡慢性创面相关治疗图片如下（图 7-4-49、图 7-4-50）。

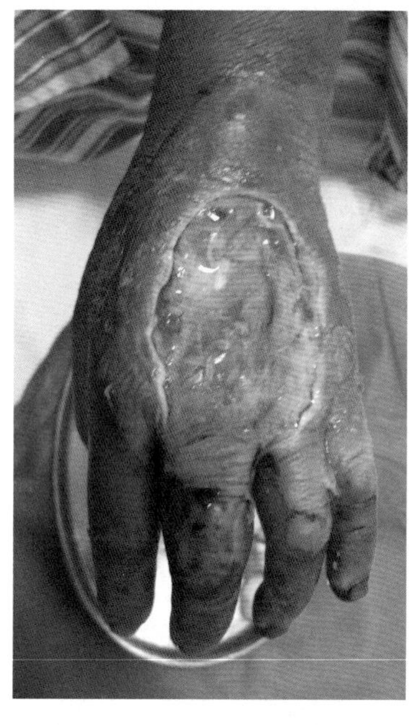

图 7-4-49　蛇伤性溃疡治疗前

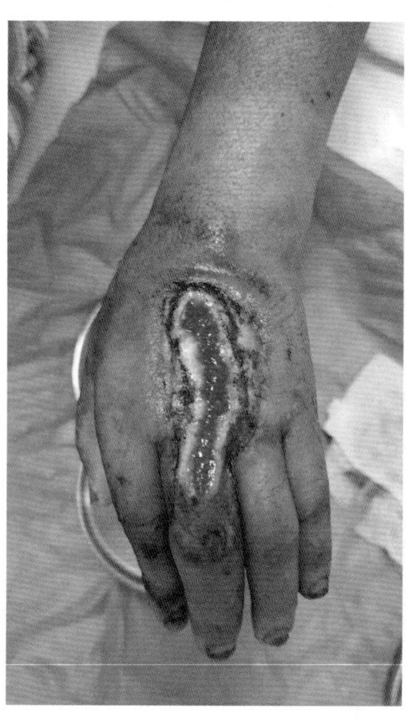

图 7-4-50　蛇伤性溃疡治疗后

（四）下肢溃疡

下肢溃疡相关治疗图片如下（图 7-4-51 至图 7-4-53）。

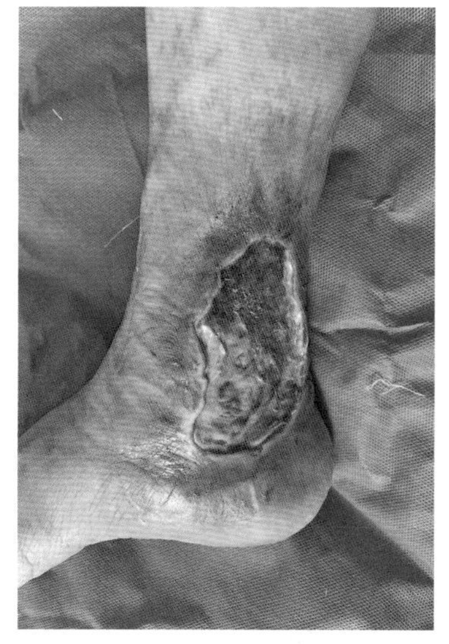

图 7-4-51　下肢溃疡治疗前

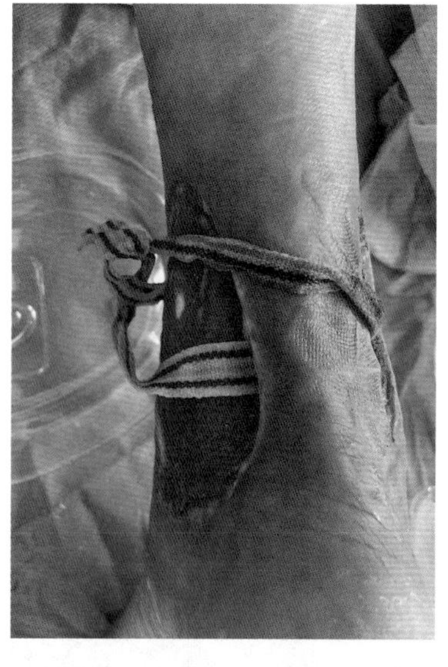

图 7-4-52　下肢溃疡治疗过程中，拖线疗法

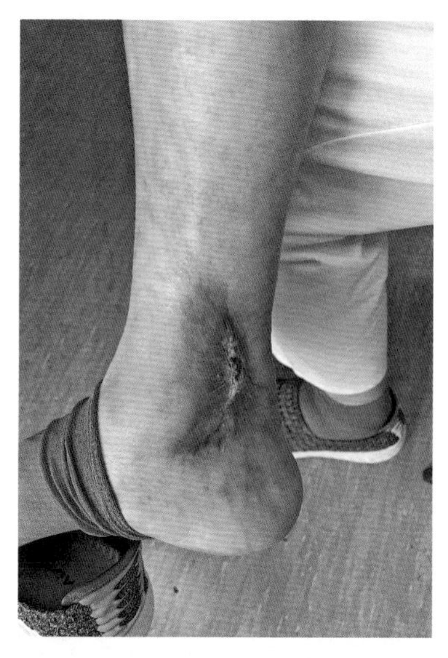

图 7-4-53　下肢溃疡治疗后，愈合

（五）毒蛇咬伤

毒蛇咬伤相关治疗图片如下（图 7-4-54 至图 7-4-59）。

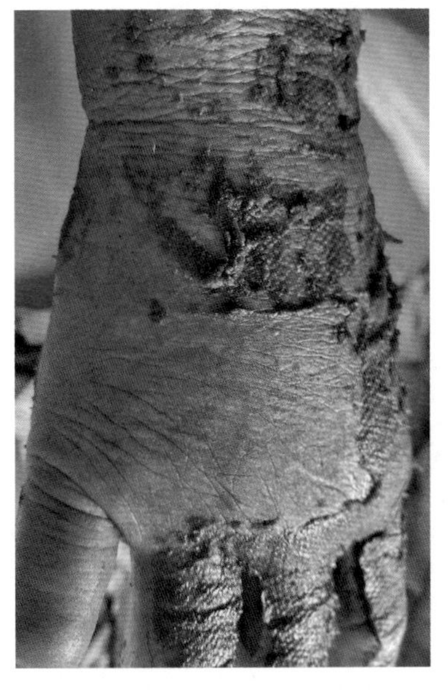

图 7-4-54　毒蛇咬伤病例 1 治疗前

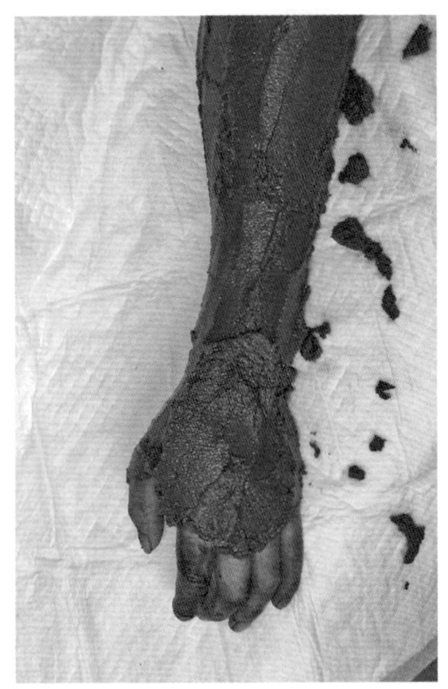

图 7-4-55　毒蛇咬伤病例 1 箍围疗法

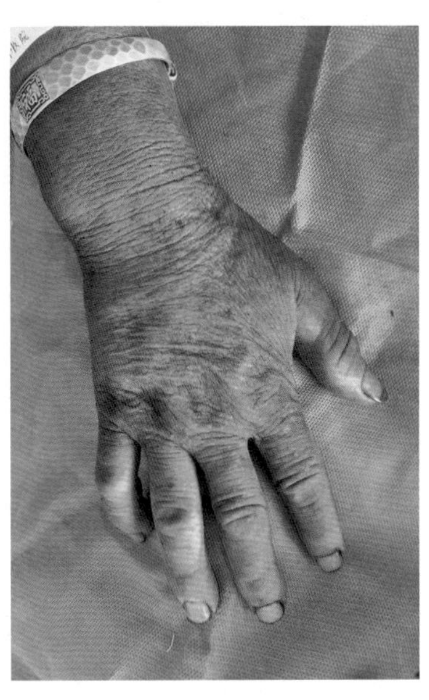

图 7-4-56　毒蛇咬伤病例 1 治疗后

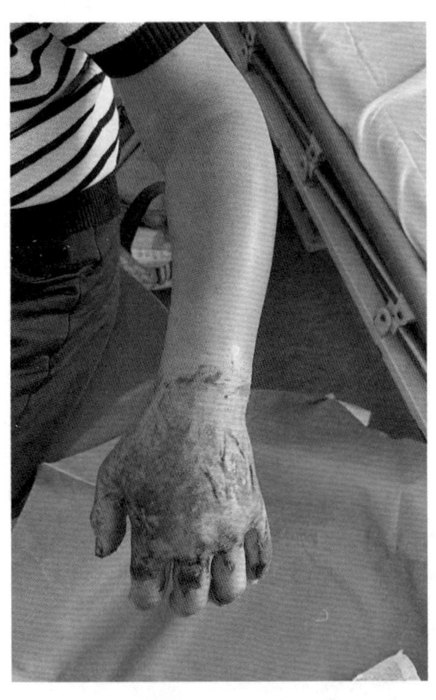

图 7-4-57　毒蛇咬伤病例 2 治疗前

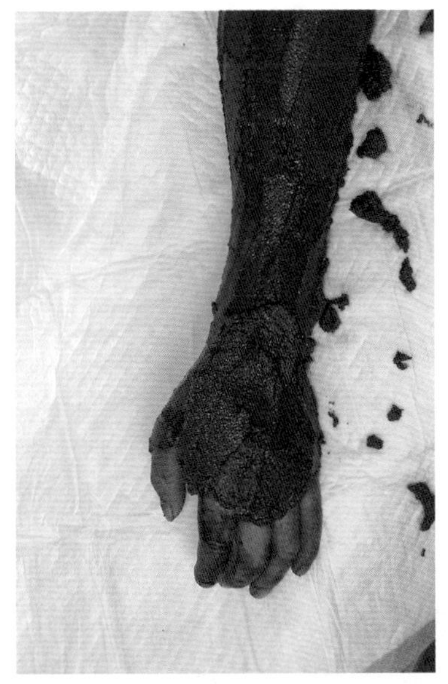

图 7-4-58　毒蛇咬伤病例 2 箍围疗法

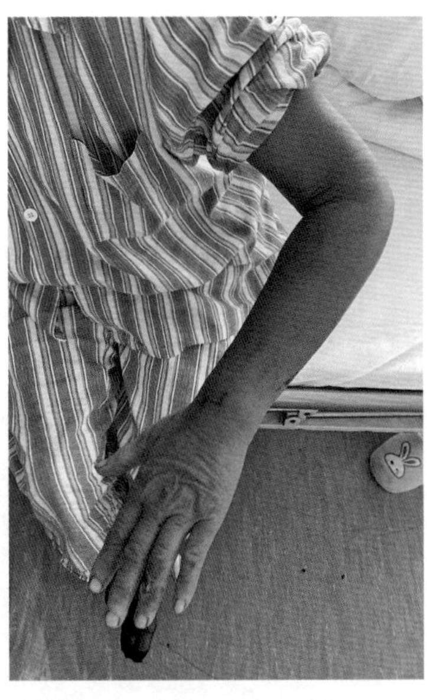

图 7-4-59　毒蛇咬伤病例 2 治疗后

（六）难愈性窦道

难愈性窦道相关治疗图片如下（图 7-4-60 至图 7-4-64）。

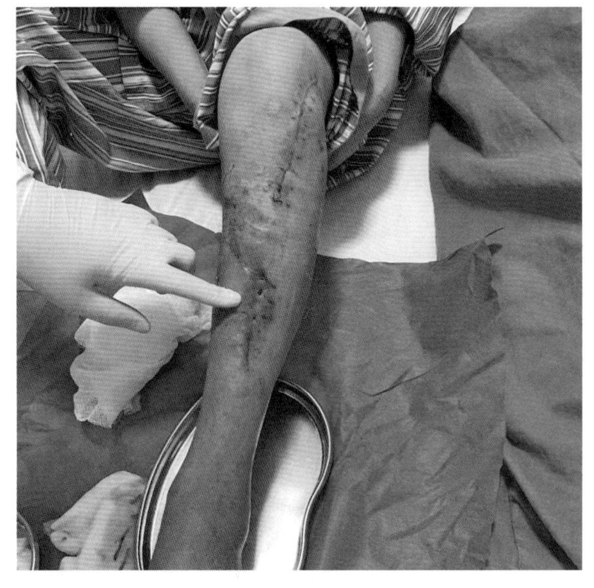

图 7-4-60　左下肢窦道治疗前

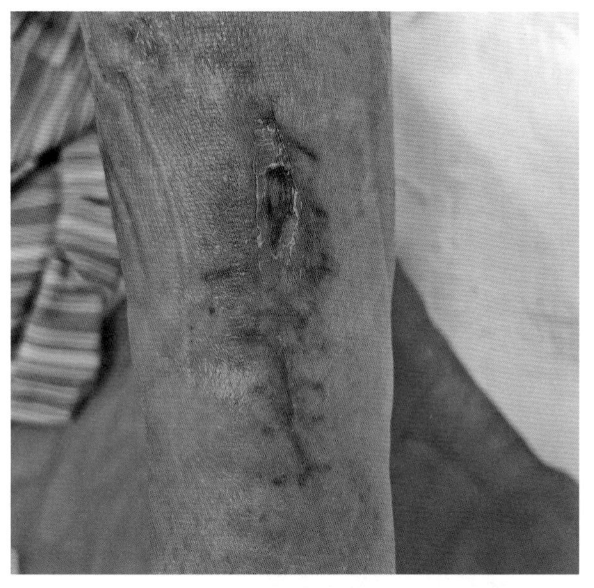

图 7-4-61　左下肢窦道治疗后痊愈

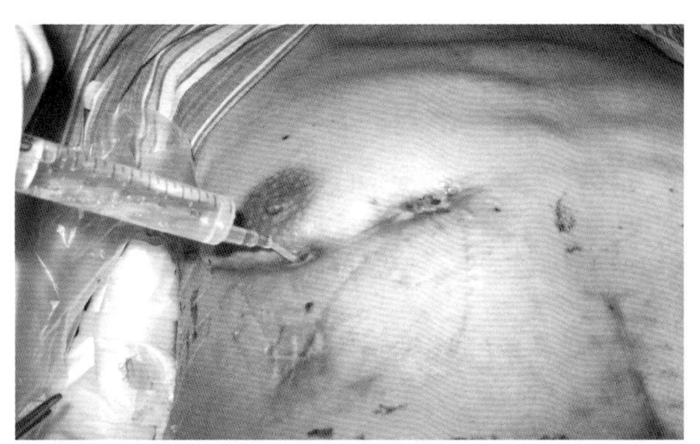

图 7-4-62　窦道冲洗治疗

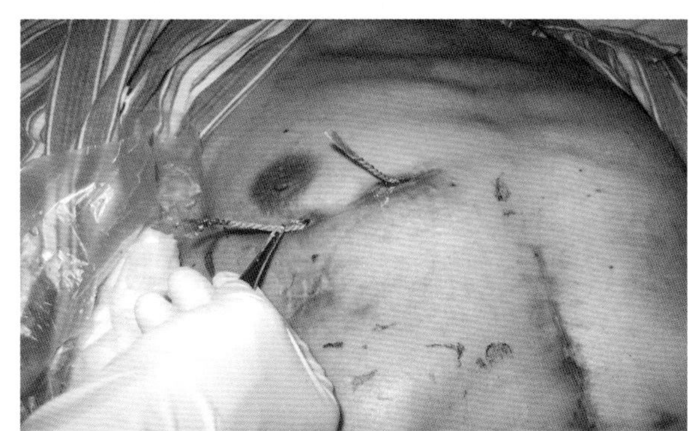

图 7-4-63　窦道药线引流

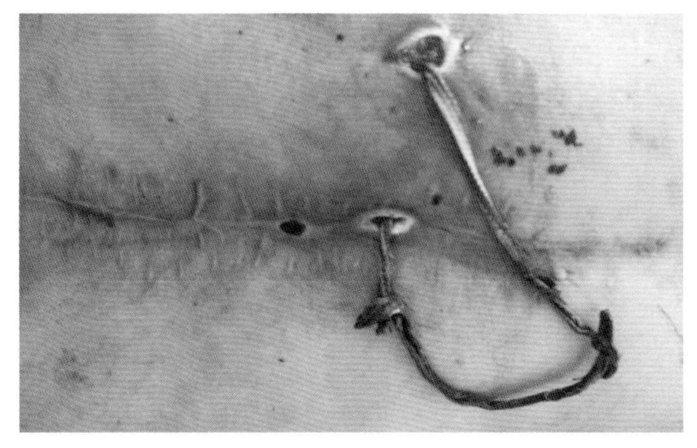

图 7-4-64　窦道拖线引流

二、中医乳腺科

粉刺性乳痈

粉刺性乳痈相关治疗图片如下（图 7-4-65 至图 7-4-75）。

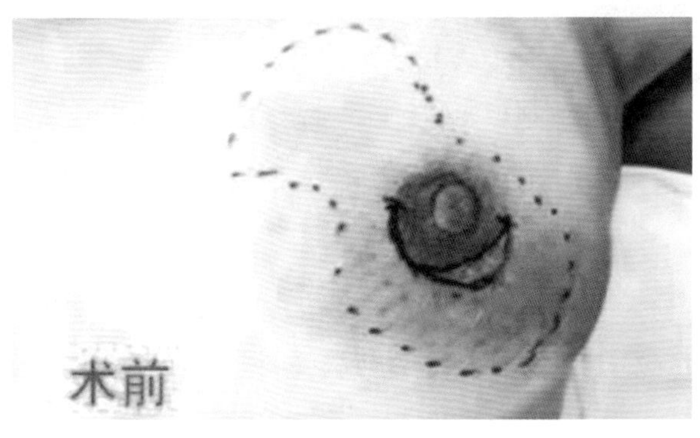

图 7-4-65　粉刺性乳痈，病灶范围累及 2 个象限，乳房大且下垂明显

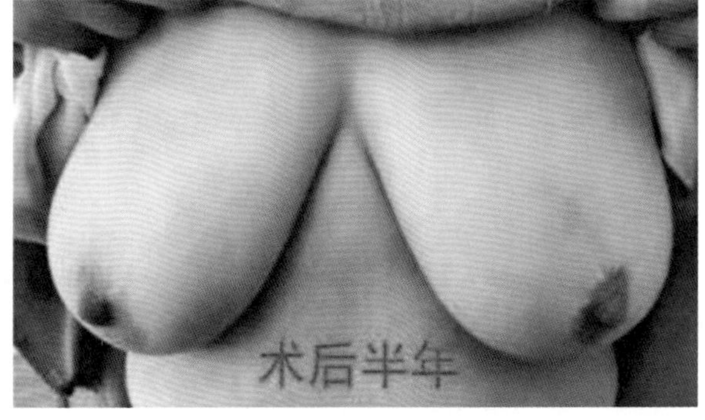

图 7-4-66　切开探查手术治疗半年后，乳房外形恢复良好

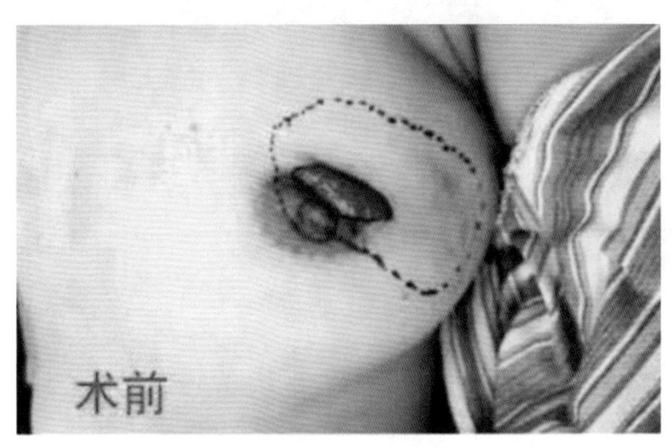

图 7-4-67　粉刺性乳痈，病灶范围累及 2 个象限，且原溃口紧贴乳头根部，乳晕缘皮肤内卷

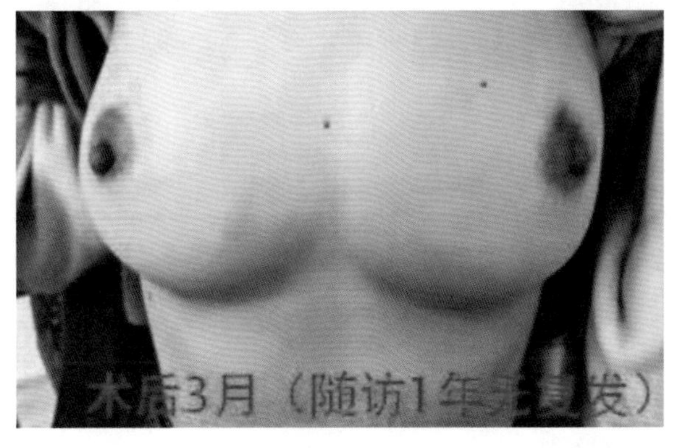

图 7-4-68　切开探查手术后 3 月乳房外形恢复良好，随访 1 年无复发

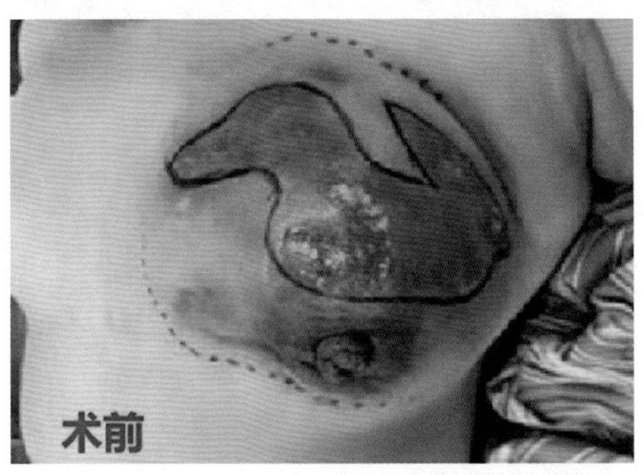

图 7-4-69　粉刺性乳痈，对于皮肤溃破严重、病变范围大的患者

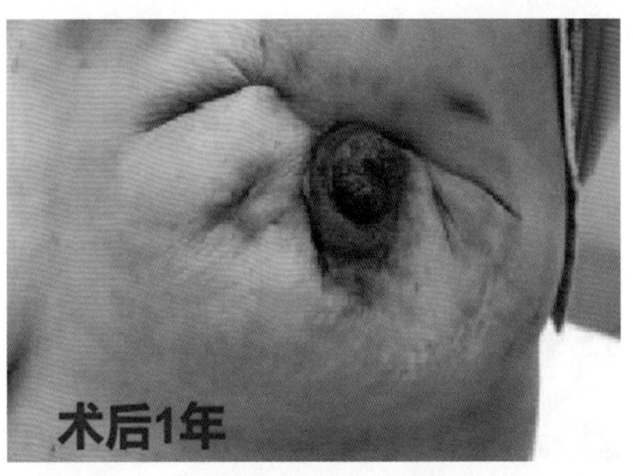

图 7-4-70　通过手术切口的巧妙设计，在治愈疾病的同时也保证了较好的乳房外形

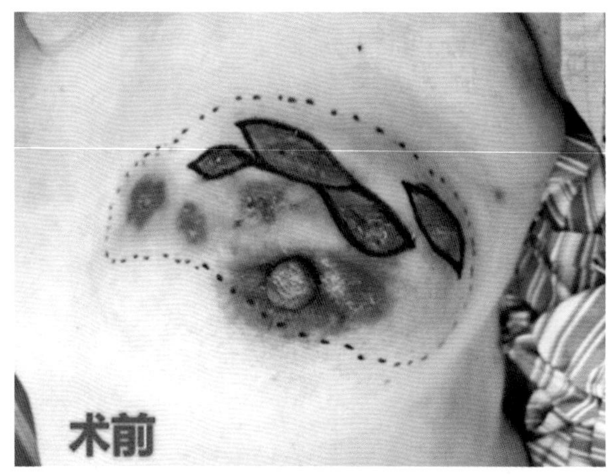

图 7-4-71　粉刺性乳痈，对于皮肤溃破严重、病变范围大的患者

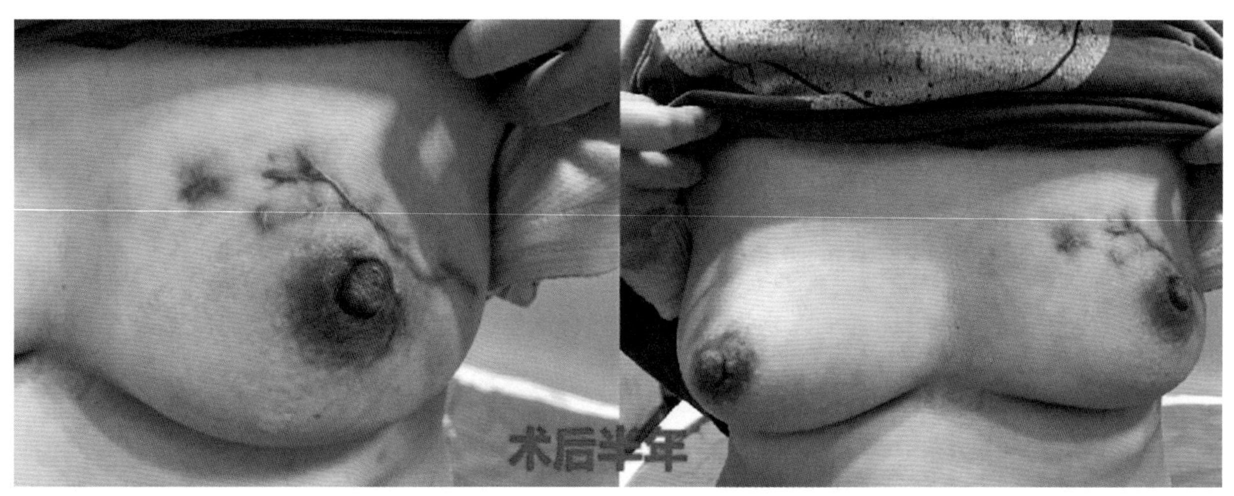

图 7-4-72　通过手术切口的巧妙设计，在治愈疾病的同时也保证了较好的乳房外形

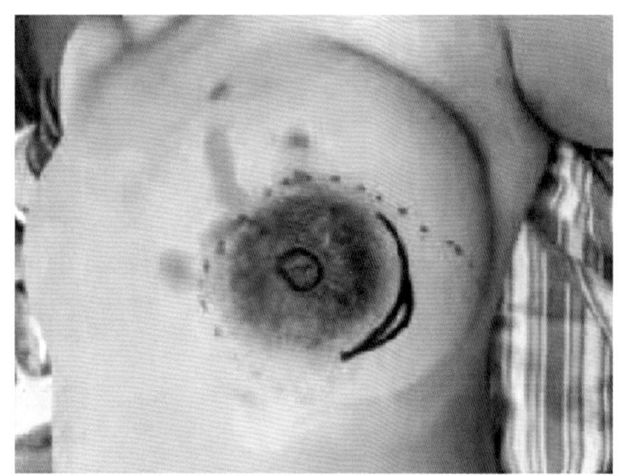

图 7-4-73　粉刺性乳痈，对于乳头乳晕后方炎症大范围累及的患者

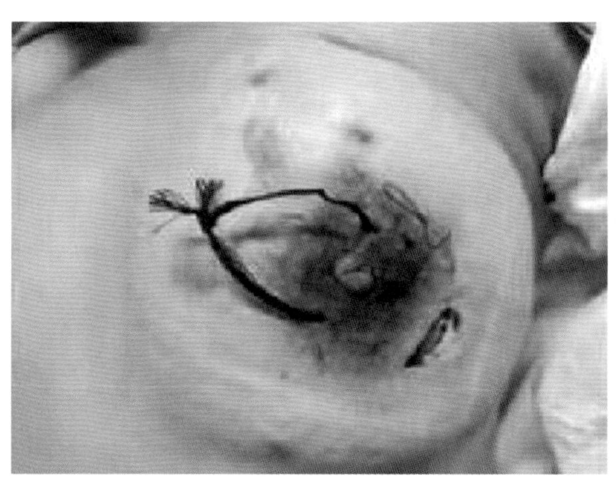

图 7-4-74　拖线疗法在手术治疗中的应用也在疾病治愈的同时解决了外形问题

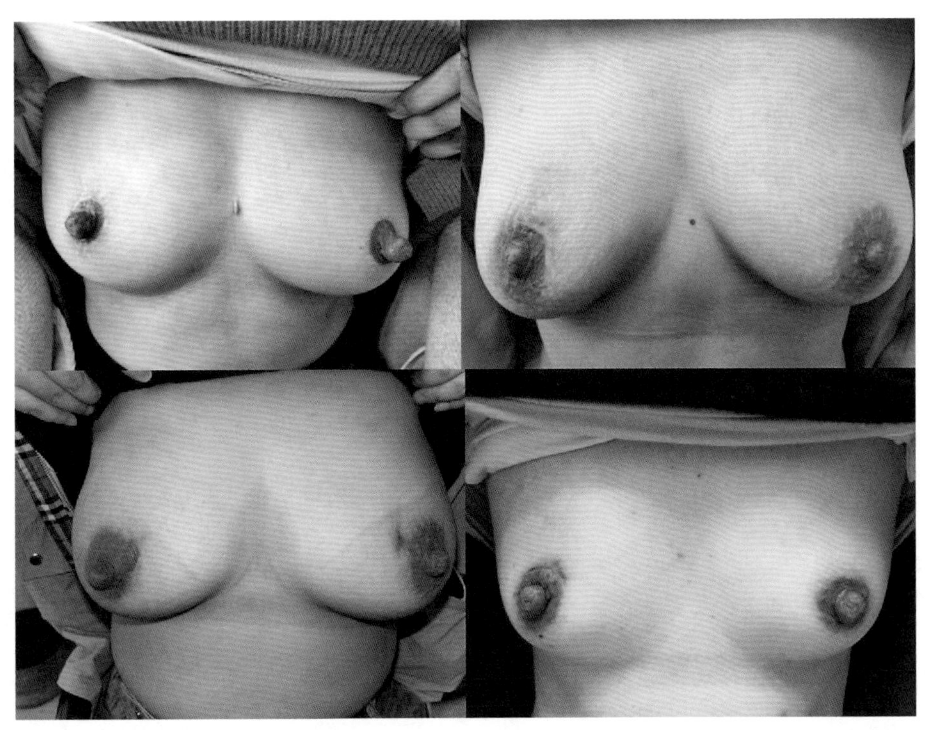

图 7-4-75 粉刺性乳痈，通过“切扩-拖线-熏洗-垫棉”四联外治等顾氏外科综合外治法，在治愈疾病的同时保留了很好的乳房外形

三、中西医结合乳腺科

肉芽肿性乳腺炎

肉芽肿性乳腺炎相关治疗图片如下（图 7-4-76 至图 7-4-78）。

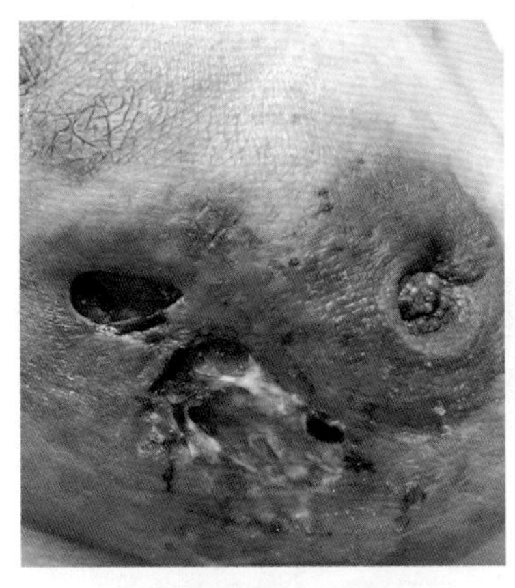

图 7-4-76 患者，女，32 岁，诊断为肉芽肿性乳腺炎。该患者为肉芽肿性乳腺炎溃破后形成疮疡，难以愈合

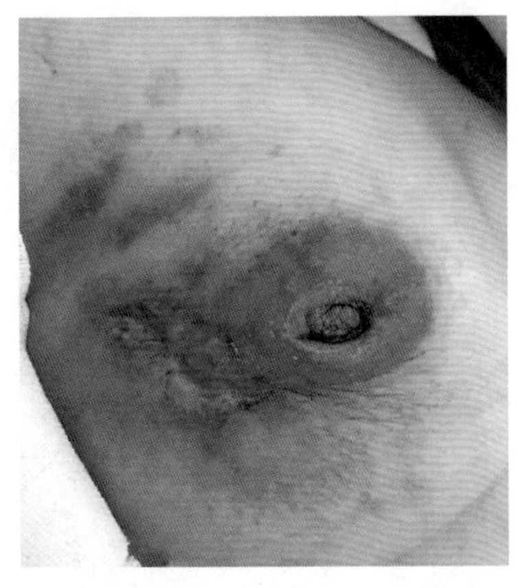

图 7-4-77 给予我科自拟外洗方（茵陈、五倍子等）应用 2 周后疮面渗出减少，腐肉脱去大半，疮面逐渐愈合

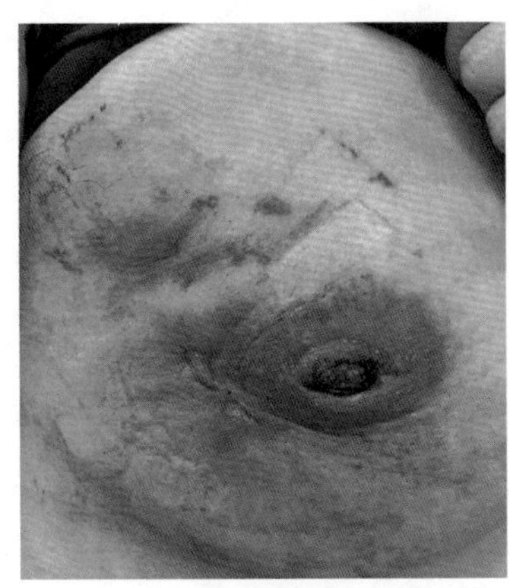

图 7-4-78 外敷 1 个月后，疮面完全愈合，无窦道形成

四、皮肤科

（一）斑块型银屑病

全身斑块型银屑病患者，应用顾氏外科中医药疗法口服、外涂 3 个月，皮疹明显消退（图 7-4-79、图 7-4-80）。

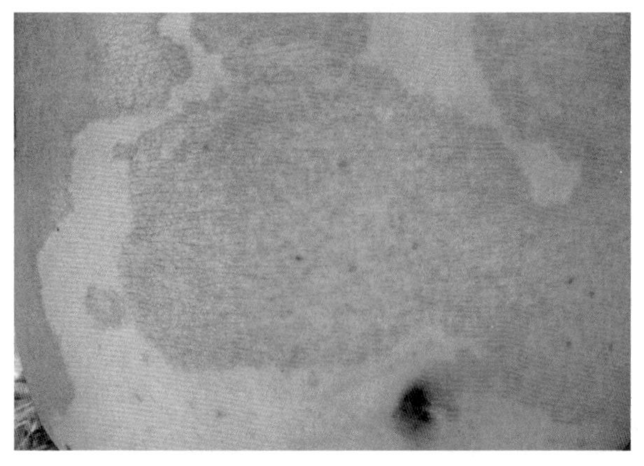

图 7-4-79　斑块型银屑病治疗前

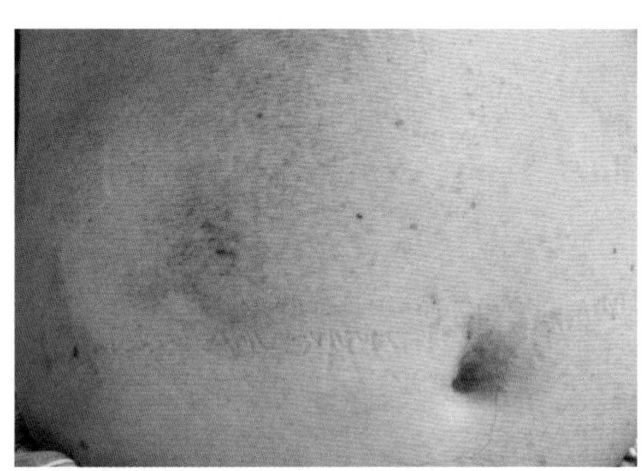

图 7-4-80　斑块型银屑病治疗后

（二）湿疹

下肢湿疹患者，应用中药汤剂、复方甘草酸苷口服、中药软膏外涂联合皮肤保湿治疗 2 个月，皮疹明显消退（图 7-4-81、图 7-4-82）。

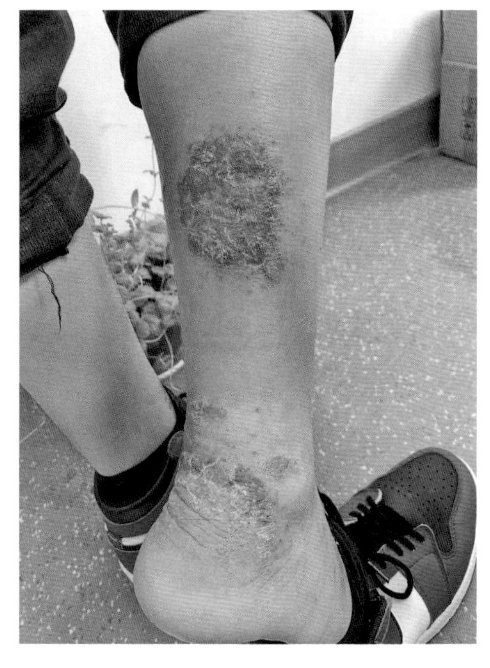

图 7-4-81　湿疹治疗前

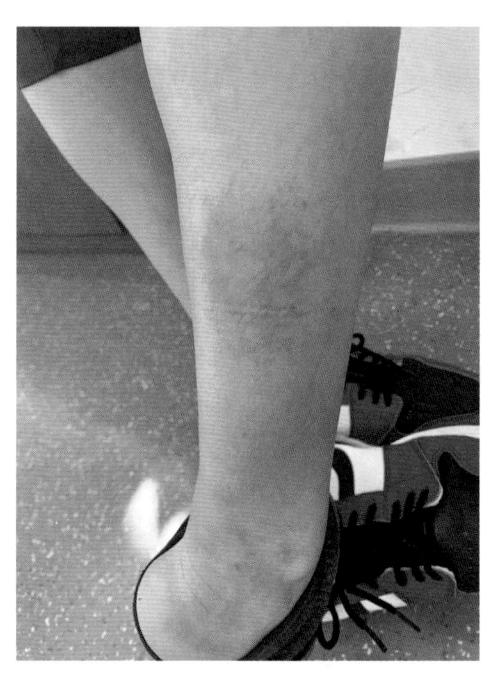

图 7-4-82　湿疹治疗后

（三）特应性皮炎

特应性皮炎患儿，应用中药汤剂口服联合皮肤保湿治疗1个月，皮疹明显缓解（图7-4-83、图7-4-84）。

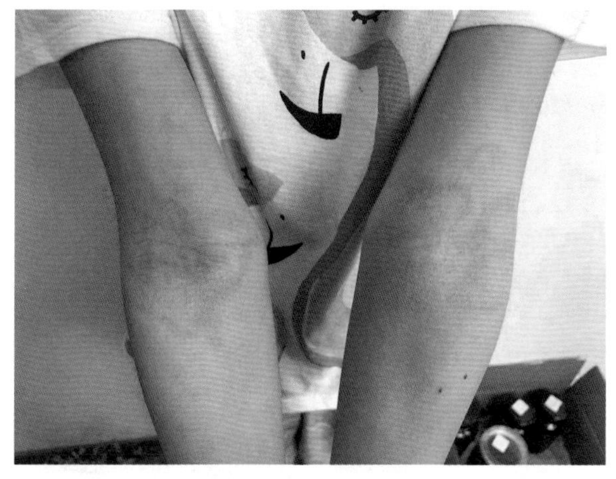
图7-4-83　特应性皮炎治疗前

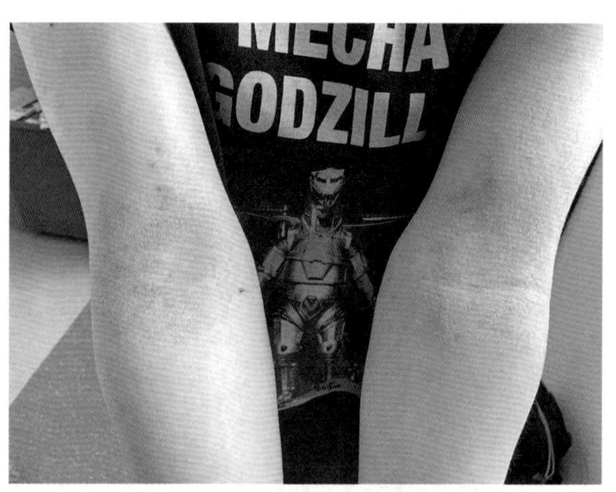

图7-4-84　特应性皮炎治疗后

（四）斑秃

斑秃患者，应用祛风清热、养血活血中药口服联合局部中药涂擦、滚针、照光治疗7个月，症状明显改善（图7-4-85、图7-4-86）。

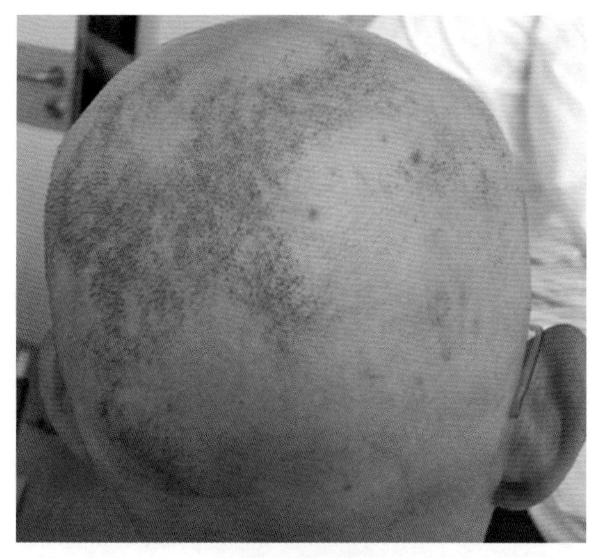
图7-4-85　斑秃治疗前

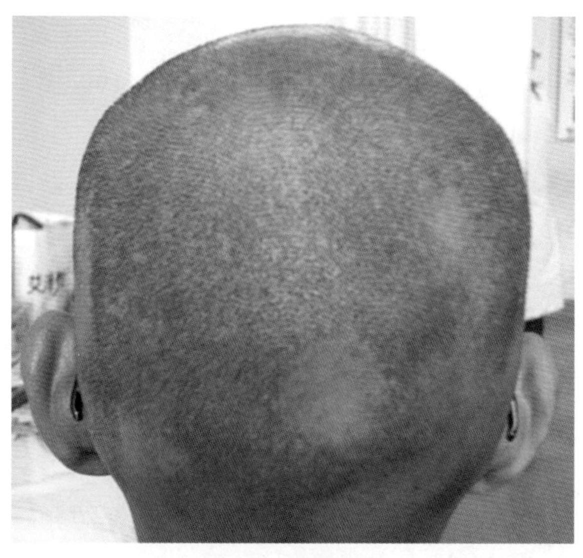
图7-4-86　斑秃治疗后

（五）白癜风

头皮白癜风患儿，应用补益肝肾，健脾活血中药口服联合紫外光疗治疗 6 个月，病情明显改善（图 7-4-87、图 7-4-88）。

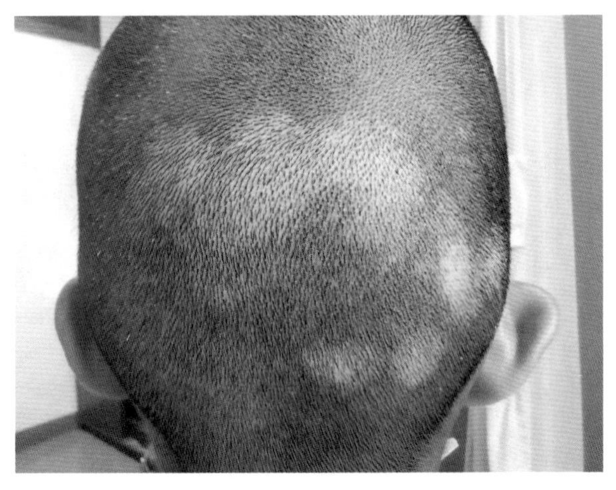

图 7-4-87　白癜风治疗前

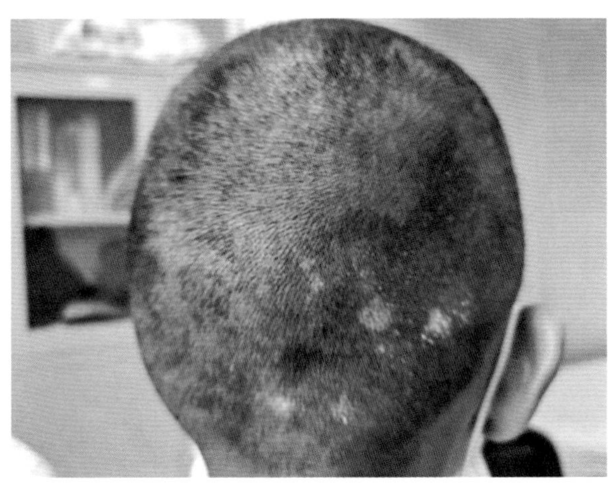

图 7-4-88　白癜风治疗后

五、肛肠科

（一）混合痔

混合痔相关治疗图片如下（图 7-4-89 至图 7-4-96）。

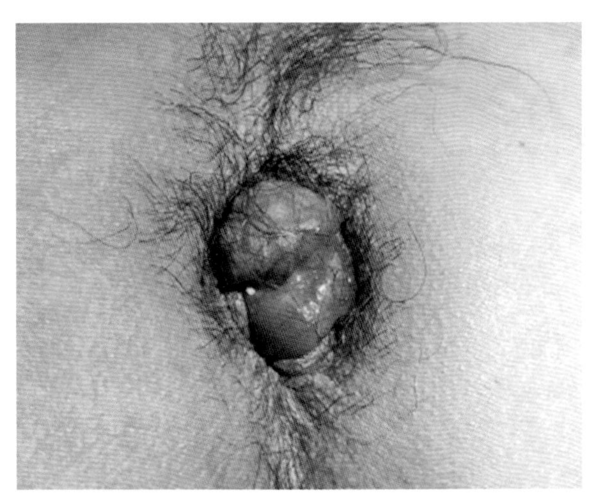

图 7-4-89　混合痔 1 治疗前

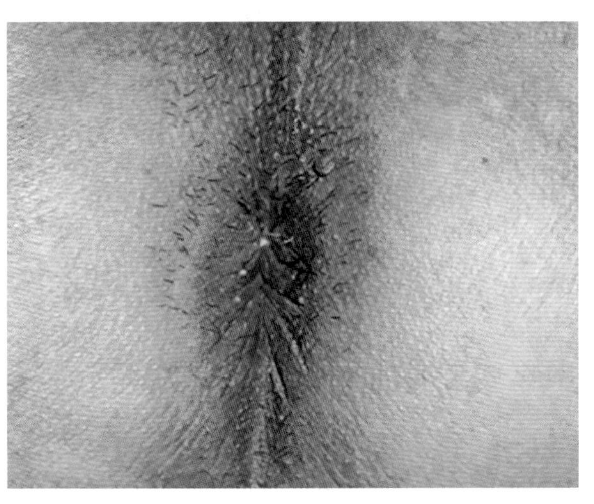

图 7-4-90　截断结扎术治疗后

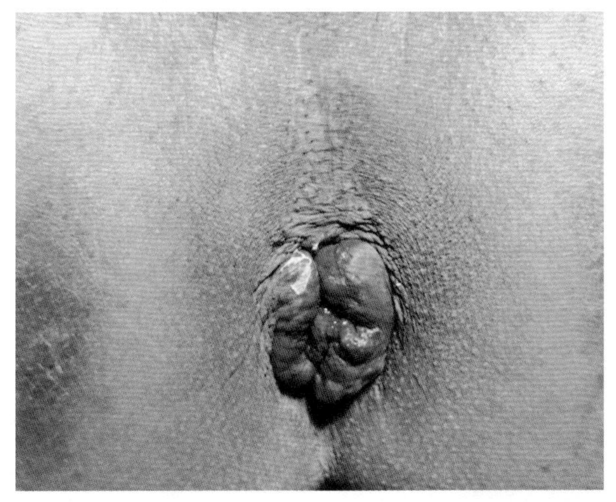

图 7-4-91　混合痔 2 治疗前

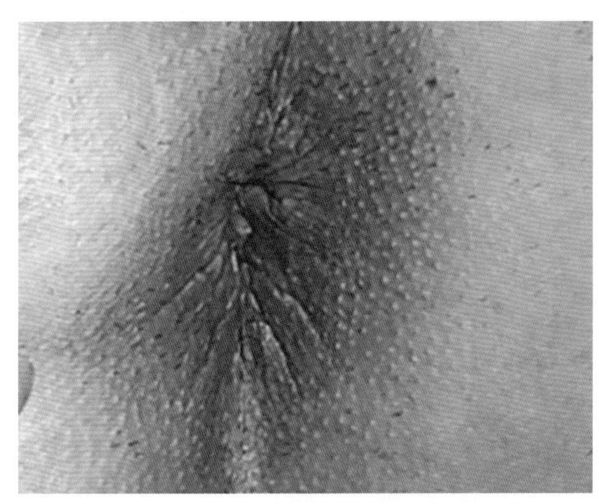

图 7-4-92　超声刀切除缝合术治疗后

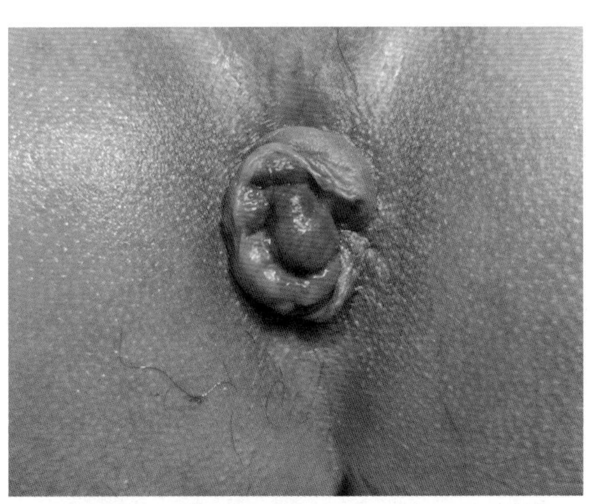

图 7-4-93　混合痔 3 治疗前

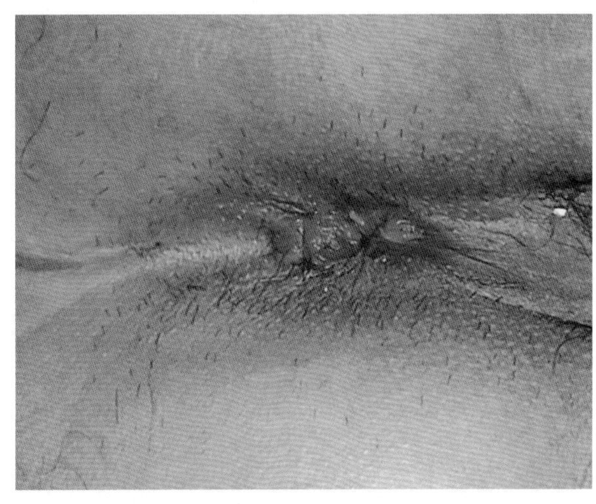

图 7-4-94　动脉结扎悬吊绑缚切除闭合术治疗后

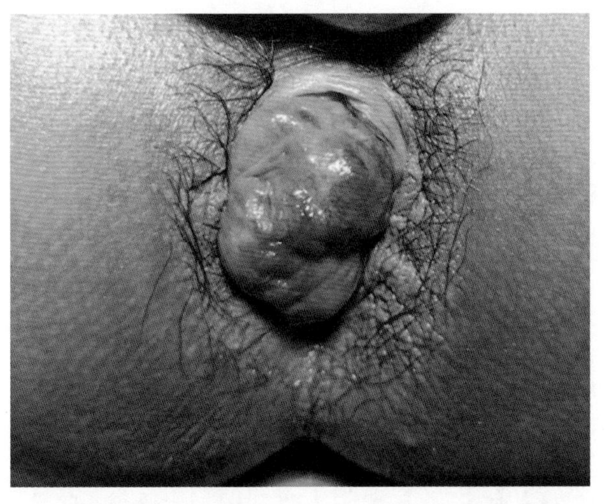

图 7-4-95　混合痔 4 治疗前

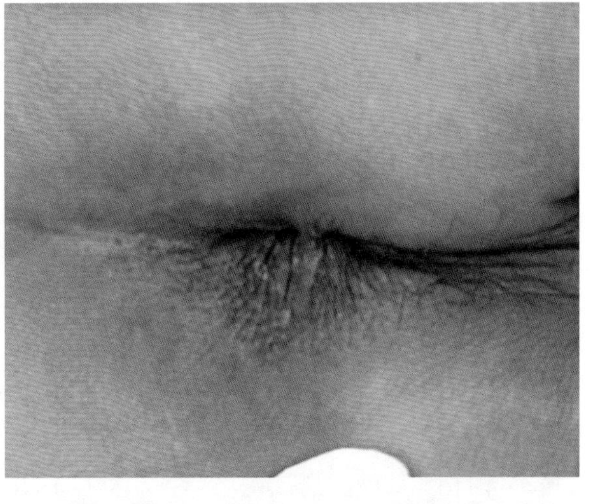

图 7-4-96　内痔注射及套扎术治疗后

（二）肛瘘

肛瘘相关治疗图片如下（图 7-4-97 至图 7-4-105）。

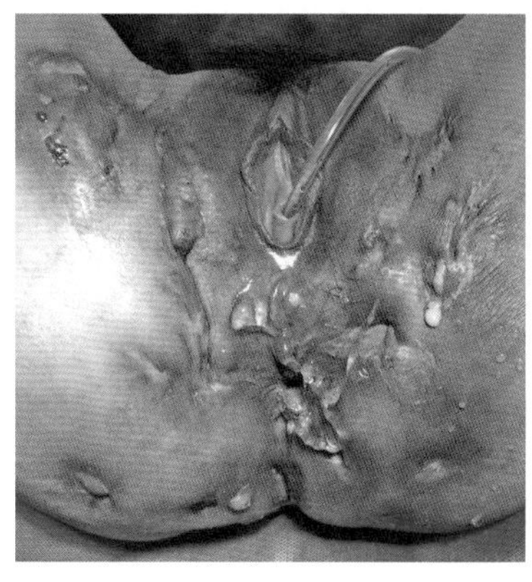

图 7-4-97　复杂性肛瘘治疗前

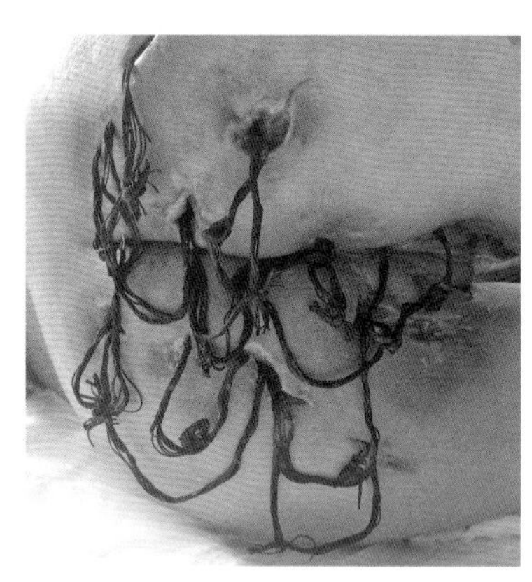

图 7-4-98　复杂性肛瘘采用拖线术治疗

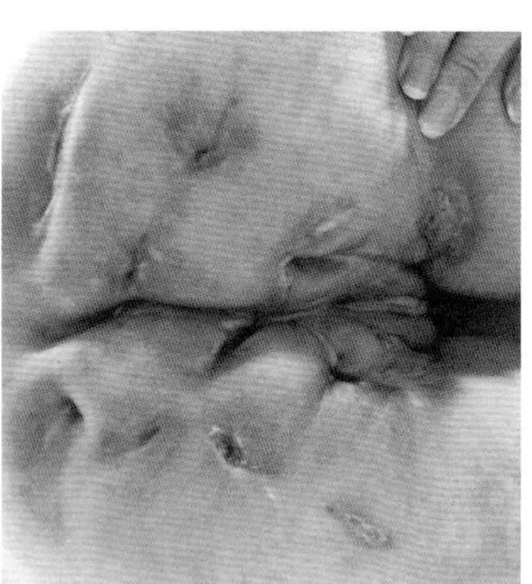

图 7-4-99　复杂性肛瘘愈合后

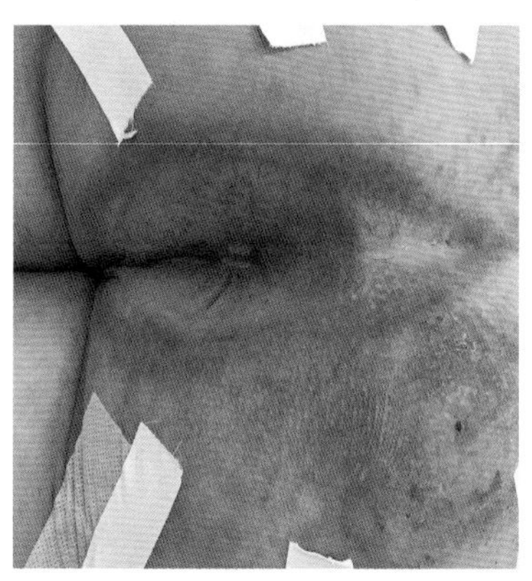

图 7-4-100　高位复杂性肛瘘治疗前

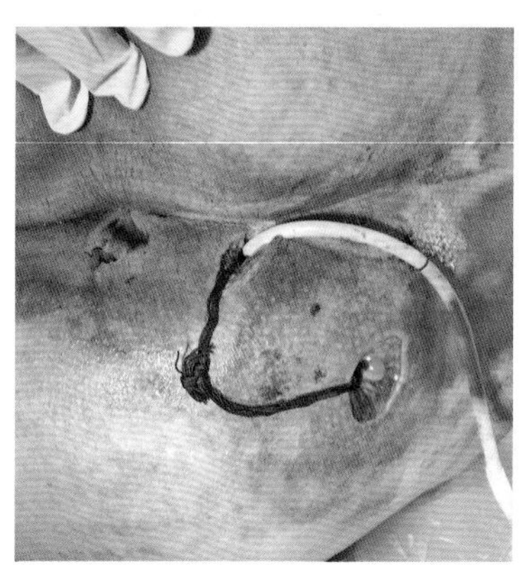

图 7-4-101　高位复杂性肛瘘采用拖线置管术治疗

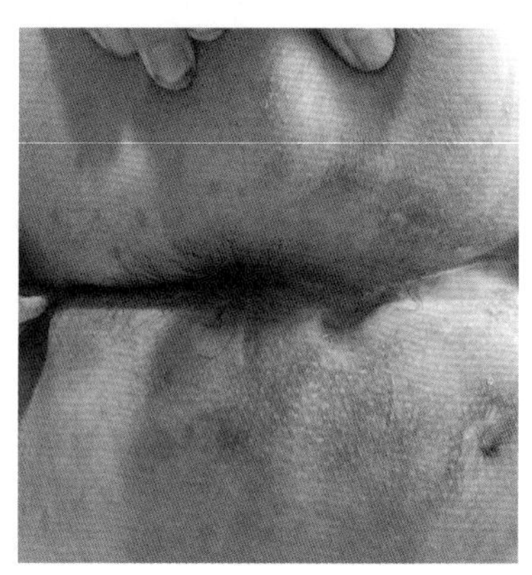

图 7-4-102　高位复杂性肛瘘愈合后

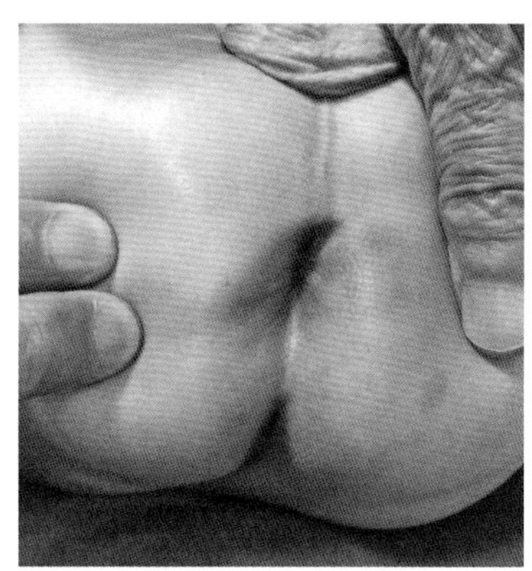

图 7-4-103　婴幼儿复杂性肛瘘治疗前

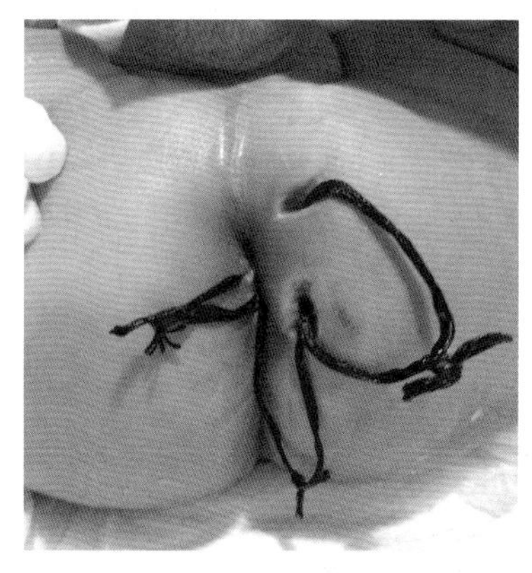

图 7-4-104　婴幼儿复杂性肛瘘采用拖线术治疗

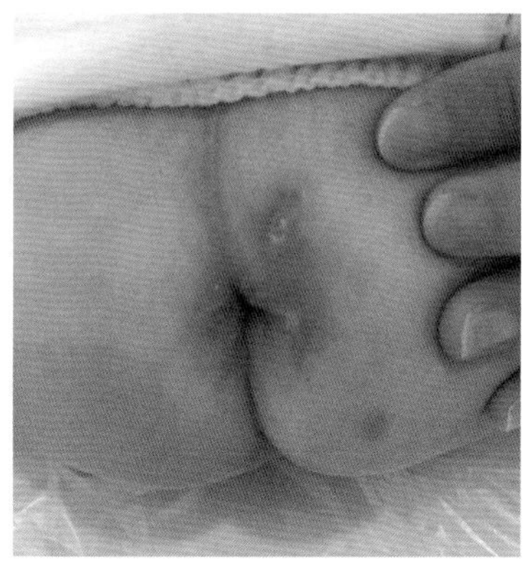

图 7-4-105　婴幼儿复杂性肛瘘愈合后

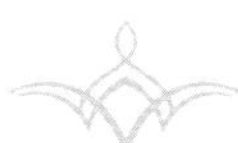

（三）肛周脓肿

肛周脓肿相关治疗图片如下（图 7-4-106 至图 7-4-108）。

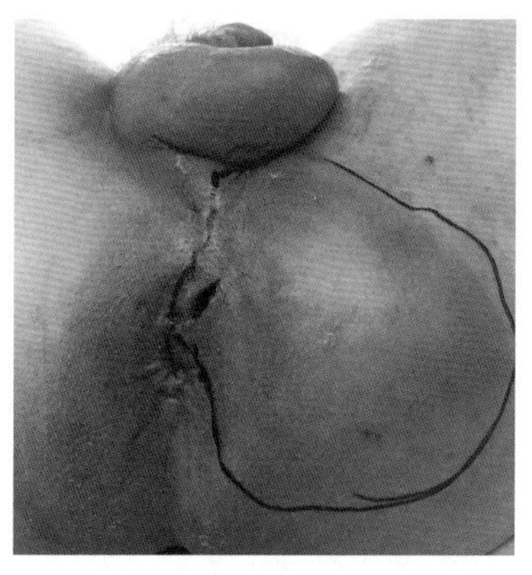
图 7-4-106　肛周脓肿治疗前

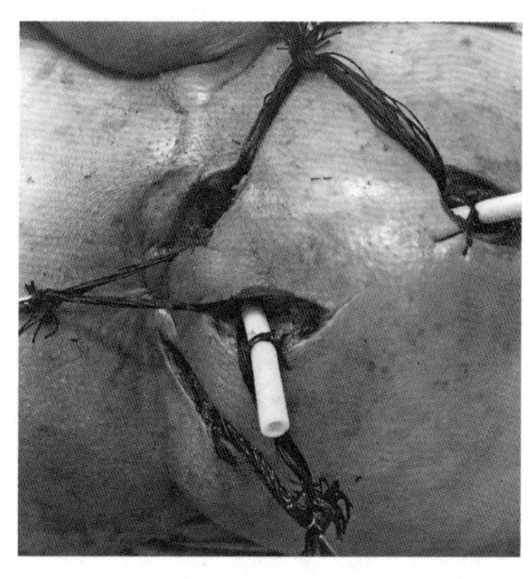
图 7-4-107　肛周脓肿采用拖线置管术治疗

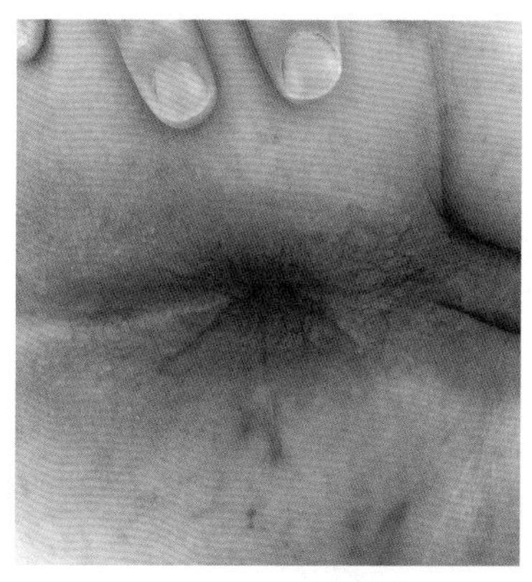
图 7-4-108　肛周脓肿愈合后

（四）会阴部急性坏死性筋膜炎

会阴部急性坏死性筋膜炎相关治疗图片如下（图 7-4-109 至图 7-4-111）。

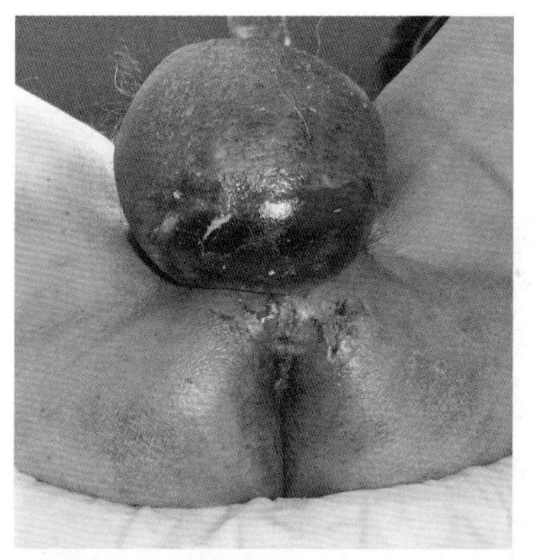
图 7-4-109　会阴部急性坏死性筋膜炎治疗前

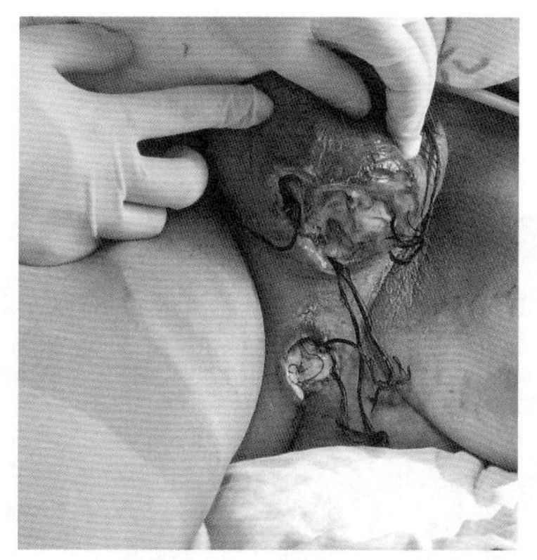
图 7-4-110　会阴部急性坏死性筋膜炎采用拖线术治疗

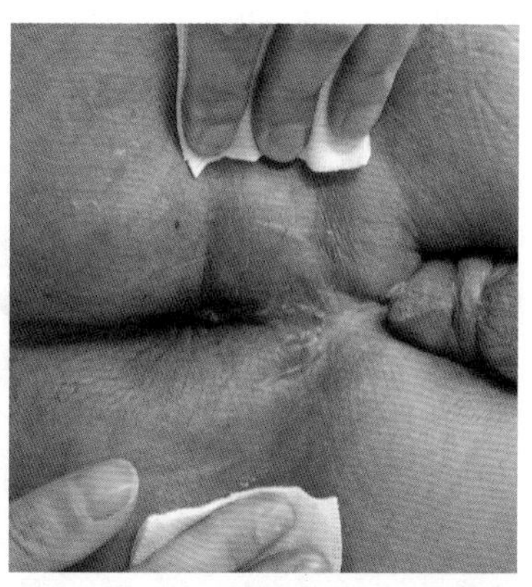
图 7-4-111　会阴部急性坏死性筋膜炎愈合后

（五）藏毛窦

藏毛窦相关治疗图片如下（图 7-4-112 至图 7-4-114）。

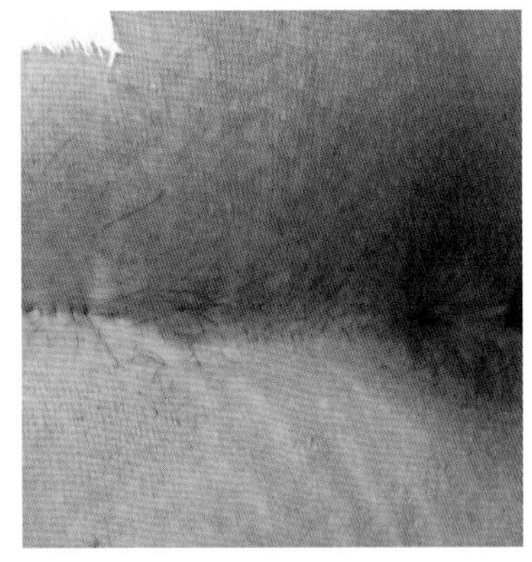
图 7-4-112　藏毛窦治疗前

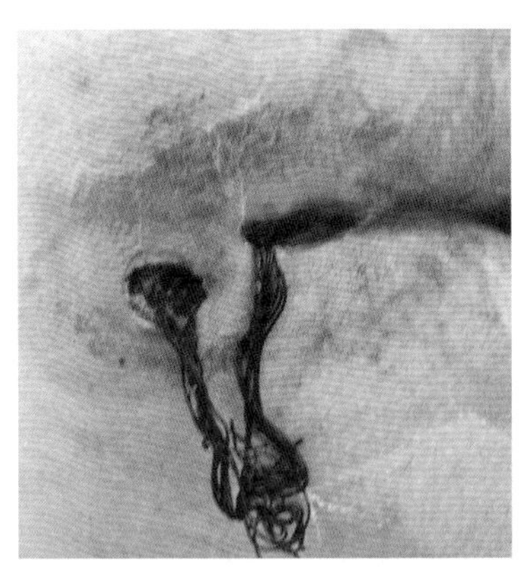
图 7-4-113　藏毛窦采用拖线术治疗

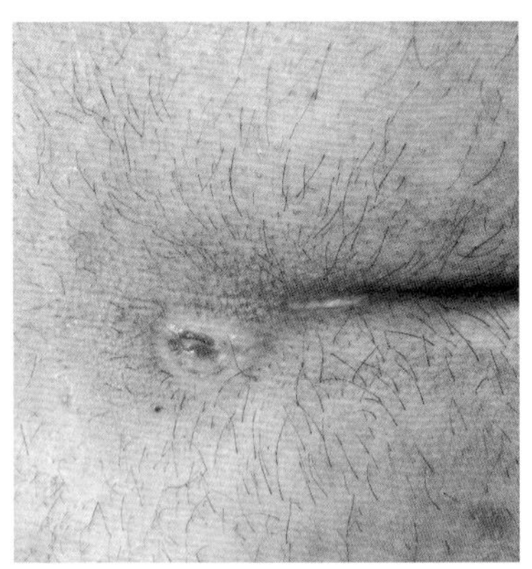
图 7-4-114　藏毛窦愈合后

六、肝胆外科

（一）腹腔镜下

腹腔镜下相关施术图片如下（图 7-4-115 至图 7-4-117）。

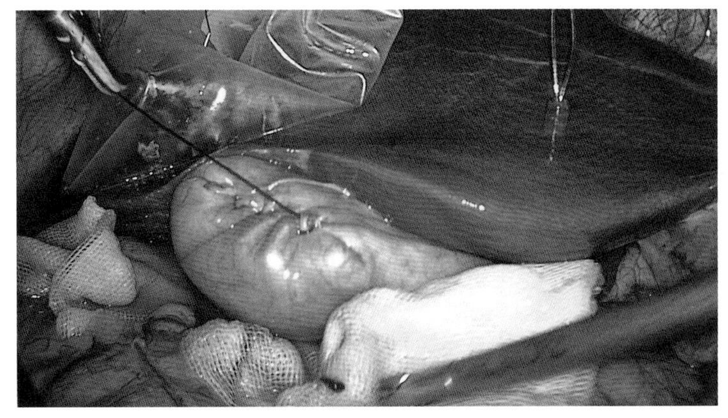
图 7-4-115　腹腔镜下保胆取石术

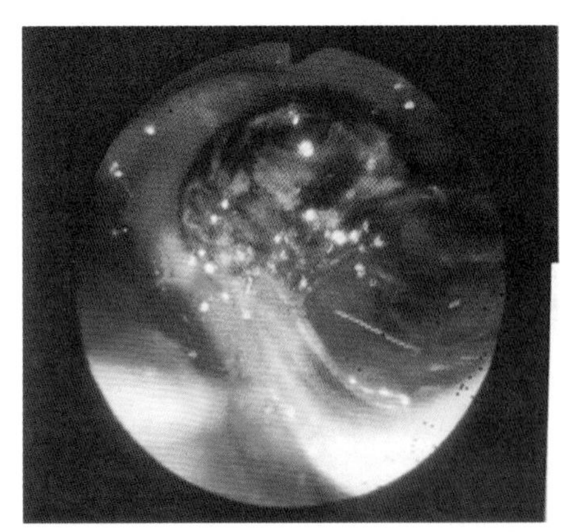
图 7-4-116　ERCP 镜下取石

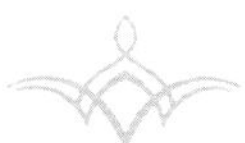

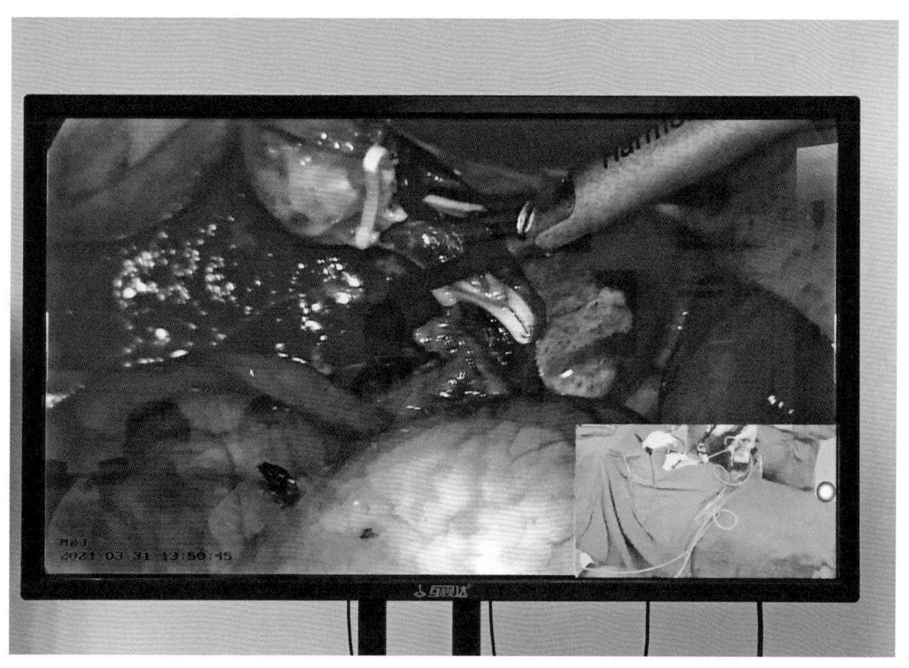

图 7-4-117 腹腔镜胆囊切除术

（二）围手术期

围手术期针灸相关治疗图片如下（图 7-4-118、图 7-4-119）。

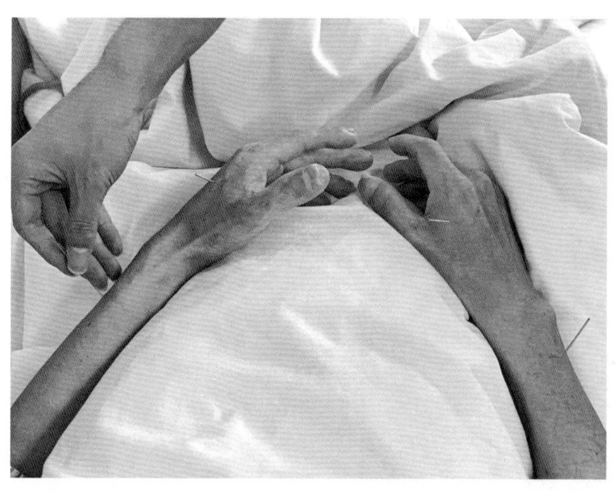

图 7-4-118 围手术期行针灸治疗

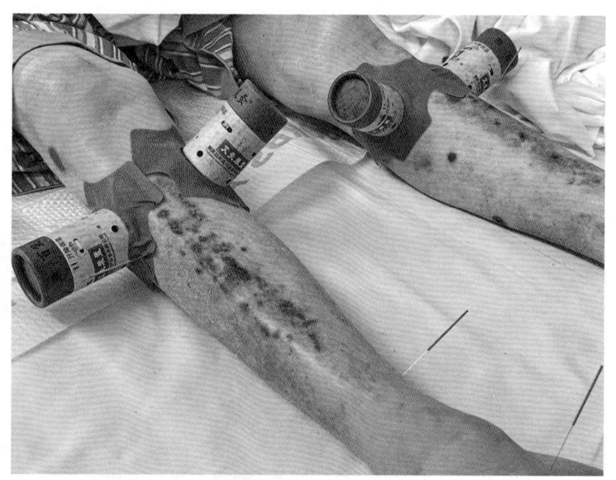

图 7-4-119 围手术期行悬灸治疗

七、胃肠外科

（一）直肠癌

直肠癌微创治疗如下（图 7-4-120 至图 7-4-122）。

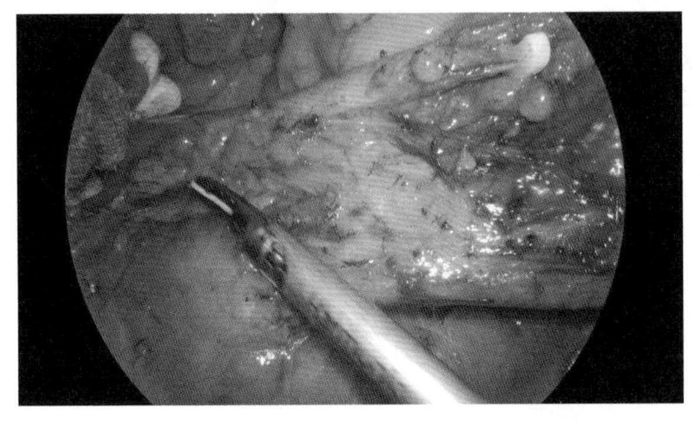

图 7-4-120　腹腔镜直肠癌根治术——淋巴结清扫

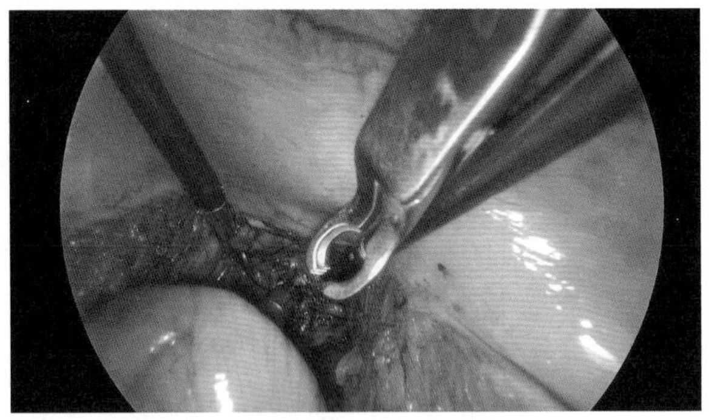

图 7-4-121　腹腔镜直肠癌根治术——肠管吻合

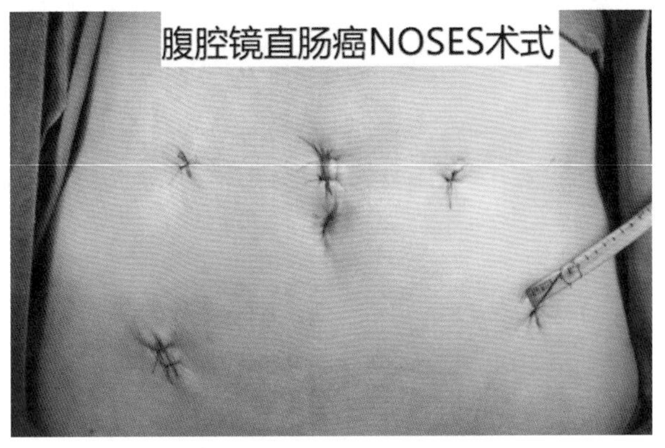

图 7-4-122　腹腔镜直肠癌经自然腔道标本取出术（NOSES 术）

（二）胃癌

腹腔镜胃癌根治术腹腔镜下吻合如下（图 7-4-123）。

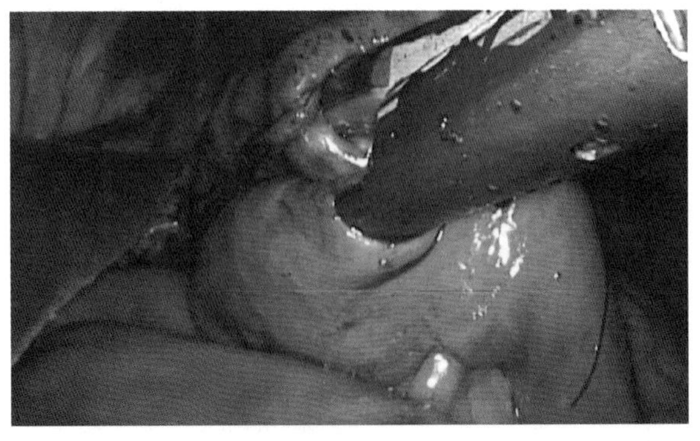

图 7-4-123　腹腔镜胃癌根治术腹腔镜下吻合

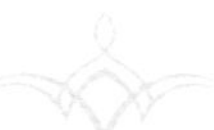

（三）直肠黏膜内癌

内镜下黏膜剥离术治疗直肠黏膜内癌如下（图 7-4-124）。

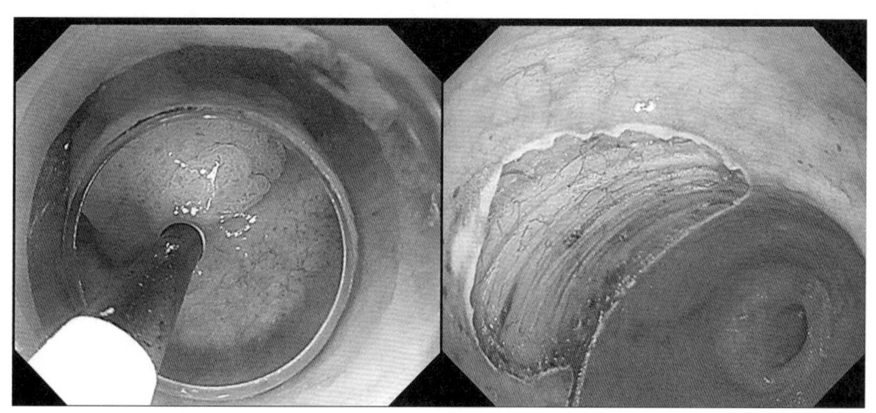

图 7-4-124　内镜下黏膜剥离术（ESD）治疗直肠黏膜内癌

（四）肠息肉

肠息肉尼龙绳套扎术如下（图 7-4-125）。

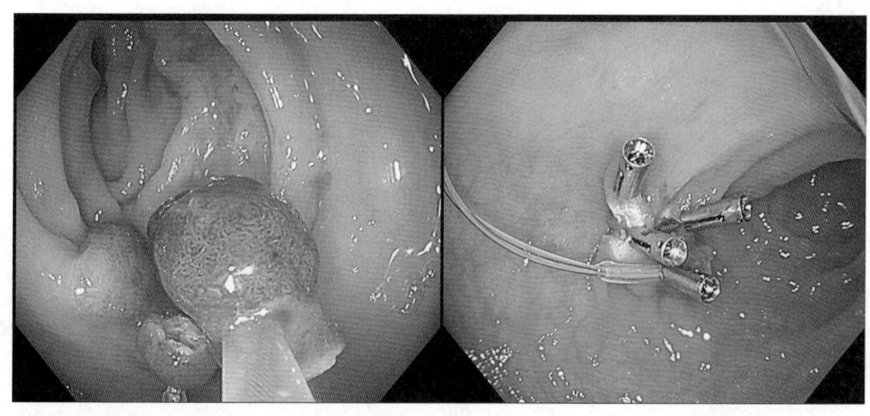

图 7-4-125　肠息肉内镜下尼龙绳套扎术

（阙华发，王云飞，徐杰男，张臻，邢捷，单玮，肖文，沈义婷，郭树豫，梁越，王轩宇，程亦勤，胡升芳，叶媚娜，王冰，孟畑，仲芫沅，孙霓平，郭洁荣，李晓睿，王琛，蒋伟冬，董青军，梁宏涛，顾宏刚，李炯，余奎，章学林，蒋海涛，侯佳伟，蒋增华，赵泉景）

第五章

会　议

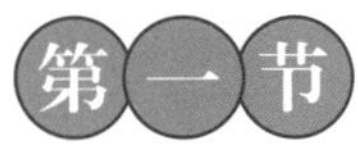

第一节　联合举办会议和讲座

一、顾氏外科联合举办的会议

顾氏外科与其他单位部门联合举办会议如下（图 7-5-1 至图 7-5-8）。

上海中医药大学附属龙华医院
50 周年院庆系列活动
振兴中医外科世博论坛
暨顾伯华教授学术思想研讨会
2010 年 7 月 9 日—11 日　中国 上海　Shanghai China
主办单位：上海中医药大学附属龙华医院

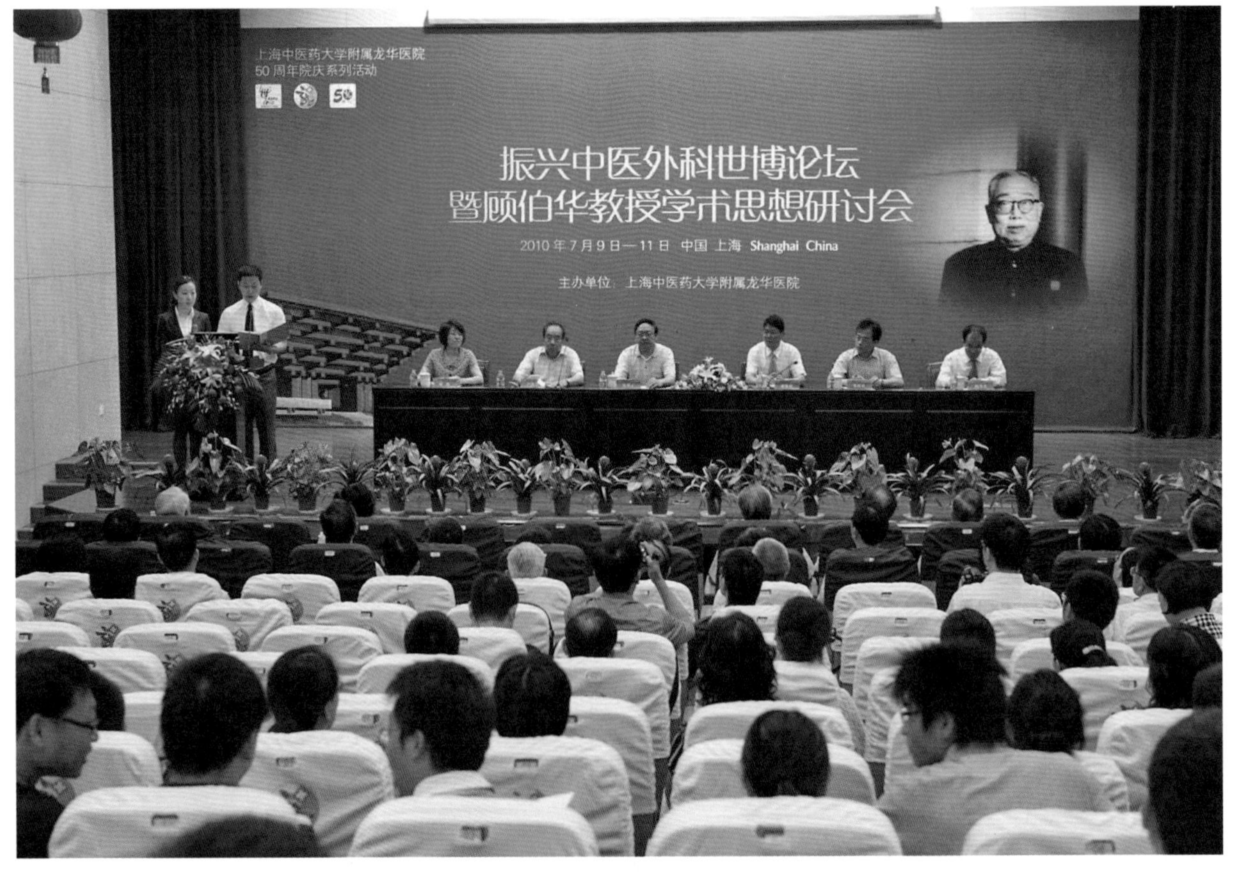

图 7-5-1　2010 年振兴中医外科世博论坛暨顾伯华教授学术思想研讨会

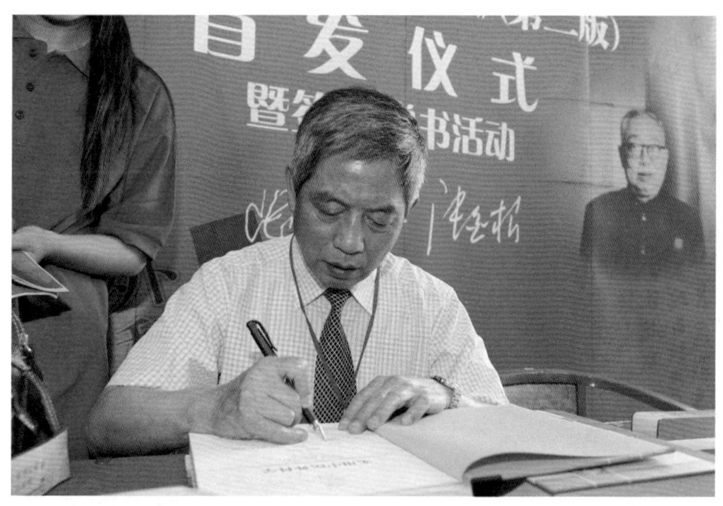

图 7-5-2 《实用中医外科学》第二版签名首发仪式

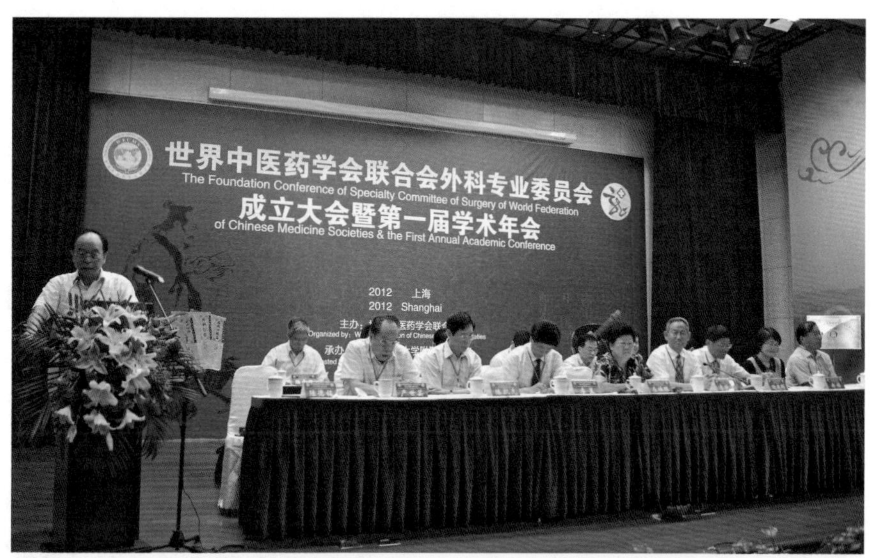

图 7-5-3 2012 年世界中医药学会联合会外科专业委员会成立大会暨第一次学术会议，陆德铭教授当选会长

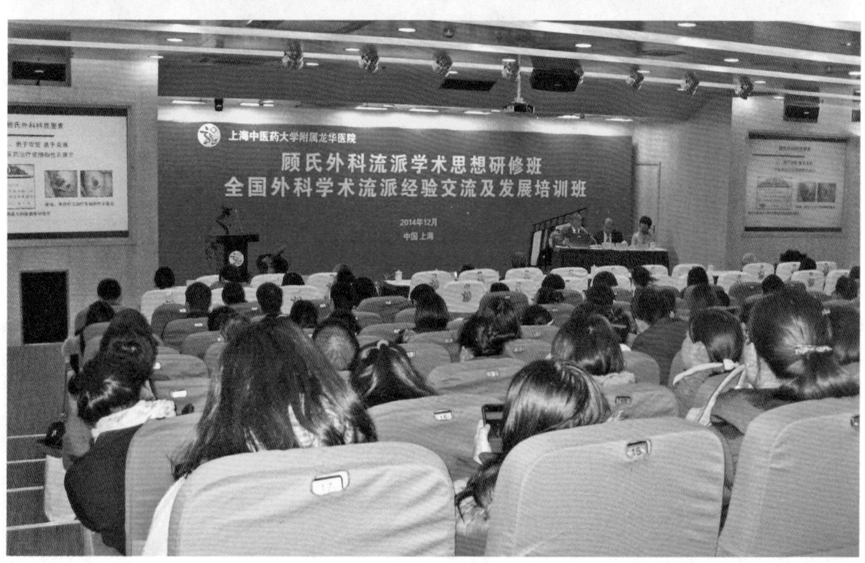

图 7-5-4 2014 年顾氏外科流派学术思想研讨会

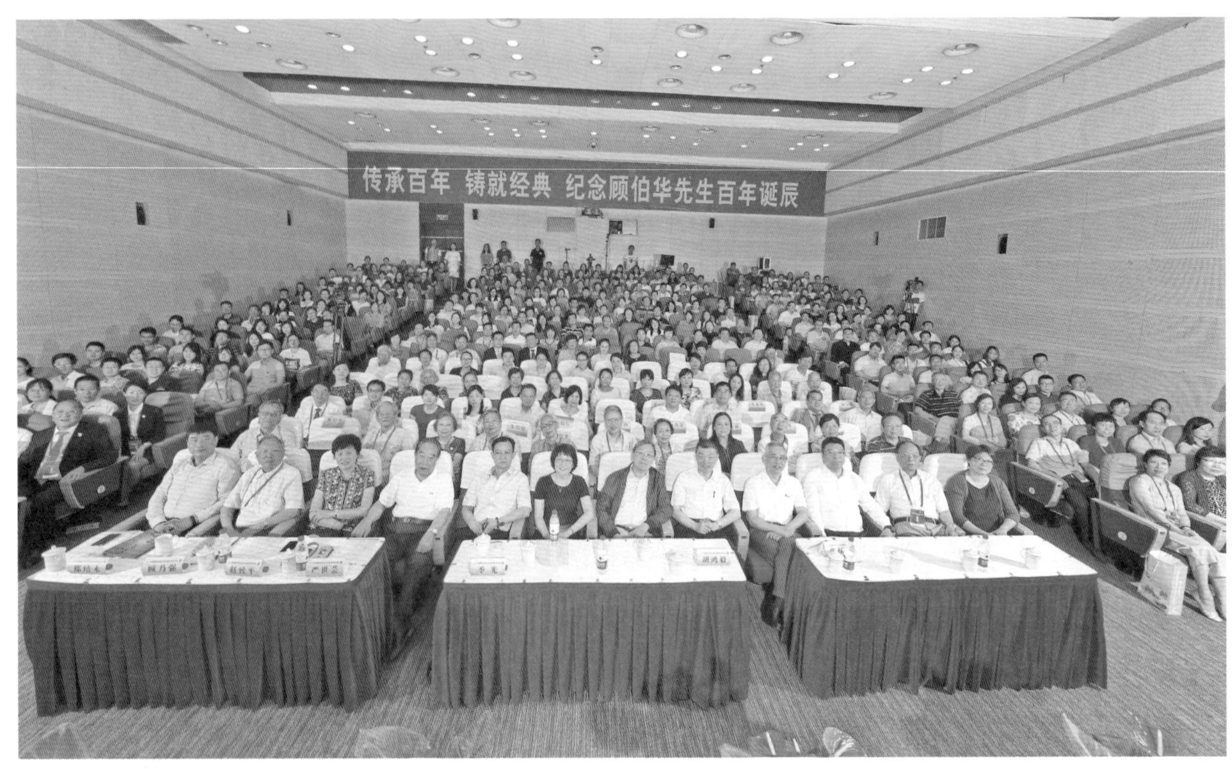

图 7-5-5 2016 年纪念顾伯华先生百年诞辰学术交流会

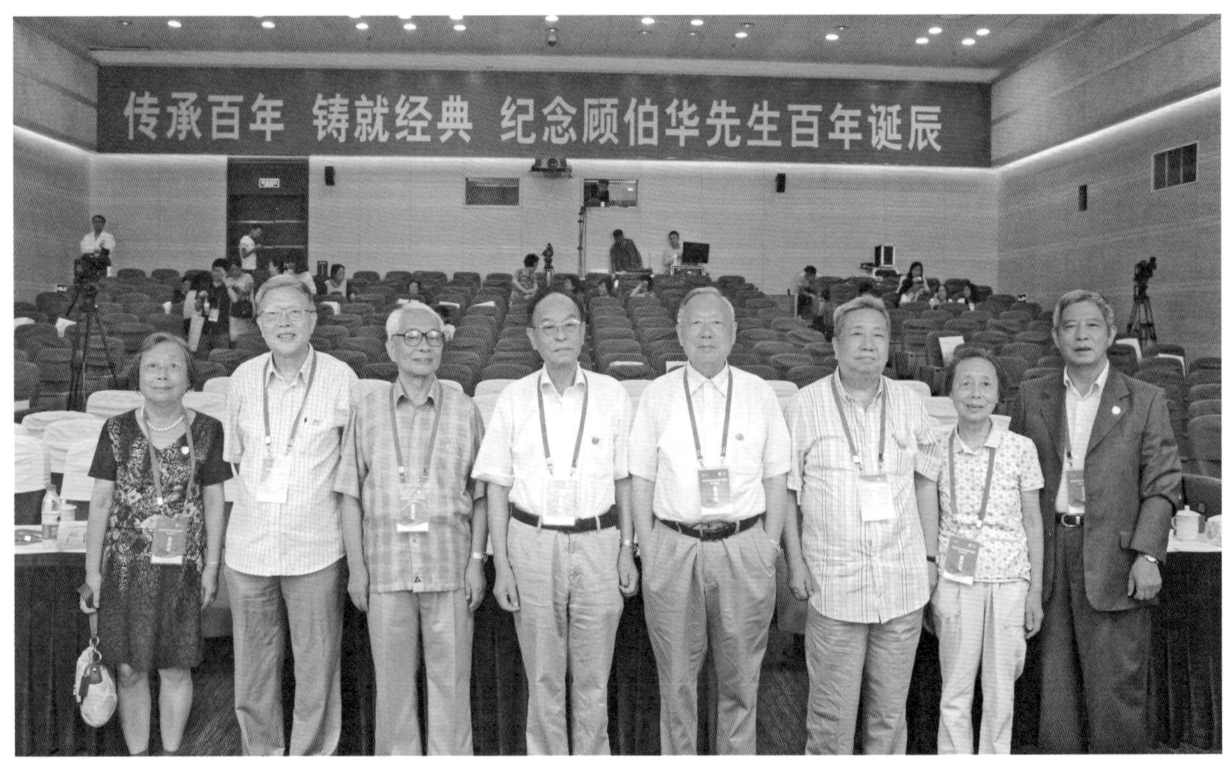

图 7-5-6 2016 年纪念顾伯华先生百年诞辰学术交流会
部分传人合影（左起：顾乃芳、唐汉钧、马绍尧、陆德铭、顾乃强、朱培庭、顾乃芬、陆金根）

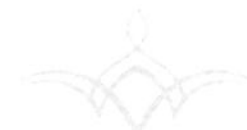

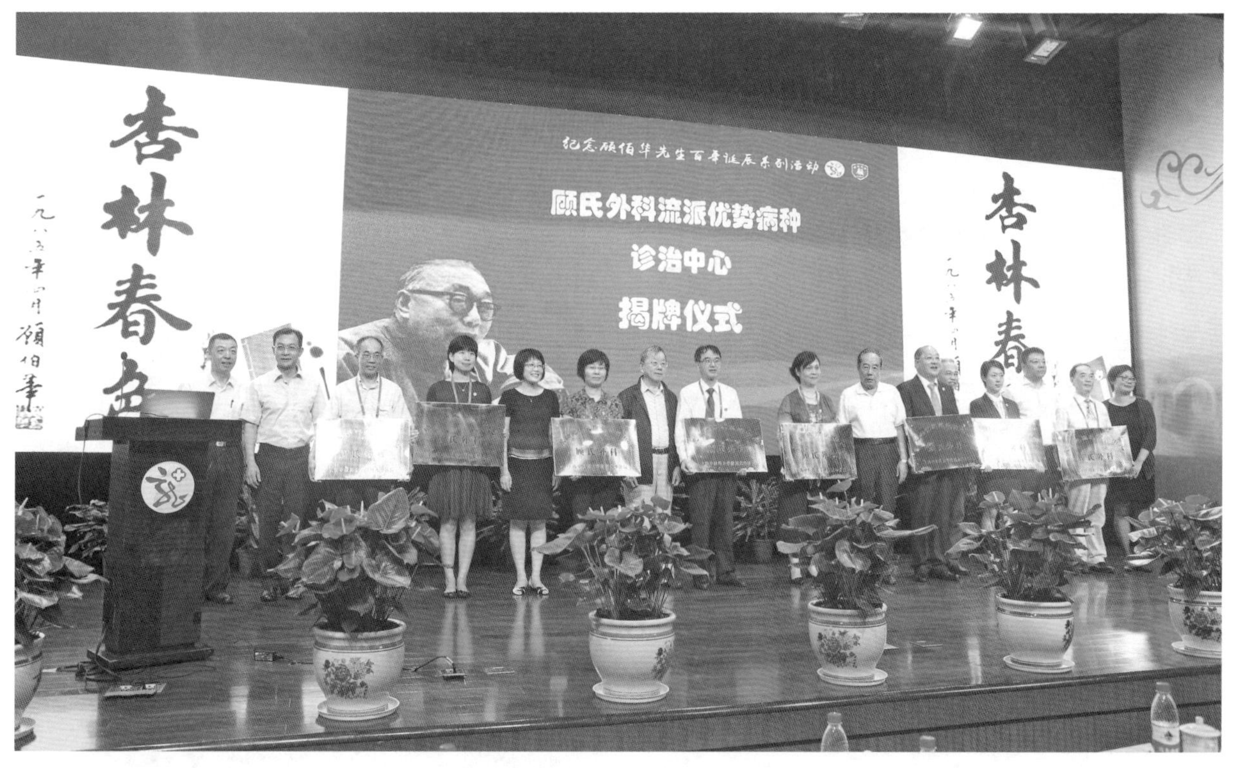

图 7-5-7 2016 年纪念顾氏外科顾伯华先生百年诞辰系列活动，顾氏外科流派优势病种诊治中心揭牌仪式

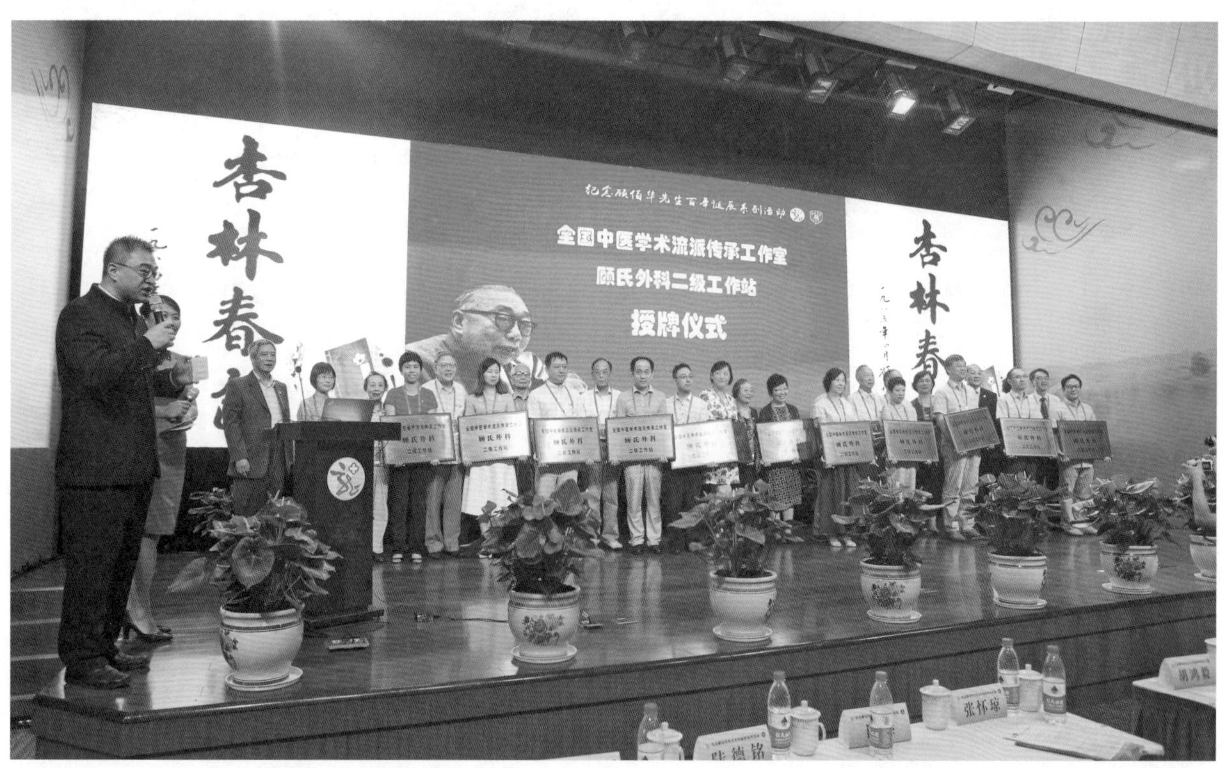

图 7-5-8 2016 年纪念顾氏外科顾伯华先生百年诞辰系列活动，顾氏外科二级工作站授牌仪式

二、顾氏外科举办的系列讲坛

顾氏外科举办的系列讲坛如下（图 7-5-9 至图 7-5-32）。

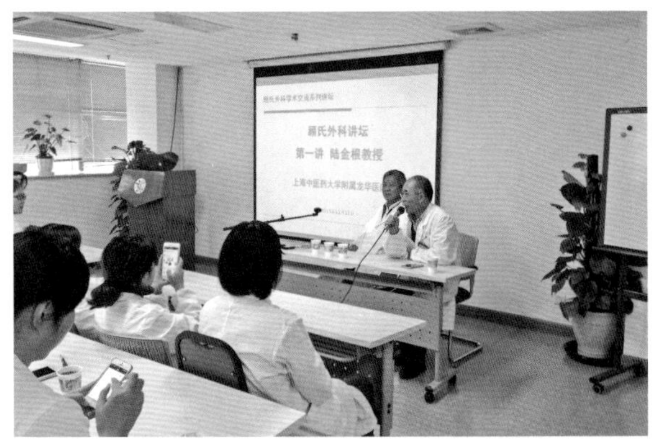

图 7-5-9　2015 年顾氏外科讲坛第一期“我与顾氏外科”，主讲：陆金根教授

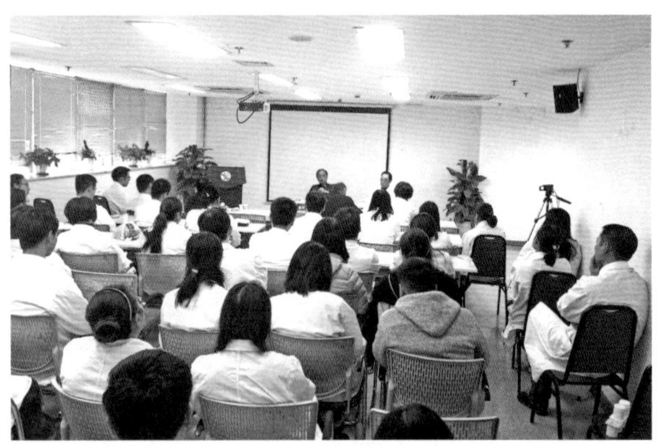

图 7-5-10　2016 年顾氏外科讲坛第二期“我与顾氏外科”，主讲：陆德铭教授

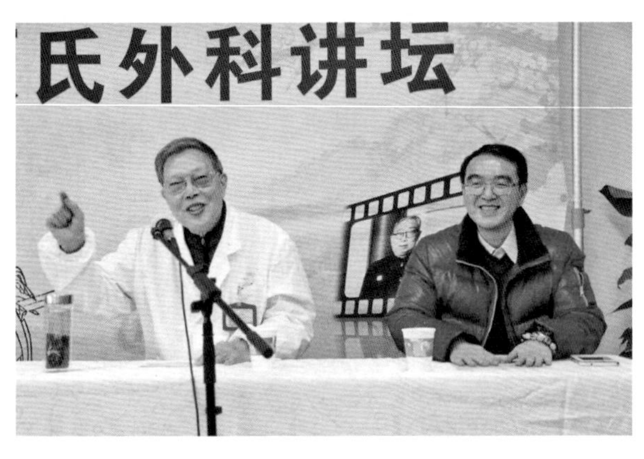

图 7-5-11　2016 年顾氏外科讲坛第三期“我与顾氏外科”，主讲：唐汉钧教授

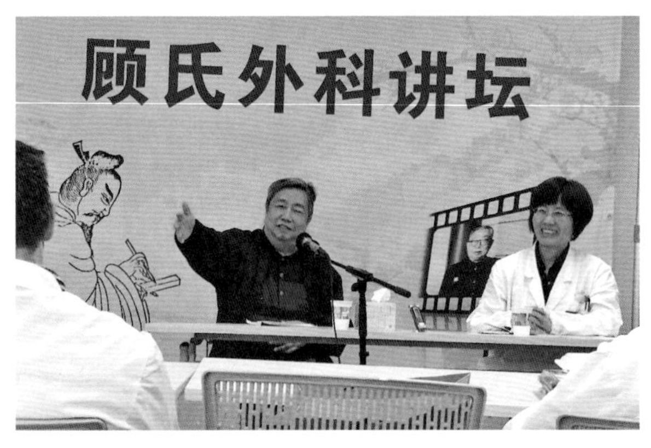

图 7-5-12　2016 年顾氏外科讲坛第四期“我与顾氏外科”，主讲：朱培庭教授

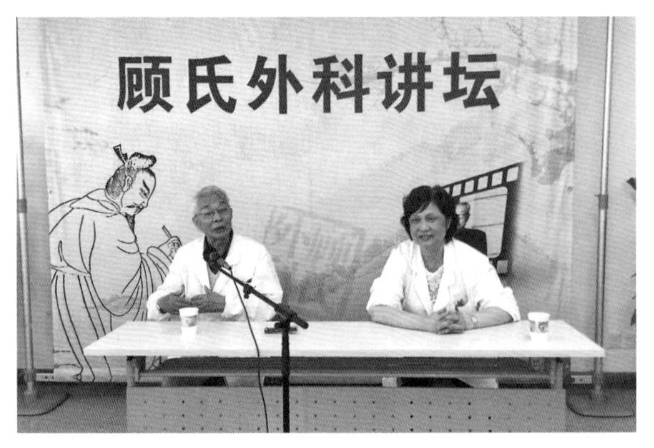

图 7-5-13　2016 年顾氏外科讲坛第五期“我与顾氏外科”，主讲：马绍尧教授

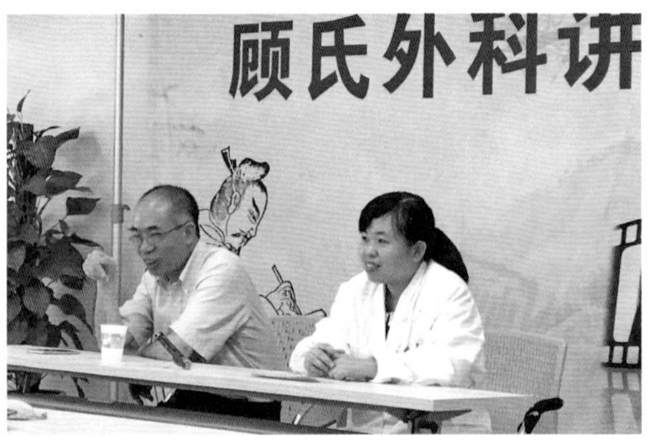

图 7-5-14　2016 年顾氏外科讲坛第六期“我与顾氏外科”，主讲：阙华发教授

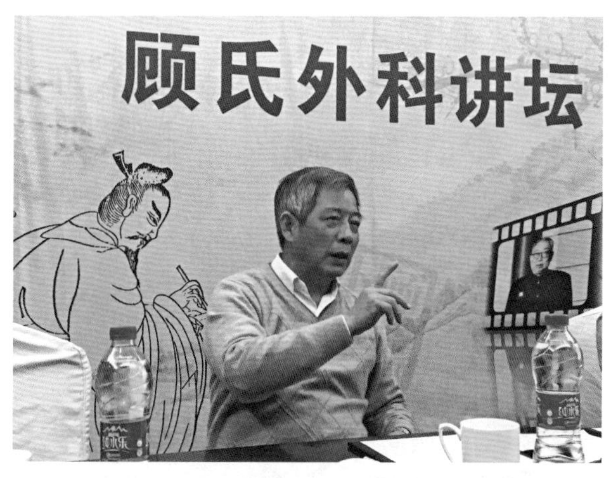

图 7-5-15　2016 年顾氏外科讲坛张家港专场“顾氏外科传承与发展”，主讲：陆金根教授

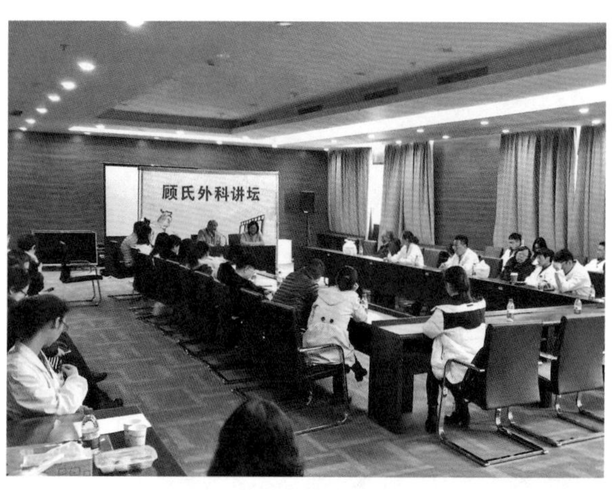

图 7-5-16　2017 年顾氏外科讲坛第七期“我与顾氏外科”，主讲：曹永清教授

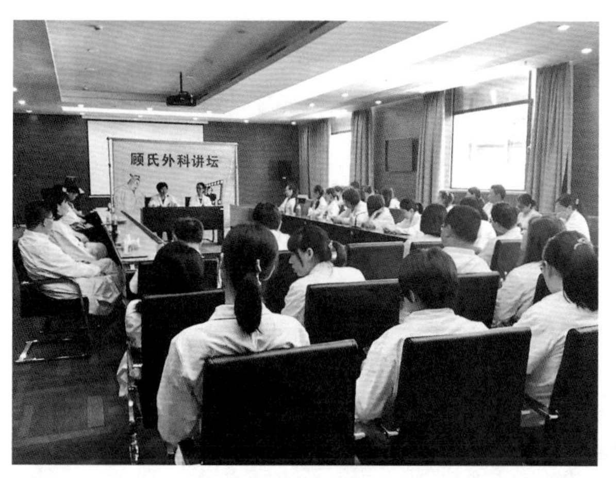

图 7-5-17　2017 年顾氏外科讲坛第八期“我与顾氏外科”，主讲：陈红风教授

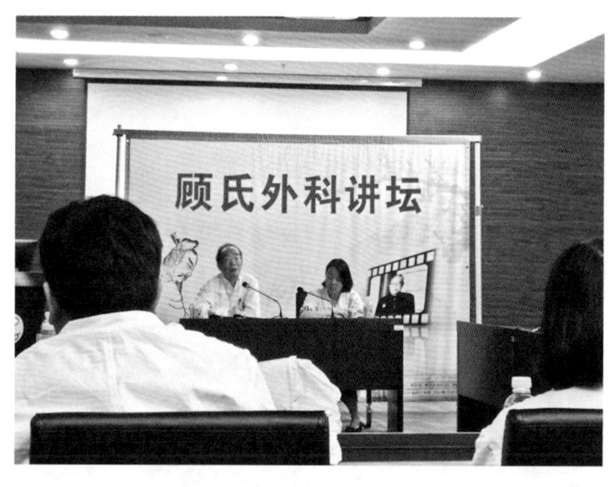

图 7-5-18　2017 年顾氏外科讲坛第九期“我与顾氏外科”，主讲：张静喆教授

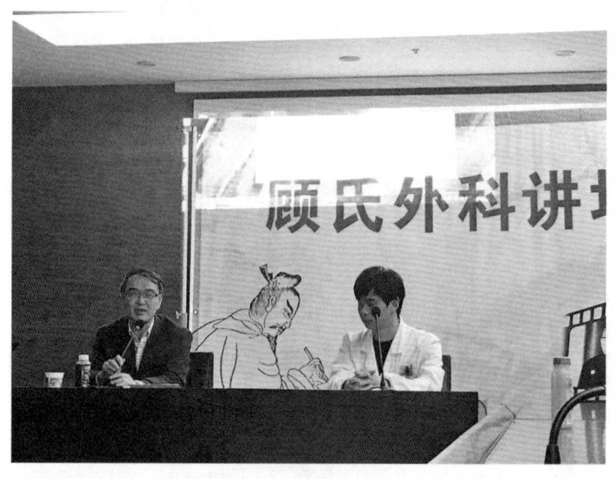

图 7-5-19　2017 年顾氏外科讲坛第十期“我与顾氏外科”，主讲：刘胜教授

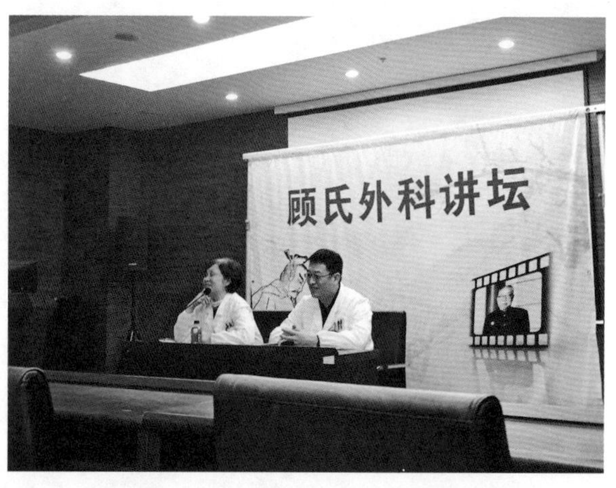

图 7-5-20　2017 年顾氏外科讲坛第十一期“我与顾氏外科”，主讲：李咏梅教授

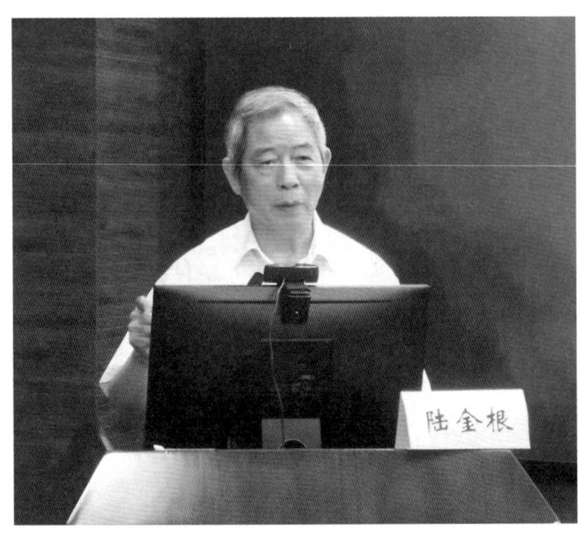

图 7-5-21　2018 年顾氏外科讲坛第十二期“顾氏外科可持续发展论坛”

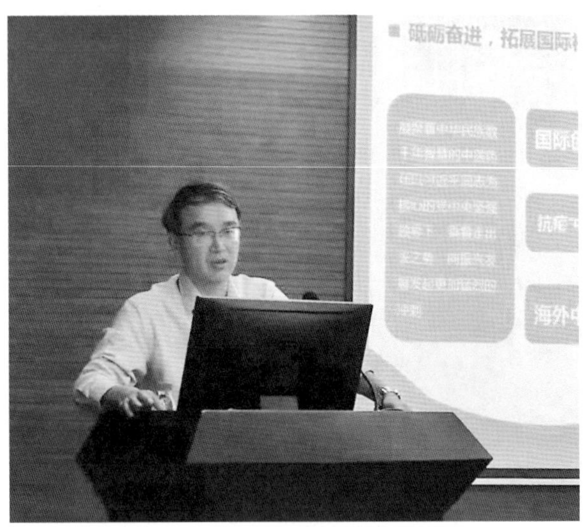

图 7-5-22　2018 年顾氏外科讲坛第十三期“习近平谈中医药”，主讲：刘胜书记

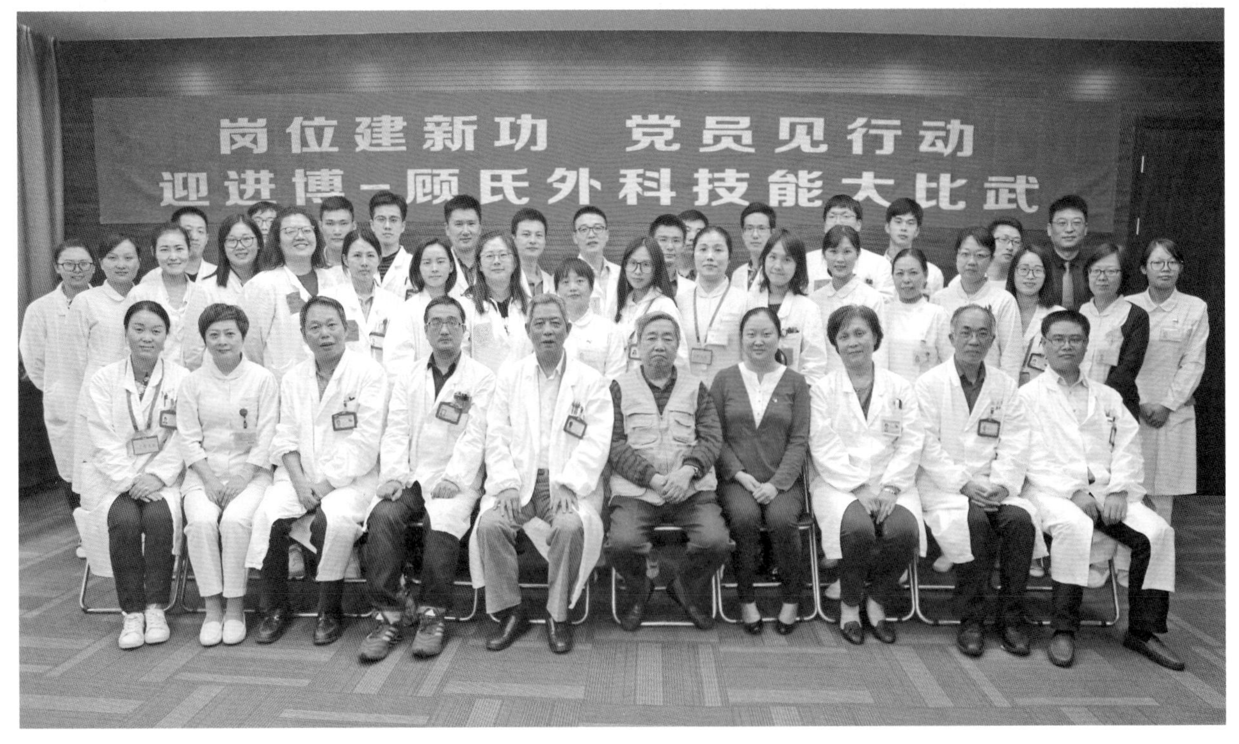

图 7-5-23　2018 年顾氏外科讲坛第十四期“顾氏外科基本技能大比武”（迎进博）

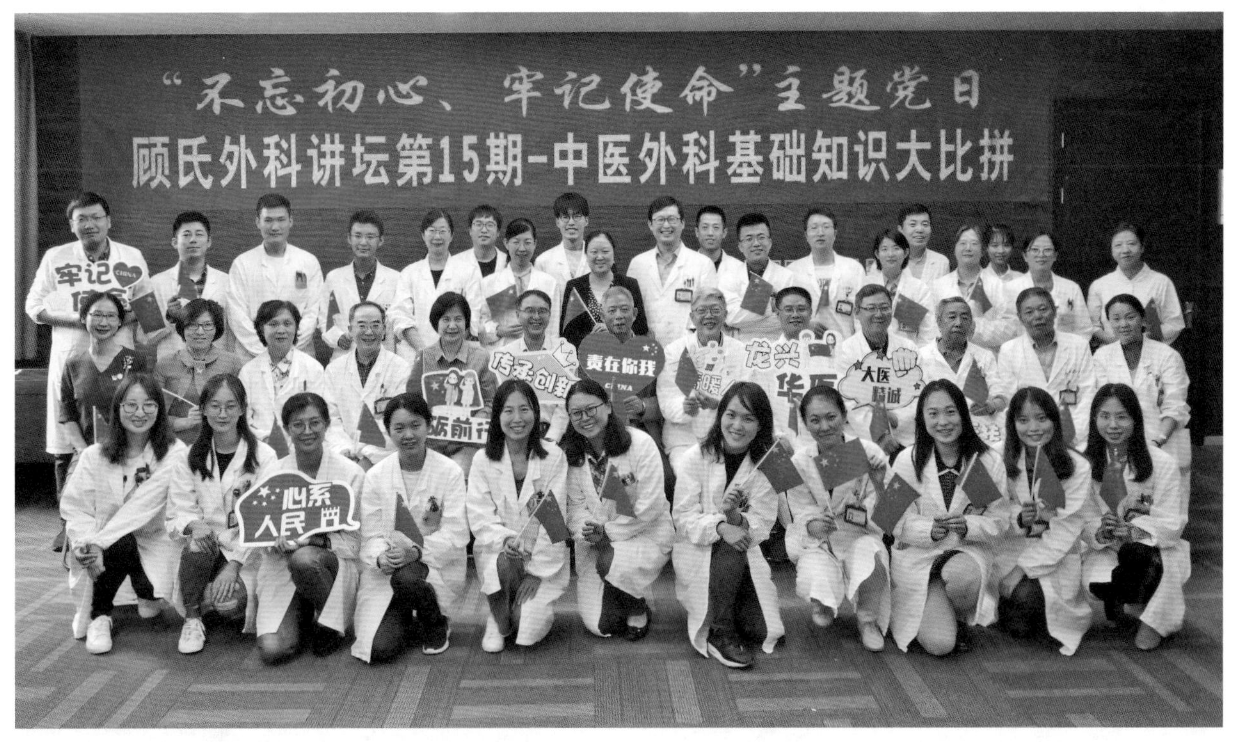

图 7-5-24　2019 年顾氏外科讲坛第十五期"不忘初心，牢记使命"（顾氏外科基础知识竞赛）

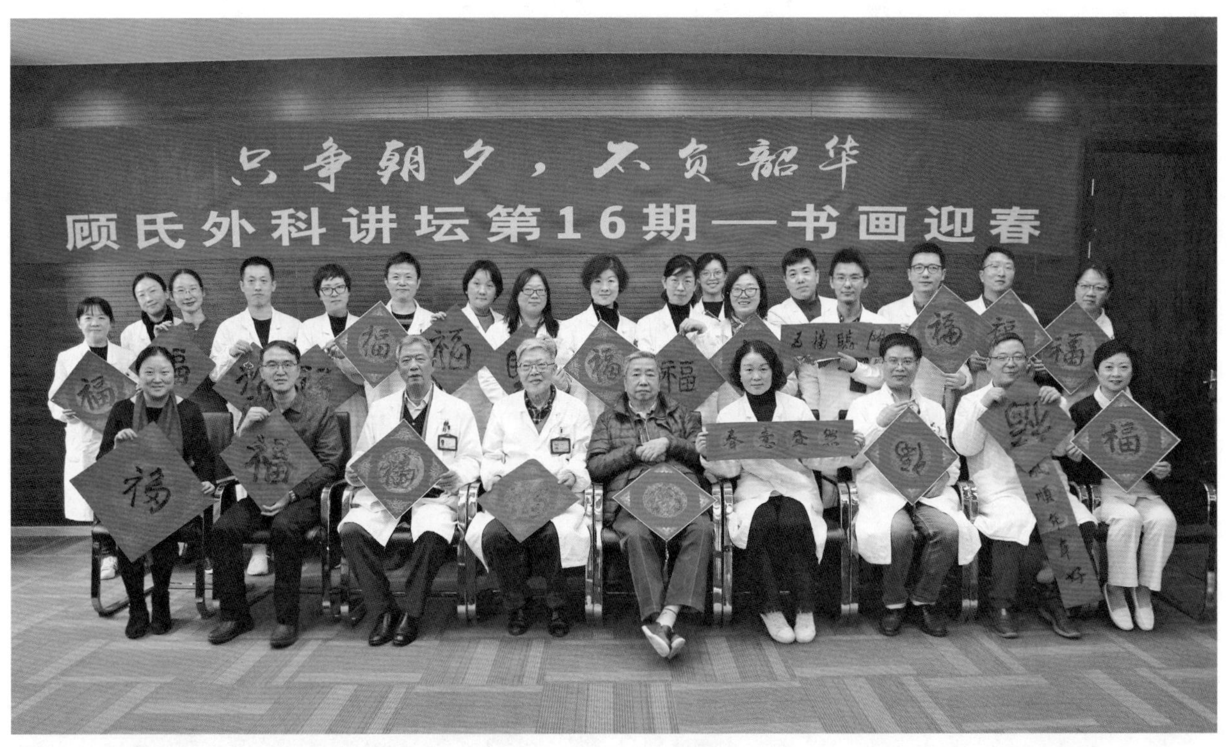

图 7-5-25　2020 年顾氏外科讲坛第十六期"只争朝夕，不负韶华"（书画迎新春）

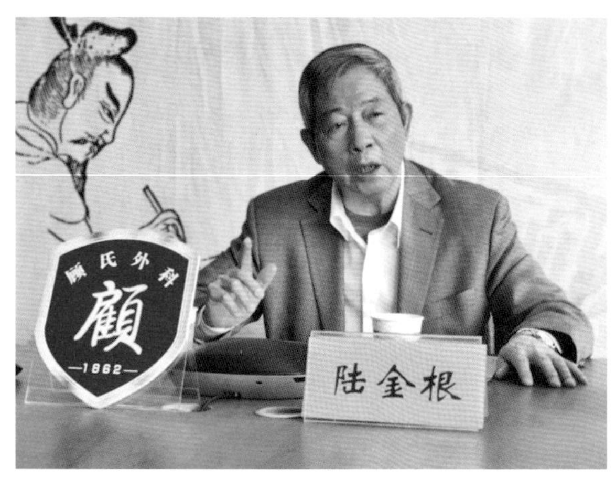

图 7-5-26 2020 年顾氏外科讲坛第十七期“如何做个好医生”，主讲：陆金根教授

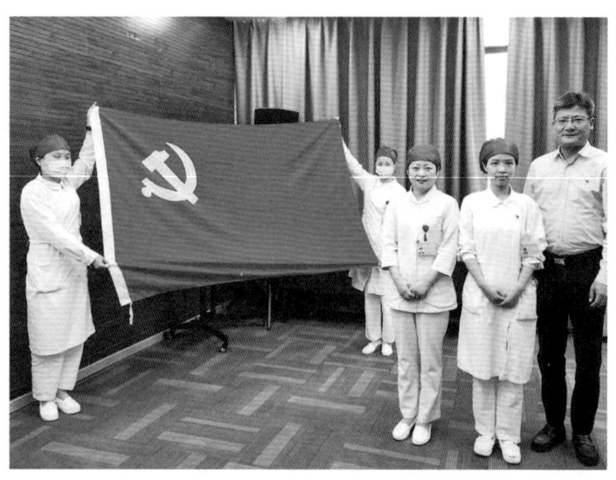

图 7-5-27 2020 年顾氏外科讲坛第十八期“援鄂和援上海公卫”（抗击疫情英雄事迹报告会）

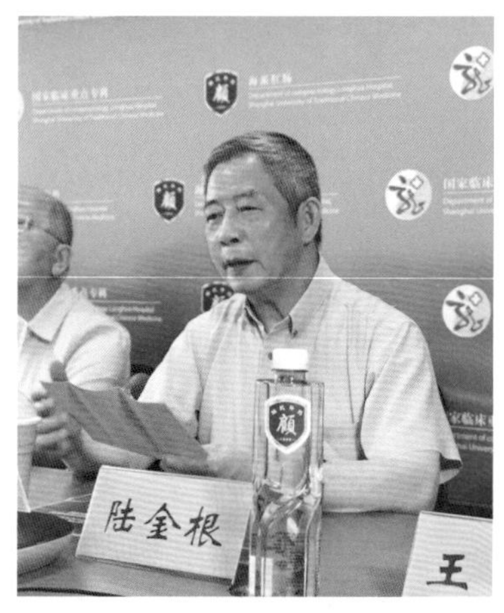

图 7-5-28 2020 年顾氏外科讲坛第十九期“细节的力量”，主讲：陆金根教授

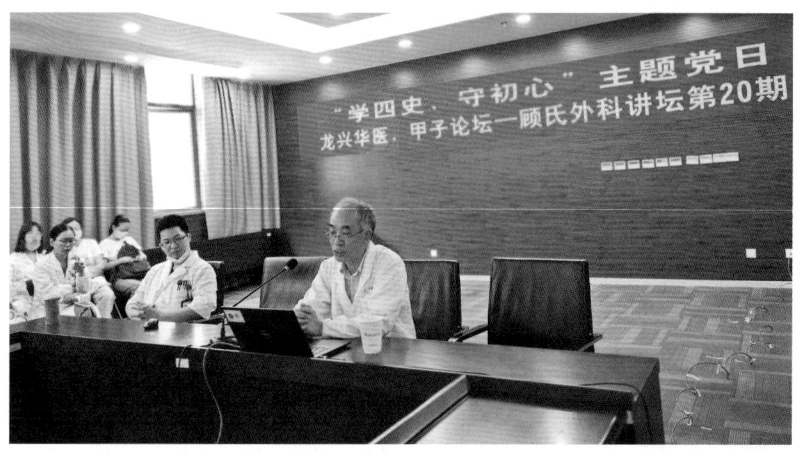

图 7-5-29 2020 年顾氏外科讲坛第二十期“顾氏外科流派学术思想与临证精粹”，主讲：阙华发教授

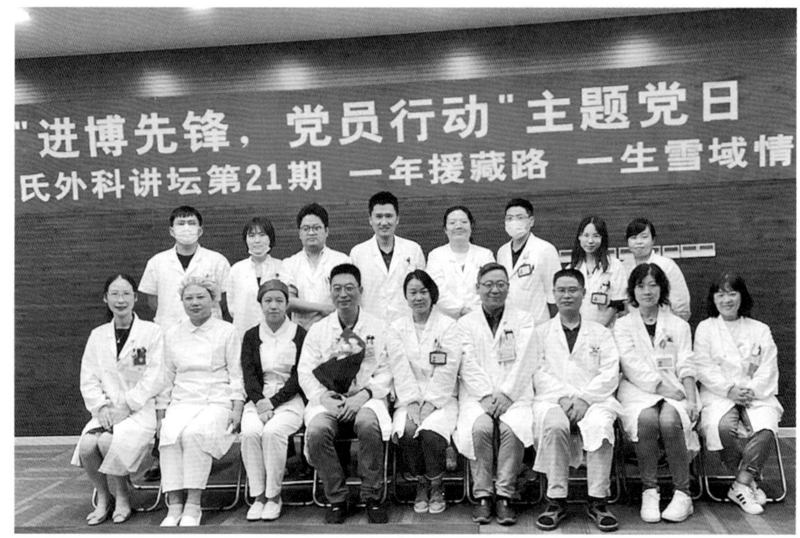

图 7-5-30 2020 年顾氏外科讲坛第二十一期“一年援藏路 一生雪域情”，主讲：李晓睿

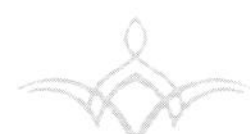

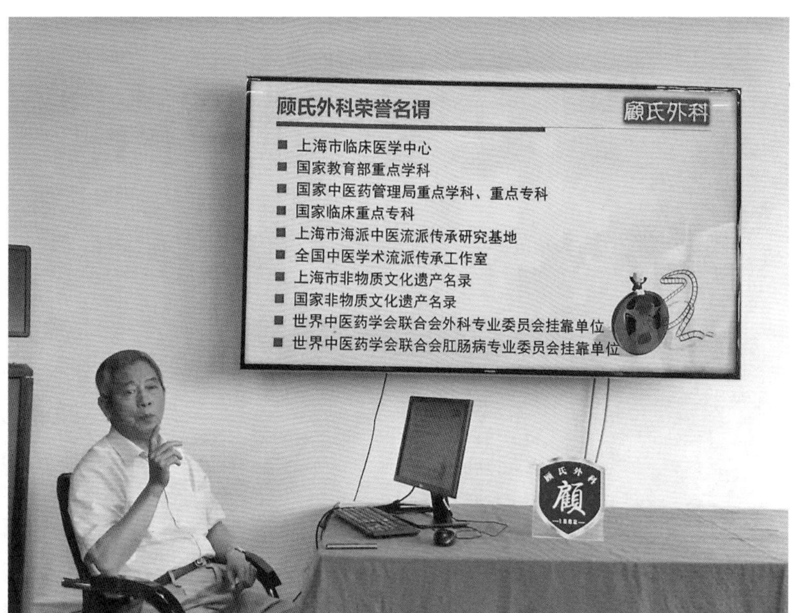

图 7-5-31　2021 年顾氏外科讲坛第二十二期“海派中医传承与创新”，主讲：陆金根教授

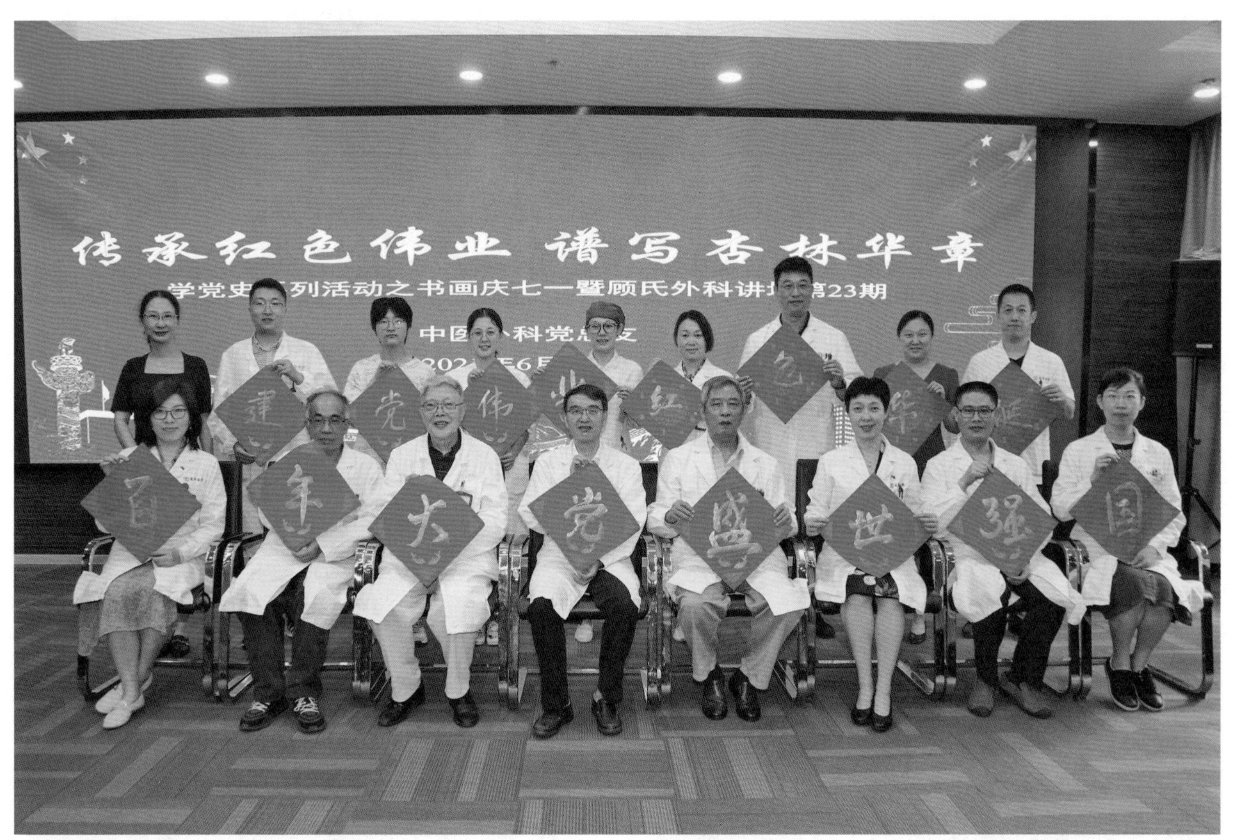

图 7-5-32　2021 年顾氏外科讲坛第二十三期“传承红色伟业　谱写杏林华章”（书画迎七一）

（梁宏涛，梁晓强，肖文）

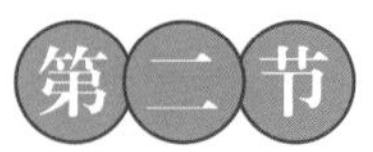

第二节 国际会议

顾氏外科主办承办的国际会议如下（图 7-5-33 至图 7-5-44）。

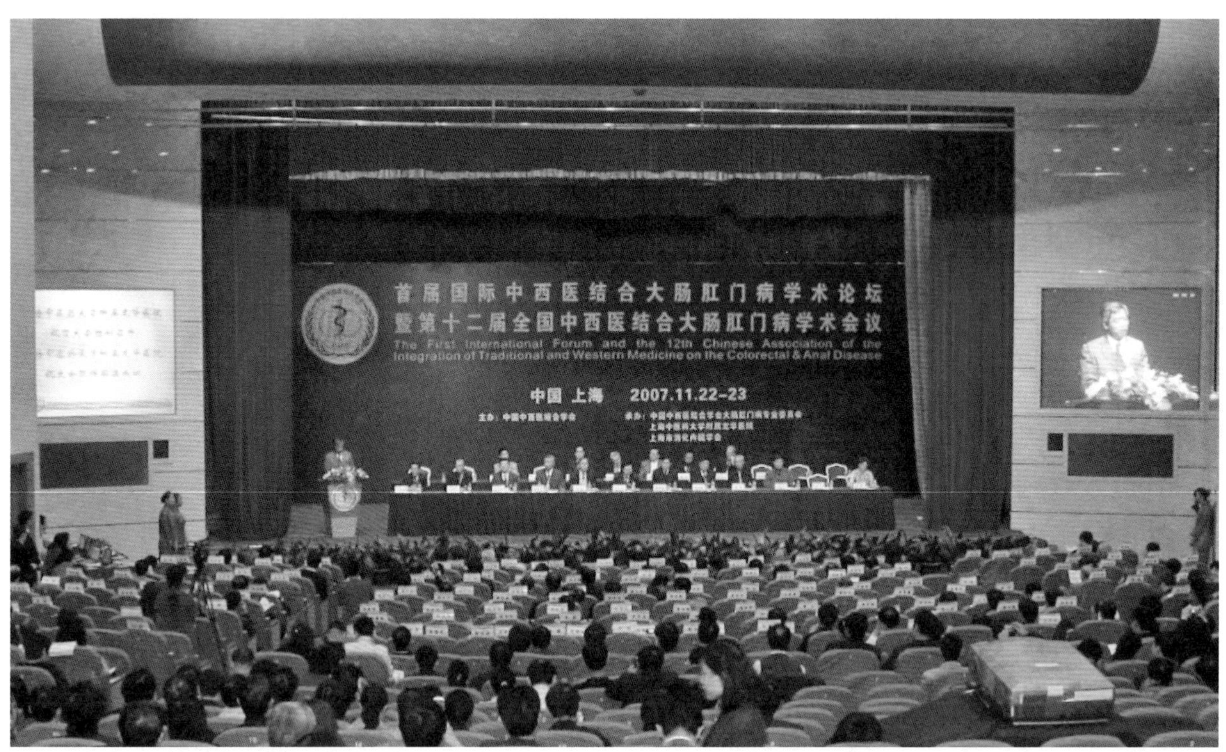

图 7-5-33　2007 年首届国际中西医结合大肠肛门病学术论坛暨第十二届全国中西医结合大肠肛门病学术会议

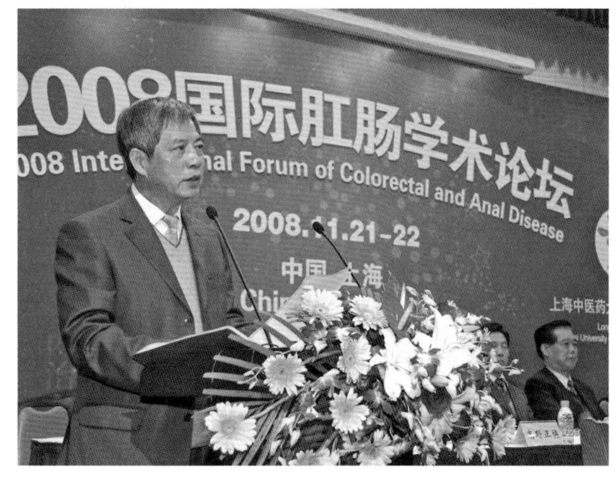

图 7-5-34　2008 年国际肛肠高峰论坛

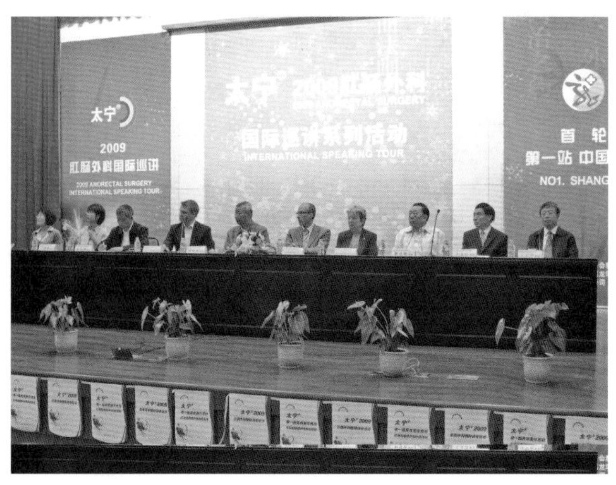

图 7-5-35　2009 年肛肠外科国际巡讲系列活动

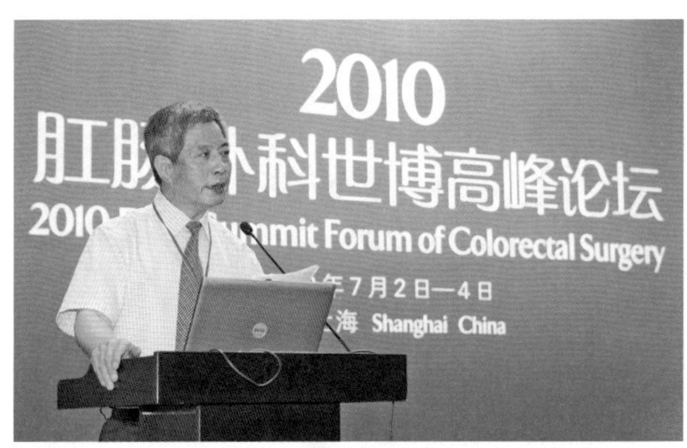

图 7-5-36　2010 年肛肠外科世博高峰论坛

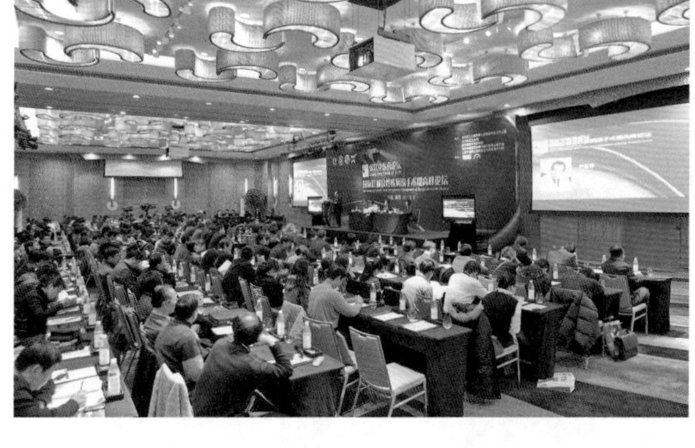

图 7-5-37　2011 年张江中医药论坛国际肛肠良性疾病围手术期高峰论坛

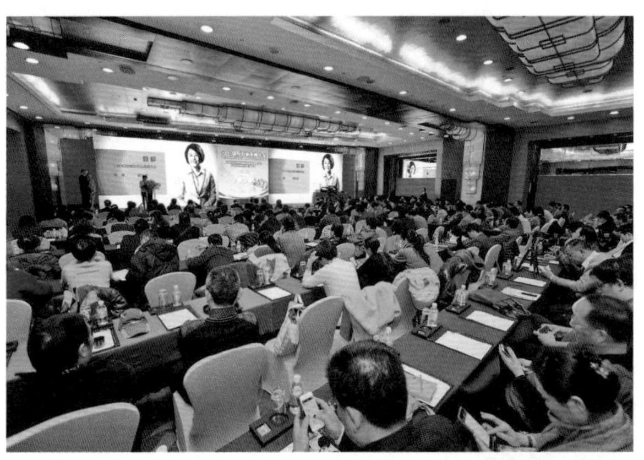

图 7-5-38　2015 年国际肛肠高峰论坛

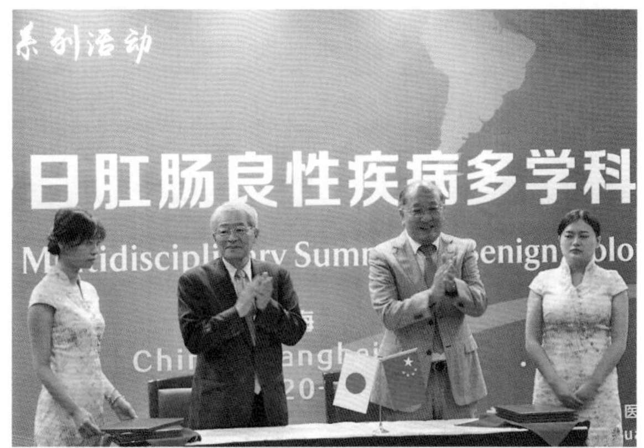

图 7-5-39　2016 年首届中日肛肠良性疾病多学科高峰论坛暨中日肛肠良性疾病诊治中心签约仪式

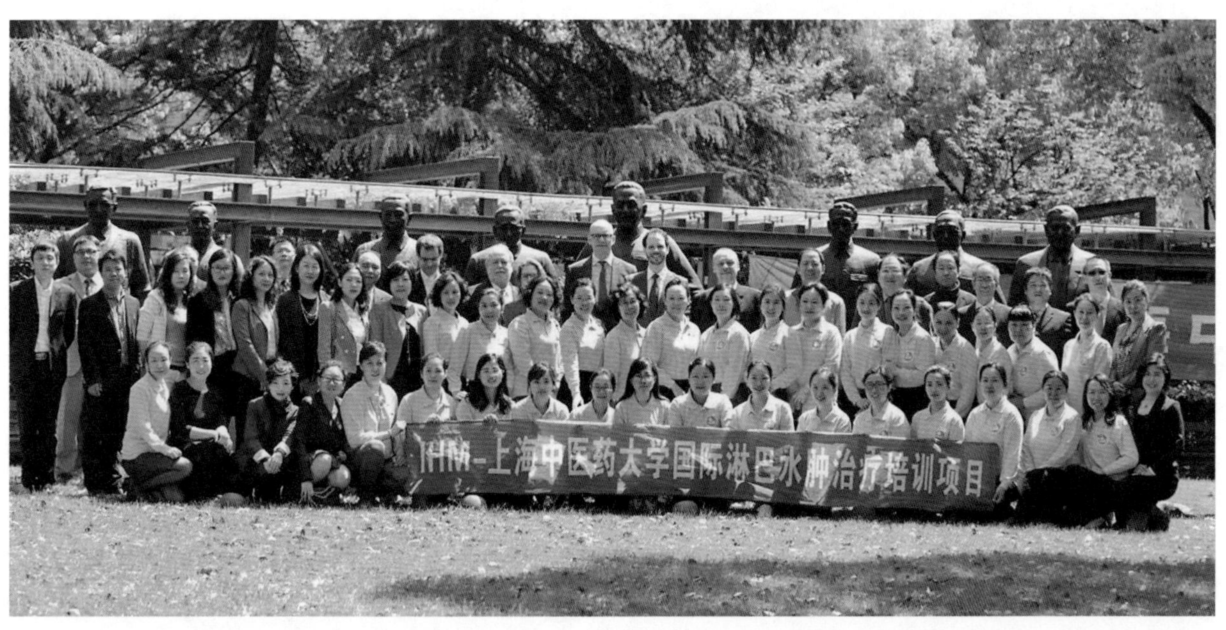

图 7-5-40　2016 年上海中医药大学国际淋巴水肿治疗师培训班

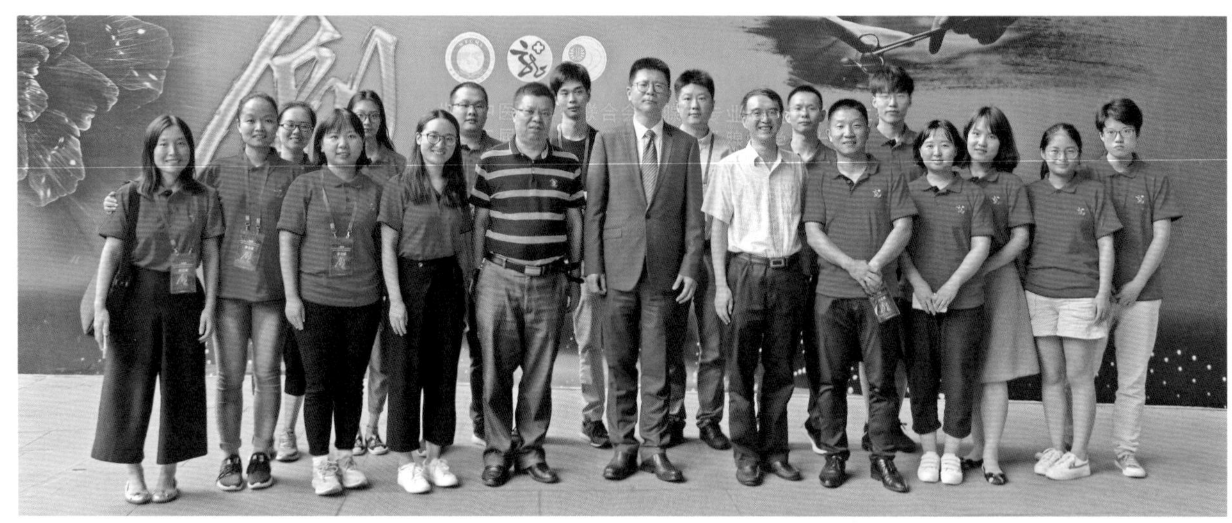

图 7-5-41　2017 年第一届国际中西医结合乳腺病学术大会暨世界中医药学会联合会乳腺病专业委员会成立大会

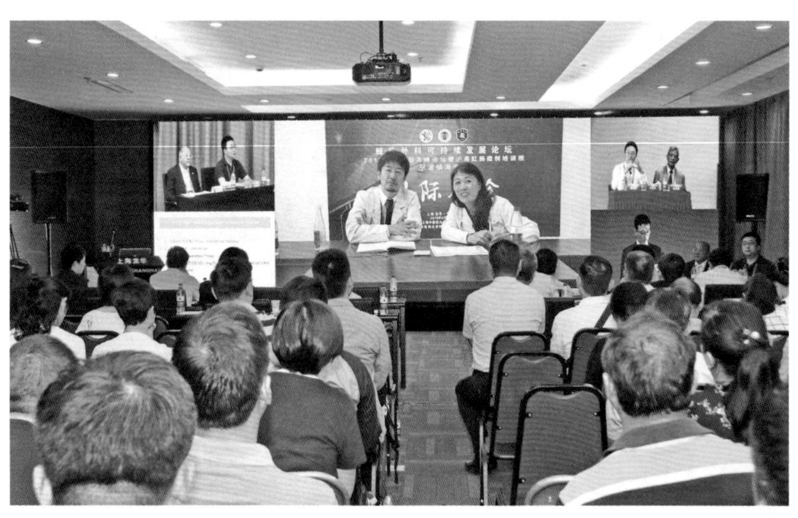

图 7-5-42　2018 年国际肛肠高峰论坛暨第三届顾氏外科可持续发展论坛暨沪甬肛肠微创培训班

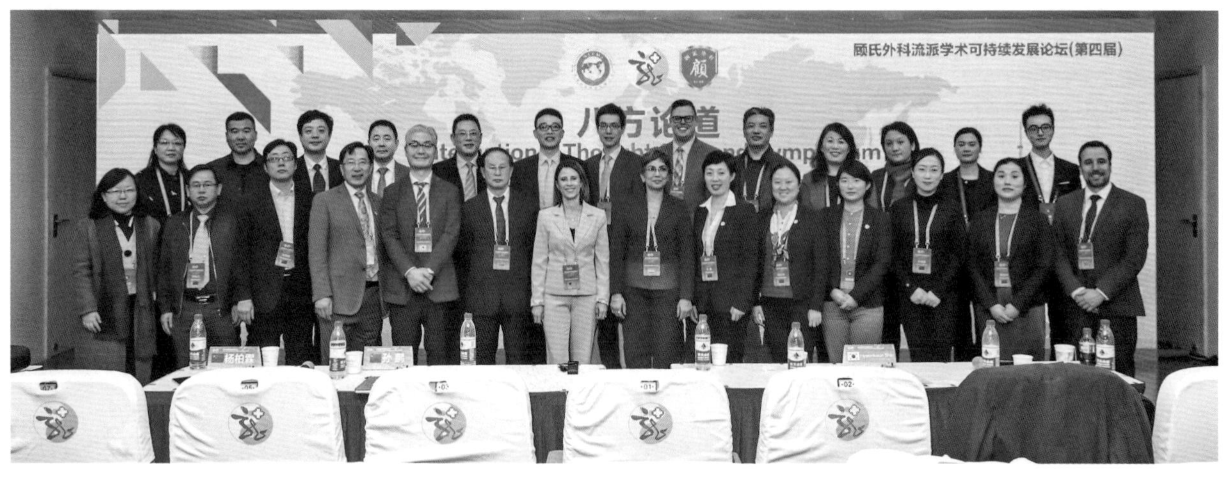

图 7-5-43　2018 年国际肛肠高峰论坛暨第四届世界中医药学会联合会肛肠病专业委员会年会

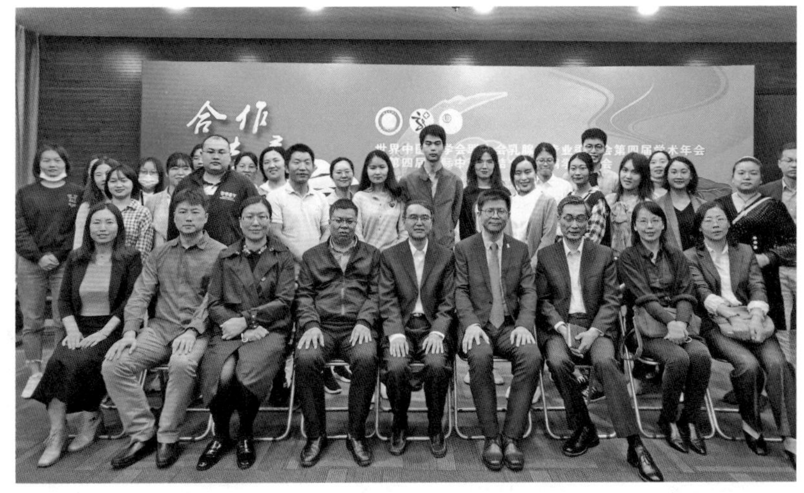

图 7-5-44　2020 年世界中医药学会联合会乳腺病专业委员会学术年会第 4 届暨第四届国际中西医结合乳腺病学术大会

（肖文，吴春宇，梁宏涛）

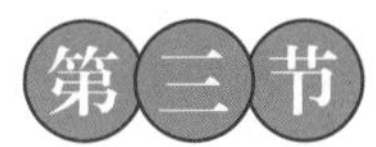

第三节 国内会议

一、中医外科

中医外科主办、承办国内学术会议如下（图 7-5-45 至图 7-5-47）。

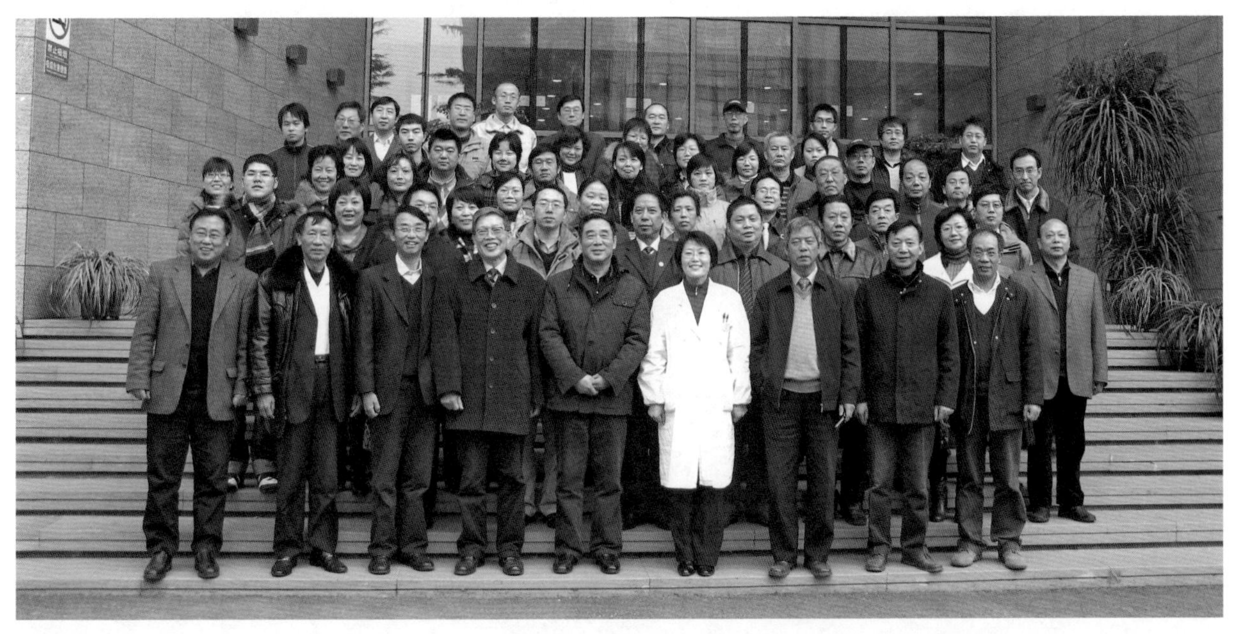

图 7-5-45　2009 年中华中医药学会外科疮疡专业委员会第十一次学术会议

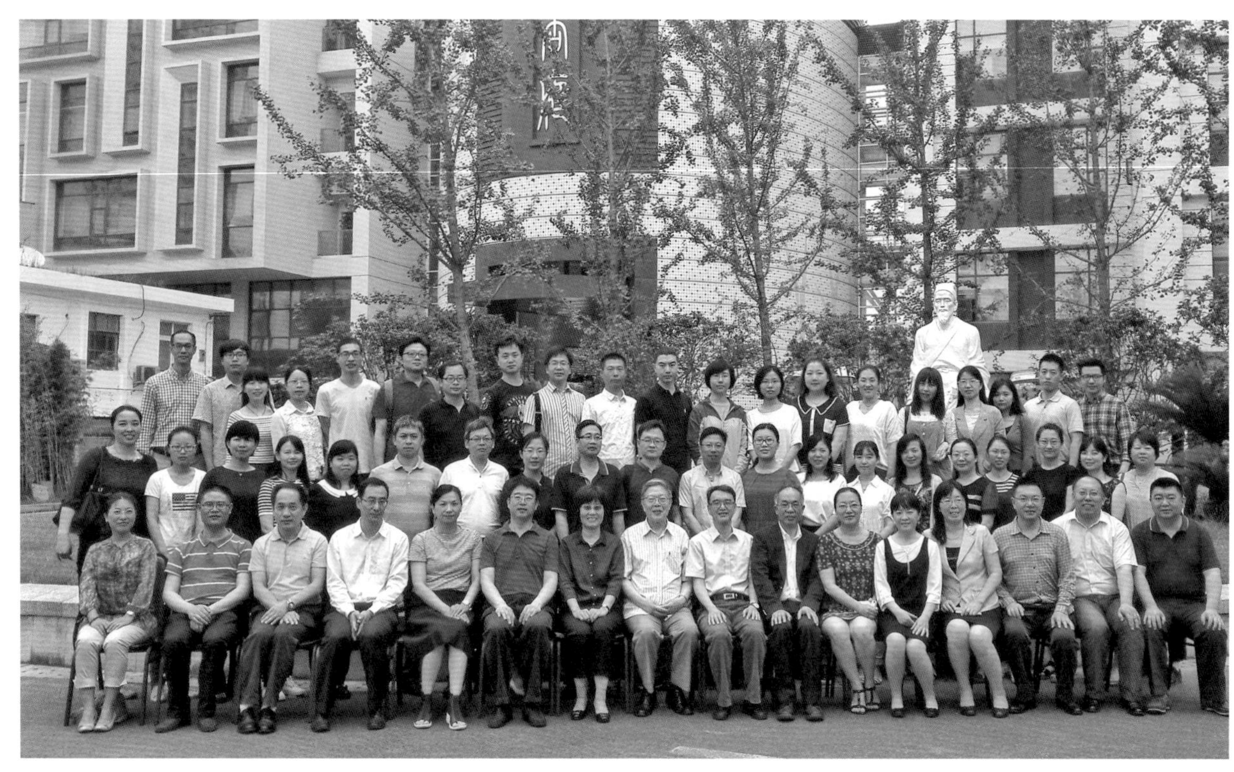

图 7-5-46　2016 年唐汉钧教授学术思想与临证经验研讨班

上海市中西医结合学会周围血管病2018年学术会议
暨第四届上海市中西医结合学会周围血管病专业委员会换届会
唐汉钧教授学术思想研修班
不忘初心
为人民谋幸福
牢记使命
为民族谋复兴
2018国际肛肠高峰论坛

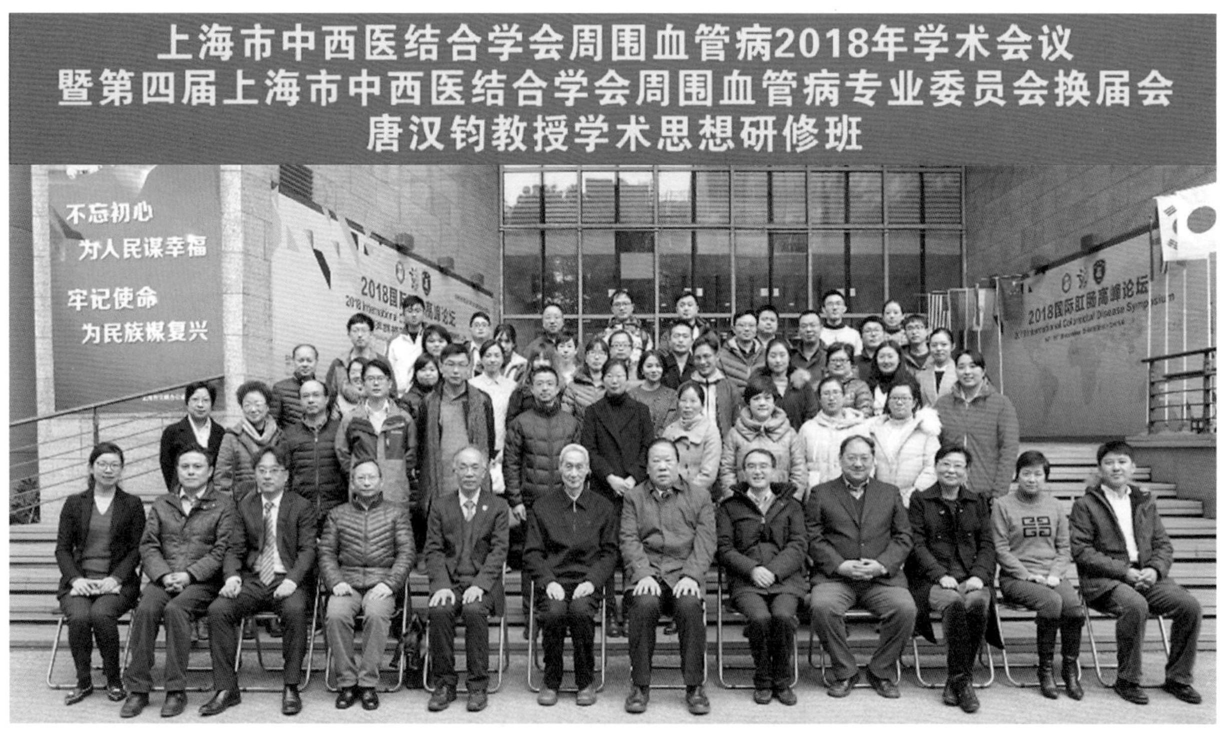

图 7-5-47　2018 年“慢性创面及淋巴水肿的诊治新进展暨唐汉钧教授学术思想研修班”

二、中医乳腺科

中医乳腺科主办、承办国内学术会议如下（图 7-5-48 至图 7-5-51）。

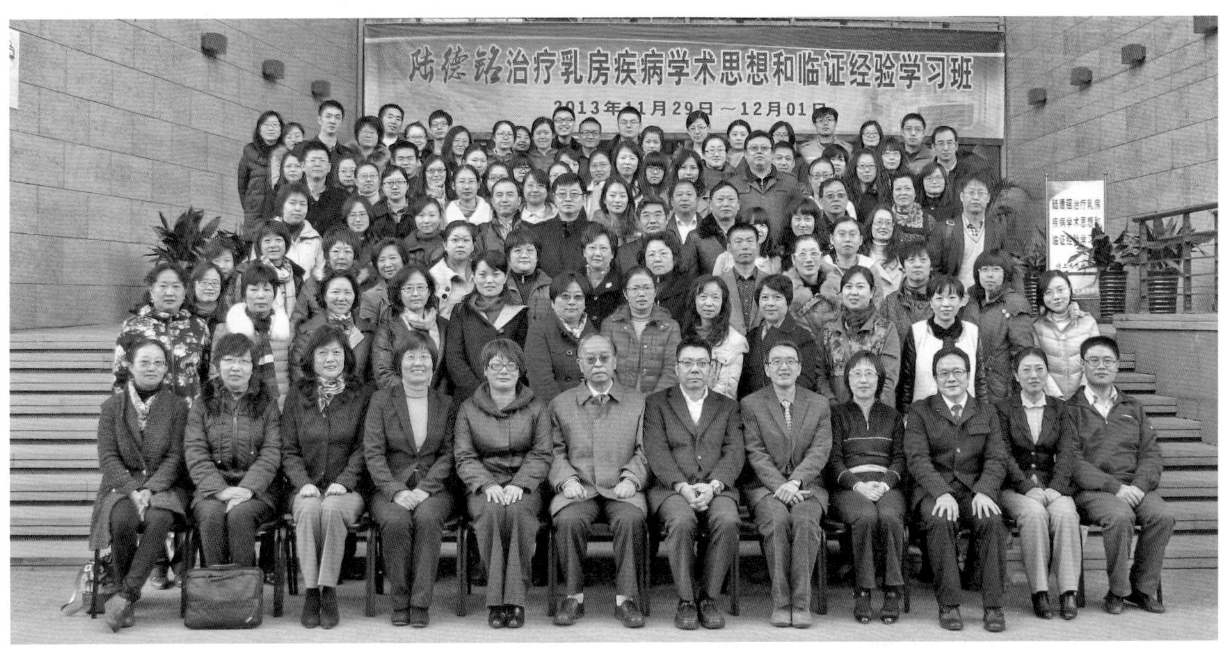

图 7-5-48　2013 年陆德铭治疗乳房疾病学术思想和临证经验学习班

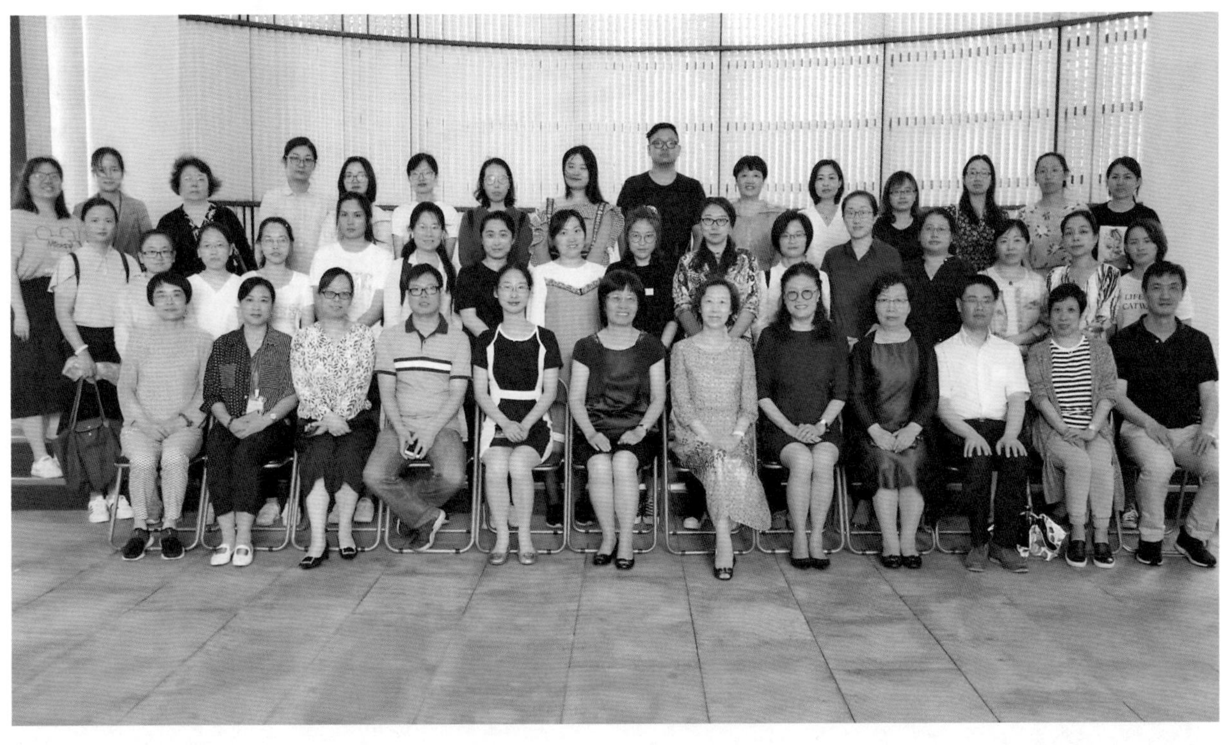

图 7-5-49　2018 年乳腺疾病中医药诊治学习班

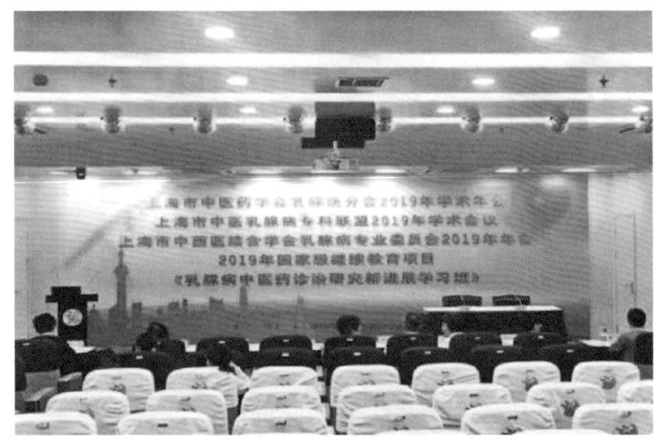

图 7-5-50　2019 年乳腺疾病中医药诊治研究新进展学习班

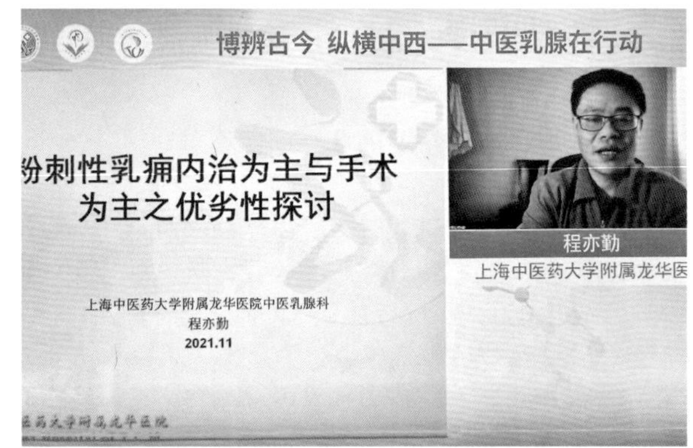

图 7-5-51　2021 年上海市中医药学会乳腺病分会 2021 年学术年会、上海市中医乳腺病专科联盟 2021 年学术会议

三、中西医结合乳腺科

中西医结合乳腺科主办、承办国内会议如下（图 7-5-52）。

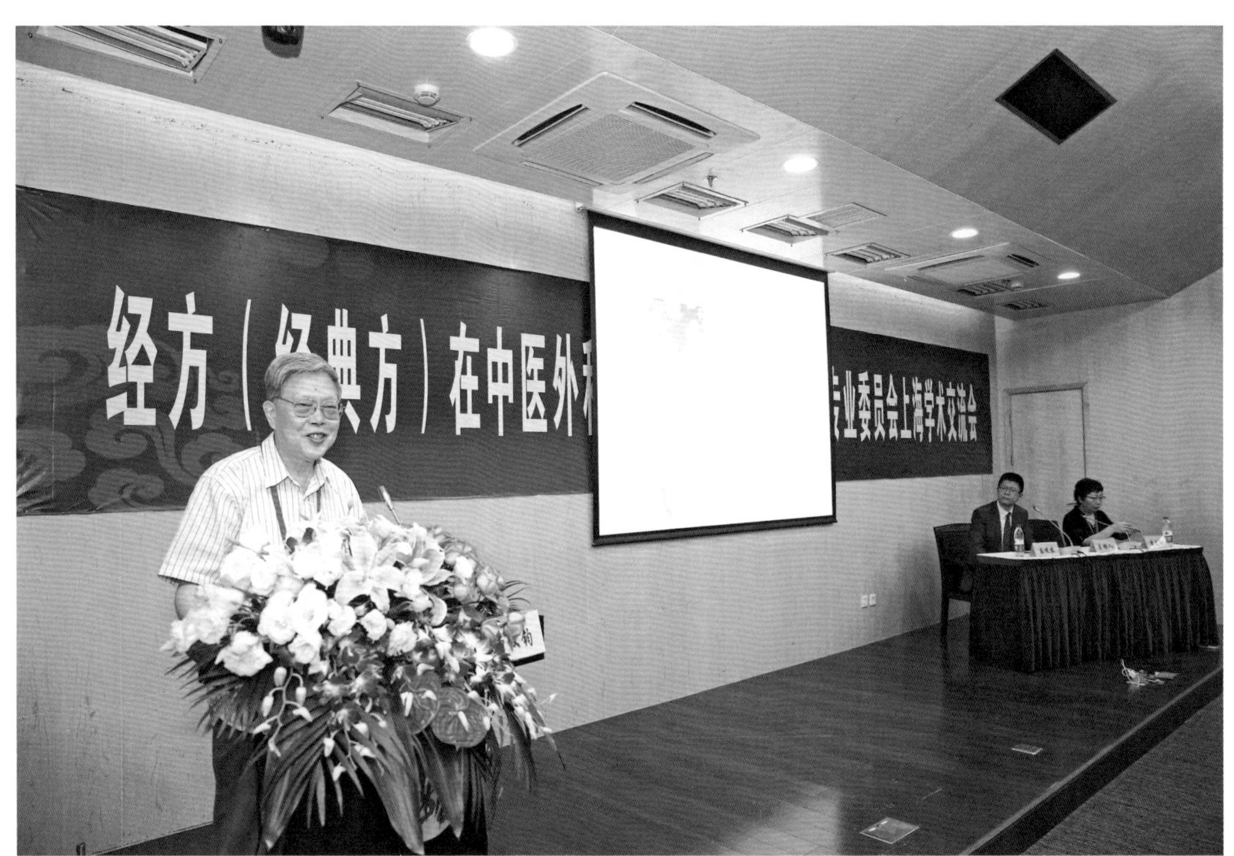

图 7-5-52　2017 年经方（经典方）在中医外科中的应用进展学习班，唐汉钧教授授课

四、皮肤科

皮肤科主办、承办的国内会议如下（图 7-5-53、图 7-5-54）。

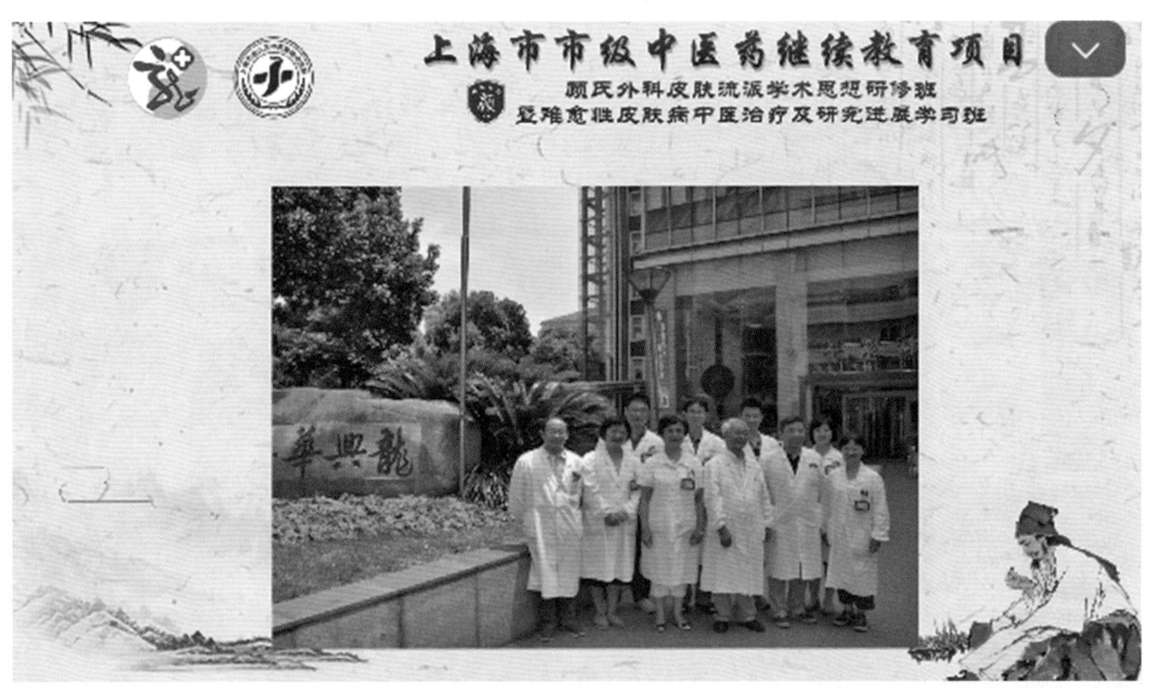

图 7-5-53　2021 年，顾氏外科皮肤流派学术思想研修班

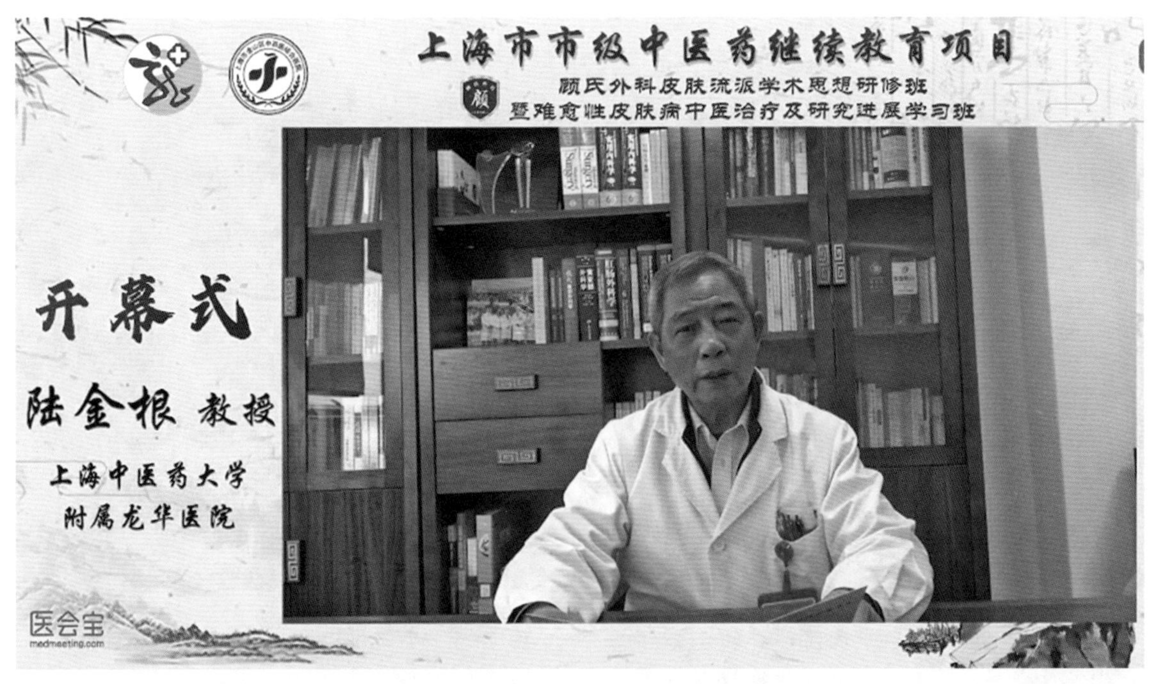

图 7-5-54　2021 年，难愈性皮肤病中医治疗及研究进展学习班

五、肛肠科

肛肠科主办、承办国内会议如下（图 7-5-55 至图 7-5-72）。

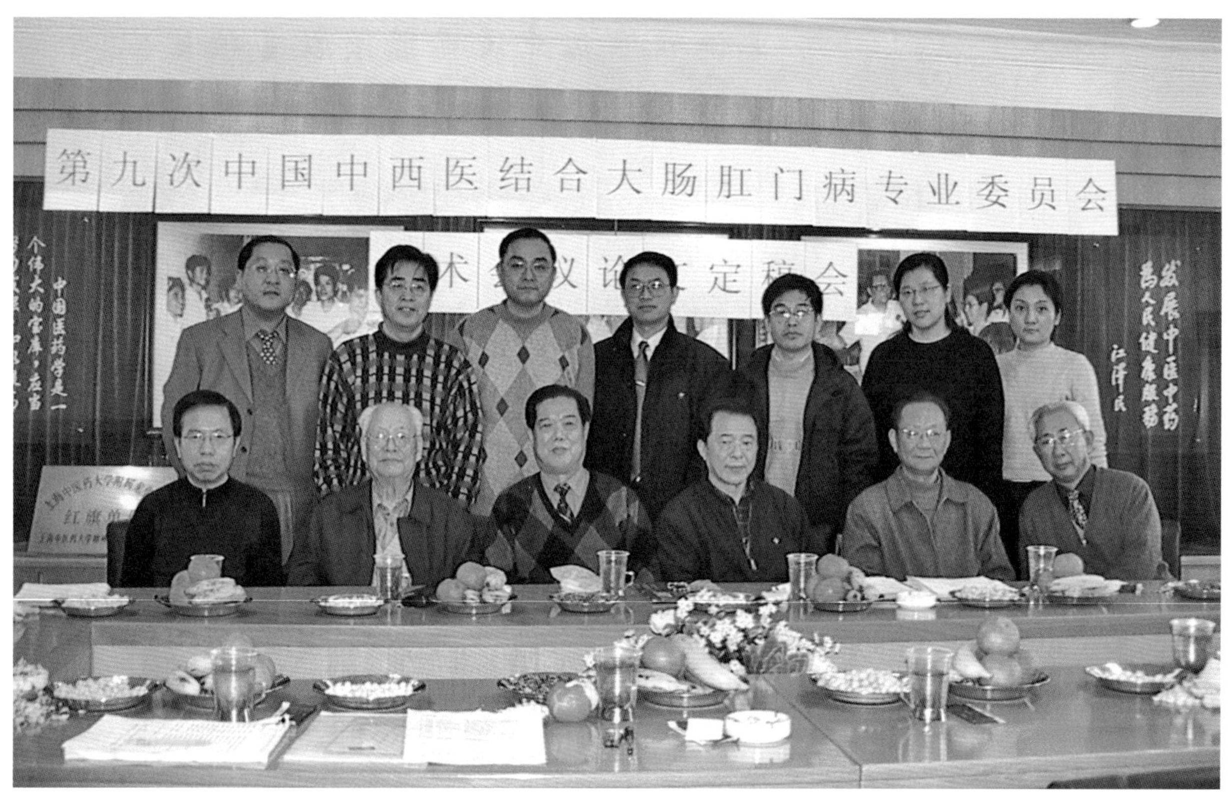

图 7-5-55　2003 年第九次中国中西医结合大肠肛门病专业委员会

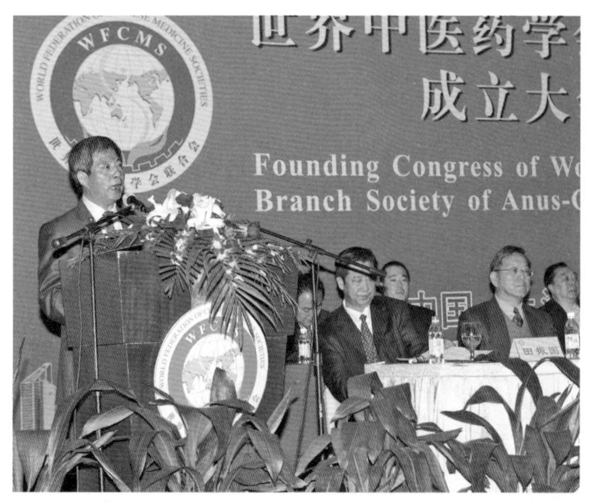

图 7-5-56　2007 年世界中医药学会联合会肛肠专业委员会成立大会暨首届学术会议，陆金根教授当选会长

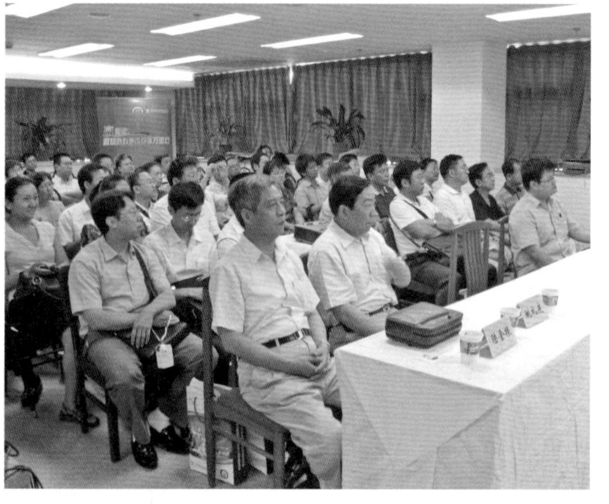

图 7-5-57　2008 年迎奥运肛肠外科手术观摩万里行

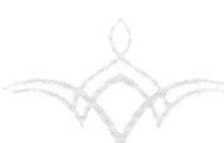

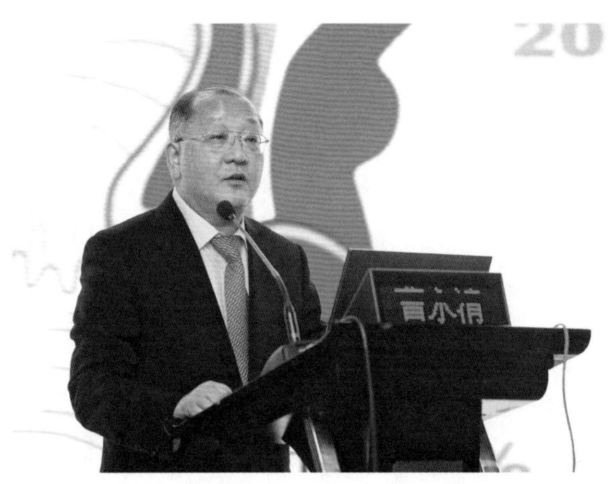

图 7-5-58 2015 年世界中医药学会联合会肛肠病专业委员会年会，曹永清教授当选会长

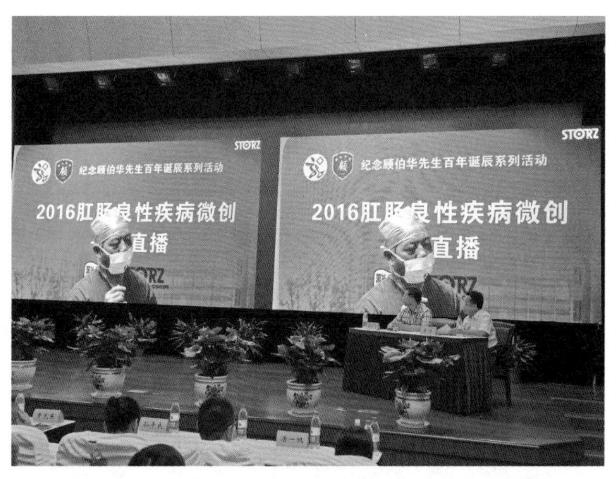

图 7-5-59 2016 年肛肠良性病微创治疗论坛

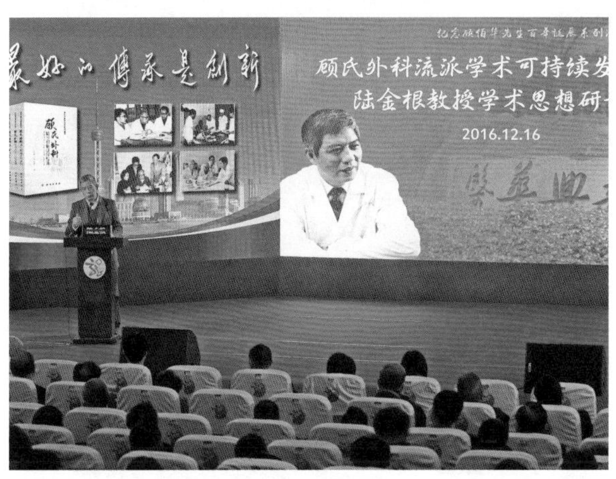

图 7-5-60 2016 年顾氏外科流派学术可持续发展之——陆金根教授学术思想研讨会

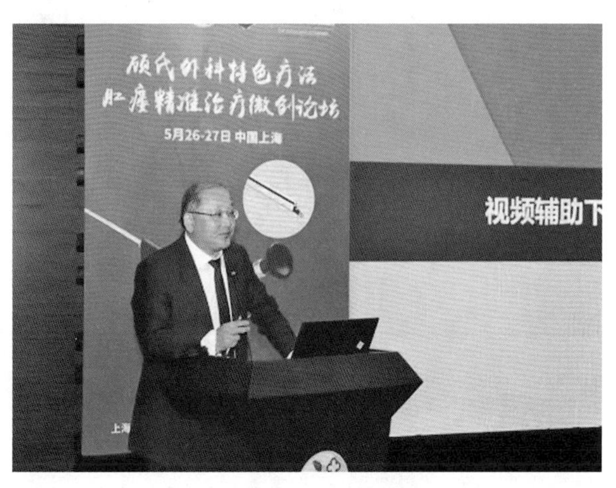

图 7-5-61 2017 年顾氏外科特色疗法肛瘘精准治疗微创论坛暨视频辅助下肛瘘治疗策略研讨会

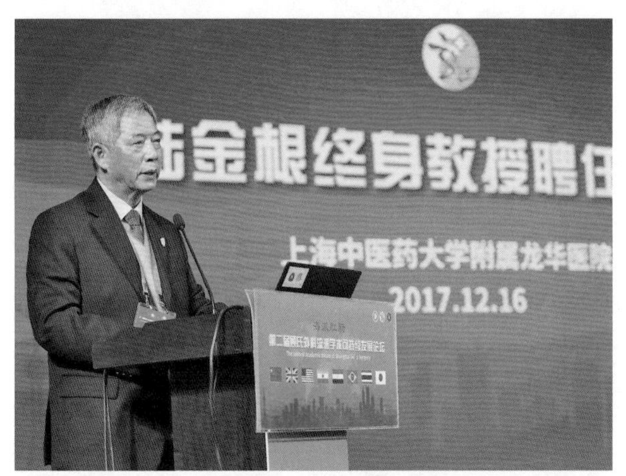

图 7-5-62 2017 年第二届顾氏外科流派学术可持续发展论坛暨陆金根终身教授学术活动

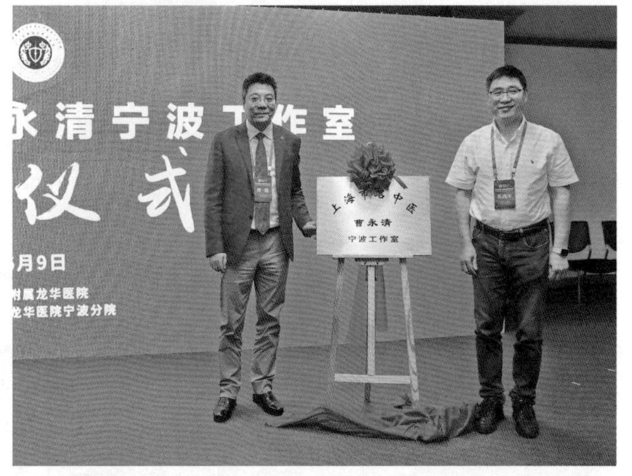

图 7-5-63 2018 年上海市名中医曹永清宁波工作室成立暨学术活动

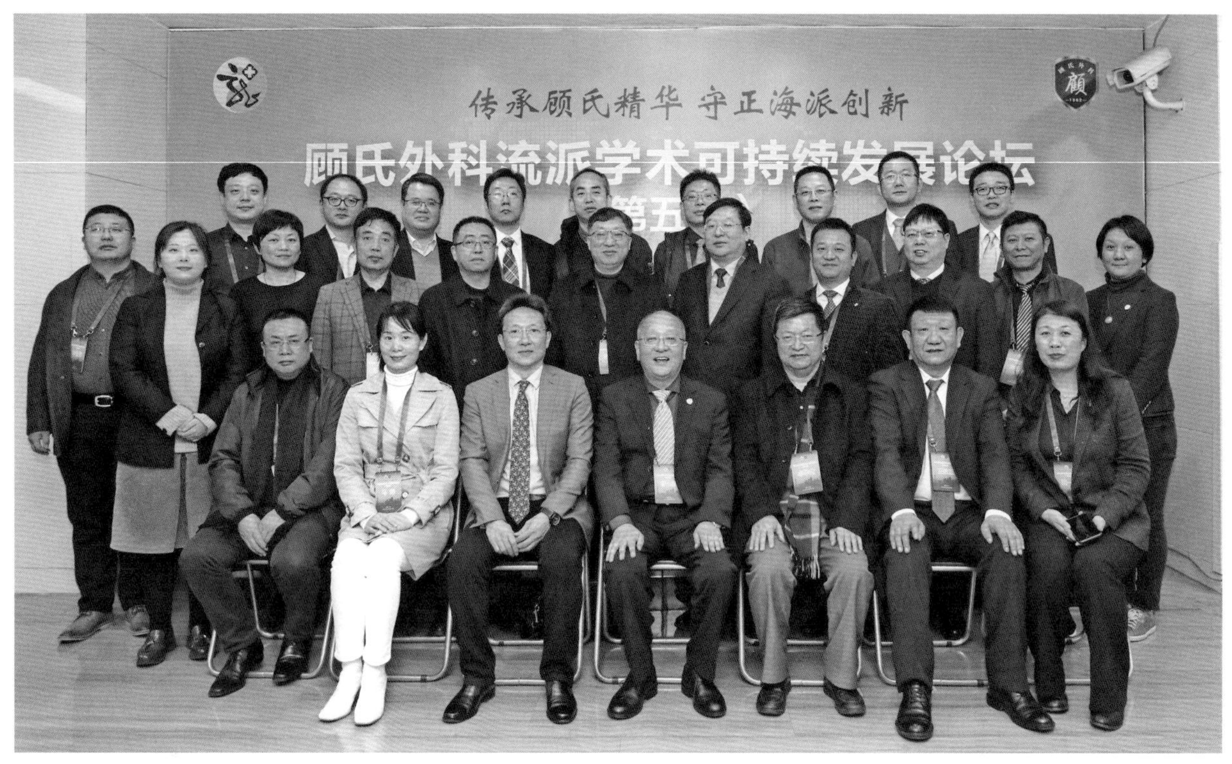

图 7-5-64　2019 年第五届顾氏外科流派学术可持续发展论坛暨“拖线疗法四十年再评价”研讨会

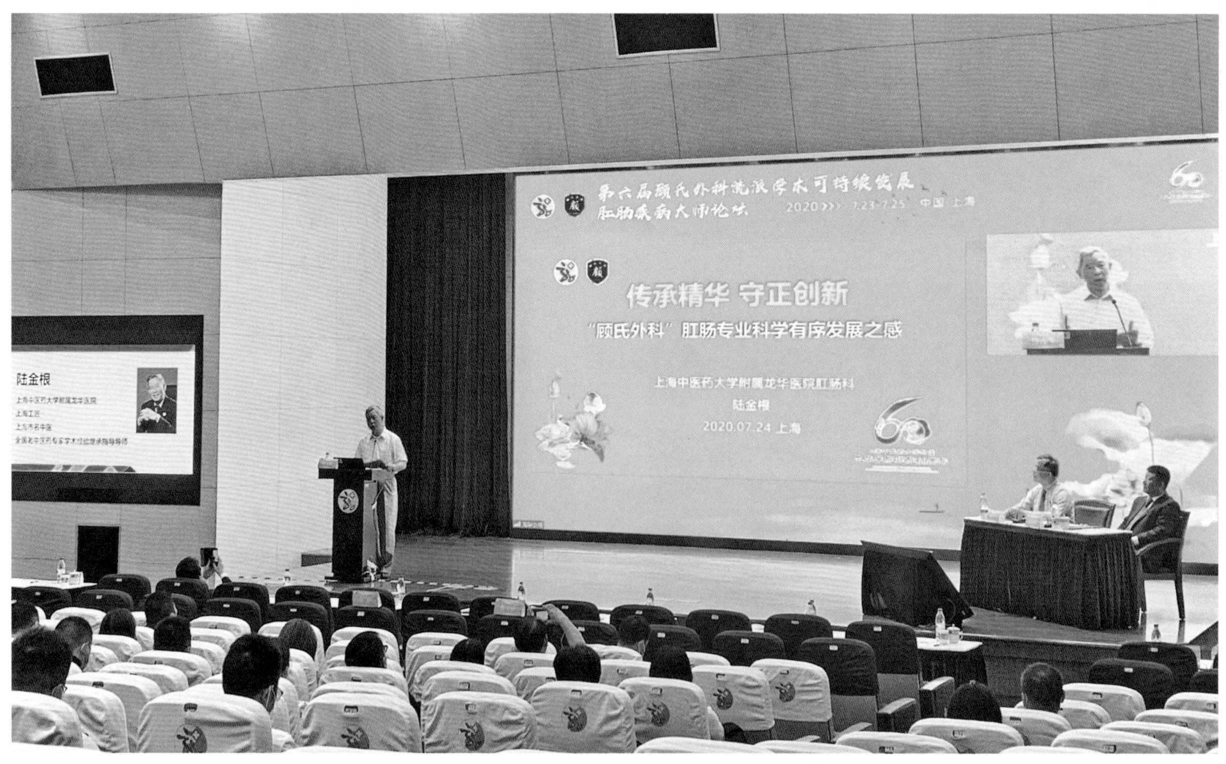

图 7-5-65　2020 年第六届顾氏外科流派学术可持续发展肛肠疾病大师论坛

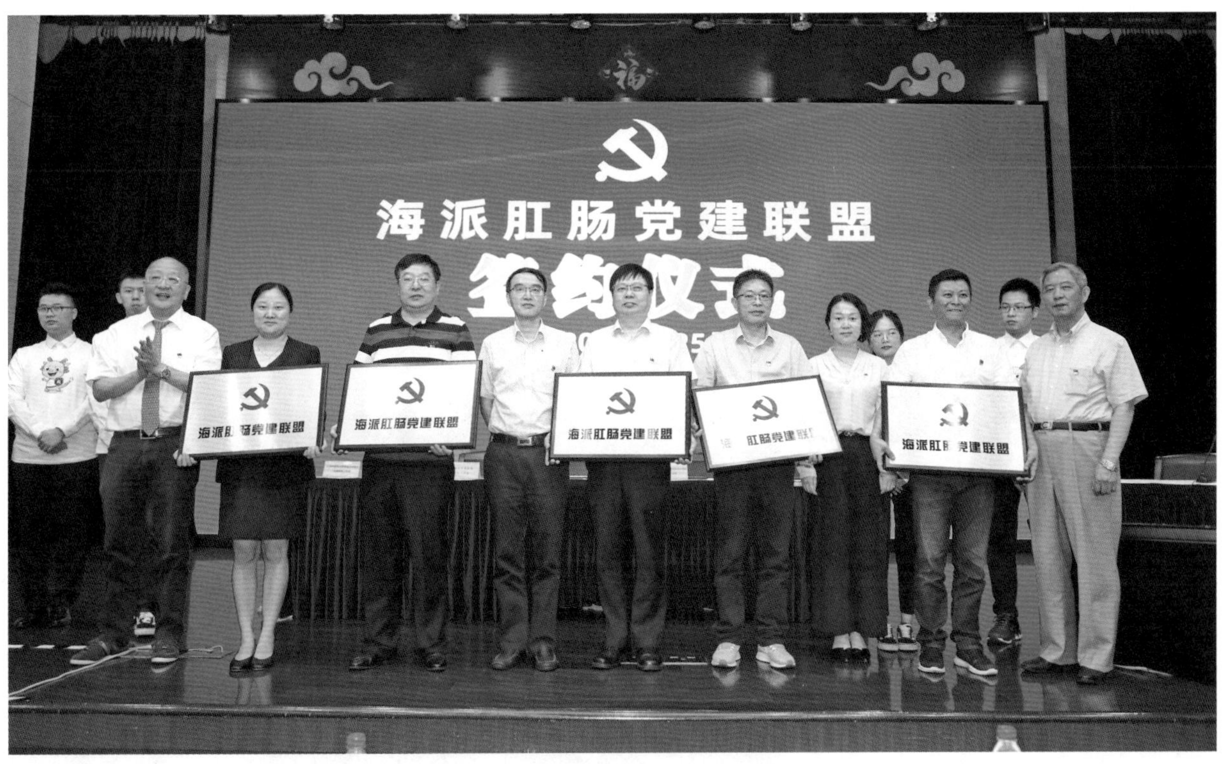

图 7-5-66　2020 年海派肛肠党建联盟成立

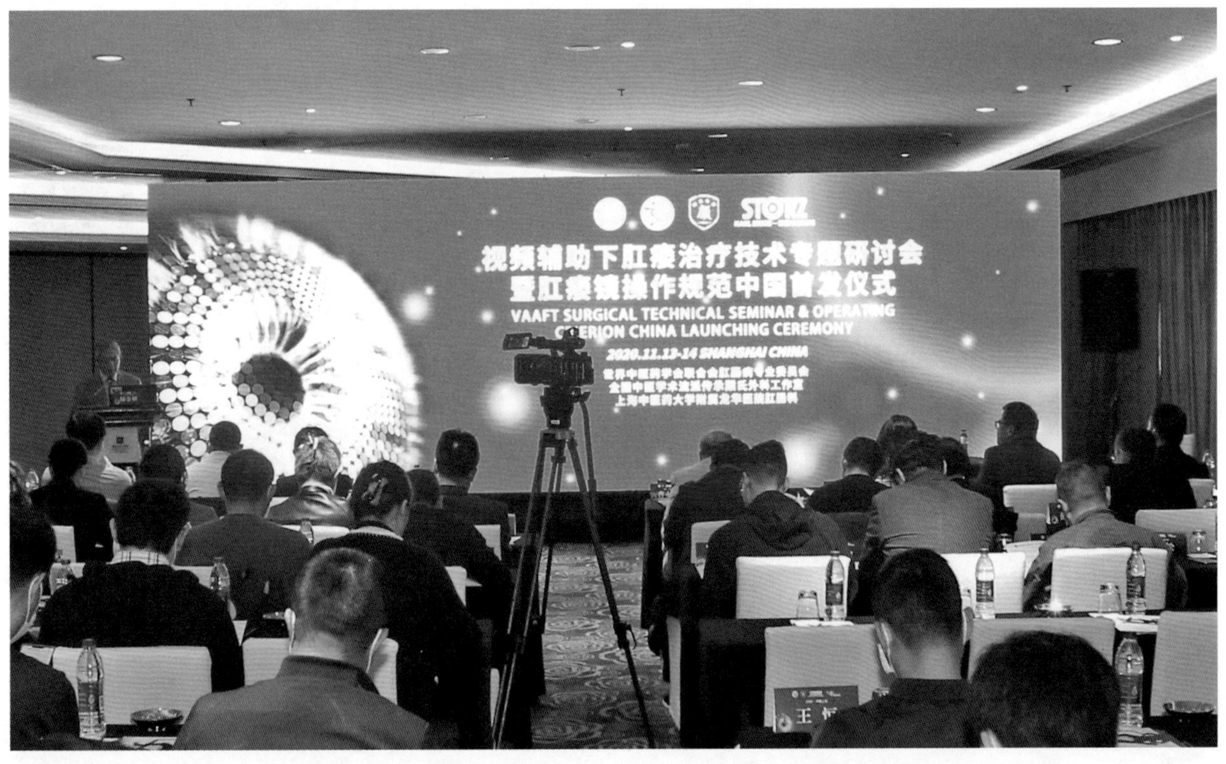

图 7-5-67　2020 年视频辅助下肛瘘治疗技术专题研讨会暨肛瘘镜操作规范中国首发仪式

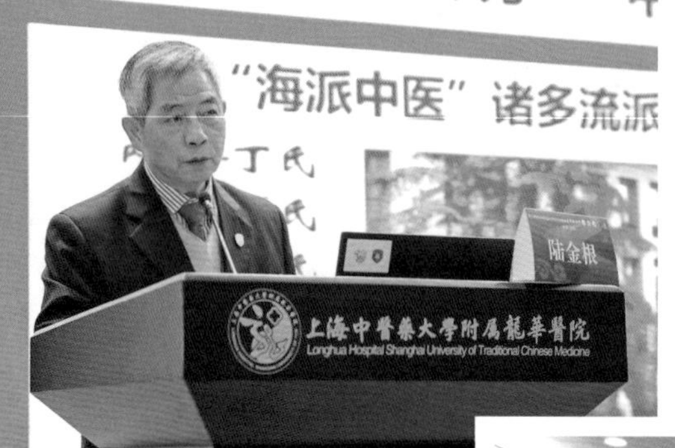

图 7-5-68　2020 年第七届顾氏外科流派学术可持续发展论坛暨首届龙华肛肠周

图 7-5-69　2021 年至善痔美——痔套扎及药物治疗沙龙

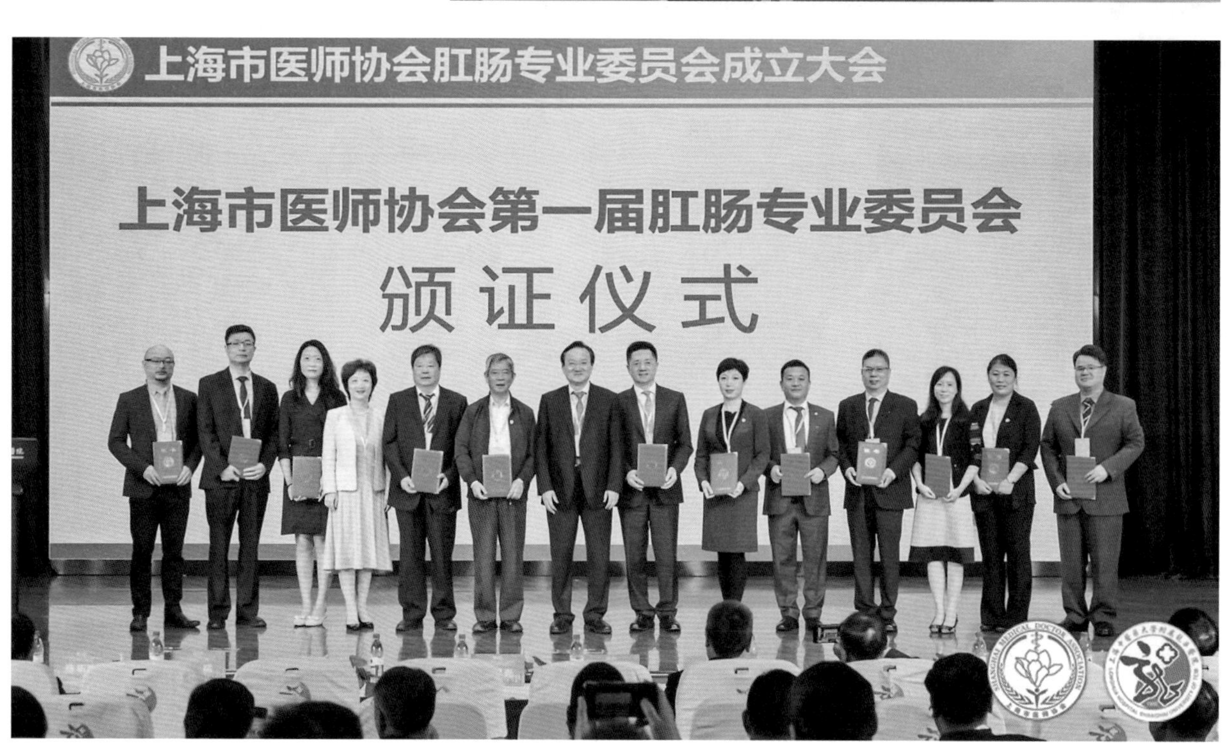

图 7-5-70　2021 年上海市医师协会肛肠专业委员会成立大会暨首届年会，王琛主任当选会长

图 7-5-71 2021 年第八届顾氏外科可持续发展论坛暨 2021 龙华肛肠周

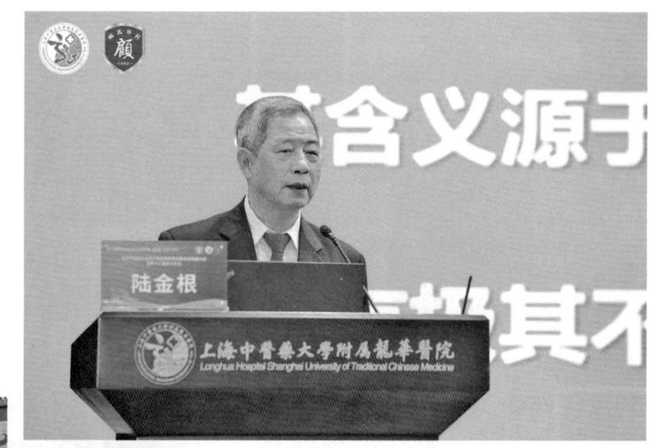

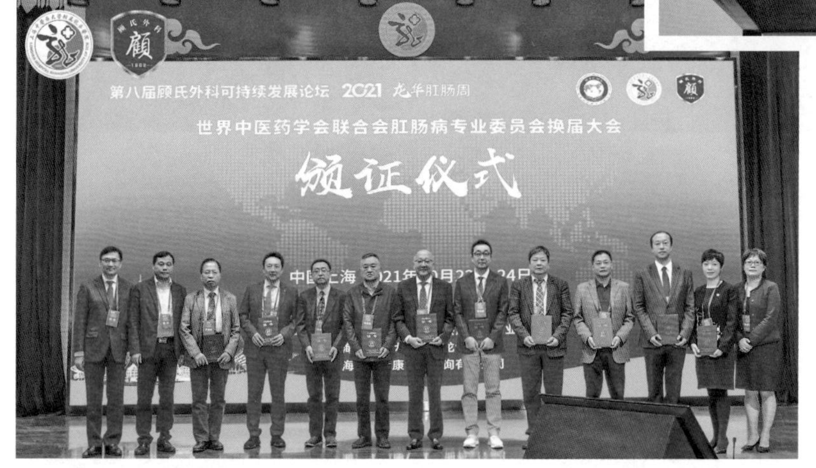

图 7-5-72 世界中医药学会联合会肛肠病专业委员会换届会暨第十二届学术年会曹永清教授当选新任会长

六、肝胆外科

肝胆外科主办承办国内会议如下（图 7-5-73 至图 7-5-75）。

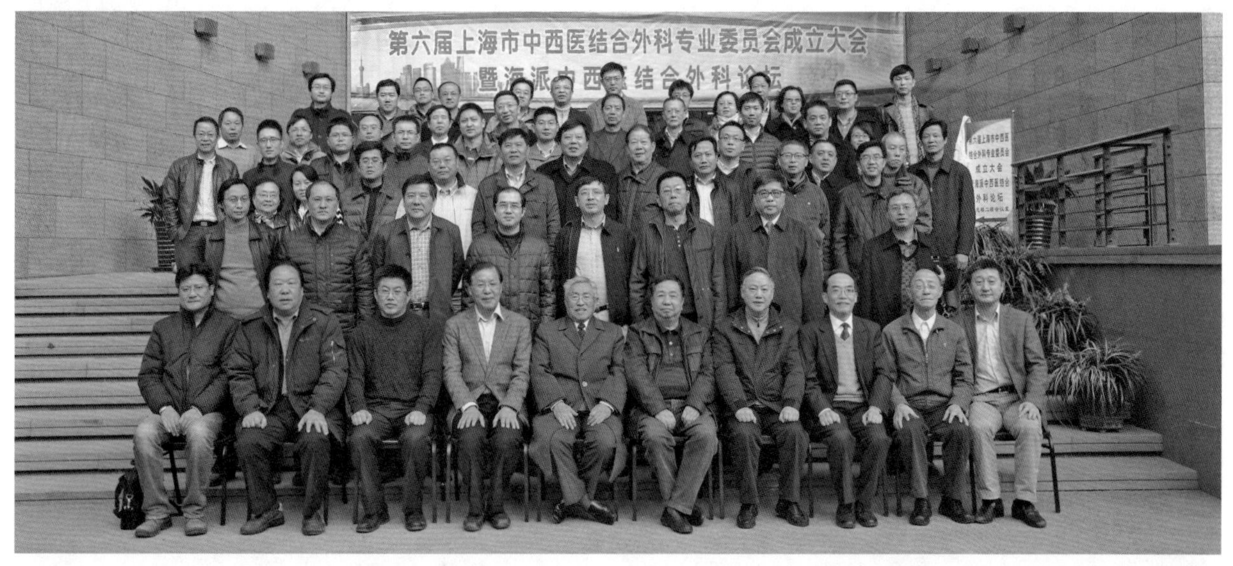

图 7-5-73 2013 年上海中西医结合学会第六届外科专业委员会成立大会暨海派中西医结合外科论坛张静喆教授当选主任委员

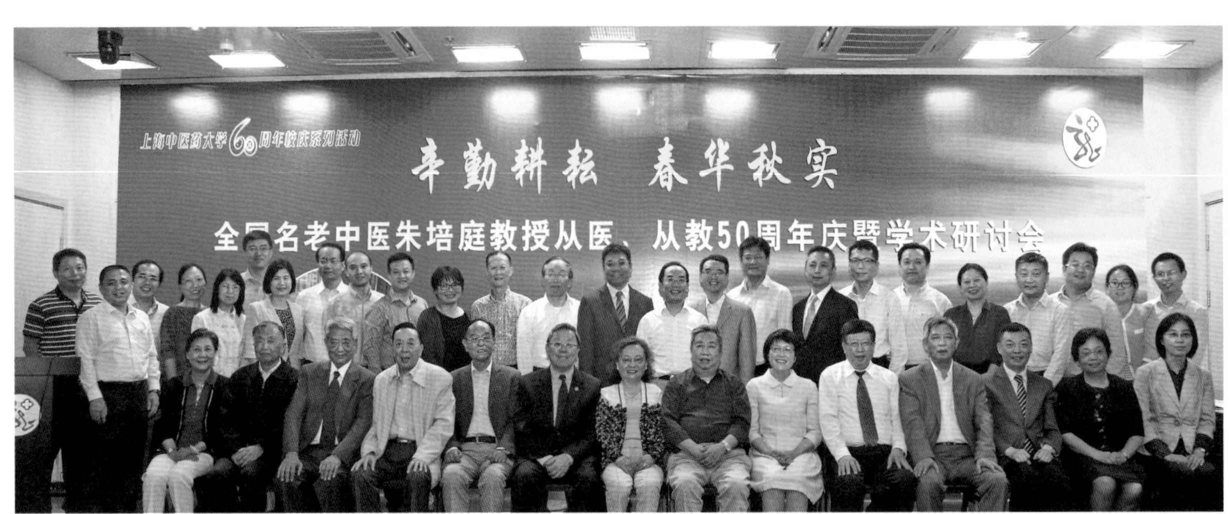

图 7-5-74　2016 年全国名老中医朱培庭教授从医、从教 50 周年庆暨学术研讨会

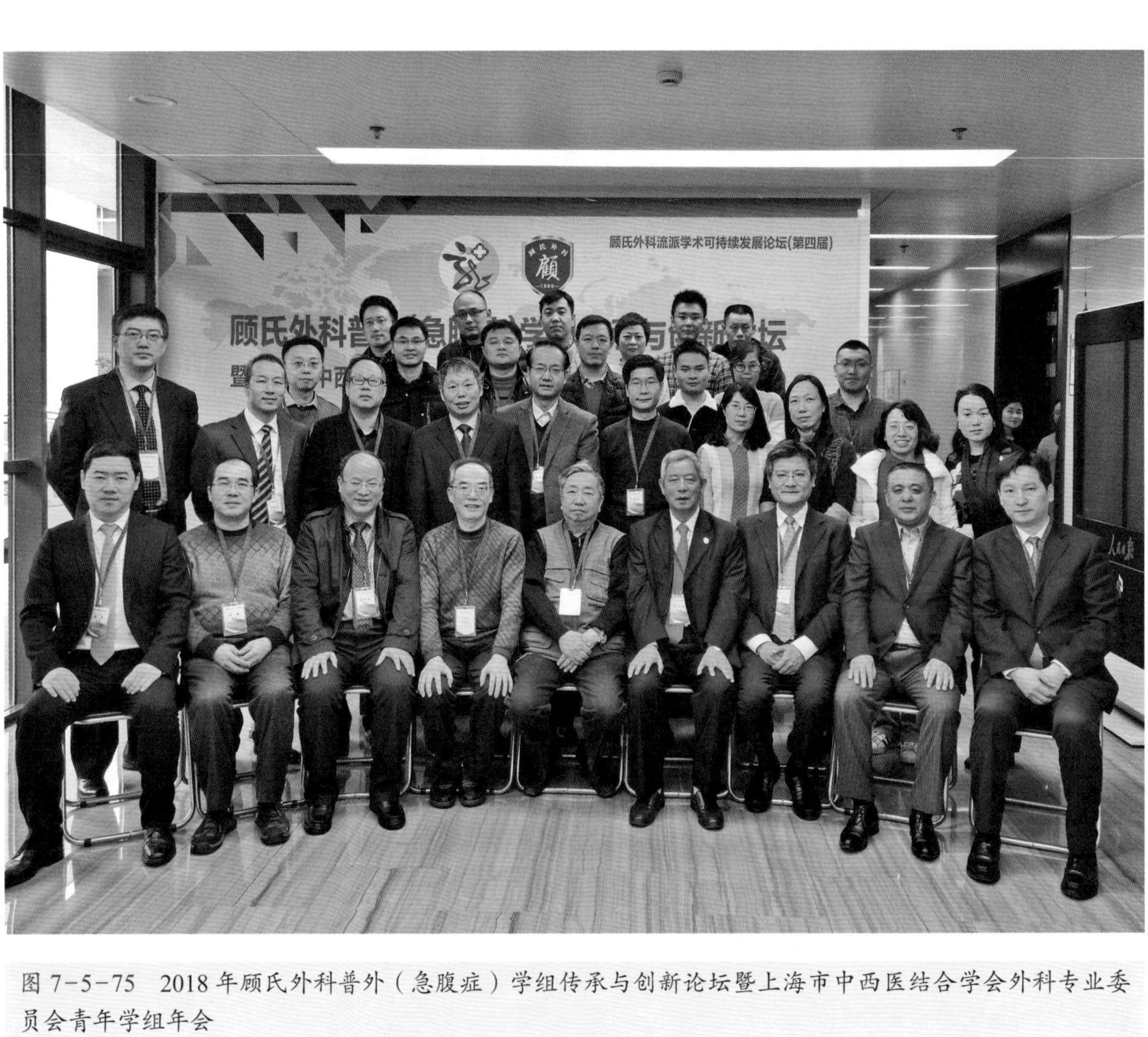

图 7-5-75　2018 年顾氏外科普外（急腹症）学组传承与创新论坛暨上海市中西医结合学会外科专业委员会青年学组年会

七、胃肠外科

胃肠外科主办、承办的国内会议如下（图 7-5-76、图 7-5-77）。

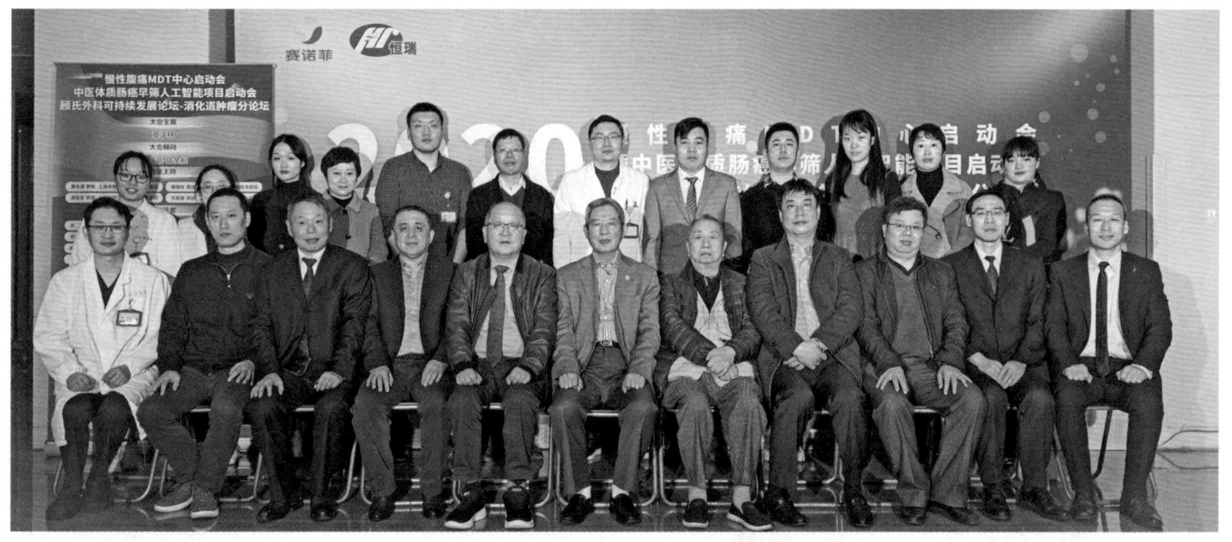

图 7-5-76　2020 年慢性腹痛 MDT 中心启动暨中医体质肠癌早筛人工智能项目启动会暨顾氏外科可持续发展论坛——消化道肿瘤分论坛

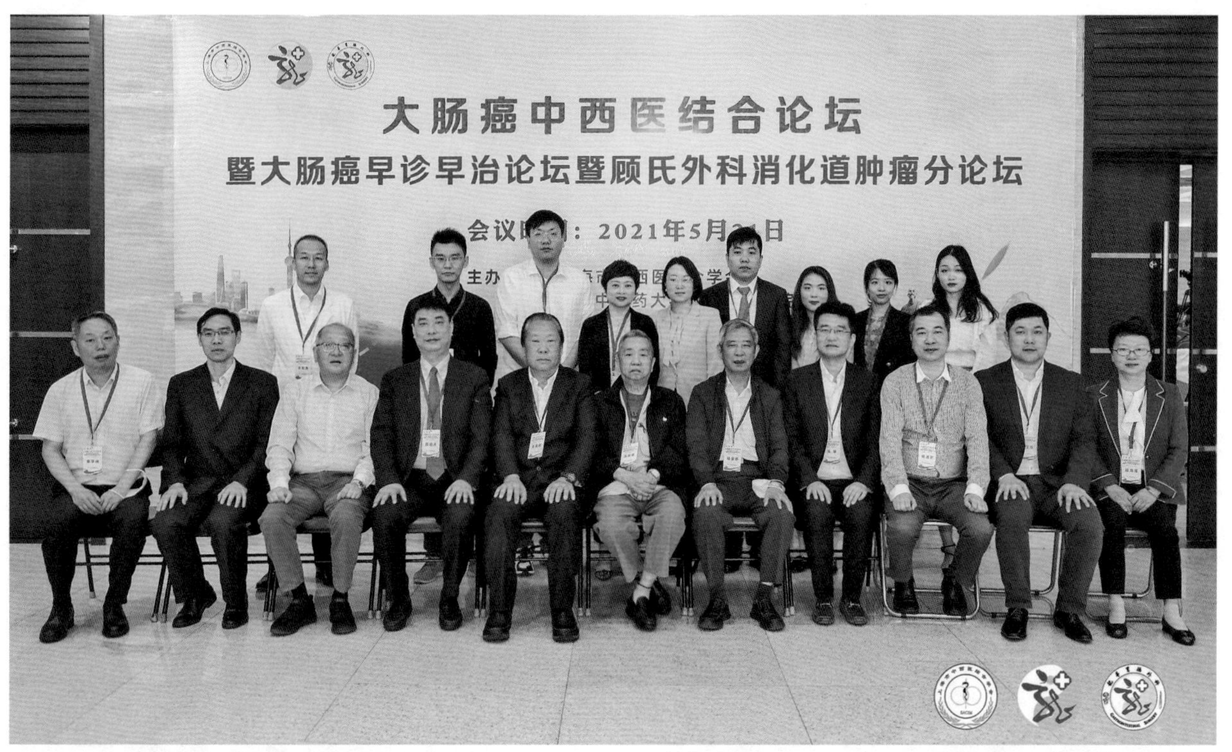

图 7-5-77　2021 年大肠癌中西医结合论坛暨大肠癌早诊早治论坛暨顾氏外科消化道肿瘤分论坛

（肖文，仲芫沅，吴春宇，李晓睿，梁宏涛，梁晓强，余奎，侯佳伟）

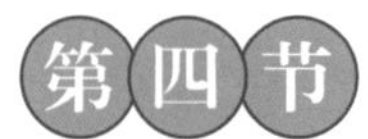

第四节 国际会议交流

顾氏外科成员以主要交流人员参加国际会议情况如下（图 7-5-78 至图 7-5-89）。

SCI
Chinese herbal medicines for treating skin and soft-tissue infections

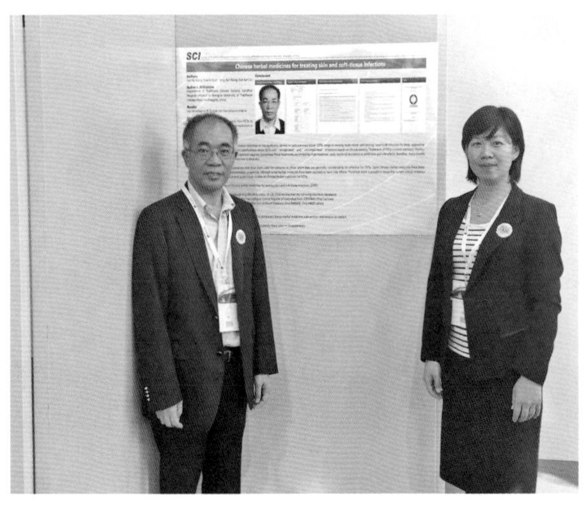

图 7-5-78　2016 年意大利阙华发教授参加第五届 WUWHS 世界伤口愈合联盟会议

UWHS
Vision, One Mission
RENCE, ITALY
EMBER 25-29, 2016
WUWHS

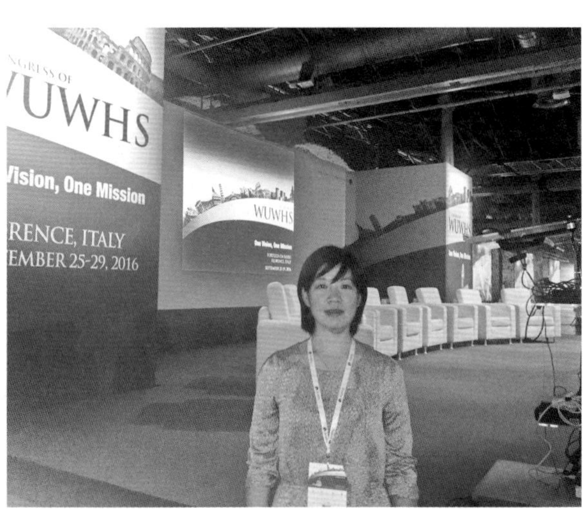

图 7-5-79　2016 年意大利王云飞主任参加第五届 WUWHS 世界伤口愈合联盟会议

A systematic review of gastrointestinal toxicity after radiotherapy in anal cancer patients
Imperial College London
BACKGROUND
The first-line treatment of squamous cell carcinomas of anal canal has evolved from surgery to curative chemoradiation, due to superior local control, survival and preservation of the anal sphincter function as demonstrated in phase III.
Chemoradiation has some disadvantages. Pelvic
OBJECTIVE
RESULTS
Two thousand seven hundred titles were identified through the search, 124 articles were included in this review.
Table1: the incidence of late GI adverse effects
Diarrhoea, faecal incontinence and buttock pain correlated with lower scores in radiotherapy specific quality of life scales (QLQ-CR29, QLQ-C30, QLQ-CR38) compared to healthy controls.
CONCLUSIONS

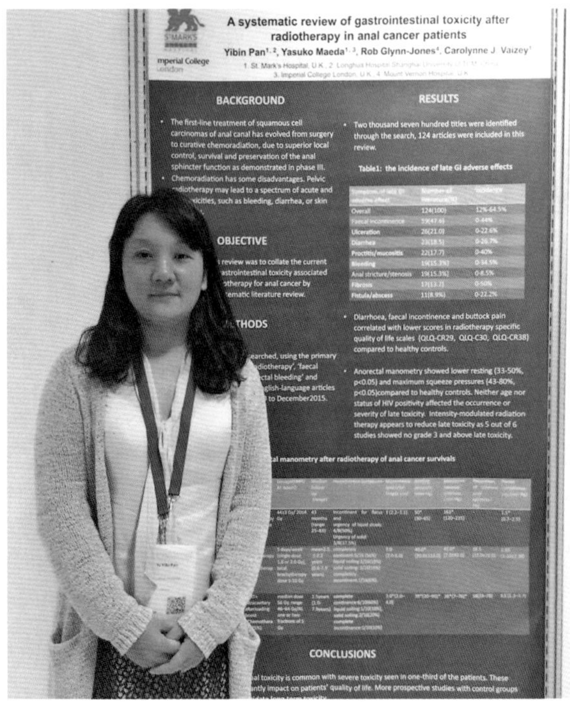

图 7-5-80　2016 年意大利潘一滨主任参加 2016 年欧洲结直肠学会年会并交流

u for your attention!

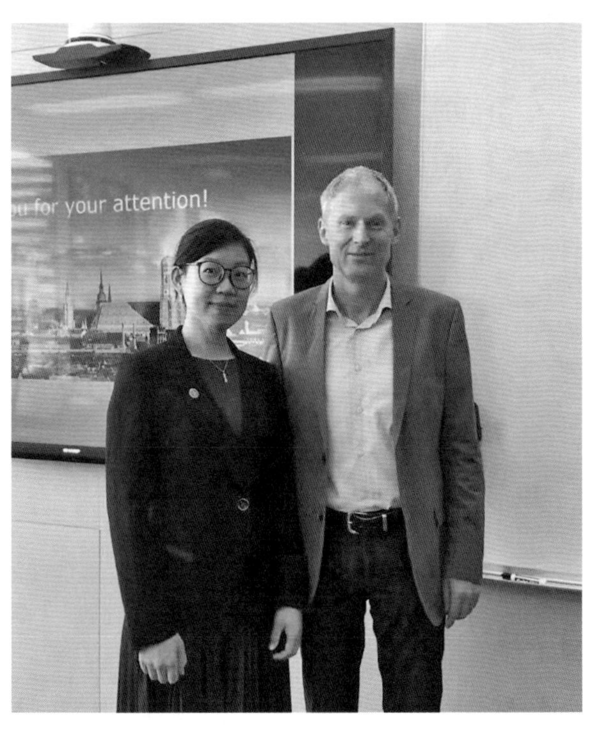

图 7-5-81　2017 年美国王云飞主任参加美国 UCLA 一带一路中医药海外拓展研讨会

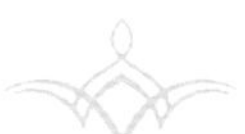

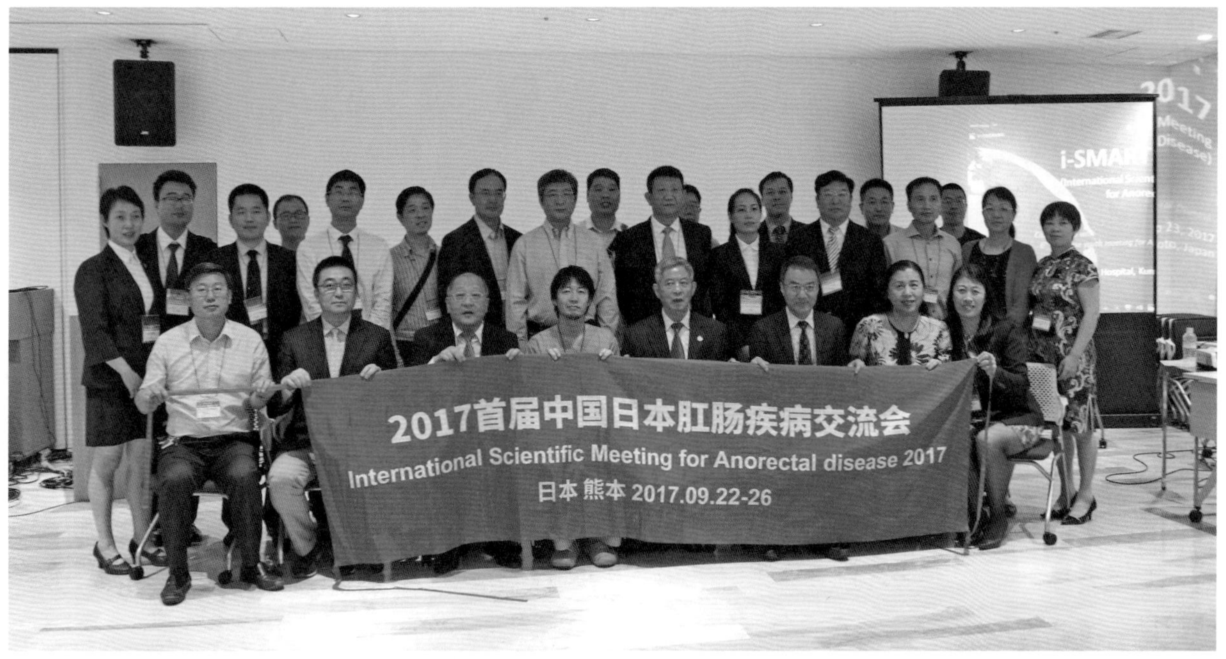

图 7-5-82 2017 年日本陆金根、曹永清、王琛、姚一博参加首届中国日本肛肠疾病交流会会议并做报告

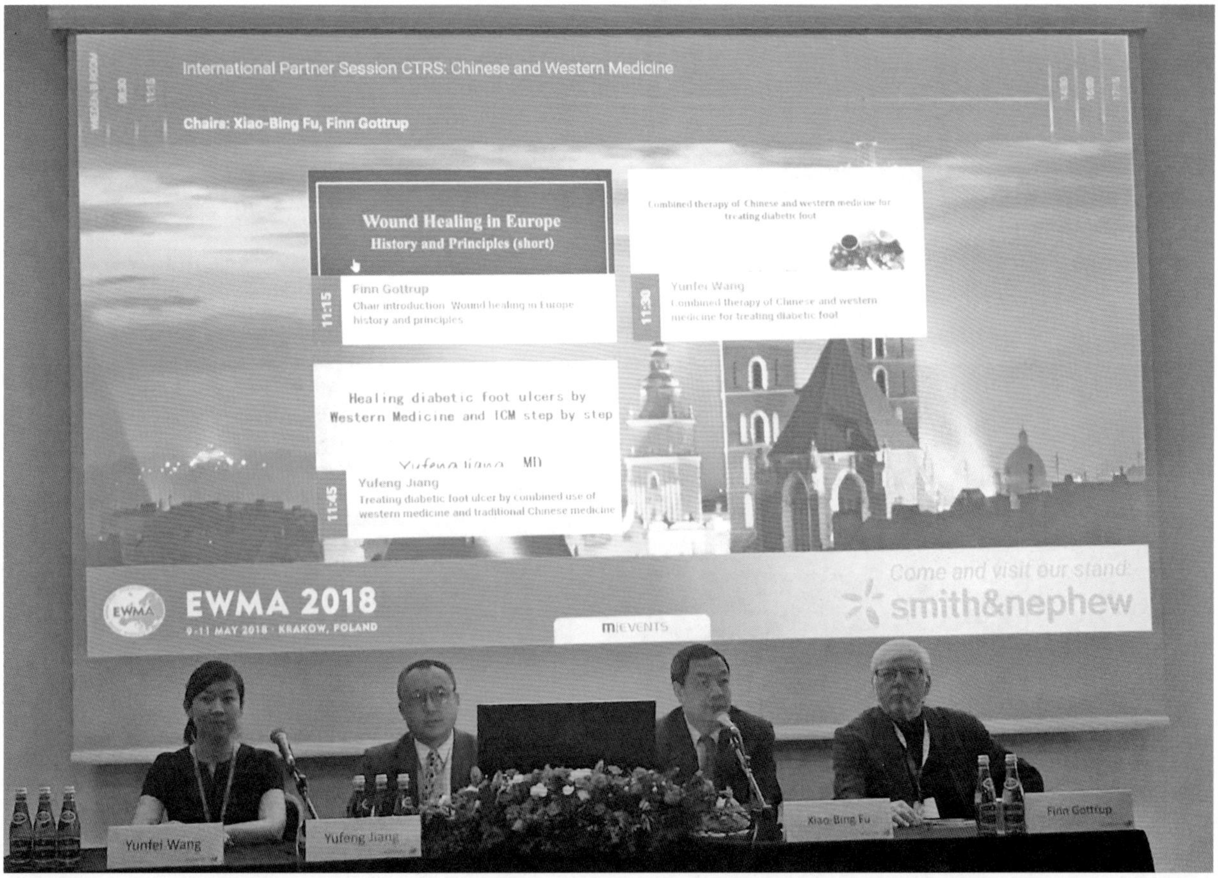

图 7-5-83 2018 年波兰王云飞主任参加第 28 届欧洲伤口管理年会

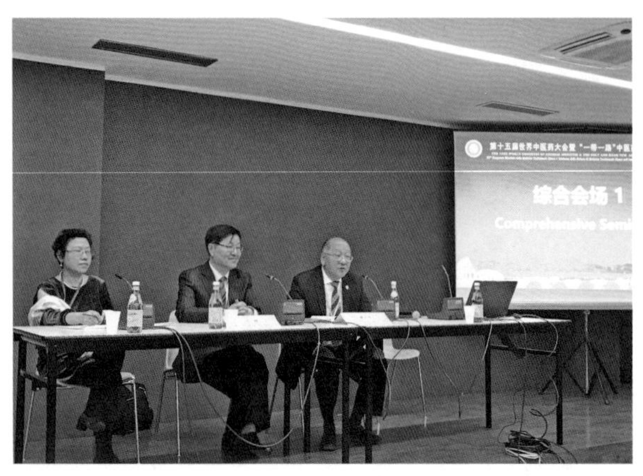

图 7-5-84　2018 年意大利曹永清教授参加第 15 届世界中医药大会担任大会主持并做报告

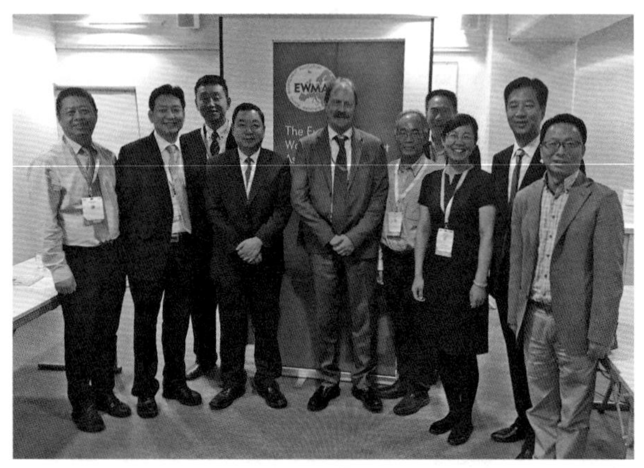

图 7-5-85　2019 年瑞典阙华发教授、王云飞主任参加第 29 届欧洲伤口管理年会

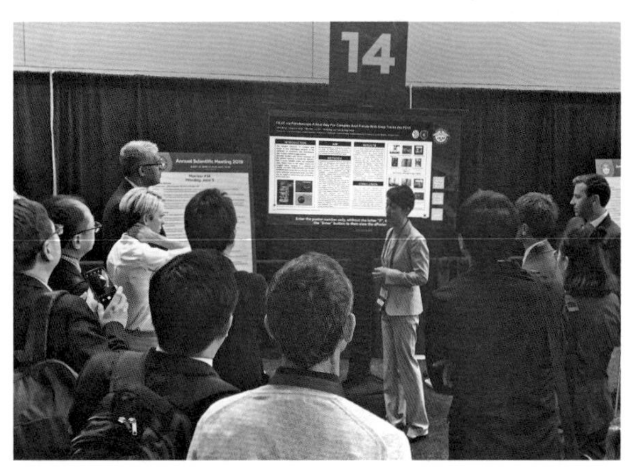

图 7-5-86　2019 年美国王琛主任参加美国结直肠年会并交流

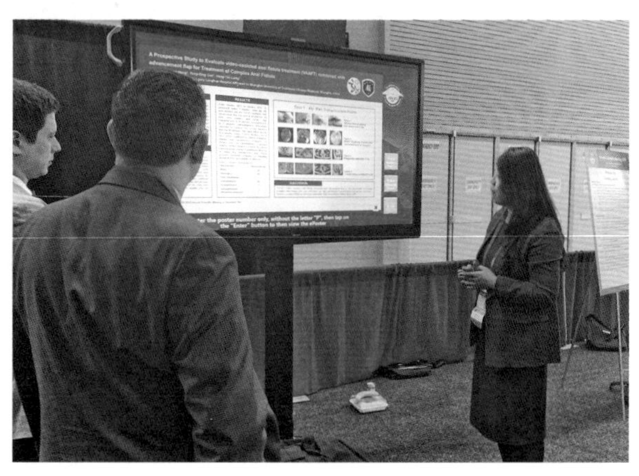

图 7-5-87　2019 年美国姚一博主任参加美国结直肠年会并交流

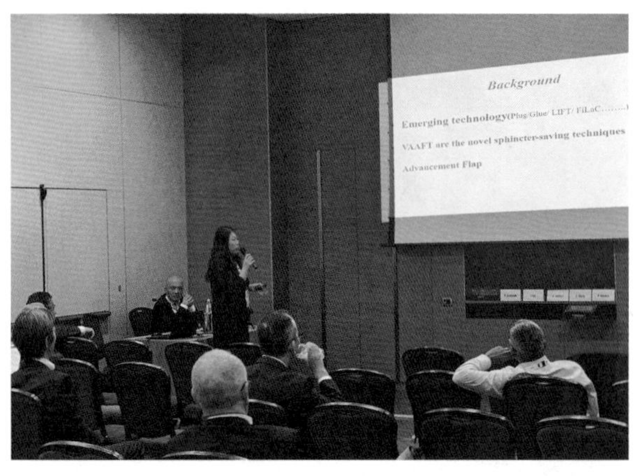

图 7-5-88　2019 年意大利姚一博主任参加国际盆底联合会会议并交流

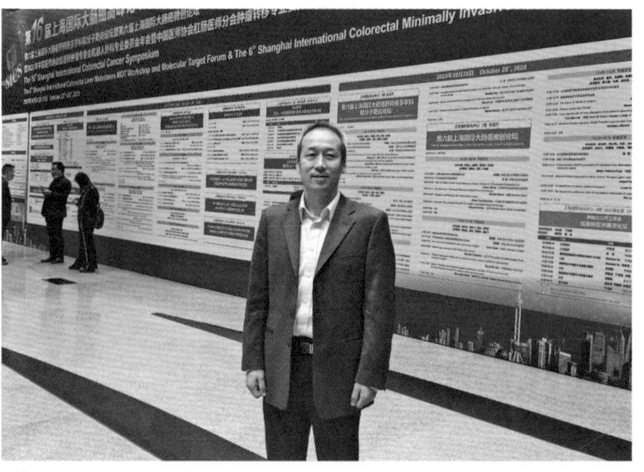

图 7-5-89　2020 年许阳贤教授第 10 届上海国际大肠癌高峰论坛大会报告

（肖文，梁宏涛，蒋增华）

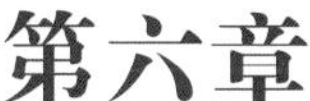

第六章

人文风采

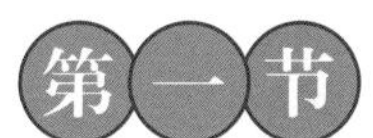

第一节 医 事

顾氏外科参加相关医事活动等老照片如下（图 7-6-1 至图 7-6-38）。

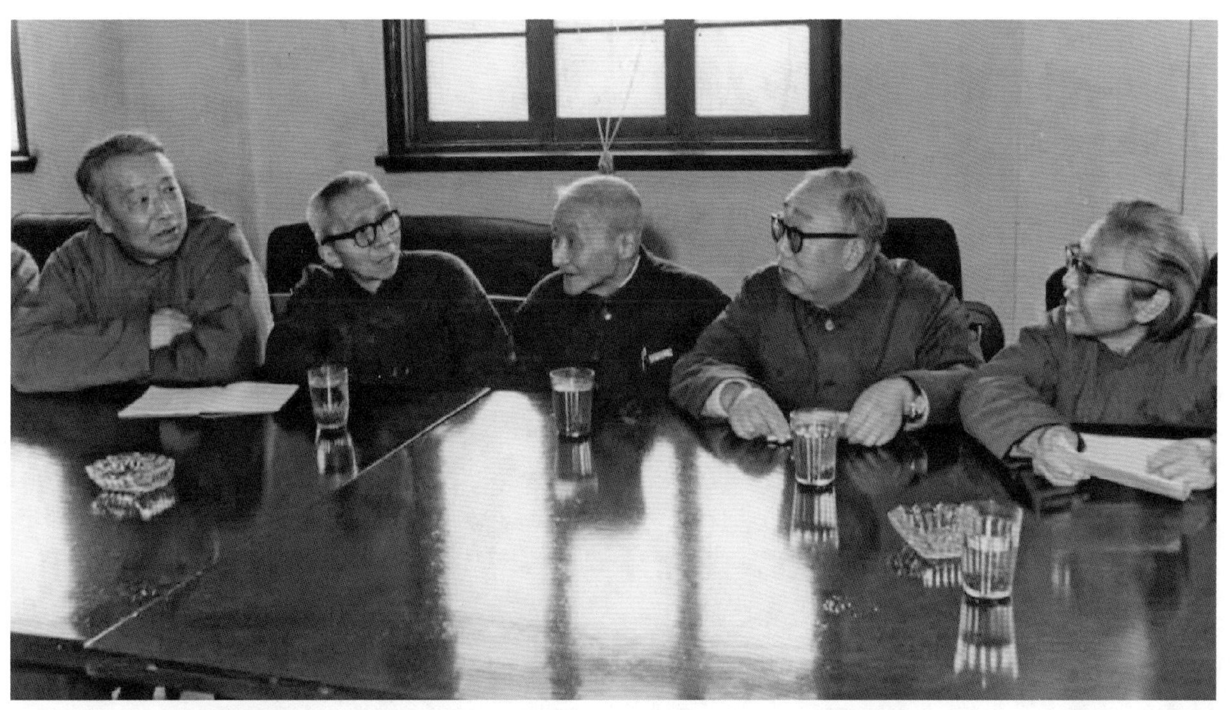

图 7-6-1　金寿山、黄文东、刘树农、顾伯华、凌耀星在民主党派座谈会上交流

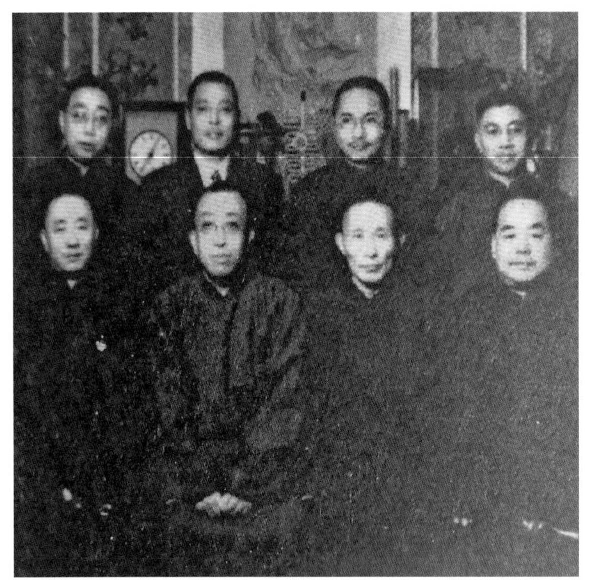

图 7-6-2　1946 年顾伯华与上海市中医界八位名中医在老西门关帝庙结义：徐丽洲、张仲估、施伯英、陆瘦燕、陆清洁、陶慕章、丁济仁、顾伯华

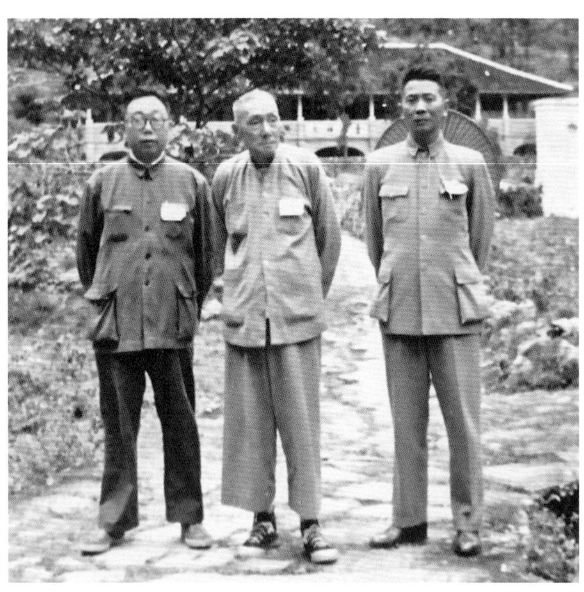

图 7-6-3　1957 年 10 月采集中草药于雁荡山北斗洞（顾伯华、顾筱岩、闻茂康）

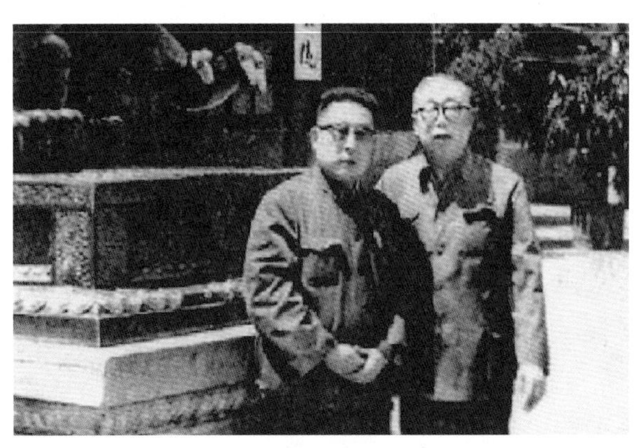

图 7-6-4　顾伯华、张镜人

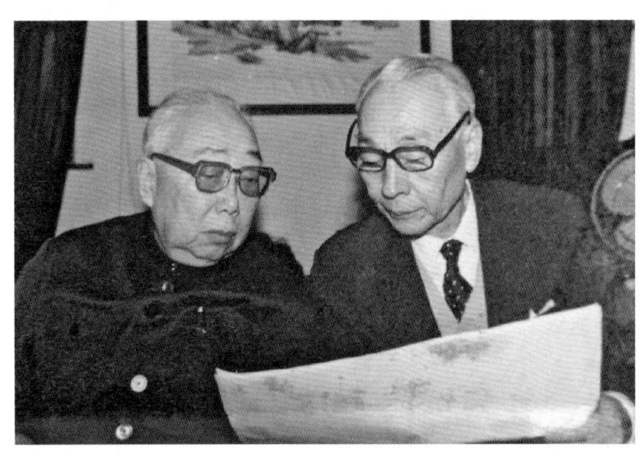

图 7-6-5　顾伯华、徐长生

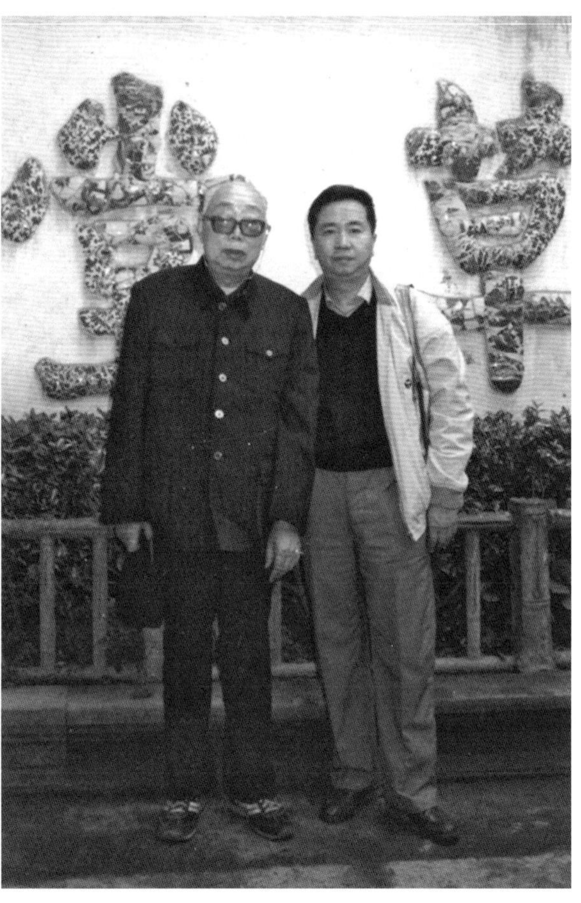

图 7-6-6　顾伯华、朱培庭

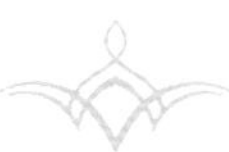

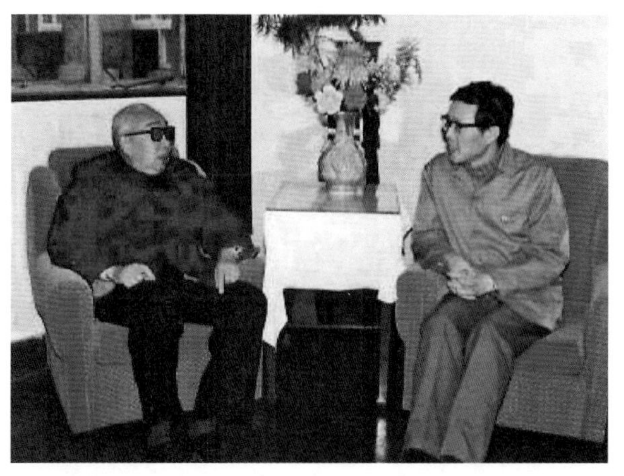

图 7-6-7 顾伯华、唐汉钧

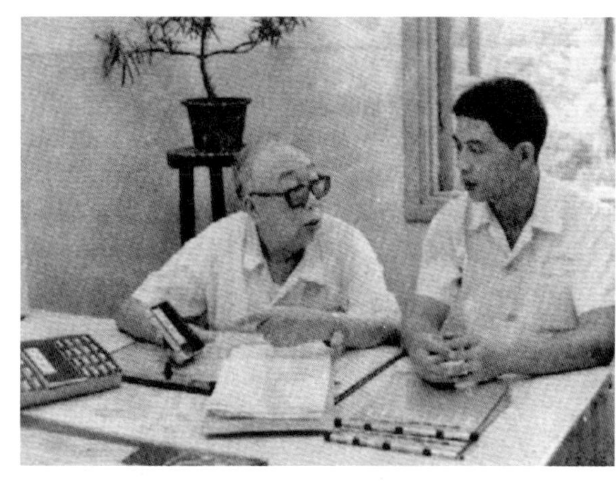

图 7-6-8 顾伯华、陆金根

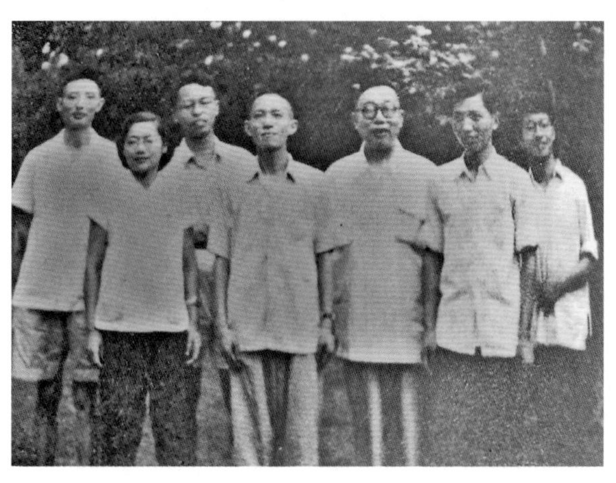

图 7-6-9 陈玉如、徐雪、陆德铭、盛景人、顾伯华、乐德行、马绍尧（左起）

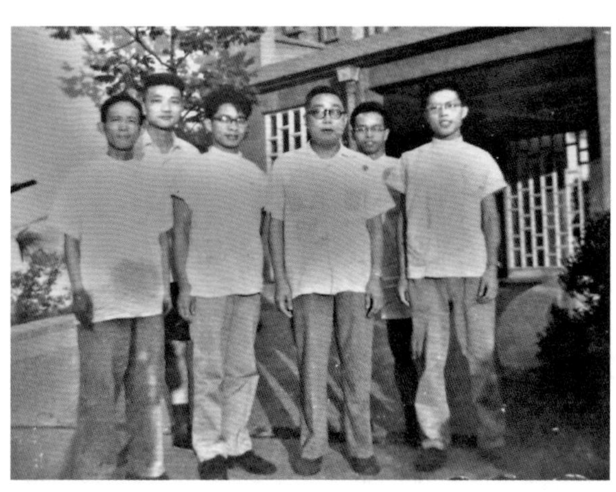

图 7-6-10 盛景人、顾伯康、马绍尧、顾伯华、陆德铭、唐汉钧（左起）

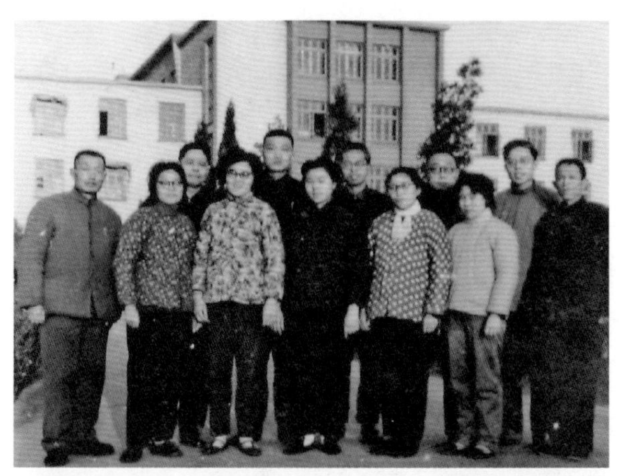

图 7-6-11 一排左二汝丽娟；二排左起：张先生、卢大钧、顾伯康、陆德铭、顾伯华、唐汉钧、盛景人

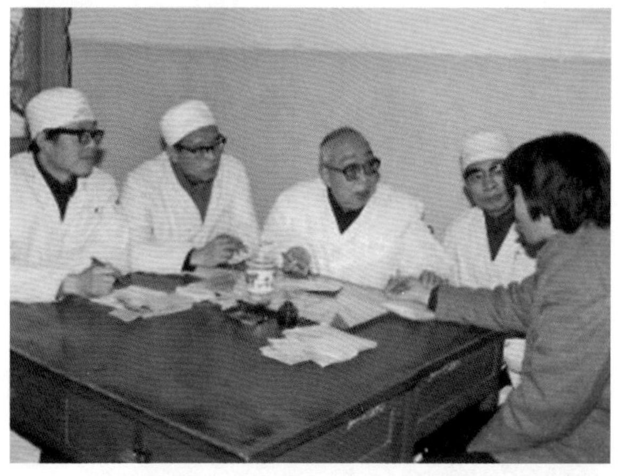

图 7-6-12 顾伯华门诊

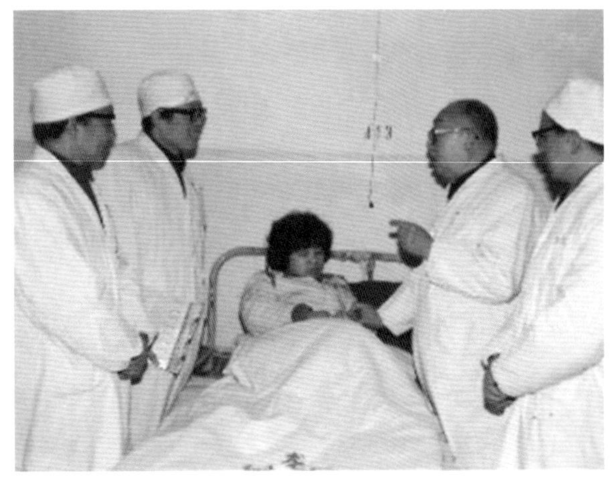

图 7-6-13　顾伯华查房

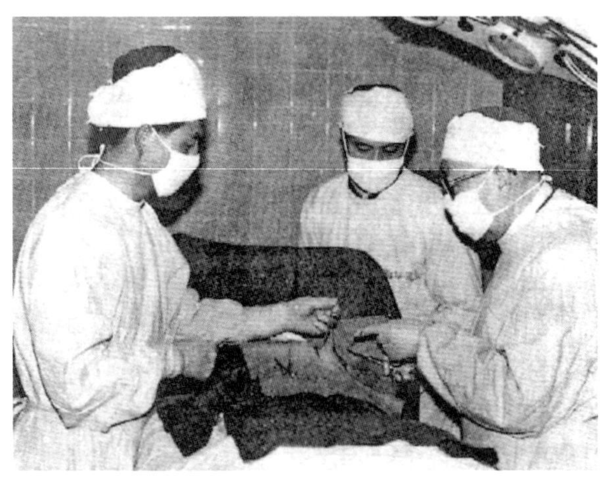

图 7-6-14　顾伯华手术

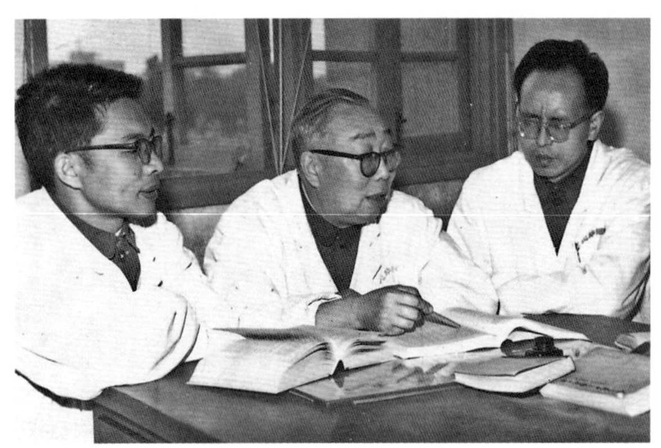

图 7-6-15　顾伯华（居中）与陆德铭（右）、马绍尧研讨

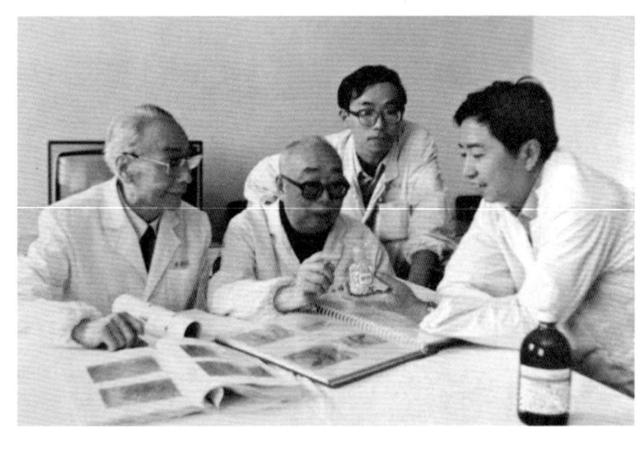

图 7-6-16　顾伯华、徐长生、朱培庭、张静喆研讨

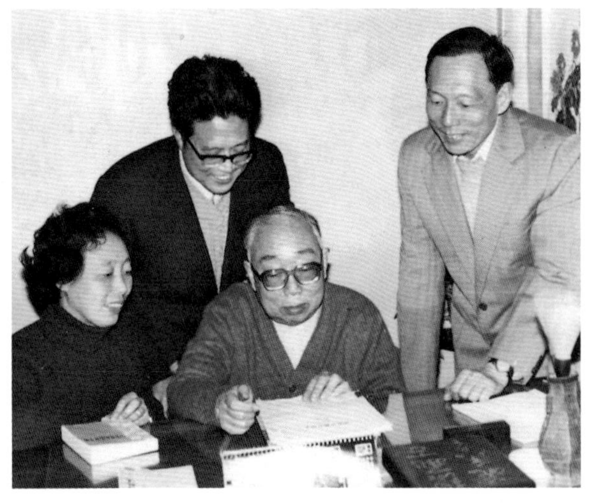

图 7-6-17　顾伯华与顾乃强、顾乃芬讨论

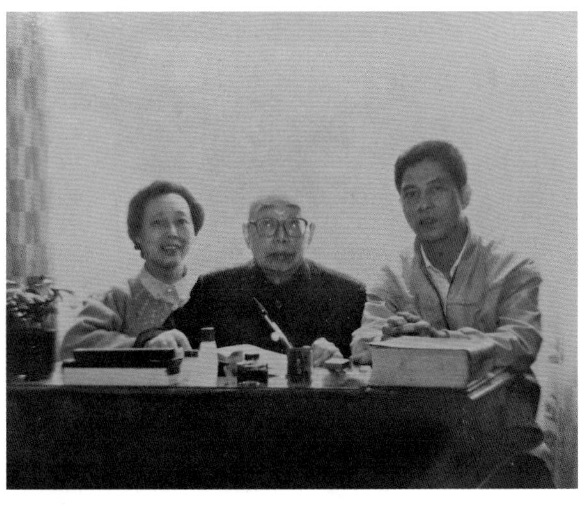

图 7-6-18　顾伯华与陆金根、顾乃芬讨论

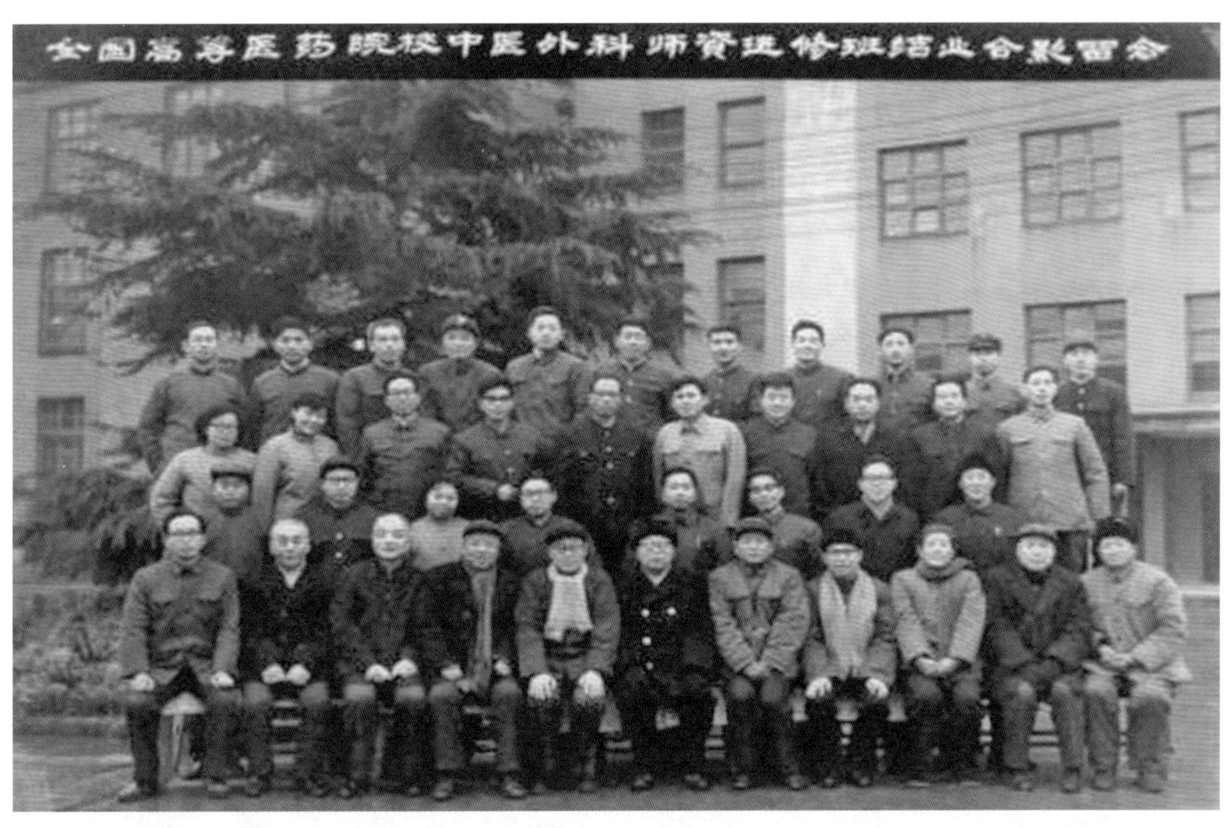

图 7-6-19 全国高等医药院校中医外科师资进修班结业合影［一排左二徐长生，左三顾伯康，左六顾伯华（时任班主任），右四夏少农；二排左二陈荣荣，右二唐汉钧，右三马绍尧］

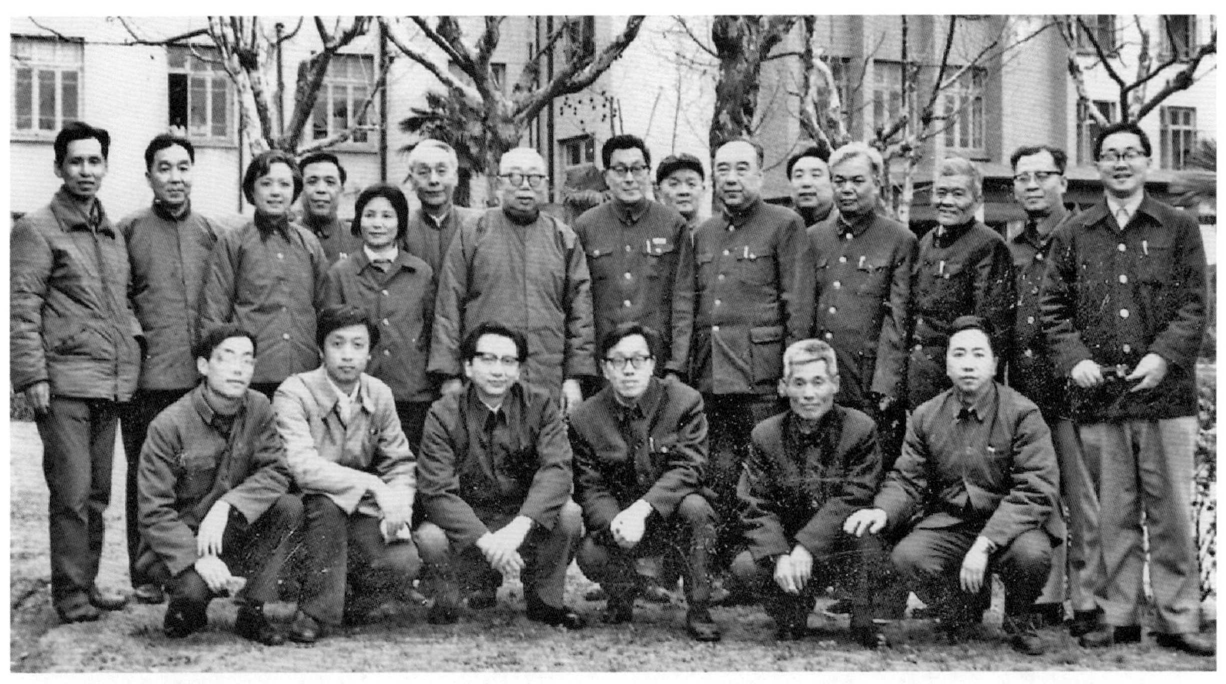

图 7-6-20 1983 年吴咸中到龙华医院进行中西医结合方法的学术交流（前排左一张静喆，左三曹中平，右一朱培庭；后排左六徐长生，左七顾伯华，右六吴咸中）

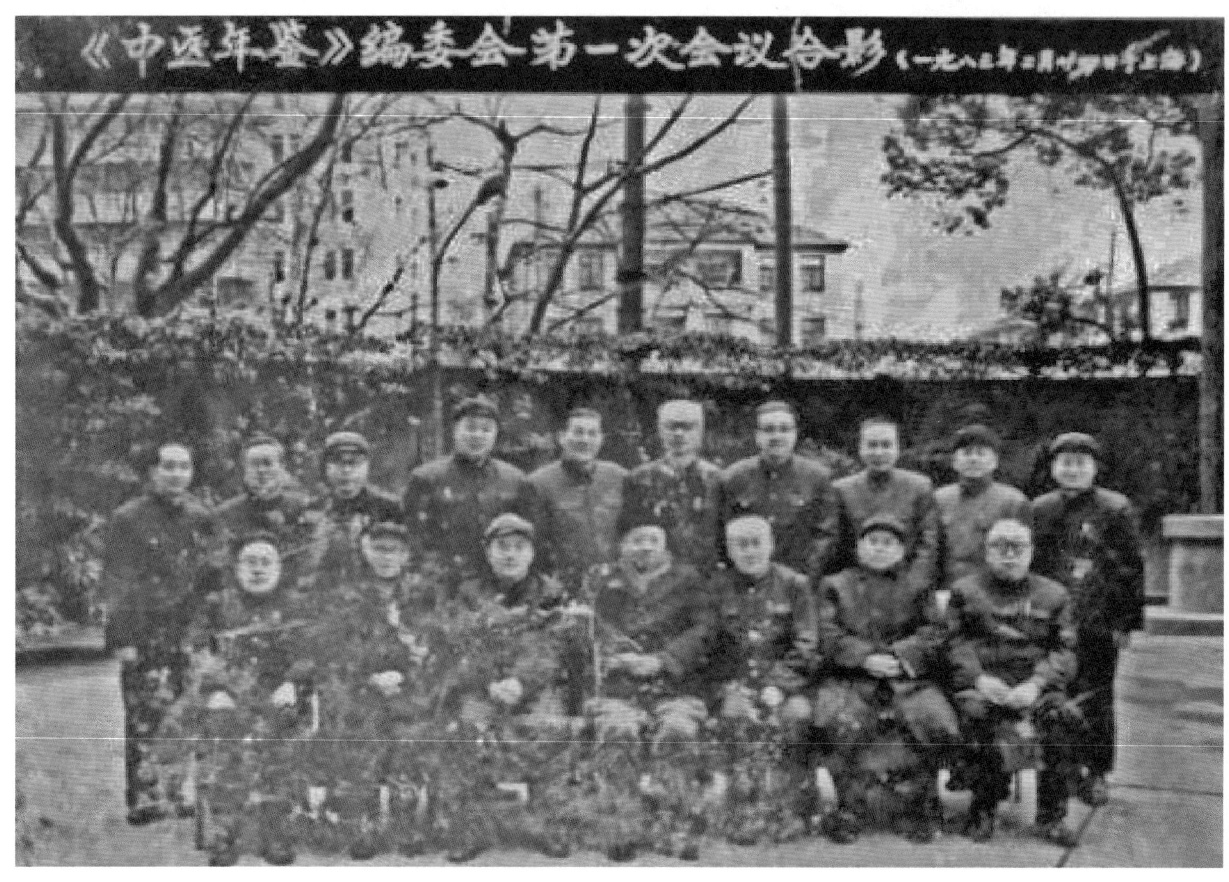

图 7-6-21　1983 年《中医年鉴》编委会第一次会议（右一顾伯华）

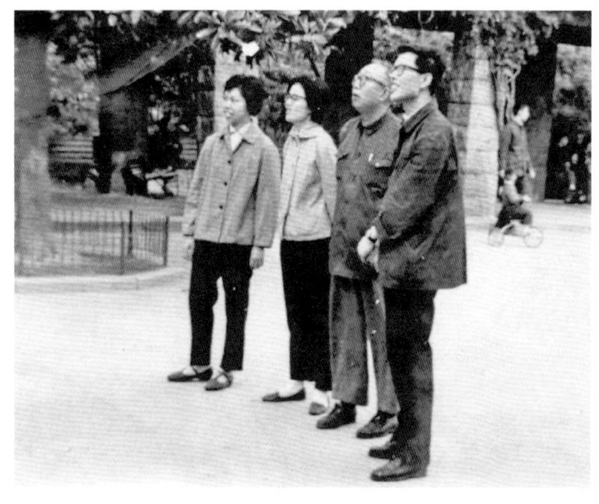

图 7-6-22　陈荣荣、汝丽娟、顾伯华、唐汉钧

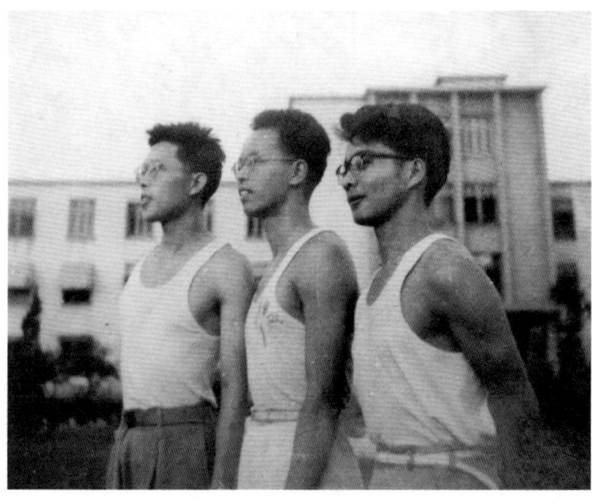

图 7-6-23　唐汉钧、陆德铭、马绍尧

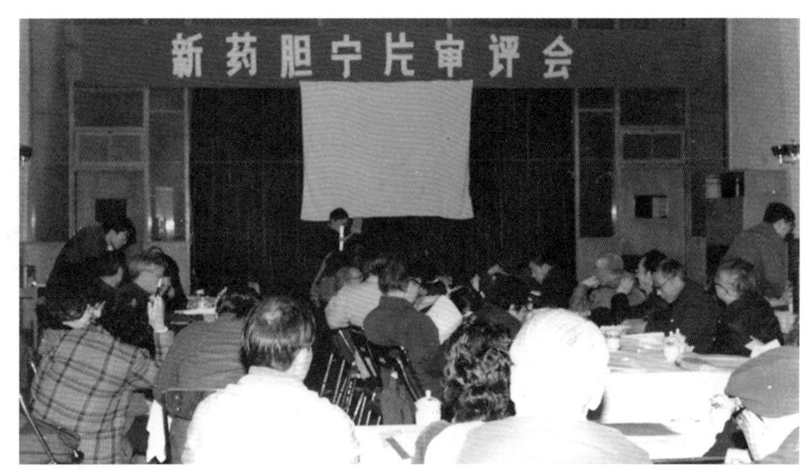

图 7-6-24 新药胆宁片审评会

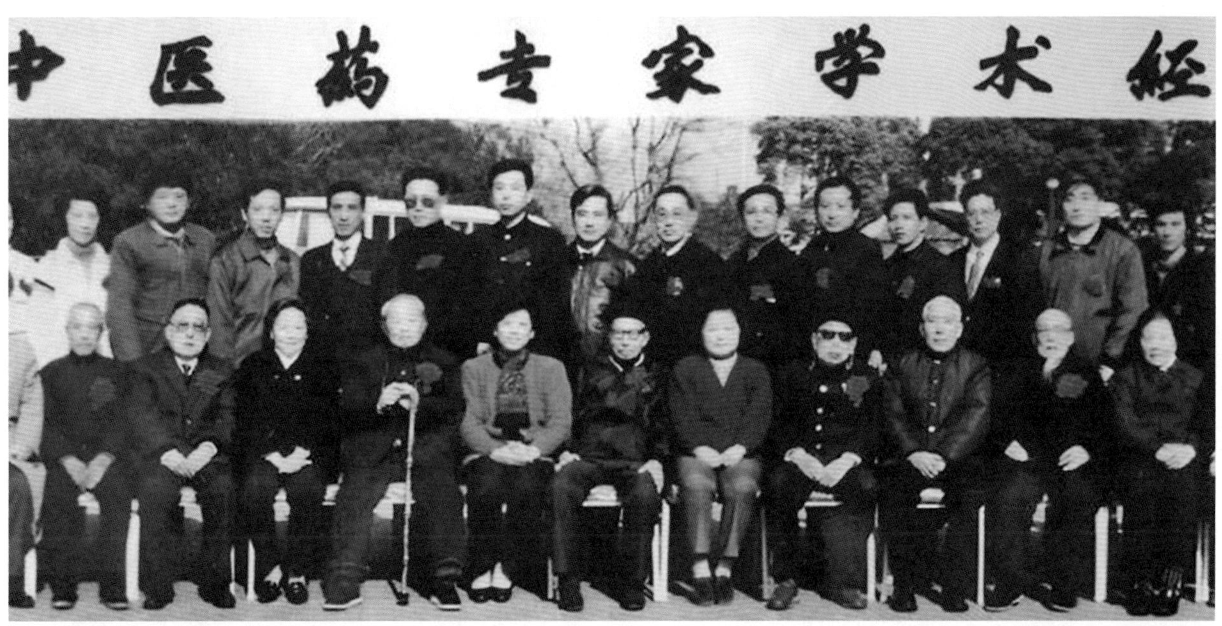

图 7-6-25 1991 年上海市继承老中医药学术经验拜师大会（一排右四顾伯华；二排右四陆金根）

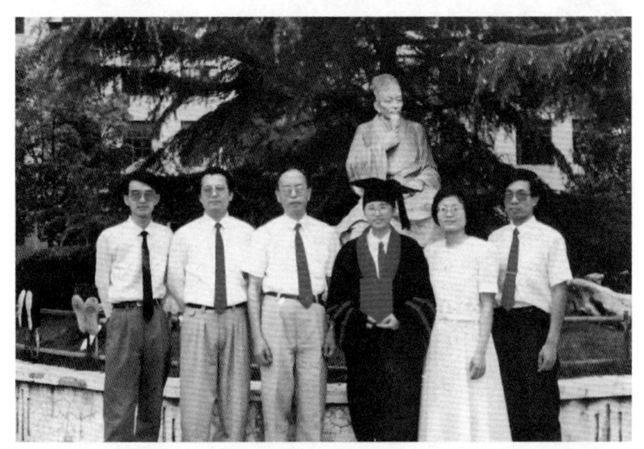

图 7-6-26 1993 年陆德铭与研究生在上海中医学院合影（左起：刘胜、吴建新、陆德铭、刘轩、陈红风、阙华发）

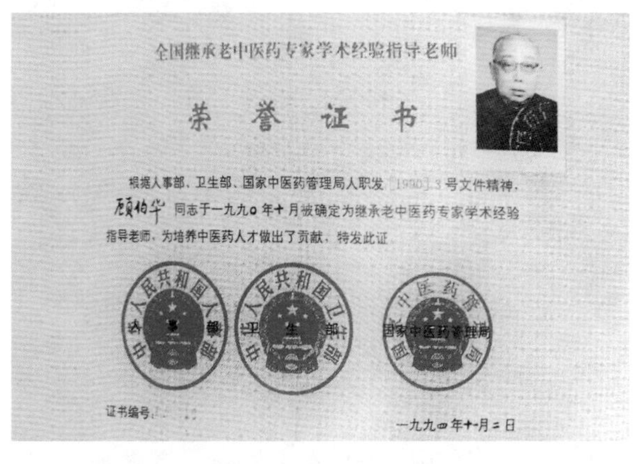

全国继承老中医药专家学术经验指导老师

荣 誉 证 书

根据人事部、卫生部、国家中医药管理局人职发〔1990〕3 号文件精神，顾伯华同志于一九九〇年十月被确定为继承老中医药专家学术经验指导老师，为培养中医药人才做出了贡献，特发此证

中华人民共和国人事部　中华人民共和国卫生部　国家中医药管理局

证书编号：

一九九四年十一月二日

图 7-6-27 1994 年顾伯华获全国继承老中医药专家学术经验继承指导老师证书

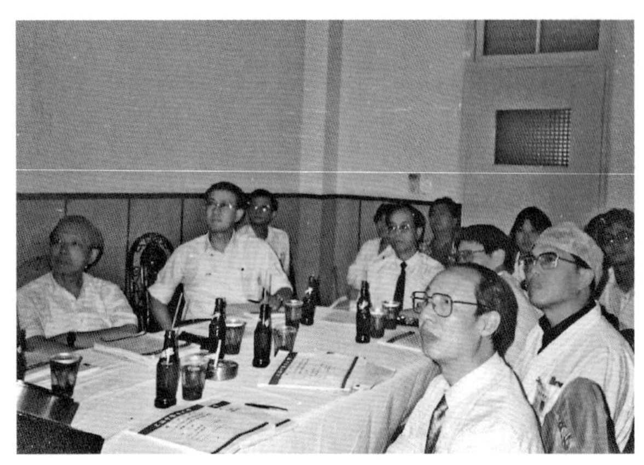

图 7-6-28　1995 年刘胜、阙华发博士研究生论文答辩（答辩专家：顾乃强、沈镇宙、唐汉钧、匡调元、许厚顺）

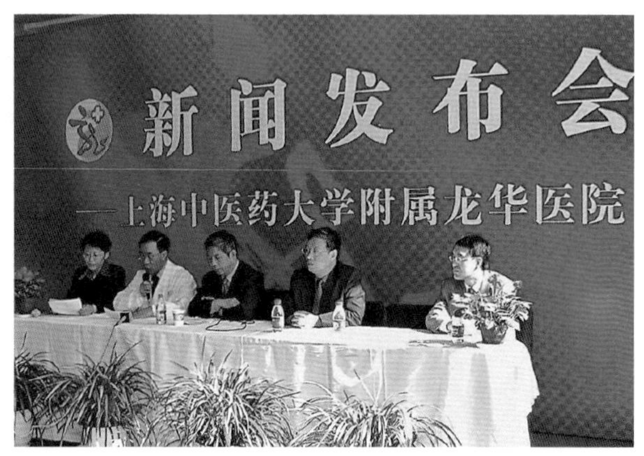

图 7-6-29　2005 年新闻发布会——顾氏外科成功救治从山东烟台包机来沪的五步蛇咬伤患者

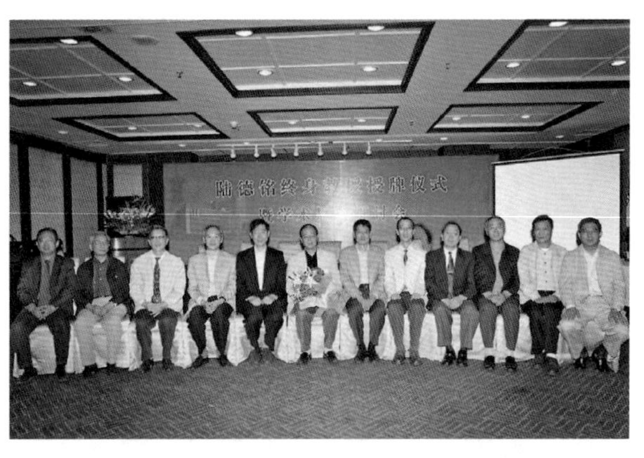

图 7-6-30　2006 年举行上海中医药大学陆德铭终身教授授牌仪式暨学术思想研讨会

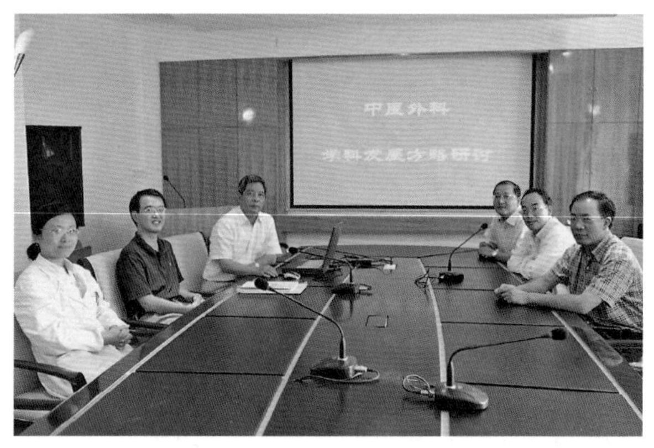

图 7-6-31　2006 年中医外科学科发展思路研讨（陆金根、刘胜、陈红风、阙华发、张静喆、曹永清）

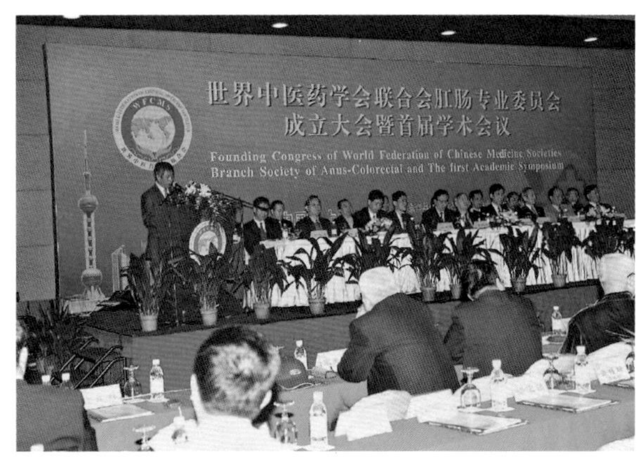

图 7-6-32　2007 年世界中医药学会联合会肛肠专业委员会成立大会，陆金根会长讲话

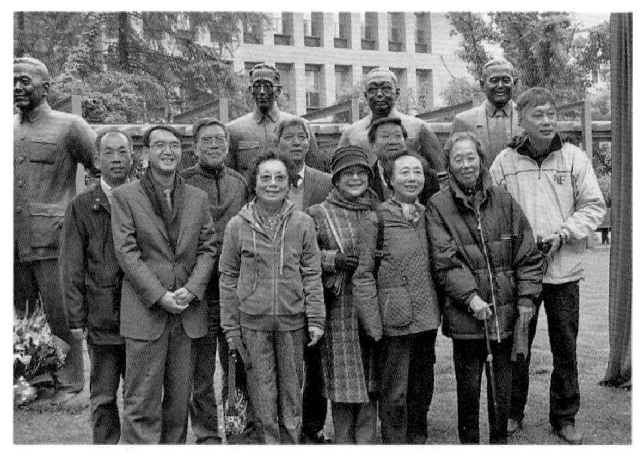

图 7-6-33　2009 年上海中医药大学附属龙华医院建院八位元老塑像揭牌仪式，顾氏外科传人与家属在顾伯华塑像前合影

上海中医药大学附属龙华医院建院
暨第九届中医科技文化节

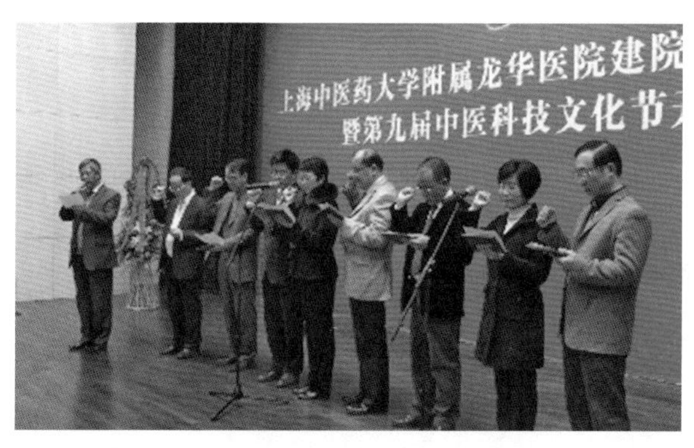

图 7-6-34　2010 年陆金根教授带领龙华医院第一批青年名中医宣誓（陈红风、阙华发、曹永清、刘胜、张静喆入选）

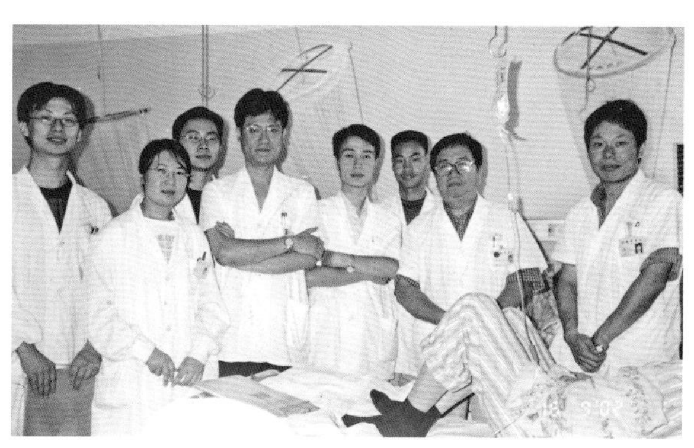

图 7-6-35　朱培庭老师查房

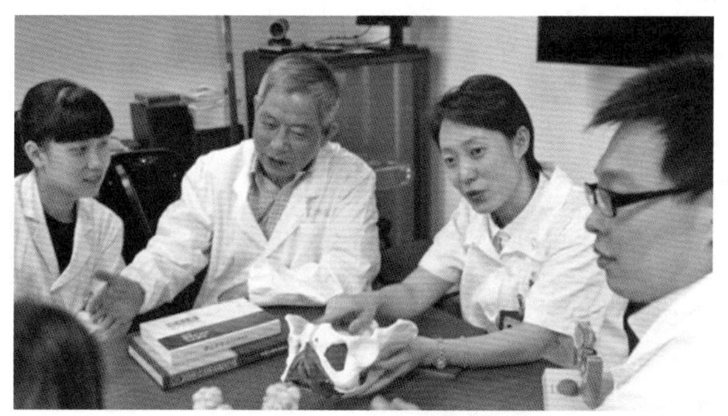

图 7-6-36　陆金根教授带教

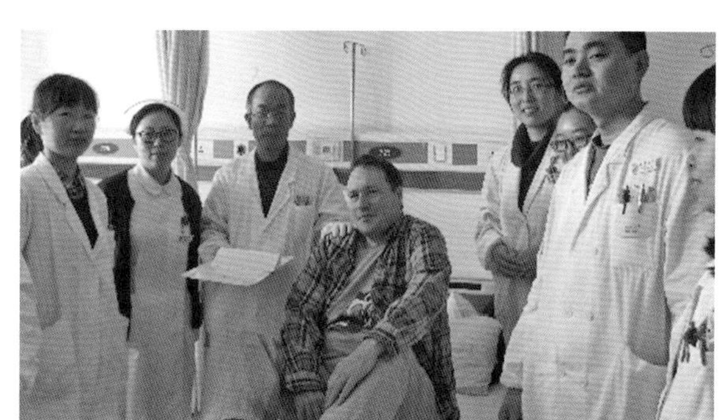

图 7-6-37　2014 年顾氏外科救治美国糖尿病性足病病人

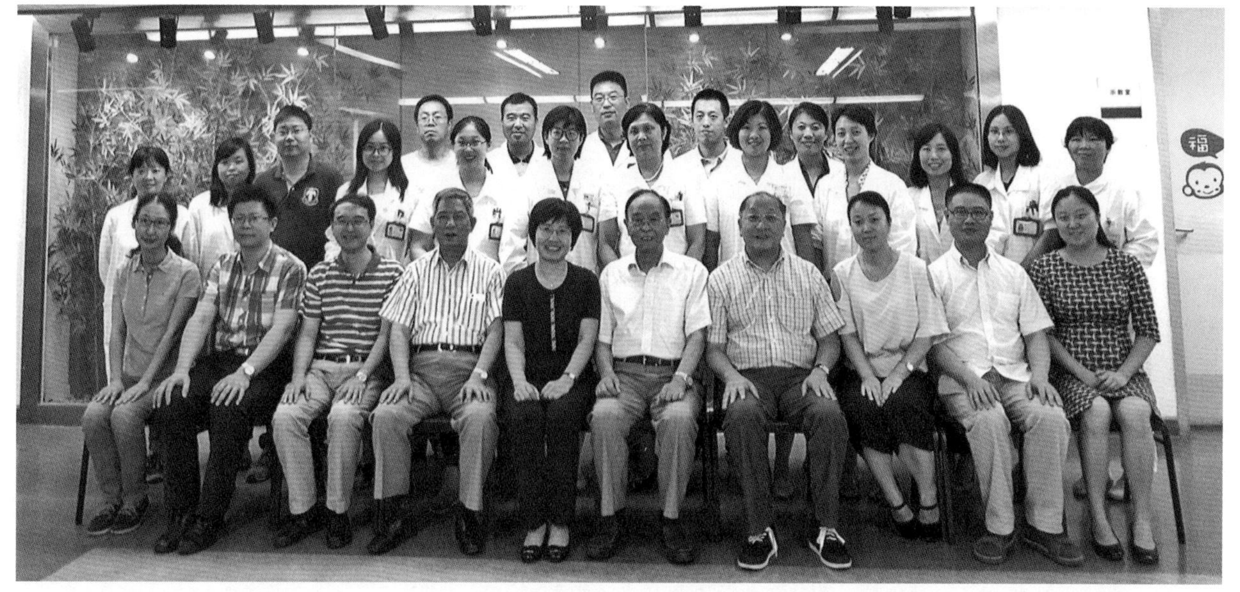

图 7-6-38　龙华医院外科二支部支部大会会后合影

（本书编写组）

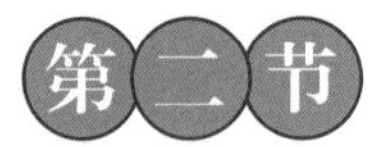

第二节

医论、方笺、书法作品

顾氏外科成员手书医论、方笺、寄语等作品如下（图 7-6-39 至图 7-6-59）。

前言

我家世居上海。數代業醫。至先祖父雲巖公已以外科醫滿桑梓。先君筱巖公（一八九二—一九六八）諱鴻賢。以字行。幼承庭訓。專攻岐黃。勤學深研。才思尤富。早年西渡。嘗先後懸壺於南市萬裕碼頭街。位中善堂及紫霞路等處。先君臨診細緻。用藥審證。對瘡瘍重症。挽篤疾於瀕危。獨具膽識。對貧苦患者。出慈祥於天性。不吝贈藥。病家信賴。交口稱譽。

迨抗日戰爭暴發。乃遷診所於今延安中路福明村。其時先君已以瘍醫名著申江。雖求診者踵趾相接。然從不以之自滿。益謙虛好學。廣征博采。師古而不泥古。學今而能化裁。善取先輩經驗。觸類旁通。結合臨床實踐。獨抒己見。漸成獨立學派。先君醫學。為人仰慕。歷年來求留門下者甚衆。先君不願自秘。循循善誘。現及門子弟。遍佈於滬上各大醫院。皆以外科享令名。

先君勤奮好學。孜孜不倦。雖晚年病臥床褥。仍置書籍於榻旁。不時翻閱。同道來望。則暢談醫學。互相切磋。對世界各國醫學之進展。亦極傾注。蓋先君對中西醫結合。發揚祖國醫學遺産。早已深為關切。

一九五六年。先君響應政府號召。自香港返滬。受聘於上海市中醫文獻研究館任館員。往昔先君診務繁忙。著述鮮暇。早年曾著《醫學傳心集》付於堂兄伯平。今伯平已故。遺稿散失。迨至文獻館後。出於對祖國醫學之熱愛。抱病工作。參加著述《外科外數選方歌括》初稿及若醫話。醫案多篇。如委中毒。腦疽。骨槽風。瘰癧等的病因及治療。乳部疾病漫談。疔瘡走黃辨証施治等。口述後由文獻館同志及小兒乃鑫乃強協助整理。發表於文獻館叢刊和上海中醫雜誌。晚年曾擬以自傳體裁寫述數十年臨床經驗。留於後人。憾不久病故。未遂所願。

先君辭世已十又二年矣。杏林摯友。顧氏門人。咸欲得先君墨跡。引為幸事。而先君以診務極忙。平日多口述處方。由門人記錄。茲幸沈楚翹師兄珍藏先君手書處方百餘幀。慨允移借。今應親友同門之請。複製少許。彙裝成册。贈以留念。並贅述數語以誌之。伯棠門人潘群醫師為排版。複製辛勞。並為書序。附以道謝。

顧伯華 謹識

一九八〇年十月

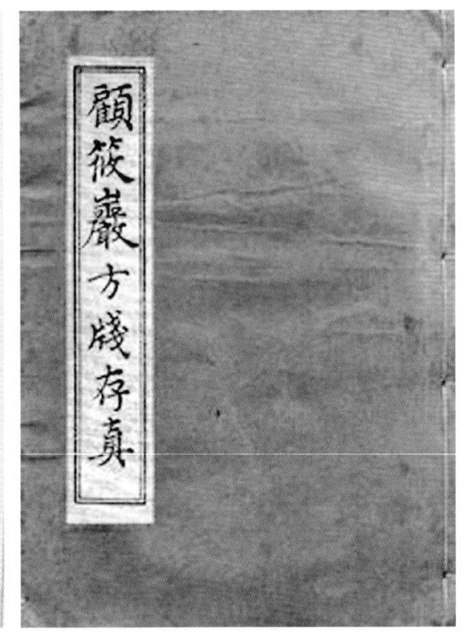

图 7-6-39 《顾筱岩方笺存真》：顾伯华撰写前言

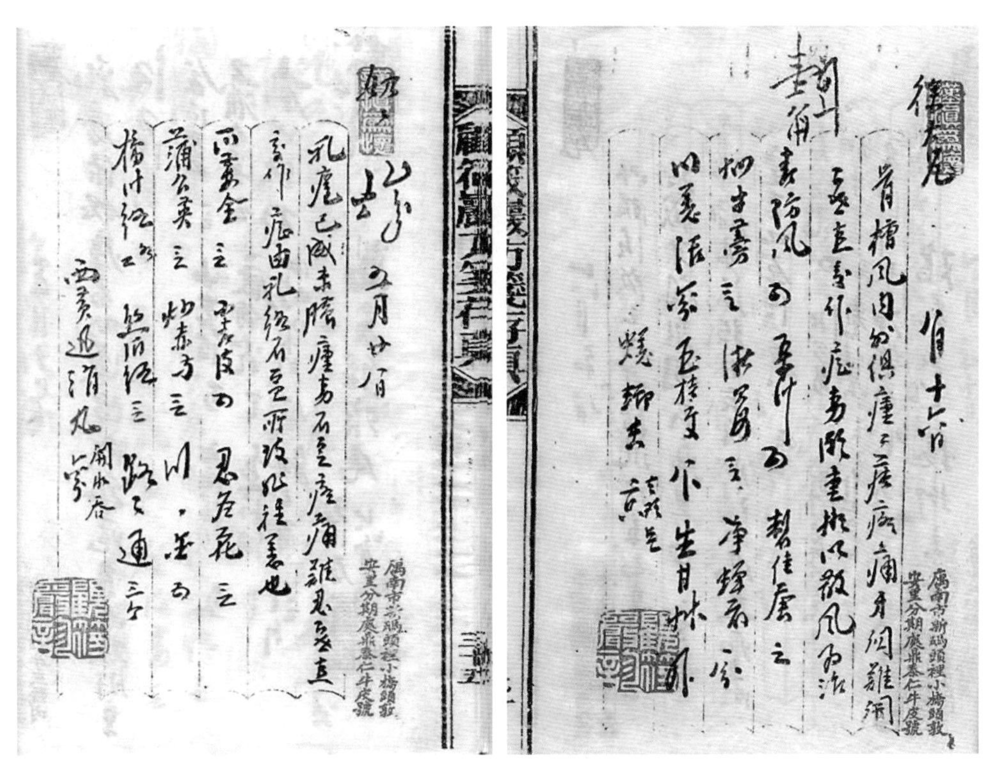

图 7-6-40 顾筱岩治疗乳痈、骨槽风医案

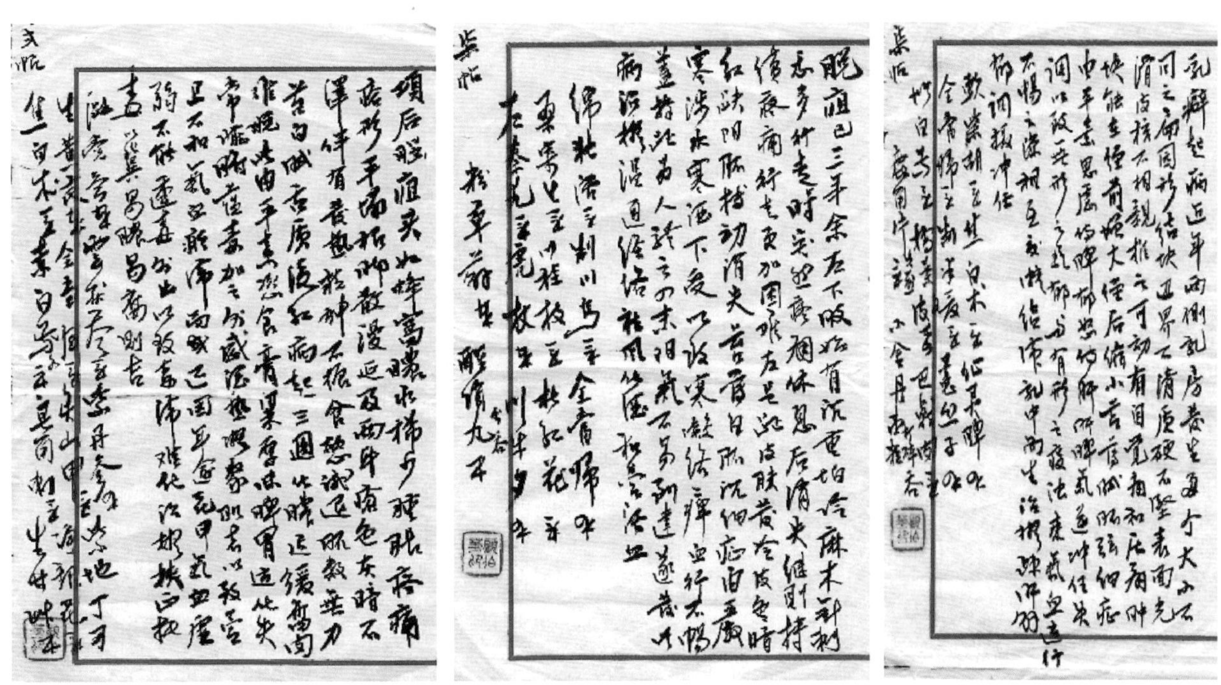

图 7-6-41 顾伯华治疗有头疽、脱疽、乳癖医案

病情及医疗记录

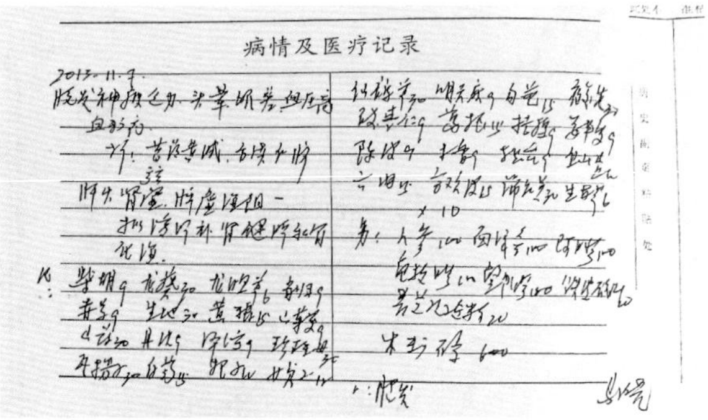

图 7-6-43　马绍尧治疗脱发膏方

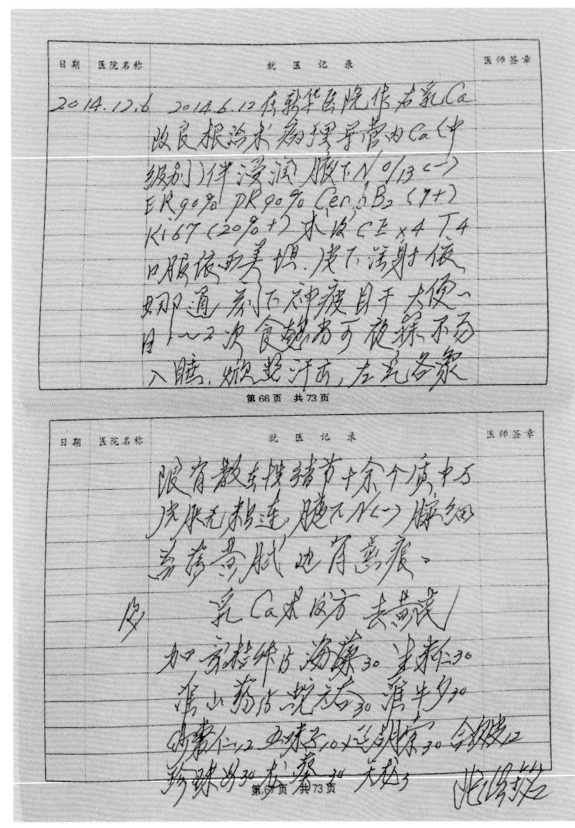
日期　医院名称　就医记录　医师签章

第66页　共73页

日期　医院名称　就医记录　医师签章

第67页　共73页

图 7-6-42　陆德铭治疗乳腺癌医案

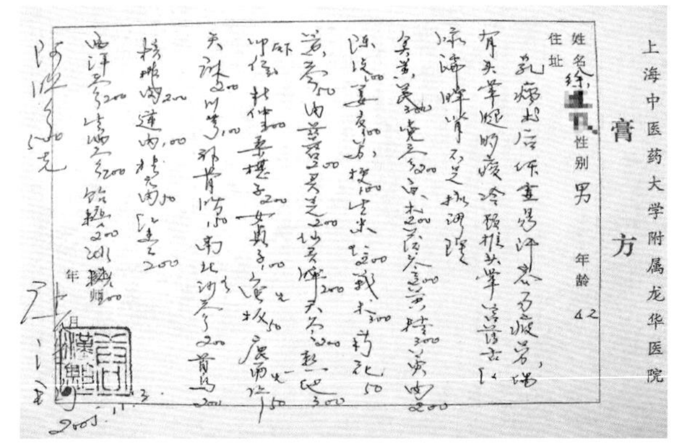
上海中医药大学附属龙华医院

膏方

姓名

住址

性别　男

年龄　42

图 7-6-44　唐汉钧治疗乳腺癌术后膏方

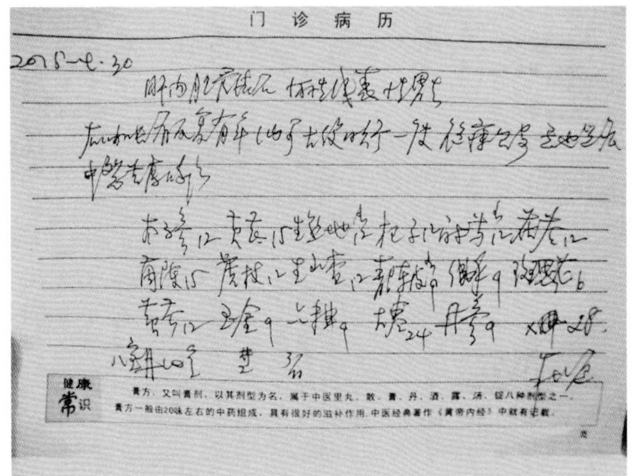
门诊病历

健康常识　膏方：又叫膏剂，以其剂型为名，属于中医里丸、散、膏、丹、酒、露、汤、锭八种剂型之一。膏方一般由20味左右的中药组成，具有很好的滋补作用。中国经典著作《黄帝内经》中就有记载。

图 7-6-45　朱培庭治疗肝内胆管结石伴慢性浅表性胃炎方

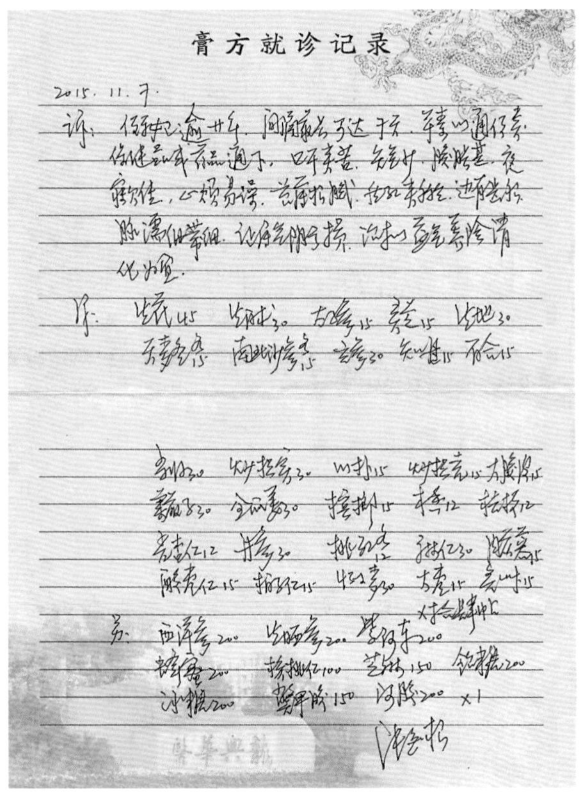
膏方就诊记录

图 7-6-46　陆金根治疗便秘膏方

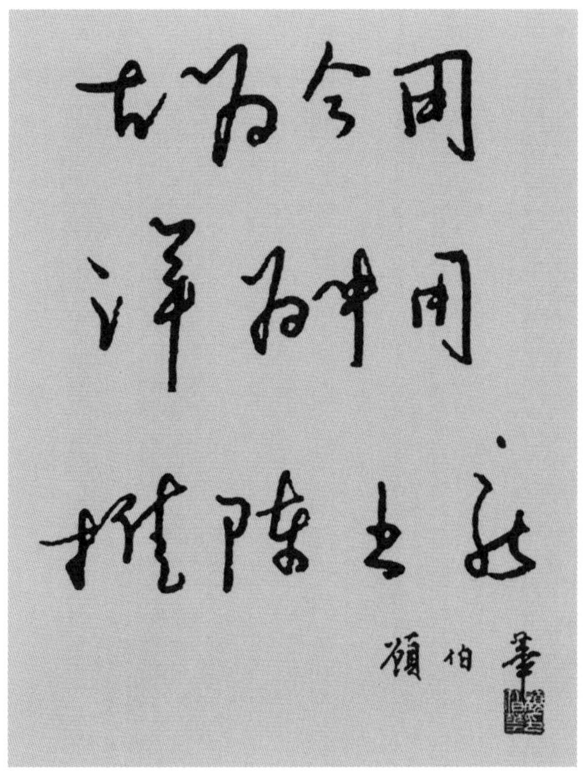

图 7-6-47 顾伯华题字 1

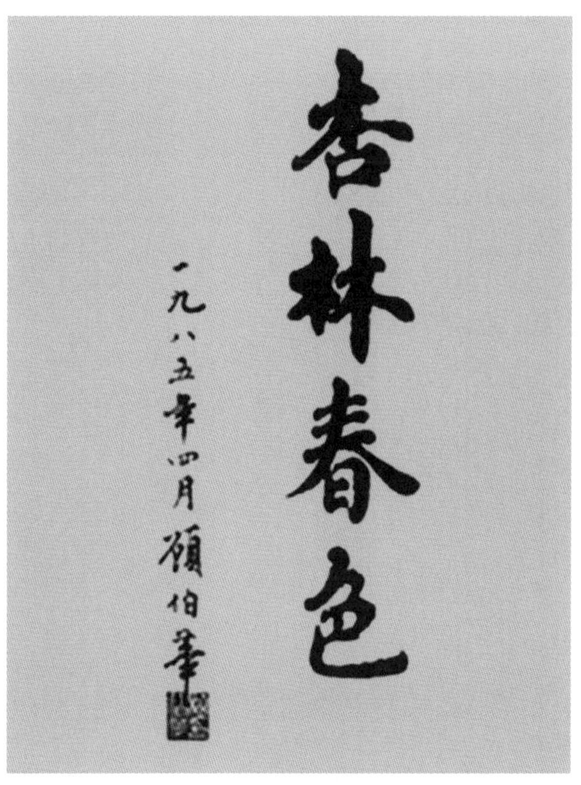

图 7-6-48 顾伯华题字 2

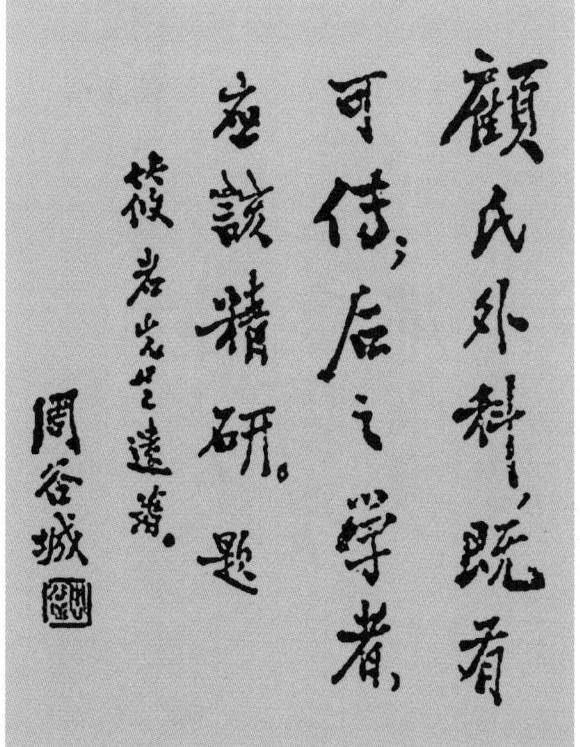

图 7-6-49 周谷城题字

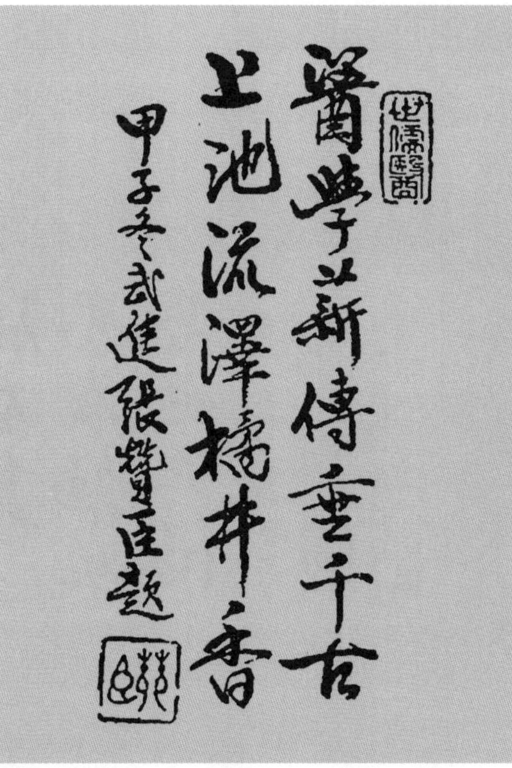

图 7-6-50 张赞臣题字

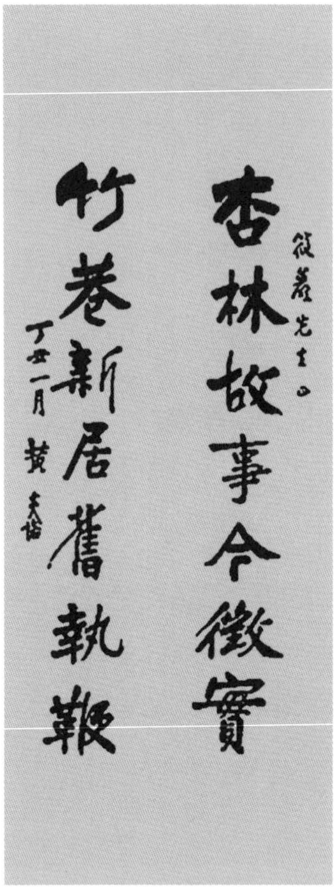

图 7-6-51　黄炎培题词

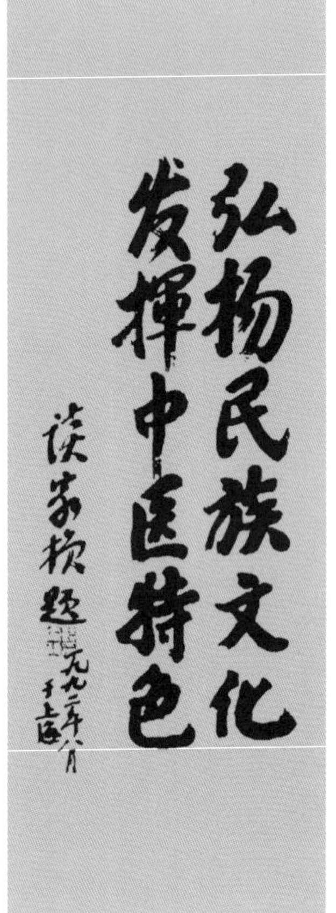

图 7-6-52　谈家桢题字

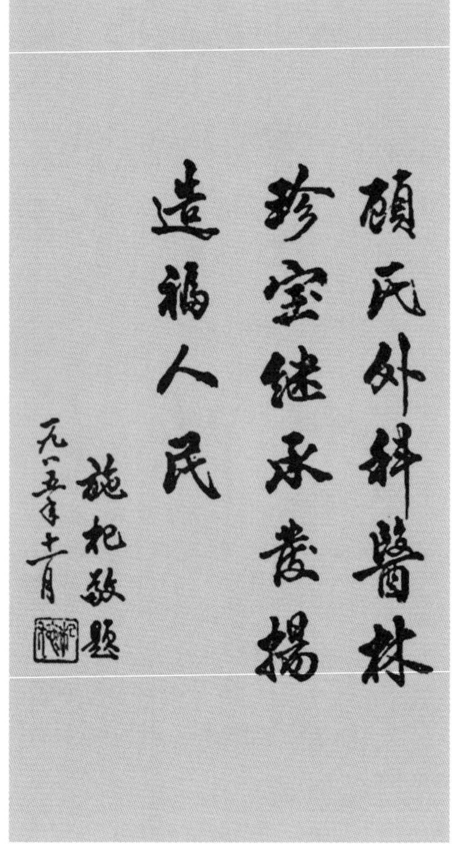

图 7-6-53　施杞题字

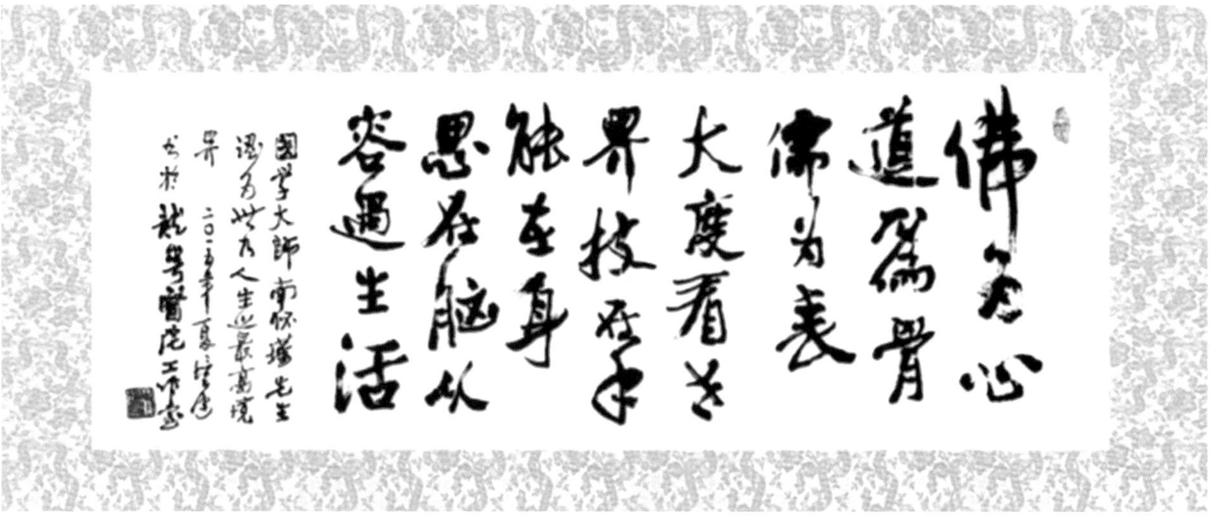

图 7-6-54　南怀瑾题字

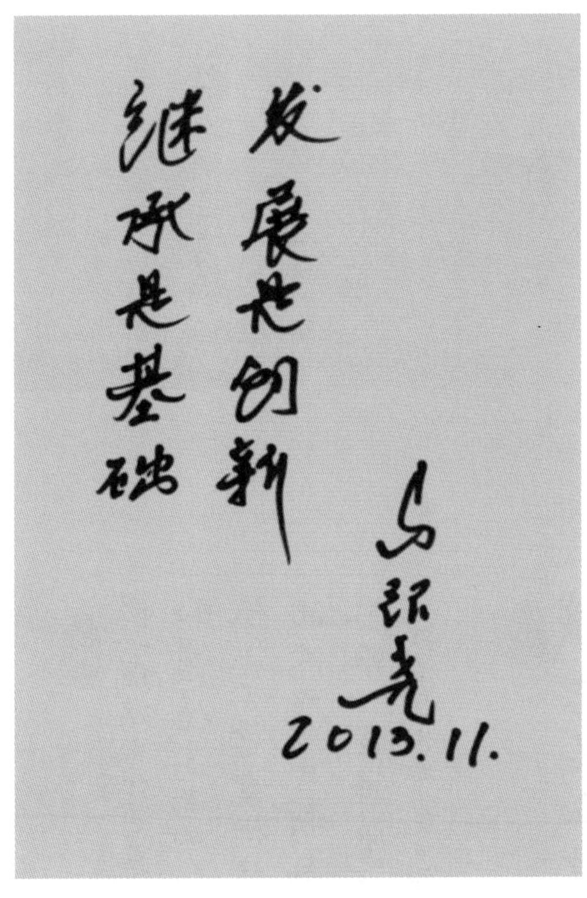

图 7-6-55　马绍尧题字

中医之学术传承

中医之学术传承应重视经典学习。学术传承是中医药学发展的永恒主题，数千年中医学的发展史就是一部学术传承发展史。四大经典自秦汉至唐、宋、元、明、清，代有传承发展，为后世医家直至现今的传承铸就基础。故重视学习研究经典是传承发展中医学的基础。

中医之学术传承应姓“中”。颜德馨先生说，姓“中”要在任何时候、任何地方，要在重大疾病的防治中、危重疾病的抢救中、疑难疾病的治疗中，坚信中医能治病治好病。邓铁涛先生说，铁杆中医要坚信中医，“献身中医的事业”。

学术传承更要注重“医德医风”，做一名称职的医生和学术传承人应“德才兼备”，应是经常想病人之疾，解病人之痛，及时提出最优诊疗方案，经常安慰病人使病人情绪平稳，对病人应尽心、尽力、尽责。

学术传承要体现“高深广”。在临床诊疗学习中，不仅应重视临床技能、诊疗经验的传承总结，在经典医籍学习中结合临床阐发经典。学术传承更要体现高度、深度、广度，要求源于临床、高于临床，研读医籍提升临床；要求体现临床特色、学术观点、学术思想的总结与提升；要求关注学术研究动态，聚焦学术之热点、难点与争议之点。

授人以鱼，只供一时之需，授人以渔，则终身受用。学术传承不仅需要授人以鱼，更需要授人以渔。

唐汉钧　2017.5.

图 7-6-56　唐汉钧寄语

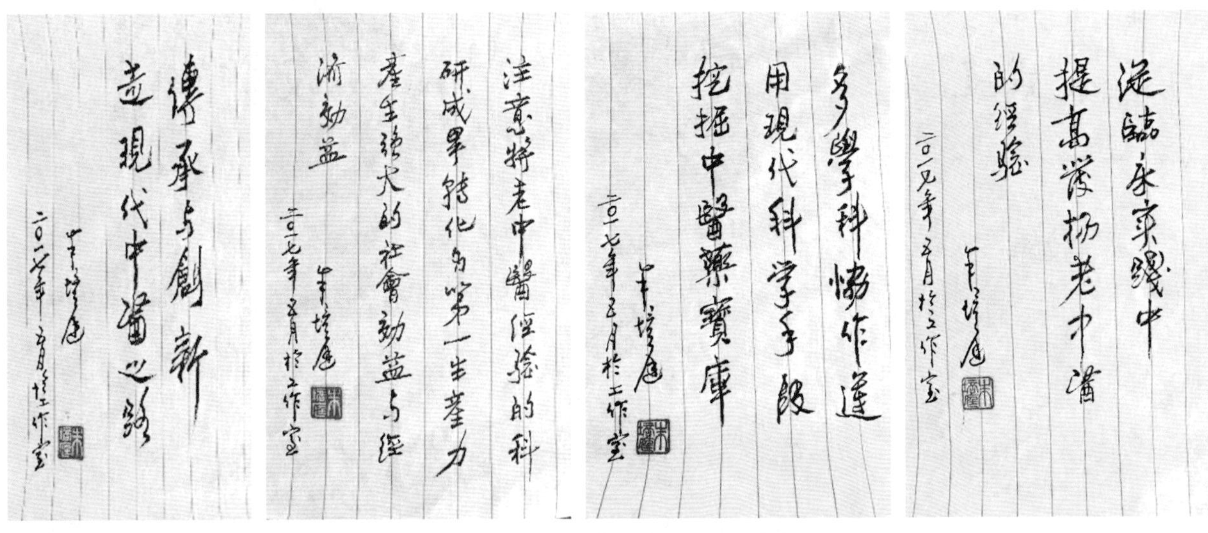

图 7-6-57　朱培庭寄语

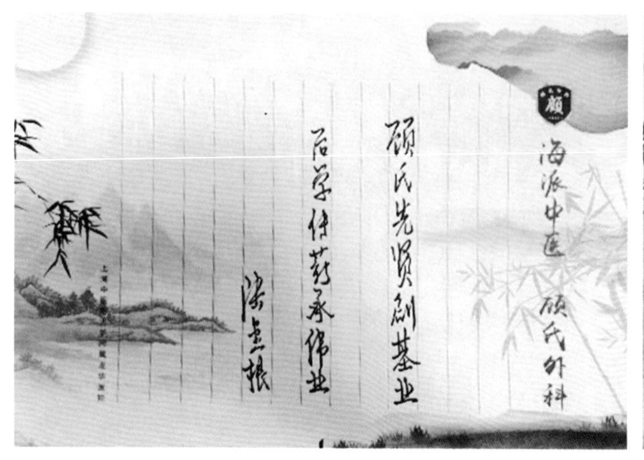

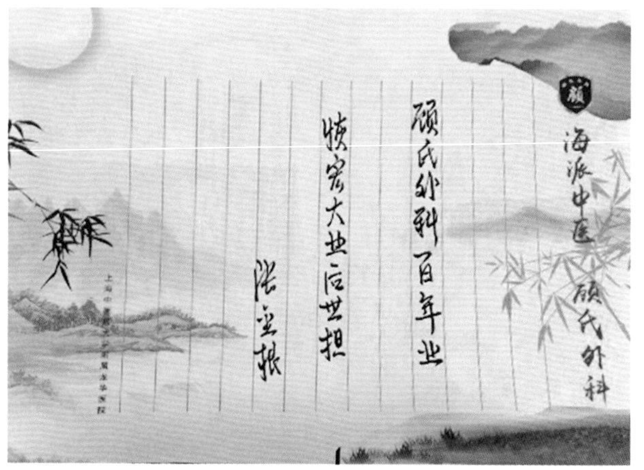

图 7-6-58 陆金根寄语

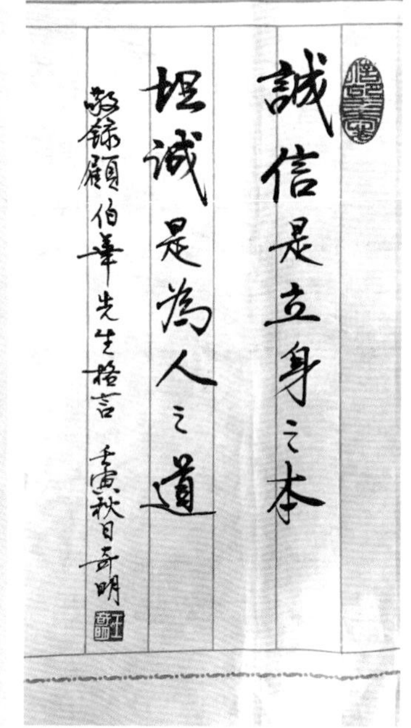

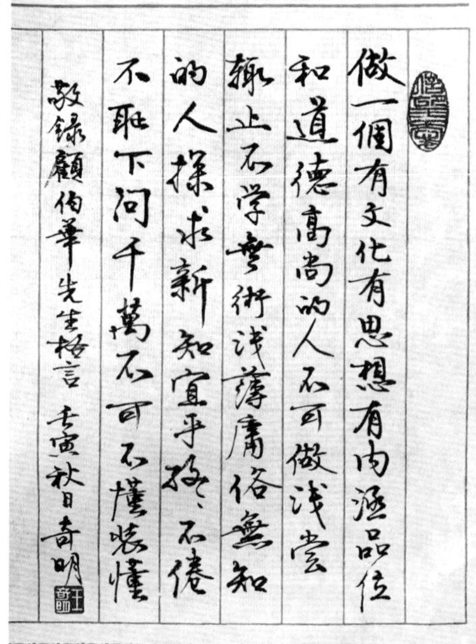

图 7-6-59 王奇明寄语

（本书编写组）

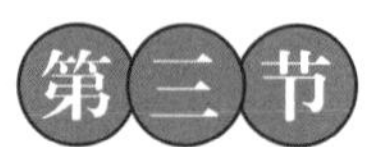

第三节

非物质文化遗产项目

顾氏外科疗法被评为国家级和上海市非物质文化遗产项目（图 7-6-60、图 7-6-61）。

国家级非物质文化遗产代表性项目
中医诊疗法（顾氏外科疗法）
中华人民共和国国务院公布
中华人民共和国文化部颁发
2014年11月

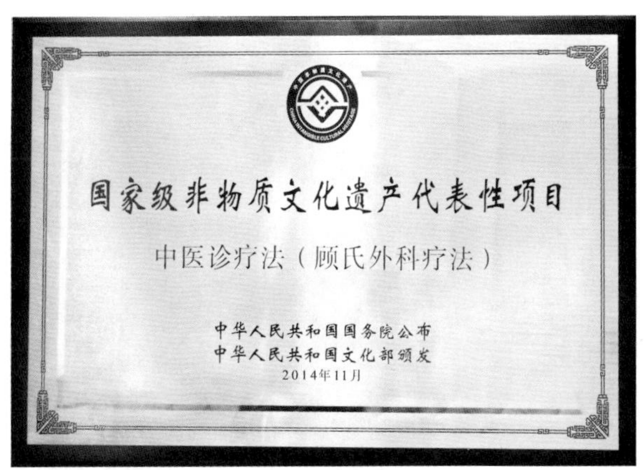

图 7-6-60　中医诊疗法（顾氏外科疗法）被评为国家级非物质文化遗产代表性项目

上海市非物质文化遗产
顾氏外科疗法
上海市人民政府公布
上海市文化广播影视管理局颁发
2011年7月

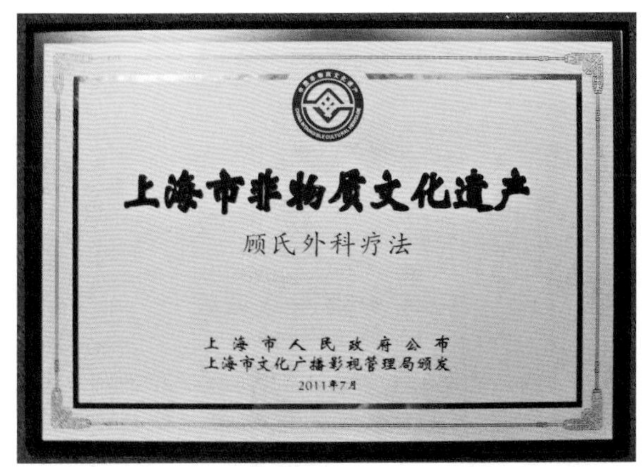

图 7-6-61　顾氏外科疗法被评为上海市非物质文化遗产

（本书编写组）

第四节

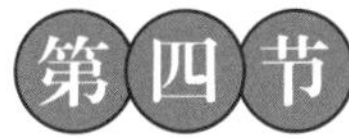

新型冠状病毒肺炎疫情抗击

顾氏外科等人员参与抗击新型冠状病毒肺炎疫情的工作如下（图 7-6-62 至图 7-6-68）。

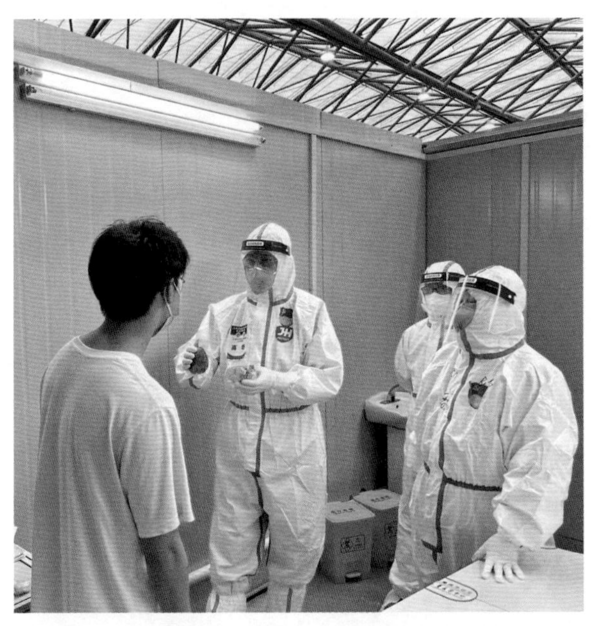

图 7-6-62　2022 年高炬副书记支援方舱医院

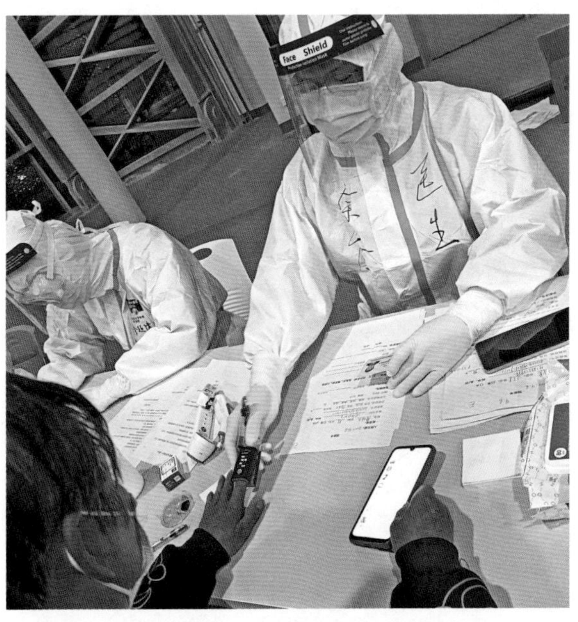

图 7-6-63　2022 年青年党员余奎同志支援方舱

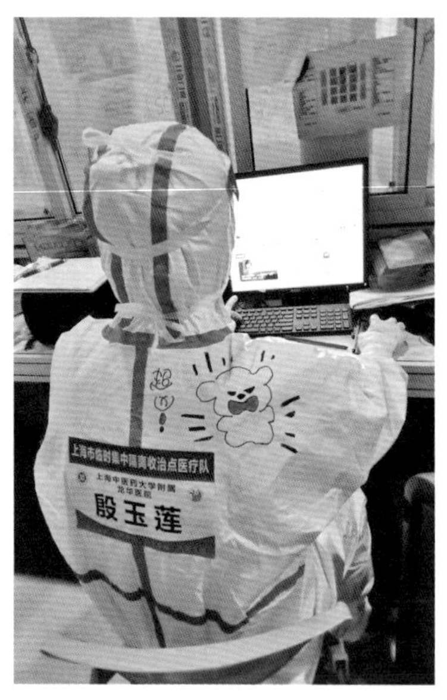

图 7-6-64　2022 年青年党员殷玉莲同志支援上海世博方舱

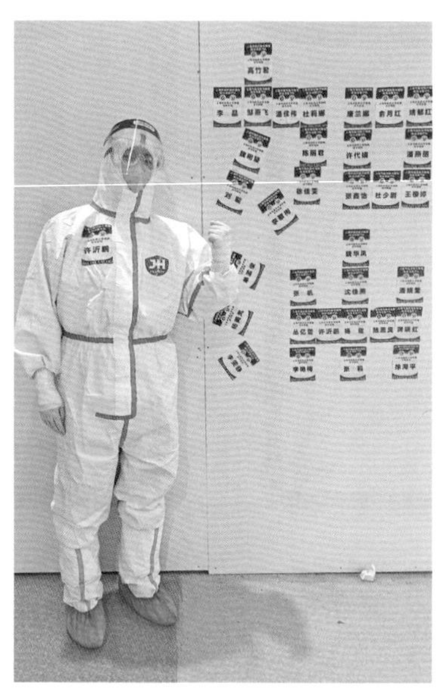

图 7-6-65　2022 年青年党员许沂鹏同志支援新国博方舱

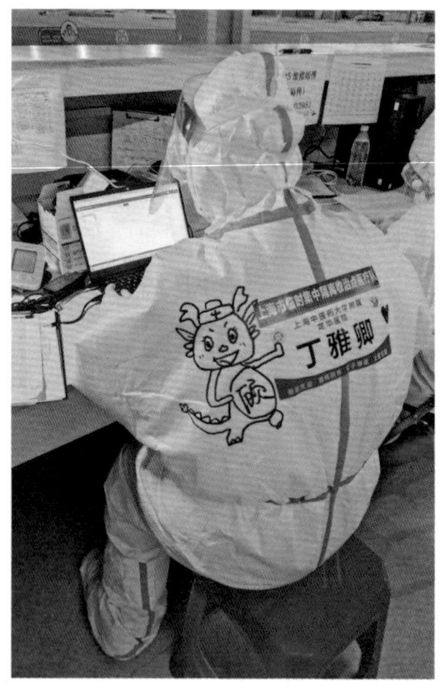

图 7-6-66　2022 年入党积极分子丁雅卿同志支援新国博方舱

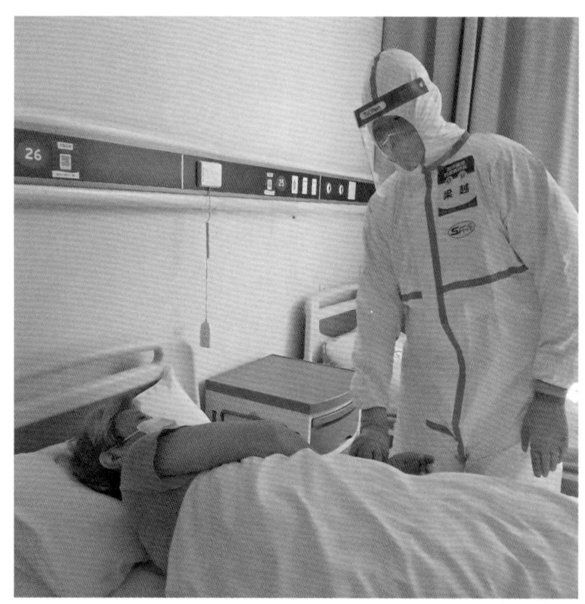

图 7-6-67　2022 年青年医师梁越支援上海市老年医学中心定点医院

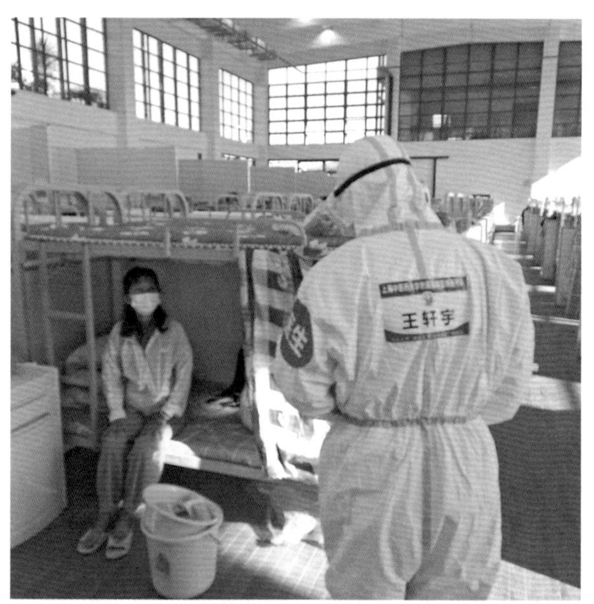

图 7-6-68　2022 年青年党员王轩宇同志支援海南省三亚市第四方舱医院

（郭树豫，梁宏涛，仲芫沅，梁晓强，佘奎）

第五节

科普活动

顾氏外科成员参与的科普活动具体如下（图 7-6-69 至图 7-6-87）。

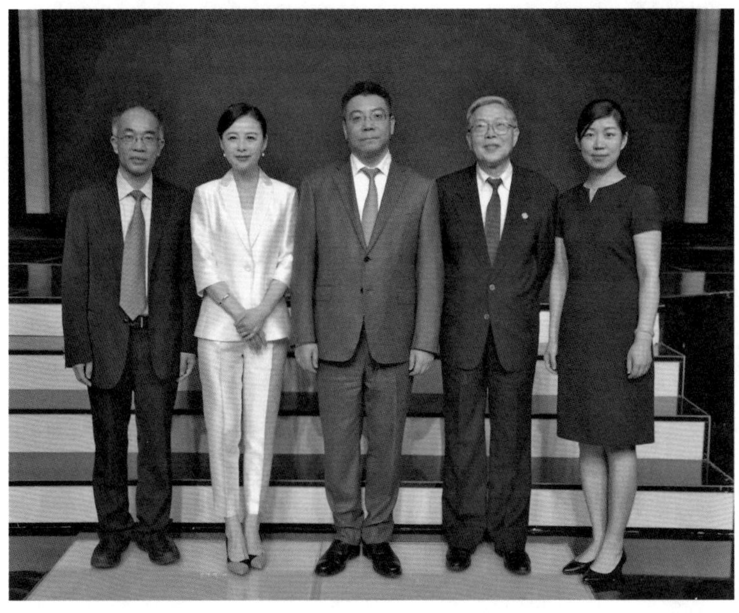

图 7-6-69 2018 年唐汉钧教授、阙华发教授、王云飞主任与肖臻院长一起参与大型科普活动“听院长说”。

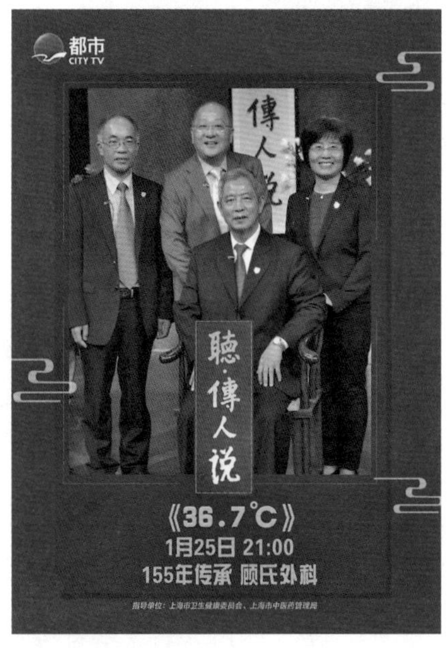

图 7-6-70 2019 年《36.7℃》顾氏外科专访，陆金根教授、陈红风教授、阙华发教授、曹永清教授参加活动

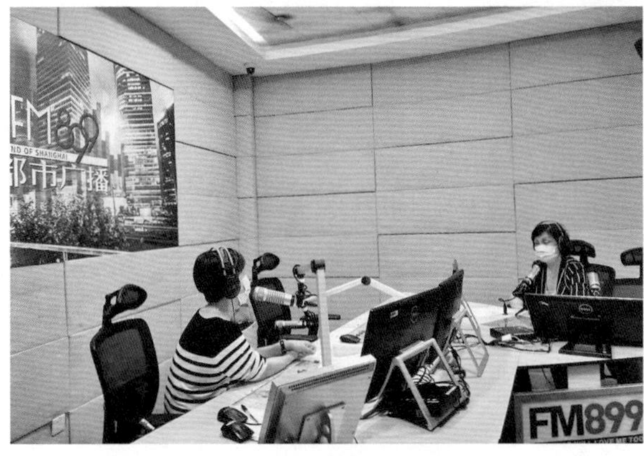

图 7-6-71 2018—2021 年，皮肤科李咏梅主任医师连续 3 年在上海广播大厦 FM899 频道都市广播进行医学科普宣传

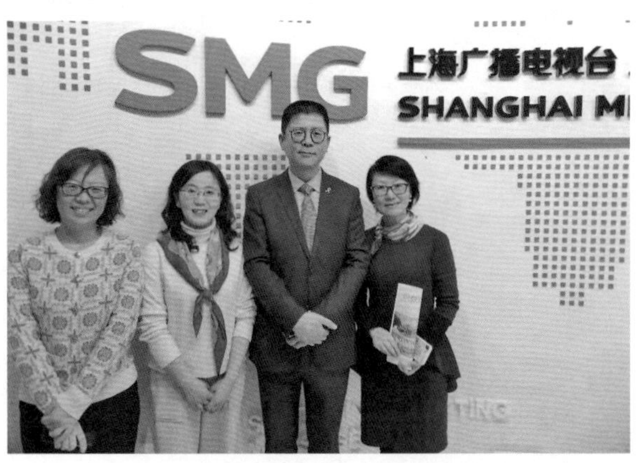

图 7-6-72 秦悦农教授在上海广播电视台（SMG）进行科普讲座

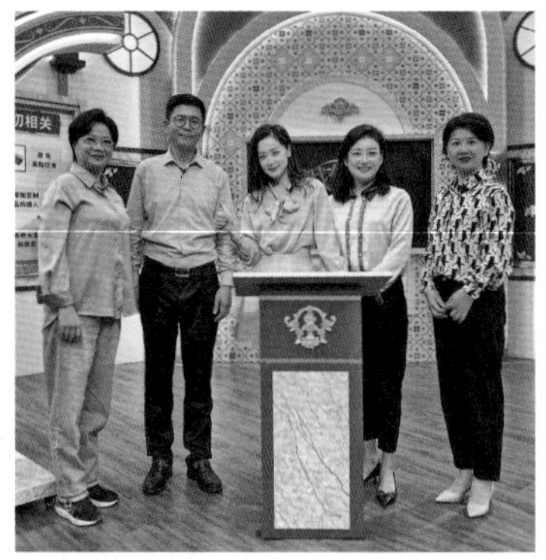
图 7-6-73　2022 年秦悦农教授参加上海电视台都市频道《我们退休了》栏目，讲述“老年乳腺疾病的防治”

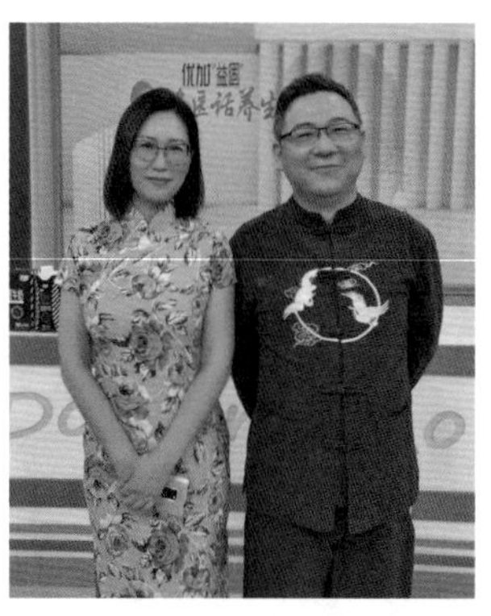
图 7-6-74　2021 年皮肤科宋瑜主任医师（右）参加上海东方电视台“名医话养生”节目

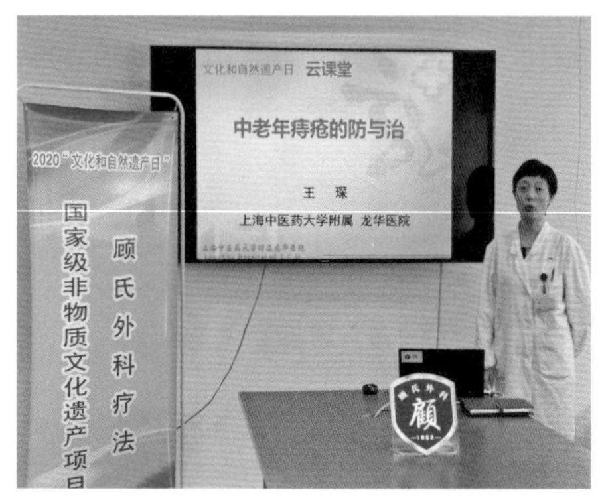

图 7-6-75　2020 年“文化和自然遗产日”云讲堂——王琛

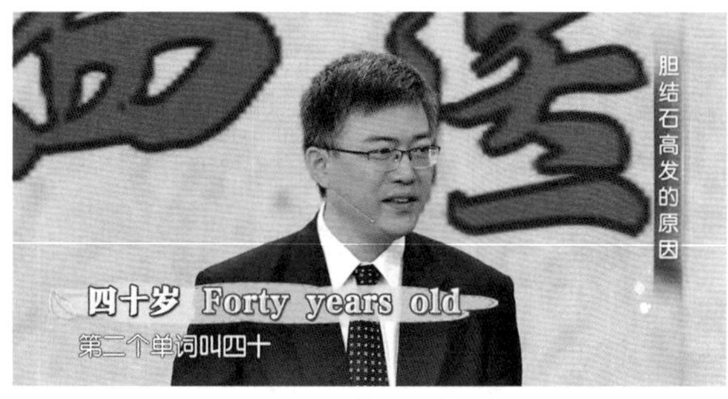

图 7-6-76　2019 年顾宏刚主任参加健康名师说节目

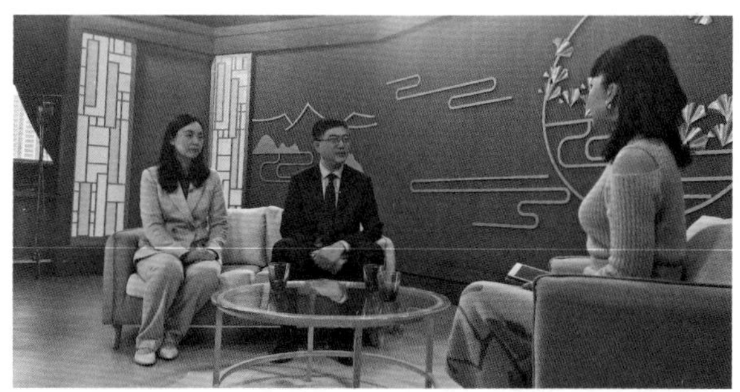
图 7-6-77　2021 年顾宏刚主任参加银龄宝典栏目

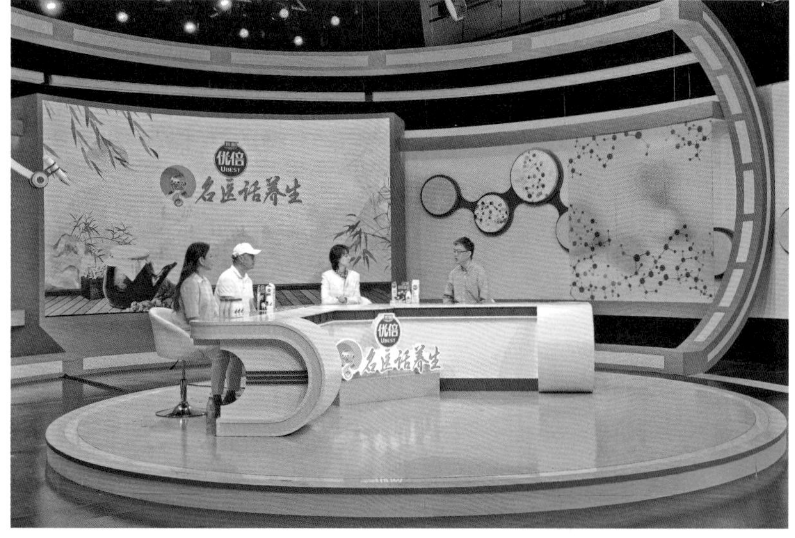

图 7-6-78　2022 年顾宏刚主任参加上海东方卫视名医话养生

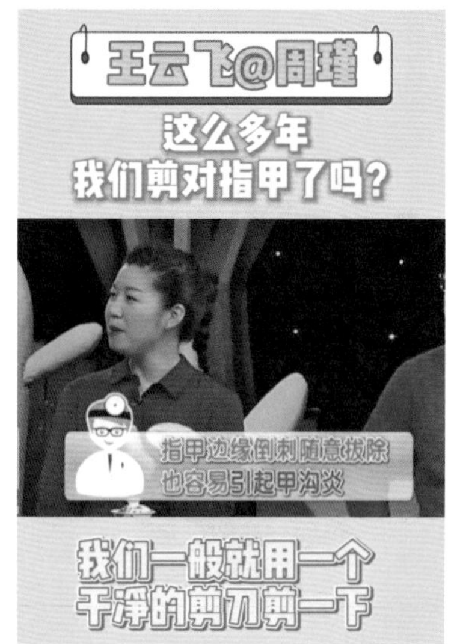

图 7-6-79　2018 年 7 月 25 日，王云飞主任参加上海电视台科普节目“健康大不同”

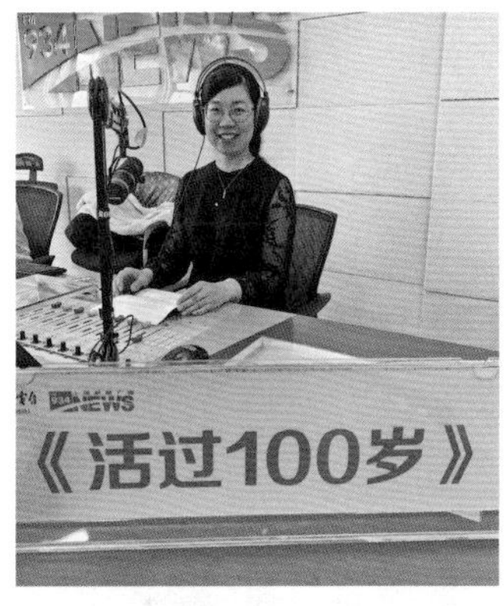

图 7-6-80　2019 年 10 月，王云飞参加上海新闻广播电台《活过 100 岁》，科普糖尿病足相关知识

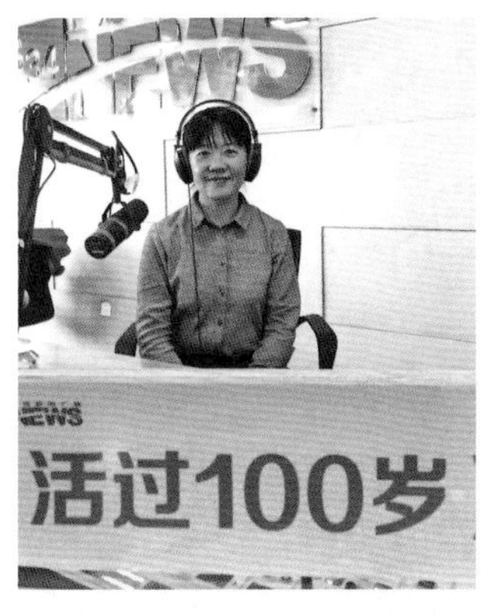

图 7-6-81　2019 年皮肤科高尚璞主任医师参加上海新闻广播"活过 100 岁"节目

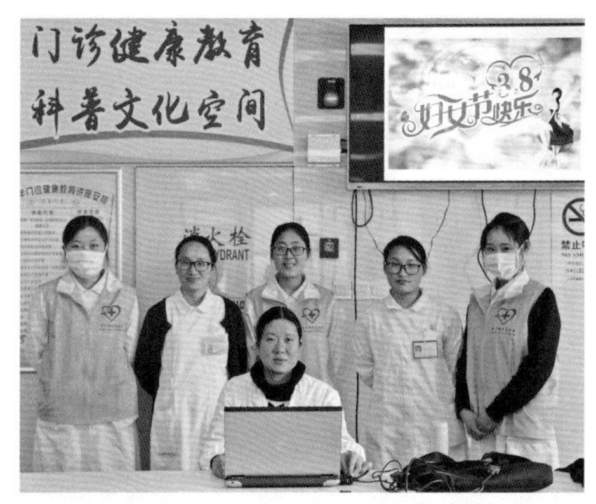

图 7-6-82　陈莉颖教授参加三八妇女节科普讲座

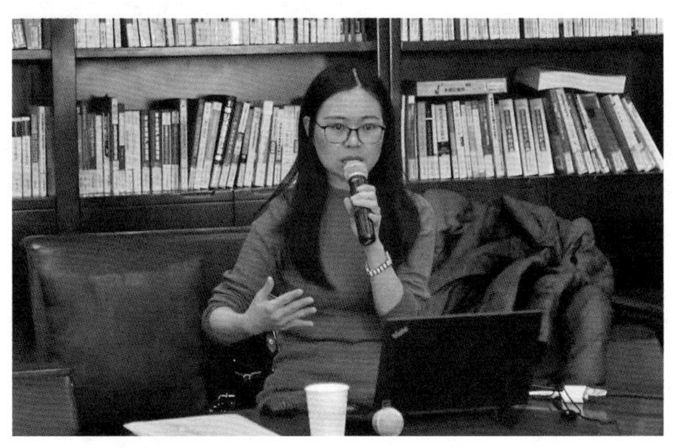

图 7-6-83　2018 年吴晶晶医生至上海市虹口区人民法院科普

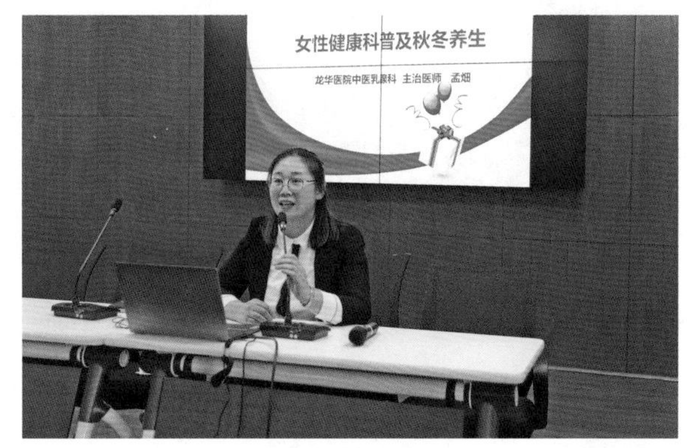

图 7-6-84　2021 年孟畑医生至上海市七宝外国语小学科普

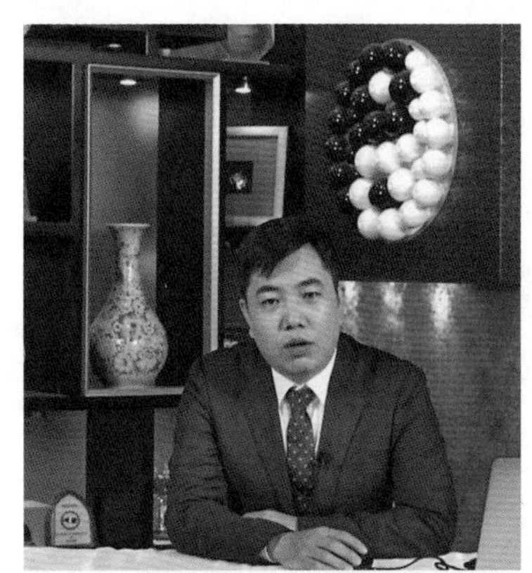

图 7-6-85　2022 年孙逊参加徐汇区图书馆"汇讲坛·龙华健康课堂"科普活动

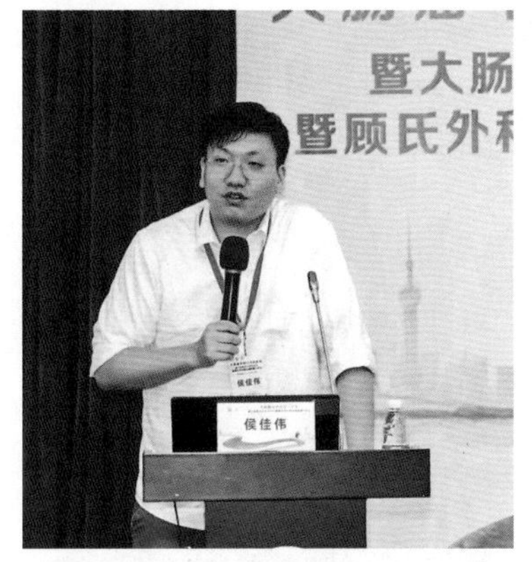

图 7-6-86　2021 年侯佳伟在顾氏外科消化道肿瘤论坛进行肠癌科普讲座

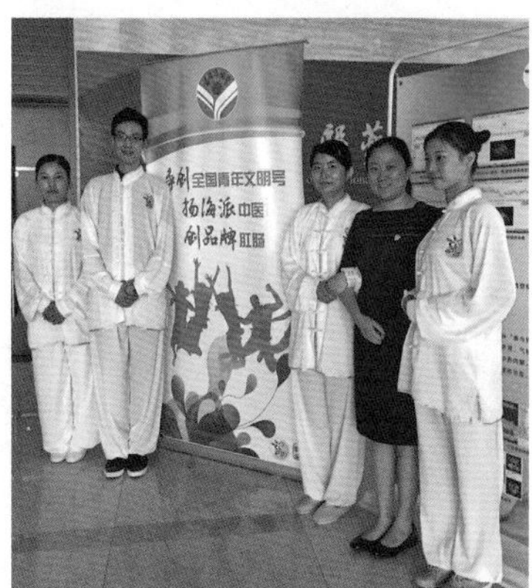

图 7-6-87　2016 年肛肠科全国青年文明号科普讲堂

（秦悦农，郭树豫，仲芫沅，李晓睿，梁宏涛，梁晓强，侯佳伟）

第六节 流派间交流

顾氏外科成员参与学术流派间的交流活动如下（图 7-6-88 至图 7-6-90）。

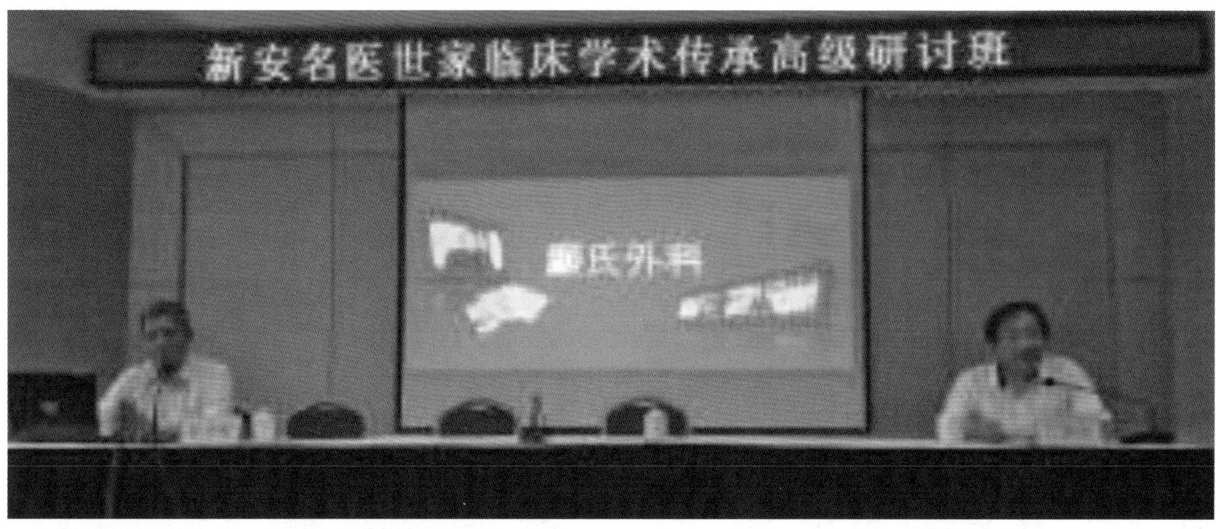

图 7-6-88　2014 年与安徽新安医学流派开展学术交流

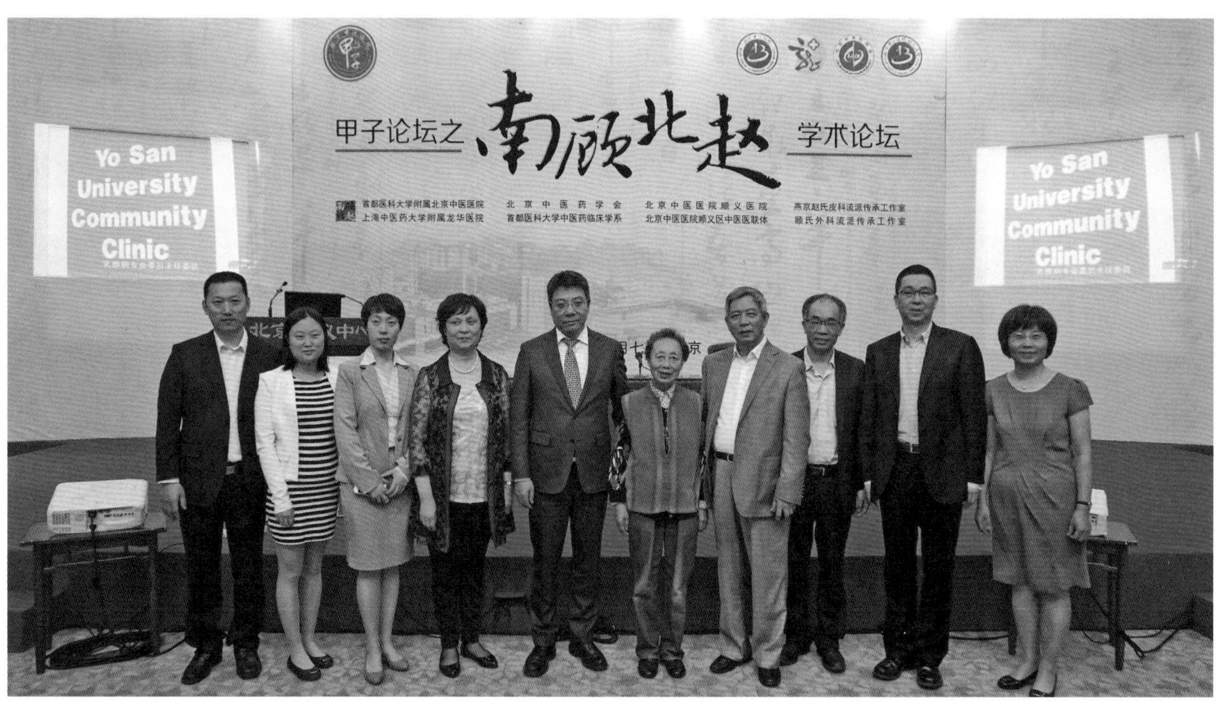

图 7-6-89　2016 年与首都医科大学北京中医医院赵炳南“燕京赵氏皮科流派传承工作室”开展学术交流（肖臻、陆金根、顾乃芬、王琛、阙华发、陈红凤、李咏梅、梁宏涛）

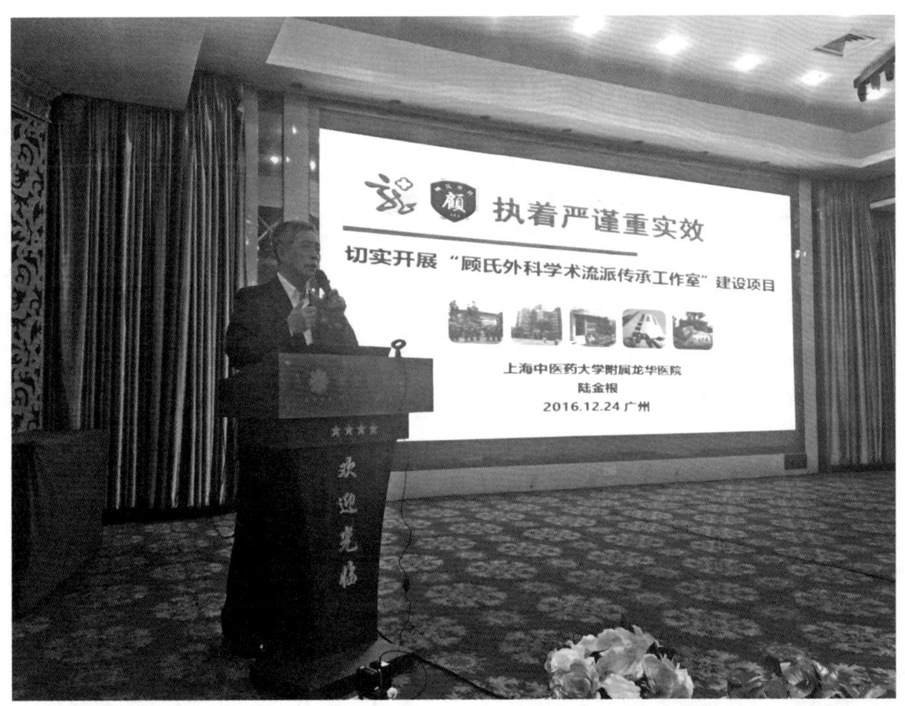

图 7-6-90　2016 年在广州，陆金根教授在全国中医学术流派传承发展高峰论坛交流

（本书编写组）

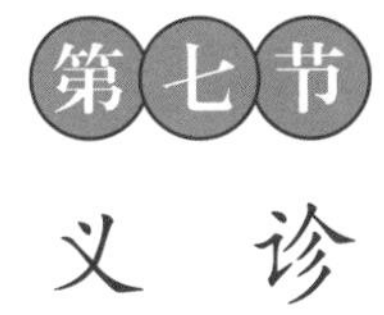

第七节 义　诊

顾氏外科多年来参与义诊活动如下（图 7-6-91 至图 7-6-114）。

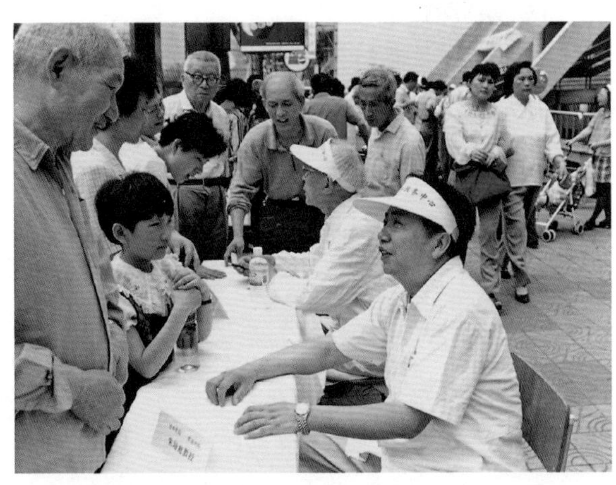

图 7-6-91　2009 年朱培庭教授义诊

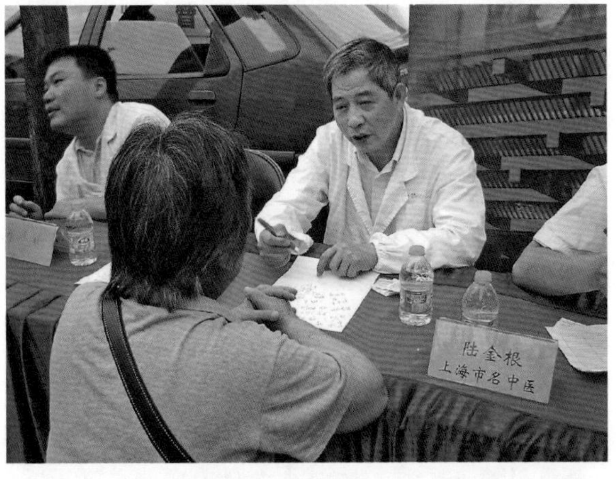

图 7-6-92　2010 年陆金根教授在上海浦东义诊

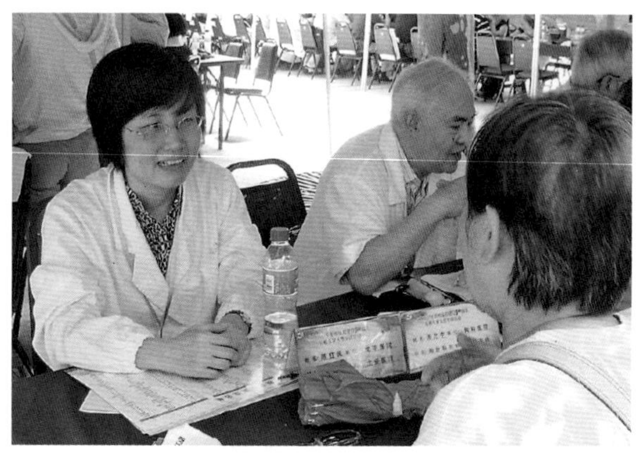

图 7-6-93　2011 年陈红风参加上海市劳模义诊

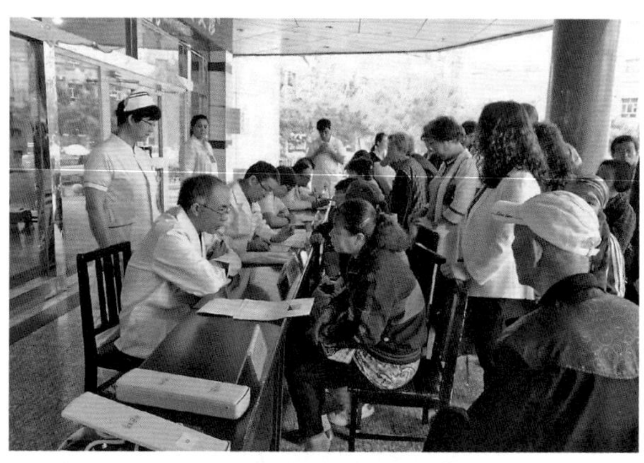

图 7-6-94　2016 年阙华发教授新疆喀什二院义诊

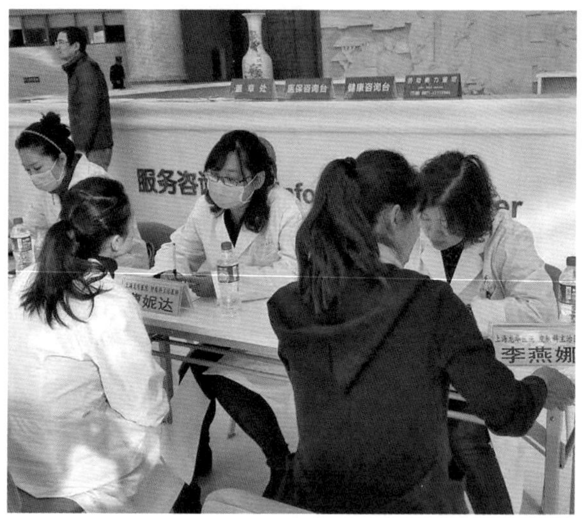

图 7-6-95　2016 年皮肤科李燕娜副主任医师援滇期间在昆明市中医医院参加“三八妇女节”义诊活动

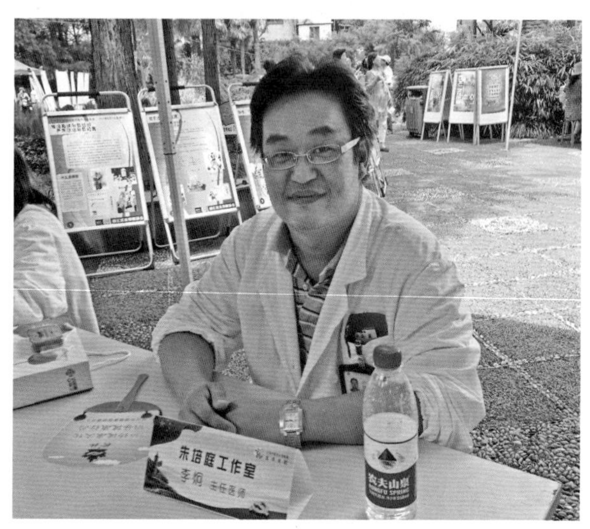

图 7-6-96　李炯主任医师参加工作室义诊活动

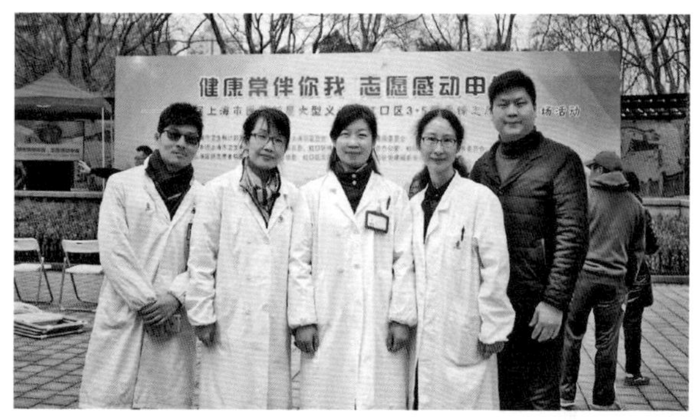

图 7-6-97　连续十余年，每年 3 月 5 日，顾氏外科传人参加由共青团上海市委、上海市卫计委组织的上海市医苑新星大型义诊活动。2017 年叶媚娜、王云飞、汪青良参加义诊

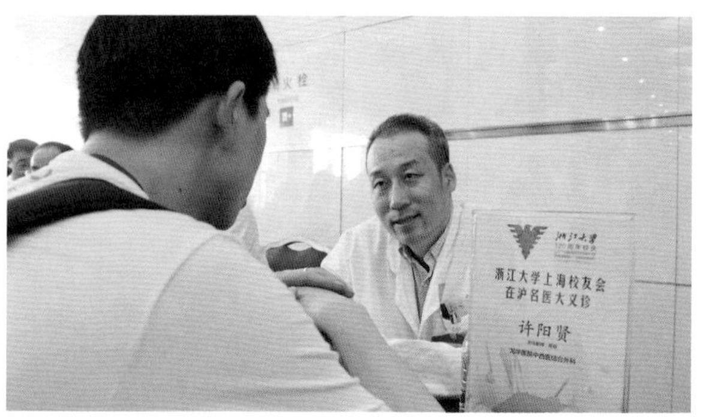

图 7-6-98　2017 年 5 月许阳贤参加“浙江大学上海校友会在沪名医大义诊”

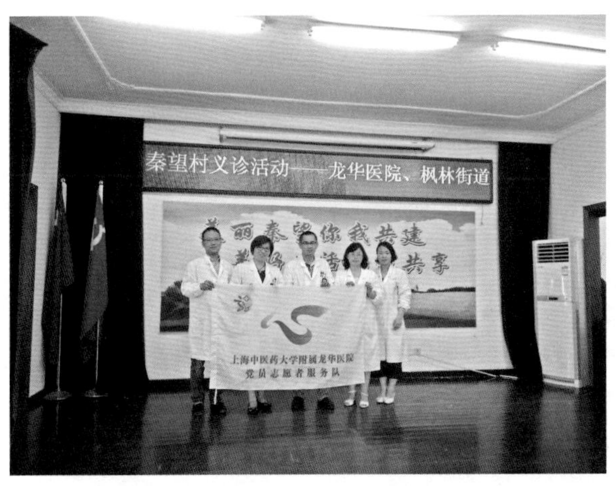

图 7-6-99　2017 年金山区秦望村义诊

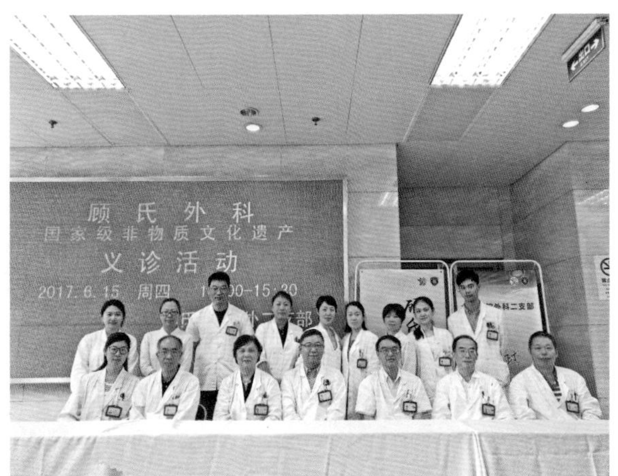

图 7-6-100　2017 年国家非物质文化遗产项目顾氏外科义诊

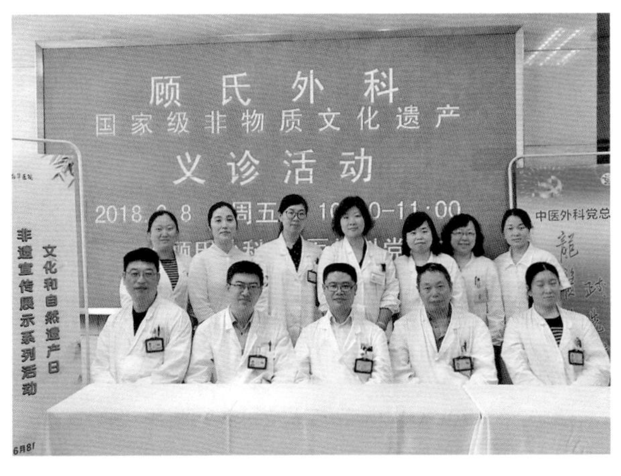

图 7-6-101　2018 年国家非物质文化遗产项目顾氏外科义诊

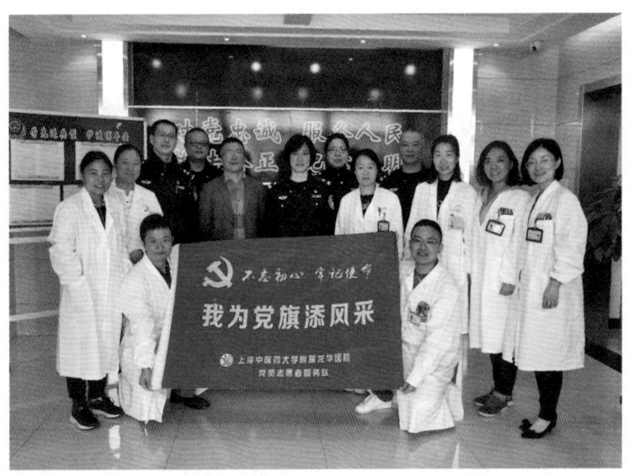

图 7-6-102　2018 年派出所联合义诊

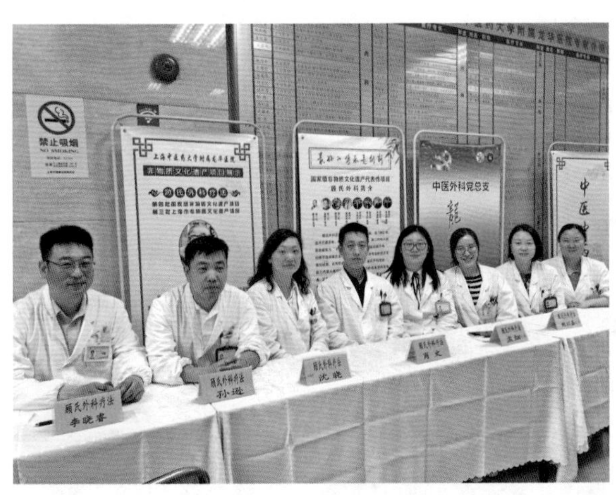

图 7-6-103　2019 年国家非物质文化遗产项目顾氏外科义诊

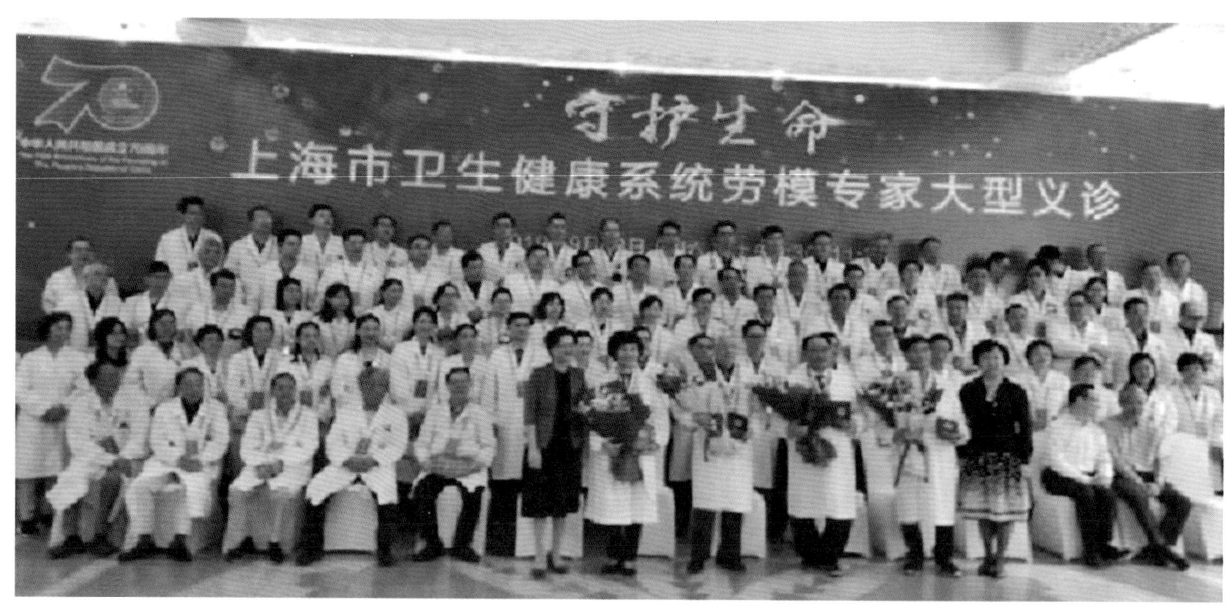

图 7-6-104　2019 年陈红风教授上海市卫生健康系统劳模专家大型义诊

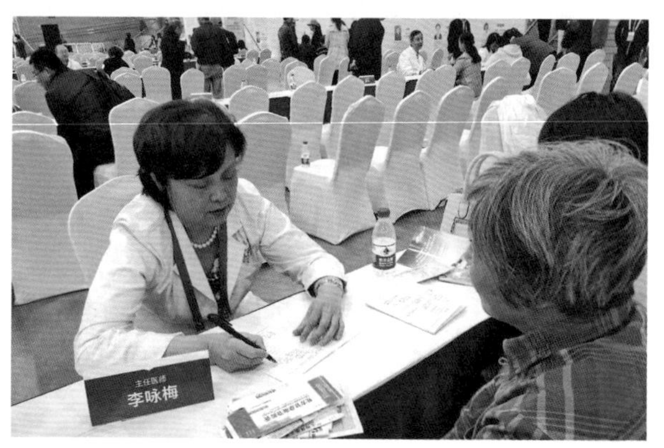

图 7-6-105　2019 年皮肤科李咏梅主任医师在合肥参加首届百名医生银屑病义诊活动

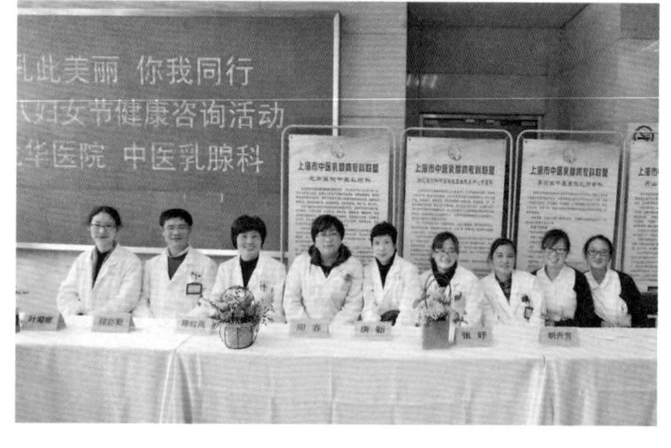

图 7-6-106　2019 年中医乳腺科团队携中医乳腺病专科联盟参加妇女节义诊

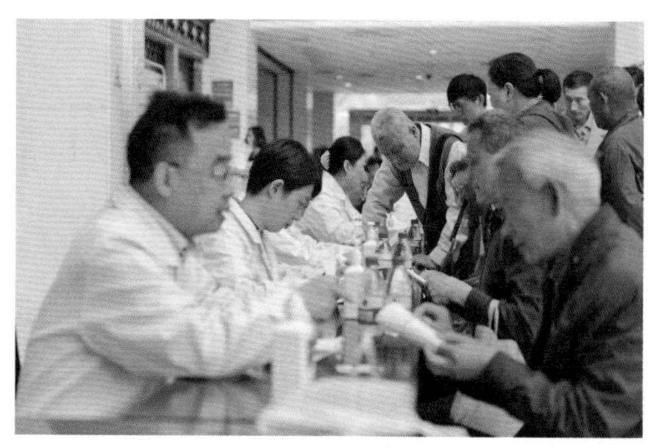

图 7-6-107　2019 年顾氏外科肛肠团队宁波镇海中医院义诊

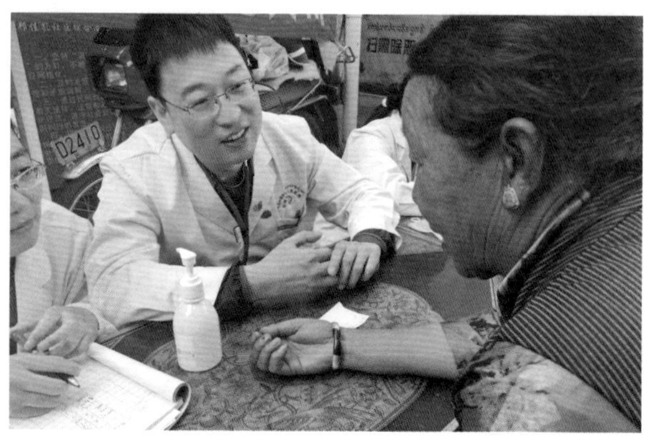

图 7-6-108　2019 年皮肤科李晓睿副主任医师援藏期间为日喀则市社区群众内义诊

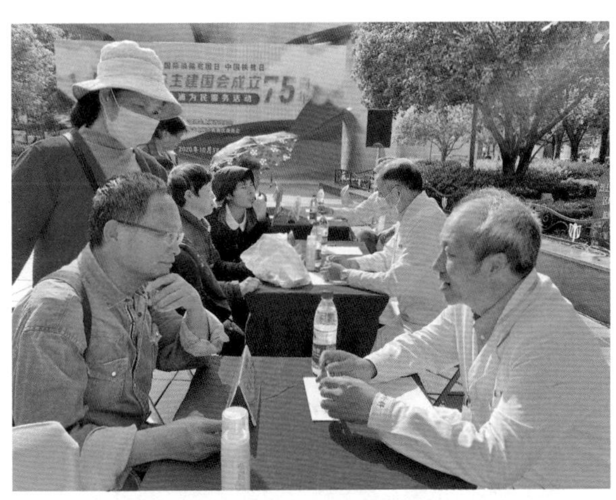

图 7-6-109　2020 年许阳贤参加“上海民建走进黄浦为民服务活动”

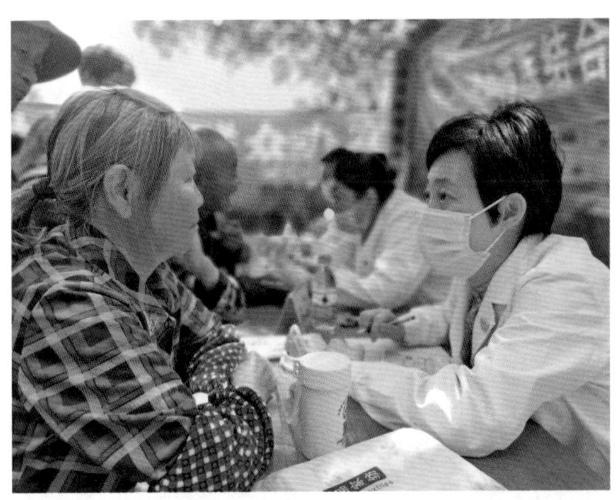

图 7-6-110　2021 年顾氏外科肛肠团队金山区义诊

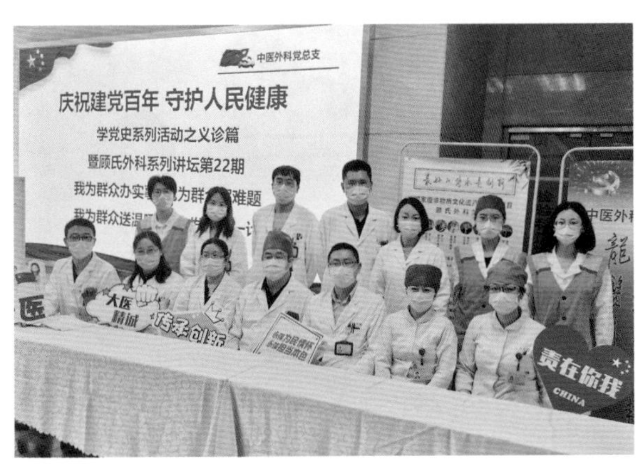

图 7-6-111　2021 年国家非物质文化遗产项目顾氏外科义诊

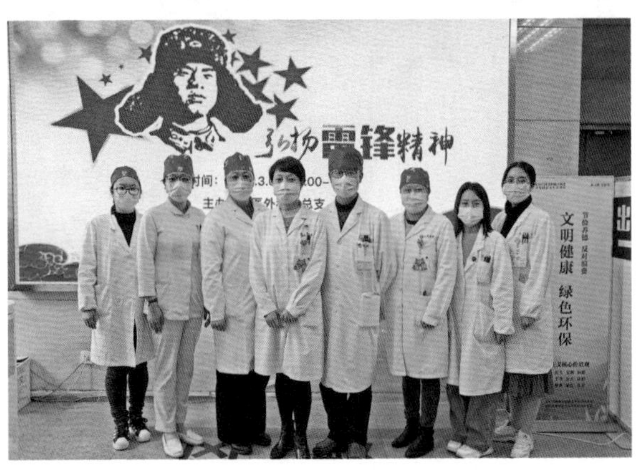

图 7-6-112　2022 年学雷锋义诊活动

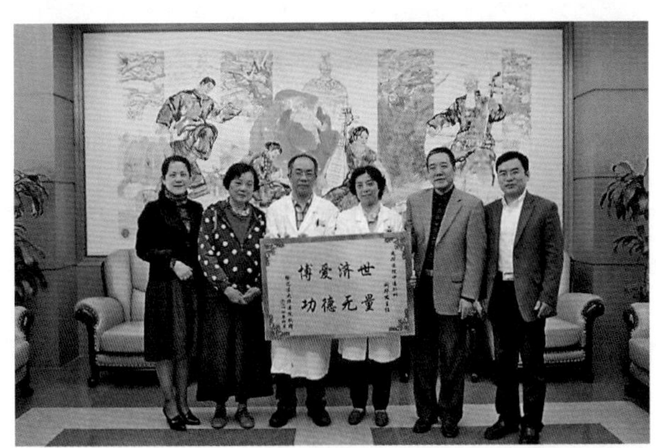

图 7-6-113　2014 年顾氏外科团队获“博爱济世，功德无量”匾

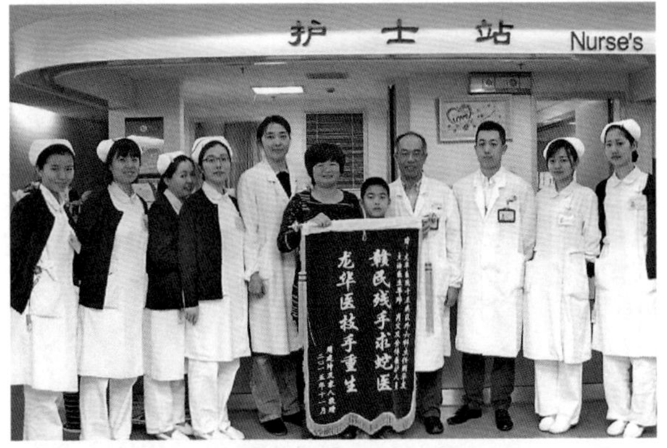

图 7-6-114　2015 年顾氏外科团队获“赣民残手求蛇医，龙华医技手重生”锦旗

（郭树豫，仲芫沅，郝炜，李晓睿，梁宏涛，梁晓强，侯佳伟）

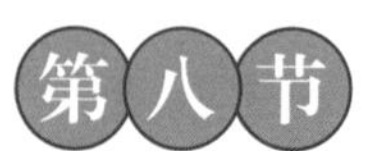

第八节 援建

顾氏外科参与对外点对点援建活动如下（图 7-6-115 至图 7-6-128）。

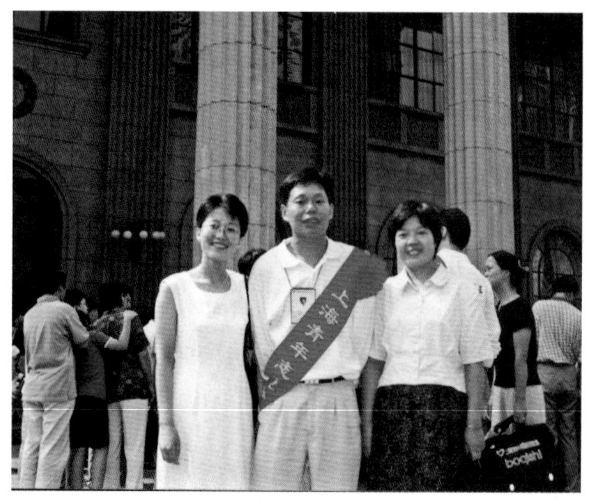

图 7-6-115　2000 年章学林参加上海青年志愿者赴滇扶贫接力队

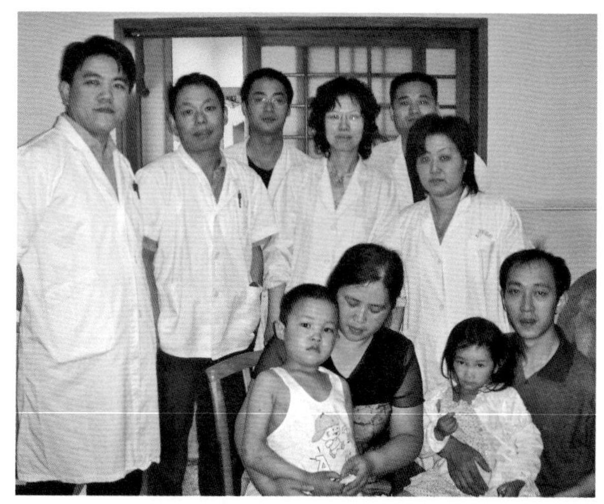

图 7-6-116　2008 年章学林参加四川汶川 5.12 大地震救灾，担任国家中医药管理局抗震救灾医疗队队长

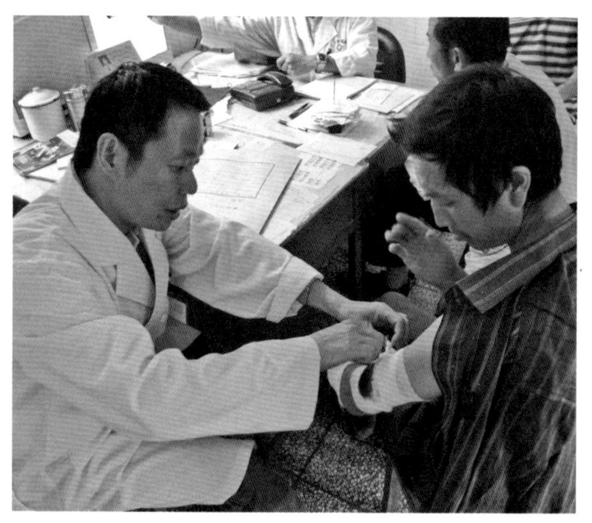

图 7-6-117　2010 年章学林参加龙华医院援建云南省安宁市中医院医疗队，任首任队长

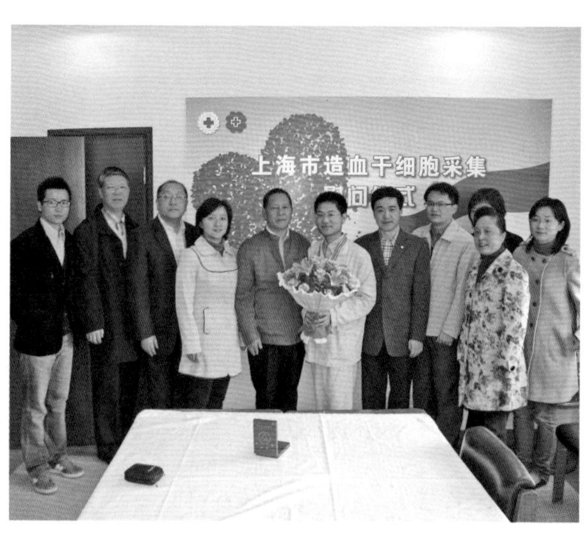

图 7-6-118　2010 年杨杰同学捐赠造血干细胞

附属龙华医院专家到我院支援工作，为您提供优质

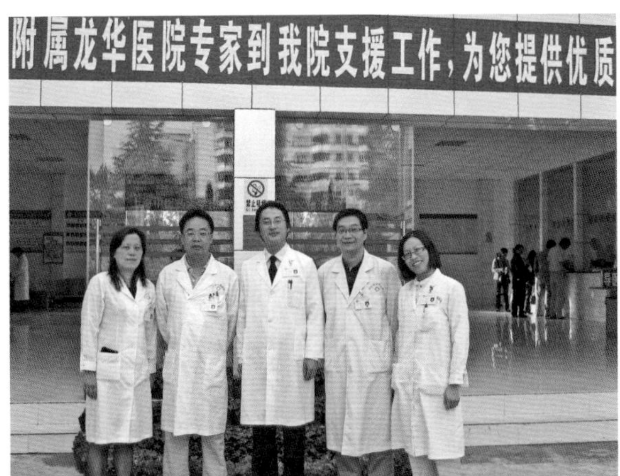

图 7-6-119　2011 年第二批援滇医疗队队员易进

热烈欢送龙华医院赴滇医疗队

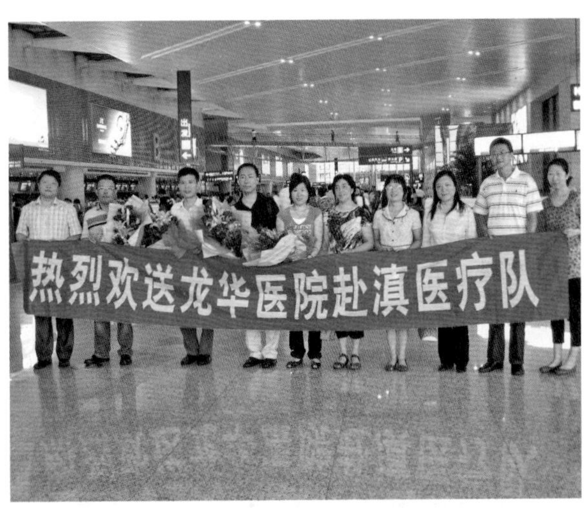

图 7-6-120　2011 年第三批援滇医疗队队员胡德昌

提高市民健康水平
安宁市　医医院

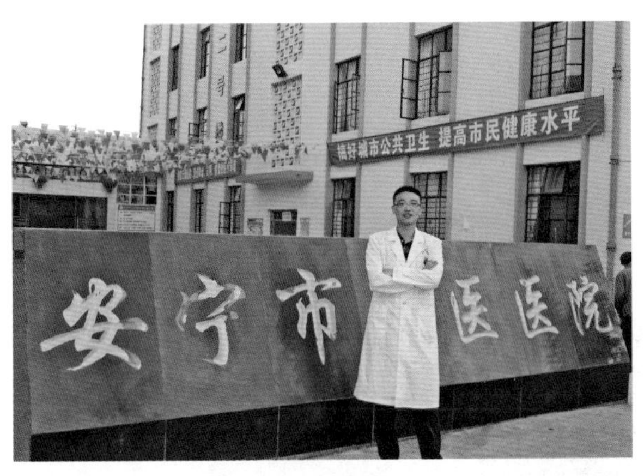

图 7-6-121　2012 年第四批援滇医疗队队员董青军

属龙华医院专家到我院支援工作

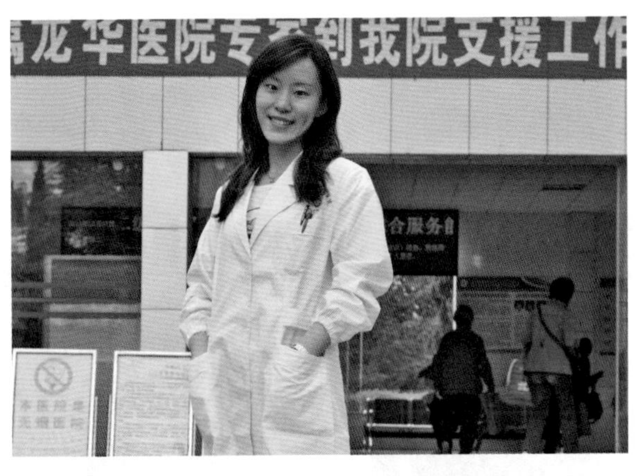

图 7-6-122　2013 年鲍以嘉援建云南省安宁市中医院

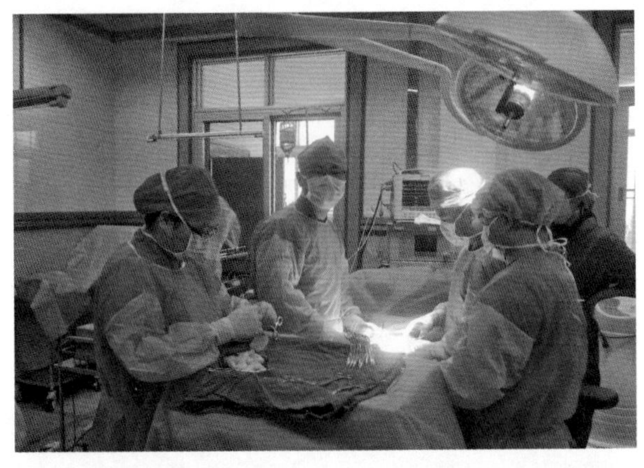

图 7-6-123　2014 年林天碧援建云南省昆明市中医院

热烈欢送龙华医院赴滇医疗

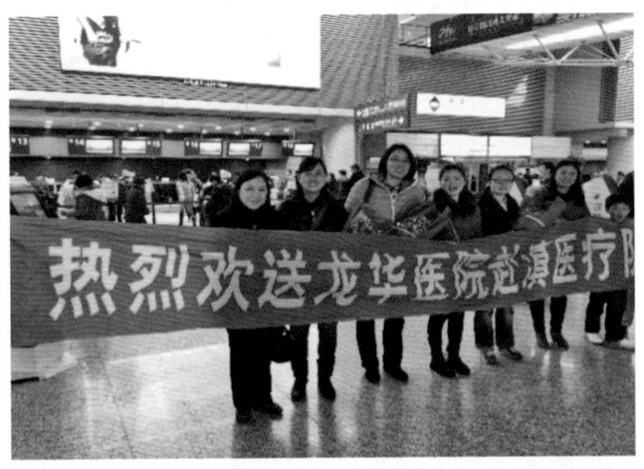

图 7-6-124　2015 年单玮副主任医师援滇

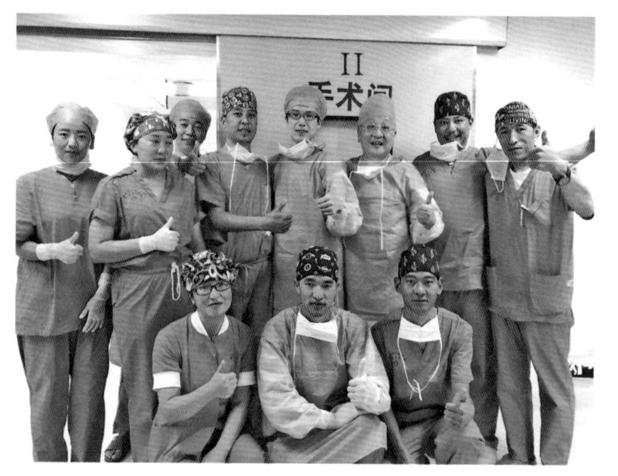

图 7-6-125　2017 年曹永清教授、周昊医师赴青海果洛藏族自治州人民医院“肛肠疾病”巡回医疗

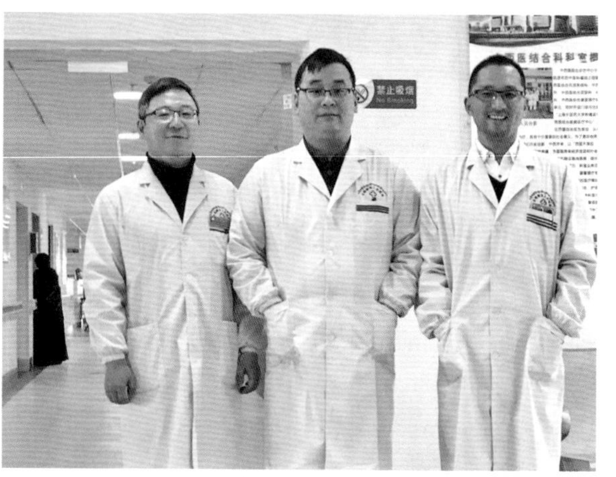

图 7-6-126　2017 年皮肤科宋瑜主任医师（左一）在日喀则市人民医院指导医院“三甲”评审

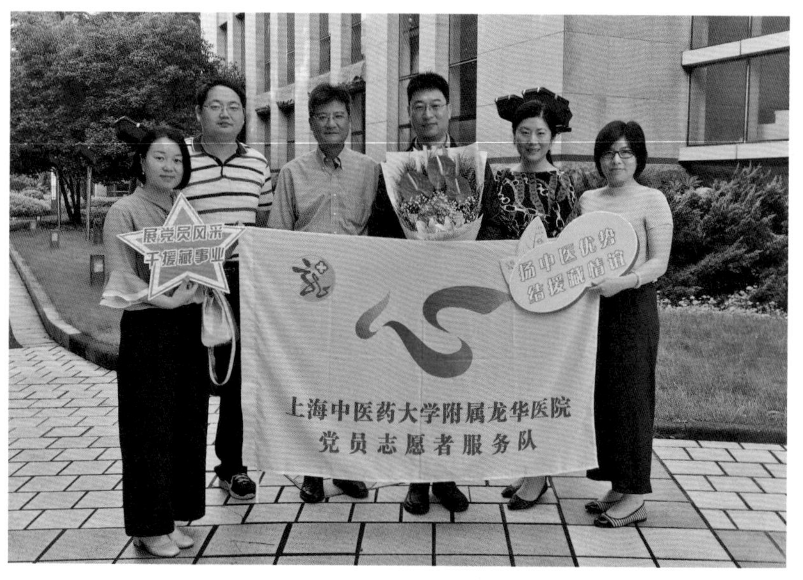

图 7-6-127　2019—2020 年，皮肤科李晓睿副主任医师（右三）作为上海市第五批“组团式”援藏医疗队队员赴日喀则市人民医院执行为期一年的援藏任务

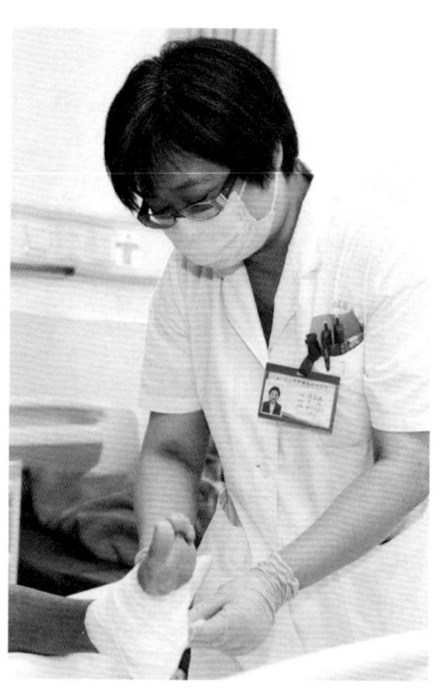

图 7-6-128　2018—2023 年，皮肤科顾敏婕副主任医师在上海市金山区中西医结合医院执行为期 5 年的援建任务

（郭树豫，鲍以嘉，李晓睿，梁宏涛，侯佳伟）

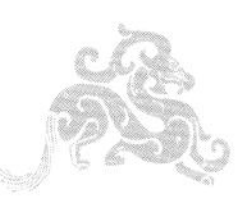

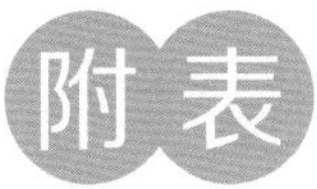

顾氏外科传承人一览表

各单位顾氏外科传承人通览如附表 1-1-1 至附表 1-1-7。

附表 1-1-1　顾氏外疮疡学组传承人一览表

入门时间	姓　名	导　师	类　别	工作单位
1990	阙华发	陆德铭	硕博连读	上海中医药大学附属龙华医院
1992	李　斌	唐汉钧	硕士、博士	上海市皮肤病医院
1994	韩会学	唐汉钧	硕博连读	国家卫生健康委员会药政司药物政策处
1994	王林杨	唐汉钧	硕士	江苏省扬州市中医院
1995	张士云	唐汉钧	硕博连读	广安门医院
1995	刘晓鸫	唐汉钧	硕博连读	上海中医药大学附属曙光医院
1996	高尚璞	唐汉钧	硕博连读	上海中医药大学附属龙华医院
1998	贾喜花	唐汉钧	硕博连读	保定市第一中心医院
1998	王林杨	唐汉钧	博士	江苏省扬州市中医院
1998	代红雨	唐汉钧	硕博连读	北京中医药大学东方医院
2000	徐杰男	阙华发	硕士	上海中医药大学附属龙华医院
2001	宋　瑜	阙华发	硕士	上海中医药大学附属龙华医院
2001	秦海光	唐汉钧	博士	山东中医药高等专科学校
2002	王云飞	阙华发	硕士、博士	上海中医药大学附属龙华医院
2002	张崇裕	唐汉钧	硕士	中国台湾
2002	王振宜	唐汉钧	博士	上海中医药大学附属岳阳中西医结合医院
2003	张　臻	阙华发	硕士、博士	上海中医药大学附属龙华医院
2003	朱元颖	阙华发	硕士	周家桥街道社区卫生服务中心
2003	王春丽	唐汉钧	博士后	华东理工大学药学院
2004	邢　捷	阙华发	硕士	上海中医药大学附属龙华医院
2005	王永灵	阙华发	硕士	上海交通大学医学院附属第九人民医院
2005	汪青良	阙华发	硕士	上海市皮肤病医院
2005	黄　铮	唐汉钧	硕士	浙江杭州
2005	蔡惠群	唐汉钧	博士	上海市中医医院
2006	王雅杰	阙华发	硕士	宝山区大场镇第三社区卫生服务中心
2006	沈　亮	阙华发	硕士	上海中医药大学附属龙华医院
2006	郭修田	唐汉钧	博士	上海市中医医院
2006	肖秀丽	唐汉钧	博士	宝山区中西医结合医院
2007	邓大一	阙华发	硕士	嘉定区中医医院
2007	李艳芬	阙华发	博士	上海市静安区市北医院
2008	何　英	阙华发	博士	湖州师范学院医学院
2008	单　玮	阙华发	硕士	上海中医药大学附属龙华医院

续 表

入门时间	姓 名	导 师	类 别	工 作 单 位
2009	仇莲胤	阙华发	硕士、博士	上海中医药大学科技人文研究院
2009	刘安民	阙华发	硕士	天津医科大学总医院
2010	程蹇渊	阙华发	硕士	上海中医药大学附属龙华医院
2010	高 丹	阙华发	博士	广东
2011	黄高敏	阙华发	博士	上海宛天（医美）管理咨询有限公司
2011	刘思洁	阙华发	硕士	上海中医药大学附属龙华医院
2012	诸 婧	阙华发	硕士	金山中西医结合医院
2012	徐杰男	唐汉钧	师承、博士	上海中医药大学附属龙华医院
2012	邢 捷	唐汉钧	师承、博士	上海中医药大学附属龙华医院
2013	蔡 滨	阙华发	硕士	上海中医药大学附属龙华医院
2013	杨伟朋	阙华发	硕士	新密市中医院
2013	李淑娟	阙华发	博士	上海市中医医院
2014	郭树豫	阙华发	硕士	上海中医药大学附属龙华医院
2014	蔺 娟	阙华发	博士	山西中医药大学附属医院
2014	张亚旭	徐杰男	硕士	上海市中西医结合医院
2015	崔慧敏	阙华发	硕士	济南市历城区中医医院
2015	李晓睿	阙华发	博士	上海中医药大学附属龙华医院
2016	李 阳	阙华发	硕士、博士在读	上海中医药大学附属龙华医院
2016	孔令臻	邢 捷	硕士	山东省日照市中医医院
2017	单 玮	唐汉钧	师承	上海中医药大学附属龙华医院
2017	梁 越	阙华发	硕士、博士在读	上海中医药大学附属龙华医院
2018	屈可伸	阙华发	博士	陕西中医药大学第二附属医院皮肤科
2018	王轩宇	阙华发	硕士、博士在读	上海中医药大学附属龙华医院
2018	胡晓杰	阙华发	硕士、博士在读	上海中医药大学附属龙华医院
2018	刘 欣	王云飞	硕士	上海市闵行区梅陇社区卫生服务中心
2019	陈 鑫	阙华发	博士	上海中医药大学附属岳阳中西医结合医院
2019	田 锐	阙华发	硕士	河北省沧州中西医结合医院
2019	马凯雯	阙华发	硕士	闵行区浦锦社区卫生服务中心
2019	吴宜宸	阙华发	硕士在读	上海中医药大学附属龙华医院
2019	何斌俊	邢 捷	硕士	上海中医药大学博士在读
2020	雷春明	单 玮	硕士在读	上海中医药大学附属龙华医院
2020	飞文婷	阙华发	硕士在读	上海中医药大学附属龙华医院
2020	周思媛	阙华发	博士在读	上海中医药大学附属龙华医院
2020	曹恒劼	阙华发	硕士在读	上海中医药大学附属龙华医院
2020	盛雨琴	阙华发	硕士在读	上海中医药大学附属龙华医院
2020	傅晓明	邢 捷	硕士在读	上海中医药大学附属龙华医院
2020	钟予枚	张 臻	硕士在读	上海中医药大学附属龙华医院
2021	杨雨昕	阙华发	硕士在读	上海中医药大学附属龙华医院
2021	王玉莹	阙华发	硕士在读	上海中医药大学附属龙华医院
2021	李丽珊	阙华发	硕士在读	上海中医药大学附属龙华医院
2021	林珈卉	阙华发	硕士在读	上海中医药大学附属龙华医院
2022	程 炜	王云飞	硕士在读	上海中医药大学附属龙华医院
2022	罗 宇	阙华发	硕士在读	上海中医药大学附属龙华医院
2022	郑泽宇	阙华发	硕士在读	上海中医药大学附属龙华医院
2022	刘二浩	阙华发	博士在读	上海中医药大学附属龙华医院

附表 1-1-2 顾氏外科乳腺学组传承人一览表

入门时间	姓　名	导　师	类　别	工作单位
1987	陈红风	陆德铭	硕博连读	上海中医药大学附属龙华医院
1990	刘　胜	陆德铭	硕博连读	上海中医药大学
1993	何清胡	陆德铭	博士	湖南医药学院
1995	陈前军	陆德铭	硕博连读	广东省中医院
1995	吴雪卿	陆德铭	硕博连读	上海中医药大学附属曙光医院
1995	王义成	陆德铭	博士	上海市中西医结合医院
1996	曹烨民	陆德铭	博士	上海市中西医结合医院
1996	何春梅	陆德铭	硕博连读	上海中医药大学附属龙华医院
1996	万　华	陆德铭	师承	上海中医药大学附属曙光医院
2000	胡升芳	陈红风	硕士	上海中医药大学附属龙华医院
2000	孙霃平	刘　胜	硕士	上海中医药大学附属龙华医院
2001	薛晓红	陆德铭	博士	上海中医药大学附属岳阳中西医结合医院
2001	舒　扬	陈红风	硕士	澳大利亚
2001	杨新伟	刘　胜	硕士	上海市中医医院
2002	张董晓	陈红风	博士	北京中医医院
2002	张晓晓	刘　胜	硕士	上海中医药大学附属普陀医院
2003	张　明	陆德铭	师承	上海中医药大学附属岳阳中西医结合医院
2003	程亦勤	唐汉钧	师承	上海中医药大学附属龙华医院
2003	叶媚娜	陈红风	硕士、博士	上海中医药大学附属龙华医院
2003	洪　日	陈红风	硕博连读	海南省三亚市妇幼保健院
2003	李永健	陈红风	博士	医馆-理中堂
2003	谭　松	刘　胜	硕士	烟台市中医医院
2003	王　群	刘　胜	硕士	上海市中医医院
2003	花永强	刘　胜	硕士	复旦大学附属肿瘤医院
2003	张立易	刘　胜	硕士	宁夏银川市张镇诊所
2004	秦悦农	陆德铭	师承	上海中医药大学附属龙华医院
2004	李　琼	刘　胜	硕士	上海中医药大学附属岳阳中西医结合医院
2004	高秀飞	刘　胜	硕博连读	浙江省中医院
2005	付　娜	陈红风	硕士	北京中医医院
2005	陈莉颖	陈红风	硕士	上海中医药大学附属龙华医院
2005	赵　婧	刘　胜	硕士	上海长征医院
2005	刘玲琳	刘　胜	硕博连读	宁波市中医院
2005	李　丹	刘　胜	硕士	
2007	孙霃平	陆德铭	博士	上海中医药大学附属龙华医院
2007	邓　樱	陈红风	博士	上海市第一人民医院
2007	朱　滢	陈红风	硕士	上海市长宁区天山中医医院
2007	尹剑云	陈红风	博士	南京中医药大学昆山附属医院
2007	王　冰	陈红风	硕士、博士	上海中医药大学附属龙华医院
2008	胡升芳	陆德铭	博士	上海中医药大学附属龙华医院
2008	陈　豪	陈红风	硕士	上海中医药大学附属龙华医院
2008	吴春宇	刘　胜	硕士	上海中医药大学附属龙华医院
2008	程旭锋	刘　胜	博士	河南中医药大学第一附属医院
2008	宋晓耘	刘　胜	硕士	上海中医药大学附属龙华医院
2009	周瑞娟	陈红风	博士	福建省厦门中医院
2009	孙小慧	刘　胜	博士	山东中医药大学附属医院

续 表

入门时间	姓 名	导 师	类 别	工 作 单 位
2009	郭保凤	刘 胜	硕士	上海市浦东新区上钢社区卫生服务中心
2010	廖明娟	陈红风	博士	上海交通大学附属第九人民医院
2010	吴晶晶	陈红风	硕士、博士	上海中医药大学附属龙华医院
2010	吴金娜	刘 胜	博士	南通市中医院
2010	黄 曼	刘 胜	硕士	上海市第十人民医院
2011	孙 烨	陈红风	硕士	澳大利亚
2011	徐笑飞	陈红风	硕士	复旦大学附属闵行医院
2011	贡丽娅	陈红风	硕士	上海交通大学附属仁济医院
2011	陈 华	刘 胜	博士	上海市浦东新区中医医院
2011	唐润伟	刘 胜	硕士	上海市第一人民医院
2011	俞泓波	刘 胜	硕士	华东医院
2011	龙思敏	王 群	硕士	上海市宝山区淞南镇社区卫生服务中心
2012	盛佳钰	陈红风	博士	上海中医药大学附属岳阳医院
2012	孟 畑	陈红风	硕士、博士在读	上海中医药大学附属龙华医院
2012	马疆青	陈红风	硕士	湖北省黄冈市中医医院
2012	周 颖	刘 胜	硕士	上海市中西医结合医院
2012	王 玉	刘 胜	博士	上海中医药大学附属龙华医院
2013	时百玲	陈红风	博士	浙江省立同德医院
2013	陈莉颖	陆德铭	博士	上海中医药大学附属龙华医院
2013	周 悦	陈红风	硕士、博士在读	上海中医药大学附属龙华医院
2013	郝 炜	刘 胜	硕士	上海中医药大学附属龙华医院
2013	王 瑞	刘 胜	硕士	上海中医药大学附属龙华医院
2013	徐一云	刘 胜	硕士	上海中医药大学附属龙华医院
2013	胡啸明	刘 胜	博士	上海中医药大学附属曙光医院
2014	张玉柱	陈红风	硕士、博士	上海中医药大学附属宝山医院
2014	殷玉莲	陈红风	硕士、博士在读	上海中医药大学附属龙华医院
2014	沈 漫	刘 胜	博士	上海中医药大学
2014	胡婧伊	刘 胜	硕士	上海市宝山区高境社区卫生服务中心
2014	张 帅	刘 胜	硕士	上海中医药大学附属龙华医院
2015	仲芫沅	陈红风	硕士	上海中医药大学附属龙华医院
2015	仇闻群	陈红风	硕士	上海市闵行区中医医院
2015	鲍以嘉	陈红风	硕士	上海中医药大学附属龙华医院
2015	吴真如	胡升芳	硕士	医馆
2015	邢佳莉	刘 胜	硕士	天山中医医院
2015	陈婷如	刘 胜	硕士	上海长海医院
2015	刘 津	刘 胜	博士	上海市中医医院
2015	袁 帅	刘 胜	硕士	上海市宝山区中西医结合医院
2015	陈 娟	刘 胜	硕士	上海市中西医结合医院
2016	林晓茹	陈红风	硕士	海南省三亚市妇幼保健院
2016	潘玲婷	程亦勤	硕士	上海市黄浦区香山中医医院
2016	王 怡	刘 胜	硕士、博士在读	上海中医药大学附属龙华医院
2016	陈佳静	刘 胜	博士	上海中医药大学附属龙华医院
2016	郑金洲	刘 胜	博士	上海中医药大学附属龙华医院
2016	缪 霓	王 群	硕士	上海市静安区大宁路街道社区卫生服务中心

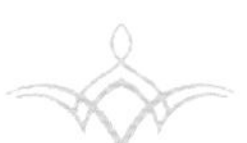

续 表

入门时间	姓 名	导 师	类 别	工 作 单 位
2017	董兰蔚	陈红风	硕士	广东省深圳市宝安区中医院
2017	金琳莹	程亦勤	硕士	上海交通大学医学院附属新华医院崇明分院
2017	史有阳	刘 胜	博士	上海中医药大学附属龙华医院
2017	阮祎莹	刘 胜	硕士	香山中医医院
2017	辛 颖	刘 胜	博士	上海中医药大学附属龙华医院
2017	陈力新	刘 胜	硕士	上海中医药大学附属龙华医院
2017	耿金珠	孙霃平	硕士	开封市第二中医院
2017	王蓓蓓	程旭锋	硕士	河南中医药大学第一附属医院
2018	金 岚	陈红风	博士	阿斯利康医药（上海）有限公司
2018	沈梦菲	程亦勤	硕士	上海中医药大学附属龙华医院
2018	马丽娜	陈红风	硕士、博士在读	上海中医药大学附属龙华医院
2018	陈 晨	刘 胜	硕士	上海中医院大学附属龙华医院
2018	杨 瑞	刘 胜	博士	山西省肿瘤医院
2018	王雨青	孙霃平	硕士	上海市中医医院
2018	张秋华	高秀飞	硕士	浙江中医药大学
2018	徐留燕	程旭锋	硕士	北京中医药大学
2019	朱铭燕	陈红风	硕士在读	上海市奉贤区中医医院
2019	程一凡	陈红风	硕士	上海中医药大学附属龙华医院
2019	范奕伟	陈红风	硕士	上海中医药大学附属龙华医院
2019	代秋颖	陈红风	博士	上海交通大学附属第九人民医院
2019	赵晓怡	叶媚娜	硕士	上海市奉贤区中医医院
2019	杨小娟	刘 胜	硕博连读在读	上海中医药大学附属龙华医院
2019	张 洋	刘 胜	博士	山东省中医院
2019	热孜亚·萨吾尔	孙霃平	硕士	乌鲁木齐市中医院
2019	杨自梅	高秀飞	硕士	浙江中医药大学
2019	俞玲红	高秀飞	硕士	宁波鄞州中医院
2019	诸佳燕	高秀飞	硕士	绍兴市中医院
2019	孟冰心	程旭锋	硕士	河南中医药大学第一附属医院
2020	屠思远	陈红风	硕士在读	上海中医药大学附属龙华医院
2020	褚美玲	陈红风	博士在读	上海中医药大学附属龙华医院
2020	郭彦茹	叶媚娜	硕士在读	上海中医药大学附属龙华医院
2020	吴文钰	刘 胜	硕士在读	上海中医药大学附属龙华医院
2020	叶 贞	刘 胜	硕士在读	上海中医药大学附属龙华医院
2020	李斐斐	刘 胜	博士在读	上海中医药大学附属龙华医院
2020	郭洁荣	孙霃平	硕士在读	上海中医药大学附属龙华医院
2020	李志鲲	程旭锋	硕士在读	河南中医药大学研究生院
2020	张文可	程旭锋	硕士在读	河南中医药大学研究生院
2021	袁丹仪	陈红风	硕士在读	上海中医药大学附属龙华医院
2021	谭旻劼	陈红风	博士在读	上海中医药大学附属龙华医院
2021	刘珂欣	叶媚娜	硕士在读	上海中医药大学附属龙华医院
2021	孙子月	叶媚娜	硕士在读	上海中医药大学附属龙华医院
2021	华辞怡	刘 胜	硕士在读	上海中医药大学附属龙华医院
2021	蒋可心	刘 胜	博士在读	上海中医药大学附属龙华医院
2021	朱逸菲	刘 胜	学士在读	上海中医药大学

续 表

入门时间	姓 名	导 师	类 别	工作单位
2021	崔乐吟	孙霆平	硕士在读	上海中医药大学附属龙华医院
2021	徐楚楚	高秀飞	硕士在读	浙江省中医院
2021	余青红	高秀飞	硕士在读	浙江省中医院
2021	袁江山	程旭锋	硕士在读	河南中医药大学研究生院
2021	王泽鹏	程旭锋	硕士在读	河南中医药大学研究生院
2022	何斌俊	陈红风	博士在读	上海中医药大学附属龙华医院
2022	丛　汇	陈红风	硕士在读	上海中医药大学附属龙华医院
2022	武媛媛	刘　胜	博士在读	上海中医药大学附属龙华医院
2022	朱梦蝶	刘　胜	博士在读	上海中医药大学附属龙华医院
2022	张徐柳	孙霆平	硕士在读	上海中医药大学附属龙华医院
2022	宋佳青	高秀飞	硕士在读	浙江省中医院
2022	王梦倩	高秀飞	硕士在读	浙江省中医院
2022	刘　琪	程旭锋	硕士在读	河南中医药大学研究生院
2022	徐月圆	程旭锋	硕士在读	河南中医药大学研究生院
2022	程梓烨	程旭锋	硕士在读	河南中医药大学研究生院

附表 1-1-3　顾氏外科皮肤学组传承人一览表

入门时间	姓 名	导 师	类 别	工作单位
2003	李咏梅	马绍尧	师承	上海中医药大学附属龙华医院
2003	傅佩骏	马绍尧	师承	上海市中医医院
2003	李燕娜	李咏梅	硕士	上海中医药大学附属龙华医院
2006	宋　瑜	马绍尧	师承、博士	上海中医药大学附属龙华医院
2006	李晓睿	李咏梅	硕士	上海中医药大学附属龙华医院
2009	平　立	李咏梅	硕士	上海中医药大学附属龙华医院
2009	郭　潋	李咏梅	硕士	上海市宝山区中西医结合医院
2009	杨芮姗	高尚璞	硕士	中国中医科学院西苑医院
2009	朴志英	宋　瑜	硕士	韩国
2010	徐　佳	高尚璞	硕士	上海市打浦桥地段医院
2010	杨　扬	宋　瑜	硕士	上海市皮肤病医院
2011	代文月	李咏梅	硕士	天津市蓟州区中医医院
2011	饶　琪	宋　瑜	硕士	上海市浦东沪东卫生服务中心
2012	顾敏婕	马绍尧	师承、博士	上海中医药大学附属龙华医院
2012	张　俊	李咏梅	硕士	美国辉瑞公司上海分公司
2012	张朋月	高尚璞	硕士	中华中医药学会
2012	秦　岭	宋　瑜	硕士	上海中医药大学附属普陀医院
2012	许赟娇	顾敏婕	硕士	上海市敬业初级中学
2013	吴孙思	李咏梅	硕士	上海中医药大学附属龙华医院
2013	徐　淼	宋　瑜	硕士	上海中医药大学附属第七人民医院
2014	张振超	李咏梅	硕士	上海市宝山淞南卫生服务中心
2015	张香坡	李咏梅	硕士	上海中医药大学附属龙华医院
2015	杨　斐	高尚璞	硕士	上海市芷江西路社区卫生中心
2015	张梦婕	宋　瑜	硕士	上海市第一人民医院嘉定分院
2015	刘懿萱	宋　瑜	硕士	中国台湾

续 表

入门时间	姓　名	导　师	类　　别	工作单位
2016	温家馨	高尚璞	硕士	马来西亚保益堂中医药行
2017	李燕娜	马绍尧	师承	上海中医药大学附属龙华医院
2017	傅燕华	马绍尧	师承	上海市中医医院
2017	胡凯舒	高尚璞	硕士	上海市奉贤区皮肤病防治所
2017	温碧盈	高尚璞	硕士	马来西亚南方大学学院中医系
2017	丁　靖	宋　瑜	硕士	上海市浦东芦潮港卫生服务中心
2017	李　静	宋　瑜	硕士	马来西亚
2018	施佳晨	李咏梅	硕士	上海中医药大学附属龙华医院
2019	严欣雨	宋　瑜	硕士	上海市浦东新区中医医院
2019	许丹婷	宋　瑜	硕士	云南昆明
2020	吉凯峰	宋　瑜	硕士在读	上海中医药大学附属龙华医院
2021	郑玉婷	宋　瑜	硕士在读	上海中医药大学附属龙华医院
2022	曹淑莹	高尚璞	硕士在读	上海中医药大学附属龙华医院
2022	游庆南	高尚璞	硕士在读	上海中医药大学附属龙华医院
2022	徐晓倩	宋　瑜	硕士在读	上海中医药大学附属龙华医院
2022	闫泳桦	宋　瑜	硕士在读	上海中医药大学附属龙华医院
2022	龚　悦	平　立	硕士在读	上海中医药大学附属龙华医院
2022	余铸伟	李晓睿	硕士在读	上海中医药大学附属龙华医院

附表 1-1-4　顾氏外科肛肠学组传承人一览表

入门时间	姓　名	导　师	类　　别	工作单位
1985	曹永清	陆金根	师承	上海中医药大学附属龙华医院
1990	易　进	顾乃芬	师承	上海中医药大学附属龙华医院
1992	丁　敏	顾乃芬	师承	上海中医药大学附属龙华医院
1997	肖立新	陆金根	师承	上海中医药大学附属龙华医院
2000	徐昱旻	陆金根	硕士	上海中医药大学附属龙华医院
2001	郭修田	陆金根	硕士	上海市中医医院
2002	王　琛	陆金根	硕博连读	上海中医药大学附属龙华医院
2003	黄　河	陆金根	硕博连读	浙江省温州市中心医院
2003	孙彦辉	曹永清 刘　胜	硕博连读	河北中医学院
2004	梁宏涛	陆金根	硕士、博士	上海中医药大学附属龙华医院
2004	姚一博	陆金根	硕士、博士	上海中医药大学附属龙华医院
2004	王建东	曹永清	硕士	上海中医药大学附属普陀区中心医院
2005	张　旗	陆金根	硕士	上海市黄浦区香山中医医院
2005	罗志渊	陆金根	硕士	江苏省太仓市中医院
2005	王　静	陆金根	硕士	不详
2005	问明亚	曹永清	硕士	北京朝阳医院
2005	甄金霞	曹永清	硕士	不详
2005	张　伟	曹永清	硕士	上海市第一人民医院分院
2006	张　强	陆金根	硕士、博士	上海中医药大学附属龙华医院
2006	蒋伟冬	陆金根	硕士、博士	上海中医药大学附属龙华医院
2006	王佳雯	陆金根	硕士、博士	上海中医药大学附属龙华医院

续 表

入门时间	姓 名	导 师	类 别	工 作 单 位
2006	赵文树	陆金根	博士后	上海中医药大学附属龙华医院
2006	胡德昌	曹永清	硕士	上海中医药大学附属龙华医院
2006	董青军	曹永清	硕士	上海中医药大学附属龙华医院
2006	杜 君	曹永清	硕士	上海市静安区中心医院
2007	董 艳	陆金根	博士	上海中医药大学附属龙华医院
2007	张 旋	陆金根	硕士	上海市中西医结合医院
2007	贾国璞	曹永清	硕士	承德医学院附属医院
2007	焦 浩	曹永清	硕士	河北省石家庄市中医医院
2008	潘一滨	陆金根	博士	上海中医药大学附属龙华医院
2008	闫 伟	陆金根	硕士	江苏省昆山市中医医院
2008	李 锋	曹永清	硕士	上海中医药大学附属龙华医院
2008	何 杨	曹永清	硕士	上海腾瑞制药有限公司
2009	畅立强	陆金根	博士	山西省中医院
2009	崔晓红	陆金根	师承	上海市嘉定区精神卫生中心
2009	沈 晓	曹永清	硕士、博士在读	上海中医药大学附属龙华医院
2009	曹永志	曹永清	硕士	上海市浦东新区杨思医院
2009	杨 杰	郭修田	硕士	河北省石家庄市中医医院
2010	董佳容	陆金根	博士	上海交通大学医学院附属第九人民医院
2010	郑振麟	陆金根	师承	上海市浦东新区公利医院
2010	周 欣	曹永清	硕士	辽宁省沈阳市肛肠医院
2010	石建才	郭修田	硕士	湖北省黄石市中医医院
2010	周 清	王 琛	硕士	上海市闵行区中心医院
2010	张丹凤	王 琛	硕士	上海市金山区中西医结合医院
2010	盛 薇	王 琛	硕士	江苏省昆山市中医医院
2011	周细秋	陆金根	师承	上海中医药大学附属龙华医院
2011	陶晓春	曹永清	硕士、博士在读	上海中医药大学附属龙华医院
2011	王龙凤	曹永清	硕士	甘肃省第二人民医院
2011	金文琪	郭修田	硕士	上海市中医医院
2011	闫 涛	王 琛	硕士	浙江省长兴县中医医院
2012	郑 德	陆金根	师承	上海中医药大学附属曙光医院
2012	高 晶	陆金根	师承	上海市嘉定区中医医院
2012	李艳芬	陆金根	师承	上海市静安区市北医院
2012	彭军良	陆金根	师承	上海市金山区中西医结合医院
2012	熊国华	陆金根	师承	上海市嘉定区中医医院
2012	周 峰	陆金根	师承	上海市浦东新区中医医院
2012	孙 健	陆金根	师承	上海市长宁区天山中医医院
2012	刘云龙	曹永清	博士	上海市第一人民医院
2012	俞 婷	曹永清	硕士	复旦大学附属金山医院
2012	于 洋	曹永清	硕士	上海市徐汇区大华医院
2012	李小嘉	郭修田	硕士	上海市中西医结合医院
2013	董青军	陆金根	博士	上海中医药大学附属龙华医院
2013	李 锋	陆金根	博士	上海中医药大学附属龙华医院
2013	包歆滟	陆金根	师承	上海市长宁区天山中医医院
2013	金 艳	陆金根	师承	江苏省张家港市中医医院
2013	徐 向	陆金根	师承、博士	江苏省张家港市中医医院
2013	黄燕兰	曹永清	硕士	福建省第三人民医院

续 表

入门时间	姓 名	导 师	类 别	工作单位
2013	储范昕	曹永清	硕士	上海市静安区中心医院
2013	裴景慧	王 琛	硕士	河南省新密市中医院
2013	赵学理	郭修田	硕士	河南省商丘市第三人民医院
2013	董俊风	何春梅	硕士	无锡市新吴区新瑞医院
2014	惠 慧	陆金根	师承	江苏省张家港市中医医院
2014	原小千	曹永清	博士	中国中医科学院西苑医院
2014	周 唯	曹永清	硕士、博士	浙江工业大学
2014	李 瑛	曹永清	硕士	上海市第四康复医院
2014	徐 青	曹永清	硕士	王港社区卫生服务中心
2014	周军惠	曹永清	硕士	上海市奉贤区中医院
2014	虞洁薇	曹永清	师承	上海市长宁区天山中医医院
2014	沈彬慧	郭修田	硕士	上海市中医医院
2014	陈文泉	郭修田	硕士	上海市中西医结合医院
2015	陈步强	陆金根	博士	上海市第七人民医院
2015	丁雅卿	曹永清	博士	上海中医药大学附属龙华医院
2015	孟凡宇	曹永清	硕士	复旦大学附属金山医院
2015	孔芳怡	曹永清	硕士	上海市浦东新区光明中医医院
2015	尹 璐	王 琛	硕士	上海中医药大学附属龙华医院
2015	张祯捷	王 琛	硕士	上海中医药大学附属龙华医院
2015	丁 超	王 琛	硕士	上海市长宁区天山中医医院
2015	蒋晓雪	王 琛	硕士	上海市第八人民医院
2015	单福健	王 琛	硕士	振麟中医门诊
2015	虞洁薇	王 琛	硕士	上海市长宁区天山中医医院
2015	叶孙送	潘一滨	硕士	温州市中医院
2016	卢 丹	陆金根	博士	贵州中医药大学第一附属医院
2016	鲁林源	曹永清	博士	上海市第六人民医院
2016	周 昊	曹永清	硕士	上海中医药大学附属龙华医院
2016	柳瑞瑞	曹永清	硕士	同济大学附属上海市第四人民医院
2016	王 迪	王 琛	硕士	深圳市中医院
2016	刘琼琼	潘一滨	硕士	广州市番禺区第五人民医院
2016	李 想	潘一滨	硕士	阿斯利康投资（中国）有限公司
2016	李 鹏	郭修田	硕士	上海市中医医院
2017	金 炜	陆金根	师承、博士在读	上海中医药大学附属岳阳中西医结合医院
2017	赵向东	曹永清	博士	深圳市中医院
2017	王 含	曹永清	硕士	艾伯维医药贸易有限公司
2017	董展霖	曹永清	硕士	上海市中西医结合医院
2017	王海军	王 琛	硕士	长宁区天山中医医院
2017	陈 铭	潘一滨	硕士	复旦大学附属金山医院
2017	张馨心	潘一滨	硕士	上海中医药大学附属龙华医院规培
2017	丁旭枫	郭修田	硕士	常熟市中医院
2018	孙琰婷	陆金根	硕士、博士在读	上海中医药大学附属龙华医院
2018	杨剑锋	陆金根	博士	上海中医药大学附属龙华医院
2018	王怡如	曹永清	博士	遵义医科大学附属医院
2018	李一帆	曹永清	硕士、博士在读	上海中医药大学附属龙华医院

续 表

入门时间	姓 名	导 师	类 别	工 作 单 位
2018	许沂鹏	王 琛	硕士	上海中医药大学附属龙华医院
2018	谌癸酉	梁宏涛	硕士	深圳市中西医结合医院
2018	王钱陶	姚一博	硕士	上海市第六人民医院
2018	朱煜璋	郭修田	硕士	上海市浦东新区光明中医医院
2019	董若曦	陆金根	博士	上海中医药大学附属龙华医院规培
2019	许淑敏	陆金根	博士	贵州省中医院
2019	杨维华	陆金根	师承	张家港市中医医院
2019	肖长芳	曹永清	博士	上海中医药大学附属龙华医院
2019	蒋笑影	曹永清	博士	成都市第三人民医院
2019	陈 雪	曹永清	硕士	上海中医药大学附属龙华医院规培
2019	丁昱文	王 琛	硕士	上海市静安区闸北中心医院
2019	范一民	王 琛	硕士	上海市奉贤区中医医院
2019	王若琳	梁宏涛	硕士	上海市中医医院（博士在读）
2019	孙飏炀	姚一博	硕士	上海市第六人民医院金山分院
2019	范红斌	姚一博	硕士	深圳市中医肛肠医院
2019	李轶琨	郭修田	硕士	上海市中医医院
2019	陈利利	周细秋	硕士	上海中医药大学附属龙华医院
2020	张 茜	陆金根	博士在读	上海中医药大学附属龙华医院
2020	耿润毅	曹永清	博士在读	同济大学附属上海市第四人民医院
2020	王敏婕	曹永清	博士在读	上海中医药大学附属龙华医院
2020	王星晨	曹永清	硕士在读	上海中医药大学附属龙华医院
2020	马旭涛	王 琛	硕士在读	上海中医药大学附属龙华医院
2020	周宇翔	王 琛	硕士在读	上海中医药大学附属龙华医院
2020	沈冬晓	王 琛	师承、硕士在读	上海市金山区中西医结合医院
2020	皇甫孟棋	梁宏涛	硕士在读	上海中医药大学附属龙华医院
2020	张嘉员	姚一博	硕士在读	上海中医药大学附属龙华医院
2020	郑 懿	周细秋	硕士在读	上海中医药大学附属龙华医院
2021	徐思敏	王 琛	硕士在读	上海中医药大学附属龙华医院
2021	胡 濛	梁宏涛	硕士在读	上海中医药大学附属龙华医院
2021	张婷婷	姚一博	硕士在读	上海中医药大学附属龙华医院
2021	孟令昀	姚一博	硕士在读	上海中医药大学附属龙华医院
2021	王群博	董青军	硕士在读	上海中医药大学附属龙华医院
2021	周蒙恩	郭修田	博士在读	上海市中医医院
2021	马钰婷	郭修田	硕士在读	上海市中医医院
2021	曹巍巍	郭修田	硕士在读	上海市中医医院
2021	高 阳	周细秋	硕士在读	上海中医药大学附属龙华医院
2021	李小嘉	陆金根	博士在读	上海市中医医院
2022	周鹏飞	陆金根	博士在读	上海中医药大学附属龙华医院
2022	李轶琨	王 琛	博士在读	上海中医药大学附属龙华医院
2022	王若琳	郭修田	博士在读	上海市中医医院
2022	刘 洋	王 琛	硕士在读	上海中医药大学附属龙华医院
2022	付滢锌	王 琛	硕士在读	上海中医药大学附属龙华医院
2022	吴静文	姚一博	硕士在读	上海中医药大学附属龙华医院
2022	何津超	董青军	硕士在读	上海中医药大学附属龙华医院
2022	刘舒月	周细秋	硕士在读	上海中医药大学附属龙华医院

附表 1-1-5 顾氏外科急腹症学组传承人一览表

入门时间	姓 名	导 师	类 别	工 作 单 位
1989	吴万根	朱培庭	硕士	广东省中医院
1990	宋华荣	朱培庭	硕士	上海中医药大学附属龙华医院
1992	郭德煌	朱培庭	硕士	军医科学院
1993	章学林	唐汉钧	硕士	上海中医药大学附属龙华医院
1994	高　炬	朱培庭	硕士	上海中医药大学附属龙华医院
1994	杨　欣	朱培庭	硕士	杭州
1996	袁作彪	朱培庭	硕博连读	美国
1996	章学林	朱培庭	博士	上海中医药大学附属龙华医院
1997	焦拥政	朱培庭	硕士	中国中医科学院医院
1998	张红英	朱培庭	硕博连读	复旦大学附属华山医院
1998	许阳贤	朱培庭	硕士	上海中医药大学附属龙华医院
1998	牛　颖	朱培庭	硕士	上海市第十人民医院
1998	蒋红伟	张静喆	硕士	闵行区中医院
1999	金秉巍	朱培庭	硕博连读	闵行中心医院
1999	郑培永	朱培庭	博士	上海中医药大学附属龙华医院
1999	朱远航	张静喆	硕士	上海香山中医院
2000	顾宏刚	朱培庭	硕博连读	上海中医药大学附属龙华医院
2001	沈　平	朱培庭	硕士	上海中医药大学附属龙华医院
2001	石坤和	张静喆	硕士	上海中医药大学附属市中医院
2003	杨英昕	朱培庭	博士	沈阳军区总医院
2003	方邦江	朱培庭	博士后	上海中医药大学附属龙华医院
2004	梁晓强	张静喆	硕士、博士	上海中医药大学附属龙华医院
2004	裴新军	张静喆	博士	—
2005	苗同国	张静喆	硕士	石家庄市第五医院
2006	邹长鹏	朱培庭	博士	河北医大一院
2007	陈　腾	张静喆	博士	上海中医药大学普陀医院
2007	杨海波	张静喆	博士	上海中医药大学普陀区中心医院
2007	葛茂军	张静喆	博士	上海中医药大学附属曙光医院
2007	梁　超	张静喆	博士	上海中医药大学附属岳阳医院
2007	孙　逊	张静喆	硕士	上海中医药大学附属龙华医院
2007	俞杞泉	章学林	硕士	上海中医药大学附属龙华医院
2008	张嗣博	朱培庭	硕士	上海中医药大学附属龙华医院
2008	马国珍	朱培庭	博士	甘肃省中医院
2008	李　阳	张静喆	博士	郑州市人民医院
2008	顾晔斌	张静喆	硕士	上海中医药大学附属龙华医院
2008	余　奎	张静喆	硕士、博士在读	上海中医药大学附属龙华医院
2009	王永奇	张静喆	博士	郑州市儿童医院
2009	卫勇平	张静喆	硕士	上海市医疗保障局基金监管处
2009	林天碧	张静喆	硕士	上海中医药大学附属龙华医院
2009	王玉凤	章学林	硕士	郑州市第九人民医院
2010	李　炯	朱培庭	博士	上海中医药大学附属龙华医院
2010	曹锦峰	张静喆	硕士	虹口区嘉兴街道社区卫生中心
2010	李清华	张静喆	硕士	上海中医药大学附属龙华医院

续 表

入门时间	姓 名	导 师	类 别	工作单位
2010	朱玲丽	张静喆	硕士	上海中医药大学附属龙华医院
2010	肖广远	张静喆	硕士	嘉兴市中医院
2011	郁 超	张静喆	博士	上海中医药大学附属龙华医院
2011	蒋海涛	章学林	硕士	上海中医药大学附属龙华医院
2012	谢金昆	张静喆	博士	上海中医药大学附属龙华医院
2012	杨剑锋	张静喆	硕士	上海中医药大学附属龙华医院
2013	鲍雪东	张静喆	硕士	上海中医药大学附属龙华医院
2014	马恩伟	朱培庭 张静喆	师承	上海中医药大学附属龙华医院
2014	叶 圳	顾宏刚	硕士	上海中医药大学附属龙华医院
2015	侯佳伟	章学林	硕士	上海中医药大学附属龙华医院
2016	杨吉勇	张静喆	硕士、博士	上海中医药大学附属龙华医院
2016	董智平	张静喆	博士	上海市第四人民医院
2018	刘 洋	许阳贤	硕士	上海中医药大学附属普陀区中心医院
2019	旋玉君	顾宏刚	硕士	上海中医药大学附属龙华医院
2019	韩 冕	梁晓强	硕士	海天医药
2019	蒋增华	许阳贤	硕士	上海中医药大学附属龙华医院
2019	先思静	许阳贤	硕士在读	上海中医药大学附属龙华医院
2020	程 琳	李 炯	硕士在读	上海中医院大学附属龙华医院
2020	赵泉景	许阳贤	硕士在读	上海中医药大学附属龙华医院
2021	郝 齐	许阳贤	硕士在读	上海中医药大学附属龙华医院
2021	刘 洋	陈 腾	博士在读	上海中医药大学附属普陀区中心医院

附表 1-1-6 顾氏外科顾乃强传人一览表

入门时间	姓 名	导 师	类 别	工作单位
1988	唐 新	顾乃强	师承	上海市长宁区天山中医医院中医外科
1989	张统宇	顾乃强	师承	上海市血液管理办公室
1996	吴克永	顾乃强	师承	复旦大学附属华山医院中医科
1997	楼 映	顾乃强	师承	上海市普陀区中医医院中医外科
2018	邢佳莉	顾乃强	师承	上海市长宁区天山中医医院中医外科

附表 1-1-7 顾氏外科顾乃芳传人一览表

入门时间	姓 名	导 师	类 别	工作单位
2015	刘闰红	顾乃芳	师承	上海泰坤堂中医医院
2018	唐 烨	顾乃芳	师承	上海市中医医院
2020	卞 青	顾乃芳	师承	上海市中医医院
2022	王冬梅	顾乃芳	师承	嘉定工业区社区卫生服务中心
2022	周 蕾	顾乃芳	师承	上海泰坤堂中医医院